Hebammenkunde

Mit Beiträgen von

Cordula Ahrendt, Ursula Alef, Christine Bludau,
Dorothée Eichenberger, Elisabeth Frank, Jule Friedrich,
Johanna Frühauf, Christine Geist, Dagmar Gorontzy,
Martha Halbach, Ulrike Harder, Regula Hauser,
Ulrike Heckelen, Astrid Herber-Simoens, Dorothea Hezel,
Andrea Hübel, Sigrun Kahf, Marianne Kerkmann,
Edith Kimmerle, Simone Kirchner, Susanne Kluge,
Sabine Krauss, Gisela Kriegerowski-Schröteler,
Frauke Lippens, Marion Lübke, Ans Luyben, Ina Mailänder,
Margarete Orlowski, Heike Polleit, Anna Rockel-Loenhoff,
Josepha Rodriguez, Christl Rosenberger, Susanna Roth,
Rosa Maria Schilling, Gabriele Schippers, Cornelia Schirren,
Antje Schoppa-Remm, Clarissa Schwarz, Gisèle Steffen,
Ilse Steininger, Andrea Stiefel, Nora Szász, Dorothea Tegethoff,
Mareike Teich, Susanna Wagner, Renate Warbarnov,
Doris Wepler, Ulrike Willoughby, Stephanie Wöste

Hebammenkunde

Lehrbuch für Schwangerschaft, Geburt, Wochenbett und Beruf

2., vollständig überarbeitete und erweiterte Auflage

Herausgegeben von
Ch. Geist, U. Harder, A. Stiefel

Walter de Gruyter
Berlin · New York 1998

Herausgeberinnen

Ch. Geist / A. Stiefel
Hebammenschule
Krankenhaus Neukölln
Mariendorfer Weg 28
D-12051 Berlin

U. Harder
Hebammenschule
Vinzenz Pallotti Hospital
Vinzenz Pallotti Str. 20–24
D-51406 Bensberg

Christine Geist, geboren 1943 in München. 1967 Hebammenausbildung in Berlin, anschließend angestellte Hebamme. 1976 während der Kinderpause Ausbildung zur zytologischen Assistentin, dann Tätigkeit in einer gynäkologischen Praxis mit Geburtsvorbereitungskursen. 1985 Weiterbildung zur staatlich anerkannten Lehrkraft für Hebammen beim Senat für Gesundheit Berlin. 1986 Lehrerin für Hebammen im Krankenhaus Berlin-Neukölln, seit 1996 Leitung der Hebammenschule.

Ulrike Harder, geboren 1955 in Hamburg. 1975 Studium der Erziehungswissenschaften. 1978 Hebammenausbildung in Berlin, anschließend angestellte Hebamme in Hamburg. 1984 dreijährige Auslandstätigkeit als leitende Hebamme in einem Krankenhaus in Saudi Arabien. 1987 Weiterbildung zur Lehrkraft für Hebammen an der Schwesternhochschule der Diakonie Berlin. 1989 Leitung der Hebammenschule am Martin-Luther-Krankenhaus Berlin mit freiberuflicher Nebentätigkeit. 1995 Lehrerin für Hebammen in Speyer. Seit 1997 Leitung der Hebammenschule in Bensberg.

Andrea Stiefel, geboren 1959 in Wuppertal. 1977 Hebammenausbildung in München, anschließend angestellte Hebamme in Berlin. 1989 Weiterbildung zur staatlich anerkannten Lehrkraft für Hebammen beim Senat für Gesundheit Berlin. 1991 Lehrerin für Hebammen im Martin-Luther-Krankenhaus Berlin, 1995 Stationsleitung der Neugeborenenabteilung. Stillbeauftragte des Berliner Hebammenverbandes. Seit 1996 Lehrerin für Hebammen im Krankenhaus Berlin-Neukölln. Seit 1997 ICM-Delegierte.

Dieses Buch enthält 582 Einzelabbildungen und 41 Tabellen

Die Deutsche Bibliothek – CIP-Einheitsaufnahme

> **Hebammenkunde** : Lehrbuch für Schwangerschaft, Geburt, Wochenbett und Beruf / hrsg. von Ch. Geist ... [Mit Beitr. von Cordula Ahrendt ...]. – 2., vollst. überarb. und erw. Aufl. – Berlin ; New York : de Gruyter, 1998
> ISBN 3-11-015698-9

© Copyright 1998 by Walter de Gruyter & Co., D-10785 Berlin.
Dieses Werk einschließlich aller seiner Teile ist urheberrechtlich geschützt. Jede Verwertung außerhalb der engen Grenzen des Urheberrechtsgesetzes ist ohne Zustimmung des Verlages unzulässig und strafbar. Das gilt insbesondere für Vervielfältigungen, Übersetzungen, Mikroverfilmungen und die Einspeicherung und Verarbeitung in elektronischen Systemen.
Der Verlag hat für die Wiedergabe aller in diesem Buch enthaltenen Informationen (Programme, Verfahren, Mengen, Dosierungen, Applikationen etc.) mit Autoren und Herausgebern große Mühe darauf verwandt, diese Angaben genau entsprechend dem Wissensstand bei Fertigstellung des Werkes abzudrucken. Trotz sorgfältiger Manuskriptherstellung und Korrektur des Satzes können Fehler nicht ganz ausgeschlossen werden. Autoren bzw. Herausgeber und Verlag übernehmen infolgedessen keine Verantwortung und keine daraus folgende oder sonstige Haftung, die auf irgendeine Art aus der Benutzung der in dem Werk enthaltenen Informationen oder Teilen davon entsteht.
Die Wiedergabe von Gebrauchsnamen, Handelsnamen, Warenbezeichnungen und dergleichen in diesem Buch berechtigt nicht zu der Annahme, daß solche Namen ohne weiteres von jedermann benutzt werden dürfen. Vielmehr handelt es sich häufig um gesetzlich geschützte, eingetragene Warenzeichen, auch wenn sie nicht eigens als solche gekennzeichnet sind.
Zeichnungen: Hopek Quirin-Harder, Köln – Schaubilder: Ulrike Harder, Bensberg – Satz und Druck: Arthur Collignon GmbH, Berlin – Buchbinderische Verarbeitung: Lüderitz & Bauer GmbH, Berlin – Umschlagentwurf: Rudolf Hübler, Berlin – Titelfoto: Knud Nielsen
Printed in Germany

Vorwort

Die Hebammenkunde hat sich in kurzer Zeit als Lehrbuch in der Hebammenausbildung etabliert. Bereits nach 9 Monaten war die erste Auflage verkauft, so daß der Verlag kurzfristig einen Nachdruck veranlaßte, um uns Zeit für eine sorgfältige Überarbeitung zu geben.

Die Anregungen und Kritiken vieler Schülerinnen und Kolleginnen, für die wir uns herzlich bedanken, waren uns zusätzlicher Ansporn, die 2. Auflage zügig in Angriff zu nehmen.

Die 2. Auflage präsentiert sich mit einem neuen Layout, erweiterten Kapiteln, neu aufgenommenen Inhalten (z. B. Wassergeburt, Geburtsbetreuung mißbrauchter Frauen) und Zusammenlegungen von Themenkomplexen an einer Stelle (z. B. Plazentarperiode).

Erstmalig werden in diesem Lehrbuch die im geburtshilflichen Sprachgebrauch verwendeten, unkorrekten Begriffe Hinterhauptslage, Stirnlage etc. konsequent durch die korrekten Begriffe Hinterhauptshaltung, Stirnhaltung etc. ersetzt.

Wir hoffen, daß viele Hebammenschülerinnen, Hebammen und geburtshilflich Interessierte gerne in diesem Buch lesen. Möge es als Lehrbuch und Nachschlagewerk dienen, um eine fachkompetente und einfühlsame Hebammenbetreuung und familienfreundliche Geburtshilfe zu fördern.

Ganz herzlich bedanken möchten wir uns für die gute Zusammenarbeit bei allen Autorinnen und dem Walter de Gruyter Verlag, namentlich Frau Ullrich.

Leider konnte Frau Kriegerowski-Schröteler aus gesundheitlichen Gründen bei der 2. Auflage nicht mehr als Herausgeberin mitwirken. Wir danken ihr an dieser Stelle für ihre vielen konstruktiven Beiträge und wünschen ihr alles Gute!

Berlin im November 1997

Christine Geist
Ulrike Harder
Andrea Stiefel

Vorwort zur 1. Auflage

Schwangerschaft, Geburt und Wochenbett stellen für jede Frau einen bedeutenden Lebensabschnitt dar. Hebammen sind in dieser Zeit wichtige Bezugspersonen, denn sie sind durch ihre fachspezifische Ausbildung dazu befähigt, Frauen in der Schwangerschaft zu beraten und zu betreuen, normale Geburten zu leiten, Komplikationen frühzeitig zu erkennen, Neugeborene zu versorgen und das Wochenbett zu überwachen.

Dieser vielseitige Beruf bedarf einer soliden Ausbildung und regelmäßiger Fortbildung. Leider gibt es hierfür nur sehr wenig Fachliteratur von Hebammen.

Das hat uns dazu bewogen, gemeinsam mit Kolleginnen ein Lehrbuch zu schreiben, das hebammenrelevantes Wissen, insbesondere über die physiologischen Vorgänge in Schwangerschaft, Geburt und Wochenbett vermittelt. Großen Wert legen wir dabei auf gute Lesbarkeit, verständliche Formulierungen und aussagekräftige Abbildungen. Die Darstellung pathologischer Vorgänge wird bewußt kürzer gefaßt und orientiert sich an der aktuellen ärztlichen Fachliteratur.

Um einen guten Paxisbezug zu gewährleisten, wurden ausschließlich Hebammen als Autorinnen gewonnen, die über viel Erfahrung durch Klinikarbeit, freiberufliche Praxis und Lehrtätigkeit an Hebammenschulen verfügen oder durch ihren „Zweitberuf" Ärztin, Psychologin, Juristin, Sozialpädagogin bzw. Politologin spezielles Fachwissen erworben haben.

Wir hoffen, daß die *Hebammenkunde* für zukünftige Hebammen eine hilfreiche Ausbildungsgrundlage darstellt und den Kolleginnen in der Praxis als nützliches Nachschlagewerk dient.

Mit der Bezeichnung Hebamme meinen wir stets auch die wenigen männlichen Berufskollegen. Der Ausdruck Entbindungspfleger wird in diesem Buch vermieden, da er sich im Sprachgebrauch nicht durchgesetzt hat und das Arbeitsgebiet von Hebammen auf die Pflege während der Geburt reduziert.

Die Mitglieder einer Berufsgruppe werden im Text of in der weiblichen Form benannt, um Doppelungen (Arzt/Ärztin) und eine nicht im Duden zugelassene Form (ÄrztIn) zu vermeiden. Die weibliche Form schließt die dieser Berufsgruppe angehörigen Männer natürlich stets mit ein.

Bedanken möchten wir uns bei allen Autorinnen für die gute Zusammenarbeit und bei Herrn Quirin-Harder für die gelungenen Zeichnungen sowie die geduldige Berücksichtigung all unserer Vorstellungen.

Ebenso gebührt dem Verlag Walter de Gruyter und seinen Mitarbeitern unser Dank für die offene Unterstützung dieses Lehrbuchprojektes, namentlich der Herstellerin Frau Dabrowski und dem Verlagsdirektor Medizin, Herrn Priv.-Doz. Dr. Radke.

Ein besonderer Dank geht an unsere Ehemänner und Kinder, deren Geduld und Verständnis uns eine große Hilfe war.

Wir bitten die Leserinnen und Leser der *Hebammenkunde*, uns ihre Anregungen und Kritik mitzuteilen, damit wir diese in der nächsten Auflage berücksichtigen können.

Berlin im Januar 1995

Christine Geist
Ulrike Harder
Gisela Kriegerowski-Schröteler
Andrea Stiefel

Anschriften der Autorinnen

Ahrendt, Cordula
Lehrerin für Hebammenwesen
Medizinische Fakultät an der
Otto-von Guericke-Universität
Leipziger Str. 44
D-39120 Magdeburg

Alef, Ursula
Lehrerin für Hebammenwesen/Schulleitung
Hebammenschule, Kliniken St. Antonius GmbH
Vogelsangstr. 106
D-42106 Wuppertal

Bludau, Christine
freiberufliche Hebamme
Omptedastr. 2
D-30165 Hannover

Eichenberger, Dorothée
Hebamme/Berufsschullehrerin f. Hebammen
Theaterplatz 5
CH-5400 Baden

Frank, Elisabeth
Lehrerin für Hebammenwesen/Schulleitung
Hebammenschule der Georg-August-Universität
Humboldtallee 11
D-37073 Göttingen

Friedrich, Jule
freiberufliche Hebamme/Sozial- und
Gesundheitsmanagerin
Stillbeauftragte des BDH
Fichtenkamp 26
D-22393 Hamburg

Frühauf, Johanna
freiberufliche Hebamme/Politologin
Geburtshaus Marburg
Friedrichsplatz 9
D-35037 Marburg

Geist, Christine
Lehrerin für Hebammenwesen/Schulleitung
Hebammenschule am Krankenhaus Neukölln
Mariendorfer Weg 28
D-12051 Berlin

Gorontzy, Dagmar
Lehrerin für Hebammenwesen
Hebammenschule am Krankenhaus Neukölln
Mariendorfer Weg 28
D-12051 Berlin

Halbach, Martha
Lehrerin für Hebammenwesen/freiberufliche
Hebamme
Remscheider Str. 37
D-42369 Wuppertal

Harder, Ulrike
Lehrerin für Hebammenwesen/Schulleitung
Hebammenschule Vinzenz Pallotti Hospital
Vinzenz Pallotti Str. 20–24
D-51429 Bensberg

Hauser, Regula
Hebamme/Ausbilderin
Hebammenschule Universitätsspital
Huttenstr. 46
CH-8091 Zürich

Heckelen, Ulrike
freiberufliche Hebamme
Alteburger Str. 232
D-50968 Köln

Herber-Simoens, Astrid
Lehrerin für Hebammenwesen/Schulleitung
Hebammenschule der Städt. Kliniken Kassel
Mönchebergstr. 41/43
D-34125 Kassel

Hezel, Dorothea
freiberufliche Hebamme/Stud. Päd.
Theresienstr. 80
D-50931 Köln

Hübel, Andrea
freiberufliche Hebamme
Hebammenpraxis Rostock
Goethestr. 20
D-18055 Rostock

Kahf, Sigrun
Lehrerin für Hebammenwesen
Hebammenschule am Krankenhaus Neukölln
Mariendorfer Weg 28
D-12051 Berlin

Kerkmann, Marianne
Leitende Kreißsaalhebamme/Schulleitung
Staatl. Berufsfachschule für Hebammen an der
1. Universitäts-Frauenklinik
Maistr. 11
D-80337 München

Kimmerle, Edith
Lehrerin für Hebammenwesen/freiberufliche
Hebamme
Neugasse 2
D-64372 Ober-Ramstadt

Kirchner, Simone
Lehrerin für Hebammenwesen/freiberufliche
Hebamme
Gäßner Weg 80
D-12103 Berlin

Kluge, Susanne
freiberufliche Hebamme/Diplom-
Sozialpädagogin
Fischergasse 32
D-89073 Ulm

Krauss, Sabine
freiberufliche Hebamme
Böhmestr. 19
D-27283 Verden/Aller

Kriegerowski-Schröteler, Gisela
Lehrerin für Hebammenwesen
Kablowerweg 67
D-12526 Berlin

Lippens, Frauke
freiberufliche Hebamme
Krockmannstr. 5
D-22299 Hamburg

Lübke, Marion, Dr. med.
Hebamme/Ärztin
Universitäts-Klinikum Rudolf Virchow
Abt. Geburtsmedizin
Augustenburger Platz 1
D-13353 Berlin

Luyben, Ans
Hebamme/Berufsschullehrerin
für Gesundheitsberufe
Universitätsspital Bern
Schanzeneckstr. 1
CH-3012 Bern

Mailänder, Ina
angestellte/freiberufliche Hebamme
Osterfeldstr. 16 A
D-31515 Wunstorf

Orlowski, Margarete
Lehrerin für Hebammenwesen/freiberufliche
Hebamme
Schlangenbaderstr. 36c
D-14197 Berlin

Polleit, Heike
freiberufliche Hebamme/Organisationsberaterin
für geburtshilfliche Abteilungen
Bergstr. 23
D-47533 Kleve

Rockel-Loenhoff, Anna
Lehrhebamme/Ärztin
Birkenweg 11
D-59425 Unna

Rodriguez, Josepha
Hebamme/Ärztin
Bundesplatz 14
D-10715 Berlin

Rosenberger, Christl
Hebamme/Berufsschullehrerin/
Organisationsberaterin
Ziegeleistr. 21
CH-9302 Kronbühl/St. Gallen

Roth, Susanna
freiberufliche Hebamme
Nördliche Auffahrtsallee 28
D-80638 München

Schilling, Rosa Maria
Hebamme/Diplom-Medizinpädagogin
Schule für Medizinalfachberufe an der Charité
Fachbereich Geburtshilfe
D-10117 Berlin

Schippers, Gabriele
freiberufliche Hebamme/Diplompsychologin
Kulp Bible College, EYN Headquarters PMB 1
Mubi, Adamwa State, Nigeria

Schirren, Cornelia
Lehrerin für Hebammenwesen
Pfalzburger Str. 52
D-10717 Berlin

Schoppa-Remm, Antje
freiberufliche Hebamme
Kurfürstenstr. 82
D-56068 Koblenz

Schwarz, Clarissa
freiberufliche Hebamme/
Lehrerin/MA Public Health
Markgrafenstr. 5
D-10969 Berlin

Steffen, Gisèle
freiberufliche Hebamme
Wiesenstr. 36
D-35641 Schöffengrund 2

Steininger, Ilse
freiberufliche Hebamme/Lehrerin
für Geburtshilfe
Hubhalde
CH-8559 Fruthwiler/TG

Stiefel, Andrea
Lehrerin für Hebammenwesen
Hebammenschule am Krankenhaus Neukölln
Mariendorfer Weg 28
D-12051 Berlin

Szász, Nora
Hebamme/Ärztin
Graefestr. 7
D-10967 Berlin

Tegethoff, Dorothea
freiberufliche Hebamme/Lehrerin
für Hebammenwesen
Lloyd G. Wells-Str. 43
D-14163 Berlin

Teich, Mareike
Hebamme/OP-Schwester
Hebammenschule am Städt. Klinikum
Celler Str. 38
D-38114 Braunschweig

Wagner, Susanna
freiberufliche Hebamme
Thurnfelsstr. 37
A-6176 Völs

Warbanov, Renate
Leitende Kreißsaalhebamme
Universitätsklinikum Charité
Schumannstr. 18
D-10117 Berlin

Wepler, Doris
freiberufliche Hebamme
Geburtshaus Berlin
Gardes-du-Corps-Str. 4
D-14059 Berlin

Willoughby, Ulrike
Hebamme/Juristin
Hattersheimer Str. 7c
D-65719 Hofheim

Wöste, Stephanie
Hebamme/Diplompsychologin
Baron Voght Str. 96
D-22609 Hamburg

Inhalt

1. Berufsbild

1.1	**Zur Geschichte des Hebammenberufs** . . . . 1 *Nora Szász*		1.2.4	**Belastungen durch den Beruf** . . . 18 *Stephanie Wöste*	
1.2	**Heutiges Berufsbild** 11		1.2.5	**Ausbildung und Beruf in verschiedenen Ländern** . . . . 21 *Dagmar Gorontzy*	
1.2.1	Arbeitsbereiche . . . . 11 *Christine Geist*				
1.2.2	Fort- und Weiterbildung, Studium . . 13 *Ulrike Harder*		1.3	**Hebammenberufsverbände** . . . . 25 *Simone Kirchner*	
1.2.3	Hebammenforschung – Wissen ist Macht . . . . 15 *Jule Friedrich*				

2. Sexualität und Familienplanung

2.1	**Psychosexuelle Entwicklung der Frau** 31		2.2	**Rolle der Frau in unserer Gesellschaft** . . . . 40 *Susanne Kluge*	
2.1.1	Sexualität in der Schwangerschaft . . 33				
2.1.2	Sexualität der Geburt . . . . 34 *Susanne Kluge*		2.3	**Familienplanung** 41	
2.1.3	Betreuung von sexuell traumatisierten Frauen . . . . 36 *Jule Friedrich*		2.3.1	Beratungsstellen 41	
			2.3.2	Möglichkeiten der Kontrazeption . . 41	
2.1.4	Sexualität nach der Geburt 38		2.3.3	Kinderwunsch, Sterilität, Infertilität . . . . 49 *Cordula Ahrendt*	

3. Anatomie und Physiologie

3.1	Anatomische Begriffe 51		3.7	Blutversorgung der Genitale . . . . 71 *Ulrike Harder*	
3.2	Äußeres weibliches Genitale . . . 52				
3.3	Inneres weibliches Genitale 54		3.8	Frühe Entwicklung des Keimes . . 72	
3.4	Menstruationszyklus 63		3.9	Plazentaentwicklung und Funktion . 74	
3.5	Beckenboden 65		3.10	Keimscheibe, Embryonal- und Fetalperiode . . . . 79 *Simone Kirchner*	
3.6	Bindegewebe und Haltebänder . . 69				

4. Schwangerschaft

4.1	**Diagnose und Dauer der Schwangerschaft**	85
	Dorothea Hezel	
4.2	**Leben mit der Schwangerschaft** . .	89
4.2.1	Psychosoziale Veränderungen . . .	89
	Doris Wepler	
4.2.2	Körperliche Veränderungen	91
	Ulrike Heckelen	
4.3	**Schwangerenvorsorge durch die Hebamme**	97
4.3.1	Geschichte der Schwangerenfürsorge	97
	Doris Wepler/Nora Szász	
4.3.2	Heutige Schwangerenvorsorge . .	99
4.3.3	Allgemeine Untersuchungen	101
	Doris Wepler	
4.4	**Diagnostik nach den Mutterschaftsrichtlinien**	110
4.4.1	Serologie	110
	Ulrike Heckelen	
4.4.2	Ultraschall (Sonographie)	113
4.4.3	CTG-Kontrollen und Amnioskopie	114
	Dorothea Hezel	
4.4.4	Spezielle Diagnostik	116
	Johanna Frühauf	
4.5	**Beratung der schwangeren Frau** .	119
4.5.1	Gespräch mit der Hebamme . . .	119
4.5.2	Beratung und Hilfe bei Schwangerschaftsbeschwerden . .	124
	Ulrike Heckelen	
4.5.3	Soziale Beratung der Schwangeren	128
	Dorothea Hezel	
4.6	**Geburtsvorbereitung**	129
	Sabine Krauss	
4.7	**Abweichungen von der regelrechten Schwangerschaft** . . .	134
4.7.1	Bedeutung psychosozialer Probleme für den Schwangerschaftsverlauf	134
4.7.2	Emesis, Hyperemesis und Ptyalismus	135
4.7.3	Blutungen in der Schwangerschaft	136
4.7.4	Drohende Frühgeburt: vorzeitige Wehen, Zervixinsuffizienz	138
	Ans Luyben	
4.7.5	Infektionen in der Schwangerschaft	139
	Ans Luyben/Andrea Stiefel	
4.7.6	Wachtumsretardierung und Plazentainsuffizienz	146
4.7.7	Schwangerschaftshypertonie (HES), Präklampsie, Eklampsie .	147
4.7.8	HELLP-Syndrom	150
	Ans Luyben	
4.7.9	Diabetes mellitus und Diabetes gravidarum (Gestationsdiabetes) .	151
	Ans Luyben/Andrea Stiefel	
4.7.10	Mehrlingsschwangerschaft (MSch)	154
	Christl Rosenberger/ Andrea Stiefel	
4.7.11	Entwicklung von Zwillingen und ihrer Plazenta	155
	Simone Kirchner	
4.7.12	Beckenendlagen (BEL)	157
	Anna Rockel-Loenhoff	
4.7.13	Suchterkrankungen	160
	Andrea Stiefel	
4.8	**Frühzeitig beendete Schwangerschaften**	161
	Susanne Kluge	

5. Geburt

5.1	**Geburtsvorgang**	167
5.1.1	Wehenphysiologie	167
5.1.2	Das Kind unter der Geburt – Geburtsmechanische Begriffe . . .	175
	Christl Rosenberger	

5.1.3	Knöcherner Geburtsweg	179	5.3.3	Medikamentöse Schmerztherapien *Marion Lübke*	243
	Rosa Maria Schilling/ Ulrike Harder				
5.1.4	Weicher Geburtsweg	184	5.4	**Rißverletzungen, Episiotomien, Nahtversorgung** *Anna Rockel-Loenhoff*	247
5.1.5	Vaginale und rektale Untersuchung *Christl Rosenberger*	185			
5.1.6	Blasensprung	188	5.5	**Hausgeburtshilfe** *Frauke Lippens*	254
5.1.7	Geburtsmechanik	189			
5.1.8	Dammschutz und Entwicklung des Kindes *Ulrike Harder*	193	5.6	**Abweichungen von der normalen Geburt**	259
			5.6.1	Einleitung der Geburt	259
5.2	**Leitung und Betreuung der Geburt**	197	5.6.2	Vorzeitiger Blasensprung	260
			5.6.3	Grünes Fruchtwasser	262
5.2.1	Geburtsbeginn	197	5.6.4	Suspektes und pathologisches CTG *Regula Hauser/Ulrike Harder*	263
5.2.2	Dokumentation der Geburt	200			
5.2.3	Überwachung von Wehen und kindlicher Herzfrequenz	204			
5.2.4	Geburtsleitung und Betreuung der Gebärenden *Ulrike Harder*	204	5.6.5	Protrahierter Geburtsverlauf *Dorothée Eichenberger/ Ulrike Harder*	263
5.2.5	Geburt in unterschiedlichen Gebärpositionen *Frauke Lippens*	210		1. Wehenanomalien	264
				2. Weichteilanomalien	266
5.2.6	Wassergeburt *Ulrike Harder*	216		3. Anomalien des knöchernen Geburtsweges	267
5.2.7	Abnabeln und Erstversorgung des Kindes *Ilse Steininger*	219		4. Relatives Kopf-Becken-Mißverhältnis	267
				5. Haltungs- und Einstellungsanomalien	270
5.2.8	Plazentalösung, Plazentageburt *Ulrike Harder*	221	5.6.6	Erschwerte Kopfentwicklung	277
5.2.9	Leitung der Nachgeburtsperiode *Ilse Steininger*	225	5.6.7	Schulterdystokie, erschwerte Schultergeburt *Ulrike Harder*	280
5.2.10	Plazentaform und Nabelschnur *Simone Kirchner*	228	5.6.8	Sectio caesarea *Dorothée Eichenberger*	284
5.2.11	Betreuung der Familie p. p.	231	5.6.9	Beckenendlage (BEL)	285
5.2.12	Regelwidrigkeiten in der Nachgeburtsperiode *Ilse Steininger*	232	5.6.10	Querlage (QL) *Ulrike Harder/ Anna Rockel-Loenhoff*	292
5.3	**Schmerzerleichterung während der Geburt**	237	5.6.11	Mehrlingsgeburten *Christl Rosenberger*	293
5.3.1	Geburtsschmerz *Gisèle Steffen*	237	5.6.12	Präeklampsie	297
			5.6.13	Diabetes mellitus	300
5.3.2	Schmerzerleichterungen *Christl Rosenberger*	238	5.6.14	Polyhydramnion	301
			5.6.15	Oligohydramnion	302
			5.6.16	Frühgeburt *Mareike Teich/Ulrike Harder*	302

5.6.17	Geburt eines toten Kindes . . . . . *Clarissa Schwarz*	303	5.7	**Notfälle in der Geburtshilfe** . . . . *Ilse Steininger*	308
5.6.18	Geburt eines fehlgebildeten oder kranken Kindes	306			

6. Wochenbett

6.1	**Gedanken zum Wochenbett** . . . . *Sigrun Kahf*	317	6.4.2	Trauerprozeß	369
6.1.1	Aufbau der Mutter-Kind-Beziehung . . . . *Christine Geist*	318	6.4.3	Betreuung der Mutter eines fehlgebildeten oder kranken Neugeborenen . . . . *Clarissa Schwarz*	371
6.2	**Physiologie des Wochenbettes mit Beratung der Mutter**	319	6.5	**Abweichungen vom normalen Wochenbettverlauf**	372
6.3	**Laktation und Stillen**	333	6.5.1	Infektionen im Wochenbett	372
6.3.1	Anatomie der Brustdrüse	334	6.5.2	Lochialstau	374
6.3.2	Laktationsphysiologie . . . . *Christine Geist*	337	6.5.3	Rückbildungsstörung des Uterus	374
6.3.3	Bedeutung des Stillens und Stilltechniken . . . . *Jule Friedrich*	344	6.5.4	Gestörte Wundheilung	375
			6.5.5	Miktionsstörungen	375
6.3.4	Stillprobleme	350	6.5.6	Obstipation	376
6.3.5	Hilfsmittel beim Stillen	354	6.5.7	Blutungen	376
6.3.6	Besondere Stillsituationen	356	6.5.8	Thrombophlebitis/Thrombose . .	377
6.3.7	Ausdrücken und Abpumpen von Muttermilch	358	6.5.9	Sectio caesarea	378
			6.5.10	Präklampsie/HELLP-Syndrom . .	378
6.3.8	Aufbewahren der Muttermilch . .	360	6.5.11	Symphysenlockerung/Symphysenruptur	378
6.3.9	Abstillen	360			
6.3.10	Stillhindernisse	361	6.5.12	Steißbeinverletzungen . . . . *Christine Geist/Edith Kimmerle*	379
6.3.11	Rückstände in der Muttermilch . .	362			
6.3.12	Stillgruppen und Informationsmaterial . . . . *Dorothea Tegethoff*	363	6.5.13	Baby-Blues und Wochenbettdepression	379
			6.5.14	Wochenbettpsychosen . . . . *Gabriele Schippers*	382
6.3.13	Mastitis puerperalis . . . . *Christine Geist*	363	6.6	**Häusliches Wochenbett** . . . . . . *Susanna Roth*	384
6.4	**Spezielle Betreuung**	366			
6.4.1	Betreuung verwaister Mütter . . .	366			

7. Neugeborenes und Säugling

7.1	**Anatomie und Physiologie**	391	7.1.4	Skelett und Knochenaufbau . . . *Andrea Stiefel*	396
7.1.1	Fetaler Kreislauf	391			
7.1.2	Kreislauf des Neugeborenen	392			
7.1.3	Magen-Darm-Trakt, Leber, Niere .	395	7.2	**Besonderheiten der frühen Neugeborenenperiode**	399

7.2.1	Anpassung	399	7.3.9	Weitere Untersuchungen	420	
7.2.2	Magen-Darm-Funktion	399		*Andrea Stiefel*		
7.2.3	Leberfunktion und -stoffwechsel	400	7.4	**Versorgung gefährdeter und**		
7.2.4	Niere	403		**kranker Neugeborener**	421	
7.2.5	Geschlechtsorgane	404		*Heike Polleit*		
7.2.6	Nabel	404	7.5	**Umgang mit Neugeborenen und**		
7.2.7	Haut	405		**Säuglingen**	436	
7.2.8	Temperaturregulation	406	7.5.1	Heben, Wickeln, Lagerung,		
7.2.9	Gewicht	406		Anfassen, Tragen	436	
	Heike Polleit		7.5.2	Lagerstätten	437	
			7.5.3	Raumausstattung/Bekleidung	438	
7.3	**Versorgung des gesunden**			*Antje Schoppa-Remm*		
	Neugeborenen	407	7.5.4	Körperreinigung	438	
7.3.1	Erstversorgung	407	7.5.5	Körperpflege	440	
7.3.2	Vitalitätszustand	408	7.5.6	Nabelpflege	441	
7.3.3	Klassifikation des Neugeborenen	409		*Christine Bludau*		
7.3.4	Meßbare und sichtbare		7.5.7	Wickeltechniken	441	
	Reifezeichen	410		*Ina Mailänder*		
7.3.5	Reifeschemata	410				
	Andrea Hübel / Andrea Stiefel		7.6	**Ernährung des Neugeborenen und**		
7.3.6	Fehlbildungsdiagnostik	410		**Säuglings**	443	
	Susanna Wagner / Andrea Stiefel			*Heike Polleit*		
7.3.7	Prophylaxen	414				
	Andrea Stiefel / Josepha Rodriguez		7.7	**Entwicklung des Säuglings**		
7.3.8	Vorsorgeuntersuchungen und			**im 1. Lebensjahr**	449	
	Screening	416		*Ina Mailänder*		

8. Medikamente in Geburtshilfe und Neonatologie

8.1	**Allgemeine Arzneimittellehre**	455	8.2.11	Antikoagulantien (gerinnungs-	
	Josepha Rodriguez			hemmende Medikamente)	464
			8.2.12	Schmerzmittel (Analgetika,	
8.2	**Medikamente in der Geburtshilfe**	457		Spasmolytika)	464
8.2.1	Uterotonika (kontraktions-		8.2.13	Sedativa (Beruhigungsmittel)	465
	fördernde Medikamente)	457	8.2.14	Anästhetika (Betäubungsmittel)	465
8.2.2	Laktationshemmung	458	8.2.15	Infusionen, Diuretika	466
8.2.3	Tokolytika (wehenhemmende		8.2.16	Insuline	466
	Medikamente)	459	8.2.17	Herzglykoside	467
8.2.4	Antihypotonika (blutdruck-		8.2.18	Glukokortikoide	467
	steigernde Medikamente)	459		*Josepha Rodriguez*	
8.2.5	Antihypertensiva (blutdruck-				
	senkende Medikamente)	459	8.3	**Grundlagen der Homöopathie**	468
8.2.6	Antibiotika, Chemotherapeutika	460		*Ulrike Harder*	
8.2.7	Weitere Chemotherapeutika	461			
8.2.8	Malariaprophylaxe, Tuberkulose	462	8.4	**Impfungen**	471
8.2.9	Magen-Darm-Medikamente	462		*Josepha Rodriguez*	
8.2.10	Vitamine, Mineralien,				
	Spurenelemente	463			

9. Instrumente und Geräte in der Geburtshilfe

9.1	Medizingeräteverordnung (Med. GV) .... 475 *Andrea Stiefel*		9.3	Instrumente und Zubehör für die Geburt .... 496 *Rosa Maria Schilling*	
9.2	Überwachung von Schwangerschaft und Geburt ... 477		9.4	Instrumentenpflege 505	
9.2.1	Herztonüberwachung 477		9.5	Instrumentieren .... 506 *Renate Warbanov*	
9.2.2	Herzfrequenz- und Wehenüberwachung .... 479 *Andrea Stiefel*		9.6	Infusionsapparate 506	
9.2.3	CTG-Nomenklatur .... 485 *Ulrike Harder/Regula Hauser*		9.7	Reanimations- und Überwachungsgeräte .... 508 *Marianne Kerkmann*	
9.2.4	Ultraschallgeräte 491				
9.2.5	Amnioskopie 494				
9.2.6	Fetalblutanalyse (FBA) oder Mikroblutuntersuchung (MBU) .. 495 *Andrea Stiefel*				

10. Spezielle pflegerische Aufgaben der Hebamme

10.1	Wahrnehmung und (Kranken-)Beobachtung ...... 515 *Gisela Kriegerowski-Schröteler*		10.5	Injektionen und Infusionen .... 554 *Martha Halbach*	
10.2	Beobachtung von Körperfunktionen .... 517 *Martha Halbach*		10.6	Gewinnung und Umgang mit Untersuchungsmaterial .... 561 *Gisela Kriegerowski-Schröteler*	
10.3	Haut und Hautveränderungen .. 530 *Gisela Kriegerowski-Schröteler*		10.7	Prä- und postoperative Maßnahmen bei Sectio caesarea abdominalis .... 563 *Astrid Herber-Simoens*	
10.4	Pflegerische Tätigkeiten 534				
10.4.1	Haare kürzen, entfernen, rasieren 534				
10.4.2	Klistier, Darmeinlauf .... 534 *Martha Halbach*		10.8	Pflegedokumentation .... 570 *Simone Kirchner*	
10.4.3	Uringewinnung 536		10.9	Grundlagen der Hygiene ...... 572 *Christine Geist*	
10.4.4	Thrombose und Embolie 541				
10.4.5	Physikalische Therapie 545				
10.4.6	Fieber 551 *Gisela Kriegerowski-Schröteler*				

11. Berufs- und Gesetzeskunde

11.1	Gesetzliche Grundlagen des Berufes 581		11.1.2	Hebammenberufsordnungen (BO) 583 *Johanna Frühauf*	
11.1.1	Hebammengesetz (HebG) 581		11.1.3	Hebammen-Ausbildungs- und Prüfungsverordnung (HebAPrV) . 585	

11.1.4	EG-Richtlinien	587	11.3.7	Gesetz über die Gewährung von Erziehungsgeld und Erziehungsurlaub (BErzGG) 606
11.1.5	Arbeiten in anderen EU-Ländern . *Elisabeth Frank*	588	11.3.8	Bundeskindergeldgesetz (BKGG) 606
11.2	**Grundlagen für die Bezahlung der Hebammen**	589	11.3.9	Gesetz über den Verkehr mit Arzneimitteln 607
11.2.1	Gebührenverordnungen der freiberuflichen Hebammen . . *Johanna Frühauf*	589	11.3.10	Gesetz über den Verkehr mit Betäubungsmitteln (BtMG) 607
11.2.2	Tarifverträge der angestellten Hebamme, Arbeitsrecht . . . . . . *Ursula Alef*	592	11.3.11	Gesetz zur Verhütung übertragbarer Krankheiten, Bundesseuchengesetz (BSeuchG) 608
11.3	**Andere hebammenrelevante Gesetze**	597	11.3.12	Gesetz zur Bekämpfung der Geschlechtskrankheiten (GschlkG) . . . . 608 *Cornelia Schirren*
11.3.1	Bürgerliches Recht, Zivilrecht . . .	597		
11.3.2	Strafrecht	600	11.4	**Versicherungen für Hebammen** . . 609 *Margarete Orlowski*
11.3.3	Haftungsrecht	603		
11.3.4	Steuerrecht . . . . *Ulrike Willoughby*	603	11.5	**Struktur des öffentlichen Gesundheitswesens** 610
11.3.5	Gesetz zum Schutz der erwerbstätigen Mutter (MuschG)	603		
11.3.6	Mutterschaftsrichtlinien (MSR) . .	605	11.6	**Gesundheitsstrukturgesetz (GSG)** 612

12. Anhang

12.1	Wichtige Einheiten und Umrechnungen in der Medizin . . *Gisela Kriegerowski-Schröteler*	615		Normwerttabellen . . . . 617 Umrechnung von Einheiten für Infusionen . . . . 619 *Christine Geist*

Register 621

1. Berufsbild

1.1 Zur Geschichte des Hebammenberufs

Nora Szász

Antike, Mittelalter

Archäologische Funde legen Zeugnis darüber ab, daß schon in prähistorischer Zeit Helferinnen bei der Geburt anwesend waren. Dennoch berechtigt dies nicht zu der Aussage, daß der Beruf der Hebamme so alt wie die Menschheit sei. Dies ist vielmehr einer von vielen wenig hinterfragten Mythen in der Hebammengeschichtsschreibung.

Antike
Schon aus der Zeit der Antike ist eine bedeutende geburtshilfliche Tradition von Hebammen, den *Maiai*, überliefert. Für sie geschriebene Lehrbücher belegen den hohen Stand der antiken Geburtshilfe. Mit Ende der Antike verschwand dieser Typ der wissenschaftlich gebildeten, eher als Ärztin anzusehenden Hebamme. In den folgenden Jahrhunderten oblag die Geburtshilfe den *Weisen Frauen*.

Mittelalter
Die zur Gegenwart führende Entstehungsgeschichte *berufsmäßiger Hebammen* ist in den Städten des Mittelalters anzusiedeln. Hier organisierten sie sich zunftähnlich, bildeten einem Handwerk entsprechend Lehrmädchen aus und wurden zum Bestandteil einer geregelten medizinischen Versorgung der städtischen Bevölkerung. Die Hebammen waren in eine Hierarchie aus *Ehrbaren Frauen* (ehrenamtlich tätige Patrizierfrauen), *Oberhebammen*, *Lehrmägden*, *Stuhlweibern* und anderen *Gehülfinnen* eingegliedert.

Diese schon auf Geburtshilfe spezialisierten Hebammen sind abzugrenzen von *heilkundigen Frauen*, die zugleich Hebamme und Weise Frau waren und neben Geburtshilfe als Nachbarschaftshilfe auch allgemein Krankheiten behandelten. Für sie, die ihr Erfahrungswissen und Können wahrscheinlich mündlich weitergaben, gibt es in historischen Quellen kaum Belege.

Stadtärzte
Zu Beginn des 14. Jahrhunderts wurde in den Städten die Position der *Stadtärzte* geschaffen und mit an Universitäten ausgebildeten Medizinern besetzt. Diese *Buchmediziner*, die zwar über enorme Literaturkenntnisse, aber wenig Volksnähe und Praxis verfügten, errangen bis zum Ende des 15. Jahrhunderts eine ärztliche Vormachtstellung in den Städten. Nur die Geburtshilfe, Frauen- und Kinderheilkunde blieben in den Händen von Hebammen und anderen heilkundigen Frauen.

Ab dem 16. Jahrhundert übernahmen die Stadtärzte allmählich die Kontroll- und Machtfunktion der Ehrbaren Frauen über die Hebammen. Mit dieser Aufsichtspflicht konnten die Ärzte ihre geburtshilflichen Kenntnisse auch durch Erfahrungen von Hebammen, die sie darüber examinierten, erweitern. In der Folgezeit verfaßten Ärzte **Hebammenbücher** und Schriften, die mit Erfindung des Buchdrucks (etwa 1440) in größeren Auflagen Verbreitung fanden. Sie geben neben antiken Überlieferungen auch zeitgenössisches Hebammenkönnen wieder, werten dieses zugleich aber auch ab.

So im ersten, 1513 in deutscher Sprache gedruckten, mehrfach übersetzten Hebammenlehrbuch: *Der swangern frawen und hebammen rosegarten* des Frankfurter Stadtarztes **Eucharius Rößlin**, das auch als Richtschnur für die aufkommenden Hebammenprüfungen diente: „*... ich meyn die hebammen alle sampt/Die also gar kein wissen handt ...*"

Stadthebammen

Diese Geringschätzung der Hebammen, die unter Medizinern ab dem 16. Jahrhundert weit verbreitet war, stand im Kontrast zur hohen, geachteten Stellung besonders der Stadthebamme. Sie wurden als Sachverständige vom Gericht hinzugezogen, um bei Verdacht auf Schwangerschaft, Abort, begangenen Kindsmord, aber auch über Jungfräulichkeit und Impotenz ein Urteil abzugeben. Hebammen waren als rechtsmedizinische Expertinnen so etabliert, daß ihre Hinzuziehung vor Gericht auch in der *Carolina*, der *Peinlichen Gerichtsordnung* Karls V. (1532), festgelegt wurde.

Hier wie auch in den zu **Beginn des 15. Jahrhunderts** aufkommenden *Kirchenordnungen* wurden Abtreibungen unter Strafe gestellt. Daß diese aber Bestandteil geburtshilflicher Praxis waren, verdeutlichen auch Hebammenbücher dieser Zeit mit ihrem reichen Arsenal wirksamer Abortivmittel.

Dorfhebammen

Bis zum ausgehenden Mittelalter hatte es nur geringfügige Vorbedingungen zur Ausübung des Hebammengewerbes gegeben. Auf dem Land, wo die Geburt bis ins 19. Jahrhundert ein öffentliches Ereignis war, wählte vielerorts die Gemeinschaft verheirateter Frauen die Hebamme.

Der Aufgabenbereich dieser meist älteren *Dorfhebamme* umfaßte neben der Sorge um Geburt und Neugeborenes, die Nottaufe oder das zur Taufe tragen, auch rituelle Komponenten. Oft übernahm sie auch die Haushaltsführung nach der Geburt oder war zugleich dörfliche Leichenwäscherin.

Diese auf Tradition und Nachbarschaftshilfe beruhende Arbeit war eher eine Ehrentätigkeit als ein Beruf im modernen Sinn. Eine Bezahlung erfolgte in Form von Dankesbekundungen, Geschenken oder Naturalien. Mit Bestimmungen und Erlassen der Obrigkeit, wie sie allmählich in den Städten aufkamen, hatte diese ländliche Geburtshilfe noch wenig zu tun.

Pestepidemien, Kriege und wirtschaftliche Krisen seit dem 14. Jahrhundert hatten gesundheitliche und hygienische Probleme zur Folge, denen die städtischen Obrigkeiten mit Medizinalgesetzen begegneten. Auch die Geburtshilfe sollte nun als Teil der Medizinversorgung geregelt werden.

Hebammenordnungen

Mitte des 15. Jahrhunderts kamen in den Städten *Hebammenordnungen* auf, die Hilfe bei Armengeburten vorsahen. Erstmals aber wurden hier den Hebammen in schriftlicher Form einschränkende Vorschriften gemacht und diese vereidigt, um dann als *geschworene Hebammen* zu gelten.

In der ältesten überlieferten Hebammenordnung (Regensburg 1452) wurde festgelegt, daß die Hebamme bei Armen und Reichen gleichermaßen Hilfe leisten, keine Jüdinnen betreuen und bei komplizierten Geburten eine zweite Hebamme oder Ehrbare Frau hinzuziehen sollte. Weiter wurde ein Trinkverbot während der Geburt, das Durchführen eines Kaiserschnitts beim Tod der Frau und Gehorsamspflicht den Ehrbaren Frauen gegenüber angeordnet. Ohne deren Erlaubnis sollte die Hebamme die Stadt nicht verlassen und ihr bekannte ungeschworene Hebammen anzeigen. Ausbildungsvorschriften waren noch nicht enthalten. In späteren Hebammenordnungen ab dem 16. Jahrhundert kam zunehmend die Aufsichts- und Prüfungspflicht durch die Stadtärzte anstelle der Ehrbaren Frauen auf und dazu kirchliche Gebote (Abtreibungsverbot, Nottaufe u. a.) und medizinische Bestimmungen (Einschränkungen bestimmter Arzneien u. a.). Die Beziehung der Hebamme zu schwangeren und gebärenden Frauen wurde immer mehr beaufsichtigt und die Geburtshilfe nach und nach aus dem alleinigen Frauenbereich herausgelöst.

Hexenverfolgung

Während geschworene Hebammen zunehmend kontrolliert wurden, aber auch selbst Kontrolle ausüben sollten, setzte eine allmähliche Verfolgung der *freien Hebammen* als *Hexenhebammen* ein.

Im *Hexenhammer* (Malleus maleficarum), der Dominikanermönche Institoris und Sprenger, der als Prozeßordnung zwischen 1487 und 1609 viele Auflagen erlebte, wurden u. a. auch diese Hexenhebammen genannt, die „*alle anderen Hexen an Schandtaten übertreffen*".

Gemäß der *Hexenbulle* (Papst Innozenz VIII. 1484) und unter dem Hexenhammer-Postulat „*Niemand schadet dem katholischen Glauben mehr als die Hebammen ...*" fielen den großen Hexenverfolgungen bis zum 18. Jahrhundert auch Hebammen zum Opfer.

Lehrbücher von Hebammen

Zu Beginn des 17. Jahrhundert setzte mit dem Werk von *Marie Louise Bourgeois* (1563–1636) eine Erscheinung ein, die sich bis ins 18. Jahrhundert über halb Europa erstreckte: Hebammen traten als Autorinnen geburtshilflicher Bücher auf, die ihnen Berühmtheit und Anerkennung, aber auch Anfeindungen brachten. Meist wurden sie als *Hofhebamme* an Königs- und Fürstenhäuser berufen und stellten als gelehrte Frauen eine Verbindung zwischen der akademischen Medizin und dem in der Praxis erworbenen handwerklichen Erfahrungswissen dar. In Deutschland war es *Justina Siegemund* (1636–1705), deren Hebammenlehrbuch (1690) das erste von einer Frau verfaßte war.

17. und 18. Jahrhundert

Im 17. und 18. Jahrhundert, dem **Zeitalter der Aufklärung und des Absolutismus**, galt der Grundsatz, daß der Reichtum an Bevölkerung der Reichtum des Staates sei. Davon abgeleitet kam es zu Reformen im Gesundheitswesen. Erste *landesgesetzliche Regelungen* in den einzelnen Staaten des Deutschen Reiches brachten einschneidende Änderungen für Hebammen:

Im *preußischen Medizinaledikt* (1725) wurde angeordnet, daß alle Hebammen vor der Zulassung von Medizinalcollegien „*ordentlich examiniret und approbiret*" sowie in der Anatomie an weiblichen Leichen zu unterrichten seien.

Bei komplizierten Geburten sollten sie nun einen Arzt hinzuziehen, womit der Grundstein zur **Reduzierung der Hebammentätigkeit auf die normale Geburt** gelegt wurde.

Hebammenausbildung

Mitte des 18. Jahrhunderts entstanden in Deutschland die ersten *Hebammenschulen*. Nach Vorbild der ersten, 1728 in Straßburg gegründeten Schule waren sie an eine Gebäranstalt angegliedert und standen unter ärztlicher Leitung. 1751 wurden in der Charité (Berlin) und in Göttingen die ersten Schulen eröffnet, zahlreiche weitere folgten in den nächsten Jahrzehnten. Daneben lassen sich in Städten ohne Schule ortsansässige **Hebammenlehrer** nachweisen.

An den Schulen wurden Hebammenschülerinnen und auch Geburtshelfer, später Medizinstudenten ausgebildet. Der bis zu 4 Monaten dauernde Lehrkurs war von Schule zu Schule unterschiedlich geregelt. Er beinhaltete eine theoretische Unterweisung in der Anatomie an weiblichen Leichen, Übungen am Phantom sowie dem Vortragen aus dem Lehrbuch.

Hausschwangere

Die praktische Ausbildung erfolgte an dem in der Klinik vorhandenen „*Material*". Damit waren die meist ledigen Schwangeren gemeint, die Wochen vor der Geburt kostenlos aufgenommen wurden, bis nach dem Wochenbett dort blieben und sich als *lebendige Phantome* für Ausbildungs- und Wissenschaftszwecke zur Verfügung stellen mußten.

Professionalisierung der Hebammen

Während die Hebammenschülerinnen für die komplikationslose Geburt ausgebildet wurden, lernten die Geburtshelfer bzw. Medizinstudenten die operativen Handgriffe anzuwenden. Diese Arbeitsteilung, die ein zentraler Bestandteil der Professionalisierung der Hebammen war, hat bis in die Gegenwart ihre Gültigkeit behalten.

Mit Entstehung der Gebäranstalten und Schulen sowie Einrichtung von Lehrstühlen an den Universitäten entwickelte sich die Geburtshilfe unter allmählicher Loslösung von der Chirurgie im Laufe des 19. Jahrhunderts zum eigenständigen wissenschaftlichen Fach. Sowohl unter handwerklich ausgebildeten Chirurgen als auch Schulmedizinern kam der Einsatz geburtshilflicher Instrumente, vor allem der Geburtszange, in Mode.

So führte *Friedrich Benjamin Osiander* (1759–1822), Professor in Göttingen, bei insgesamt 2540 Geburten 1016 Zangenextraktionen durch. Schon Zeitgenossen kritisierten diese „Operationswütigkeit", die für die gebärende Frau und das Kind nicht selten den Tod bedeutete.

Kontrolle der Hebammen

Mit der **Verwissenschaftlichung der Geburtshilfe** einhergehend kam es über die Gründung von Hebammenschulen hinaus zu vermehrten staatlichen Reformbemühungen um das Hebammenwesen. Diese führten bis Anfang des 19. Jahrhunderts zu Neuregelungen, die eine stärkere Kontrolle und Reglementierung der Ausbildung und Berufspraxis der Hebammen durch die Obrigkeit zur Folge hatten.

Per Landesgesetz drohten Hebammen nun Geld- und Gefängnisstrafen bei Abtreibung, Nichtmelden eines Kindsmords, einer sog. *Mißgeburt* und bei unterlassener Hilfeleistung.

Niederlassung als Hebamme

Die geburtshilfliche Versorgung besonders auf dem Land sollte durch mehr ausgebildete und examinierte Hebammen verbessert werden. So auch in Preußen, wo im Zuge von Medizinalreformen in den ersten beiden Jahrzehnten des 19. Jahrhunderts Hebammen zu *Gewerbetreibenden* wurden.

Ein bestandenes Examen und die ministerielle Erteilung der Approbation wurden hier zur Voraussetzung, um in freier Praxis oder als Bezirkshebamme in einem *Hebammenbezirk* das Gewerbe auszuüben. Neben Beihilfen für angestellte Hebammen galt erstmals eine, wenn auch unverbindliche *Medicinaltaxe* (1815). Im gleichen Jahr wurde auch das erste *amtliche Hebammenlehrbuch* herausgegeben.

Im Zuge dieser Neuerungen bildeten sich besonders auf dem Land *2 Hebammentypen* heraus: Solche, die aus alter Tradition eher nebenberuflich, ohne spezielle Ausbildung und festen Lohn arbeiteten und solche, die sich nach Lehrkurs und Examen weigerten, ohne Bezahlung zu helfen.

Die von oben eingesetzten, ausgebildeten und geprüften Hebammen wurden von der Bevölkerung oft nicht akzeptiert, erhielten aber insofern Unterstützung von Ärzten, als sie die schwer zu kontrollierenden, nachbarschaftlichen Helferinnen am wirksamsten verdrängten. Dieser Prozeß vollzog sich nur sehr langsam: Noch zu Beginn unseres Jahrhunderts gab es Gegenden im Deutschen Reich, in denen mehr Geburten ohne als mit approbierter Hebamme stattfanden.

19. Jahrhundert

Kindbettfieber

Anfang des 19. Jahrhunderts breitete sich vor allem in den Universitätskliniken das Kindbettfieber aus und wurde vielen der meist ledigen Unterschichtsfrauen, die zur Geburt in die Anstalten kamen, zum Verhängnis.

Den Zusammenhang zwischen Kindbettfieber und mangelnder Hygiene erkannte erstmals der an der I. Gebärklinik des Wiener Allgemeinen Krankenhauses arbeitende Ungar **Ignaz Philipp Semmelweis** (1818–1865).

Er zeigte in den Jahren 1847–49 auf, daß dem Kindbettfieber, an dem an seiner Klinik zu dieser Zeit ca. 10% der Wöchnerinnen starben, durch Chlorwaschungen der untersuchenden Hände der von der Leichensektion kommenden Studenten vorgebeugt werden konnte. Obwohl die Anzahl der Erkrankungen und Todesfälle abrupt sank, fand Semmelweis' Methode der Desinfektion erst nach seinem Tod in der zweiten Hälfte des 19. Jahrhunderts allgemeine Anerkennung und Umsetzung in die Praxis.

Die Einführung von *Asepsis* (Zustand der Keimfreiheit) und *Antisepsis* (Vernichtung von Krankheitskeimen) sowie die Entdeckung von Äther 1846 und Chloroform 1847 zur *Anästhesie* waren entscheidende Meilensteine in der Entwicklung und für den Aufschwung der Gynäkologie und Geburtshilfe.

Wirtschaftliche Lage der Hebammen

Die Lage der Hebammen hingegen verschlechterte sich in der zweiten Hälfte des 19. Jahrhunderts zunehmend. Die 33 134 im Jahr 1876 im Deutschen Kaiserreich registrierten Hebammen waren von der Verarmung der Bevölkerung im Zuge der Industrialisierung als meist selbständig Arbeitende betroffen.

Gebärende und Wöchnerinnen konnten häufig nicht bezahlen oder wandten sich gleich an eine kostengünstigere *Wickelfrau*. Auch hatte die Zahl der Hebammen und damit die Konkurrenz untereinander seit Aufhebung der Niederlassungsbeschränkungen durch das *Freizügigkeitsgesetz (1867)* und die *Gewerbeordnung (1869)* besonders in den Städten enorm zugenommen.

Eindämmung des Kindbettfiebers

Trotz rasanter Entwicklung der wissenschaftlichen Geburtshilfe fanden auch nach der Reichsgründung kaum 5% aller Geburten in Anstalten statt. War bislang das Kindbettfieber als Problem der Gebärkliniken begriffen worden, das nun mit antiseptischer Methode bekämpfbar wurde, brachten die Ergebnisse der ersten umfassenden Puerperalfieberstatistik für Preußen eine entscheidende Wende.

Diffamierung der Hebammen

Die 1878 von der Gesellschaft für Geburtshilfe und Gynäkologie in Berlin veröffentlichten Ergebnisse lieferten insgesamt „erschreckend hohe Zahlen" an Todesfällen und Erkrankungen.

Unter Ärzten weckten sie ein lebhaftes Interesse an der **Hebammenfrage**. Hebammen wurden nun zu Hauptverantwortlichen für das Auftreten von Kindbettfieber erklärt. Obwohl schon Zeitgenossen die Zuverlässigkeit dieser Statistik bezweifelten und kritisierten, erfolgte nun eine breite Schuldzuweisung an die Hebammen, deren Arbeit als völlig veraltet angesehen wurde. Diese Haltung bestimmte die bald darauf einsetzende **Bewegung zur Reform des Hebammenwesens**. In einer vor allem in Fachzeitschriften und Ärztevereinssitzungen geführten Debatte von Ärzten, Hebammenlehrern und Medizinalbeamten tauchten die verschiedensten, z. T. utopischen Vorschläge zur Lösung der Hebammenfrage auf.

> Ziel war es, die Hebammengeburtshilfe im Privathaus als veraltet abzuwerten, um damit das Krankenhaus mehr ins Zentrum der Geburtshilfe zu rücken und antiseptische Maßstäbe der Klinik auf die Arbeit der Hebammen zu übertragen.

Die Spannbreite der Positionen reichte von Forderungen nach radikaler Abschaffung des gesamten Hebammenstandes über zahlreiche Vorschläge zur stärkeren Kontrolle und Beaufsichtigung bis hin zum Ruf nach gebildeten Frauen oder *Diakonissen für die Geburtshilfe* zur Hebung des Hebammenstandes. Die meisten der Beiträge sind geprägt von außerordentlicher Geringschätzung und Diffamierung besonders der alten Hebammen oder gleich des ganzen „Hebammenmaterials", wie oft gesagt wurde.

Arbeitsverbot bei Kindbettfieber

Im Zuge dieser Reformbewegung kam es in den 80er Jahren zur Verabschiedung von **Desinfektionsordnungen** mit genauen Anweisungen zur Anwendung von Desinfektionsmitteln und einer *Meldepflicht bei Kindbettfieber* mit zeitweiligem Arbeitsverbot der Hebammen bei einem Kindbettfieberfall in ihrer Praxis. Die Dauer dieses zwangsweise, meist mehrere Tage dauernden Pausierens wurde vom Physikus angeordnet. In dieser Zeit durfte die Hebamme zu keiner Geburt oder Wöchnerin gehen und hatte den entsprechenden finanziellen Verlust.

In den Jahren des Deutschen Kaiserreichs (1870–1918) wurden die Hebammen zunehmend durch nahezu undurchschaubar viele gesetzliche Vorschriften und Kontrollmechanismen reglementiert, und kaum eine Hebamme beendete ihr Berufsleben, ohne mit Polizei, Gericht oder auch Gefängnis in Kontakt gekommen zu sein. Dabei blieb die sozioökonomische Lage der meisten Hebammen unverändert schlecht:

Eine 1902/03 durchgeführte Umfrage bei 19 665 preußischen Hebammen ergab, daß über 50% unter 400 Mark/Jahr verdienten.

Obwohl die Diskussion der Hebammenfrage immer breitere Kreise erfaßte, bestand insgesamt wenig Interesse für eine sinnvolle Reform der Einkommens-, Arbeits- und Rechtsverhältnisse des Hebammenberufs. Dafür zu kämpfen, konnten Hebammen nur selbst übernehmen.

Hebammenbewegung

Die Hebammenbewegung nahm 1885 in Berlin ihren Ausgang. Nach dem Tod einer verarmten Hebamme organisierte dort *Rosalie Neumann* eine Sammlung für die Beerdigung und ein Treffen der Berliner Hebammen. Fast die Hälfte der in Berlin registrierten 732 Hebammen nahm daran teil. So wurde am **3. 10. 1885 der Verein Berliner Hebammen** gegründet, der schnell an Mitgliedern zunahm und ab April 1886 eine eigene Zeitung herausgab. Ziel des Vereins war eine eigene Kranken-, Hilfs- und Sterbekasse zu gründen, eine neue Hebammentaxe durchzusetzen, gegen die Konkurrenz der Nichthebammen zu kämpfen und sich selbst oder durch ärztliche Vorträge weiterzubilden. Die Geschichte der Hebammenbewegung ist eng verbunden mit dem Namen **Olga Gebauer** (1858–1922).

Olga Gebauer
Die gebürtige St. Petersburgerin aus bürgerlichen Verhältnissen hatte zunächst den Beruf der Lehrerin erlernt. Nach der Geburt ihrer beiden Kinder besuchte sie 1884 die Hebammenschule in Wittenberg, legte nach 6monatiger Ausbildung das Examen ab und ließ sich 1885 in Berlin nieder. Bis zu ihrem Tod war sie eine zentrale Persönlichkeit und bedeutende Führerin dieser ersten Berufsorganisation der Hebammen in Deutschland.

In ihr vereinigten sich verschiedenste Leitungsfunktionen. Die zunächst im Selbstverlag von Olga Gebauer herausgegebene **Berliner Hebammen-Zeitung** wurde schon nach wenigen Ausgaben aus finanziellen Gründen vom *Elwin Staude-Verlag* in Berlin übernommen, der sie von da an unter ärztlicher Redaktion als *Allgemeine Deutsche Hebammen-Zeitung (ADHZ)* über Jahrzehnte herausgab.

Vereinigung Deutscher Hebammen (VDH)
Angeregt durch die vielen Agitationsreisen, die vor allem Olga Gebauer, vom Staude-Verlag mitfinanziert, unternahm, kam es zur Gründung von Hebammenvereinen in vielen Städten.

Um einer Vereinzelung dieser Vereine entgegenzuwirken, fand 1890 der *Erste Deutsche Hebammentag* in Berlin statt, auf dem beschlossen wurde, eine *Vereinigung Deutscher Hebammen* als Dachverband zu gründen und sich zur Verbesserung des Ansehens nicht mehr Hebamme, sondern Geburtshelferin zu nennen. Diese Entscheidung wurde aber wieder zurückgenommen, nachdem gegen Hebammen, die auf ihrem Schild die Bezeichnung *Geburtshelferin* anbrachten, Verwarnungen durch Polizei und Amtsärzte ausgesprochen und auch Prozesse geführt wurden.

Über die VDH, deren langjährige Geschäftsführerin Olga Gebauer wurde, kam es zur Gründung einer Allgemeinen Versorgungskasse für Mitglieder. Parallel zu diesem auf Selbsthilfe beruhenden Kassensystem kämpften sie für die Aufnahme der Hebammen in die in den 80er Jahren geschaffenen staatlichen Sozialversicherungen, die letztlich wegen des freigewerblich-selbständigen Status der meisten Hebammen nicht zustande kam. Darüber hinaus formulierten sie Forderungen für Ausbildung und Berufsausübung, wie etwa die

- Hinzuziehung einer Hebamme zu jeder Geburt
- die staatliche Anstellung aller Hebammen und ein Reichsgesetz.

Obwohl sich die Hebammen in Deutschland, im Gegensatz zu anderen Ländern, selbständig zusammengeschlossen hatten, war es von Anfang an ihre Strategie, Unterstützung bei Ärzten zu suchen. In den meisten Hebammenvereinen war der Ehrenvorsitzende ein Hebammenlehrer oder Medizinalbeamter. Zwar ordneten sich die Hebammen in Entscheidungsprozessen und Belehrungen diesen Ärzten oft unter, gewannen aber dennoch ein neues Selbstbewußtsein als Vereinshebammen. Es wurde Vereinsethos und Programm, sowohl in den eigenen Reihen als auch beim Publikum gegen Pfuschertum, Abtreibungen und Aberglaube zu kämpfen.

Trotz des beständigen Anwachsens der Hebammenbewegung zog Olga Gebauer 1907 angesichts recht geringer Erfolge das Fazit, daß die dem „*Volkswohl hochnotwendige Hebammenreform*" erst zustande käme, „*wenn endlich die Frauen in den Parlamenten mitbestimmen werden.*"

Zur **bürgerlichen Frauenbewegung** bestanden seit den 90er Jahren Kontakte, aber erst 1915 wurde die VDH Mitglied im *Bund Deutscher Frauenvereine*.

1908 organisierte der *Bund für Mutterschutz*, der aus dem linken Flügel der bürgerlichen Frauenbewegung hervorgegangen war, eine Tagung zur Reform des Hebammenwesens, an der mehrheitlich Hebammen teilnahmen. Das Verhältnis der Hebammen zur Frauen- bzw. Fürsorgebewegung gestaltete sich nicht spannungsfrei. Durch neu entstehende Frauenberufe wie Fürsorgerinnen und Säuglingspflegerinnen sahen sie ihre Arbeitsbereiche bedroht und fürchteten Einschränkungen ihrer Kompetenzen.

Das Ziel, die gesamte deutsche Hebammenschaft im Vereinswesen zusammenzuführen, konnte bis zum Ersten Weltkrieg nicht erreicht werden, aber immerhin waren 1914 von den ca. 40 000 Hebammen reichsweit über 22 000 Mitglieder in der VDH. (Abb. 1.1-1)

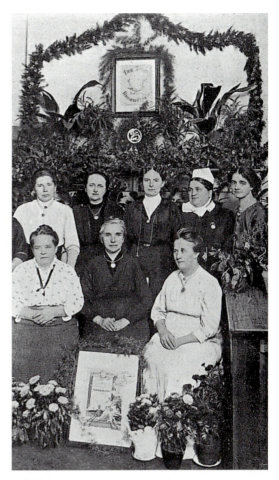

Abb. 1.1-1: Aufnahme im Bureau der Vereinigung Deutscher Hebammen anläßlich ihres 25jährigen Jubiläums 1915
Von links nach rechts obere Reihe: M. Mehl, Th. Böttcher, O. Ellfeld, E. Kauder, J. Gebauer.
Vordere Reihe: A. Klewe, O. Gebauer, M. Michaelis.

20. Jahrhundert

Erster Weltkrieg

Mit Ausbruch des Ersten Weltkriegs folgten die meisten Hebammen, so wie große Teile der bürgerlichen Frauenbewegung dem „Ruf des Vaterlandes in der Stunde der Not". Zahlreiche Hebammenvereine beschlossen, für eine *Kriegtaxe* mit ermäßigten Gebühren zu arbeiten. In Zeitungen fanden sich Angebote von Hebammen, Frauen, deren Männer im Krieg waren, unentgeltlich zu entbinden. Im Rahmen des *Vaterländischen Frauendienstes* beteiligten sich die Hebammen an Sammlungen für die Kriegspflege, unterstützten geflüchtete ostpreußische Hebammen, verteilten Kriegskochbücher an die Bevölkerung oder arbeiteten mit dem Roten Kreuz an der Front.

1915 schrieb Olga Gebauer in der ADHZ ganz im nationalistischen Taumel der Zeit: *„Geben und Opfern sind unsere Waffen gegen die Feinde unseres Volkes; je mehr wir helfen, je größeren Anteil haben wir an dem Sieg unseres tapferen Heeres: Und wir werden siegen!"*

In dem Maße, wie im Laufe des Krieges Armut, Hunger und Tod auch für Hebammen immer erfahrbarer wurden, rückten viele von ihrer anfänglichen Kriegsbegeisterung ab.

Nach Inkrafttreten der *Reichswochenhilfe* Ende 1914, die neben Wochen- und Stillgeld auch Zahlung *von Hebammenhilfe* durch die Krankenkassen vorsah, versuchten die Hebammen anstelle der ermäßigten Kriegstaxe wieder normale Gebühren zu verlangen, hatten damit aber keinen Erfolg. Dies führte zu erheblicher Unzufriedenheit unter den Hebammen und machte einmal mehr deren nach wie vor ungeregelte Stellung deutlich. Auch trug der schon vor dem Krieg einsetzende *Geburtenrückgang* zur Verschlechterung der sozialen Lage vieler Hebammen bei.

Der jahrelange Kampf um die Schaffung einer einheitlichen gesetzlichen Regelung des Hebammenwesens war, bis auf die Verabschiedung recht unverbindlicher Richtlinien im Bundesrat 1917, erfolglos geblieben. So wuchs gegen Ende des Krieges der Unmut der Hebammen auch über die mangelnde Durchsetzungsfähigkeit ihrer eigenen Organisationsspitze. Sie verlangten nach innerverbandlicher Erneuerung und mehr Mitsprachemöglichkeiten.

Eintritt in den Gewerkschaftsbund

Zahlreiche Vereinshebammen, auch aus den Vorständen, entwickelten die Ansicht, daß die bisherige Organisationsform zur Bewältigung der Aufgaben und Durchsetzung auf gesetzgeberischem Weg nicht ausreiche und nahmen Kontakt zu Gewerkschaften zwecks eines etwaigen Anschlusses auf. Ab 1919 traten vor allem die Anstaltshebammen im VDH dem *Allgemeinen Deutschen Gewerkschaftsbund* bei und gründeten 1921 den *Deutschen Hebammenbund*.

Ziel war dabei, eine einheitliche Überführung der Gesamtorganisation der Hebammen in die Gewerkschaft, um mehr Macht bei der Durchsetzung von Forderungen zu erlangen. An der Umsetzung dieses Ziels und der Frage einer Verstaatlichung des Hebammenwesens zerbrach die Bewegung. Aus Angst vor einer „roten" Hebammenbewegung traten vielerorts reaktionäre Kreisärzte, Professoren und Hebammenlehrer im Einklang mit höchsten Regierungsbeamten auf den Plan, um einer Radikalisierung der Hebammen entgegenzuwirken.

Spaltung der Vereinigung Deutscher Hebammen

Eine zentrale Rolle bei der Einmischung in die Strategien der Verbandspolitik der Hebammen, die mittlerweile kurz vor einem Hebammenstreik standen, kam dabei dem Staude-Verlag zu. Die Fäden gegen einen fortschrittlichen Kurs der VDH wurden, so der Vorwurf, schon seit vielen Jahren von der Allgemeine Deutsche Hebammen-Zeitung gesponnen. So seien Artikel in der Zeitung vielfach nur gekürzt oder gar nicht erschienen bzw. wurden zur Korrektur ans Ministerium weitergeleitet. Der Verlag habe so in Zusammenarbeit mit Ärzten und Regierungsbeamten maßgeblich die *Spaltung der Hebammenbewegung* in den ersten Jahren der **Weimarer Republik** herbeigeführt. Als der Verlag 1921 eine immer härtere Gangart vor allem gegen die Berliner Hebammen einschlug und keine Mitteilungen von diesen mehr abdruckte, kündigte die VDH ihre bisherige Verbandszeitung.

Eine neue Hebammenzeitung, die *Zeitschrift für die Hebammen Deutschlands*, war in Berlin entstanden und wurde zum offiziellen Sprachrohr der VDH. Der Staude-Verlag, inzwischen vom Verleger Rudolf Zickfeldt (Osterwieck a. H.) übernommen, investierte nun erhebliche

Mittel, um eine Oppositionsbewegung gegen die VDH aufzubauen. 1922 kam es so zur Gründung der *Arbeitsgemeinschaft der Landesverbände* mit Sitz in Leipzig, die sich in der Folgezeit *Allgemeiner Deutscher Hebammenverband* nannte und deren Zeitung nun die ADHZ wurde.

Daneben entstanden weitere Hebammenorganisationen und -zeitungen, aber aus dieser zahlenmäßig größten gingen nach 1933 vor allem Hebammenfunktionärinnen der NS-Zeit hervor, wie etwa die spätere Reichshebammenführerin **Nanna Conti** (1881–1951).

Preußisches Hebammengesetz

Am 1. 4. 1923 trat das von den Hebammen hart erkämpfte Preußische Hebammengesetz in Kraft. Von den Hebammen mit großer Hoffnung auf Anstellung, ausreichendes Gehalt und finanzieller Sicherheit bei Krankheit und im Alter erwartet, war das Ergebnis enttäuschend: Neben geringen Mindesteinkommen und Niederlassungsbeschränkungen fehlte trotz einer vorgesehenen Zwangspensionierung aller über 65jährigen Hebammen jegliche Regelung der Altersversorgung. Selbst die wenigen Errungenschaften, wie etwa die Einrichtung von Hebammenstellen als kommunale Mitbestimmungsorgane für Hebammen, wurden in einer Gesetzesänderung wieder gestrichen. Ein zentrales Problem der folgenden Jahre war für die Hebammen der mit der begrenzten Erteilung der Niederlassungserlaubnis verbundene geplante zahlenmäßige Abbau von Hebammen.

Ungefähr 4000 Hebammen in der gesamten Republik hätten gezwungenermaßen den Beruf aufgeben müssen und ihre Existenzgrundlage verloren, wenn nicht 1926 durch Klage einer Hebamme vor dem Oberverwaltungsgericht die Niederlassungsbegrenzung als mit der Reichsgewerbeordnung unvereinbar wieder aufgehoben worden wäre.

Insgesamt ging die Entwicklung der *Volkswohlfahrt* gerade in den 20er Jahren über die Köpfe der Hebammen hinweg. Während der Anteil der Anstaltsgeburten in den Städten stetig anstieg (1924 insgesamt 9%, Berlin 39,3%), wurden Hebammen kaum in die neu geschaffenen Fürsorgeeinrichtungen wie Schwangeren- und Säuglingsberatung miteinbezogen.

Hebammen im Nationalsozialismus

In ihrem z. T. aussichtslosen Kampf um die Durchsetzung ihrer Interessen als Berufsstand waren die Hebammen in dieser Zeit besonders empfänglich für Konzepte der seit der Jahrhundertwende verstärkt aufkommenden bevölkerungspolitischen Bewegungen und Ideen, die für Hebammen eine wichtige Position im Kampf gegen den Geburtenrückgang propagierten. Hier gewann zunehmend die *Eugenik* und *Rassenhygiene* auch in Bezug auf die Hebammen an Bedeutung.

In diesem Zusammenhang ist dann auch der relativ hohe Grad der **Zustimmung der Hebammen zum Nationalsozialismus** mit seiner Aufwertung der *„Hebammen als Hüterin der Volksgesundheit"* im Rahmen einer verbrecherischen Erb- und Rassenpolitik zu sehen.

Reichshebammenschaft

Nachdem die Nationalsozialisten 1933 die Macht übernommen hatten, wurden die freien Gewerkschaften und damit auch der Deutsche Hebammenbund zerschlagen. Die anderen Hebammenorganisationen wurden in der *Reichsfachschaft Deutscher Hebammen* (ab 1939: *Reichshebammenschaft*) unter Leitung von Nanna Conti zwangsvereinigt. Das weitere Schicksal langjähriger Hebammenfunktionärinnen der Zeit vor 1933 ist ebenso wie die Verfolgung jüdischer Hebammen bislang kaum erforscht. Wenig bekannt ist die Tatsache, daß auch Hebammen, etwa als „Verbrecherinnen" verfolgt, ins Frauenkonzentrationslager Ravensbrück kamen.

Jede Hebamme war per Gesetz verpflichtet, eine Fachzeitschrift zu beziehen. Die Zeitschrift der Reichshebammenschaft war die im Staude-Verlag erscheinende Hebammenzeitschrift, nun unter dem Titel „Die deutsche Hebamme". In dieser Zeitschrift nahm die Rubrik „Bekanntmachungen, Verordnungen, Erlasse und Bescheide" einen breiten Raum ein und verlieh der Zeitschrift den Charakter eines nationalsozialistischen Amtsblattes. Aber auch die medizinischen Fachartikel waren voller Texte erb- und rassenbiologischer Ausrichtung. Auch das amtliche Hebammenlehrbuch, welches von jeder Hebamme erworben werden mußte, ist von sechs Autoren bearbeitet, unter denen sich unter anderem bekannte NS-Bevölkerungsideologen bzw. Rassenhygieniker finden. Auch dieses Lehrbuch erschien im Staude-Verlag, der in dieser Zeit seine Marktführerschaft in der Hebammenliteratur auszubauen wußte .

Kindereuthanasie

In Folge des am 14. 7. 1933 in Kraft getretenen **Gesetz zur Verhütung erbkranken Nachwuchses** wurden Hebammen dazu verpflichtet, sog. mißgestaltete Neugeborene zu melden. Auch wenn es Hinweise dafür gibt, daß vereinzelt diese Meldepflicht umgangen wurde, leisteten hier Hebammen entscheidende Zuarbeit zur Erfassung dieser Kinder, von denen über 5000 bis 1945 der sog. *Kindereuthanasie* zum Opfer fielen.

In der Ausbildung und in Schulungen lernte die deutsche Hebamme nun, daß sie berufen sei, *„… mitzuhelfen bei der Ausmerzung minderwertigen Erbgutes und der Reinhaltung deutschen Blutes."* Sie sollte diesbezüglich Propagandistin in den Familien sein.

1936 fand der *Internationale Hebammenkongreß* in Berlin statt. Vor der Olympiade diente er als geeignete Propagandaveranstaltung des nationalsozialistischen Deutschlands vor internationalem Publikum für seine Frauen- und Gesundheitspolitik und zur Bekundung eines angeblichen Friedenswillens.

Reichshebammengesetz

Am 21. 12. 1938 wurde das **Reichshebammengesetz** verabschiedet. Es sah u. a. Niederlassungserlaubnis mit Mindesteinkommen und Hinzuziehungspflicht der Hebamme zu jeder Geburt vor.

Am 16. 2. 1943 wurde eine **Hebammendienstordnung** für alle freiberuflichen Hebammen im Deutschen Reich verabschiedet.

Nach Zusammenbruch des Deutschen Reiches wurden die Reichshebammengesetze geringfügig verändert (Streichung des nationalsozialistischen Gedankengutes). Auf Bundesebene galt das Hebammengesetz noch bis in die 80er Jahre weiter.

Die Hebammendienstordnungen gingen in unterschiedlich veränderter Form in Landesrecht über. Heute heißen sie in einigen Ländern **Hebammenberufsordnung** (s. S. 583).

In den Nachkriegsjahren ist das Hebammengesetz von 1938 als eine große Errungenschaft für Hebammen begriffen worden. Wenn auch die hier verankerte Selbständigkeit (durch Hinzuziehungspflicht und vorbehaltene Tätigkeiten), bei der Gesetzesnovelle 1985 mit Erfolg von Hebammen verteidigt wurde, so darf doch nicht vergessen werden, daß das Gesetz von 1938 in seinem autoritären Charakter und in Hinblick auf das *generelle Berufsverbot für jüdische Hebammen* zugleich auch ein menschenverachtendes war.

Nachdem sich in den **50er Jahren** in der Bundesrepublik die Klinikgeburt als die Regel durchsetzte, zeichnen sich in den letzten 15 Jahren, insbesondere durch *Zunahme freiberuflicher Hebammen*, gegenläufige Tendenzen ab. Im Engagement für die Möglichkeiten umfassender Hebammenhilfe jenseits des ärztlichen Anordnungsbereichs weisen erfolgreiche neue Projekte wie etwa die Geburtshäuser den Weg für eine selbstbewußte Hebammengeneration.

1.2 Heutiges Berufsbild

1.2.1 Arbeitsbereiche

Christine Geist

Laut **Hebammengesetz** soll die Hebamme „Frauen während der Schwangerschaft, Geburt und dem Wochenbett Rat erteilen und die notwendige Fürsorge gewähren, normale Geburten leiten, Komplikationen des Geburtsverlaufs frühzeitig erkennen, Neugeborene versorgen, den Wochenbettverlauf überwachen und eine Dokumentation über den Geburtsverlauf anfertigen."

Die Hebamme übt ihre Tätigkeiten aus als:
- *angestellte* Hebamme im Krankenhaus
- *freiberuflich* tätige Hebamme
- *angestellte* und *freiberuflich* tätige Hebamme
- in *anderen Arbeitsbereichen*.

Angestellte Hebamme im Krankenhaus

Im Krankenhaus gibt es verschiedene Arbeitsbereiche für Hebammen, die bislang weder von ihr selbst noch von der Pflegedienstleitung ausreichend genutzt werden, z. B. in der Ambulanz (Schwangerenberatung), auf der präpartalen Station oder der Wochenstation. Im folgenden werden einige **Arbeitsbereiche** vorgestellt:

- **Kreißsaalhebamme:** Die Tätigkeiten in den Entbindungsräumen sind bekannt und werden hier nicht weiter erläutert. Die sehr geringen Aufstiegsmöglichkeiten sind im Abschn. 11.2.2 S. 592 ff. beschrieben.

- **Leitende Kreißsaalhebamme:** Organisationsaufgaben (z. B. Materialbeschaffung, Medikamentenbestellung, Reparaturaufträge), Dienstpläne erstellen, fachliche Fortbildung und regelmäßige Dienstbesprechungen gehören zu ihrem Aufgabenbereich. Je nach Größe der Abteilung schränkt dies ihre Tätigkeit im geburtshilflichen Bereich ein. Eine Weiterbildung zur leitenden Hebamme sollte im eigenen und im Interesse der Kolleginnen Voraussetzung sein (s. S. 14 f.).

- **Hebamme auf der Wochenstation.** Durch ihre fachliche Kompetenz kann sie Mutter und Kind betreuen. Die Betreuung im Wochenbett gehört zu den vorbehaltenen Tätigkeiten der Hebamme.

- **Lehrerin für Hebammenwesen (Lehrhebamme), Schulleitung:** Voraussetzung ist eine mit Prüfung abgeschlossene Weiterbildung. Die Arbeit in der Hebammenschule ist vielfältig. Dazu gehört: Unterrichten (*theoretische Ausbildung*), Dozentenauswahl, Stundenpläne erstellen, Unterrichtsvorbereitung, Medienbeschaffung, Prüfungsvorbereitung und -durchführung usw., sowie die Praxisanleitung (*praktische Ausbildung*) der Schülerinnen; Einsatz- und Dienstpläne erstellen, Stationsbesprechungen, Zusammenarbeit mit Krankenhausverwaltung, Pflegedienstleitung und Chefarzt der Geburtshilfe.

Die Auswahl von Bewerberinnen für die Ausbildung, Briefverkehr mit Behörden und anderen Institutionen sowie Bürotätigkeit nehmen viel Zeit in Anspruch, besonders, wenn die Klinik keine Schulsekretärin beschäftigt.

Eine Lehrerin für Hebammenwesen ist meist fest angestellt, oder sie arbeitet als freie Dozentin an einer Kranken-, Kinderkrankenpflege- oder Hebammenschule. Die **Bezahlung** erfolgt dann pro Unterrichtsstunde (45 Min.), das Dozentenhonorar wird von der zuständigen Gesundheitsbehörde jedes Bundeslandes festgelegt und ist unterschiedlich hoch.

- **Sonderwachen:** Ein Sonderwachenvertrag mit einem Krankenhaus ermöglicht es der Hebamme, sehr „dosiert" zu arbeiten. Im Vertrag sind Vergütung und rechtliche Absicherung geregelt. Die Hebamme wird vom Krankenhaus angefordert, sobald Kolleginnen ausfallen. Besonders Hebammen, die sich ein Studium finanzieren, Haushalt und Kinder zu versorgen haben oder freiberuflich in der Vor- und Nachsorge tätig sind, arbeiten gerne so.

Freiberuflich tätige Hebamme

Arbeitsgestaltung und -aufwand kann nach Neigung, besonderen Fähigkeiten und finanzieller Notwendigkeit gewählt werden. Vor Aufnahme einer freiberuflichen Tätigkeit müssen eine Meldung beim Amtsarzt (Gesundheitsamt) erfolgen und organisatorische Vorbereitungen getroffen werden (s. S. 254 ff., 387).

Arbeitsbereiche sind: Schwangerenvorsorge, Beratung und Betreuung, Geburtsvorbereitung, Schwangerenschwimmen, Säuglingspflegekurse, Geburtsbetreuung zuhause oder in einer Hebammen- bzw. Arztpraxis, Überwachung im Wochenbett mit Betreuung des Kindes und Rückbildungsgymnastik. Die Hebamme kann allein oder mit Kolleginnen in unterschiedlicher Form zusammen arbeiten.

Hebammengemeinschaftspraxis

Dies ist ein Zusammenschluß von ca. 2–3 Hebammen, die gleichberechtigt miteinander arbeiten und sich gegenseitig vertreten. Der *Vorteil* liegt in der gemeinsamen Nutzung von Räumen, Apparaten, Materialien (Teilung der Betriebskosten) und der Arbeitsaufteilung (freie Tage sind planbar durch gegenseitige Vertretung). Die Geburten können in den Praxisräumen oder im Haus der Frau stattfinden. Außerdem sind die Angebote (z. B. Säuglingspflegekurs, Schwangerenschwimmen) an die werdenden Eltern größer, da jede Hebamme einen Bereich übernehmen kann.

Hebammenpraxis

Eine Hebamme ist Arbeitgeberin und stellt andere Hebammen ein. Im Arbeitsvertrag sind wie üblich Arbeitszeit, Tätigkeit und Gehalt festgelegt. Die Leistung, die die angestellten Hebammen erbringen, werden von der Praxisbesitzerin mit den Krankenkassen abgerechnet.

Geburtshäuser

Ähnlich wie bei der Hebammengemeinschaftspraxis arbeiten mehrere Hebammen gleichberechtigt miteinander. Die Geburten finden im Geburtshaus statt, im Wochenbett wird die Frau zuhause betreut. Ein Geburtshaus kann als gemeinnütziger Verein eingetragen und mit öffentlichen Geldern gefördert werden, wenn ein allgemein zugängliches Beratungs- und Informationsangebot besteht.

Ein Netzwerk zur Förderung der Idee der Geburtshäuser in Europa e. V. wurde 1994 gegründet (Anschrift: Netzwerk der Geburtshäuser c/o Gacinski, Seelingstr. 21, 14059 Berlin). Hier kann (gegen Rückporto) eine Liste der Geburtshäuser in Deutschland und Informationsmaterial angefordert werden.

Belegkrankenhaus

Die Beleghebamme arbeitet im Krankenhaus, Vertragspartner ist der Krankenhausträger, der oft auch Verträge mit Belegärzten (niedergelassene Gynäkologen) hat. Die Hebamme betreut und entbindet die Frauen, der Arzt wird meist nur zur Geburt gerufen. Beide rechnen getrennt mit der zuständigen Krankenkasse der Frau ab. Da stets mehrere Hebammen in einem Belegkrankenhaus arbeiten, gibt es feste Dienstpläne (Schichtdienst und Rufbereitschaft). Kommt eine Frau zur Entbindung, wird die zuständige Hebamme gerufen. Dies bedeutet für die Frauen, daß sie sich „ihre" Hebamme nicht aussuchen können (Einzelabsprachen sind jedoch üblich). Der Vertrag mit dem Belegkrankenhaus sollte einen Paragraphen über Versicherungsschutz und Haftung der Hebamme enthalten.

Beim BDH in Karlsruhe kann man einen Mustervertrag anfordern, der in Zusammenarbeit vom niedersächsischen Sozialministerium und dem BDH entwickelt wurde.

Das **Gesundheitsstrukturgesetz** (**GSG**) hat auch Auswirkungen auf die Hebammentätigkeit. Beleghebammen werden zunehmend interessanter für die Krankenhausträger und Krankenkassen. Sie arbeiten preisgünstiger (s. S. 590). Nicht nur die kleinen Krankenhäuser suchen vermehrt die Zusammenarbeit mit Beleghebammen.

Die Auswirkungen des GSG auf den Arbeitsmarkt ist z. Zt. noch nicht eindeutig, tendenziell kann man jedoch erkennen, daß immer weniger Hebammen nach bestandenem Examen einen Arbeitsplatz als angestellte Hebamme finden. Die zunehmende Freiberuflichkeit muß in der Ausbildung berücksichtigt werden.

Angestellt und freiberuflich tätige Hebammen

Diese Hebammen arbeiten voll- oder teilzeitbeschäftigt in einem Krankenhaus. Die freiberufliche Nebentätigkeit muß beim Arbeitgeber beantragt und genehmigt sein, auch wenn sie nur stundenweise anfällt. Der Arbeitgeber kann eine Zustimmung nur zurücknehmen, wenn die Arbeit im Krankenhaus davon beeinträchtigt wird.

Angestellte Hebammen müssen sich für die Freiberuflichkeit bei der Berufsgenossenschaft (BGW) zur Berufsunfallversicherung anmelden und versichern (s. S. 609). Sie werden, da sie neben ihrer angestellten Tätigkeit Einkommen haben, zur Einkommensteuer veranlagt.

Hebammen in anderen Arbeitsbereichen

Andere Arbeitsbereiche sind der Sozialmedizinische Dienst (Familienplanung), Rettungsdienst („Storchenwagen", z. Zt. nur in Berlin), pro Familia, Arztpraxen, Gesundheitsamt (Familienhebamme, s. DHZ 8/96) und Modellprojekte (z. B. Hebammenprojekt Emsland).

Hier werden soziale Aufgaben, Beratungen und Betreuungen von Familien rund um die Geburt und darüber hinaus übernommen.

Bei der Vertragsgestaltung muß die Hebamme darauf achten, daß Berufsbezeichnung, Tätigkeit und Bezahlung im Vertrag genannt werden. Hebammen in Arztpraxen sind keine Arzthelferinnen, auch wenn sie deren Arbeit mit ausführen.

Berufsverbände

Innerhalb der Berufsverbände können Hebammen vielfältige Aufgaben übernehmen:
- Im **Landesverband** als Schriftführerin, Kassenführerin, stellvertretende Vorsitzende und Vorsitzende. In allen Landesverbänden gibt es auch eine Stillbeauftragte. Es werden meist nur eine geringe Aufwandsentschädigung und Spesen bezahlt, je nach den finanziellen Mitteln, über die der Landesverband verfügt (abhängig von der Mitgliederzahl).
- Im **Bundesverband** des BDH gibt es ähnliche Aufgabenbereiche, einige können nur hauptamtlich bewältigt werden.

Z. B. beantwortet eine Hebamme als Mitarbeiterin der Geschäftsstelle berufsspezifische Fragen (Probleme mit der Kassenabrechnung etc.), gibt Berufsinformation an Bewerberinnen und erteilt der Presse Auskunft.

Die Präsidentin hat vielfältige Aufgaben, die eine Berufstätigkeit „nebenher" nicht erlauben, sie ist beim BDH angestellt.

1.2.2 Fort- und Weiterbildung, Studium

Ulrike Harder

Fortbildung

Fortbildung ist für jeden im Medizinalberuf Tätigen notwendig, um auf dem aktuellen Wissensstand zu sein. In mehreren Bundesländern wird in den Berufsordnungen für Hebammen regelmäßige Fortbildung vorgeschrieben. Dazu gehören das Lesen von Fachliteratur (Zeitschriften, Bücher) sowie die Teilnahme an Seminaren, Tagungen, Kongressen und Vorträgen mit folgenden Angeboten:

- *Neue Erkenntnisse* in der Geburtshilfe z. B. Fachvorträge bei Hebammen- und Ärztekongressen sowie an Hebammenschulen
- *Vertiefung von Spezialwissen* z. B. Seminare zur Geburtsvorbereitung, Wochenbettbetreuung, Homöopathie, Trauerbegleitung, etc. und Mentorinnenkurse
- *Reflektion der eigenen Arbeit* z. B. Fallbesprechungen bei Diensttreffen der geburtshilflichen Abteilung sowie Supervisions- und Balint-Gruppen mit geschulter psychologischer Begleitung
- Einblick in *andere berufsrelevante Themen* z. B. Veranstaltungen des Berufsverbandes, Steuer- und Computerseminare für Hebammen, Vorträge zur Neonatologie, Reanimation, Hygiene etc.

Der Anspruch auf **Dienstbefreiung** und Kostenübernahme wird im Bundesangestelltentarifvertrag BAT Nr. 7 Sonder-Regelung (SR) 2 a wie folgt festgeschrieben:

(1) Wird ein Angestellter im Pflegedienst auf Veranlassung und im Rahmen des Personalbedarfs des Arbeitgebers fort- oder weitergebildet, werden, sofern keine Ansprüche gegen andere Kostenträger bestehen, vom Arbeitgeber
a) dem Angestellten, soweit er freigestellt werden muß, für die notwendige Fort- oder Weiterbildungszeit die bisherige Vergütung (§ 26) fortgezahlt und
b) die Kosten der Fort- oder Weiterbildung getragen.

Wenn also der Arbeitgeber durch die Fort- oder Weiterbildung des Angestellten einen Nutzen hat, muß er Dienstbefreiung und Kostenübernahme gewähren. (Dies gilt z. B. für alle innerbetrieblichen Fortbildungen und regelmäßige Dienstbesprechungen.)

Für eine ein- bis mehrtägige Fortbildung kann beim Arbeitgeber auch **Bildungsurlaub** nach dem im jeweiligen Bundesland gültigen Bildungsurlaubsgesetz beantragt werden (jedoch keine Kostenübernahme). Ist eine Freistellung aus dienstlichen Gründen nicht möglich, kann der Arbeitgeber den Antrag ablehnen.

Der Besuch einer Fortbildung bietet immer einen Blick über den klinikinternen „Tellerrand" und wertvolle Austauschmöglichkeiten mit Kolleginnen. Dies kann die eigene Berufszufriedenheit fördern, ein „Freizeit- und Geldverlust" wird dadurch meist ausgeglichen.

Weiterbildung
Weiterbildung dient der aufbauenden Qualifizierung und Spezialisierung im Beruf. Hebammen mit mindestens 2–3jähriger Berufspraxis können in einer Weiterbildung durch organisiertes Lernen in einem Vollzeit- oder berufsgleitenden Lehrgang über 1/2 bis 3 Jahre fachbezogenes, theoretisches Wissen und praktische Fertigkeiten erlernen.

Die Weiterbildung muß an einer von der zuständigen Landesgesundheitsbehörde anerkannten Weiterbildungsstätte erfolgen und endet mit einer Abschlußprüfung, die der Absolventin erlaubt, ihrer Berufsbezeichnung Hebamme, eine Weiterbildungsbezeichnung hinzuzufügen: z. B. *Stationsleitung, Lehrerin für Hebammenwesen, Hygienefachkraft.*

- Eine **Weiterbildung zur leitenden Hebamme** im Kreißsaal oder auf einer Wochenstation dauert meist 1/2–1 Jahr (Vollzeit oder berufsbegleitend). Die Lehrgänge zur Leitung einer Station oder Abteilung werden gemeinsam für Kranken-, Kinderkrankenschwestern, Hebammen und Altenpflegerinnen angeboten.

- Eine **Weiterbildung zur Lehrerin für Hebammenwesen** dauert heute an allen Weiterbildungsstätten 2 Jahre (Vollzeit) oder länger (berufsbegleitend). Auch diese Lehrgänge finden gemeinsam mit examiniertem Pflegepersonal anderer Berufsgruppen statt. Nur von der Berliner Senatsverwaltung wurden von 1985–1992 regelmäßig einjährige „Lehrgänge zur Heranbildung von Hebammen zu Lehrkräften" angeboten.

Träger von Weiterbildungsstätten sind z. B. Schwesternverbände, Gewerkschaften sowie gemeinnützige, konfessionelle und private Vereine. Je nach Weiterbildungsstätte variieren Theorie- und Praktikumsanteile, Lehrpläne und Lehrgangskosten (ca. 20 000,– DM).

Ist eine Hebamme an einer Weiterbildung interessiert, kann sie bei ihrem momentanen und/ oder zukünftigen Arbeitgeber eine Kostenübernahme nach BAT Nr. 7 SR 2a beantragen; vorausgesetzt in der Klinik oder Hebammenschule besteht in Zukunft Personalbedarf für eine leitende Hebamme oder Lehrerin für Hebammenwesen.

Die 2jährigen Weiterbildungslehrgänge werden mittlerweile nicht mehr nach dem Arbeitsförderungsgesetz unterstützt, d. h. die Hebamme hat während der 2 Jahre kein monatliches Einkommen (früher wurden vom Arbeitsamt die Lehrgangskosten übernommen und ein monatliches Unterhaltsgeld als Darlehen gezahlt).

Aus gesundheitlichen Gründen (z. B. Rückenleiden, allergische Hauterkrankungen) kann eine Weiterbildung von der BfA als Umschulungsmaßnahme gefördert werden.

Studium

Heute wird Hebammen, die als Lehrerinnen an Hebammenschulen tätig werden möchten, eher zum Studium (ggf. mit Bafög-Förderung) geraten, als zur Weiterbildung.

Um eine höhere Qualifizierung (und Bezahlung) leitender Pflegekräfte und Lehrerinnen an medizinischen Fachschulen (z. B. Hebammenschulen) zu erreichen, wurden in den letzten Jahren in mehreren Bundesländern Studiengänge an Universitäten oder Fachhochschulen eingerichtet. An ca. 20 Studiengängen sind Hebammen zugelassen.

In der ehemaligen DDR war es Hebammen seit Jahren möglich, in Vollzeit oder berufsbegleitend (Fernstudium) ein Medizinpädagogik-Studium zu absolvieren, mit dem akademischen Abschluß Diplom-Medizinpädagogin (Humboldt-Universität Berlin, Martin-Luther-Universität Halle).

Jedes Bundesland kann individuell entscheiden, ob und wo (Fachhochschule oder Universität) solch ein Studiengang eingerichtet wird. Daher sind Studienvoraussetzungen, -dauer und -abschluß sehr unterschiedlich.

- **Die Studiengänge** heißen: Pflegepädagogik, Medizinpädagogik oder Pflegemanagement, Pflegewissenschaft, Pflege und Gesundheit, etc.
- **Die Studienvoraussetzungen** lauten: Allgemeine Hochschulreife oder Fachhochschulreife. Zu einigen Studiengängen werden auch Quereinsteigerinnen mit Pflegeberuf (oder Hebammenausbildung) und mind. 2jähriger Berufserfahrung oder Fachweiterbildung zugelassen, evtl. wird dann eine Einstufungsprüfung gefordert.
- **Die Studiendauer** ist meistens 8 Semester (Vollzeit), berufsbegleitende Studiengänge dauern 4–5 Jahre.

Der Abschluß des Studiums führt zu den unterschiedlichsten Berufsbezeichnungen: Diplom-Medizinpädagogin, Diplom-Pflegepädagogin oder Diplom-Pflegedienstleiterin, Diplom-Pflegewirtin, Diplom-Pflegemanagerin.

Eine Übersicht der derzeitigen Studienangebote wird vom Deutschen Berufsverband für Pflegeberufe herausgegeben (zu bestellen beim DBfK-Bundesverband, Hauptstr. 392, 65760 Eschborn, DM 6,50 in Briefmarken beilegen).

1.2.3 Hebammenforschung – Wissen ist Macht

Jule Friedrich

Woher wissen wir, ob wir die Frauen und Kinder „richtig" betreuen? Was ist die Basis unseres Wissens, unserer Praxis? Wie treffen wir Entscheidungen und wieso glauben wir, daß diese Handlung eher angemessen ist als eine andere?

Niemand wird willentlich einer Frau schaden wollen, und doch haben wir z. B. lange Zeit geglaubt, daß eine Episiotomie besser sei als ein Riß. Durch Hebammenforschung, durch wissenschaftliche Untersuchungen einer englischen Hebamme, ist dies nun widerlegt. (Sleep, J. 1980, Steffen, G., s. Lit. S. 29).

Eine Umsetzung dieser Erkenntnis hat weitreichende Folgen für das Geburtsmanagement und die Zeit danach:

Die Frau kann die Gebärposition frei wählen, weil der Damm nicht unbedingt für einen Schnitt zugänglich sein muß, die Leitung der Austreibungsperiode wird sanfter sein, die Wünsche der Frau können mehr berücksichtigt werden, die erste Zeit nach der Geburt mit dem Kind (Bonding) und das Stillen ist ungestörter, wenn keine Naht nötig ist und die Wundheilung verläuft i.d.R. bei einem Riß problemloser. Durch dieses Wissen besteht also die Möglichkeit, die klinische Praxis zu verändern.

Um etwas verändern zu wollen, muß ich in unserer Gesellschaft gute Gründe haben und belegen können, daß eine Methode effektiver ist als eine andere. Genaue Daten liefern bessere Argumente als nur die Aussage: „Ich *glaube*, daß Frauen vor der Geburt nicht vollkommen rasiert werden müssen." Kann ich die Quelle, d. h. Ort und Jahr der Veröffentlichung nennen (Romney, s. Lit. S. 28), und ist die Untersuchung valide, d. h. hält sie wissenschaftlichen Kriterien stand, kann ich sagen: „Ich *weiß*, daß Gebärende nicht vollkommen rasiert werden sollten." Ich kann dann entsprechend handeln und Frauen diese Maßnahme ersparen.

Gegenwärtig beruhen die Kenntnisse von Hebammen auf einer Mischung aus Erfahrung, Routine, Intuition, Tradition, Krankenhauspolitik und von Ärzten geschriebenen Lehrbüchern. Ein von **Hebammen** geschriebenes Hebammenlehrbuch ist ein wichtiger Schritt, um die Definitionsmacht über unser Wissen zurückzuerobern und damit die Professionalisierung unseres Berufes zu erreichen.

Ansätze moderner Forschungstätigkeit durch Hebammen

Hebammen waren an der Entstehung der wissenschaftlichen Geburtshilfe nur indirekt beteiligt (s. S. 3). Im Mittelalter gaben Hebammen und weise Frauen ihre Erfahrungen mündlich weiter, darum ist dieses Wissen zum großen Teil verlorengegangen. Da wir heute lesen und schreiben können, sollten wir in einem ersten Schritt hin zu wissenschaftlichem Arbeiten unser empirisches Wissen sammeln und dokumentieren. Ein *detailliert geführtes Geburtenbuch* oder eine *ausführliche* Wochenbettdokumentation ermöglichen retrospektive, also zurückschauende Untersuchungen.

So haben Hebammenschülerinnen in Tübingen mit Hilfe des **Geburtenbuchs** eine solche Studie über den Zusammenhang von Gebärpositionen und Geburtsverletzungen durchgeführt. Sie fanden ihre Hypothese bestätigt, daß die vertikale Gebärposition die Häufigkeit bzw. Schwere von Geburtsverletzungen reduziert und konnten somit ein Argument gegen eine aufrechte Gebärhaltung entkräften.

In der Praxis und aus Neugierde entstehen die besten Forschungsfragen. Wissenschaftlich Arbeiten heißt, diese Fragen *systematisch* zu formulieren und das zur Beantwortung dieser Fragen vorhandene Wissen auszuwerten. Viele für unsere Arbeit relevanten Informationen finden sich in **Bibliotheken** und in **Datenbanken.** Der Wegweiser für Hebammen „Wie komme ich an wissenschaftliche Literatur?" gibt einen guten Überblick über deutschsprachige und englische Informationsquellen (s. Lit. S. 28). Das Benutzen von Bibliotheken und Datenbanken ist am Anfang mühsam, aber es lohnt sich und macht Spaß, denn wir entdecken, daß vieles schon längst erforscht worden ist: z. B., daß Routinemaßnahmen wie Einlauf, Rasur, Dauer-CTG, Episiotomie, tiefes Absaugen des Neugeborenen, Methergingabe p. p. und Zufüttern von gestillten Säuglingen nach dem gegenwärtigen Forschungsstand aufgegeben werden sollten. Jede Forschungsarbeit spiegelt den aktuellen Wissensstand wider. Es gibt keine endgültigen Antworten. Unsere Aufgabe ist es, möglichst nach neuesten wissenschaftlichen Erkenntnissen zu handeln.

Englischsprechende Kolleginnen sind dabei im Vorteil, weil es in Großbritannien Datenbanken (z. B. MIDIRS) und eine Menge erstklassiger Veröffentlichungen gibt, die speziell von und für Hebammen konzipiert wurden, und weil die Wissenschaftssprache englisch ist.

In der deutschen und österreichischen Hebammenzeitschrift erscheint 2 mal jährlich der „Hebammenliteraturdienst" mit Zusammenfassungen von hebammenrelevanten Forschungen.

Wissenschaftliche Texte kritisch lesen

Zum wissenschaftlichen Arbeiten gehört, die Untersuchungen, die meist in Form von Artikeln in medizinischen Zeitschriften erscheinen, *kri-*

tisch zu lesen: Wann, wo und von wem wurde die Studie durchgeführt, welche Hypothese wurde aufgestellt, welche Methode wurde angewandt, wie groß war die Stichprobe, erfolgte — bei einer experimentellen Studie — eine randomisierte, d. h. zufallsgesteuerte Gruppenzuweisung zu Experiment- und Kontrollgruppe, welche Ergebnisse gibt es? Der *Abstract*, die kurze Zusammenfassung des Artikels, gibt über diese Fragen Auskunft und ermöglicht nach einiger Übung zu entscheiden, ob es sich lohnt, den ganzen Artikel zu lesen und ob die Untersuchung relevant ist für die Hebammenpraxis oder nicht.

Die **kritische Analyse** ist notwendig, denn Erkenntnisse allgemein, also auch medizinische Erkenntnisse, sind nie wertfrei, sondern immer eingebunden in soziale und kulturelle Lebensweisen und Erkenntnisinteressen. Hebammenforschung muß daher die historischen, geschlechtsspezifischen und gesellschaftspolitischen Entstehungsbedingungen von Wissenschaft kritisch reflektieren. Die etablierte medizinische Wissenschaft betreibt in der Regel Forschung vom Standpunkt der Pathologie aus, sie ist auf der Suche nach der Abweichung (Krankheit) von der Norm (Gesundheit). Frauen hatten keinen Anteil an der Entstehung dieser wissenschaftlichen Methode, die im Prinzip auf einer Trennung von Körper und Seele, von untersuchendem Subjekt und untersuchtem Objekt beruht. Eine Trennung, die zu der Annahme geführt hat, es gäbe eine einzige und wahre Wirklichkeit, genannt ‚Objektivität'. Die Subjektivität der untersuchten Frau, ihr kultureller und sozialer Lebenszusammenhang kommt in dieser rein naturwissenschaftlichen Forschung gar nicht mehr vor.

Die einzigartige Position von Hebammen, an der Seite der Frauen, ermöglicht uns als Forscherinnen zu sehen, was für die Frauen und Neugeborenen gut, notwendig, schädlich, überflüssig oder hilfreich ist. Dieser Blick, gepaart mit der Anwendung systematischer Untersuchungsmethoden, befähigt uns, auf all diese Fragen Antworten zu finden, aber auch zu zweifeln, die eigene Handlung und Haltung zu reflektieren, Verantwortung zu übernehmen und sich nicht auf dem *„Das haben wir schon immer so ge-* *macht ..."* auszuruhen. So waren es Hebammen, die einige der oben beschriebenen Routinemaßnahmen hinterfragten.

Hebammenforschung – Bestandteil der Ausbildung

In interdiziplinären Forschungsprojekten, in denen die verschiedenen Sichtweisen, Arbeitsschwerpunkte und Fähigkeiten zu spannenden und sich gegenseitig befruchtenden Ergebnissen führen, sollten Hebammen ihre Qualitäten mit einbringen.

Der beratende Ausschuß der EG-Kommission für die Ausbildung der Hebammen empfiehlt, die Forschung in die Ausbildung zu integrieren. Dadurch sollen zukünftige Hebammen in die Lage versetzt werden, Forschungsarbeiten kritisch zu beurteilen und im Bedarfsfall in ihrer klinisch-praktischen Tätigkeit anzuwenden. Forschungsergebnisse sollten in die Unterweisung von Hebammen einbezogen werden. Unsere neue Ausbildungs- und Prüfungsordnung wird wissenschaftliches Arbeiten enthalten.

In England, den skandinavischen Ländern sowie Holland und den USA ist Hebammenforschung Bestandteil der Ausbildung.

Der **Forschungsprozeß** wird in einzelne Phasen unterteilt, die hier nur kurz skizziert werden können. Weiterführende Literatur s. S. 28.

1. **Erkundungsphase:** Problembestimmung, kurzer Literaturüberblick, Diskussion mit Kolleginnen, Formulierung einer vorläufigen Forschungsfrage, Klärung finanzieller Ressourcen, Erstellen eines Forschungsantrags
2. **Theoretische Phase:** gründliches, zielgerichtetes Literaturstudium (wichtig: Anlegen einer Datei mit genauen Quellenangaben), um Wiederholungen auszuschließen sowie einen Überblick über theoretische Grundlagen und methodologische Hinweise zu erhalten, die dann bei der Formulierung der Hypothese, der Forschungsfrage, helfen

3. **Planungsphase:** Wahl der Forschungsmethode, z. B. Fragebogenuntersuchung, Beobachtung, Interview, Experiment, daraus ergibt sich die Bestimmung der Stichprobengröße, Erstellen eines Versuchs- und Kostenplans, falls erforderlich Genehmigung der Ethikkommission einholen
4. **Durchführungsphase:** Pre-Test, evtl. Überarbeitung der Erhebungsinstrumente, z. B. bei einem Fragebogen, Datenerhebung
5. **Auswertungsphase:** nach Datenaufbereitung statistische Datenanalyse bzw. Verschriftung von Interviews und inhaltliche Analyse, Interpretation der Ergebnisse
6. **Berichtsphase:** Schreiben des Forschungsberichts, Veröffentlichung in der Fachliteratur, Hinweise auf die sich aus dieser Untersuchung ergebenden weiteren Forschungsfragen
7. **Implementationsphase:** Empfehlungen für eine Umsetzung der Ergebnisse in die Praxis.

Die internationale Hebammenvereinigung (ICM) glaubt, daß die Entwicklung des Hebammenwissens und der -praxis essentiell ist für die Verbesserung der Gesundheit der Frauen und jungen Familien und auf einer Forschung basieren sollte, die die Rechte der Frauen und der Hebammen respektiert. Diese Forschung muß sowohl die Bewertung technischer Neuerungen als auch die physiologischen, psycho-sozio-kulturellen und spirituellen Aspekte der Gesundheit der Frauen einschließen.

1.2.4 Belastungen durch den Beruf

Stephanie Wöste

Arbeitsbelastungen angestellter Hebammen

Zu den wesentlichen Belastungsfaktoren der meisten Hebammen zählen: unterbesetzte Schichten, Wechseldienst mit ungünstigen Arbeitszeiten, Überstunden, Aufgabenzuwachs durch Technik und Verwaltung, hierarchische, bürokratische Krankenhausstrukturen, hohe körperliche und seelische Beanspruchung.

Die Belastungen werden an der hohen Zahl Berufsaus- und -umsteigerinnen und an gesundheitlichen Auswirkungen deutlich. Körperliche Beanspruchungen wirken sich vor allem im Bereich des Rückens und der Wirbelsäule aus. Das jahrelange Leben gegen die „innere biologische Uhr" im Schicht- und Nachtdienst zeigt früher oder später nachweisbar gesundheitliche Folgen, z. B. Schlafstörungen, Kreislauf- und Magen-Darm-Erkrankungen sowie soziale Auswirkungen im Freizeit- und Privatleben. „Ausgleichsversuche" gegenüber diesen Belastungen durch Kaffee, Nikotin, Alkohol und durch Medikamente beginnen langsam und enden u. U. in der Sucht.

Burnout-Syndrom

In den letzten Jahren wird bei engagierten und motivierten Personen in psychosozialen Berufen das Phänomen des „Burnout" beschrieben, das „Ausbrennen" durch den Beruf, für den man noch vor kurzem vor Begeisterung „gebrannt" hat. Angestellte Hebammen scheinen besonders gefährdet, schon nach kurzer Berufsdauer ausgebrannt zu sein: emotional erschöpft, im beruflichen Umgang miteinander verhärtet und von Zweifeln an den Fähigkeiten der eigenen Person durchsetzt.

Gerade Hebammen sind eine stark berufsmotivierte Gruppe. Viele hochmotivierte Frauen drängen auf die wenigen Ausbildungsplätze in Hebammenschulen und nehmen dabei mehrere Wartejahre in Kauf. Ca. 30% beenden jedoch schon innerhalb der ersten 5 Berufsjahre wieder ihre Laufbahn (Schätzungen des BDH). Anhaltspunkte für die wesentlichen Ursachen dieser Berufsflucht sind fehlendes Personal, ungünstige Arbeitszeiten, Überstunden, Aufgabenanhäufung, schlechte Bezahlung und mangelnde Aufstiegsmöglichkeiten.

Hebammen fühlen sich auch unzufrieden und belastet durch die in den meisten Kliniken bestehende Dominanz der Ärzte, die ihnen hierarchisch überstellt sind. Sie vermissen die gesetzlich festgelegte Zuständigkeit für den normalen Geburtsablauf und fühlen sich im eigenverantwortlichen Arbeiten behindert. Sie beklagen die vorherrschende medizinisch-technische „Sicherheitsgeburtshilfe", die im Gegensatz steht zu der von ihnen angestrebten ganzheitlichen, familienfreundlichen. In diesem Zusammenhang muß auch eine neuere Form der psychischen Belastung erwähnt werden: in jüngster Zeit treten an großen Kliniken ethisch-seelische Probleme bei Hebammen in Erscheinung, die mit induzierten Aborten nach Pränataldiagnostik zu tun haben.

Allgemein erzeugt das Kompetenzgerangel mit Ärzten nicht selten ein spannungsreiches Arbeitsklima, umso belastender für Hebammen, da Frauen ein gutes soziales Klima im Beruf nachweislich wichtiger ist als Männern. Um sich durch selbstbestimmteres Arbeiten mehr berufliche Erfüllung zu verschaffen, tendieren angestellte Hebammen immer stärker zur freiberuflichen Neben- oder Haupttätigkeit.

Arbeitsbelastungen freiberuflicher Hebammen

Freiberufliche Hebammen bieten zur Zeit überwiegend Hilfe im Bereich der Geburtsvorbereitung, Schwangerenvorsorge und Wochenbettbetreuung an. Nur ein kleiner Prozentsatz (nach Schätzungen des BDH etwa 10%) leistet auch Hilfe bei Haus- bzw. Praxisgeburten oder ist in Geburtshäusern tätig.

Die freiberufliche Hebamme ist zusätzlich betriebswirtschaftlichen Anforderungen unterworfen: sie muß sich auf dem „freien Markt" (neuerdings sogar unter zunehmenden Konkurrenzbedingungen) etablieren und behaupten. Von ihrer Ausbildung her bringt sie selten betriebswirtschaftliche Qualifikationen mit und ist daher vor allem in den ersten Existenzaufbaujahren schwierigen Berufsbedingungen ausgesetzt. Eine 7-Tage-Woche ohne feste Freizeitbereiche, lange Autofahrten von Termin zu Termin, wenig fachlichen Austausch zu haben, zuviel alleine zu arbeiten, immer souverän, kompetent und freundlich auftreten und auf einen guten Ruf bedacht sein zu müssen, an die Grenzen der eigenen Kompetenz zu stoßen, sich aber keine Fortbildung leisten zu können, das Gefühl, kein privates soziales Leben wie andere zu haben, sind die Kehrseiten der freiberuflichen Tätigkeit.

Existenzsorgen

So selbstbestimmt und erfüllend die Arbeit der freiberuflichen Hebamme sein kann, sie ist begleitet von der Sorge um die existentielle Absicherung. Trotz der seit Jahren verstärkten Anstrengungen der Berufsverbände um stetige Gebührenerhöhungen liegt der Stundenlohn der Hebammen immer noch weit hinter dem vergleichbarer Berufsgruppen zurück. Eine ausschließlich freiberuflich arbeitende Hebamme ist gezwungen, durch vermehrte Arbeitseinsätze ihr Auskommen zu suchen. Abgesicherter sind Hebammen, die mit Institutionen wie Familienbildungsstätten verbunden sind und dort Geburtsvorbereitungskurse etc. anbieten. Viele Hebammen wählen, wenn möglich, eine halbe Klinikstelle und ergänzende freiberufliche Tätigkeit. Das ist existentiell absichernd, berufliche Belastungen und Befriedigungen werden verteilt. Weniger Druck ausgesetzt sind nicht zuletzt vom Partner unterstützte Hebammen, die Hausfrau- und Muttertätigkeit mit Freiberuflichkeit verbinden können. Ihre Belastung liegt eher in der schwierigen Abgrenzung zwischen den verschiedenen Rollen, die sie für andere einnehmen (sollen).

Bei Hausgeburtshebammen besteht neben größerer Verantwortung und Bereitschaft rund um die Uhr die Belastung, von Ärzten und Kliniken mißtrauisch beäugt, kontrolliert und gelegentlich diskriminiert zu werden.

Geburtshaushebammen haben zusätzlich große soziale und organisatorische Belastungen, besonders in der Aufbauzeit vor und nach der Gründung.

Ansätze zur Belastungsminderung

Angesichts der jetzigen und zu erwartenden verschärften Sparpolitik im Gesundheitswesen kann man für angestellte wie für freiberufliche

Hebammen sagen: Hebammen können ihre Arbeitsbelastungen am wirkungsvollsten durch *aktives, gemeinschaftliches Engagement* vermindern.

Hebammen sollten ihre persönliche Belastung weniger als schicksalhafte Einzelsituation ansehen, sondern die typischen Belastungen ihres Berufsstandes und deren Auswirkungen erkennen. Hierzu müssen sie interessiert und gut informiert sein, z. B. auch über die Auswirkungen des Gesundheitsstrukturgesetzes, die Qualitätssicherung in der Geburtshilfe oder über die Entwicklung an ihrer eigenen Klinik.

Kommunikation und Aktivitäten in Gesprächskreisen, Supervisionsgruppen, Fortbildungsveranstaltungen, im Berufsverband oder anderen Interessenvertretungen sind entlastend und notwendig. Daneben muß das eigene körperliche und seelische Gleichgewicht gepflegt werden. Energiehaushaltung und Sorge um die eigene Gesundheit im Alltag durch Entspannung und Pflege der sozialen Beziehungen sind unerläßlich für den stark fordernden Beruf.

Angestellte Hebammen

Wie für alle Pflegeberufe muß es auch für angestellte Hebammen zu Personalvermehrung, Schaffung von Teilzeitstellen und besserer Bezahlung kommen, und es müssen berufliche Aufstiegsmöglichkeiten angeboten werden. Derzeit und wohl auf längere Sicht herrscht in den Kliniken aber ein so großer Zwang zur Wirtschaftlichkeit, daß Hebammen sich vor allem dafür einsetzen müssen, ihre Planstellen zu erhalten, sich nicht unfreiwillig vom Angestelltenverhältnis in die Freiberuflichkeit drängen zu lassen oder sich nur noch eindimensional und überlastet – z. B. im Kreißsaal – eingesetzt zu sehen.

Erweiterung der Aufgabenbereiche

Angestellte Hebammen sollten sich in den Kliniken auf ihr ursprüngliche Berufsbild als Hebamme (zurück)besinnen und sich mit Nachdruck auf allen drei Arbeitsgebieten: **der Geburtsvorbereitung, der Geburt** wie auch **der Wochenbettbetreuung** (wieder) als **die** kompetente und zuständige Berufsgruppe einbringen. Durch z. B. das Prinzip der Rotation, dem wechselnden Einsatz zwischen Schwangerenberatung, Kreißsaal und Wochenstationen, können sie einseitige Be- und Überlastungen vermindern, ihre beruflichen Qualifikationen auffrischen und erweitern, um so insgesamt mehr Absicherung und Arbeitszufriedenheit für sich zu bewirken.

Die Hebammen stehen dabei in wachsender Konkurrenz zu anderen Berufsgruppen, die sich alle auf immer weniger Planstellen in den Kliniken behaupten wollen. Die „kleine Flucht" der Klinikhebamme nach halbtägiger, stressiger Kreißsaalarbeit in die scheinbar ausgleichende häusliche Wochenbettbetreuung mag im Einzelfall entlastend wirken; sie bringt aber keine dauerhafte und echte Belastungsminderung für Hebammen. Klinikhebammen könnten sich in den Kliniken selbst wieder „breiter" machen und sich dort für ganzheitlich befriedigende und qualitativ hochstehende Hebammenarbeit einsetzen. Hierzu sollten sie sich stärker zusammentun, sich Ideen und Rückhalt durch den Berufsverband oder andere Stellen holen, selber Vorschläge zu organisatorischen Veränderungen (wie Rotation etc). machen. Darüber hinaus sind, wenn z. B. das Arbeitsklima es erforderlich macht, gemeinsame Zielvereinbarungen und geburtshilfliche Leitlinien zu entwickeln und Kompetenzbereiche zwischen Arzt, Hebamme und evtl. anderen Berufsgruppen abzuklären.

Freiberufliche Hebammen

Belastungsmindernd für freiberufliche Hebammen würde sich eine Ausbildung auswirken, die gezielter auf die freiberufliche Tätigkeit mit ihren betriebswirtschaftlichen Aspekten hin qualifiziert. Obwohl neuerdings durch das GSG eine zunehmend kürzere Liegedauer von Wöchnerinnen in Kliniken zu erwarten ist, könnten verstärkte Informationen und Aufklärung der Schwangeren über die Angebotspalette von Hebammen die Nachfrage nach deren Arbeit noch steigen. Dies macht die eigene Arbeit sicherer, planbarer und auskömmlicher, und wirkt eventuellen Konkurrenzsituationen unter immer mehr Freiberuflerinnen entgegen.

Entscheidend für die dauerhafte Nachfrage nach freiberuflichen Hebammen wird aber letztlich sein, wie fachlich kompetent und wie professionell verbindlich sie arbeiten. Gute Fortbildungsmöglichkeiten, die Kompetenz, Seele und Arbeitszufriedenheit stärken und Kosten incl. Verdienstausfall lohnen, werden von Freiberuflerinnen gerne genutzt.

Für die professionelle Versorgung ist eine gut organisierte und funktionierende Hebammenhilfe aufzubauen, z. B. Telefonnetze für Frauen, die eine Hebamme brauchen, oder verbindliche Vertretungsregeln von freiberuflichen Hebammen für Wochenenden, Feiertage und Urlaub. Nicht zuletzt können auch privat-berufliche Zusammenschlüsse unter Kolleginnen oder Organisationsformen wie Hebammenpraxen und Geburtshäuser (wenn sie die „Pionierphase" hinter sich haben!) Arbeitsbelastungen langfristig vermindern. Wege in Richtung Teamarbeit werden bereits beschritten.

Das „Know your midwife" – Programm aus England ist ein Beispiel: Hier ist in einem Wohnbezirk ein kollegiales Team von 4–6 Hebammen mit festen Arbeitszeiten vor, während und nach der Geburt tätig.

1.2.5 Ausbildung und Beruf in verschiedenen Ländern

Dagmar Gorontzy

Aus den „weisen Frauen" dereinst hat sich in Europa ein medizinisch hochqualifizierter Beruf entwickelt. In der Europäischen Union und anderen Ländern gibt es unterschiedliche Zulassungsbedingungen zur Ausbildung sowie andere Hebammenarbeitsbereiche.

Dänemark
Von Bewerberinnen für die Hebammenausbildung wird Abitur oder eine abgeschlossene Berufsausbildung mit mindestens 9monatiger Berufserfahrung gefordert. Die Bewerbung wird an die staatliche Erfassungsstelle für gehobene Berufe gerichtet, die zentral die Zulassungen regelt. Nur 1 Schülerin von jährlich 10 wird von den beiden Schulen selbst ausgewählt. Seit einigen Jahren arbeiten die „Hebammenstudentinnen" vorwiegend mit einer Lehrhebamme in einer kleinen Einheit, dem sogenannten Hebammenzentrum. Nach jährlichen Klausuren in den Hauptfächern wird die Ausbildung mit dem *jordemodereksamen* (Hebammenabschlußprüfung aus theoretischem und mündlichen Teil) abgeschlossen. Die praktische Note setzt sich aus der Leitung von Geburten, Berichten aus Pharmakologie, Kinderbetreuung, Psychologie und Geburtsvorbereitung zusammen.

Die ausgebildeten Hebammen sind in Hebammenzentren und Kliniken angestellt. Es wird in einem Team im regelmäßigen Wechsel zwischen Ambulanz und Kreißsaal gearbeitet. Hebammen betreuen die Frauen mit regelrechter Schwangerschaft und Geburt selbständig, legen Infusionen an, schneiden und nähen Episiotomien; freiberufliche Kolleginnen gibt es nicht. Geburtsvorbereitungskurse müssen von den Frauen privat bezahlt werden. Zur Feststellung der Schwangerschaft, den vorgesehenen 3 Ultraschalluntersuchungen und bei Pathologien überweisen Hebammen die Schwangere zum Arzt. Post partum wird die Wöchnerin – ob in der Klinik oder zuhause – zweimal in 14 Tagen besucht, die tägliche Betreuung übernimmt eine Familienpflegerin.

Finnland
Bis 1988 wurden nur Krankenschwestern mit 1jähriger Praxis 9 Monate „weitergebildet". Die direkte Ausbildung zur *Spezialkrankenschwester für Geburtshilfe und Frauenheilkunde* dauert jetzt nach dem Abitur 3½ Jahre, sie beinhaltet eine 1jährige Allgemeinkrankenpflege und zweieinhalbjährige Spezialisierung. Realschulabgängerinnen müssen vorher eine 1jährige Allgemein- und Medizinalausbildung nachweisen. Die Ausbildungsinhalte konzentrieren sich auf die Hebammentätigkeit in der Vorsorge, da nur 3 Termine in der Schwangerschaft für den Facharzt vorgesehen sind. Im Kreißsaal ist nur bei Regelwidrigkeiten ein Arzt zugegen.

Hebammen können sich zur Gesundheitsschwester weiterbilden, wobei sie dann in Mütterberatungszentren, Familienplanung, Krebsvorsorge, Ehe- oder Sozialberatung arbeiten. Die finnischen Frauen gehen üblicherweise zu ihren Hebammen. Den Facharzt suchen sie nur bei Regelwidrigkeiten auf. Männliche Absolventen der Spezialausbildung arbeiten weder im Kreißsaal noch in den Beratungszentren, sondern vorwiegend im gynäkologischen OP.

Frankreich

Voraussetzung zur Ausbildungszulassung ist das Abitur oder die Krankenpflegeausbildung. Bewerber ohne Abitur — weiblich wie männlich — haben mit folgenden Vorbedingungen eine kleine Chance: Sie müssen älter als 25 Jahre sein und eine 5jährige naturwissenschaftlich oder sozial-orientierte Berufserfahrung, oder eine 5jährige Praxis in der Kindererziehung nachweisen. Die Auswahlprüfungen für alle Bewerber sind sehr streng und werden nur von ca. 10% bestanden, so daß es eher die Ausnahme ist, ohne Abitur zugelassen zu werden.

Anfragen müssen an das Gesundheitsamt gerichtet werden, das auch die Ausbildung überwacht. Diese wird als 4jähriges Studium im Studentenstatus mit Schulunterricht und praktischen Einsätzen durchlaufen. Ein „Rat der Perfektionierung" aus Hebammen, Medizinprofessoren, Mitgliedern des Gesundheits- und Bildungsministeriums und Verwaltung entscheidet, wer Hebammen ausbilden darf und überwacht Ausbildung (1820 Std. Theorie, 4370 Std. Praxis) und Abschlußprüfung. Es werden 80 selbst durchgeführte Entbindungen, 80 Betreuungen Gebärender, mindestens 2 aktiv durchgeführte BEL-Entbindungen, 5 selbst ausgeführte Plazentalösungen und Nachtastungen zum Examen vorausgesetzt. Mit dem *diplom de sage-femme* — ♂ homme-sage-femme — lassen sich verschiedene andere Studiengänge verkürzen.

Die Hebamme gehört zu den *drei medizinischen Berufen* in Frankreich Arzt—Hebamme—Zahnchirurg, die das Recht haben zu diagnostizieren und zu verschreiben. Die meisten Hebammen arbeiten in einer Klinik, nur ein kleiner Teil (ca. 4%) arbeitet im staatlichen Gesundheitssystem und betreut frühentlassene oder sozial schwache Frauen, die nicht ausreichend krankenversichert sind. Ca. 11% arbeiten freiberuflich. Wie in Deutschland betreuen sie die Frauen zuhause bei Haus- und ambulanten Geburten und bei pathologischen Schwangerschaften. Zu den Aufgabenbereichen der Hebamme gehört u. a. die Familienplanung, z. B. die Kontrolle der richtig liegenden Intrauterinspirale.

Griechenland

Die Kandidatinnen bewerben sich bei der Hebammenschaft ihres jeweiligen Bezirkes. Die Ausbildung findet 3 1/2 Jahre an einer der beiden Fachhochschulen, die an technische Universitäten angeschlossen sind, statt. Die ersten 6 Semester teilen sich wöchentlich in 2 Tage Theorie und 3 Tage Praxis auf, die vorwiegend von Lehrhebammen begleitet werden. Das ausschließlich klinische 7. Semester enthält Wahl- und Pflichtfächer und wird erstmals bezahlt.

Die Domäne der griechischen μαια liegt auf den Inseln oder in abgelegenen Gegenden, wo sie nach 1 Jahr Praxis freiberuflich tätig sind. Wie in anderen Ländern gibt es in GR keine Hinzuziehungspflicht der Hebammen, so daß in den Ballungsgebieten die Geburten zu 95% von Ärzten geleitet werden. Hebammentätigkeit beschränkt sich vorwiegend auf die Vorsorge.

Großbritannien

Die *indirekte* — *postregistered Midwife* ist in Großbritannien die Regel. 3jährig ausgebildete Krankenschwestern können nach positiver Beurteilung ihrer Krankenpflegeschule eine 18monatige Zusatzqualifikation erwerben. D. h. die Hebamme hat eine 4½jährige Ausbildung.

Die *direkte* — *pre registered Midwife*, also die 3jährige Hebammenausbildung, konnte 1989 von der Association of Radical Midwives und dem Royal College of Midwives vor dem Aus bewahrt werden, nachdem damals nur noch eine Hebammenschule für diese Ausbildung existierte. An einigen Schulen ist ein halbes Jahr Sozialausbildung, eine Art Praktikum bei einer freiberuflichen Hebamme oder Sozialarbeiterin vorgesehen.

Alle Schulen sind inzwischen akademischen Ausbildungsinstituten angegliedert (Universitäten, Fachhochschulen). Dadurch werden die Hebammen am Ende ihrer Ausbildung nicht mehr nur im Hebammenregister verzeichnet, sondern erlangen zusätzlich von der assoziierten Hochschule das „Higher Education Diploma", ein höheres Bildungsdiplom. Dieses befähigt sie zum Einstieg in das Studium der Natur- oder Sozialwissenschaft im 5. Semester.

Die meisten englischen Frauen mit regelrecht verlaufender Schwangerschaft werden ambulant von Hebammen und praktischen Ärzten betreut. Nur Risikoschwangere erhalten eine Betreuung im Krankenhaus oder in Gesundheitszentren von Hebammen und Gynäkologinnen. Die Leitung regelrechter Geburten obliegt zu 75% den Hebammen, die auch Episiotomien selbst schneiden und nähen. Die Ausführung einer Gonoblenorrhoeprophylaxe ist ihnen jedoch untersagt.

Irland

Krankenschwestern werden in 2 Jahren zur Hebamme ausgebildet. Sie benötigen 2 Bürgschaften nichtverwandter Personen, welche die Bewerberin länger als 10 Jahre kennen. Das „An Bord Altranais" verleiht das *Certificate in Midwifery*. Die Hebammentätigkeiten außerhalb der Klinik beschränken sich auf Geburtsvorbereitung und vereinzelt auch Wochenbettbetreuungen.

Italien

Es gibt keine Hebammenschulen mehr, die Ausbildung zur Hebamme findet nur noch an einigen Universitäten statt. Die Zulassungsbedingungen sind dementsprechend durch Abitur und Numerus clausus eingeschränkt. Die Ausbildung ist sehr akademisiert, da es noch keine habilitierten Hebammen gibt, die an den Universitäten unterrichten dürfen.

Freiberufliche Hebammen gibt es nur wenige. Die Hausgeburten bleiben weiter gering an der Zahl, da die Frauen die Kosten selbst tragen müssen. Nur in einer Region, in Piemonte, wird ein Teil der Kosten zurückerstattet, und es gibt dort ein öffentliches Gesundheitszentrum, welches Hausgeburten unentgeltlich anbietet. Ambulante Geburten nehmen nur dort zu, wo den Frauen die Gelegenheit gegeben wird, an einer Geburtsvorbereitung teilzunehmen. Die Wöchnerinnen werden aufgefordert, eine Unterschrift zu leisten, wenn sie „auf eigene Verantwortung" nach ca. 48 Stunden die Entbindungsklinik verlassen wollen. Wochenbettbetreuung durch Hebammen findet nur nach Hausgeburten an 10–15 Tagen, und zusätzlich nach 60–80 Tagen statt. Bei ambulanten und normalen Klinikgeburten übernehmen Krankenschwestern oder Sozialarbeiterinnen diese Nachsorge.

Luxemburg

Bewerbungen von Krankenschwestern, die die deutsche und französische Sprache beherrschen müssen, werden von der einzigen Hebammenschule oder dem Gesundheitsministerium angenommen, das auch die Zulassung nach Angebot, Nachfrage und Warteliste regelt. In den letzten Jahren gab es 8 Ausbildungsgänge mit durchschnittlich 4 Schülerinnen. Hebammen dürfen keine Schwangerenvorsorge durchführen, ihre Betreuung wird aber immer mehr in Anspruch genommen, obwohl die Geburtsvorbereitung von den Schwangeren selbst bezahlt werden muß. In dem bestehenden Belegarztsystem werden die meisten Geburten von Ärzten und lediglich ein Drittel von Hebammen geleitet. Hausgeburten gibt es nicht. 1990 waren 46 Hebammen, darunter eine freiberufliche, tätig.

Niederlande

Die Bewerberinnen müssen mindestens 19 Jahre alt sein. Zur Aufnahmeprüfung gehören die Fächer Biologie, Chemie und Englisch. Zum Teil werden zusätzlich psychologische Eignungstests durchgeführt. Die Ausbildung dauert 4 Jahre, die Hälfte der Ausbildungszeit ist physiologischen Vorgängen vorbehalten. Jährliche Zwischenprüfungen sind zu bestehen, sonst muß das Ausbildungsjahr wiederholt werden.

80% der Hebammen arbeiten freiberuflich und überweisen die zu Betreuenden nur bei Regelwidrigkeiten in der Schwangerschaft zum Facharzt oder unter der Geburt in die Klinik. Die Rücküberweisung vom Facharzt zur *verloskundige* erfolgt, wenn die Regelwidrigkeiten behoben sind. Bei den Hausgeburten (etwa ein Drittel) steht ihnen eine Wochenpflegerin zur Seite und für den Notfall ein Krankenwagen bereit. Die Nachsorge übernimmt die Wochenpflegerin unter fachlicher Überwachung der Hebamme.

Österreich

Nach dem neuen Österreichischen Hebammengesetz wird seit Oktober 1995 an 5 und ab März 1996 an 8 Hebammenakademien die dreijährige Ausbildung durchgeführt. Voraussetzungen zur Aufnahme sind die Matura, oder eine Studienberechtigungsprüfung für Medizin, oder das Krankenpflegeexamen. Sie haben Studentenstatus und können Bafög und Unterbringung im Studentenwohnheim beantragen. Männer sind zugelassen und tragen ebenfalls die traditionelle Berufsbezeichnung „Hebamme". Ein Curriculum wurde erstmalig verfaßt, welches u. a. die Fächer EDV, wissenschaftliche Arbeitsmethoden und Fach-Englisch beinhaltet. Die Studentinnen müssen alle Hebammentätigkeiten und wissenschaftliches Arbeiten in Englisch beherrschen lernen. Ein Wahlpraktikum von 160 Stunden wird angeboten. Die Lehrerinnen für Hebammen unterrichten im Gegensatz zu früher weit mehr Lehrfächer, die vormals ausschließlich von Ärzten gelehrt wurden. Es müssen jährliche Prüfungen in 12 Fächern bestanden werden.

Es besteht eine Pflichtmitgliedschaft für Hebammen im Hebammengremium (Kammer). Vor der Freiberuflichkeit ist eine praktische Klinikzeit im Kreißsaal von 1 Jahr vorgeschrieben und anschließend müssen die Kolleginnen alle 5 Jahre eine 5tägige Fortbildung nachweisen; ebenso bei einer Berufsunterbrechung von mehr als 2 Jahren. Mit dem neuen Gesetz wurde auch die Hinzuziehungspflicht wie in Deutschland geregelt. Eine Erleichterung brachte das neue Hebammengesetz: die Hebammentagebücher und Geburtenausweisbögen wurden abgeschafft.

Portugal

Krankenschwestern benötigen nicht nur eine 2jährige Berufserfahrung, sondern zusätzlich ein Gesundheitszeugnis (Wirbelsäule, Knie, Gehör) und spezialisieren sich innerhalb von 2 Jahren zur *Fachschwester für Mutterschaft und Geburtshilfe*. Eine Portugiesin kann 36 Termine in der Schwangerschaft in Anspruch nehmen, die Vorsorge und Geburtsvorbereitung beinhalten. Hier und im Kreißsaal liegt das Tätigkeitsfeld der Fachschwester. Sie ist bei physiologisch verlaufenden Geburten, meist ohne CTG-Kontrolle, auch für das Schneiden und Nähen der Episiotomie verantwortlich. Die angestellten Fachschwestern betreuen nach 48 Stunden die Wöchnerinnen zuhause weiter. Ihr Aufgabengebiet erstreckt sich auch auf die Familienplanung.

Schweiz

In der Schweiz gibt es 7 Hebammenschulen. Davon bieten 5 eine Grundausbildung von 3 Jahren an und 2 eine Zusatzausbildung von 18 Monaten für diplomierte Pflegekräfte. Die Hebammen streben eine 4jährige erweiterte Grundausbildung an. Männliche Bewerber werden nicht aufgenommen. Der Schweizerische Hebammenverband empfiehlt einer Hebamme, vor ihrer freiberuflichen Tätigkeit 2 Jahre in einer Klinik zu arbeiten.

Freiberufliche Hebammentätigkeit in der Hausgeburtshilfe und Nachsorge wird von den Krankenkassen mit einer Pauschale vergütet, Schwangerenvorsorge und Geburtsvorbereitungskurse hingegen meist nicht, so daß diese von den Frauen selbst bezahlt werden müssen (unterschiedliche Regelungen zur Hebammenkompetenz in den Kantonen).

Die 1781 gegründete Hebammenschule im Kanton Bern entwickelte 1989 ein **themenzentriertes** Ausbildungskonzept durchgängig für 3 Jahre. Ein Qualifikationssystem baut auf eine Selbst- und Fremdeinschätzung auf, Noten gibt es keine. Die Selbsterfahrung der Kursteilnehmerinnen erhält einen großen Stellenwert, die Schlüsselqualifikationen sind definiert. Die Schwerpunkte der Ausbildung werden in die

Eigenverantwortlichkeit, Entscheidungs- und Handlungsfähigkeit gelegt. Die Prüfungen werden mit einer schriftlichen Diplomarbeit, einer mündlichen Fallbesprechung und einer praktischen, 3–4wöchigen Diplomphase, begleitet von einer Praxisanleiterin, abgeschlossen. Die „Ausbildnerinnen" verstehen sich eher als Mentorinnen denn als Lehrerin im klassischen Stil. Dieses Konzept zwingt Schule und Praxis zum Dialog, der auf einer beratenden und unterstützenden Basis stattfindet.

Spanien

Rivalität zwischen Krankenschwestern und Hebammen, die sich auf die EG-Richtlinien beriefen, führte dazu, daß 1986 die gesonderte 2jährige Zusatzausbildung für Krankenschwestern zur „Fachschwester für Gynäkologie und Geburtshilfe" abgeschafft wurde. Erst seit 1993 gibt es wieder eine direkte Hebammenausbildung. 60% der Hebammen, die wieder *matrona* genannt werden wollen, arbeiten in Krankenhäusern, 30% in Gesundheitszentren und kaum 10% freiberuflich. In ländlichen Bereichen obliegt ihnen die Wochenbettbetreuung bis zum 15. Tag post partum; bei Regelwidrigkeiten im Wochenbett bis zum 28. Tag. Familienplanung beinhaltet nicht nur Beratungstätigkeit, sondern auch das Anpassen von Diaphragmen.

1.3 Hebammenberufsverbände

Simone Kirchner

1.3.1 Bund Deutscher Hebammen e. V. (BDH)

In Deutschland gibt es Hebammenberufsverbände seit über 100 Jahren. In dieser Zeit wechselten die Namen, entstanden neue Organisationen und wieder andere vereinten sich (s. S. 8). In jüngerer Vergangenheit (1980) wurde unter dem Vereinsnamen *Bund Deutscher Hebammen e. V. (BDH)* der kleine Verein BDH, dessen Mitglieder überwiegend freiberufliche Hebammen waren, mit dem größeren *Verein Deutscher Anstaltshebammen (VdA)* zusammengeschlossen. Der ostdeutsche *Verband der Hebammen (VdH)* kam 1992 hinzu.

Der BDH ist die Dachorganisation von 16 Hebammenlandesverbänden, die insgesamt etwa 11000 Mitglieder haben. Er vertritt die Belange sowohl der angestellten Hebammen wie auch der freiberuflich tätigen Hebammen, der Lehrerinnen für Hebammenwesen und der Hebammenschülerinnen.

Aufgaben des BDH

- Koordination der Arbeit der Landesverbände
- Vertretung der Hebammenbelange bei Volksvertretern Behörden und Gewerkschaften auf Bundesebene
- Öffentlichkeitsarbeit
- Fortbildung der Hebammen auch in Zusammenarbeit mit der gemeinnützigen Hebammengemeinschaftshilfe e. V. (HGH), dem Fortbildungs- und Forschungsförderungsorgan des BDH
- Pflege der internationalen Beziehungen des Hebammenwesens (z. B. ICM, s. u.).

Die einzelne Hebamme oder Hebammenschülerin kann über ihre Mitgliedschaft in einem der Hebammenlandesverbände Einfluß auf die Arbeit des BDH nehmen (Abb. 1.3-1).

Bundesdelegiertenversammlung

In jedem Landesverband werden Delegierte für die Bundes-Delegiertenversammlung des BDH gewählt. Diese Versammlung ist die höchste

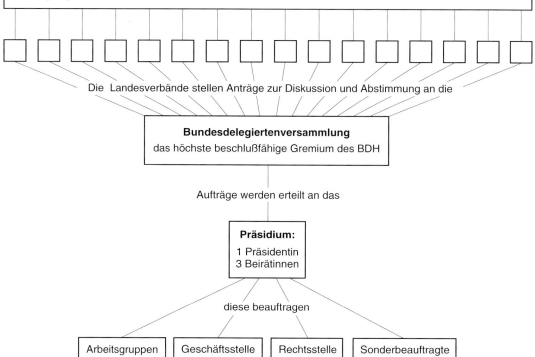

Abb. 1.3-1: Möglichkeiten der Einflußnahme einer einzelnen Hebamme auf die Arbeit des Bund Deutscher Hebammen (BDH)

beschlußfassende Kommission und tagt mindestens einmal im Jahr. Sie erteilt Arbeitsaufträge an das Präsidium und verabschiedet den Haushalt. Die Delegierten bestimmen über Satzungsänderungen, wählen das Präsidium, die Ausschüsse und ordnen Rechnungsprüfungen an.

Präsidium

Das Präsidium setzt sich zusammen aus einer hauptamtlichen Präsidentin, drei Beirätinnen (für Angestelltenbereich, Freiberuflichkeit und Bildungsbereich). Es ist in seiner Arbeitsausrichtung an die Beschlüsse der Delegiertenversammlung gebunden.

Hauptausschuß

Als Vermittler zwischen Präsidium und Delegiertentagung dient der Hauptausschuß, der aus den Vorsitzenden aller Hebammenlandesverbände und dem Präsidium besteht. Der Hauptausschuß tagt ca. 2mal im Jahr, er dient der Koordination der Verbandsarbeit der einzelnen Länder und des Bundes sowie der Vorbereitung der Beschlußthemen für die Delegiertentagung. Die *Deutsche Hebammen Zeitschrift (DHZ)* ist das Verbandsorgan des BDH. Sie erscheint monatlich.

1.3.2 Bund der freiberuflichen Hebammen Deutschlands e. V. (BfHD)

Der BfHD wurde 1984 gegründet und hat heute etwa 600 Mitglieder bundesweit. Mitglied kann jede Hebammenschülerin oder freiberuflich tätige Hebamme werden.

Die **Aufgaben** des Vereines liegen unter anderem in der
— Förderung der wirtschaftlichen und beruflichen Interessen freiberuflicher Hebammen, sowie in der
— Fortbildung der Hebammen.

Mitgliederversammlungen werden mindestens einmal jährlich durchgeführt. Hier werden Beschlüsse zur Ausrichtung der zukünftigen berufspolitischen Arbeit gefaßt und der Vorstand gewählt.

Der BfHD gibt vierteljährlich die Zeitschrift *Hebammeninfo* heraus.

1.3.3 Bundes-Hebammen-Schülerinnen-Rat (BHSR)

Mitte der 80iger Jahre begannen die Hebammenschülerinnen in den westlichen Bundesländern sich erstmals überregional zusammenzufinden. Sie bildeten den BHSR zum Erfahrungsaustausch und zur Einflußnahme auf die Ausbildungsbedingungen. Inzwischen wird das Forum weitgehend von den Ausbildungsstätten und den Berufsverbänden als Ansprechpartner anerkannt. Auf der Bundes-Delegiertenversammlung des BDH ist der BHSR stimmberechtigt.

Der BHSR ist kein eingetragener Verein und hat keine gebundene Rechtsform. Er ist unabhängig von den Berufsverbänden. Mitglied kann jede Schülerin für die Dauer ihrer Ausbildung werden. Mitgliedsbeiträge werden für die Ratsarbeit verwendet.

An den Ratssitzungen können je 2 Schülerinnen jeder Hebammenschule teilnehmen. Sie wählen die Sprecherinnen des BHSR für die Amtsdauer von 2 Jahren. Nach dem Ratstreffen findet ein 1—2 tägiges allgemeines Schülerinnentreffen statt. Neben weiterem Meinungsaustausch dient das Treffen verschiedenen, selbstorganisierten Fortbildungen. Der BHSR kann die Verbandszeitschriften für Mitteilungen und Veröffentlichungen nutzen.

1.3.4 International Confederation of Midwives (ICM)

Der ICM ist der internationale Dachverband der Hebammenverbände. Derzeit sind 70 Verbände aus 55 Ländern im ICM organisiert.

Ziele des ICM auf internationaler Ebene:
— Stärkung des Ansehens der Hebammenarbeit
— Förderung und Verbesserung der Hebammenaus-, fort- und -weiterbildung
— Verbreitung des Wissens über die Hebammenkunst zur Verbesserung der Geburten- und Familienbetreuung
— Förderung und Veröffentlichung der Hebammenforschung
— Verbesserung des Betreuungsstandards für Mütter und Säuglinge und die Gewährung von Schwangerenvorsorge zur weltweiten Senkung der mütterlichen und perinatalen Mortalitäts- und Morbiditätsraten.

Der ICM pflegt offizielle Kontakte zu den Vereinten Nationen und ihren Vertretungen wie der WHO. Alle drei Jahre findet eine internationaler Kongreß in einem der Mitgliedsländer statt. 1999 wird der Kongreß in Manila, Philippinen und 2002 in Wien, Österreich ausgerichtet.

Die Arbeit des ICM wird aus Mitgliedsbeiträgen, Spenden und den Kongreßgebühren finanziert.

Auf der vor dem Kongreß durchgeführten Delegiertenversammlung (2 Delegierte jedes Landes) werden die Direktorin sowie ihre Stellvertreterinnen und die Schatzmeisterin gewählt. Regelmäßig erscheint die Fachzeitschrift *Midwifery*.

Anschriften der Organisationen

BDH, Geschäftsstelle
Steinhäuser Str. 22
76135 Karlsruhe
Tel.: 0721-981890
Fax: 0721-9818920

BfHD, Geschäftsstelle
z. Hd. Clea Nuss-Troles
Am Alten Nordgraben 9
41748 Viersen
Tel.Fax: 02162-352149

BHSR
Die aktuelle Anschrift wechselt jährlich und ist der Deutschen Hebammen Zeitschrift zu entnehmen.

ICM Headquarter
10 Barley Mow Passage
Chiswick, London W4 4PH
England
Tel.: 0044-181-9946477
Fax: 0044-181-9951332

Schweizer Hebammenverband
Flurstraße 26
Ch-3000 Bern
Tel.: 0041-313326340
Fax: 0041-313327619

Hebammengremium Wien
Postfach 584
1061 Wien
Tel./Fax: 0043-222-597 1404

Verwendete und empfohlene Literatur

1.1 Geschichte des Hebammenberufs in Deutschland (Literaturauswahl)

Baader, G.: Frauenheilkunde und Geburtshilfe im Frühmittelalter. In: Frauen in der Geschichte VII, Affelt, et al. (Hrsg.): S. 126–135 Schwann-Verl. Düsseldorf 1986

Becker, G., S. Bovenschen, H. Brackert: Aus der Zeit der Verzweiflung. Zur Genese und Aktualität des Hexenbildes. Suhrkamp Verl. Frankfurt/M. 1977.

Birkelbach, D., Ch. Eifert, S. Lueken: Zur Entwicklung des Hebammenwesens vom 14. bis 16. Jh. am Beispiel der Regensburger Hebammenordnungen. In: Frauengeschichte, Frauenoffensive, München 1981

Fischer-Homberger, E.: Medizin vor Gericht. Luchterhand Verl. Bern 1988

Gebauer, J.: Erinnerungen an Olga Gebauer. Staude Verl., Osterwieck a. H. 1930

Kerchner, B.: Beruf und Geschlecht, Frauenberufsverbände in Deutschland 1848–1908. Vandenhoeck & Ruprecht, Göttingen 1992

Labovie, E.: Selbstverwaltete Geburt, Landhebammen zwischen Macht und Reglementierung 17.–19. Jh. in Zeitschrift: Geschichte und Gesellschaft 18 (1992) 477–506

Leibrock-Plehn, L.: Frühe Neuzeit. Hebammen, Kräutermedizin und weltliche Justiz. In: Jütte, R. (Hrsg.): Geschichte der Abtreibung. Beck Verl. München 1993

Pulz, W.: „Nicht alles nach der Gelahrten Sinn geschrieben" – Das Hebammenanleitungsbuch von Justina Siegemund. Zur Rekonstruktion geburtshilflichen Überlieferungswissens frühneuzeitlicher Hebammen und seiner Bedeutung bei der Herausbildung der modernen Geburtshilfe, München 1994 (Münchner Universitätsschriften Bd. 15)

Scherzer, R.: Hebammen. Weise Frauen oder Technikerinnen? Zum Wandel eines Berufsbildes. Universitätsdruck Frankfurt/M. 1988

1.2.3 Hebammenforschung – Wissen ist Macht

Jäger, S.: Wie komme ich an wissenschaftliche Literatur? Ein Wegweiser für Hebammen. HGH-Materialien Nr. 2, Karlsruhe 1993 (erhältlich bei der Hebammengemeinschaftshilfe Hannover)

Luyben, A.: Das CTG in der Diskussion – neue Ergebnisse, HGH-Schriftenreihe Nr. 7, Hannover 1997, (erhältlich bei der Hebammengemeinschaftshilfe Hannover)

Notter, L. E. u. Hott, J. R.: Grundlagen der Pflegeforschung, 3. Aufl., Verlag Hans Huber, Bern 1996

Romney, M. L.: Predelivery shaving: an unjustified assault?, Journal of Obstetrics and Gynecology, 1980, 33–35

Die Rolle der Hebamme in der Forschung, Positionspapier, angenommen auf der Delegiertenratssitzung des ICM am 11. 5. 1993, Vancouver, Kanada

Sleep, J. u. a.: West Berkshire perinial trial, Br. Med. J. 285: 587–590, 1980

Steffen, G.: Ist der routinemäßige, prophylaktische Dammschnitt gerechtfertigt? Marbuse Verlag, 3. Auflage 1994

1.2.4 Belastungen durch den Beruf

Eilert, S., M. Kerkmann, R. Schmidt: Eine Untersuchung zur Situation angestellter Hebammen. DHZ 1992/11

Flint, C., P. Poulangerie, A. Grant: Das „Know Your Mifwife" Programm, ein Versuch kontinuierlicher Betreuung durch ein Hebammenteam. DHZ 1990/5

Kirchner, S.: Auswirkungen des Gesundheitsstrukturgesetzes, DHZ 1995/5

Pommering, A. L.: Dialog „Arzt-Hebamme": Begegnungen und Konfrontation zweier Berufe. DHZ 1992/5

Reime, B.: Burnout bei Hebammen: Arbeitsplatzbelastungen und ihre Folgen. DHZ 1993/8

Reime, B.: Wie halten es die Hebammen mit der Sorge um die eigene Gesundheit? DHZ 1996/6

1.2.5 Hebammen in anderen Ländern

BDH, Hebamme, Aktiv für die Familie, Kongreßband, Rufdruck, Druck- und Verlags GmbH Karlsruhe 1995

2. Sexualität und Familienplanung

2.1 Psychosexuelle Entwicklung der Frau

Susanne Kluge

Der Begriff *„psychosexuell"* beschreibt die Verbindung des menschlichen Seelenlebens mit der Sexualität. Die psychosexuelle Entwicklung eines Menschen ist historisch, gesellschaftlich und individuell geprägt.

Sie wird von historischen Entwicklungen, ideologischen Standpunkten, Herrschafts- und Machtstrukturen des jeweiligen Kulturkreises beeinflußt.

Besonderheiten bei Lesbierinnen, behinderten Frauen, Frauen aus anderen Kulturkreisen etc. können hier nicht vorgestellt werden.

Anfänge der Sexualität

Die psychosexuelle Entwicklung beginnt spätestens mit der Geburt, wahrscheinlich jedoch schon zuvor. Lange bevor der Säugling den eigenen Körper zu entdecken beginnt und sich selbst körperliche Lust und Befriedigung verschaffen kann, wirken Stimuli wie Hautkontakt, Streicheln und die mütterliche Brust erregend und beruhigend auf das Kind. Nach der Geburt scheint es eine sehr sensible Phase zu geben, das sog. *Bonding* (engl. bond = Bindung), dessen Auswirkungen auf die psychosexuelle Entwicklung noch weitgehend unerforscht sind. Ebenso ist eine mögliche Entfremdung des Neugeborenen von seiner Mutter durch das vorherrschende System der Säuglingsbetreuung durch Fachpersonal in seiner Tragweite noch nicht erfaßt.

Kinder werden, sobald die Eltern das Geschlecht erfahren haben, von diesen auch als geschlechtlich betrachtet. Die Geschlechtsidentität – ob sich ein Kind als Junge oder Mädchen fühlt – wird, bis auf Ausnahmen, durch Erziehung und äußere Einflüsse in der frühen Kindheit festgelegt.

Mütter sind in unserer Gesellschaft fast immer die wichtigste Bezugsperson für Kinder in den ersten Lebensjahren. Da unsere Gesellschaft stark heterosexuell ausgerichtet ist, fällt es der Mutter häufig leichter, dem Geschlecht ihres Sohnes liebevollere Aufmerksamkeit zu geben, als dem ihrer Tochter.

Dieser „kleine Unterschied" hat Folgen: Das Mädchen genießt nicht nur weniger sexuelle Stimulation, es wird auch früher von der Brust entwöhnt und unnachgiebiger zur „Sauberkeit" erzogen. Da die weiblichen Geschlechtsorgane weniger sichtbar sind, wird auch die sexuelle Erregung des weiblichen Säuglings kaum wahrgenommen. Stimuliert das Mädchen seine Klitoris und Vagina mit den Händen, so löst dies bei Müttern Gefühle von Ambivalenz oder Ablehnung aus. Die Sexualität des kleinen Mädchens ist *weniger erlaubt* als die des kleinen Jungen.

Die Gefühle der Mutter übertragen sich auf das Kind und sind Grundlage für dessen Selbstwert- und Körpergefühl. Die nonverbale Botschaft, daß die Vagina allenfalls zur Ausscheidung und Sauberhaltung existiert, wird von Mädchen lange vor einer „Aufklärung" verinnerlicht und führt dazu, daß sie ihre Sexualität mit Heimlichkeit und Scham besetzen.

Aus **psychoanalytischer Sicht** wird die Wichtigkeit eines anwesenden, in der Kindererziehung involvierten *Vaters* hervorgehoben, der dann eine ödipale Beziehung zu seiner Tochter aufbauen könnte. *Christiane Olivier* beschreibt die ödipale Beziehung als die besondere zwischen Mutter und Sohn sowie Vater und Tochter, deren gegengeschlechtliche Ausrichtung ermöglicht, daß das Kind aufgrund seiner Andersartigkeit ohne Vorbehalte angenommen und geliebt werden kann. Dessen Geschlechtlichkeit kann positiv verstärkt werden, während der Respekt vor der Intimsphäre beim gleichgeschlechtlichen Kind sinkt. An das gleichgeschlechtliche Kind werden (oft unbewußt) höhere Erwartungen gestellt, es soll die eigenen Wünsche und Träume verwirklichen, und kann sogar als Konkurrent empfunden werden.

> Gesichert ist, daß die gelebte und gezeigte sexuelle Beziehung der Eltern zueinander und ihr eigenes Körperverständnis sich wesentlich auf das Selbstverständnis und Körpergefühl des Kindes auswirken. Wenn offen und selbstverständlich Zärtlichkeiten untereinander und mit dem Kind ausgetauscht und dessen Grenzen akzeptiert werden, so hat es gute Voraussetzungen, beziehungsfähig zu werden und sich auf lustvolle Sexualität einlassen zu können.

Wenn die Grenzen des Kindes nicht wahrgenommen oder wissentlich übergangen werden (in extremster Form durch Inzest), so bestimmen Ohnmachts- und Angstgefühle dessen weitere Entwicklung.

Spätestens mit Erreichung des Vorschulalters wirken massive gesellschaftliche Einflüsse auf die Kinder ein: Sie sind, in zunehmend jüngerem Alter, Konsumenten von Medien und Gütern stark sexueller Natur. Die immergleiche Rollenzuweisung von männlicher Aktivität und weiblicher Passivität findet sich schon in den meisten Kinderbüchern und Märchen, und das Mädchen ist eifrig bedacht, die an sie gestellten Wünsche und Anforderungen zu erfüllen, um die ersehnte Anerkennung und Liebe zu erhalten.

Bis etwa zum 7./8. Lebensjahr führen die meisten Mädchen gemeinsam mit Jungen Doktorspiele und andere sexuelle Spiele durch, um sich gegenseitig zu erforschen. Danach wenden sich die Mädchen (wie auch die Jungen) eher gleichgeschlechtlichen Freunden zu. Viele haben eine „Busenfreundin", eine Gleichaltrige, mit der sie ihre gesamte Empfindungswelt teilen, auch die Sexualität, die nach wie vor ein äußerst spannendes Thema darstellt.

Sexualität in Pubertät und Adoleszenz

Unter *Pubertät* wird das Alter von etwa 10—14 Jahren verstanden, unter *Adoleszenz* der Zeitraum bis zum Erwachsenenalter (bis 18 Jahre). Auffälligste körperliche Veränderungen sind ein starker Wachstumsschub, Rundung von Becken, Gesäß und Brüsten, Schambehaarung und die Menarche (erste Menstruation).

In der Pubertät und Adoleszenz kollidieren gesellschaftliche Erwartungen mit der Abgrenzung von Eltern und Erwachsenenwelt. Die Suche nach einer eigenen Identität als Frau sowie das Ausprobieren von Liebesbeziehungen und Persönlichkeitsentwürfen sind in diesen Jahren wichtig.

Die Statusunsicherheit zwischen Kindes- und Erwachsenenrolle kann neben den körperlichen und hormonellen Veränderungen zu psychischen Krisen führen. Psychoanalytisch gesehen, kann der frühkindliche Mangel der ödipalen Beziehung dazu führen, daß der abwesende Vater idealisiert wird (Märchenprinz), und der Wunsch nach Bestätigung (durch den Vater) auf die späteren Liebesbeziehungen übertragen wird, man spricht von *narzistischer Objektbesetzung*. Diesem Narzißmus liegt jedoch kein Übermaß, sondern ein Mangel an Selbstliebe und Selbstbewußtsein zugrunde. Selbstliebe entsteht durch die Akzeptanz der eigenen Person, des eigenen Körpers und der eigenen Geschlechtsidentität.

Die Sexualaufklärung durch Eltern und Pädagogen beschränkt sich in den meisten Fällen auf Fakten aus der Biologie, Verhütungsmöglichkeiten und Hygiene. Somit wird eher eine Nichtaufklärung in Dingen der Sexualität und der damit verwobenen Gefühlswelt betrieben. Selbst bei der Erwähnung der Klitoris als weiblichem Geschlechtsorgan wird deren herausragende Bedeutung als Quelle der Lust und orgastischer Potenz verschwiegen. Das Thema Onanie (Selbstbefriedigung) wird ebenfalls kaum behandelt.

Da sich die psychische unabhängig von der körperlichen Reife entwickelt, werden manche Mädchen trotz vorheriger Aufklärung von der Menarche regelrecht überfallen, während andere schon sehnsüchtig darauf warten, um von den Freundinnen als gleichwertig anerkannt zu werden. Aufgrund *fehlender Initiationsriten* in unserem Kulturkreis wird die Menstruation selten positiv mit der Sexualität und Geschlechtsreife in Verbindung gebracht. Scham und Ekel sind viel eher Reaktionen auf das Menstrualblut, dessen Tabuisierung eine lange und traurige Geschichte hat.

Die *peer group*, eine Bezeichnung für die gleichaltrige, gemischtgeschlechtliche Freundesgruppe oder Clique, wird zur neuen normgebenden und identifikatorischen Instanz, aber auch zum Rahmen, in dem ein emotionaler Austausch möglich ist. Hier kann die eigene Anziehungskraft auf das andere Geschlecht ausprobiert werden, wobei sich Mädchen meist an den gängigen Rollenerwartungen und -klischees orientieren. Nachdem anfangs Schwärmlieben, Küssen, Streicheln und „miteinander gehen" den Umgang prägen, werden Petting und Geschlechtsverkehr einige Jahre später zum Thema. Dabei können Mädchen dem Druck von widersprüchlichen Erwartungen ausgesetzt sein (Eltern und Kirche versus peer group). Sexualität ist oft ein Symbol für die Befreiung: nach dem ersten Geschlechtsverkehr fühlt sich das jugendliche Mädchen erwachsen. Über die eigenen Gefühle und sexuellen Bedürfnisse zu sprechen, ist für eine Jugendliche fast unmöglich, so sehr ist das Bild der passiven Frau verinnerlicht.

Sexualität als erwachsene Frau

Der Übergang zur „Erwachsenensexualität" ist fließend. Die eigene sexuelle Orientierung, ob zur Hetero-, Homo- oder Bisexualität, wird den meisten Menschen spätestens im frühen Erwachsenenalter bewußt. Während dieser Zeit ist die Sexualität für manche Frauen von Unsicherheit und Ängsten geprägt, zum Teil durch reale Gewalterfahrungen. Andere können diese Zeit genießen und eigene sexuelle Wünsche und Vorlieben entdecken.

Unsere gesellschaftlichen Normen sind auf Paar- und Familienbindungen fixiert, obgleich heute ein großer Prozentsatz Erwachsener allein lebt. In unserer Kultur wird Sexualität zum Statussymbol, zum Beweis für Gesundheit und Erfolg erhoben. Sex ist ein Wirtschaftsfaktor und wird zum Verkauf von allen erdenklichen Waren vermarktet. Die gegenseitige Achtung der Sexualpartner sowie die Übernahme von Verantwortung füreinander, die als Maßstab für „erwachsene" Sexualität wünschenswert wären, treten häufig hinter die Durchsetzung eigener Lustbefriedigung zurück.

> In vielen Paarbeziehungen hat Sexualität einen zentralen Stellenwert, und sie ist häufig die alleinige Ausdrucksmöglichkeit von Intimität und Gemeinsamkeit.

2.1.1 Sexualität in der Schwangerschaft

Die erste Schwangerschaft bedeutet für Frauen nicht nur enorme körperliche, sondern auch psychische Veränderungen. Die Frage der Sexualität in der Schwangerschaft, die durch religiöse und gesellschaftliche Einflüsse tabuisiert ist, kann Verunsicherung auslösen. Die madonnenhaft symbolisierte Geschlechtslosigkeit der (werdenden) Mutter sowie die Nichtentsprechung des gesellschaftlichen Schönheitsideals beeinflussen das Selbstverständnis und Körpergefühl einer schwangeren Frau. Ein nicht unbedeutender *Eingriff in die Intimsphäre* von Schwangeren kann von dem herrschenden medizinischen System ausgehen.

Der Einsatz von vaginalem Ultraschall, routinemäßige vaginale Untersuchungen bei jeder Vorsorgeuntersuchung und Amnioskopien (Fruchtwasserspiegelungen) ab dem errechneten Entbindungstermin sind unter diesem Aspekt fragwürdig. Sexuelle Gewalterfahrungen können eine Kontraindikation für die angeführten Maßnahmen bedeuten.

Die am häufigsten geschilderten emotionalen Bedürfnisse an den Partner sind die nach gesteigertem Zärtlichkeitsaustausch und Bestätigungswünsche. Diese Wünsche beziehen sich auf dessen positive Einstellung zum Kind, zur Schwangerschaft und zur Beziehung zwischen den Partnern selbst. Mit der Entscheidung, gemeinsam ein Kind zu bekommen, hat die Beziehung ihre eventuell vorher vorhandene Unverbindlichkeit verloren, bei jedem weiteren Kind beginnt eine erneute Belastungsprobe.

- Im **ersten Trimenon** (Schwangerschaftsdrittel) können Koituswünsche aufgrund verschiedener körperlicher Beschwerden (z. B. Erbrechen und Müdigkeit) und Ängste (z. B. den Embryo zu verletzen oder einen Abort zu riskieren) in den Hintergrund treten.
- Das **zweite Trimenon** wird oft als stabilere Phase erlebt. Körperliche Beschwerden sind seltener, und die Angst vor einem Abort tritt in den Hintergrund. Obwohl viele Paare wieder eine intensive sexuelle Beziehung zueinander finden, kann das sexuelle Verlangen geringer als vor der Schwangerschaft sein.

Neue Stellungen auszuprobieren, weil der sich rundende Bauch mehr Platz benötigt, kann für Paare eine erfrischende Abwechslung zu evtl. eingefahrenen Liebespraktiken bedeuten.

- Im **dritten Trimenon** wird von den meisten Schwangeren die sexuelle Betätigung wieder eingeschränkt. Körperliche Veränderungen, wie der nun schwerfällig werdende Bauch, ungewohnt große, empfindliche und evtl. laktierende Brüste, Krampfadern und Hämorrhoiden können das Selbstbild verunsichern. Manche Frauen befürchten, daß Geschlechtsverkehr dem Ungeborenen schaden und Orgasmen in den letzten Schwangerschaftsmonaten zur Frühgeburt führen können.

Wissenschaftliche Beweise, die ein *Verbot von Sexualaktivitäten in der Schwangerschaft* rechtfertigen, existieren nicht: Das **Empfinden der Frau** soll das Maß sein, ob und welchen Sex sie hat.

Tatsächlich befinden sich in der Samenflüssigkeit *Prostaglandine* (hormonähnliche Substanzen mit gefäßerweiternder und *wehenauslösender Wirkung*), was jedoch nur den wehenbereiten Uterus (Gebärmutter) beeinflußt. Wenn bereits Frühgeburtsbestrebungen bestehen, kann das Paar, *solange sich der geburtshilfliche Befund nicht verschlechtert*, weiterhin Geschlechtsverkehr haben und dabei Kondome benutzen.

Zur Geburtseinleitung am und über dem errechneten Geburtstermin ist lustvoller Sex geradezu ideal.

Das Thema „Sexualität in und nach der Schwangerschaft" sollte in der Geburtsvorbereitung und Schwangerenberatung angesprochen werden.

2.1.2 Sexualität der Geburt

Zweifellos ist eine Geburt ein sehr individueller und intimer Vorgang. In unserem Kulturkreis ist er jedoch, ähnlich wie der Tod, aus den normalen Lebenszusammenhängen herausgelöst worden, um von Fachpersonal geleitet, überwacht und kontrolliert zu werden.

In den letzten Jahren werden emanzipatorische Forderungen in der Geburtshilfe laut. Immer mehr Frauen wollen die Geburt auch als eine ihnen zustehende sexuelle Erfahrung genießen. Die beteiligten professionellen Helfer und Helferinnen werden mit diesen Forderungen konfrontiert und müssen damit umgehen. Wie schwierig es ist, diese Tatsache anzunehmen, zeigen die steten Bestrebungen, Frauen während des Geburtsvorganges zu entsexualisieren.

Obwohl die medizinische Indikation dafür äußerst fragwürdig ist, werden den Frauen weiterhin die Schamhaare rasiert, ihre intimen Körpergerüche durch das „Einlauf/Bad-Ritual" neutralisiert und ihre persönliche Kleidung gegen das uniforme, frisch desinfizierte Klinikhemd ausgetauscht.

Diese Praktiken erinnern an die Zeit der Kindheit, in der die Sexualität des kleinen Mädchens unterdrückt und verschwiegen wurde.

Tatsächlich ist der Geburtsvorgang, psychologisch gesehen, oft mit einer *Regression* der Gebärenden verbunden, die unterschiedlich stark ausgeprägt sein kann. Gebärende können ganz von ihren Gefühlen und Körpererleben in Anspruch genommen sein und den Sinn für die äußere Realität (Ort und Zeit) verlieren. Die Gebärende kann in Verhaltens- und Ausdrucksweisen ihrer Kindheit zurückfallen, z. B. rufen nach der Mutter, weinen, trotzen, klammern etc. Es kann eine Übertragung der Mutterfigur auf die Hebamme und der Vaterfigur auf den Arzt erfolgen.

Die Frau fühlt sich in ihre kindliche Ohnmacht zurückversetzt und sieht in der Hebamme die (böse) Mutter, im Arzt den (bösen) Vater. Ob die Regression einer Gebärenden eine Reaktion auf vorherige Entmündigung durch das Personal und die Institution Krankenhaus ist oder einen primären Vorgang darstellt, ist noch ungeklärt.

Diese psychologischen Zusammenhänge erklären, warum sich einige Frauen nach vollendeter Geburt für ihr Verhalten schämen, Niederlage und Demütigung empfinden. Die Zufügung von Schmerzen und Wunden kann gefühlsmäßig einer Vergewaltigung gleichen. Frauen, die in ihrer Kindheit oder später sexuell mißbraucht worden sind, können diese Erinnerungen oft nur schwer von der Geburt trennen (s. u.).

Die meisten Frauen erleben die Geburt allerdings ohne diese Dramatik, sondern als schmerzhafte Wehen- und Preßarbeit, die oft an und manchmal bis über die Grenze ihrer Leistungsfähigkeit geht.

Hebamme und Arzt sind häufig sehr gefordert und involviert, und in ihrem Verständnis sind *sie* es, die die eigentliche Geburtsarbeit leisten.

Unabhängig vom Grad der Entmündigung überwiegt bei den meisten Frauen direkt nach der Geburt die Erleichterung über deren glücklichen Ausgang. Monate später folgt jedoch mitunter, verstärkt nach Kaiserschnittgeburten, das Gefühl, etwas verpaßt zu haben. Schließlich gibt es auch Frauen, die in der Geburt erotische Komponenten verspüren. Die Gemeinsamkeiten der Geburt mit der Sexualität, das sich Öffnen, sich Hingeben, heftiges Atmen und Stöhnen, das Beteiligtsein derselben Organe, kann zu einem sehr intensiven, positiven Erlebnis führen. Manche Frauen empfinden Erleichterung während der Wehen, wenn sie dabei onanieren oder in rhythmischer Stimulation im Bett auf- und abschaukeln. Das Wehenhormon Oxytocin wird bei sexueller Erregung ausgeschüttet (z. B. durch Brustwarzenstimulation), was beim Geburtsstillstand einsetzbar ist.

> Den Frauen, die in Würde, unter Wahrung ihrer Intimsphäre und aus eigener Kraft heraus gebären, kann diese **Erfahrung ihrer Potenz** eine enorme Steigerung ihres Körper- und Selbstwertgefühls bedeuten.

Wichtig für die Arbeit mit Gebärenden ist das Wissen um ungleiche Machtverhältnisse zwischen Gebärender und Fachpersonal. Hebammen und Ärzte laufen leicht Gefahr, ihre Fachkompetenz über das Selbstbestimmungsrecht der Frau zu stellen und damit deren Würde zu verletzen. Dies kann für Sexualität und Psyche der betroffenen Frau schwerwiegende Konsequenzen haben.

Vaginale Untersuchungen sollten deshalb mit größtem Einfühlungsvermögen und unter Wahrung der Intimsphäre vorgenommen werden, Grund und Ergebnis der Untersuchung sollten der betroffenen Frau jedesmal genau erklärt werden. Bei invasiven Eingriffen (z. B. Muttermunddehnung, Dammschnitt, Zangen-, Saugglockenentbindung und Kaiserschnitt) gilt dies, trotz aller manchmal notwendigen Eile, verstärkt. Eine notwendige Wundnaht sollte so schmerzlos und würdebewahrend wie möglich durchgeführt werden. Es gibt selten eine medizinische Notwendigkeit für die vaginale Entlassungsuntersuchung post partum.

2.1.3 Betreuung von sexuell traumatisierten Frauen

Jule Friedrich

Bei der Arbeit im Kreißsaal, in der Schwangerenvorsorge und der Wochenbettbetreuung treffen Hebammen manchmal auf Frauen, die sich anders verhalten als es den Erwartungen entspricht. Sei es, daß sie große Ängste haben, sich vaginal untersuchen zu lassen, ohne sichtbare Symptome extreme Schmerzen beim Stillen haben oder vor Berührungen zurückschrecken. Manchmal behindern die auf den ersten Blick unverständlichen Aktionen und Reaktionen der Frauen den eingespielten Ablauf im Krankenhaus. Bestimmte Verhaltensweisen können jedoch auf traumatisierende Erfahrungen in der Anamnese hinweisen und das Betreuungspersonal sollte mit diesen vertraut sein, um entsprechend sensibel reagieren zu können.

Die emotionale und psychosexuelle Entwicklung einer Frau bis zum Eintritt in die reproduktive Phase hat Auswirkungen darauf, wie sie eine Schwangerschaft und Geburt erlebt und wie sie auf die Bedürfnisse des Neugeborenen und Kleinkindes reagieren kann. Wird ihre Entwicklung durch Erlebnisse wie Vernachlässigung, Gewalt und/oder sexuelle Traumatisierung gehemmt oder gestört, hat dies Einfluß auf das spätere Leben, die Beziehung zum eigenen Körper, zu anderen Menschen und insbesondere auch auf das physisch und psychisch so einschneidende Geburtserlebnis.

Menschen, die als Kind sexuell mißbraucht worden sind, nennen sich selbst oft „Überlebende". Dieser Begriff, der aus der Traumaforschung mit Überlebenden von Konzentrationslagern übernommen wurde, sagt klar aus, um was es geht: Diesen massiven Angriff auf die Würde, das Selbst, das Ich eines Menschen zu „überleben". Es werden Grenzen verletzt, seelische, körperliche, geistige. Wenn der Mißbrauch innerhalb der Familie geschah, kommt der Vertrauensverlust hinzu, dann oft zu beiden Elternteilen, weil das Geschehen von dem zweiten Elternteil (der Mutter) gebilligt oder ignoriert wurde. Diese oft über Jahre andauernde Gewalterfahrung führt zu einer Selbstwertzerstörung, die oft in Selbstzerstörung, sprich langsamem oder schnellem Selbstmord endet. Die überwiegende Zahl drogenabhängiger Frauen hat Mißbrauchserlebnisse, die überwiegende Zahl der Prostituierten ebenfalls.

Wenn die Gewalt überlebt wird, so wird die Erinnerung meist jahrelang verdrängt, weil sie zu schmerzhaft ist; wenn der Mißbrauch sehr früh in der Kindheit war, oft gar nicht mehr erinnert, oder nur als ein dunkles Etwas wahrgenommen.

Es gibt keine genauen Zahlen über das Ausmaß der sexuellen Gewalt, da die Dunkelziffern sehr hoch sind und aussagekräftige Untersuchungen fehlen. Es kann aber davon ausgegangen werden, daß Frauen eine unsichtbare Verletzung der Seele öfter in der Anamnese haben als einen Schwangerschaftsdiabetes oder eine EPH-Gestose.

Bisher gibt es im deutschsprachigen Raum kaum Untersuchungen über gesundheitliche Langzeitfolgen und über Auswirkungen auf Schwangerschaftserleben, die Geburt und die Bindungsfähigkeit zu dem Neugeborenen. Ebensowenig wird über Bedingungen nachgedacht, die eine nochmalige Traumatisierung durch Gesundheitspersonal und medizinische Eingriffe verhindern können. Sozialpsychologische Untersuchungen zeigen jedoch, daß sich im Krankenhaus Menschen oft entmündigt fühlen, sie die Kontrolle über ihren Körper verlieren und sie in Entscheidungen über ihre Behandlungen nicht einbezogen werden. Geschieht dies unter der Geburt, kann, wenn der Mißbrauch nicht bekannt ist, ein Teufelskreis entstehen, in dem sich die Frau und die betreuenden Personen befinden: Die Frau kann sich nicht öffnen, weder innerlich noch körperlich, die anfänglich behutsame Geburtsbegleitung wird invasiver, die Behandlung schmerzhafter und am Ende fühlt sich die Frau erneut vergewaltigt durch die Art und Weise, wie ihr das Kind „entrissen" wurde.

Es gibt auch Frauen, die sich während der Geburt von ihrem Körper abspalten und scheinbar keine Schmerzen spüren, weil die Erinnerung an das traumatisierende Erlebnis so stark ist. Wenn eine Frau sich fremd fühlt in ihrem eigenen Körper und, besonders, wenn sie Schmerzen hat, aus ihrem Körper heraustritt, wie soll sie dann z. B. vorzeitige Wehen als Alarmzeichen interpretieren?

Auch andere Ereignisse wie ein Zahnarztbesuch können Erinnerungen an früher auslösen. Situationen, in denen die Frau keine Kontrolle über ihren Körper hat, in denen sie eine bestimmte Körperhaltung einnehmen muß, in denen Gegenstände, Instrumente in ihren Körper eingebracht werden, in denen sie Schmerzen hat, in denen sie von unbekannten Personen beobachtet wird. Hilflos Menschen ausgeliefert zu sein, die Macht über sie haben, erinnert an die Machtlosigkeit während des Mißbrauchs, denn sexueller Mißbrauch hat mit Gewalt und Kontrolle, Macht und Machtmißbrauch zu tun.

Nur sehr wenige Frauen, meist erst nach einer Therapie, sind in der Lage, ihre Wünsche und Empfindungen deutlich zu äußern und z. B. um ein weibliches Betreuungsteam zu bitten oder einen Kaiserschnitt zu verlangen. Die meisten Frauen mit sexuellen Traumatisierungen zeigen mehr oder weniger auffällige Verhaltensweisen und Symptome, die auf solche Erfahrungen hinweisen können, aber natürlich auch andere Ursachen haben können:

– Depressionen und Selbstmordversuche
– Narben von Selbstverletzungen
– Schlaf- und Eßstörungen
– Migräne
– Drogen- und Alkoholabusus
– Verschiedene sexuell übertragbare Krankheiten in der Anamnese
– Zurückschrecken bei Berührung
– Chronische Schmerzen einschließlich „unerklärlicher" Schmerzen im Beckenbereich
– Besonders starke Angst vor Braunülen und Spritzen
– Extreme Schmerzen bei vaginalen Untersuchungen
– Waschzwang

In der Schwangerschaft, unter der Geburt und im Wochenbett können weitere Verhaltensweisen und Symptome hinzukommen:

– Seltene oder gar keine Schwangerenvorsorge
– Viele ungeplante Schwangerschaften, die oft in Abort oder Abtreibung enden
– Frühgeburtsbestrebungen und Frühgeburten
– Teenagerschwangerschaften
– Geringe Gewichtszunahme
– Extreme Empfindlichkeit bezüglich Körperflüssigkeiten auf Unterlagen, Laken oder Nachthemd
– Unfähigkeit, im Liegen zu gebären
– Extreme Besorgnis, während der Geburt oder beim Stillen entblößt und nackt zu sein
– Ablehnen von Katheterisieren
– Starke Schmerzen beim Stillen, obwohl „nichts zu sehen ist"
– Ablehnen, beim Kind rektal Fieber zu messen.

Überproportional viele mißbrauchte Frauen haben einen Kaiserschnitt und postnatale Depressionen.

Was können Hebammen tun, wenn die Vermutung da ist, hier stimmt etwas nicht?

Manchmal braucht die Frau nur eine liebevolle, individuelle Betreuung, die ihre Integrität nicht verletzt und ihr die Kontrolle über ihren Körper ermöglicht. Wenn die Frau von sich aus erzählt, ist es manchmal nur wichtig, der Frau zu helfen, Hilfe zu finden: Eine Beratungsstelle, eine Selbsthilfe-Gruppe, einen Therapieplatz. Entsprechende Adressen und Telefonnummern sollten im Kreißsaal, auf der Wochenstation und in der Hebammenpraxis bekannt sein. Direkte Fragen sollten nur gestellt werden, wenn das Wissen bei der Betreuung der Frau hilfreich ist, nicht aus purer Neugierde, um zu sehen, ob die eigene Wahrnehmung stimmt. Diese Fragen können indirekt gestellt werden, etwa:

– Haben Sie in der Vergangenheit Schlimmes erlebt?
– Gibt es im Augenblick jemanden, der Ihnen weh tut?
– Haben Sie vor bestimmten Personen in ihrer Umgebung Angst?

Wenn eine Schwangere fragt: Muß ich dann auf dem Rücken liegen und werden meine Beine festgeschnallt? kann nachgefragt werden, ob die Vorstellung unangenehme Empfindungen auslöst und wenn ja, warum. Auch durch den Hinweis, daß die Geburt manchmal Erinnerungen an frühere Ereignisse auslösen kann, kann sich die Frau verstanden fühlen. Wenn die Frau nicht reden kann oder mag, sollte sie nicht gedrängt werden, aber ihr kann das Gefühl vermittelt werden, daß ihr zugehört wird, wenn sie zu einem späteren Zeitpunkt reden möchte. Dieses erste Zuhören ist oft der erste Schritt hin zu dem langen Prozeß der Heilung.

Folgende Überlegungen können helfen, adäquat zu handeln:

- Die eigene Einstellung zu Sexualität, zu Mißbrauch, zu Gut und Böse, zu Moral und Schuld überdenken. Sich fragen: Wie reagiere ich, wenn eine Frau mir von ihrem Mißbrauch erzählt?
- Bereit sein zu glauben, was die Frau erzählt, Mißbrauch denkt sich niemand aus.
- Eine emotional und physisch sichere Umgebung für die Überlebende ermöglichen.
- Eine Atmosphäre von Offenheit und Vertrauen schaffen und Zeit zum Zuhören haben. Nicht in Gegenwart von Dritten mit der Frau über den Mißbrauch reden.
- Auf die eigene Sprache und Stimme achten. Falsche Intimität in einer zu weichen, einlullenden Tonlage kann Erinnerungen auslösen.
- Darauf achten, daß die Frau nicht unnötig entblößt ist.
- Eine vaginale Untersuchung kann wie eine Wiederholung des Mißbrauchs sein. Die Frau die Geschwindigkeit der Untersuchung bestimmen lassen, dabei reden, ihr versichern, sofort aufzuhören (und es dann auch tun), wenn sie es physisch oder emotional nicht mehr aushält.
- Alle Eingriffe erklären: Warum, wie es gemacht wird, wie lange es dauert. Währenddessen fragen, wie sie sich fühlt. Wenn es nicht o.k. ist, fragen, wie sie es haben möchte.
- Immer wieder versichern, daß sie sicher ist und bestätigen, daß sie stark und kompetent ist.
- Vor allem: Ihre Gefühle achten und ihre Bedürfnisse ernstnehmen.

Bei aller angebotenen Hilfe ist darauf zu achten, daß Hebammen in der Regel keine therapeutische Ausbildung haben, also auch nicht versuchen sollten, therapeutisch zu wirken.

Das Geschehene kann nicht ungeschehen gemacht werden, aber Hebammen können den Frauen zuhören, sie in den Arm nehmen, wenn diese das möchten, von ihnen lernen, das eigene Verhalten ändern. Die Herausforderung ist zu verstehen, welche Last manche Frauen – wissend oder unwissend – mit sich herumtragen, und zu versuchen, dieser Last mit einfühlsamer Betreuung entgegenzuwirken und sie nicht noch zu verstärken. Auf diese Weise kann vielleicht ein positives Geburtserlebnis auch zur Heilung beitragen.

2.1.4 Sexualität nach der Geburt

Susanne Kluge

Die meisten Studien über Sexualität nach der Geburt beschäftigen sich damit, ab wann und wie häufig wieder Geschlechtsverkehr stattfindet, und nur wenige beziehen emotionale Aspekte und sexuelle Bedürfnisse der Frauen mit ein.

Die Zeitspanne, nach der Frauen wieder sexuell aktiv werden möchten, ist individuell verschieden und variiert von *1 Woche bis zu 1 Jahr* oder länger, wobei mehrere Monate durchaus normal sind. Während die Rückbildungs- und Heilungsvorgänge meist weitestgehend mit dem Wochenbett (6–8 Wochen nach der Geburt) abgeschlossen sind, können schlecht heilende Dammnähte noch monatelang Schmerzen beim Geschlechtsverkehr auslösen. Hormonelle Auswirkungen wie eine trockene Scheide trotz sexueller Erregung dauern häufig, aufgrund des niedrigen Östrogenspiegels, bis nach dem Ende der

Stillzeit an. Hier können wasserlösliche Gleitcremes oder Gels empfohlen werden.

Der plötzlich extrem veränderte Körper nach einer Geburt kann sich für eine Frau völlig fremd anfühlen. Die neue Form und Festigkeit der Brüste kann verwirrend sein, Größe und Tonus der Vagina sowie temporäre Harninkontinenz können Ängste auslösen. Diese Ängste können gemildert werden, indem die Wirkung von Beckenbodenübungen auf die Blasen- und Scheidenmuskulatur erklärt wird und Informationen über Rückbildungskurse angeboten werden.

Die wenigsten Frauen haben aufgrund einer Geburtswunde oder eines negativen Geburtserlebnisses während des Wochenbettes das Bedürfnis nach Geschlechtsverkehr, doch gibt es Ausnahmen. Wenn ein Paar es wünscht, kann es mit Kondomen zum gegenseitigen Infektionsschutz auch schon während des Wochenflusses Verkehr haben. Das Bedürfnis nach körperlicher Intimität mit dem Partner beschränkt sich meist vorerst auf Kuscheln und Zärtlichkeiten, wobei viele Frauen sich am liebsten nur verwöhnen lassen würden, anstatt selbst aktiv zu werden. In der ersten Phase ist dies für die meisten Männer nachvollziehbar. Wenn sich jedoch die sexuelle Lust ihrer Partnerinnen nach Wochen oder Monaten nicht wieder einstellen will, kann es zu einer Krise in der Paarbeziehung kommen.

Ursachen für die sexuelle Unlust sind vielfältig: Der intensive körperliche und emotionale Kontakt zum Kind, vor allem während der Stillzeit, kann das Bedürfnis nach körperlicher Nähe vollkommen oder zum größten Teil ausfüllen, und die mögliche erotische Komponente einer Stillbeziehung ist bekannt. Nicht selten fühlen sich Väter aus dieser engen Beziehung ausgeschlossen und reagieren mit Eifersucht und schließlich Rückzug. Ständige Müdigkeit bis Erschöpfungszustände durch zuwenig ununterbrochenen Schlaf und die psychisch und physisch anstrengende Versorgung des Säuglings sind weitere hinderliche Einflüsse.

Das Sexualleben post partum „normalisiert" sich meist nach einigen Monaten; es gibt aber auch Paare, bei denen die Sexualität nie wieder so ist wie vor der Geburt des ersten Kindes.

Sexualität in den Wechseljahren

Das Klimakterium (Wechseljahre) bezeichnet die Übergangsphase der Frau in das nichtgebärfähige Alter, ein natürlicher Prozeß der Veränderung im Leben jeder Frau. Hormonelle und neurophysiologische Veränderungen setzen im allgemeinen mit etwa 40–45 Jahren ein, die Menopause tritt durchschnittlich um das 50. Lebensjahr herum ein.

Etwa 50% der Frauen leiden an den typischen Symptomen wie *Hitzewallungen* und *Schweißausbrüchen*.

Simone de Beauvoir schrieb dazu: „Das *kritische Alter* zeichnet sich durch bestimmte organische Störungen aus, aber erst der symbolische Wert dieser Störungen verleiht ihnen ihre Bedeutung".

Mögliche, die Sexualität betreffende körperliche Veränderungen sind vor allem eine allmähliche Verdünnung der Vaginalhaut, Verringerung der Vaginalsekretion und Verzögerung der vaginalen Gleitfähigkeit bei sexueller Erregung. Diese Veränderungen sind bei einem aktiven Sexualleben, auch durch Selbstbefriedigung, geringer. Die Wechseljahre werden häufig als Phase eines *Hormonmangels* interpretiert und somit zu einem mit Hormonen zu behandelnden Zustand.

Die **Hormonersatztherapie**, von vielen Frauen als Segen empfunden, ist jedoch medizinisch nicht unumstritten. Der Einsatz alternativer Therapien findet immer mehr Beachtung, vor allem in der Frauenliteratur.

Die derzeit herrschende Sexualmoral verbindet Sexualität mit Fortpflanzungsfähigkeit und setzt voraus, daß klimakterische Frauen ihr Interesse an sexueller Lust und sexuellen Praktiken verlieren. Dies entspricht insoweit der Realität, als in dieser Zeit häufiger verschriebene Medikamente wie Antidepressiva, Antihypertensiva, Schmerz-, Schlaf- und Beruhigungsmittel libidosenkend wirken können.

Verschiedene Faktoren können das Sexualleben günstig beeinflussen: Durch den Wegfall der Verhütungslast kann die Sexualität nun befreiter sein. Mit dem Auszug der mittlerweile erwachsenen Kinder entsteht die ursprüngliche Zweierkonstellation, wodurch die sexuelle Beziehung eine neue Belebung erfahren kann. Tatsächlich erleben Frauen, die in dieser Lebensphase einen neuen Partner finden, eine Steigerung ihres sexuellen Empfindens.

Die Zeit des Wechsels wird jedoch von vielen Frauen als *Krise* erlebt: Innere Leere durch den Weggang der Kinder, neue Abhängigkeiten durch die Pflege der eigenen Eltern und Verluste (Weggang oder Tod des Partners, Tod einer nahestehenden Person, eigene Krankheit) sind häufige, zeitgleiche äußere Umstände. Die gesellschaftlichen Ideale von Jugend, Schönheit und Vitalität implizieren ein Schwinden der erotischen Anziehungskraft, ja der Weiblichkeit an sich.

In der Auseinandersetzung damit wird die Entwicklung eines neuen *Selbstbildes* erforderlich, das den sich verändernden Körper positiv annehmen kann.

Sexualität im Alter

Als „alt" werden Frauen ab 60 Jahren bezeichnet, eine willkürliche Einteilung, die medizinisch als Senium bezeichnet wird. Entgegen allen gängigen Vorurteilen ist bei Frauen (wie auch bei Männern) ein aktives Sexualleben bis ins hohe Alter möglich, und für manche bedeutet Sexualität eine Bereicherung der Lebensqualität. Gleichwohl sind viele ältere Frauen nicht mehr sexuell aktiv, die Gründe dafür können bisher unbefriedigend verlaufende Sexualbeziehungen, das Fehlen eines Partners oder gesundheitliche Bedingungen sein (70% der Frauen über 65 Jahre sind entweder verwitwet, geschieden oder ledig). Sexualität, mit Ausnahme der Selbstbefriedigung, beschränkt sich für ältere Frauen in der Regel auf die Ehe, in der häufig körperliche Gebrechen des oft älteren männlichen Partners zur Einschränkung des Sexuallebens führen.

Nicht zu unterschätzen ist die gesellschaftliche Diskriminierung der Sexualität von alten Menschen. Diese wird durch die Medien entweder totgeschwiegen oder aber als abstoßend und pervers dargestellt. Diskriminierung äußert sich ganz real in der mangelnden Privatsphäre in Alters- und Pflegeheimen, die den Bedürfnissen alter Menschen nach körperlicher Nähe und Sexualität entgegenstehen.

Sexualität im Alter, insbesondere die von Frauen, ist eines der größten Tabus in unserer Gesellschaft.

2.2 Rolle der Frau in unserer Gesellschaft

„Es gehört zu den Funktionen des Mannes, daß er grundsätzlich der Erhalter und der Ernährer der Familie ist, während es die Frau als ihre vornehmste Aufgabe ansehen muß, *das Herz der Familie zu sein.*" Diese im Familienrecht der Bundesrepublik bis 1977 verankerte Rollenzuweisung hat bis heute kaum an Wirkung eingebüßt.

Mädchen lernen von klein auf hübsch, sauber, bescheiden und zurückhaltend zu sein. Später kommen weitere „weibliche" Attribute wie mütterlich, fürsorglich, ausgleichend und verständnisvoll dazu. Die gesellschaftlichen Rollenzuweisungen in hohem Maße akzeptierend, wählen Mädchen trotz gleicher oder besserer Noten und Schulabschlüsse zum großen Prozentsatz sog. Frauenberufe. Grund dieser Berufswahl ist meist die Überzeugung, daß Frauenberufe besser mit einer Familie vereinbar seien. Während des Arbeitsverhältnisses sind Frauen nur zu einem geringen Prozentsatz gewerkschaftlich organisiert und neigen dazu, kaum Forderungen in Bezug auf Verbesserung von Lohn oder Arbeitssituation zu stellen. Die Entwicklung im universitären Bereich ist ähnlich.

Gesellschaftlich ist die Vorstellung noch vorherrschend, daß eine Mutter in der ersten

Lebensphase voll und ganz für das Kind da sein und nicht berufstätig sein sollte. Gründe für diese rollenkonforme Entwicklung sind u. a. fehlende Betreuungsmöglichkeiten für Kinder sowie die innerfamiliäre Arbeitsteilung. Nach wie vor liegt die Haupt-, in vielen Bereichen die Alleinzuständigkeit für Hausarbeit und Kinderbetreuung bei den Müttern.

Mit den Wechseljahren setzt eine im Vergleich zur Glorifizierung der Mutterrolle starke gesellschaftliche Abwertung der Frauenrolle ein. Auf das „gesellschaftliche Abstellgleis" geschoben, werden viele Frauen als Großmütter zum zweiten Mal unentgeltliche Kinderbetreuerinnen.

Nach lückenhafter Berufslaufbahn und schlechten Chancen für einen Wiedereinstieg in das Berufsleben haben Frauen im Alter oft schlechte finanzielle Bedingungen, vor allem nach dem Tod oder der Trennung von ihrem Ehemann.

Um die Kontinuität der Benachteiligung von Mädchen und Frauen aufzubrechen, ist es u. a. nötig, die Rollenbilder von Müttern und Vätern so zu erweitern, daß sie sich in vielen alltäglichen Arbeitsbereichen überlagern und eine gemeinsame Erziehung der Kinder ermöglichen. Die Arbeitsfelder der Hebamme in Geburtsvorbereitung und Wochenbettbetreuung bieten gute Möglichkeiten, werdenden Eltern Anstöße für die hierfür notwendige Bewußtseinsveränderung zu geben.

2.3 Familienplanung

Cordula Ahrendt

Die heutigen Möglichkeiten der Kontrazeption (Empfängnisverhütung) erlauben jedem Menschen eine freie individuelle Gestaltung des sexuellen Lebens und eine bewußte Entscheidung zum Kinderwunsch. Trotzdem ist die Zahl der ungewollten Schwangerschaften aufgrund von mangelnder Information, Vorurteilen und fehlerhafter Anwendung der Verhütungsmethoden hoch. Hebammen und Ärzte können diesen Zustand entscheidend beeinflussen.

> Hebammen sind befugt, bei Fragen der Familienplanung in *eigener Verantwortung* aufzuklären. Diese Tätigkeiten kann die Hebamme in Beratungsstellen und vor allem im Bereich der Nachsorge ausüben.

2.3.1 Beratungsstellen

Das „Gesetz zur Vermeidung und Bewältigung von Schwangerschaftskonflikten" (Schwangerschaftskonfliktgesetz—SchKG) vom 21. 8. 1995 sichert jeder Person das Recht auf Beratung in Fragen der Sexualaufklärung, Verhütung und Familienplanung. Ausgehend davon muß jedes Bundesland ein plurales Angebot von Beratungsstellen einrichten.

Diese werden von verschiedenen mit öffentlichen Geldern geförderten Trägern angeboten: Kommunen, Arbeiterwohlfahrt, Diakonisches Werk, Caritas Wohlfahrtsverband, Gesellschaft für Sexualberatung und Familienplanung e. V., Pro Familia.

2.3.2 Möglichkeiten der Kontrazeption

Kontrazeptiva sind Mittel zur Schwangerschaftsverhütung bzw. -planung. In der deutschen Literatur werden Kontrazeptiva als „Mittel zum Zwecke der Familienplanung und Geburtenkontrolle" beschrieben. Das **Prinzip der Empfängnisverhütung** besteht darin, in den natürlichen Prozeß der Entstehung einer Schwangerschaft einzugreifen:

2. Sexualität und Familienplanung

- zur *Verhinderung der Befruchtung* (Konzeption)
- zur *Verhinderung der Einnistung* einer bereits befruchteten Eizelle in die Gebärmutterschleimhaut.

Maßnahmen, die **nach** erfolgter Einnistung durchgeführt werden, definiert man in Deutschland eindeutig als Schwangerschaftsabbruch (z. B. Pille RU 486).

Die Entscheidung für ein Verhütungsmittel sollte von beiden Partnern getroffen werden. Die Sicherheit der Methoden wird international mit dem **Pearl-Index** (PI) beurteilt.

Es wird die Anzahl der ungewollten Schwangerschaften der jeweiligen Verhütungsmethode bezogen auf 100 Frauenjahre ermittelt (Versagerquote). Ein niedriger PI bedeutet gute, ein hoher PI unzureichende Sicherheit. Die Versagerquote ergibt sich sowohl aus den Unzulänglichkeiten der Methode, als auch aus fehlerhafter bzw. unzulässiger Anwendung.

Die Unterscheidung in natürliche und künstliche Verhütungsmittel ist für die Personengruppen von Bedeutung, die nicht mit den Lehren der katholischen Kirche in Konflikt geraten wollen. Nur die Methoden der periodischen Enthaltsamkeit werden zu den natürlichen Mitteln gezählt (Tab. 2.3-1).

Tab. 2.3-1: Methoden der Empfängnisverhütung

Methoden ohne Mittelanwendung	– Coitus interruptus – periodische Enthaltsamkeit = Rhythmusmethoden; Temperaturmethode, Billings, Farnkraut-Test, Symptothermale Methode
chemische Methoden	– Spermizide: Gel, Creme, Spray, Vaginaltabletten
mechanische Methoden	– Barrieremethoden: Kondom, Diaphragma, Portiokappe, lea® contraceptivum – Intrauterinpessar
hormonelle Methoden	– Ovulationshemmer (Kombinationspräparate) und Dreimonatsspritze – Minipille (ohne Ovulationshemmung) – Morning-after-pill (Nidationshemmung nach erfolgter Konzeption)
irreversible Methoden	– Sterilisation von Frau und Mann

Kontrazeption „ohne Mittel"

- Beim **Coitus interruptus** wird der Penis aus der Scheide gezogen, bevor es zum Samenerguß kommt. Wegen mangelnder Sicherheit (PI > 25) und Störungen des Sexuallebens ist diese Methode auf Dauer nicht zu empfehlen.

- **Methoden der periodischen Enthaltsamkeit** ermitteln die fruchtbaren Tage und verlangen in diesem Zeitraum eine *Abstinenz* oder ein Zurückgreifen auf andere Verhütungsmittel. Voraussetzung für eine wirksame Anwendung der Methoden ist eigene Körperbeobachtung und -erfahrung über einen längeren Zeitraum.

Ziel der Methoden ist die Bestimmung des Ovulationstermines. Da die Eizelle ca. 12 Stunden und Spermien ca. 72 Stunden befruchtungsfähig sind, beginnen 3–4 Tage nach der Ovulation die „sicheren Tage", wo eine Konzeption unwahrscheinlich ist.

Schwerer zu bestimmen ist die Anzahl der fruchtbaren Tage vor dem Eisprung. Der Ovulationstag ist nicht sicher vorhersehbar und damit ein Unsicherheitsfaktor für das Ermitteln der sicheren, unfruchtbaren Tage.

Die Methode zur Errechnung der unfruchtbaren Tage nach **Knaus** (Gynäkologe, Österreich) und **Ogino** (Gynäkologe, Japan) ist mit einem **PI von 18** sehr unsicher und wird hier nicht weiter erläutert.

- **Temperaturmethode.** Durch Ermitteln der rektalen oder oralen morgendlichen Temperatur

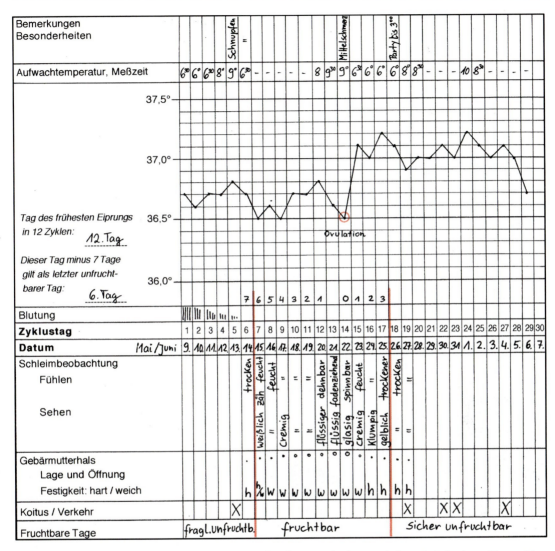

Abb. 2.3-1: Kombinierte Anwendung aller Methoden der periodischen Enthaltsamkeit in einem Kurvenblatt

unter Ruhebedingungen und nach einer Mindestnachtruhe von 6 Stunden kann der Ovulationszeitpunkt mit einer Genauigkeit von 1–2 Tagen bestimmt werden. Nach der Ovulation kommt es zum Temperaturanstieg. Diese hypertherme Phase hält bis zum Ende des Zyklus an. Bei der *strengen Form der Temperaturmethode* (**PI 1**) gilt nur die Zeit ab 3. Tag der hyperthermen Phase als sicher unfruchtbar.

Für die *erweiterte Form der Temperaturmethode* (**PI 3**) werden zusätzlich auch am Zyklusanfang unfruchtbare Tage angegeben. Der Tag des frühesten Eisprungs in 12 Zyklen minus 7 Tage ist der letzte unfruchtbare Tag vor dem Eisprung. (Abb. 2.3-1).

- Die **Billings-Methode** ist erst seit 1972 bekannt und beruht auf der Tatsache, daß der sonst zähe, undurchsichtige Zervikalschleimpfropf zum Zeitpunkt der Ovulation durchsichtig, dünnflüssig und spinnbar ist. Durch tägliches Fühlen der Spinnbarkeit und Konsistenz des Zervixschleimes sowie Beobachten von Menge und Aussehen ist eine Bestimmung der sicheren Tage möglich. Die fruchtbaren Tage werden ab Abgang von flüssigem Schleim bis zum 4. Tag nach dem letzten „nassen", spinnbaren Schleim gezählt. Der exakte Tag der Ovulation ist nicht bestimmbar (**PI 15–25**).

- **Farnkrauttest.** Läßt man einen Tropfen Zervikalschleim auf einem Objektträger eintrocknen, kann unter einem Mikroskop mit 100facher Vergrößerung das Farnkraut-Phänomen während der fruchtbaren Tage nachgewiesen werden. Im Handel ist dazu ein einfach zu handhabendes Miniaturmikroskop erhältlich. Der Verzweigungsgrad der Ästchen verändert sich parallel zum Östrogenspiegel. Das ansteigende Progesteron der zweiten Zyklushälfte verhindert die Ausbildung des Farnkrautmusters (**PI liegt noch nicht vor**) (Abb. 2.3-2).

Zur Erhöhung der Sicherheit empfiehlt sich die **Sympto-thermale Methode**, eine Kombination zwischen Temperatur- und Zervikalschleimmethode (**PI 1–2**). Zusätzlich wird die Untersuchung des Muttermundes empfohlen, der zum Zeitpunkt der Ovulation zentriert und leicht geöffnet zu tasten ist (s. Abb. 2.3-1).

Bei Anwendung der folgenden Verhütungsmethoden ist Geschlechtsverkehr zu jedem Zeitpunkt im Zyklus möglich.

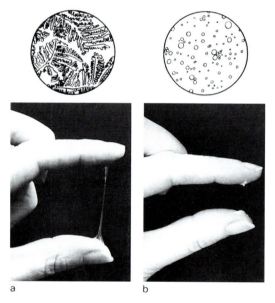

Abb. 2.3-2: **a.** Farnkrautphänomen unter Mikroskopsicht und spinnbarer Zervixschleim = fruchtbare Tage, **b.** fehlendes Farnkrautphänomen und zäher Zervixschleim = unfruchtbare Tage

Chemische Methoden (Spermizide)

Die chemischen Verhütungsmittel funktionieren auf *doppelte Weise*:

Sie verschließen mechanisch den äußeren Muttermund mit einem zähen Film und *verhindern ein Fortbewegen der Spermien* an den Befruchtungsort.
Die Wirkstoffe Octoxinol und Nonoxinol lähmen bzw. töten die Spermien ab (*spermizide Wirkung*). Spermizidpräparate sind rezeptfrei in verschiedenen Applikationsformen erhältlich.

- **Gels, Cremes und Sprays** werden mit Hilfe eines Applikators direkt vor dem Verkehr in die Scheide eingeführt. Sie sind sofort wirksam, der Empfängnisschutz besteht ca. 15 min (Abb. 2.3-3).

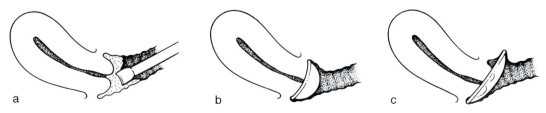

Abb. 2.3-3: **a.** Applikation von Spermiziden in die Scheide, **b.** Sitz der Portiokappe, **c.** Sitz des Diaphragmas

- **Tabletten und Zäpfchen** müssen 10–15 min vor dem Verkehr eingeführt werden. Diese Zeitspanne muß eingehalten werden, da sich die Zäpfchen erst durch die Körpertemperatur und Feuchtigkeit in der Scheide auflösen müssen. Es besteht ein Empfängnisschutz von 1–2 Stunden. Vor jedem weiteren Verkehr ist immer eine erneute Applikation erforderlich.

Kommt es unter Anwendung der Methode zu einer Schwangerschaft, besteht die Möglichkeit der Gefährdung des Kindes durch Fehlbildungen.

Geeignet sind die chemischen Methoden für Frauen/Paare mit seltenem Verkehr und Frauen mit altersbedingter Scheidentrockenheit (**PI 21**). Der Empfängnisschutz durch Spermizide wird in Kombination mit Kondomen oder dem Diaphragma erhöht.

Mechanische Methoden

- Das **Kondom** ist eine Haut aus dünnem Gummi, die über den Penis gezogen wird und das Ejakulat nach dem Samenerguß auffängt. Zu empfehlen sind spermizid beschichtete Kondome. Richtige Anwendung ist Voraussetzung für diese Verhütungsmethode (**PI 12**). Das Kondom wird frühzeitig vor dem Samenerguß über den erigierten Penis gezogen. Dabei ist vorn auf genügend Raum für das Spermienreservoir zu achten. Nach dem Samenerguß muß das Kondom am Rand festgehalten und vor Erschlaffen mit dem Penis aus der Scheide gezogen werden.

- Das **Kondom für die Frau (Femidom)** kann jederzeit vor dem Geschlechtsverkehr in die Scheide eingeführt und zu einem beliebigen Zeitpunkt nach dem Verkehr entfernt werden. Der innere Ring wird vor die Portio gelegt, die Gummihaut paßt sich der Vagina an. Der äußere Ring muß außerhalb des Scheideneingangs sitzen (Abb. 2.3-4). **Der PI liegt noch nicht vor.**

> Ein Kondom bietet als *einziges* Verhütungsmittel gleichzeitig auch Schutz vor Geschlechts- und Infektionskrankheiten (z. B. Aids).

- **Scheidendiaphragma und Portiokappe** (s. Abb. 2.3-3) befinden sich vor dem Muttermund und stellen eine Barriere für Spermien dar. Der Umgang mit diesen Verhütungsmethoden muß von den Frauen geübt werden.

Das **Diaphragma** besteht aus einer weichen Gummimembran, die kuppelartig über einen elastischen Ring gespannt ist. Die unterschiedlichen Durchmesser von 70–90 mm bedingen eine individuelle Anpassung durch den Gynäkologen. Das Diaphragma erfüllt nur seine Funktion, wenn es richtig sitzt und mit einer spermiziden Creme angewendet wird. Es muß mit dem hinteren Rand am hinteren Scheidengewölbe an-

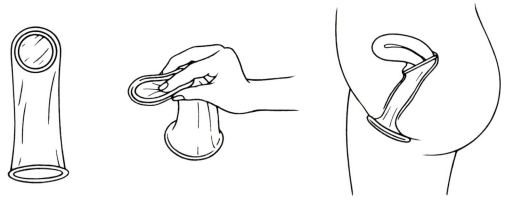

Abb. 2.3-4: Femidom und Anwendung

liegen und sich mit dem vorderen Rand hinter der Symphyse befinden. Die Portio sollte innerhalb des Spiralringes zu tasten sein.

Es darf wegen nachlassender Wirkung der Spermizide frühestens 2 Stunden vor dem Verkehr eingesetzt werden. Bei jedem weiteren Verkehr sollte nochmals Gel mit einem Applikator eingeführt werden, ohne den Sitz des Diaphragmas zu verändern. Frühestens 6 bis spätestens 24 Stunden nach dem letzten Samenerguß wird es wieder entfernt. Nach Geburten und Gewichtsveränderungen muß die Größe des Diaphragmas kontrolliert werden. Bei zusätzlicher Benutzung von Spermiziden ist der **PI 18**.

„lea"® contraceptivum ist ein neues mechanisches Verhütungsmittel, ähnlich dem Diaphragma. (Abb. 2.3-5) Es besteht aus Silikon und paßt in Universalgröße. Die lippenartig verdickten Ränder der Kappe werden von der Vaginalwand gehalten. Ein rüsselförmiges Ventil ermöglicht den Saugeffekt an der Portio und den Abfluß der Zervixsekrete. Eine Kontrollschlaufe erleichtert das Entfernen. **Der PI liegt noch nicht vor.**

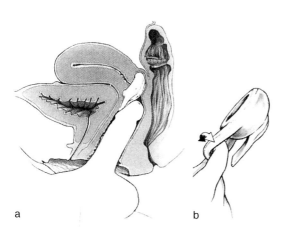

Abb. 2.3-5: a. Sitz von lea® contraceptivum beim Geschlechtsverkehr
b. Entfernen: Lösen des Unterdruckes durch Drehen und Ziehen an der Kontrollschlaufe

• Die **Portiokappe** besteht aus Zelluloid oder Plastikmaterial und saugt sich nach dem Aufsetzen an der Portio fest. Aufgrund der schwierigen Handhabung ist die Portiokappe **heute obsolet** und wird hier nicht näher beschrieben.

• Ein **Intrauterinpessar** (IUP, Spirale) ist ein kleiner biegsamer Gegenstand aus Kunststoff mit einem Faden am Ende. Es kann mit einer Kupferlegierung umwickelt sein oder zusätzlich Hormone (Gestagene) enthalten. Die Spirale verhindert mechanisch die Nidation, das Kupfer hemmt die Beweglichkeit der Spermien. Die Gestagene unterdrücken die Endometriumproliferation, reduzieren damit den menstruellen Blutfluß und verursachen einen zähen Zervikalschleim. Das IUP wird vom Gynäkologen in den Tagen der Menstruation eingesetzt, da in dieser Zeit der Zervikalkanal weitergestellt ist. Nach Einlage sollte in 2−3 Monaten, anschließend halbjährlich durch Ultraschallkontrolle und gynäkologische Untersuchung der richtige Sitz überprüft werden.

Mit folgenden **2 Risiken** ist zu rechnen:
− *verstärkte und schmerzhafte Regelblutung* vor allem in den ersten 3−4 Zyklen
− *aszendierende Entzündungen der Adnexe.*

Diese Risiken treten bei den neuen Spiralentypen, insbesondere den gestagenhaltigen IUP's immer seltener auf.

Mit Hilfe des kurzen Fadens, der aus dem äußeren Muttermund herausragt, kann das IUP jederzeit entfernt werden. Die Liegedauer beträgt für die gebräuchlichsten Kupferspiralen 3−5 Jahre. Es besteht ein zuverlässiger Empfängnisschutz (**PI 0,8−3**).

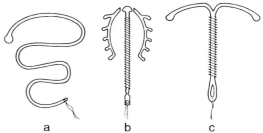

Abb. 2.3-6: Intrauterinpessare in Originalgröße, **a.** Lippes-Schleife, **b.** Multiload Cu 250, **c.** Nova T

Gestagenhaltige IUP mußten bisher jährlich wegen nachlassender Hormonwirkung gewechselt werden. Jetzt hält die Gestagenfreisetzung 5 Jahre an.

Für Frauen, die noch kein Kind geboren und zukünftigen Kinderwunsch haben, ist diese Verhütungsmethode nicht so geeignet, aber nicht kontraindiziert (Abb. 2.3-6).

Hormonelle Methoden

Die „Pille" setzt sich aus synthetisch hergestellten Ovarialhormonen (Östrogene, Gestagene) zusammen. Man unterscheidet nach ihrer Wirkung die hormonelle Kontrazeption:

- *mit* Ovulationshemmung (Kombinations- und Depotpräparate)
- *ohne* Ovulationshemmung (Minipille)
- *mit Nidationshemmung* nach erfolgter Konzeption (Morning-after-pill).

Wirkungsweise hormonaler Kontrazeptiva und Präparate

Die Wirkung der **Ovulationshemmer** erstreckt sich auf verschiedene Organe:

Zwischen Hypothalamus, Hypophyse und Ovarien besteht ein Rückkoppelungsmechanismus. Ein ausreichendes Angebot ovarieller Hormone führt zur Bremsung der Produktion von Gonadotropinen in der Hypophyse. Durch die daraus resultierende Unterdrückung der FSH- und LH-Produktion werden im Ovar Follikelwachstum und Eisprung gehemmt und die Hormonbildung stark vermindert. Ein zeit- und funktionsgerechter Aufbau der Gebärmutterschleimhaut kommt nicht zustande. Durch die Gestagenkomponente bleibt der Zervixschleim undurchdringbar für die Spermien. Ovulationshemmer stellen eine hormonelle Situation ähnlich der Frühschwangerschaft her.

Je nach Hormonzusammensetzung werden folgende **Typen von ovulationshemmenden Kombinationspräparaten** unterschieden:

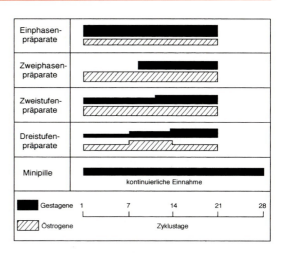

Abb. 2.3-7: Zusammensetzung der hormonellen Kontrazeptiva in Abhängigkeit vom Zyklustag

- *Einphasenpräparate:* Über 21 Tage wird eine konstante Östrogen-Gestagen-Kombination eingenommen.
- *Zweiphasenpräparate:* Sie enthalten in der ersten Einnahmephase (9 Tage) nur Östrogene, in der zweiten Phase (12 Tage) Östrogen und Progesteron.
- *Zweistufenpräparate:* In der ersten Einnahmephase wird zum Östrogen ein niedrig dosiertes Progesteron hinzugegeben, das in der zweiten Phase höher dosiert kombiniert wird.
- *Dreistufenpräparate:* Die Östrogenmenge entspricht den Zyklusverhältnissen, die Gestagendosis steigt in 3 Stufen an (Abb. 2.3-7).

Mikropille
Hormonarme Pillen mit einer Tagesdosis unter 50 Mikrogramm Östrogen heißen Mikropille.

Kombinationspräparate
Sie werden über eine Dauer von 21 Tagen kontinuierlich eingenommen, anschließend folgt eine Pause von 7 Tagen. Voraussetzung für antikonzeptionellen Schutz ist die regelmäßige Einnahme alle 24 bis maximal 36 Stunden (**PI 1**).

Nebenwirkungen von ovulationshemmenden Kombinationspräparaten

Ovulationshemmende Kombinationspräparate können zu folgenden Nebenwirkungen führen:

- Zwischenblutungen
- häufiger auftretende Scheidenentzündungen
- Kopfschmerzen
- Veränderungen der Libido
- Spannungsgefühl in der Brust
- Gewichtsveränderungen

Ernstzunehmende Komplikationen betreffen Frauen über 35 Jahre, Frauen mit Adipositas und Raucherinnen. Es bestehen Risiken für Hypertonie, Herzinfarkt, Thrombose und Stoffwechselstörungen.

3-Monatsspritze

Die i. m. Injektion eines hochdosierten Gestagendepotpräparates erzielt eine Ovulationshemmung für mindestens 3 Monate. Obwohl es eine sehr zuverlässige Methode der Kontrazeption darstellt (**PI 0,3**), ist die Akzeptanz bei den Frauen gering, was wohl an der regelmäßigen Verabreichung einer Injektion liegen mag. Nebenwirkungen der 3-Monatsspritze sind Zyklusstörungen und langanhaltende Amenorrhoen nach Absetzen der Methode.

Minipille

Die Minipille (Progesteron-only-pill) ist ein konstant niedrig dosiertes Gestagenpräparat. Sie erhöht hauptsächlich die Undurchlässigkeit des Zervixschleimes für Spermien und beeinträchtigt zum Teil die Ovulation. Durch die geringe Dosierung treten als Nebenwirkungen vor allem Zyklusstörungen, z. B. Schmierblutungen, auf.

Die Minipille wird in jedem Zyklus 24 stündlich über 28 Tage ohne Pause eingenommen. Bei einer Zeitverschiebung von nur 2−3 Stunden ist der Verhütungsschutz nicht mehr gewährleistet (**PI 3**).

Morning-after-pill

Die Morning-after-pill ist kein Ersatz für die Pille, sondern für den Notfall gedacht. Die Hormongabe muß innerhalb von 48 Stunden nach dem konzeptionsverdächtigen sexuellen Kontakt erfolgen. Es werden 2 × 2 Tabletten mit einer Östrogen-Gestagen-Kombination im Abstand von 12 Stunden eingenommen. Dadurch wird eine Blutung hervorgerufen und die Einnistung der befruchteten Eizelle verhindert.

Nebenwirkungen sind:

- Übelkeit
- Spannungsgefühl in der Brust
- Zeitverschiebung der folgenden Menstruation.

Irreversible Methoden

Sterilisation

Bei der Sterilisation wird durch einen chirurgischen Eingriff die Unfruchtbarkeit eines Menschen herbeigeführt. Sie ist die sicherste, aber endgültige Methode der Empfängnisverhütung für Mann oder Frau. Die freiwillige Sterilisation ist in Deutschland straffrei, aber nur ungenügend gesetzlich geregelt. Die Berufsordnung Deutscher Ärzte hält eine Sterilisation für zulässig, wenn medizinische, genetische oder soziale Gründe vorliegen. Der Arzt muß vor dem Eingriff seiner Aufklärungspflicht nachkommen.

Durch eine Laparoskopie (Bauchspiegelung) werden bei der Frau beide Eileiter mit elektrischem Strom koaguliert (**PI 0,4**). Beim Mann wird der Samenstrang operativ durchtrennt (**PI 0,15**).

Spermiogenesehemmung

Die medikamentöse Beeinflussung der Spermienreifung („*Pille für den Mann*") befindet sich bisher noch im Stadium des Experiments.

Empfängnisverhütung nach einer Geburt

Die Zeit unmittelbar nach der Geburt bietet einen guten Ansatzpunkt zum Überdenken der Kontrazeption. Da die Wöchnerin selten allein dieses Thema ansprechen wird, muß die Hebamme gezielt beraten.

Während der genitalen Wundheilung ist aus hygienischen Gründen das *Kondom* zu empfehlen.

Abhängig von Stillhäufigkeit und Stilldauer kann etwa nach 4–6 Wochen p. p. wieder mit einem Eisprung gerechnet werden (s. S. 330).

Es gelten folgende Hinweise:
Die *Minipille* bietet neben der Prolaktinausschüttung beim Stillen einen zusätzlichen Schutz. Sie kann ab der 2. Woche p. p. eingenommen werden. Die auf S. 48 beschriebenen Nebenwirkungen (Zyklusstörung und geringerer Verhütungsschutz) sind in den ersten 3–4 Wochen der Stillzeit nicht relevant, da ohnehin eine herabgesetzte Fertilität und noch kein Zyklus besteht. Die Minipille beeinflußt das Stillen geringfügig.

Östrogenhaltige Pillen wurden früher zur Laktationshemmung verwandt. Bei den heute niedrig dosierten (< 50 Mikrogramm Östrogen) Pillen ist keine Volumenreduzierung und Veränderung der Muttermilch nachweisbar (F. A. Leidenberger, Klinische Endokrinologie für Frauenärzte, Springer-Verlag).

In der „Roten Liste" und auf den Waschzetteln der einzelnen Präparate sind jedoch die Minderung der Qualität und Quantität der Muttermilch, insbesondere bei mangelernährten Müttern beschrieben. Durch die Einnahme erfolgt ein geringer Hormontransfer über die Milch auf den Säugling ohne nachgewiesene Schädigung des Kindes.

Das *Scheidendiaphragma* muß bei der Nachuntersuchung (6 Wochen p. p.) neu angepaßt werden.

Intrauterinpessare können nach abgeschlossener Rückbildung und Wundheilung eingesetzt werden.

Frauen, die vor der Geburt mit den *Methoden der periodischen Enthaltsamkeit* ausreichend Erfahrungen gesammelt haben, können nach Beendigung des Wochenflusses wieder mit der Beobachtung des *Zervikalschleimes* beginnen. In der dritten Woche p. p. wird wieder mit dem Temperaturmessen begonnen, und ab der 6. Woche mit dem Untersuchen des Gebärmutterhalses. Solange eine Frau sich trocken fühlt, keinen Schleim beobachtet und keine Temperaturerhöhung feststellt, bestehen sichere Tage. Die Benutzung von Kondomen bringt zusätzliche Sicherheit.

2.3.3 Kinderwunsch, Sterilität, Infertilität

Der Wunsch nach einem Kind ist abhängig von der persönlichen Reife eines Menschen, vom Alter, dem sozialen Umfeld, von Partnerbeziehung, eigener Erziehung und zunehmend auch von materiellen Bedürfnissen.

Findet trotz Kinderwunsch und regelmäßigem Geschlechtsverkehr über 1–2 Jahre keine Befruchtung statt, spricht man von **Sterilität** (Zustand der Unfruchtbarkeit). *Ursachen* für die Sterilität liegen zu 50% bei der Frau, zu 35% beim Mann, und zu 15% bei beiden Partnern. Ist eine Befruchtung möglich, aber die Schwangerschaft kann nicht bis zur Geburt eines lebensfähigen Kindes ausgetragen werden, spricht man von der **Infertilität** der Frau. Der Gynäkologe kann durch Untersuchungen an beiden Partnern nach **Ursachen für die Sterilität** fahnden. Danach kann oft eine gezielte Therapie erfolgen.

Bei *Ovulationsstörungen* wird versucht, den **Eisprung hormonell auszulösen**. Bei *Verschluß der Tuben* oder Verwachsungen im Unterleib kommt die **mikrochirurgische Operationstechnik** zur Anwendung. Bei verschlossenen Eileitern oder gestörter Eileiterfunktion ergibt sich die Möglichkeit der **In-vitro-Fertilisation** (Befruchtung außerhalb des Körpers im Reagenzglas). Nach hormoneller Stimulierung der Follikelreifung werden mehrere Eizellen den Ovarien durch Laparoskopie oder transvaginal entnommen und mit den Samenzellen des Partners zusammengebracht. Nach erfolgter Zellteilung werden bis zu 3 Embryonen in den Uterus transplantiert. Die Erfolgsrate liegt bei 25%.

Das deutsche Embryonenschutzgesetz vom 1. 1. 1991 gibt klare Durchführungsvorschriften an und soll einen Mißbrauch mit menschlichen Keimzellen verhindern.

Bei intakten Eileitern und keiner nachweislichen Ursache für eine Sterilität („*idiopathische Sterilität*") wird ein **intratubarer Gametentransfer** durchgeführt. Gewonnene Eizellen und aufbereitetes Sperma werden während einer Bauchspiegelung zusammen in den Fimbrientrichter bzw. in den Eileiter gespritzt. Die Erfolgsrate liegt zwischen 30 und 40%.

Ungewollte Kinderlosigkeit und ihre Behandlung können bei einem Paar zu starken psychischen Belastungen führen.

Verwendete und empfohlene Literatur

Bass. E. u. Davis, L.: Trotz allem, Wege zur Selbstheilung für sexuell mißbrauchte Frauen, Berlin 1993

Bast, Ch.: Weibliche Autonomie und Identität. Untersuchungen über die Probleme von Mädchenerziehung heute, 2. Auflage. Juventa Verlag, Weinheim, München 1991

Beck-Gernsheim, E.: Das halbierte Leben. Männerwelt Beruf, Frauenwelt Familie. S. 64, Fischer Verlag, Frankfurt/M 1987

Beauvoir, S. de: Das andere Geschlecht. Sitte und Sexus der Frau. Neuübersetzung, S. 724, Rowohlt Verlag, Reinbek 1992

Burian, J.: Helping survivors of sexual abuse through labor, in: The American Journal of Maternal/Child Nursing, Vol. 20, Nr. 5, Sep/Okt 1995, S. 252–256

Christensen, M.: Birth rape, in: Midwifery Today, Nr. 22, Sommer 1992, S. 34

Döring, G. D.: Empfängnisverhütung. 12. Auflage, Thieme Verlag, Stuttgart 1990

Enkin, M., Keirse, M., Chalmers, I.: A Giude to Effective Care in Pregnancy and Childbirth, 7. Auflage. Oxford University Press, New York, Toronto 1991

Hardinghaus, W., Schneider, H.: Gynäkologie und Geburtshilfe für die Praxis, Hippokrates Verlag Stuttgart, 1989

Holz, K. A.: A practical approach to clients who are survivors of childhood sexual abuse, in: Journal of Nurse-Midwifery, Vol. 39, Nr. 1, Jan/Feb 1994, S. 13–18

Kitzinger, J.: Countracting, Not Reenacting, the Violation of Women's Bodies. The Challenge for Perinatal Caregivers. Birth, vol 19 no 4, reprint in: Midirs, Midwifery Digest 1993/2 p 167

Kitzinger, S.: Sexualität im Leben der Frau. Biederstein, München 1984

Kuhl, H.: Hormonale Kontrazeption, eine Standortbestimmung 51. Kongreß d. Deutschen Gesellschaft f. Gynäkologie und Geburtshilfe, 1.–5. 10. 1996 Dresden

Leidenberger, F. A.: Klinische Endokrinologie für Frauenärzte Springer Verlag Berlin 1992

Lippens, F.: Geburtsvorbereitung. Eine Arbeitshilfe für Hebammen, 2. Auflage. Staude Verlag, Hannover 1993

Natürliche Familienplanung, ein Leitfaden (Arbeitsgruppe NFP). München 1987

Olivier, Ch.: F wie Frau. Psychoanalyse und Sexualität. Econ Verlag, Düsseldorf, Wien 1992

Parrat, J.: The experience of childbirth for survivors of incest, in: Midwifery, Vol. 10, März 1994, S. 26–39

Pschyrembel, W.: Klinisches Wörterbuch. 257. Auflage, de Gruyter Verlag, Berlin 1994

Schücking, B.: Hebammen und Macht. Vortrag zur Hebammentagung Bad Boll 1993, DHZ 4/1993

Smith, P.: Childhood sexual abuse, sexuality, pregancy and birthing, A life history study, Inside-out books, Monograph series, Nr. 1, 1993, New Zealand

Spielmann, H., Steinhoff, R., Schaefer, C., Bunjges, R.: Taschenbuch der Arzneimittelverordnung in Schwangerschaft und Stillperiode. 4. überarb. und ergänzte Auflage, Gustav Fischer Verlag, Stuttgart 1992

Teichmann, A. T.: Empfängnisverhütung. Thieme Verlag, Stuttgart 1996

3. Anatomie und Physiologie

3.1 Anatomische Begriffe

Ulrike Harder

Das vorliegende Kapitel soll Hebammenschülerinnen das Erlernen der geburtshilflich relevanten Anatomie erleichtern und gestandenen Hebammen die Möglichkeit geben, ihr anatomisches Wissen aufzufrischen. Wir haben uns bemüht, alle Fachtermini zu erläutern bzw. in der Fußnote zu übersetzen und hoffen damit das Lesen und Verstehen der Texte zu erleichtern. Die wichtigsten **anatomischen Termini**, die z. B. für die Lagebestimmung des Feten von Bedeutung sind, lauten (Abb. 3.1-1):

medial: zur Mitte hin gelegen,
z. B. *der Sitzbeinstachel ist medial am Sitzbein*

lateral: zur Seite oder nach außen hin gelegen,
z. B. *die laterale Episiotomie*

proximal: an der Extremität dem Rumpf näher gelegen,
z. B. *der Oberarm liegt proximal zum Ellenbogen*

distal: an der Extremität weiter weg vom Rumpf gelegen,
z. B. *der Fuß liegt distal vom Knie*

externus: außen, außerhalb,
z. B. *extrauterine Schwangerschaft*

internus: innen, innerhalb,
z. B. *intrauterine Schwangerschaft*

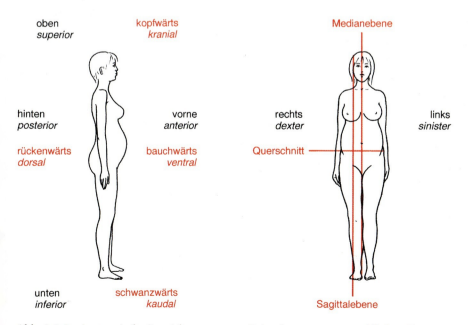

Abb. 3.1-1: Anatomische Bezeichnungen zur Orientierung am menschlichen Körper

superficialis: oberflächlich gelegen, z. B. *Musculus transversus perinei superficialis*

profundus: tiefer gelegen, z. B. *Musculus transversus perinei profundus*

3.2 Äußeres weibliches Genitale

Vulva

Zu den äußeren weiblichen Geschlechtsteilen, der Vulva, gehören (Abb. 3.2-1):

- große Schamlippen: *Labia majora*
- kleine Schamlippen: *Labia minora*
- Vorhofschwellkörper: *Bulbi vestibuli*
- kleine Vorhofdrüsen: *Skene-Drüsen*
- große Vorhofdrüsen: *Bartholin-Drüsen*
- der Kitzler: die *Clitoris*
- Scheidenvorhof: das *Vestibulum vaginae*

Zu den äußeren Geschlechtsmerkmalen zählen auch die Brüste.

Labien

Oberhalb der *Symphysis pubica*[1] (Schambeinfuge) erhebt sich der *Mons pubis*[2] (Schamberg). Die mit Haaren bedeckte Haut wölbt sich hier

---

[1] Symphysesthai (gr.): Zusammenwachsen.
[2] Mons (lat.): Berg, Pubes (lat.): Scham.

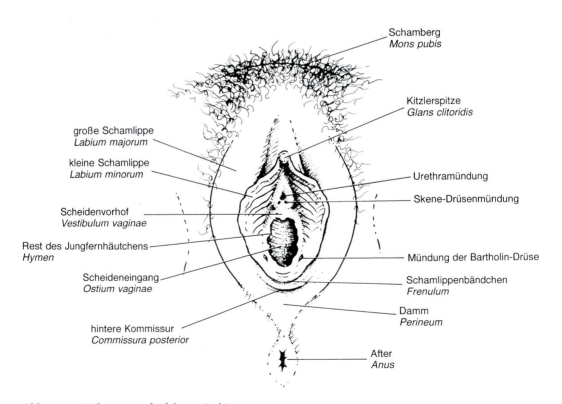

Abb. 3.2-1: Vulva mit aufgefalteten Labien

über einem Fettpolster leicht vor. Vom unteren Rand des Mons pubis ziehen 2 Hautlängsfalten, die *Labia majora*[3] (große Labien) nach hinten und vereinigen sich hinter der Scheidenöffnung zur *Commissura posterior*[4] (hintere Kommissur). Die großen Labien sind an der Außenseite behaart und enthalten reichlich Fettgewebe sowie Talg- und Schweißdrüsen.

Zwischen den großen Labien liegen unbehaart die *Labia minora*[5], 2 dünne, oft verschieden große Hautfalten. Sie werden nach hinten kleiner und vereinigen sich im *Frenulum*[6] *labiorum pudendi* (Schamlippenbändchen). Die kleinen Labien werden von einem gelegentlich stark pigmentierten Plattenepithel überzogen und sind reich an Nervengewebe und Talgdrüsen.

Clitoris

Die *Clitoris*[7] (Kitzler) (Abb. 3.2-2) ist ein kleines, aus Schwellkörpern gebildetes, erektiles Organ. Sie besteht aus 2 seitlichen Schenkeln, den *Crura clitoridis*[8], die an der Knochenhaut der absteigenden Schambeinäste anliegen und sich zu dem zylinderförmigen *Corpus clitoridis* (Klitoriskörper) vereinigen. Der Klitoriskörper enthält reichlich Nervenenden, von außen ist nur die sehr berührungsempfindliche Spitze, die *Glans clitoridis*[9] sichtbar, von lockerer Vorhaut umgeben erscheint sie vorne wie eine Perle zwischen den kleinen Labien.

Scheidenvorhof

Durch das seitliche Spreizen der kleinen Labien wird das *Vestibulum vaginae*[10] (Scheidenvorhof) sichtbar. Hier befinden sich unterhalb des Kitzlers auf einer kleinen rundlichen Erhebung die Mündung der *Urethra* (Harnröhre) sowie die Mündungen der **Skene-Drüsen**[11] = *Glandula vestibularis minor*[12] (kleine Vorhofdrüse). Ihre verzweigten Drüsenkörper verlaufen ca. 1,5 cm lang parallel zur Urethra.

Die zwei **Bartholin-Drüsen**[13] = *Glandula vestibularis major* (große Vorhofdrüse) liegen rechts und links des Scheideneingangs und werden von den großen Labien bedeckt. Ihre Ausführungsgänge münden in den hinteren Scheidenvorhof. Die Vorhofdrüsen gelten als Geschlechtsdrüsen der Frau, ihr Sekret befeuchtet den Scheideneingang, bei sexueller Erregung sondern sie vermehrt Flüssigkeit ab. Eine Entzündung der Bartholin-Drüse samt Ausführungsgang führt zu einer schmerzhaften, bis hühnereigroßen Schwellung der großen Labie, dem *Bartholin-Abszeß*.

Zum Vorhof gehört auch das **Hymen**[14] (Jungfernhäutchen), ein dünnes, von Blutgefäßen

---

[3] Labium (lat.): Lippe, major (lat.): groß.
[4] Commissura (lat.): Verbindung.
[5] minor (lat.): klein.
[6] Frenum (lat.): Band, Zügel.
[7] Kleitoris (gr.): kleiner Hügel.

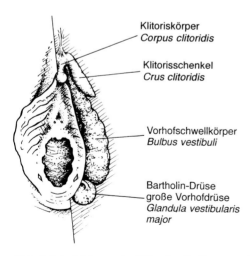

Abb. 3.2-2: Vulva mit Klitoris, Bulbus vestibuli und Bartholin-Drüse. Linksseitig wurden große und kleine Labie, sowie der M. bulbocavernosus entfernt

[8] Crus, Crura (lat.): Schenkel.
[9] Glans (lat.): Eichel.
[10] Vestibulum (lat.): Vorraum, Vorhof.
[11] Skene, Alexander: Gynäkologe, Brooklyn 1838–1900.
[12] Glandula (lat.): Drüse.
[13] Bartholin, Caspar: Anatom, Kopenhagen 1655–1738.
[14] Hymenos (gr.): Häutchen, Hochzeitsgott.

durchgezogenes Häutchen, welches beidseitig von einem schleimhautähnlichen Plattenepithel überzogen ist. Das Hymen verdeckt teilweise den Scheideneingang, es variiert in Form und Festigkeit und wird beim ersten Geschlechtsverkehr zerrissen. Am Scheideneingang bleibt ein unregelmäßiger Rand kleiner *Carunculae* (Fleischwärzchen) bestehen, der *Hymenalsaum*.

Die Bulbi vestibuli[15] (Vorhofschwellkörper) liegen rechts und links des Scheideneingangs (Abb. 3.3-2), sie bestehen aus einem Venengeflecht und verlaufen vom Kitzler bis zur Bartholin-Drüse. Bei sexueller Erregung werden sie stark durchblutet und schwellen an.

---

[15] Bulbus (lat.): Zwiebel.

3.3 Inneres weibliches Genitale

Zu den inneren weiblichen Geschlechtsorganen gehören (paarig angelegt):

- der Eierstock: das *Ovarium*
- der Eileiter: die *Tuba uterina*

sowie unpaarig:

- die Gebärmutter: der *Uterus*
- die Scheide: die *Vagina*

3.3.1 Vagina (Scheide)

Die Vagina (Abb. 3.3-1) ist ein dünnwandiger, sehr dehnbarer, ca. 10 cm langer, schräg nach hinten und oben verlaufender bindegewebiger Schlauch. Sie beginnt am Scheidenvorhof hinter dem Hymen und wird oben im Scheidengewölbe durch den untersten Gebärmutterteil, die Portio, begrenzt.

Die Scheidenhinterwand reicht in das höher gelegene hintere Scheidengewölbe und ist länger als die Scheidenvorderwand, beide Wände liegen einander locker auf. Die Hinterwand ist über ein Septum (Scheidewand) mit dem Rektum, die Vorderwand durch ein Septum mit Harnblase und Urethra verbunden. Die Vaginalwand enthält zirkulär und längsverlaufende glatte Muskulatur, ihre Längsmuskelfasern gehen in die oberflächlichen Muskelbündel der Gebärmutter über. Die Vaginalwand bildet die *Rugae vaginalis* (querverlaufende kleine Falten), die ihr eine enorme Dehnungsfähigkeit verleihen. Innen wird sie von einem mehrschichtigen unverhornten Plattenepithel überzogen, das viel Glykogen enthält. Die physiologisch in der Vagina vorkommenden Milchsäurebakterien (Döderlein-Bakterien[1]) bilden aus dem Glykogen abgeschilferter Epithelzellen Milchsäure, die das saure Scheidenmilieu (ca. pH 4) verursachen. Das saure Milieu schützt Uterus und Adnexe[2] vor aufsteigenden Krankheitskeimen.

3.3.2 Uterus (Gebärmutter)

Die Gebärmutter ist ein dickwandiges muskuläres Hohlorgan von abgeflacht birnenähnlicher Form. Ein geschlechtsreifer Uterus ist ca. 7 cm lang, in der Schwangerschaft wächst er durch *Hypertrophie* (Vergrößerung) und *Hyperplasie* (Vermehrung) der Muskelzellen auf eine Länge von ca. 30 cm an.

Lage des Uterus

Der Uterus befindet sich zentral im kleinen Becken zwischen Blase und Rektum. Normalerweise liegt er *anteversio-anteflexio*, d. h. nach vorne

---

[1] Döderlein, Albert: Gynäkologe, München 1860–1941.
[2] Adnexus (lat.): Anhang, weibl. Adnexe: Tuben und Ovarien.

3.3 Inneres weibliches Genitale

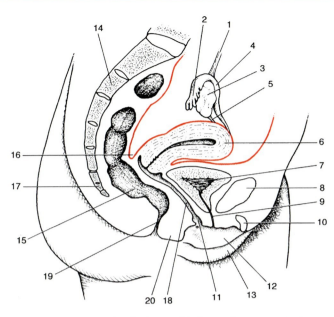

Abb. 3.3-1: Mittellängsschnitt durch das weibliche Becken. Das Peritoneum (Bauchfell) ist rot markiert, die Umschlagfalte um die Adnexe ist nicht darstellbar (Adnexe liegen intra-, Uterus extraperitoneal)

1	Lig. suspensorium ovarii	Aufhängeband des Eierstocks
2	Fimbriae tubae	Fimbrientrichter
3	Ovarium	Eierstock
4	Tuba uterina	Eileiter
5	Lig. ovarii proprium	Band des Eierstocks
6	Uterus	Gebärmutter
7	Vesica urinaria	Harnblase
8	Symphysis pubica	Schambeinfuge
9	Urethra	Harnröhre
10	Clitoris	Kitzler
11	Mündung der Bartholin-Drüse	
12	Labium minus	kleine Schamlippe
13	Labium majus	große Schamlippe
14	Os sacrum	Kreuzbein
15	Rectum	Mastdarm
16	Douglas-Raum	
17	Os coccygis	Steißbein
18	Vagina	Scheide
19	Canalis analis	Analkanal
20	Perineum	(Vorder)-Damm

geneigt (gekippt) und nach vorne abgebogen (geknickt) über der Blase (Abb. 3.3-2).

Liegt der Uterus nach hinten geneigt und nach hinten abgebogen, bezeichnet man seine Lage als *retroversio-retroflexio*.

Da die einzelnen Abschnitte des Uterus unterschiedliche Funktionen haben, wird der Uterus unterteilt in: *Corpus uteri, Isthmus uteri, Cervix uteri* (Abb. 3.3-3).

3. Anatomie und Physiologie

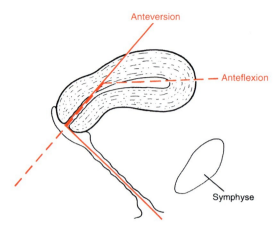

Abb. 3.3-2: Lage des Uterus im kleinen Becken.
Anteversio uteri: der Uterus liegt im Verhältnis zu seiner Umgebung nach vorn geneigt (gekippt).
Anteflexio uteri: die Uteruslängsachse ist im Verhältnis zur Zervixachse nach vorn abgebogen (geknickt).

Corpus uteri

Der dicke obere Hauptteil, das *Corpus uteri* (Gebärmutterkörper), leistet bei der Geburt die aktive Muskelarbeit, denn hier ist die Uteruswand am dicksten und enthält viele Muskel- und Nervenzellen sowie reichlich Blutgefäße. Seine oberhalb der Eileiter gelegene Kuppe ist der *Fundus uteri*[3] (Gebärmuttergrund). Da eine Uteruskontraktion (Wehe) am Fundus beginnt, ist sie hier mit der Hand gut zu tasten.

Isthmus und cervix uteri

Der Uteruskörper ist über den *Isthmus uteri*[4] (Gebärmutterenge) mit der *Cervix uteri*[5] (Gebärmutterhals) verbunden. Der **Isthmus uteri** wird im Verlauf der Schwangerschaft aufgedehnt und verlängert, dadurch vergrößert sich die Uterushöhle für den Feten. In der Geburtshilfe wird er **unteres Uterinsegment** genannt.

Isthmus und Zervix bestehen überwiegend aus Bindegewebe, durchsetzt von elastischen Fasern. Der Muskelfaseranteil ist hier viel geringer als im Korpus. Gemeinsam mit der Zervix verhält sich das untere Uterinsegment bei der Geburt passiv, beide werden durch die Kontraktionen des Uteruskörpers aufgedehnt und nach oben gezogen.

Portio

Der unterste, in die Scheide ragende Zervixanteil ist die *Portio vaginalis uteri*[6] (zur Scheide gehörender Uterusanteil), kurz Portio genannt.

---

[3] Fundus (lat.): Grund, Boden.
[4] Isthmus (gr.): schmaler Zugang.
[5] Cervix (lat.): Hals.
[6] Portio (lat.): Teil, Anteil.

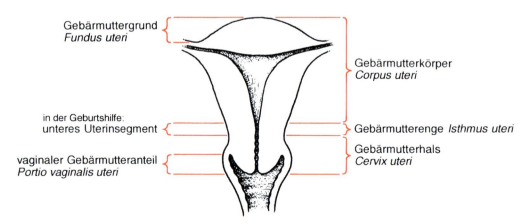

Abb. 3.3-3: Aufteilung der Gebärmutteranteile nach ihren Funktionen. Bei Kontraktionen verhalten sich das Corpus uteri aktiv, der Isthmus und die Cervix uteri passiv

Die **Portio** ist von Scheidenepithel bedeckt, bei vaginaler Spekulauntersuchung erscheint sie blaßrosa bis violett mit glänzend glatter Oberfläche.

Zervixkanal

In der Mitte der Portio mündet der *Canalis cervicitis* (Zervixkanal), der die Scheide mit dem *Cavum uteri* (Gebärmutterhöhle) verbindet (Abb. 3.3-4). Der Zervixkanal ähnelt einem zur Mitte hin ausgebuchteten Schlauch. Seine Schleimhautauskleidung (Zylinderepithel) wirft an der Vorder- und Hinterseite die *Plicae palmatae* (Reihe von Falten) auf, welche dem Zervixkanal eine vollständige Dehnung bei der Geburt ermöglichen.

Muttermund

Ostium externum uteri (äußerer Muttermund) bezeichnet die Mündung des Zervixkanals auf der Portio.

Ostium internum uteri[7] (innerer Muttermund) bezeichnet die Übergangsstelle des Zervixkanals zum Isthmus (Abb. 3.3-4).

---

[7] Ostium, Orificium (lat.): Mündung, Öffnung.

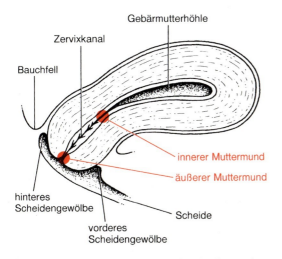

Abb. 3.3-4: Mittellängsschnitt durch die Gebärmutter und das obere Scheidendrittel von links gesehen. Äußerer und innerer Muttermund sind rot markiert

Während einer Geburt dehnen sich äußerer und innerer Muttermund bis zu einer Weite von ca. 10 cm. Wenn sich die Zervix nach der Geburt wieder formiert, schließen sich äußerer und innerer Muttermund wieder. Der äußere Muttermund verliert aber seine runde Grübchenform, er verändert sich bei Frauen, die geboren haben, zu einer quergestellten Spalte (mundähnliche Form).

Die Gebärmutterwand besteht aus 3 Schichten (Abb. 3.3-5):

- innen: *Endometrium*, Gebärmutterschleimhaut
- Mitte: *Myometrium*[8], Gebärmuttermuskel
- außen: *Perimetrium*, Bauchfellüberzug

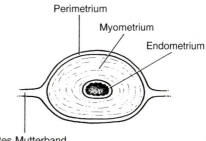

Abb. 3.3-5: Querschnitt durch die Mitte des Uteruskörpers mit den drei Schichten der Gebärmutterwand und dem Ansatz des Lig. latum (breites Mutterband)

Endometrium (Gebärmutterschleimhaut)

Innen wird der Uterus von Gebärmutterschleimhaut, einem einschichtigen hohen Zylinderepithel, ausgekleidet. Es besteht aus zellreichem Bindegewebe, schlauchartigen Drüsen, Flimmerepithel und vielen Spiralarterien, die durch ein arteriovenöses Kapillarnetz mit den Venen verbunden sind (Abb. 3.3-6). Das Endometrium ist

---

[8] Metra (gr.): Gebärmutter, Myo (gr.): Wortteil mit Bedeutung Muskel.

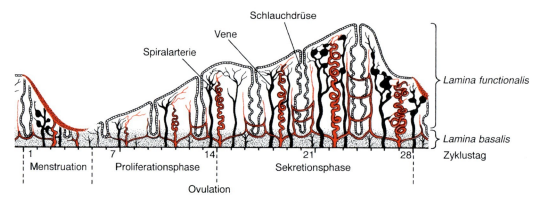

Abb. 3.3-6: Aufbau des Endometriums (Gebärmutterschleimhaut) mit der beständigen Lamina basalis und der sich regelmäßig ablösenden Lamina functionalis

das einzige Körpergewebe, das infolge einer periodisch auftretenden Nekrose und Abstoßung regelmäßig blutet, die *Menstruationsblutung*[9].

Das Endometrium baut sich aus 2 Schichten auf (Abb. 3.3-6):

Die *Lamina basalis*[10] (Basalschicht) ist ca. 1 mm dick, liegt dem Muskel direkt auf und löst sich mit der Menstruation nicht ab.

Die *Lamina functionalis* (Funktionsschicht) liegt darüber, sie durchläuft jeden Monat folgende Stadien:
- *Menstruationsblutung* (1.–5. Zyklustag): Funktionalis wird abgelöst und ausgestoßen.
- *Proliferationsphase* (5.–14. Zyklustag): Regeneration, die Funktionalis wird bis zu 8 mm dick
- *Ovulation* (ca. 14. Zyklustag)
- *Sekretionsphase* (15.–28. Zyklustag): Innerlicher Ausbau der Funktionalis, die Drüsen schlängeln sich und bilden schleimiges Sekret, alle Blutgefäße werden länger, Bindegewebszellen vergrößern sich, Flüssigkeit wird eingelagert.

Die Auflockerung in der Sekretionsphase ermöglicht es dem Endometrium, um den 21. Zyklustag ein befruchtetes Ei zur Einnistung aufzunehmen. Mit Beginn einer Schwangerschaft baut sich die Funktionalis weiter auf und wird dann **Dezidua**[11] genannt.

Die *Endocervix* (Schleimhaut im Zervixkanal) wird vom Menstruationszyklus wenig beeinflußt. Sie bildet ein alkalisches Sekret, welches den Zervixkanal mit einem dichten Schleim verschließt und so das Aufsteigen von pathogenen Keimen aus der Vagina erschwert. Der Schleim wird während der Ovulation durch Östrogeneinwirkung verflüssigt und damit für Spermien durchlässig.

In der Schwangerschaft verdichtet er sich zu einem Schleimpfropf, der sich erst mit beginnender Zervixdehnung ablöst und dann leicht blutig sein kann. Die Blutbeimengung stammt von angerissenen kleinen Blutgefäßen im Zervixkanal oder inneren Muttermund.

Myometrium (Gebärmuttermuskel)

Der Gebärmuttermuskel besteht aus einer ca. 2 cm dicken, unwillkürlich arbeitenden glatten Muskelschicht. Das Myometrium ist Bestandteil eines komplex ineinandergreifenden Systems aus Uterus, Tuben und einstrahlenden Ligamenten (Bändern). Verlauf und Anordnung der Mus-

---

[9] Menstruus (lat.): allmonatlich.
[10] Lamina (lat.): dünne Schicht, Platte.
[11] deciduus (lat.): abfallend.

3.3 Inneres weibliches Genitale

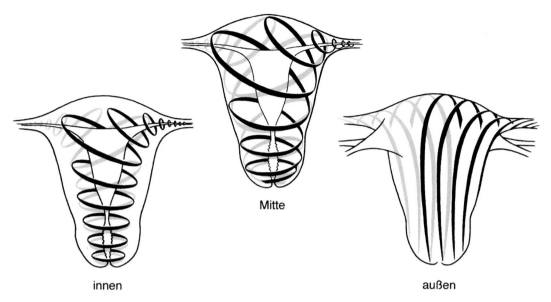

innen   Mitte   außen

Abb. 3.3-7: Verlaufsrichtung der Muskelfasern im Myometrium. **Innen:** Ringförmige Anordnung in einer dünnen Muskelschicht. **Mitte:** Spiralige Anordnung in dicker Schicht. **Außen:** Längsverlaufende Anordnung in dünner Schicht unter dem Perimetrium

kelfasern sind am nichtschwangeren Uterus kaum zu erkennen. Wenn die Muskulatur in der Schwangerschaft durch Vergrößerung und Vermehrung der Muskelzellen verdickt ist, lassen sich *3* unscharf voneinander abgegrenzte *Schichten* bzw. Lagen erkennen (Abb. 3.3-7):

- *innere Myometriumlage,* dünn, liegt unter dem Endometrium, vorwiegend zirkulärer Faserverlauf, eine Fortsetzung der ringförmig angeordneten inneren Muskelfasern im Eileiter
- *mittlere Myometriumlage,* dick, besteht aus miteinander vernetzten, spiralig verlaufenden Muskelfasern, leistet die größte Muskelarbeit bei der Geburt
- *äußere Myometriumlage,* dünn, mit dem Perimetrium verwachsen. Längsverlaufende Muskelfasern ziehen vom Fundus uteri zur Zervix. Diese Längsmuskulatur verkürzt sich bei Wehentätigkeit (Retraktion) und fördert so das Tiefertreten und die Geburt des Kindes.

In das Myometrium strahlen zusätzlich glatte Muskelbündel ein, die von den Uterushaltebändern herangeführt werden (s. S. 70, Abb. 3.6-2).

Der Muskelfaserverlauf im Uterus wird in Abb. 3.3-7 *schematisch* dargestellt. Real sind die Lagen in Gestalt und Funktion nicht voneinander abgegrenzt, das Myometrium ist immer als komplexes Ganzes zu sehen!

Perimetrium (Bauchfellüberzug der Gebärmutter)

Der Uterus liegt extraperitoneal[12] in einer breiten Querfalte des *Peritoneums*[13] (Bauchfell). Das Peritoneum ist eine seröse Haut, die alle Eingeweide überzieht und die Bauchhöhle von innen auskleidet. Das Bauchfell sondert Peritonealflüssigkeit ab und ermöglicht so eine Verschieblichkeit aller Organe im Bauchraum. An der Vorder- und Hinterwand der Gebärmutter ist das Bauchfell mit dem Myometrium fest ver-

---

[12] extraperitoneal: außerhalb des von Bauchfell umgebenen Bauchraums.
[13] Peritonaion (gr.): das Herumgespannte.

wachsen und wird darum *Perimetrium* (um die Gebärmutter herum) genannt. Seitlich des Uterus trifft dann Bauchfell auf Bauchfell und bildet das *Ligamentum latum* (breites Mutterband s. Abb. 3.3-5, 3.6-3).

Folgende Begriffe können wegen ihrer Ähnlichkeit schnell verwechselt werden:
- **Peritoneum** (Bauchfell)
- **Perimetrium** (Bauchfell um den Uterus herum)
- **Parametrium** (Bindegewebe neben der Zervix)
- **Perineum** (Vorderdamm = Raum zwischen Anus und Genitalien)

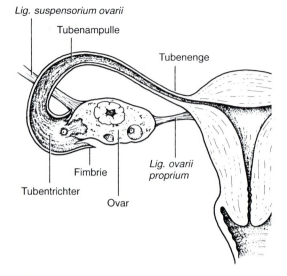

3.3.3 Tuba uterina (Eileiter)

Die Tubae uterinae[14] sind zwei 12–15 cm lange Röhren, die rechts und links am Uterusfundus ansetzen und in ihrer Grundform 2 Trompeten ähneln (Abb. 3.3-8). Außen liegt als erweitertes Ende das *Infundibulum tubae uterinae*[15] (Tubentrichter), dessen Rand in vielen 1–2 cm langen Zipfeln, den *Fimbriae tubae*[16] (Tubenfransen) ausläuft. Der Trichter befindet sich an dem zwei Drittel der Tubenlänge ausmachenden weiten Abschnitt, der *Ampulla tubae uterinae* (Tubenampulle); daran schließt sich als enges Drittel der *Isthmus tubae uterinae* (Tubenenge) an. Die Tubenenge zieht oben seitlich durch den Uterusmuskel und mündet in der Uterushöhle.

Beim **Eisprung** legt sich der Trichter mit seinen Fimbrien, von oben-hinten kommend, an den Eierstock an, um die Eizelle aufzufangen und in die Ampulle weiterzuleiten.

Der Eitransport wird durch den speziellen Aufbau der Tubenwand gewährleistet:

---
[14] Tuba (lat.) und salpinx (gr.): Trompete.
[15] Infundibulum (lat.): Trichter.
[16] Fimbriae (lat.): Franse.

Abb. 3.3-8: Frontaler Mittellängsschnitt durch Tube und Ovar zum Zeitpunkt der Ovulation. Tubentrichter und Fimbrien haben sich direkt über dem sprungbereiten Graaf-Follikel an das Ovar gelegt

- Die **Muskelschicht** besteht innen aus ringförmig-, außen aus längsverlaufenden Muskelfasern und kann peristaltische Wellenbewegungen ausführen.
- Die **Schleimhautauskleidung** der Tube bildet viele Falten und besteht aus 2 Zellarten, den Wimpernzellen mit ihrem zur Uterushöhle gerichteten Wimpernschlag und den Drüsenzellen, deren Sekret das Gleiten der befruchteten Eizelle erleichtert und sie ernährt.

Sind die Schleimhautfalten nach einer Salpingitis (Eileiterentzündung) verklebt, kann der Transport einer befruchteten Eizelle verzögert oder verhindert werden und eine Eileiterschwangerschaft (EU, Extrauteringravidität) entstehen.

Lage und Bauchfellverhältnisse von Tube und Ovar:

Die Tube liegt im oberen, freien Rand des breiten Mutterbandes und wirft hier die mittlere von 3 Bauchfellfalten auf: Vor ihr zieht das runde Mutterband zum Leistenkanal, hinter ihr das Eierstockband vom Uterus zum Ovar (s. Abb. 3.6-1).

Eierstockband und Tube sind von Bauchfell überzogen, liegen also genau genommen *extraperitoneal*. Da jedoch die Tubentrichter mit ihren Fimbrien durch eine Bauchfellöffnung in die freie Bauchhöhle ragen und wie die Ovarien bauchfellfrei sind, werden die Adnexe der Frau als *intraperitoneal*[17] gelegen eingestuft.

3.3.4 Ovar (Eierstock)

Die Ovarien sind die Gonaden (Geschlechtsdrüsen) der Frau. In der Geschlechtsreife sind sie etwa 4 x 2 x 1 cm groß und haben die Form einer *kleinen Pflaume*. Nach der Menopause bilden sich beide Ovarien zurück und verkleinern sich im Senium etwa auf *Mandelgröße*. Jedes Ovar ist über das *Lig. ovarii proprium* (Band des Eierstocks) mit dem Uterus verbunden und wird seitlich vom *Lig. suspensorium ovarii* (Aufhängeband des Eierstocks) zur Beckenwand gehalten (Abb. 3.3-8 u. 3.6-1). Der Eierstock besteht aus einer *Rinden-* und einer *Marksubstanz* und ist von einer weißlichen, bindegewebigen Kapsel umhüllt, die außen vom *Keimepithel* überzogen ist.

- Die **Eierstockrinde** enthält bei der geschlechtsreifen Frau unzählige primäre *Oozyten* (Eizellen) sowie Follikel[18] in verschiedenen Reifestadien (Sekundärfollikel, Tertiärfollikel, Corpus luteum, Corpus albicans), welche die Hormone Östrogen und Progesteron bilden.

- Das **Eierstockmark** liegt innen, es enthält Bindegewebe sowie reichlich Blutgefäße, welche den An- und Abtransport von Hormonen über die in den Eierstockbändern verlaufenden Gefäße ermöglichen. Die Ovarien eines weiblichen Neugeborenen enthalten 200 000 – 2 Mio. (variierende Literaturangaben) primäre Oozyten mit den sie umgebenden Follikelepithelzellen. Die Anzahl dieser sog. Primordialfollikel[19] verringert sich kontinuierlich im Lebensverlauf, da stetig Eizellen zugrunde gehen.

Follikelreifung

Von der Pubertät an reifen ständig mehrere Primordialfollikel zu Primär-, Sekundär- und Tertiärfollikeln[20] heran, jedoch nur ein Follikel erreicht jeden Monat das letzte Reifestadium und setzt bei der Ovulation eine Oozyte frei. Die anderen teilweise ausgebildeten Follikel haben hormonbildende Funktion (Östrogene), sie degenerieren, ohne das letzte Reifestadium zu erreichen. Sehr selten gelangen 2 oder mehr Follikel in einem Zyklus zur Ovulation. Werden sie befruchtet, entsteht eine Mehrlingsschwangerschaft (z. B. zweieiige Zwillinge).

> Zwischen Menarche und Menopause (erste und letzte Menstruationsblutung) reifen somit viele tausend Follikel heran, aber nur ca. **400** davon gelangen während der ca. 30jährigen Fertilität (Fruchtbarkeit) einer Frau zum Eisprung. Zur Menopause ist der Vorrat an Follikeln nahezu erschöpft.

Die Reifung beginnt durch Teilung der um die Eizelle herum gelegenen Follikelzellen, und durch Sekretion der Follikelzellen zur Bildung der *Zona pellucida*[21] (Schicht zwischen Eizelle und Follikelzellen). Im weiteren Verlauf setzt sich außen um die Follikelzellen eine Schicht Thekazellen[22] an (Abb. 3.3-9). Die Thekazellen versorgen die Follikelepithelzellen mit Androgenen, die zu Östradiol (natürliches Östrogen) umgewandelt und an den Blutkreislauf abgegeben werden. Während der Reifung wird damit der Follikel zu einer aktiven endokrinen Drüse.

---

[17] intraperitoneal: innerhalb des Bauchfells im Beckenraum.
[18] Folliculus (lat.): Beutel, Bläschen.
[19] Primordium (lat.): Uranfang, Ursprung.
[20] primus, secundus, tertius (lat.): der erste, zweite, dritte.
[21] Pellucidus (lat.): durchsichtig.
[22] Theke (gr.): Hülle, Behältnis.

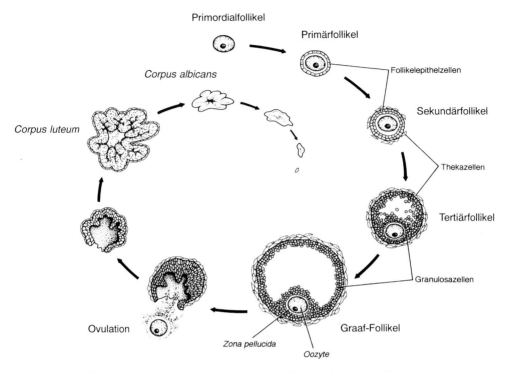

Abb. 3.3-9: Follikelreifung bis zum Eisprung und anschließende Umwandlung zum Corpus luteum

Reifestadien eines Follikels

- *Primärfollikel:* Die Oozyte ist von verdicktem kubischem Follikelepithel umgeben (Abb. 3.3-9).
- *Sekundärfollikel:* Das kubische Follikelepithel ist mehrschichtig geworden und produziert Östradiol.
- *Tertiärfollikel = Bläschenfollikel:* Durch Sekretion der Follikelzellen in das Zentrum des Follikels bildet sich ein flüssigkeitsgefüllter Hohlraum aus. Die Eizelle liegt von Granulosazellen (körnchenartige Follikelzellen) umgeben am Rande dieses ebenso von Granulosazellen ausgekleideten Hohlraums.
- *Graaf-Follikel:* Endstadium des Tertiärfollikels, er hat einen Durchmesser von 1,5–2 cm und wölbt die Oberfläche des Ovars sichtbar vor. Die von Granulosazellen umgebene Eizelle schwimmt jetzt fast in der Hohlraumflüssigkeit.
- *Ovulation = Eisprung:* Wenn die Follikelwand an der Oberfläche des Ovars einreißt, wird die Eizelle herausgespült und vom Tubentrichter aufgenommen.
- *Corpus luteum*[23] *= Gelbkörper:* Nach erfolgter Ovulation kommt es im Follikelhohlraum zu einer leichten Blutung. Granulosa- und Thekazellen wuchern in das Blutgerinsel und lagern gelbgefärbte Lipidtröpfchen ein. So bildet sich innerhalb von 3 Tagen das Corpus luteum (Gelbkörper) aus, welches in seinem Blütestadium haselnußgroß wird und die ovarielle Oberfläche ausbeult. Auch der Gelbkörper ist eine endokrine Drüse, seine Granulosaluteinzellen (vorher Granulosazellen) sondern das Hormon Progesteron ab, von den Thekaluteinzellen (vorher Thekazellen) wird weiter Östrogen gebildet. Etwa 10 Tage nach der Ovulation beginnt die Rückbildung des Gelbkörpers, bis er am letzten Zyklustag keine Hormone mehr erzeugt.
- *Corpus albicans*[24]: Aus dem zurückgebildeten Corpus luteum wird eine weißliche, bindegewebige Narbe, die kleiner werdend im Ovar verbleibt.

---

[23] luteus (lat.): gelb.
[24] albus (lat.): weiß.

3.4 Menstruationszyklus

Die zyklischen Veränderungen im Körper der Frau, besonders im Ovar und am Endometrium, werden hauptsächlich vom **Hypothalamus** gesteuert (Abb. 3.4-1). Der Hypothalamus ist eine zentralnervöse Region im Zwischenhirn, die über einen Stiel mit der *Hypophyse* verbunden ist. Der Hypothalamus stimuliert durch Abgabe des *Gonadotropin-Releasing-Hormons* (GnRH oder LH-RH) die Hypophyse zur Ausschüttung von Gonadotropinen[1].

Die **Hypophyse** (Hirnanhangdrüse), ein kirschkerngroßes endokrines Organ, wird in Vorderlappen (*HVL*) und Hinterlappen (*HHL*) unterteilt. Der **HVL** bildet die wichtigsten zyklusbestimmenden Hormone:
− *follikelstimulierendes Hormon* (FSH)
− *luteinisierendes Hormon* (LH)
− auf die Brustdrüse wirkendes *Prolaktin*.

Zusätzlich wird der weibliche Zyklus von allgemeinen Faktoren wie körperliche Anstrengungen, seelische Belastungen etc. beeinflußt sowie von anderen Organen, besonders der Schilddrüse und Nebennierenrinde.

Die Gonadotropine FSH und LH wirken unmittelbar auf die Ovarien. **FSH** bewirkt primär die Follikelreifung, ist aber auch in der Gelbkörperphase wirksam. **LH** unterstützt ebenfalls die Follikelreifung, wirkt aber primär auf die Ovulation und die Gelbkörperphase.

Ein **Menstruationszyklus** dauert bei den meisten Frauen 26−30 Tage, kürzere oder längere Zyklen sind eher selten. Abb. 3.4-2 zeigt zwei 28-Tage-Zyklen, den ersten ohne, den zweiten mit Befruchtung der Eizelle. Zyklische Veränderungen im Ovar und am Endometrium sowie Hormonspiegelschwankungen und Basaltemperaturverlauf sind hier schematisch dargestellt.

---

[1] gonadotrop: auf Geschlechtsdrüsen wirkend.

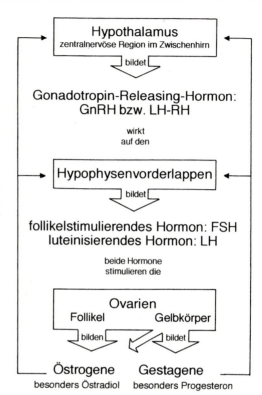

Abb. 3.4-1: Funktionskreis von Hypothalamus, Hypophyse und Ovarien zur Bildung von Sexualhormonen. Die durch FSH und LH im Zyklusverlauf veränderten Östradiol- und Progesteronkonzentrationen im Blut beeinflussen ihrerseits rückkoppelnd Hypothalamus und Hypophyse und bewirken Veränderungen in der GnRH- sowie FSH/LH-Ausschüttung

- **Follikelreifungs- oder östrogene Phase:** Durch FSH-Sekretion angeregt reifen die Follikel heran und produzieren Östrogene. Östradiol wird besonders vom Tertiärfollikel und Graaf-Follikel in steigender Menge gebildet. Kurz vor dem Eisprung ist die Östradiolkonzentration im Blut so hoch, daß sie eine stoßartige LH-Ausschüttung bewirkt, die wiederum den Eisprung auslöst.

- **Gelbkörper- oder gestagene Phase:** Der Follikel bildet sich zum Corpus luteum aus, und pro-

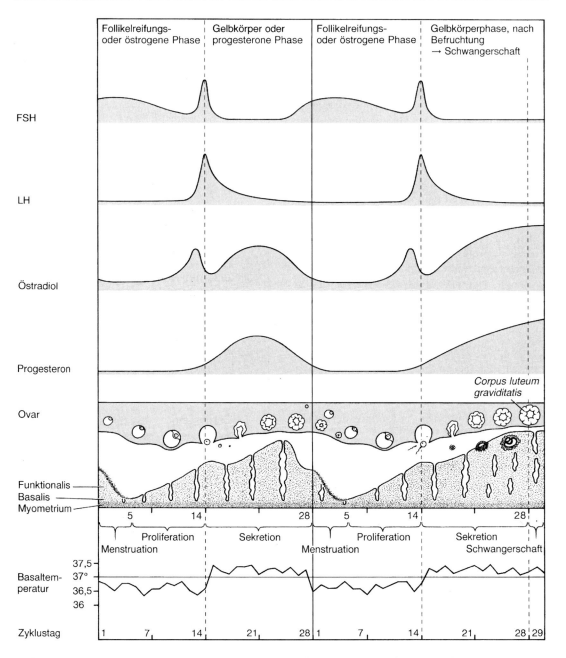

Abb. 3.4-2: Zwei Menstruationszyklen, der erste ohne, der zweite mit Befruchtung der Eizelle. Erläuterungen im Text

duziert zunehmend Progesteron, das wichtigste Gestagen der Frau. Nach 10 Tagen bildet sich der Gelbkörper zurück, die Östrogen- und Progesteronkonzentration im Blut sinkt rasch ab.

- **Menstruationsblutung:** Das Absinken des Progesteronspiegels bewirkt im Endometrium eine Kontraktion an der Basis der Spiralarterien, die Funktionalis geht zugrunde und wird mit einer Blutung ausgestoßen. (Alle zyklischen Endometrium-Veränderungen sind auf S. 58 ausführlich beschrieben.)
- **Konzeption und Schwangerschaft:** Ist die Eizelle befruchtet worden, bleibt der Gelbkörper etwa 3 Monate bestehen. Er bildet steigende Progesteron- und Östrogenmengen, die schwangerschaftserhaltend wirken.
- **Basaltemperaturverlauf:** Durch regelmäßiges orales oder rektales Messen der morgendlichen Körpertemperatur kann jede Frau feststellen, ob und wann ihr Eisprung erfolgt. Da das Progesteron eine temperatursteigernde Wirkung hat, erhöht sich die Körpertemperatur in der zweiten Zyklushälfte um ca. 0,4–0,6 °C. Sinkt der Progesteronspiegel zum Zyklusende nicht ab, bleibt auch die Körpertemperatur hoch. Dies kann ein Zeichen für Schwangerschaft sein.

3.5 Beckenboden

Als Beckenboden bezeichnet man den aus Muskeln und Bindegewebe bestehenden schalenförmigen Abschluß des knöchernen Beckens nach unten (Abb. 3.5-1). Er hält die Beckenorgane und stützt Harnblase, Uterus und Rektum. Der Beckenboden gleicht die durch Anspannen der Bauchdecke entstehenden Wechsel des abdominalen Druckes aus, welche z. B. beim Husten, Lachen oder Heben schwerer Gegenstände verursacht werden.

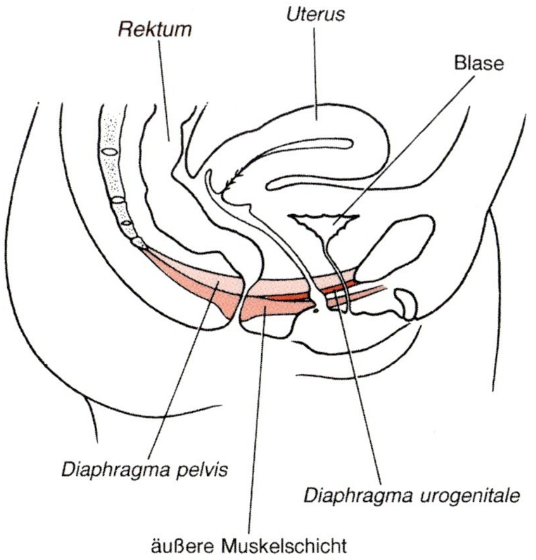

> Ein geschwächter Beckenboden kann zu *Harn-* und *Stuhlinkontinenz*, im Extrem zum *Vorfall von Beckenorganen* führen.

Während der Schwangerschaft wird der Beckenboden weicher und elastischer, um bei der Geburt die enorme Dehnung zuzulassen, die den Durchtritt des Kindes ermöglicht. Dank seiner bemerkenswerten Elastizität ist die Stützfunktion des Beckenbodens meist bald nach der Geburt wieder hergestellt.

Der Beckenboden besteht aus **3 Schichten:** *Diaphragma pelvis*[1], *Diaphragma urogenitale*[2] und *äußere Muskelschicht*.

Die *2 Diaphragmen* bestehen aus beidseitig von Faszien[3] bedeckten Muskelplatten; die

Abb. 3.5-1: Schematische Seitenansicht der 3 Schichten der **Beckenbodenmuskulatur**

---

[1] Diaphragma (gr.): Scheidewand; pelvis (lat.): Becken.
[2] urogenital: Harn und Geschlechtsorgane betreffend.
[3] Faszie: aus kollagenen Fasern bestehende Hülle für Muskeln und Organe.

äußere Muskelschicht wird von mehreren Einzelmuskeln gebildete. Alle 3 Muskelschichten sind fächerartig übereinander angeordnet und an vielen Stellen durch Muskelfasern und Faszien eng miteinander verbunden. Zum besseren Verständnis werden sie in den Abbildungen 3.5-2, 3, 4 einzeln dargestellt.

Die Beckenbodenmuskeln sind zusammen etwa 4 cm dick, bei der Geburt werden sie zur Seite gedrückt und stark nach außen gedehnt, so daß sie sich beim Durchtritt des Kopfes weit vor die Beckenausgangsebene vorwölben (Abb. 3.5-5).

Diaphragma pelvis

– **M. levator ani** (Afterhebermuskel)

Das Diaphragma pelvis (Abb. 3.5-2) ist eine in Höhe von Steiß- und Schambein ausgespannte, schalenförmige Muskelplatte. Sie ist die wichtigste Stütze für die Beckeneingeweide und läßt nur nach vorne den längsgerichteten **Levatorspalt** offen für Harnröhre, Scheide und After.

Der **M. levator ani**[4] ist paarig angelegt, er begrenzt in 2 flügelförmigen Schenkeln (Levatorschenkel) den Lavatorspalt. *Jeder Schenkel wird in einen vorderen* (Pars pubica) *und hinteren* (Pars iliaca) *unterteilt.*

- Der **vordere Schenkel** (*M. pubococcygeus*[5]) setzt an der Hinterfläche des Schambeins an, zieht nach unten hinter das Rektum und vereinigt sich hier zum Teil mit Muskelfasern der Gegenseite; einige Muskelfasern erreichen das Steißbein, andere strahlen in die Längsmuskeln der Rektumwand ein.

- Der **hintere Schenkel** *(M. iliococcygeus)* setzt breitgefächert an einem Sehnenstrang, dem *Arcus tendineus*[6] (Sehne zwischen Symphyse und Sitzbeinstachel) an, auch er zieht hinter das Rektum und vereinigt sich teilweise mit Fasern der Gegenseite in einer Naht, teilweise inseriert er an den beiden letzten Steißbeinsegmenten.

---

[4] M. für musculus (Muskel), levare (lat.): heben.
[5] coccygeus: zum Steißbein gehörend.
[6] Arcus (lat.): Bogen; tendineus (lat.): sehnig.

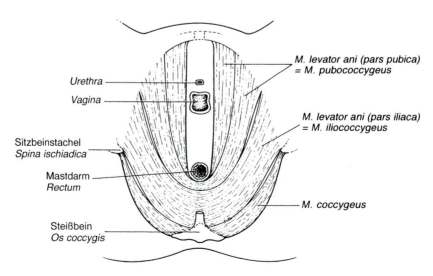

Abb. 3.5-2: **Diaphragma pelvis.** Ansicht von unten auf die innere (obere) Beckenbodenschicht, die hauptsächlich vom M. levator ani gebildet wird. Vorne ist das Schambein, seitlich die Sitzbeinstachel und hinten das Steißbein zur Orientierung angedeutet

Der **M. coccygeus** wird von einigen Autoren als hinterster Beckenbodenmuskel dem Diaphragma pelvis zugeordnet. Er ist paarig angelegt und setzt gebündelt am Sitzbeinstachel an, fächert sich dann auf und inseriert breitflächig seitlich unten an Kreuz- und Steißbein.

Diaphragma urogenitale

- **M. transversus perinei profundus** (tiefer querer Dammuskel)
- **M. sphincter urethrae externus** (äußerer Harnröhrenschließmuskel)

Das Diaphragma urogenitale (Abb. 3.5-3) setzt seitlich an den Schambeinästen an und spannt sich als Muskel-Sehnen-Platte querverlaufend über den Levatorspalt. Es besteht aus 2 Faszien, zwischen denen sich der *M. transversus perinei profundus*[7] und der *M. sphincter urethrae externus*[8] befindet. Die Muskelfasern des M. transversus perinei profundus verschließen den Levatorspalt weitgehend, einige Fasern strahlen in die Vaginalwand ein. Nach vorne wird der Muskel dünner, so daß der Schambogenwinkel nur durch Faszie geschlossen wird.

Äußere Muskelschicht des Beckenbodens

- **M. bulbocavernosus** (Schwellkörpermuskel)
- **M. sphincter ani externus** (äußerer Afterschließmuskel)
- **M. ischiocavernosus** (Sitzhöcker-Schwellkörpermuskel)
- **M. transversus perinei superficialis** (oberflächlicher querer Dammuskel)

Die wichtigsten Muskeln der äußeren Schicht (Abb. 3.5-4) sind der paarig angelegte *M. bulbocavernosus* = *M. bulbospongiosus*[9] und der ringförmige *M. sphincter ani externus*. Zusammen bilden sie um Scheide und Analkanal eine Art achtförmige Muskelschlinge.

- Der **M. bulbocavernosus** setzt vorne am Klitorisschaft an, bedeckt den Vorhofschwellkörper und strahlt mit einigen Muskelfasern in die Haut des Scheidenvorhofs ein. Bei Anspannung verengt er den Scheideneingang. Der M. bulbocavernosus endet mit einigen Muskelbündeln an der Faszie des *M. transversus perinei profundus*, andere treffen sich in einer Naht hinter der Vaginalöffnung, oder sie kreuzen im Zentrum des Dammes und ziehen bis in den Afterschließmuskel.
- Der **M. sphincter ani externus** umschließt als willkürlicher äußerer Schließmuskel das Ende des Mastdarms, den *Canalis analis* (Analkanal). Einige Muskelfasern des Afterschließmuskels verlaufen ringförmig um den Analkanal, andere kreuzen vor und hinter dem Anus, ziehen vorne zur Nahtstelle der *Mm. bulbocavernosi* und hin-

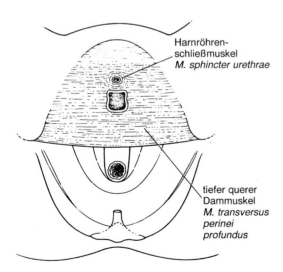

Abb. 3.5-3: **Diaphragma urogenitale.** Ansicht von unten auf die mittlere Beckenbodenschicht, die hauptsächlich vom M. transversus perinei profundus gebildet wird

---

[7] transversus (lat.): querverlaufend; perineos (gr.): Damm.
[8] Sphinkter (gr.): Schließmuskel.

[9] cavernosus (lat.): voller Höhlungen; spongiosus (lat.): schwammig, porös.

3. Anatomie und Physiologie

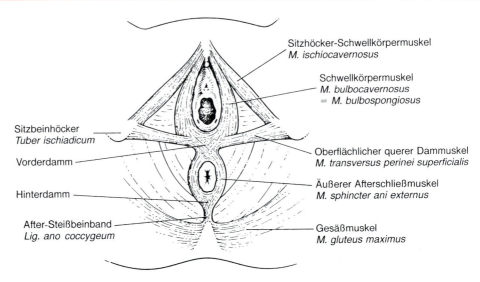

Abb. 3.5-4: **Äußere Muskelschicht.** Ansicht von unten auf die äußere (untere) Beckenbodenschicht, die von den paarig angelegten Mm. ischiocavernosi, Mm. bulbocavernosi und Mm. transversus perinei superficialis, sowie dem M. sphincter ani externus gebildet wird

ten zum *Ligamentum anococcygeum*[10] (After-Steißbein-Band); wenige Muskelfasern ziehen in den Unterrand des *M. levator ani*, der als Afterhebermuskel wichtig für einen gut funktionierenden Analverschluß ist.

- Der **M. ischiocavernosus**[11] ist paarig angelegt, er setzt vorne am Schambeinast an und zieht zum *Tuber ischiadicum* (Sitzbeinhöcker), er ist schwächer als der M. bulbocavernosus.
- Der **M. transversus perinei superficialis** entspringt hinten im Zentrum des Dammes. Er ist paarig angelegt und zieht quer, an der Basis des Diaphragma urogenitale entlang, zu den Sitzbeinhöckern.

Perineum (Damm)

Das Perineum (*Vorderdamm*) ist der Weichteilbereich zwischen hinterer Kommissur und After (Den Bereich zwischen After und Steißbein nennt man *Hinterdamm*).

---

[10] Ligamentum (lat.): Band, Abkürzung Lig.
[11] ischiadicus: zum Sitzbein gehörend.

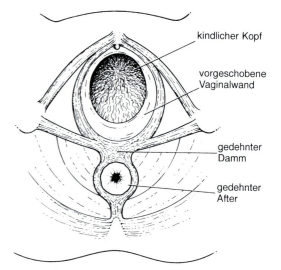

Abb. 3.5-5: Beckenbodenmuskulatur, die durch den kindlichen Kopf bei der Geburt nach unten und außen gedrückt ist

In der Mitte des **Vorderdammes** liegt als sehnige Platte das *Centrum tendineum perinei* (Zentrum des Dammes), es dient den Muskeln der äußeren Beckenbodenschicht, dem *M. bul-*

bocavernosus, M. transversus perinei superficialis und dem *M. levator ani*, als gemeinsamer Ansatzpunkt. Auch von den 2 Diaphragmen reichen muskuläre und sehnige Ausstrahlungen in das Zentrum des Dammes. Dies zeigt, wie eng Diaphragmen und äußere Muskelschicht miteinander verbunden sind, um gemeinsam den tragfähigen Beckenboden zu bilden.

Die Mitte des Dammes ist dünn und sehnig, sie enthält wenig Muskel- und Nervengewebe weshalb ein **Dammriß** meist hier, median in Richtung Anus verläuft. Da wenig Muskelgewebe verletzt wird, verheilen kleine bis mittlere Einrisse und **mediane Episiotomien** meist gut und relativ schmerzarm.

> Eine **mediolaterale Episiotomie** durchtrennt teilweise den *M. bulbospongiosus* und den *M. transversus perinei superficialis*, der *M. levator ani* wird bei großer Episiotomie angeschnitten. Die Wundheilung ist darum meist schwieriger als bei der **medianen Episiotomie**, die Schmerzen größer und die zurückbleibende Narbe wird viel stärker wahrgenommen (s. S. 248 ff.).

3.6 Bindegewebe und Haltebänder

Die Befestigung der inneren Genitalorgane im kleinen Becken wird vom Parametrium[1] (Beckenbindegewebe) und von paarigen Ligamenten (Bändern) geleistet. Ebenso hat der Beckenboden, als muskulärbindegewebiger Verschluß des kleinen Beckens nach unten, einen wichtigen Anteil an der Lagestabilität der Beckenorgane.

[1] para (gr.): neben; metra (gr.): Gebärmutter.

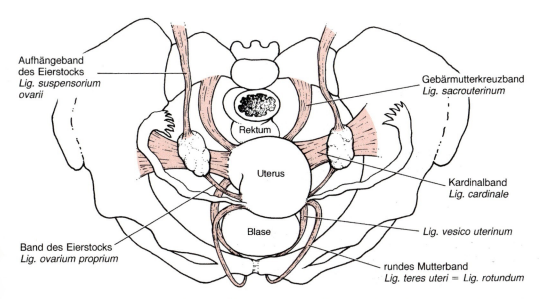

Abb. 3.6-1: Blick von oben ins kleine Becken. 4 paarige Haltebänder der Gebärmutter und 2 Bänder des Eierstockes. Das Lig. latum (breite Mutterband) ist hier nicht abgebildet, es würde den Blick auf die anderen Bänder verdecken (s. Abb. 3.3-5, 3.6-3)

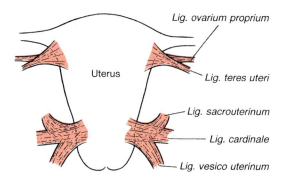

Abb. 3.6-2: Einstrahlen der Haltebänder in das Myometrium des Uterus

Als **Parametrium** wird der seitlich der Zervix gelegene Bindegewebsraum mit dem vom Lig. latum uteri eingeschlossenen Bindegewebe bezeichnet.
Hier entspringen 4 paarige, von Muskelfasern durchsetzte Bänder, die den Uterus in Höhe des inneren Muttermundes umfassen und federnd im Kleinen Becken aufhängen (Abb. 3.6-1, 2, 3).

4 paarige Bänder halten den unteren Teil der Gebärmutter:

- **Lig. sacrouterinum** (Gebärmutterkreuzband): verläuft paarig von der Zervix ums Rektum herum zum Os sacrum (Kreuzbein).
  Diese kräftigen Bänder werden oft für die bei Wehen auftretenden *Kreuzbeinschmerzen* verantwortlich gemacht.

- **Lig. vesicouterinum:** verläuft von der Zervix um die Blase herum zur Symphyse, ist relativ schwach.

- **Lig. cardinale uteri** (Kardinalband): Ist von glatter Muskulatur durchsetzt und verläuft an der Basis des Lig. latum entlang von der Zervix zum seitlichen Beckenrand.

- **Lig. latum uteri**[2] (breites Mutterband): wird von den rechts und links der Gebärmutter auf-

---
[2] Latus (lat.): Seite, latus (lat.): breit.

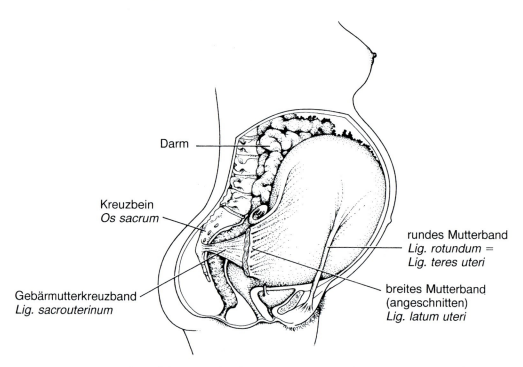

Abb. 3.6-3: Seitenansicht auf die Mutterbänder (Lig. teres uteri et latum uteri) sowie Gebärmutterkreuzband (Lig. sacrouterinum) am schwangeren Uterus

einandertreffenden Bauchfellblättern gebildet (s. Abb. 3.3-5, S. 57) und oben von den Eileitern, unten vom Lig. cardinale begrenzt.

Eine Insuffizienz dieser Bänder kann zu *Gebärmuttersenkung* oder zum *-vorfall* führen.

3 paarige Bänder halten den oberen Bereich der Gebärmutter:

- Lig. teres uteri = Lig. rotundum (rundes Mutterband), setzt von Bauchfell überzogen oben am Tubenwinkel an, zieht durch den Leistenkanal zum Bindegewebe der großen Labien. Die runden Mutterbänder halten den Uterus nach vorne in seiner geneigten (anteversio) und geknickten (anteflexio) Lage.

Entlang dieser Bänder kann, bedingt durch Uteruswachstum und -aufrichtung in der Schwangerschaft, der sog. *Rotundumschmerz* auftreten und bis in die Labien ziehen (Abb. 3.6-3).

- Lig. ovarii proprium[3] (Band des Eierstocks): Verbindungsband zwischen Uterusfundus und Ovar.

- Lig. suspensorium ovarii[4] (Aufhängeband des Eierstocks): hält das Ovar seitlich in der Schwebe. Innen verlaufen die Blutgefäße zum Ovar.

---

[3] proprius (lat.): eigen.
[4] suspensus (lat.): aufhängen.

3.7 Blutversorgung der Genitale

Die Blutversorgung erfolgt über die beidseitig angelegte *Arteria uterina* (Gebärmutterschlagader) und je eine *Arteria ovarica* (Eierstockschlagader) für das rechte und linke Ovar (Abb. 3.7-1).

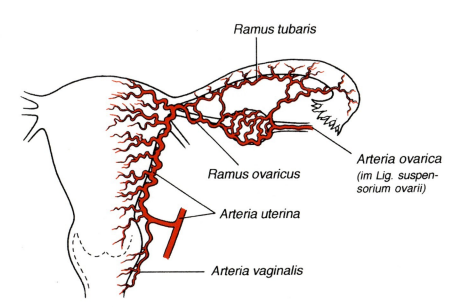

Abb. 3.7-1: Arterielle Blutversorgung des weiblichen Genitals, die nicht dargestellten Venen verlaufen analog

- Die **A. uterina** entspringt der *A. iliaca interna* (innere Ast der Beckenarterie). Sie verläuft seitlich an der Beckenwand, überkreuzt den Harnleiter und erreicht die Zervix am unteren Rand des Lig. latum. Nach Abzweigung der *A. vaginalis* zur Versorgung der Scheide schlängelt sich die A. uterina neben dem Uterus im Lig. latum zum Fundus hoch. Sie entsendet diverse Gefäßäste vor und hinter den Uterus, wo sie sich über Anastomosen (natürliche Verbindungen von Blutgefäßen) mit den Ästen der Gegenseite verbinden. Im Tubenwinkel unterteilt sich die A. uterina in den *Ramus ovaricus*[1] und *Ramus tubarius*.

- Die **A. ovarica** entspringt unterhalb der Nierenarterien aus der Aorta und verläuft im Lig. suspensorium ovarii zum Ovar, ein Ast führt direkt in die Markschicht. Die A. ovarica unterteilt sich nun auch in *Ramus ovaricus* und *Ramus tubarus*. Diese beiden Rami verbinden sich ebenfalls durch Anastomosen mit den gleichnamigen Rami der A. uterina. Gemeinsam versorgen sie Eierstock und Eileiter über 2 Gefäßbögen mit zahlreichen kleinen Arterien. Der Blutrückfluß erfolgt über ein ähnlich angeordnetes Venengeflecht und mündet in die inneren Beckenvenen.

[1] Ramus (lat.): Ast, Zweig/Mehrzahl: Rami, Abkürzung R.

3.8 Frühe Entwicklung des Keimes

Simone Kirchner

Das folgende Kapitel beschäftigt sich mit der Frage, wie sich aus einer durch Befruchtung neu entstandenen Zelle das komplexe Wesen Mensch entwickelt.

Mit der Geburt ist die Entwicklung nicht abgeschlossen. Augen, Lunge, Genitaltrakt und die meisten anderen Organe reifen über Monate und Jahre zu ihrer vollständigen Funktionstüchtigkeit.

Der präpartale (vorgeburtliche) Entwicklungsprozeß von der Befruchtung bis zur Geburt dauert etwa 266 Tage und wird in *Embryonal-*[1] und *Fetalphase*[2] unterschieden.

- **Embryonalphase:** In den ersten 8 Wochen post conceptionem *(p. c., nach der Befruchtung)* differenzieren sich die Körperzellen. Die Organe werden angelegt, der wachsende Keim erhält eine menschenähnliche Form.
- **Fetalphase:** Bis zur Geburt wachsen und reifen die Organsysteme und Gewebe aus.

Anders als im folgenden Text wird in der Gynäkologie die Embryonalphase mit 12 Schwangerschaftswochen *(SSW)* oder 3 Monaten angegeben. Diese Berechnung orientiert sich am ersten Tag der letzten Menstruationsblutung, beginnt also 2 Wochen eher. Es bleibt aber ein Definitionsunterschied von 2 Wochen.

3.8.1 Präimplantation

Bei der Verschmelzung von Ei- und Samenzellen entsteht die *Zygote*[3] mit komplettem Chromosomensatz. Nach etwa 30 Stunden beginnt sie sich zu teilen (Abb. 3.8-1). Hierbei werden die von Mutter und Vater vererbten Geninformationen bei jeder Zellteilung weitergegeben. Die entstehende Frucht hat ein neues, einzigartiges „genetisches Strickmuster". Es entstehen zunächst 2, dann 4, dann 8 chromosomengleiche Zellen, die *Blastomeren*[4] genannt werden. Die zusammenhängende Zellansammlung wird von der *Zona pellucida*[5] umgeben.

[1] embryo (gr.): Leibesfrucht.
[2] fetus (lat.): ungeborene Leibesfrucht.
[3] zygotos (gr.): zweispännig.
[4] Blasto (gr.): Sproß, Trieb.
[5] pellucidus (lat.): durchsichtig.

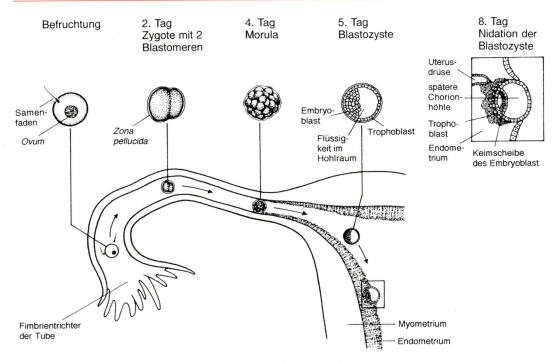

Abb. 3.8-1: Entwicklung und Wanderung der befruchteten Eizelle bis zur Implantation (1.–8. Tag p. c.)

In etwa 4 Tagen durchwandert die sich teilende Zellkugel, **Morula**[6], die Tube und erreicht die Uterushöhle im Stadium von meist 16 Blastomeren. Die gesamte Morula hat noch immer die Größe der befruchteten Eizelle. Auf ihrem Weg hat sie sich von ihren eigenen Energiereserven und einigen Substanzen des Tubensekretes ernährt. Nach Eintritt in die Uterushöhle differenzieren sich erstmals die Zellen in Aussehen und Funktion: die Morula nimmt unter Dehnung der Zona pellucida Flüssigkeit auf, bis eine flüssigkeits- und zellgefüllte Hohlkugel, die **Blastozyste** (Keimblase), entsteht. Die äußere Schicht wird nun von *Trophoblastenzellen*[7] gebildet, die schon in dieser Phase die Ernährung der Frucht übernehmen.

- Später entwickeln sich aus dem **Trophoblasten** die Nabelschnur, die kindlichen Anteile der Plazenta und das Chorion (äußere Eihaut).

- Die innere Zellansammlung, der **Embryoblast**, wird zum Embryo und Amnion (innere Eihaut).

Die Blastozyste wandert 2–3 Tage auf dem Endometrium, um etwa am 6. Tag p. c. ihren endgültigen Einnistungsort zu erreichen.

3.8.2 Implantation, Nidation

Vorzugsweise erfolgt die *Nidation*[8] an der hinteren, oberen Uterusseite, da dort das Endometrium am höchsten aufgebaut ist.

Durch Wachstum sprengen die Trophoblastenzellen die Zona pellucida und nehmen Kontakt zum Endometrium auf. Eigenbewegung und Enzymabsonderungen zerstören mütterliches Gewebe an der Einnistungsstelle (Abb. 3.8-1).

---

[6] Morum (lat.): Maulbeere.
[7] troph. (gr.): Wortteil mit Bedeutung Ernähren.
[8] Nidus (lat.): Nest, plantare (lat.): einpflanzen.

Diese Verletzung kann zu einer leichten Blutung führen, die manchmal für eine Mensesblutung gehalten wird.

Die Blastozyste dringt vollständig in das Endometrium ein. Der Endometriumdefekt verschließt sich, die Implantation ist etwa am 11. Tag p. c. abgeschlossen.

3.9 Plazentaentwicklung und Funktion

Noch während der Nidation verändern sich die Trophoblastenzellen. Sie wachsen als armförmige **Chorionzotten** in das Endometrium. Zotteninvasion und das von den Zotten abgesonderte Hormon HCG (humanes Chorion-Gonadotropin) induzieren den Zellaufbau und ein Ödem im Endometrium. Es lagern sich Lipoide und Glykogen ein. Durch eigene Hormone bildet das Endometrium einen Schutz vor zu tiefem Eindringen des Keimes. Das so umgestaltete Endometrium wird nun **Dezidua**[1] genannt.

Die nahrungsaufnehmenden Chorionzotten liegen am 11. Tag p. c. noch gleichrangig auf der gesamten kugeligen Oberfläche der Blastozyste, nun auch *Zottenei* genannt (Abb. 3.9-1), erst später reift das eigentliche Ernährungsorgan, die *Plazenta*, aus.

Die uteruswandnahen Zotten beginnen zu wachsen, da sie ideale Ernährungsbedingungen

---
[1] deziduus (lat.): abfallend.

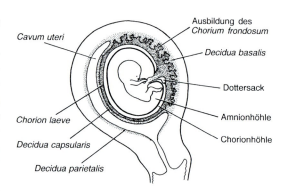

Abb. 3.9-2: *10. Woche p. c.*: Ausdehnung der Amnionhöhle, das Cavum uteri ist fast ausgefüllt. Verlagerung des Dottersackes und Ausbildung des Chorion laeve durch Rückbildung der Chorionzotten auf der dem Einnistungsort gegenüberliegenden Seite

vorfinden und bilden das Fundament der Keimanlage. Dieser fetale Plazentaanteil heißt *Chorion frondosum*[2]. Während im weiteren der Keim aus der Deziduaversenkung in die Uterushöhle wächst, degenerieren die Chorionzellen, die das Dach der Keimanlage bilden. Dieses Dach ist das *Chorion laeve*[3] (Zottenglatze) (Abb. 3.9-2).

Die Dezidua hat je nach Ort und Funktion unterschiedliche Namen:

- **Decidua basalis**[4] heißt die Zellschicht unter dem Fundament des Keimes. Sie ist der *mütterliche Anteil* der Plazenta und wird nochmals un-

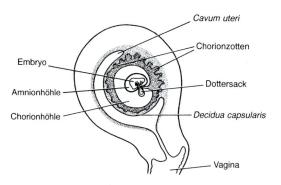

Abb. 3.9-1: *4. Woche nach der Befruchtung (p. c.)*: Der Embryo wächst in das Cavum uteri. Die Chorionzotten umhüllen die gesamte Keimanlage

---
[2] frondosum (lat.): belaubt.
[3] laevis (lat.): glatt, unbehaart.
[4] basis (lat.): Grundlage, Grundschicht.

terteilt in *Decidua basalis compacta*[5] (chorionnah) und *Decidua basalis spongiosa*[6] (myometriumnah).
- **Decidua capsularis** heißt die Zellschicht über dem *Dach des Keimes*.
- Die **Decidua parietalis**[7] = *Decidua marginalis*[8] kleidet die restliche Uterushöhle aus. Sie verschmilzt mit der Decidua capsularis, sobald der Keim im Laufe seines Wachstumes die gesamte Uterushöhle einnimmt. Die beiden Schichten stellen den *mütterlichen Anteil* der Chorionhaut (Abb. 3.9-3).

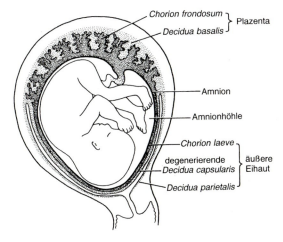

Abb. 3.9-3: *20. Woche p.c.:* Das Cavum uteri ist gänzlich ausgefüllt. Die mütterliche Decidua parietalis (D. gegenüber der Keimanlage) ist mit der Decidua capsularis (D. über der Keimanlage) verklebt. Sie bilden gemeinsam mit dem Chorion laeve die äußere Eihaut, das Chorion

3.9.1 Weiterentwicklung der Chorionzotten

Um das Zottenei bilden sich zunächst Zottenarme (*Primärzotten*, 15. Tag p.c.), die alsbald von Bindegewebe gefüllt werden *(Sekundärzotten)*. Die Zottenarme verzweigen sich. Am 18. Tag p.c. erreichen die Chorionzotten mütterliche Blutgefäße der Dezidua und eröffnen sie. Das mütterliche Blut fließt nun in die durch die Zottenfinger gebildeten Hohlräume, die *Lakunen* (Blutseen).

Kurze Zeit später differenzieren sich in den Zottenarmen und -händen Kapillare aus (*Tertiärzotten*, 20. Tag p.c.), in denen das kindliche Blut zu zirkulieren beginnt.

Die in das mütterliche Gewebe festgekrallten Chorionzottenfinger finden durch ihre Verzweigungen guten Halt. Einige Zotten sitzen besonders fest im mütterlichen Gewebe (Haftzotten). Die verzweigte Form gewährleistet eine große Fläche für den Stoffaustausch zwischen Mutter und Kind.

Würde man alle Chorionzotten einer ausgereiften Plazenta aufgeschnitten auf eine Fläche legen, bedeckten sie den Boden eines durchschnittlichen Kinderzimmers: 12–15 qm.

3.9.2 Materne und fetale Anteile der Plazenta

Das *Chorion frondosum* (nahrungsaufnehmende Zottenverbände der kindlichen Plazentaseite) und die Versorgungsareale der mütterlichen *Decidua basalis compacta* bilden zusammen das Organ Plazenta (Abb. 3.9-3).

Es findet hier keine Bluttransfusion statt, da die fetalen Kapillare durch mehrere Zellschichten von den Lakunen getrennt sind. Diese Trennschicht, das *Synzitium*[9], bildet die **Plazentaschranke** (Abb. 3.9-4).

Sie funktioniert ähnlich einem feinen Sieb, das durch seine Lochgröße über den Durchlaß der Teilchen entscheidet. Blutanteile sind zu groß, um das Sieb zu passieren.

Die mütterliche Blutmenge in den ausgereiften Lakunen (*intervillöser Raum*) umfaßt insge-

---

[5] compactus (lat.): fest.
[6] spongiosus (lat.): schwammig.
[7] parietal: seitlich, wandständig.
[8] marginal: randständig.

[9] Synzitium: eine durch Verschmelzung verschiedener Einzelschichten entstandene Trennschicht, die keine eigentlichen Zellgrenzen aufweist.

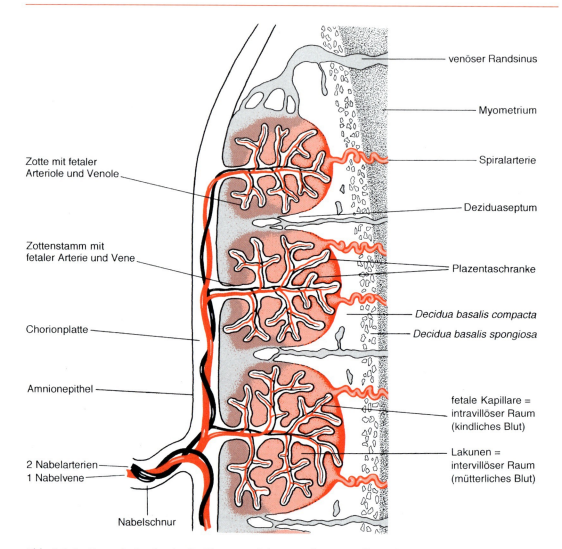

Abb. 3.9-4: Querschnitt durch die Plazenta: Schematische Darstellung der durch die Plazentaschranke getrennten mütterlichen und fetalen Blutzirkulation (rosa/rot = sauerstoffreiches, grau/schwarz = sauerstoffarmes Blut).

samt etwa 150 ml. Es wird 3–4 mal in der Minute ausgetauscht. Die Lakunen werden aus den Spiralarterien gespeist, die mit Blut aus der Arteria uterina versorgt werden.

Das fetale Kapillarsystem (*intravillöser Raum*) beinhaltet etwa 100 ml. Die Kapillaren der Chorionzottenfinger laufen in Richtung Keim zu Strängen zusammen und bilden einen Arterien- und Venenbaum. In den Zottenarmen befinden sich je eine Vene und Arterie. Auf der Chorionplatte vereinigen sich die Gefäße, so daß wir am Nabelschnuransatz nur noch *2 Nabelarterien* und *1 Nabelvene* finden.

Im myometriumnahen Teil der Decidua basalis spongiosa sind Fibrinkörperchen eingelagert. Hier weist die Deziduaschicht eine besonders lockere Zellstruktur auf. An dieser Stelle wird sich die Plazenta in der Nachgeburtsphase von der untersten verbleibenden Deziduaschicht lösen.

3.9.3 Funktionen der Plazenta

Der Fet kann weder selbständig atmen oder Nahrung aufnehmen, noch kann er Stoffwechselendprodukte ausscheiden. Aufgaben wie *Atmung*, *Exkretion* und *Ernährung*, die nach der Geburt *Lunge*, *Leber* und *Nieren* sowie *Magen-Darm-Trakt* übernehmen, erfüllt die Plazenta vor der Geburt. Einzelne Nährstoffe werden in der Plazenta gespeichert.

Neben der einfachen, *passiven Diffusion* der kleinmolekularen Stoffe (Wasser, Sauerstoff, einzelne Nährstoffe) vollzieht die Plazenta einen *aktiven Stoffaustausch*. Hierbei hilft das Enzym ATP den großmolekularen Aufbaustoffen (Vitamine, Hormone und Aminosäuren) und den Abbauprodukten des fetalen Stoffwechsel die Plazentaschranke zu überwinden.

Der Austausch von Sauerstoff und Kohlendioxid wird durch das besonders bindungsfähige *fetale Hämoglobin* (Hb-F) erleichtert.

Die **Plazentaschranke** schützt vor dem Eindringen von Mikroorganismen und großmolekularen Stoffen. Durch *Lecks* kann es aber zu Mikrotransfusionen von Erythrozyten und Leukozyten in fetaler oder materner Richtung kommen. Größere fetomaterne Transfusionen führen zu ernsten Komplikationen (z. B. Antikörperbildung bei Rhesusfaktor-Unverträglichkeit).

Plazentahormone
Eine weitere Funktion der Plazenta liegt in ihrer **Hormonproduktion**. Die gebildeten Hormone gehen in den mütterlichen Organismus über und dienen vorrangig dem Schwangerschaftserhalt:

- Während der ersten Monate bildet die Plazenta **HCG** (humanes Chorion Gonadotropin), das den Gelbkörper stimuliert und so in seiner schwangerschaftserhaltenden Funktion unterstützt.
- Das **HPL** (humanes Plazenta-Laktogen) ist ab der 6. SSW im mütterlichen Serum nachweisbar. Es regt den Kohlenhydrat-, Eiweiß- und Fettstoffwechsel an und wird deshalb *metabolisches* (stoffwechselbedingendes) *Schwangerschaftshormon* genannt. Unter HPL-Einfluß wächst die Plazenta und sorgt auf diesem Wege für ausreichende Versorgung und Wachstum des Feten. Im Laufe der Schwangerschaft steigt die Konzentration an und ist Indikator für die Funktionstüchtigkeit der Plazenta (Laboruntersuchung der HPL-Konzentration im mütterlichen Blut).

- Die von der Plazenta ausgeschiedenen **Östrogene** (Östriol, Östron, Östradiol) bewirken Wachstum und Zunahme der mütterlichen Myometriumzellen.

- Das erst in der zweiten Schwangerschaftshälfte abgegebene **Progesteron** hemmt die Aktivität der Uterusmuskulatur und verhindert übermäßige Wehentätigkeit.

3.9.4 Eihäute

Die Fruchtblase besteht aus den *2 Eihäuten*:

- **Chorionhaut** (Lederhaut oder Zottenhaut, außen),
- **Amnionhaut** (Wasserhaut, innen).

Beide Eihäute sind gegeneinander verschieblich und garantieren so eine stabile Fruchtumhüllung.

Chorion
Die dem Uterus zugewandte äußere Eihaut entwickelt sich aus dem Trophoblastenanteil der Frucht. Während auf der Decidua basalis die Plazenta entsteht, wächst der Keim aus seiner vollständigen Versenkung unter Dehnung des Choriondaches in die Uterushöhle. Im weiteren Wachstumsverlauf füllt die Fruchtanlage den gesamten Uterusinnenraum, die Zotten des Choriondaches degenerieren zum Chorion laeve. Die auf dem Chorion laeve verbliebene Decidua capsularis stößt an die gegenüberliegende Uterusseite und verklebt mit der Decidua parietalis.

Den Verband von *Chorion laeve*, *Decidua capsularis* und *Decidua parietalis* nennen wir **Chorionhaut** (s. Abb. 3.9-3). Nach der Geburt ist die Dezidua außen auf der Eihaut als weißgraue, aufgeraute Schicht sichtbar. Die freie Chorionhaut geht am Plazentarand direkt in die Chorionplatte der Plazenta über.

Die Chorionhaut unterstützt die Plazenta im fetomaternen Stoffaustausch, sie bildet Fruchtwasser, welches durch die Amnionhaut diffundiert.

Amnion

Die innen gelegene **Amnionhaut** ist transparent und läßt sich bis zur Plazenta von der Chorionhaut trennen. Chorionplatte und Nabelschnur sind ebenfalls mit Amnionzellen bedeckt. Amnionzellen entstammen dem Embryoblastenanteil des Keimes. Auch das Amnion nimmt am fetomaternen Stoffaustausch teil. Während aber das Chorion im direkten Kontakt zwischen Mutter und Kind steht und aktiv am Geschehen beteiligt ist, bildet das Amnion nur eine passiv durchlässige, reißfeste Schicht. Es wird nicht von Kapillaren versorgt und ist auf die Ernährung durch das Fruchtwasser angewiesen. (Früher nahm man an, die Amnionhaut „produziere" das Fruchtwasser.)

3.9.5 Fruchtwasser

Das ungeborene Kind entwickelt sich in einem flüssigkeitsgefüllten Raum, der durch die Eihäute begrenzt wird. Die so gewährte **Bewegungsfreiheit** ist äußerst wichtig für die Ausformung der kindlichen Extremitäten. Das Fruchtwasser (*Liquor amnii*) dient außerdem als **mechanischer Schutz**. Stöße von außen, wie auch Kindsbewegungen werden gedämpft, die Nabelschnur kann sich frei im Raum bewegen und ihre Durchblutung wird nicht durch das Kindsgewicht behindert.

Das Fruchtwasser ist Bindeglied im fetomaternen Stoffaustausch. Weniger als Ernährungssubstanz, vielmehr als **Flüssigkeitsspender** ist es für das Kind von großer Bedeutung.

Fruchtwasser besteht zu 99% aus Wasser, hat einen pH-Wert von ca. 7 (alkalisch) und ist von milchig klarer Farbe. Es enthält in höherer Konzentration Harnstoff, Kreatinin, Milchsäure, Prolaktin und in niedriger Konzentration Glukose, Fette sowie Proteine. Wir finden fetale Zellen, später Lanugo und Vernix-, selten auch Mekoniumbestandteile. Im Verlauf der Schwangerschaft nimmt die Konzentration der meisten Elektrolyte ab, auch verringert sich der Gehalt der Proteine. Im gleichen Zeitraum steigt die Konzentration der Gesamtphospholipide als Zeichen der Lungenreifung.

Das Fruchtwasser wird über das Chorion durch das Amnion in die Fruchthöhle gebracht (Abb. 3.9-5). Ein erheblicher Anteil wird von der Chorionplatte über die Plazenta gebildet. Bis etwa zur 20. SSW diffundiert das Fruchtwasser auch durch die Haut des Feten und entspricht in seiner Zusammensetzung der extrazellulären fetalen Flüssigkeit. Mit Beginn der Nierenfunktion stellt der fetale Urin einen Anteil des Fruchtwassers. Zusätzlich ist die fetale Lunge

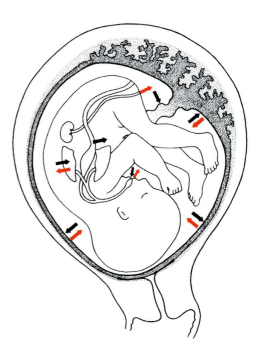

Abb. 3.9-5: Schematische Darstellung der Fruchtwasserproduktion und -resorption in der zweiten Schwangerschaftshälfte. Produktionsorte (roter Pfeil), Resorptionsorte (schwarzer Pfeil)

als exokrine Drüse an der Fruchtwasserbildung beteiligt.

Die *Resorption* erfolgt im hohen Maße durch den Magen-Darm-Trakt des Feten (ab der 15. SSW) zum geringen Teil über die Eihäute. Die fetale Lunge resorbiert ebenfalls einen Teil der Flüssigkeit. Am Ende der Schwangerschaft wird das Fruchtwasser etwa zu einem Drittel pro Stunde ausgetauscht. Nach einem Blasensprung bleibt die Fruchtwasserproduktion erhalten, während die Resorption gestört wird. Solange viel Fruchtwasser abläuft, leiden manche Frauen unter Durst als Zeichen ihres erhöhten Flüssigkeitsbedarfes nach Blasensprung.

Fruchtwassermenge:
- 9. SSW etwa 5–10 ml
- 36. SSW etwa 1000 ml
- 40. SSW große Schwankungsbreite zwischen 300 und 1500 ml (s. S. 301)
- nach Überschreiten des Termins nimmt die Fruchtwassermenge zusehends ab, da Plazenta und Eihäute Altersveränderungen ausgesetzt sind.

3.10 Keimscheibe, Embryonal- und Fetalperiode

3.10.1 Entwicklung der dreiblättrigen Keimscheibe

Am 8. Tag p. c. befindet sich der etwa 0,75 mm große Keim im Stadium der Implantation. Die Trophoblastenzellen der Keimhülle vermehren sich und wuchern in das mütterliche Endometrium. An einer Wandstelle des flüssigkeitsgefüllten Keiminneren befinden sich scheinbar ungeordnete Embryoblastenzellen (s. Abb. 3.8-1).

Sie ordnen sich nun zu einer mehrreihigen, hochzylindrischen Epithelschicht, dem *Ektoderm*[1]. Auf der dem Trophoblasten zugewandten Seite entsteht ein Spaltraum im Gewebe, die **Amnionhöhle**. Zur anderen Seite entwickelt sich das *Entoderm*[2], davor als weitere Blase erkennbar, der **Dottersack**. Die wie eine Doppelblase aussehende Embryonalanlage wird über einen nun wachsenden *Haftstiel*, der späteren Nabelschnur, in das Innere der Keimanlage verlagert. In der 3. Woche bildet sich zwischen den beiden Keimschichten der Doppelblase eine dritte Zellschicht: das *intraembryonale*[3] *Mesoderm*. Am 17. Tag p. c. ist der dreikeimblättrige Embryo als Scheibe zu erkennen (Abb. 3.10-1).

Der große, die gesamte Embryonalanlage umgebene Flüssigkeitsraum heißt **Chorionhöhle**. Die Wände dieser Höhle, das *extraembryonale*[4] *Mesoderm*[5], wurden aus Anteilen des Trophoblasten gebildet.

3.10.2 Embryonalperiode

Räumliche Entwicklung der Keimanlage

Mit der **4. Woche p. c.** beginnt die eigentliche Embryonalentwicklung. Die Keimscheibe verändert sich räumlich. Teile des extraembryonalen Mesoderms schieben sich zunächst unter die Keimscheibe, der Embryo rollt sich ein. Die Ektodermschicht liegt außen, das Entoderm bildet als innere Zellröhre den späteren Magen-Darm-Kanal. Mit der nun beginnenden Entwicklung der Organe krümmt sich der langgezogene Embryo, seine typische Form entwickelt sich.

---

[1] Ektoderm: äußere Keimschicht.
[2] Entoderm: innere Keimschicht.
[3] intraembryonal: innerhalb der Keimschichten.
[4] extraembryonal: außerhalb der Keimschichten.
[5] Mesoderm: mittlere Keimschicht.

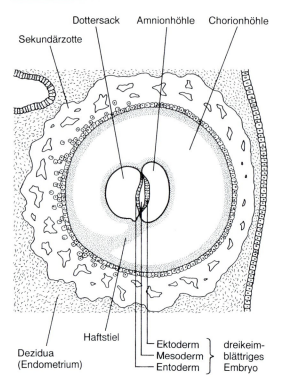

Abb. 3.10-1: Die Blastozyste ist am 16. Tag p. c. vollständig im Endometrium (jetzt Dezidua) implantiert. In der Mitte der Chorionhöhle befindet sich die dreiblättrige Embryonalanlage, umgeben von einer Doppelblase aus Amnionhöhle und Dottersack

Bis zur 9. Woche p. c. sind sämtliche Organe, sowie die Extremitäten angelegt, das äußere Genitale wird sichtbar. Der Embryo ist nun 3–5 cm lang und wiegt etwa 8 g. Die Amnionblase hat einen größeren Raum gebildet und schmiegt sich enger an die äußere Wand der Chorionhöhle. Der vorübergehend angelegte Dottersack bildet sich zurück und liegt als Dottergang in der Nabelschnur (s. Abb. 3.9-2).

Abstammung der Organe

- **Ektoderm.** Aus der äußeren Keimschicht entwickeln sich *Epidermis, Schweiß-* und *Milchdrüsen* sowie *Zähne* und *Haare*. Das *ZNS* geht ebenfalls aus dem Ektoderm hervor. In einem längsverlaufenden Ektodermband bilden sich Einstülpungen, darüber wuchern Zellen zu einem geschlossenen Rohr (Neuralrohr). Hieraus entsteht das Rückenmark, sowie an einem verdickten Ende das Gehirn samt Schädelknochen und Kopfmuskeln.

  Schließt sich das Neuralrohr nicht vollständig, kann Nervengewebe aus dem Wirbelsäulenkanal treten (*Spina bifida*) oder ein unvollkommener Schädel (*Anenzephalus*) entstehen.

- Aus dem **intraembryonalen Mesoderm** geht die gesamte *Muskulatur* und das *Skelett* (außer Schädel) hervor, die *Milz*, der *Urogenitaltrakt* mit *Keimdrüsen* sowie das *Zwerch-, Brust-* und *Lungenfell*.

- Das **extraembryonalen Mesoderm** entstammt als einzige Organkeimschicht dem Trophoblasten. In der 3. Woche p. c. wird das *Herz* aus diesem Zellmaterial angelegt, von dem als erstes 2 Herzschläuche sichtbar werden. Nach der 3. Woche beginnt sich der primitiv ausgebildete Herzmuskel zu kontrahieren, der embryonale Kreislauf nimmt seine Funktion auf.

  Die *Nabelschnur* entstammt ebenfalls dem extraembryonalen Mesoderm.

- **Entoderm.** Die innere Keimschicht entwickelt sich zum *Magen-Darm-Kanal*, zur *Lunge* und *Leber*. Der sich entwickelnde Darm steht vorübergehend mit dem Dottersack über den weiten Dottergang in Verbindung (6. Woche p. c.). Er bildet sich langsam zurück, die Bauchwand des Feten verschließt sich bis auf den Nabelschnuransatz (s. Abb. 3.9-2, 3).

  Bei einer Entwicklungsstörung verbleibt Darmgewebe im Dottergang, die Bauchwand schließt sich nicht (*Omphalozele*).

Störungen der Embryonalentwicklung

In der Zeit des schnellsten Wachstums ist der Embryo besonders empfindlich. Abbildung 3.10-2 gibt einen Überblick über die Stadien der kritischen Phasen der Entwicklung.

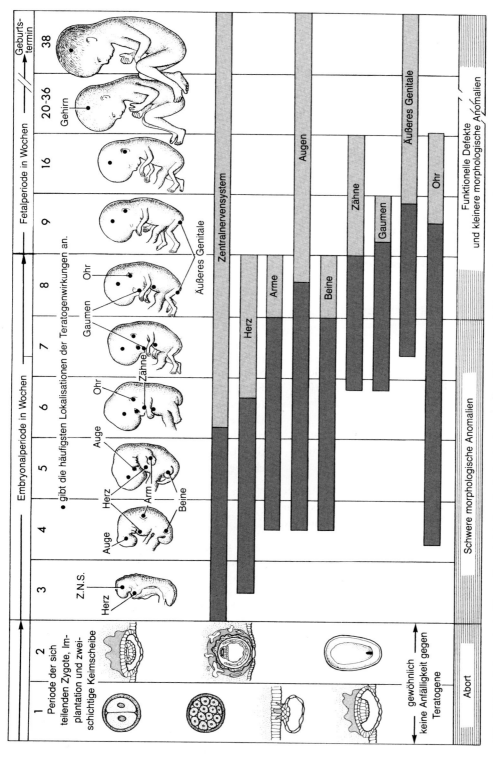

Abb. 3.10-2: Schematische Darstellung kritischer Perioden in der vorgeburtlichen Entwicklung. Die Punkte geben die häufigsten Wirkorte teratogener Faktoren an. In der 1.–2. Entwicklungswoche ist der Keim kaum anfällig (noch keinen festen Kontakt zum mütterlichen Blutkreislauf), wird er geschädigt stirbt er meist ab (aus Moore, K. T.: Embryologie)

Chromosomenanomalien können während der ersten Zellteilungen entstehen, falls sie nicht schon vererbt worden sind. Nur wenige sind jedoch überlebensfähig (z. B. *Trisomie 21*). Kommt es in der 1. und 2. Wochen p. c. zu einer Schädigung, führt dies meist zum Abort. In der 3.–9. Woche p. c. können Störungen schwerwiegende Anomalien verursachen.

Teratogene[6], die zu Entwicklungsstörungen (**Embryopathien**) führen, sind u. a. Umwelteinflüsse, wie *energiereiche Strahlung* (Röntgenstrahlung, Radioaktivität), *giftige Gasbestandteile* (Kohlenmonoxid, Chlorverbindungen) und *Chemikalien* (Quecksilber) sowie *Medikamente* und *Drogen*. Einzelne plazentagängige *Mikroorganismen* (Röteln- und Herpes-simplex-Viren, Toxoplasma gandii) können Fehlentwicklungen verursachen.

Fetalperiode

Am Ende der Embryonalperiode (Ende der 8. Woche p.c.) sind alle Organsysteme angelegt, in der Regel jedoch noch nicht funktionstüchtig.
In der **Fetalperiode (9. bis 38. Woche p. c.)** findet die Ausreifung und weiteres Wachstum statt.

Das **Längenwachstum** dominiert bis zur 20. Woche p. c., danach die **Gewichtszunahme** des Feten. Zu Beginn der Fetalperiode nimmt der Kopf die Hälfte des gesamten Körpervolumens ein, die Extremitäten sind kurz und dünn. In der Folgezeit wächst der Körper jedoch relativ schneller. Bis zur 20. SSW erreichen die unteren Extremitäten ihre endgültige Relation, die oberen bereits in der 12. SSW. Die Urgeschlechtszellen (spätere Oozyten und Spermatozyten) sind bereits in der 6. Woche in die primitiven Keimdrüsen eingelagert. Die nächste Generation ist also bereits angelegt, während die äußeren Genitale von weiblichen und männlichen Embryonen noch nicht zu unterscheiden sind.

Ab der 12. Woche p. c. ist das Geschlecht des Feten sichtbar.

Die inneren **Geschlechtsanlagen** differenzieren sich nach der 9. Woche p. c. in weiblichen Uterus (*Müller-Gang*) und Ovarien (Urniere) oder unter Testosteroneinfluß in männlichen Samenleiter (*Wolff-Gang*) und Hoden (Urniere).

Mit Beginn der 12. Woche p. c. wachsen feine **Lanugohaare**[7] auf dem gesamten Körper des Feten. Nach der 21. Woche p. c. bedeckt **Vernix caeseosa**[8] (Käseschmiere) seine Haut, sie besteht aus Talgdrüsensekret und abgestorbenen Epidermiszellen.

Zum Ende der 24. Woche p. c. haben sich die primitiven **Alveolen** der Lungen gebildet, die Surfactantproduktion beginnt. In der späteren Fetalperiode verflacht die Alveolarmembran (epitheliale Auskleidung der Lungenbläschen). Dies ermöglicht p. p. den Gasaustausch durch die Blut-Atem-Schranke. Die vormals drüsenartige Lungenstruktur wird kapillar- und bläschenreicher.

Verwendete und empfohlene Literatur

Bilek, K., K. Rothe (Hrsg.): Lehrbuch der Geburtshilfe für Hebammen. Leipzig 1986

v. Brandis, H.-J., W. Schönberger: Anatomie und Physiologie für Medizinalfachberufe. 8. Aufl., G. Fischer Verlag, Stuttgart 1991

Bumm, E.: Grundriß zum Studium der Geburtshilfe. 13. Aufl., J. F. Bergmann Verlag, München, Wiesbaden 1921

Langman, J.: Medizinische Embryologie. Die normale menschliche Entwicklung und ihre Fehlbildungen. Thieme Verlag, Stuttgart 1989

---

[6] teras, terastos (gr.): Ungeheuer, Teratogene = Fehlbildungen hervorrufende Außeneinwirkungen, Teratogenese = Entstehung von Fehlbildungen.

[7] Lanugo (lat.): Wollhaar.
[8] Vernis (frz.): Glasur, Caesus (lat.): Käse.

Leidenberger, F.: Klinische Endokriniologie für Frauenärzte. Springer Verlag, Berlin, Heidelberg 1992

Lippert, H.: Lehrbuch Anatomie. 2. Aufl., Urban & Schwarzenberg, München 1990

Moore, K. T.: Embryologie. Lehrbuch und Atlas der Entwicklungsgeschichte des Menschen. Schattauer Verlag, Stuttgart 1990

Moore, K. T.: Grundlagen der medizinischen Embryologie. Enke Verlag, Stuttgart 1990

Netter, F. H.: Farbatlanten der Medizin, Bd. 3 Genitalorgane. Thieme Verlag, Stuttgart 1978

Pschyrembel, W., J. W. Dudenhausen: Praktische Geburtshilfe, 18. Aufl. W. de Gruyter Verlag, Berlin 1994

Schauf, Moffett in E. Schubert (Hrsg.): Medizinische Physiologie, W. de Gruyter Verlag, Berlin 1993

Waldeyer, A., A. Mayet: Anatomie des Menschen. 16. Aufl., Bd. I, II, W. de Gruyter Verlag, Berlin 1993

4. Schwangerschaft

4.1 Diagnose und Dauer der Schwangerschaft

Dorothea Hezel

Eine Schwangerschaft ist wahrscheinlich, wenn die *Periodenblutung ausbleibt* und zeitgleich schwangerschaftstypische Symptome wie morgendliche Übelkeit, Brechreiz, Brustspannen oder Drang zum häufigen Wasserlassen auftreten.

Für eine exakte Diagnose ist jedoch der **Nachweis** eines oder mehrerer sicherer Schwangerschaftszeichen erforderlich.

4.1.1 Schwangerschaftszeichen

Zu unterscheiden sind *sichere, unsichere* und *wahrscheinliche* Zeichen.

- **Sichere Schwangerschaftszeichen** sind **direkte Lebensäußerungen** des Kindes:
  - Kindliche *Herzaktionen* sind mit Hilfe des Ultraschalls ab der 6./7. Schwangerschaftswoche (SSW) darstellbar
  - *Kindsbewegungen* werden ab der 9. SSW beobachtet
  - *Körperteile* sind ab der 10. SSW zu unterscheiden.

Die Hebamme kann **Herztöne** mit dem *Fetalpulsdetektor* (Dopton) ab der 12.–16. SSW, mit dem *Hörrohr* ab der 20. SSW nachweisen. Tastbar und identifizierbar sind Kindsbewegungen und kindliche Körperteile meist erst ab Anfang der 28. SSW.

- **Wahrscheinliche Zeichen** sind schwangerschaftstypische Veränderungen an den Geschlechtsorganen:
  - Ausbleiben der Periode (*Amenorrhoe*)
  - Brustspannen, Sekretion von Vormilch (*Kolostrum*)
  - Gebärmutterwachstum und -auflockerung
  - Lividität (*Blaufärbung*) der Vaginalschleimhaut
  - Aufrauhung und *Auflockerung der Scheidenwände*
  - Konsistenzwechsel der Gebärmutter (sog. *Schwangerschaftswehen*).

Auch Schwangerschaftsstreifen (*Striae*) und dunklere Pigmentierung der Mittellinie des Bauches (Linea alba wird zur *Linea fusca*), des Warzenhofes und der Vulva sind wahrscheinliche Zeichen für eine Schwangerschaft.

- Zu den **unsicheren Schwangerschaftszeichen** gehören alle Störungen im Allgemeinbefinden der Frau:
  - Übelkeit, Brechreiz, besonders morgens, Geruchsüberempfindlichkeit
  - Appetitstörungen, Ekel vor Speisen, übermäßige Nahrungsaufnahme
  - Raucherinnen schmeckt die Zigarette nicht mehr
  - Kreislaufstörungen (bis hin zur Ohnmacht)
  - häufiges Wasserlassen (Pollakisurie) und Verstopfung (Obstipation)
  - nervöse Störungen, Reizbarkeit, Überempfindlichkeit.

Die Zunahme von Gewicht und Bauchumfang sind ebenfalls nur unsichere Zeichen.

Zur Sicherung der Diagnose wird die Frau vaginal untersucht (vorher Blase entleeren): Als erstes werden Vulva und Introitus (Scheideneingang) betrachtet. Eine Spekulumeinstellung schließt sich an, manchmal mit zytologischem Abstrich und Kolposkopie (mikroskopische Betrachtung der Portiooberfläche) zur Krebsvorsorge. Anschließend wird vaginal getastet und die Uterusgröße bimanuell untersucht. Die zu beobachtenden Veränderungen an Vagina und Uterus sind auf S. 94 ff. beschrieben.

4.1.2 Schwangerschaftstest

Bei einer gesunden Frau mit normalem Zyklus ist nach Ausbleiben der Periodenblutung und bei subjektiven Schwangerschaftszeichen die Feststellung einer Schwangerschaft anhand der Anamnese möglich.

Ein **Schwangerschaftstest** ist nur indiziert, wenn die Diagnose der Schwangerschaft durch Anamnese und gynäkologische Untersuchung nicht zu sichern ist, aber eine sichere Feststellung aus medizinischen oder persönlichen Gründen notwendig wird.

Die *wichtigsten Indikationen* sind:

- Verdacht auf eine Extrauteringravidität
- dringende röntgenologische oder nuklarmedizinische Maßnahmen
- vor Verabreichung potentiell teratogener (Fehlbildungen verursachende) Medikamente
- Verlaufskontrolle nach Blasenmole oder Chorionepitheliom (bösartige Wucherung von Trophoblastzellen)
- früh nach der Konzeption erforderliche substituierende Hormontherapie.

Die immunologischen Schwangerschaftstests beruhen auf dem Nachweis des im Harn ausgeschiedenen Choriongonadotropins (HCG). Humanes Choriongonadotropin ist ein Glykoprotein, das vom Trophoblasten ab Einnistung der befruchteten Eizelle gebildet wird. Der Nachweis erfolgt mit Hilfe einer Antigen-Antikörper-Reaktion zwischen HCG und HCG-Antikörpern.

Die Antigen-Antikörper-Reaktionen wird bei den klinisch gebräuchlichen Tests durch Agglutination- bzw. Agglutinationshemmung (Agglutination: Verklumpung von Zellen) mittels eines Indikatorsystems sichtbar gemacht.

Dies bedeutet für den **Hämagglutinations-Hemmtest**:

- bei Agglutination ist der Test positiv (als dunkler Ring sichtbar)
- bei Ausbleiben der Agglutination ist der Test negativ.

Für den **Latexagglutinationstest**:

- bei ausbleibender Agglutination ist der Test positiv
- bei eingetretener Agglutination (Trübung) ist der Test negativ.

Andere HCG-Tests bedienen sich zur Sichtbarmachung der Antigen-Antikörper-Reaktion eines Farbwechsels durch Enzyme.

Die angebotenen Schwangerschaftstests benötigen unterschiedlich hohe HCG-Konzentrationen in der Urinprobe um zu reagieren. Je empfindlicher der Test, desto früher kann die Schwangerschaft festgestellt werden.

- Bei einer Testempfindlichkeit von 1000 IE/l ist etwa ab der 3. Woche post conceptionem (p. c.) eine Schwangerschaft feststellbar.
- Mit einer Empfindlichkeit von 500–800 IE/l kann der Test bereits 2 Wochen p. c. (beim Ausbleiben der Menstruation) positiv werden.
- Mit einer Empfindlichkeit unter 500 IE/l ist die Schwangerschaft schon um den 10. Tag p. c. nachweisbar (d. h. zum Nidationszeitpunkt).

4.1.3 Bestimmung des Geburtstermins

Die möglichst genaue Bestimmung des Geburtstermines ist von Bedeutung zur:

- richtigen Zuordnung der Untersuchungsbefunde zum Schwangerschaftsalter

4.1 Diagnose und Dauer der Schwangerschaft

- Vermeidung irrtümlicher Diagnosen wie drohende Frühgeburt oder Übertragung
- Anwendung der Bestimmungen des Mutterschutzgesetzes.

Die Berechnung des voraussichtlichen Geburtstermins erfolgt möglichst bei der Erstuntersuchung. Der errechnete Termin (E. T.) wird mit Hilfe von:

- *Naegele-Regel*
- *Gravidarium*
- *Anamnese* der Frau
- *Ultraschallbiometrie* festgelegt.

Eine Schwangerschaft dauert vom 1. Tag der letzten normalen Regelblutung bis zum Tag der Geburt durchschnittlich **280 Tage** (40 Wochen, 10 Mondmonate zu 28 Tagen, bzw. 9 Kalendermonate). Sie wird als Schwangerschaftsdauer **post menstruationem (p. m.)** bezeichnet.

Genau betrachtet ist die Schwangerschaft um ca. 14 Tage kürzer, da Eisprung und Befruchtung erst um den 14. Zyklustag nach letzter Menstruation erfolgen.

Bei verlängertem oder verkürztem Zyklus verändert sich der Zeitpunkt des Eisprungs und damit der reale Schwangerschaftsbeginn.

Wird eine Frau nach *Absetzen eines Ovulationshemmers* (Pille) schwanger oder während der Stillzeit, gibt es meist keinen Hinweis darauf, wann die Ovulation stattgefunden hat. Zur Bestimmung des Geburtstermines können dann nur positiver Schwangerschaftstest oder Ultraschallbefund herangezogen werden. Bei der Terminbestimmung ist zu beachten, daß es Schwangere gibt, die trotz Schwangerschaft weiter eine schwache, mehr oder weniger regelmäßige Blutung haben. Darum sollte immer die Stärke der letzten Regelblutung erfragt und dokumentiert werden.

Mit der **Naegele-Regel** wird der voraussichtliche Geburtstermin (E. T.) wie folgt berechnet:

Naegele-Regel: Erster Tag der letzten normal starken, normal langen Menstruationsblutung + 1 Jahr − 3 Kalendermonate + 7 Tage = errechneter Termin (E. T.).

Beispiel: Erster Tag der letzten Regelblutung: **27. 02. 94**
+ 1 Jahr = 27. 02. 95
− 3 Monate = 27. 11. 94
+ 7 Tage = **04. 12. 94 = E. T.**

Dies gilt nur für Frauen mit regelmäßigen 28 Tage-Zyklen.

Erweiterte Naegele-Regel: Ist der Zyklus um x Tage verlängert oder verkürzt, muß der Termin um x Tage nach hinten oder vorne verschoben werden.

Beispiel: Erster Tag der letzten Regelblutung: **27. 02. 94**
Zykluslänge 33 Tage (28 + 5)
+ 1 Jahr = 27. 02. 95
− 3 Monate = 27. 11. 94
+ 7 Tage = 04. 12. 94
+ 5 Tage = **09. 12. 94 = E. T.**

Ist der **Konzeptionszeitpunkt** bekannt, wird der voraussichtliche Geburtstermin in Anlehnung an die Naegele-Regel wie folgt berechnet:

Konzeptionstermin + 1 Jahr − 3 Kalendermonate − 7 Tage = errechneter Termin (E. T.)

Beispiel: Konzeption am 13. Zyklustag: **12. 3. 94**
+ 1 Jahr = 12. 3. 95
− 3 Monate = 12. 12. 94
− 7 Tage = **5. 12. 94 = E. T.**

Diese Formel geht von der tatsächlichen Schwangerschaftsdauer p. c. aus. Sie dauert beim Menschen von Konzeption bis Geburtstermin 263–273, durchschnittlich **266 Tage** (= 38 Wochen = 9 1/2 Mondmonate zu 28 Tagen).

Nur etwa 4% der Kinder werden am errechneten Termin geboren. In die Woche um den E. T. entfallen etwa 27% aller Geburten und erst in dem Zeitraum von ± 14 Tagen kommen 80% aller Kinder zur Welt. Wird der errechnete Termin um 14 Tage (ab 42/0 SSW) oder mehr überschritten, spricht man von **Übertragung**.

Das Schwangerschaftsalter wird in Schwangerschaftswochen (SSW) und Tagen p. m. angegeben.

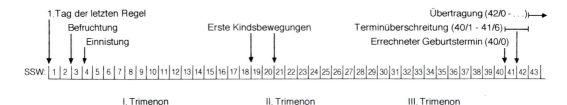

Abb. 4.1-1: Schwangerschaftsdauer vom ersten Tag der letzten Regel bis zu einer möglichen Übertragung mit Unterteilung in I., II. und III. Schwangerschaftsdrittel (Trimenon) (Anfang und Ende der Schwangerschaftsdrittel sind in der Literatur nicht eindeutig definiert)

Beispiel: SSW 39 + 5 oder 39/5 = vollendete 39. SSW + 5 Tage (s. Abb. 4.1-1)

Der voraussichtliche Geburtstermin kann auch auf dem **Gravidarium** abgelesen werden, einer beweglichen Doppelscheibe, auf der ein durchgängiges Kalendarium und alle Schwangerschaftsdaten (z. B. erste Kindsbewegungen, der SSW zugeordnete Ultraschallmeßwerte, Mutterschutzbeginn) aufgedruckt und gegeneinander verschiebbar sind.

Einzustellen ist der erste Tag der letzten Periodenblutung oder falls bekannt, der Tag der Konzeption. Auch hier wird von einem regelmäßigen 28-Tage-Zyklus ausgegangen. Der E. T. ist einfach abzulesen, bei verlängertem oder verkürztem Zyklus muß der Termin um die entsprechende Anzahl von Tagen nach vorne oder hinten verschoben werden.

Ist der Zeitpunkt der letzten Menstruation oder des Eisprungs sehr ungewiß, werden zur Bestimmung des Geburtstermins nur die Ergebnisse von **Schwangerschaftstests, Ultraschallbefunde** und der **Zeitpunkt erster Kindsbewegungen** herangezogen. Dies ist der Fall, wenn:

• die Frau direkt nach Absetzen eines Ovulationshemmers schwanger wurde, da hierbei die erste Ovulation oft erst 4–6 Wochen nach der letzten Abbruchblutung stattfindet
• die Schwangerschaft bald nach der Geburt eines Kindes, vor Wiedereinsetzen regelmäßiger Menstruationsblutungen eintritt
• bei der Frau trotz Schwangerschaft weiter leichte menstruationsähnliche Blutungen auftreten

• die letzte Menstruation unbekannt ist, oder die Frau einen extrem unregelmäßigen Zyklus hat.

4.1.4 Schwangerschaftsalter

In der **Frühschwangerschaft** kann das Schwangerschaftsalter sonographisch relativ genau festgestellt werden, abhängig von der Qualität des Ultraschallgerätes und der Erfahrung des Anwenders. Bei der frühen Abdominalsonographie muß die Harnblase gefüllt sein, damit der Uterus darstellbar ist. Ab 7.–8. SSW p. m. kann der Embryo nachgewiesen werden, die Vaginalsonographie ermöglicht dies schon in der 5.–6. SSW p. m. Die **Bestimmung des Schwangerschaftsalters** erfolgt nach folgenden Messungen:

• **mittlerer Amnionduchmesser:** das Alter der Schwangerschaft kann bis auf eine Woche genau angegeben werden
• **Scheitel-Steiß-Länge:** Genauigkeit ± 3 Tage
• **biparietaler Kopfdurchmesser:** ergibt in der 12.–28. SSW eine Genauigkeit von ± 1 Woche
• **Femurlänge.**

Das Schwangerschaftsalter kann auch durch Bestimmung des **Fundusstandes der Gebärmutter** mit Hilfe des ersten Leopold-Handgriffs oder durch Messung des **Symphysen-Fundus-Abstandes** bestimmt werden.

Der **Fundus uteri** erreicht in der 24. SSW Nabelhöhe. In der 32. SSW befindet er sich in der

Mitte zwischen Nabel und Schwertfortsatz. In der 36. SSW erreicht sein Höchststand den Rippenbogen. Danach senkt er sich auf die Höhe 2–3 Querfinger unter dem Rippenbogen (s. S. 105).

Bei *Mehrgebärenden* kann der Fundusstand in der ersten Schwangerschaftshälfte höher stehen als hier angegeben.

Für die Unterscheidung zwischen der 32. und 40. SSW wird die *Form des Bauchnabels* und der *Leibesumfang* berücksichtigt.

Der **Nabel** ist in der 32. SSW noch als Grübchen erhalten, in der 40. SSW verstrichen oder bläschenförmig vorgewölbt.

Der **Leibesumfang** beträgt in der 40. SSW 100–105 cm, in der 32. SSW etwa 94 cm. Bei gleichem Fundusstand weist eine mehr längsovale Form des Bauches auf die 32. Woche, eine ausladendere kugelige Form auf die 40. SSW. Außerdem kann die Frau angeben, ob sich ihre *Gebärmutter gesenkt* hat, da sie dann leichter atmet oder Kleidungsstücke knapper um die „Taille" sitzen als vor einigen Tagen.

4.2 Leben mit der Schwangerschaft

4.2.1 Psychosoziale Veränderungen

Doris Wepler

Schwangerschaft bedeutet im Leben von Frauen eine Wendezeit. Durch die Geburt ihres Kindes müssen sie sich mit einer veränderten Zukunftsplanung auseinandersetzen. Diese Zeit geht mit extremen körperlichen Veränderungen einher, daneben spielen auch Einflüsse des sozialen Umfeldes eine Rolle.

Da wir in einer leistungsorientierten Gesellschaft mit starkem Bedürfnis nach Sicherheit leben, ist auch das Schwangerschaftserleben von Frauen geprägt von dem Anspruch, alles richtig machen zu müssen. Von ihnen wird erwartet, daß sie nicht mehr rauchen, sich gesund ernähren und keinen Alkohol trinken. Außerdem müssen sie gut informiert und vorbereitet sein – alles zum Wohle des Kindes. Diese Leistungsansprüche spiegeln sich auch in Ratgebern, Büchern und Informationsschriften wider, die Bilder von attraktiven und glücklichen Müttern vermitteln. Einige Frauen empfinden ihre Schwangerschaft tatsächlich als schönste Zeit in ihrem Leben, bei anderen stehen Gefühle und Verhalten im Widerspruch zu diesem gesellschaftlichen Ideal. Das läßt Frauen an ihrer Fähigkeit, Mutter zu sein, zweifeln und macht ihnen Schuldgefühle. Mangels Vorbildern für eine selbstbestimmte Gestaltung der Schwangerschaft fügen Frauen sich bereitwillig in die Patientinnenrolle und erkennen Ärzte als alleinige Experten für ihre Schwangerschaft an. Das Versprechen von größtmöglicher Sicherheit durch ärztliche Betreuung entlastet Frauen von der alleinigen Verantwortung, bringt sie aber gleichzeitig in eine starke Abhängigkeit. Hinzu kommt, daß eine einseitig medizinische Betrachtungsweise der Schwangerschaft ihrem eigenen Erleben nicht gerecht wird. Gerade Hebammen können dazu beitragen, dafür Raum zu geben und durch umfassende Unterstützung dieses Erlebnis zu ermöglichen.

Empfindungen

Der **Prozeß der Schwangerschaft** ist geprägt vom Auftreten widersprüchlicher Gefühle. Einerseits spüren Frauen mehr Durchsetzungskraft und können besser formulieren, was sie wollen und brauchen (leider wird dies oft als „*Zickigkeit*" abgewertet). Andererseits fühlen sie sich auch schwach und müde.

Diese Müdigkeit kann als Rückzug nach innen gesehen werden, um mehr Zeit für die Auseinandersetzung mit der Schwangerschaft zu haben, sie wird auch als Regression beschrieben.

Sinnesfähigkeiten entwickeln sich jetzt in besonderem Maße, um sich selbst und dem Kind gegenüber aufmerksamer zu sein. Dies äußert sich z. B. in einer verstärkten Berührungsempfindlichkeit, der Empfindsamkeit für Zwischentöne, größerer Vorsichtigkeit, stärkerem Bedürfnis nach Zärtlichkeit und in einem gefühlsbetonteren Umgang mit dem alltäglichen Leben. Auftretende Ängste können nicht mehr so gut verdrängt werden.

Frauen bezeichnen sich z. B. als „nah am Wasser gebaut", haben „archaische Gefühle" und „erkennen sich selbst nicht wieder".

Dieser Zustand kann die eigene Identität aufbrechen und zu starker Verunsicherung bis hin zu einer Krise führen. Der Partner, die Familie sowie auch Freundinnen und Freunde zeigen sich häufig durch veränderte Reaktionen der Frauen überfordert und reagieren mit Unverständnis oder Rückzug.

Angst vor einem behinderten Kind

Das Thema **Behinderung** bekommt in der Schwangerschaft eine besondere Brisanz. Frauen/Paare geraten in einen Konflikt mit der gesellschaftlichen Realität. Galt die Geburt eines behinderten Kindes früher noch als schicksalhaft, so ist heute die Rede davon, daß Frauen/Paaren diese Erfahrung erspart bleiben kann und soll. Die Angst vor möglicher sozialer Ausgrenzung durch ein behindertes Kind und die gesellschaftliche Ablehnung behinderter Menschen trägt dazu bei, daß das Angebot an vorgeburtlicher Diagnostik in immer größerem Umfang wahrgenommen wird. Als Ergebnis davon erleben einige Frauen die ersten Wochen als eine *Schwangerschaft auf Probe*", denn evtl. werden sie bei einem positiven Ergebnis eine Entscheidung gegen das behinderte Kind treffen. Erst wenn alle Ergebnisse zufriedenstellend sind, können sie sich gefühlsmäßig auf ihr Kind einlassen. Dies kann beim Entschluß zur Amniozentese die Hälfte der Schwangerschaftsdauer ausmachen (s. S. 116).

Rollenverständnis

Durch das **Mutterwerden** aktualisieren sich Erfahrungen mit den eigenen Eltern, viele Kindheitserinnerungen tauchen wieder auf. Besonders zur Mutter entsteht häufig durch das Schwangerschaftserleben eine stärkere Verbindung. Die eigene Geburtsgeschichte wird oft wieder lebendig. Sie kann Vertrauen, auch Ängste erzeugen, je nachdem, welche Botschaften in der Erzählung der Mutter enthalten sind. Der Übergang in die Elternschaft erzeugt Phantasien über das Selbstverständnis von sich als Mutter und vom Partner als Vater. Meist gehen sie damit einher, es ganz anders als die eigenen Eltern machen zu wollen.

Im Laufe unserer Sozialisation wurden wir mit traditionellen Vorbildern für Mutter- und Elternsein konfrontiert, denen wir zustimmend oder ablehnend gegenüberstehen. Rollenbilder, in denen die Frau ihren Lebensinhalt nur im Muttersein sieht und der Mann als Vater die Familie ernährt, sind schon lange in Frage gestellt.

Für ein neues Selbstbild und Rollenverständnis gibt es wenig Modelle. Die mangelnde Vereinbarkeit der Berufstätigkeit mit familiären und häuslichen Aufgaben ist nach wie vor ein gravierendes Problem und trifft Frauen in besonderem Maße.

Berufstätigkeit

Soziologische Untersuchungen zeigen, daß sich die Berufstätigkeit positiv auf die Lebenssituation schwangerer Frauen und den Schwangerschaftsverlauf auswirken. Dennoch erleben gerade Frauen, die sich im Beruf eine eigene Rolle geschaffen haben, die Entscheidung für ein Kind konflikthaft. Sie haben Angst vor dem Verlust der beruflichen Anerkennung und des eigenen Selbstverständnisses, denn sie wissen, daß nach zeitweiligem Ausstieg aus dem Berufsleben der Wiedereinstieg schwer ist und eine berufliche Weiterentwicklung oft unmöglich wird.

Muttersein kann auch eine weitgehend finanzielle Abhängigkeit vom Partner mit sich bringen. Alleinstehende Mütter sind häufig auf Sozialhilfe angewiesen und empfinden dies als sozialen Abstieg. Da Muttersein zwar in der Propaganda, nicht aber in der Realität finanzielle und ideelle gesellschaftliche Anerkennung findet, leiden einige Frauen in dieser Zeit an einem erheblichen Verlust ihres Selbstwertgefühls. Hinzu kommt noch, daß bei der Entscheidung für ein Kind eine gleichberechtigte Rollenverteilung, sofern in der Partnerschaft vorhanden, oft nur schwer oder nicht mehr aufrechtzuerhalten ist.

Es wird von Frauen als Problem erlebt, dem inneren sowie äußeren Druck überhöhter Leistungsanforderungen gerecht werden zu müssen. Da Schwangerschaft keine Krankheit ist, soll die Frau so weiterfunktionieren wie bisher. Vergessen wird dabei, daß die körperliche Umstellung und die psychische Auseinandersetzung mit all ihren Schwankungen Zeit und Anstrengung fordern. Ein zeitweiliges Aussteigen aus der Leistungsnorm können Frauen vor sich selbst, vor Kollegen und Arbeitgeber oft nur vertreten, indem sie mit Symptomen, wie z. B. vorzeitiger Wehentätigkeit reagieren. Die „Krankschreibung" erlaubt ihnen dann, eine Pause einzulegen.

Nahende Geburt

In den letzten Wochen der Schwangerschaft beschäftigt sich die Frau verstärkt mit den Themen Geburt und Leben mit dem Kind. Freudige und ängstliche Gefühle treten abwechselnd auf. Unwissenheit und fehlende vergleichbare Erlebnisse erzeugen manchmal Angst und mangelndes Vertrauen in die eigene Kraft, gebären zu können. Hier kann die Hebamme durch Geburtsvorbereitungskurse und Gespräche im Rahmen der Schwangerenvorsorge Ängste abbauen und das Selbstvertrauen der Frau stärken.

Je selbstbestimmter Frauen ihre Schwangerschaft erleben, desto größer ist ihre Chance, gestärkt und mit gewonnenem Selbstvertrauen daraus hervorzugehen.

4.2.2 Körperliche Veränderungen

Ulrike Heckelen

Schwangerschaft bedeutet für den gesamten Körper ein sich Ein- und Umstellen auf das heranwachsende Leben. Neue Aufgaben werden an den Organismus gestellt, die zu einer Belastung werden können, wenn die schwangere Frau aus unterschiedlichen Gründen die Veränderungen ihres Körpers nicht akzeptieren kann, oder wenn ihr Organismus vor bzw. während der Schwangerschaft durch Krankheit beeinträchtigt wird. Alle körperlichen Schwangerschaftsumstellungen sind als komplexes Geschehen zu sehen, es handelt sich nicht um voneinander unabhängige Einzelumstellungen der Organe.

Die **Schwangerschaftsumstellung** wird in *3 Zeitabschnitte* gegliedert:

- Das erste Schwangerschaftsdrittel wird als **Zeit der Anpassung** bezeichnet: Der Organismus hat besonders große Umstellungsaufgaben zu bewältigen.
- Darauf folgt (ca. 16.–28. SSW) die **Zeit des Wohlbefindens**, die Anpassung an die neuen Veränderungen ist gelungen.
- Das letzte Schwangerschaftsdrittel entwickelt sich zu einer **Zeit der Belastung**, wenn die Beschwerden infolge des kindlichen Wachstums zunehmen und evtl. zu Leistungsbeeinträchtigungen oder Organfunktionsstörungen führen.

Extragenitale Veränderungen

Blutvolumen und Blutzusammensetzung

Herz und Kreislauf müssen die Gebärmutter verstärkt mit Blut versorgen, denn die uterine

Durchblutung steigert sich in der Schwangerschaft von 50 auf 500−750 ml/min. Die zirkulierende Blutmenge im mütterlichen Organismus nimmt um ca. 30−40% = 1,5−2 l zu, wobei das maximale Blutvolumen in der 32.−36. SSW erreicht wird. Der Wassergehalt im Blut erhöht sich (Hydrämie). Dadurch ändert sich die Blutzusammensetzung, das Plasmavolumen steigert sich um 30−40%, die Erythrozytenmenge jedoch nur um 20%. Diese Blutverdünnung führt zu einer Verminderung der Hämoglobinkonzentration und des Hämatokrits: *physiologische Schwangerschaftsanämie*. Hierbei sollte der Hb-Gehalt jedoch nicht den Wert von 11 g/dl unterschreiten. Die Leukozytenzahl kann im Verlauf der Schwangerschaft bis zu 15 000/mm² ansteigen.

Herz, Kreislauf, Gefäßsystem

Auf die Blutvolumensteigerung reagieren Herz und Kreislaufsystem mit *Anpassungsleistungen*:

- *Herzgewichtszunahme* um 25 g durch Myokardhypertrophie (Herzmuskelwandvergrößerung), um das Schlagvolumen des Herzens zu steigern
- *Herzfrequenzsteigerung* um 10−15 spm
- *Erhöhung des Herzminutenvolumens* (Herzfrequenz mal Schlagvolumen/min) um 30−50%
- *Abfall des Blutdruckes* wegen Abnahme des peripheren Gefäßwiderstandes trotz Volumenzunahme. Der systolische Blutdruck sinkt um 5−10 mmHg, der diastolische um 10−15 mmHg, beides bewirkt eine *Zunahme der Blutdruckamplitude*
- Die *Steigerung des Venendruckes* in der unteren Körperhälfte von 4−8 auf 10−25 cm Wassersäule entsteht einerseits durch Kompression der unteren Hohlvene durch die wachsende Gebärmutter (erschwerter Abfluß) und andererseits durch die Blutvolumenzunahme und die Weitstellung der Gefäße.
- Die Größenzunahme des Kindes und der daraus resultierende Zwerchfellhochstand bewirkt eine *Herzlageveränderung* (ca. 2 cm nach rechts oben).

Druck der Gebärmutter auf die V. cava inferior kann zu einem **Vena-cava-Kompressionssyndrom** führen.

Besonders in *Rückenlage* entsteht bei der Schwangeren ein verminderter venöser Rückfluß zum Herzen, der zu Durchblutungstörung mit Blutdruckabfall und Sauerstoffminderversorgung des Kindes führen kann.

Nieren und Harnwege

Nieren und ableitende Harnwege unterliegen erheblichen Veränderungen in der Schwangerschaft:

- *Lageveränderung* bedingt durch die wachsende Gebärmutter.

- Steigerung des die Niere durchfließenden *Blutvolumens* um ca. 30%.

- *Tonussenkung der Ureteren* (Harnleiter) durch Progesteron. Nierenbecken und Harnleiter sind erweitert und begünstigen damit eine aufsteigende *Harnweginfektion*.

- *Glukosurie* (Ausscheidung von Glukose) und vermehrte *Kreatinin-* und *Harnstoffausscheidung* sind bei 20% der Schwangeren zu beobachten, die Rückresorption von *Natrium* ist verstärkt.

- Der Druck der Gebärmutter auf die Harnblase und der herabgesetzte Tonus von Harnblase und Urethra führen zu *häufigerem Wasserlassen*.

Flüssigkeitshaushalt

Die verstärkte Natrium/Kalium-Rückresorption durch die Nieren führt zu einer massiven *Wasserretention* (Retention = Zurückhalten), ausgelöst durch Aldosteron (Hormon der Nebennierenrinde) und ADH (antidiuretisches Hormon des Hypophysenhinterlappens). In der Schwangerschaft kommt es zu verstärkter Wassereinlagerung besonders im extrazellulären Raum (z. B. runderes Gesicht, leicht geschwollene Hände und Füße). An der schwangerschaftsspezifischen *Gewichtszunahme* hat das Wasser einen Anteil von 50%. Elektrolyte (Na, K) werden im Blut zurückgehalten, damit wird mehr Wasser aufgenommen und die verstärkte Zunahme des Blutvolumens ermöglicht.

Lunge und Atemwege

Bei der schwangeren Frau ist eine *Einschränkung der Atemkapazität* festzustellen, bedingt durch Gebärmutterwachstum und den damit verbundenen Zwerchfellhochstand. Eine Verkleinerung des funktionellen Residualvolumens ist die Folge (s. S. 522). Progesteron vermindert die CO_2-Schwelle im Atemzentrum, wodurch eine leichte Hyperventilation ausgelöst wird. Diese Erhöhung der Atemfrequenz sowie eine Erhöhung des Atemzugvolumens führen zu einer 30–40%igen *Steigerung des Atemminutenvolumens*.

Magen-Darm-Trakt

Progesteron ruft eine Tonusverminderung der glatten Muskulatur an allen Hohlorganen hervor. Damit ist auch der Tonus von Ösophagus (Speiseröhre), Magen und Darm herabgesetzt. Folgen können sein:

- *gastroösophagealer Reflux* (Rückfluß von Magensaft in die Speiseröhre bei ungenügendem Verschluß zwischen Speiseröhre und Magen). Dies führt zu Sodbrennen und ggf. einer Ösophagitis (Entzündung der Speiseröhre).
- *Obstipation* (Stuhlverstopfung) durch Trägheit des Darmes.
- *Zahnfleischbluten* verursacht von Blutgefäßwucherungen im Zahnbereich (sog. Schwangerschaftsepuliden) wird durch Östrogene hervorgerufen.

Leber und Gallenblase

Die *Leber* als zentrales Stoffwechselorgan zeigt in der Schwangerschaft eine Reihe metabolischer Veränderungen. Die Leberdurchblutung nimmt jedoch nicht zu, auch die Organgröße bleibt konstant.

Die *Gallenblase* (Speicherorgan für die von der Leber sezernierte Galle) wird im letzten Trimenon der Schwangerschaft durch den aufsteigenden Uterus häufig seitlich verlagert. Die dadurch bedingte mechanische Beeinträchtigung der Gallenwege, eine verzögerte Gallenblasenentleerung (Progesteroneinfluß) und die Veränderung der Zusammensetzung der Galle begünstigen eine *Gallensteinbildung*.

Stoffwechsel

Der gesamte Stoffwechsel muß Mehrbelastungen bewältigen:

- *Kohlenhydratstoffwechsel:* Glukokortikoide (bes. Kortisol), die während der Schwangerschaft ansteigen, erhöhen den Glukoseplasmaspiegel und die Glykogenreserven. Dadurch wird dem Feten in ausreichender Form energetisch verwertbares Substrat zur Verfügung gestellt. Die mütterlichen Regelmechanismen für die Glukosehomöostase (Glukosegleichgewicht) werden stärker beansprucht. Bei latenter diabetischer Stoffwechsellage tritt deshalb häufig eine Manifestierung des Diabetes in der Schwangerschaft ein.

- *Fettstoffwechsel:* In der Schwangerschaft vermehren sich die Serumlipide um 25–50%. Vor allem Cholesterin steigt ab dem zweiten Schwangerschaftsdrittel kontinuierlich an und erreicht ab der 36. SSW Werte, die etwa 50% über den Ausgangswerten liegen.

  Auffällig ist, daß die Schwangerschaftshyperlipidämie über die Geburt hinaus bestehen bleibt (Normalisierung etwa 7 Wochen p. p.). Eine Ursache dieser Erhöhung ist nicht bekannt.

- *Eiweißstoffwechsel:* Bis zur 36. SSW nimmt die Gesamtmenge zirkulierender Proteine um 20% zu. Bedingt durch die Hydrämie ist aber der relative Anteil an Gesamteiweiß im Blut niedriger.

- *Elektrolytstoffwechsel:* Die Elektrolytkonzentrationen verändern sich in der Schwangerschaft kaum. Die positive Elektrolytbilanz wird durch gesteigerte Retention (verminderte Ausscheidung) erreicht (vor allem Kalium, Natrium, Kalzium, Zink, Magnesium).

- *Eisenstoffwechsel:* Der Eisenbedarf erhöht sich. Eisendepots der Mutter werden genutzt

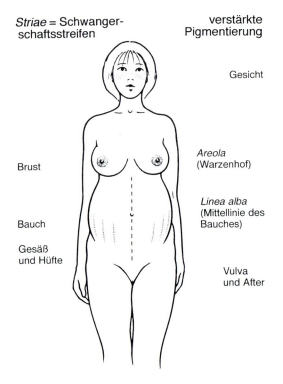

Abb. 4.2-1: Bereiche des Körpers, die in der Schwangerschaft eine verstärkte Pigmentierung aufweisen (rechts); bevorzugte Körperstellen für das Auftreten von Striae = Schwangerschaftsstreifen (links)

und aus dem Darm ca. 10% mehr Eisen resorbiert. Da diese Menge meist nicht ausreicht, entsteht ein *Eisenmangel*.

Hautveränderungen (Abb. 4.2-1)

Folgende Veränderungen sind schwangerschaftstypisch:

- **Verstärkte Pigmentierung** besonders im Bereich von Linea alba, Brustwarzen, Nabel, alten Narben und Genitale. Bei dunkelhaarigen Frauen ist dies besonders auffallend. Zu den Hauterscheinungen zählt man das schmetterlingsförmige **Chloasma uterinum**, eine flächige Pigmentierung an Stirn, Wangen oder Nasenrücken, die sich besonders nach Sonnenbestrahlung deutlich abhebt.

- *Neue Leberflecken* entstehen ebenso wie **Striae** (sog. Schwangerschaftsstreifen) im Brust-, Bauch-, Hüft-, und Gesäßbereich besonders zum Ende der Schwangerschaft. Der erhöhte Glukokortikoidspiegel begünstigt eine Schädigung der elastischen Fasern während der Dehnung. Die Striae sehen erst rot-bläulich aus, nach der Schwangerschaft verblassen sie und bleiben als helle, narbige Strukturen sichtbar.

Brust

Die Brust vergrößert sich im Verlauf der Schwangerschaft durch Flüssigkeitseinlagerung, verstärkte Durchblutung und Ausreifung des Brustdrüsengewebes durch hormonelle Einwirkung. Kolostrum (Vormilch) bildet sich, bei manchen Frauen kommt es schon in der Schwangerschaft zu tröpfchenweisem Milchabgang oder richtigem Milchfluß. Der Warzenhof wird dunkler und meist größer.

Gewichtsveränderung

Zu Beginn der Schwangerschaft kann das Körpergewicht der Frau erst abnehmen, bedingt durch Übelkeit, Appetitmangel und Erbrechen. Später steigt das Gewicht stetig an, in den letzten Wochen im Durchschnitt wöchentlich um 400 g. Die *Gesamtgewichtszunahme* beträgt bei vielen Frauen ca. 12–20 kg (s. S. 101, Abb. 4.3-1). Eine Gewichtszunahme über 15 kg muß beobachtet werden, da Risiken auftreten können (erhöhter Blutdruck, Gestationsdiabetes).

Genitale Veränderungen

Vulva und Vagina

Mit Beginn der Schwangerschaft zeigen sich Farb- und Oberflächenveränderungen an den Schleimhäuten:

- *Lividität des Introitus vaginae* (Scheideneingang): Lividität ist eine violett-dunkelblaue Verfärbung, die besonders gut bei Tageslicht am Introitus erkennbar wird, manchmal auch zwischen Klitoris und Harnröhrenöffnung, am

Harnröhrenwulst (Gebiet unterhalb der Harnröhrenöffnung) und an der Vaginalwand. Ursache ist die verstärkte Blutfülle (*Labhardt-Zeichen*). Die Blutgefäßweitstellung zeigt sich auch durch stärkeres Wärmegefühl und evtl. an *Varizen* im Gebiet von Ostium, Vulva und After (Hämorrhoiden).

- *Oberflächenveränderung der Scheide:* Die glatte Scheidenwand bekommt eine weiche, samtartige, aufgerauhte Oberfläche. Diese Änderung entsteht durch Auflockerung des Gewebes, die Epithelschicht hypertrophiert, und es wird vermehrt Scheidensekret gebildet. Auch im Bereich des Harnröhrenwulstes kommt es zur Gewebshypertrophie.

Uterus

Das Organ, daß sich während der Schwangerschaft am **stärksten verändert**, ist die Gebärmutter. Um alle Aufgaben zu bewältigen, nimmt ihre Durchblutung um das 10fache zu.

Die Blutgefäße der Gebärmutter, erst korkenzieherartig angelegt, werden durch die Schwangerschaftshormone weitergestellt und hypertrophieren, so daß mehr Blut aufgenommen werden kann.

Alle sicht- und tastbaren Veränderungen der Gebärmutter zählen zu den **wahrscheinlichen Schwangerschaftszeichen:**

- *Vergrößerung der Gebärmutter:* Die Größen- und Gewichtszunahme der Gebärmutter (von 50 g – ca. 1000 – 1500 g Endgewicht) wird durch Hormone der fetoplazentaren Einheit in den ersten 3 Monaten verursacht. Das Myometrium vergrößert sich um das 20–30fache, die Muskelzellen vergrößern und vermehren sich. Später stimuliert der Fetus durch Dehnung der Gebärmutterwand das Wachstum. Diesen Vorgang bezeichnet man als *Arbeitshypertrophie*.

Anhaltsgrößen für das frühe Gebärmutterwachstum sind: **8. SSW** ca. gänseeigroß, **12. SSW** ca. mannsfaustgroß.
Lage: Die Gebärmutter befindet sich in den ersten *3 Monaten* noch im kleinen Becken.
Besonderheiten: Piskaček-Schwangerschaftszeichen (Abb. 4.2-2)

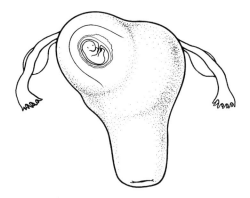

Abb. 4.2-2: Piskaček-Schwangerschaftszeichen: An der Implantationsstelle zeigt sich in der Frühschwangerschaft ein einseitiges, weiches Ausladen des Uterus

Am Einnistungsort wirken die Plazentahormone direkt auf die Gebärmuttermuskulatur. Es bildet sich eine Auswölbung an dem sonst kugelförmigen Körper, der bei bimanueller Untersuchung als *Piskaček-Schwangerschaftszeichen* getastet werden kann.

Ab der **16. SSW** reicht die Gebärmutter bis in das *große Becken* und ist oberhalb der Symphyse von außen tastbar. Nun kann die weitere Vergrößerung mit dem ersten Leopold-Handgriff von außen verfolgt werden.

Die Vergrößerung der Gebärmutter kann bei jeder schwangeren Frau individuell verschieden sein, eine Rolle spielen dabei die Ausgangsgröße des Organs oder die Anzahl der vorausgegangenen Schwangerschaften. Bei Mehrgebärenden dehnt sich der Gebärmutterkörper anfangs schneller aus.

- *Auflockerung der Gebärmutter:* Vor der Schwangerschaft weist der Gebärmutterkörper eine derbe Konsistenz auf. Die Muskulatur wird durch hormonellen Einfluß aufgelockert und wechselt zu einer weichen Konsistenz.

- *Konsistenzwechsel am Gebärmutterkörper:* Die Gebärmuttermuskulatur zieht sich in der Schwangerschaft unwillkürlich zusammen, dies führt zu einem Wechsel der Konsistenz, sowie der Form und Größe des Gebärmutterkörpers. Erst weich und schlaff, wird er durch die Kontraktion zu einer kleinen, harten Kugel. Untersucht man bimanuell, löst dies häufig eine gut zu tastende Kontraktion aus.

- *Unterschiedliche Konsistenz der Gebärmutteranteile:* Korpus, unteres Uterinsegment (Isthmus uteri) und Zervix (s. S. 56 ff.) werden in der Schwangerschaft nicht gleichmäßig aufgelockert. Zuerst bekommt das untere Uterinsegment eine weiche Konsistenz. Das *Hegar-Schwangerschaftszeichen* zeigt deutlich die leichte Zusammendrückbarkeit des unteren Uterinsegments. Bei bimanueller Untersuchung in der 9.–11. SSW entsteht der Eindruck, als könnten sich die untersuchenden Finger fast berühren (Abb. 4.2-3).

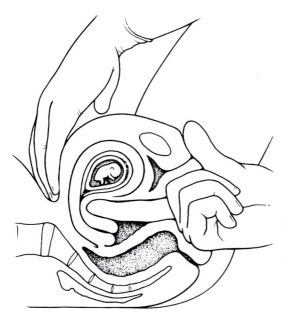

Abb. 4.2-3: Hegar-Schwangerschaftszeichen: Leichte Zusammendrückbarkeit des unteren Uterinsegments bei bimanueller Untersuchung in der Frühschwangerschaft

Die weiche Konsistenz des unteren Uterinsegments, im Gegensatz zur festeren von Korpus und Zervix, verdeutlicht auch das *Gauß-Schwangerschaftszeichen* (sog. Wackelportio). Bei vaginaler Untersuchung kann die Portio leicht hin- und hergeschoben werden, während der von außen getastete Uteruskörper diesen Bewegungen nicht nachgibt.

Extragenitale Hormondrüsen

Der Vorderlappen der **Hypophyse** (HVL) verdoppelt seine Größe in der Schwangerschaft, der Hinterlappen (HHL) bleibt gleich (Abb. 4.2-4).

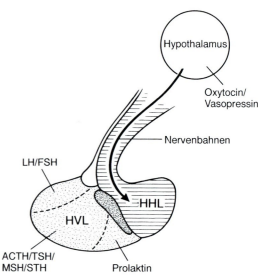

Abb. 4.2-4: Hormonbildung in Hypophyse und Hypothalamus. Der Hypophysenvorderlappen (HVL) ist vergrößert, der Hypophysenhinterlappen (HHL) nicht

- Im HVL vermehren sich vor allem die *prolaktinbildenden Zellen*, stimuliert durch Östrogene.
- Der Plasmaspiegel von *ACTH* (adrenokortikotropes Hormon), *MSH* (Melanozyten-stimulierendes Hormon), *TSH* (Thyreoid-stimulierendes Hormon) und *STH* (somatotropes Hormon = Wachstumshormon) ist leicht erhöht, sichtbar z. B. an Melaninablagerungen in der Haut bzw. Hyperpigmentierung.
- Die Synthese gonadotroper Hormone, *FSH* und *LH*, werden durch plazentare Steroide gehemmt.

- *Oxytocin* und *Vasopressin* werden in Kernen des Hypothalamus gebildet und gelangen auf Nervenbahnen in den HHL. Vasopressin (ADH) hält den Flüssigkeitshaushalt im Gleichgewicht. Oxytocin führt zur Kontraktion der glatten Muskelfasern z. B. an Uterus und an der Brustdrüse. Zum Ende der Schwangerschaft wird es vermehrt produziert.

Die **Schilddrüse** zeigt eine Größenzunahme um das 3fache, ihre Funktion und die der Nebenniere nehmen stark zu (Thyroxin- und Kortisolsteigerung).

4.3 Schwangerenvorsorge durch die Hebamme

4.3.1 Geschichte der Schwangerenfürsorge

Doris Wepler/Nora Szász

Die Versorgung schwangerer Frauen durch Hebammen läßt sich bis zum *Mittelalter* zurückverfolgen. Erkennen und Feststellen der Schwangerschaft und auch eine gewisse Sorge um schwangere Frauen gehörten zum Tätigkeitsbereich der Hebammen.

In Hebammenordnungen (seit Mitte des 16. Jahrhunderts) finden sich zwar Verhaltensmaßregeln für schwangere Frauen, wie „sich hüten für zorn, schrekken, forcht, kümernuß, bösem gestanck, faulem Geruch und anderen dergleichen abscheuigen Sachen", aber wenig Bestimmungen für eine Beratung schwangerer Frauen.

Lange vor den Beratungsstellen suchten Schwangere vor der Geburt die Hebamme auf. Dies schlägt sich in frühesten Medizinaltaxen nieder, wonach die Hebamme für eine „Untersuchung in der Schwangerschaft" eine Gebühr erheben konnte.

Erste Sozialgesetzgebung

Erst *Ende des 19. Jahrhunderts* wurden erstmals **Mutterschaftsschutz- und -fürsorge** durch soziale Gesetze eingeführt.

Mit zunehmender Verarmung und Massenverelendung der Menschen im Zuge der Industrialisierung und Verstädterung wurde der Ausbau einer öffentlichen Fürsorge immer notwendiger.

Neben kommunaler Armenfürsorge leistete auch die private Wohlfahrtspflege, deren Träger u. a. Frauenvereine und Kirchen waren, konkrete Hilfen für arme, insbesondere ledige Schwangere, Mütter und Kinder. Nachdem 1878 zunächst durch eine Änderung der Gewerbeordnung eine dreiwöchige Arbeitsruhe für Wöchnerinnen eingeführt worden war (**Wochenschutz**), zahlten die Krankenkassen ab 1883 Wochengeld an weibliche Mitglieder. Eine Ausdehnung der Krankenkassenleistungen auf die Schwangerschaft erfolgte nur sehr zögernd, da Schwangerschaftsbeschwerden nicht als Krankheit im Sinne des Krankenversicherungsgesetzes galten. Erst die nach Ausbruch des *Ersten Weltkrieges 1914* verabschiedete **Reichswochenhilfe** (zunächst nur für „Kriegerfrauen") sah neben einer Beihilfe zu den Entbindungskosten auch Wochen- und Stillgeld sowie die Möglichkeit einer Berechnung von Hilfen bei Schwangerschaftsbeschwerden durch Arzt oder Hebamme vor. Die Bezahlung der Hebammenhilfe in der Schwangerschaft erfolgte allerdings meist nur nach ärztlicher Bescheinigung.

Säuglings- und Schwangerenfürsorgestellen

1919 deklarierte die Verfassung der *Weimarer Republik* in Artikel 119 die Mutterschaftsfürsorge vorgeblich zur Staatsverantwortung:

„Die Mutterschaft hat Anspruch auf den Schutz und die Fürsorge des Staates".

Der Ausbau einer Fürsorge für Mutter und Kind wurde zum zentralen Bestandteil der familienorientierten Sozialpolitik vor allem der Arbeiterbewegung. Mit der Erkenntnis, daß Mutterschutz der beste Kinderschutz sei, entstanden in den 20er Jahren neben einer schon ausgebauten Säuglingsfürsorge zahlreiche Schwangerenfürsorgestellen, deren Träger die städtischen Gesundheitsämter und Ambulatorien der Krankenkassenverbände waren. In diese Einrichtungen wurden Hebammen kaum miteinbezogen. Im Vordergrund stand vielmehr eine Beratung in rechtlichen und sozialen Fragen, die durch Fürsorgerinnen erfolgte und mit wachsender Kontrolle schwangerer Frauen verbunden war. Von den Hebammenverbänden häuften sich in dieser Zeit Beschwerden, daß in den Beratungsstellen oft Druck auf Schwangere ausgeübt würde, zur Entbindung ins Krankenhaus zu gehen.

Es kann davon ausgegangen werden, daß auch diese Einrichtungen zum Anstieg der Anstaltsentbindungen beitrugen und insofern von den überwiegend in der Hausgeburtshilfe tätigen Hebammen als Konkurrenz begriffen wurden.

Insgesamt änderte sich, auch bedingt durch die Notjahre der Kriegs- und Nachkriegszeit, die öffentliche Einstellung zur Klinikgeburt vor allem in den Städten. Immer weniger schwangere Frauen waren in der Lage, die notwendigen Vorbereitungen für die Hausgeburt zu treffen, so daß die Klinikgeburt in dieser Situation gerade für Arbeiterfrauen eine billigere Alternative bedeutete.

Reichshebammengesetz

Nach der Machtübernahme durch die *Nationalsozialisten 1933* wurden Schwangerenberatungsstellen neben Eheberatung und Säuglingsfürsorge in die Beratungsstellen für Erb- und Rassenpflege an den Gesundheitsämtern eingegliedert. In enger Beziehung zur nationalsozialistischen Volkswohlfahrt (NSV) und deren neugeschaffenem Hilfswerk „Mutter und Kind" dienten sie ausdrücklich rassenhygienischen und bevölkerungspolitischen Zielen. Obwohl das Reichshebammengesetz von 1938 eine Einbeziehung der Hebammen in die Schwangerenfürsorge betonte, lag der Schwerpunkt ihrer Beratungstätigkeit auch während der Zeit des Nationalsozialismus eher außerhalb dieser ärztlich geleiteten Einrichtungen in den Familien. Hier kam der Hebamme eine entscheidende Rolle als Propagandistin zu.

Dabei sollte sie sich, so formulierte es die Dienstordnung von 1943, „... stets bewußt sein, daß sie zur Mitwirkung an einer der wichtigsten Aufgaben der Volksgesundheitspflege, der Erhaltung und Mehrung eines erbgesunden Nachwuchses berufen" sei.

Mutterschaftsrichtlinien

1966 wurde die **Schwangerenvorsorge** in den Leistungskatalog der Krankenkassen aufgenommen, die Einführung des Mutterpasses erfolgte 1968. Darin werden Schwangerschaftsverlauf und besondere Risikomerkmale dokumentiert. Als Vertragsgrundlage zwischen Ärzten und Krankenkassen dienen die Mutterschaftsrichtlinien bis heute dem Ziel „einer nach den Regeln der ärztlichen Kunst zweckmäßigen, ausreichenden und wirtschaftlichen ärztlichen Betreuung". Vorrangig wird hier eine frühzeitige Erkennung von Risikoschwangerschaften und Risikogeburten genannt. Für Hebammen sehen die Richtlinien vor, daß sie „Untersuchungen durchführen und im Mutterpaß dokumentieren" können, „wenn der Arzt dies im Einzelfall anordnet oder wenn der Arzt einen normalen Schwangerschaftsverlauf festgestellt hat und daher seinerseits keine Bedenken gegenüber weiteren Vorsorgeuntersuchungen durch die Hebamme bestehen." (s. S. 590, 605)

Diese Festlegung steht im Widerspruch zur Berufs- und Gebührenordnung für Hebammen und dem Hebammengesetz von 1985, in denen von der Selbständigkeit der Hebammen auch in der Betreuung der Schwangerschaft ausgegangen wird.

4.3.2 Heutige Schwangerenvorsorge

Doris Wepler

In der ärztlichen Vorsorge werden Frauen mit immer mehr diagnostischen Maßnahmen konfrontiert, die oft mehr verunsichern, als daß sie den Ängsten und dem daraus resultierenden Sicherheitsbedürfnis gerecht werden. An jeder schwangeren Frau werden heute ca. **150 Einzeluntersuchungen** vorgenommen, die zum großen Teil der sog. Inspektion des Ungeborenen dienen. Expertenwissen und Diagnostik haben einen höheren Stellenwert als die individuelle Wahrnehmung.

Erfahrungsdimensionen wie Berühren, Hören und Sehen sind unter die Vorherrschaft der Sichtbarmachung mit Hilfe von Technik geraten. Die Reduzierung der Frau auf körperliche Vorgänge und die nahezu einseitige Fixierung auf das Wohlergehen des Feten zeigen sich in der Fachsprache.

Die schwangere Frau wird als *„fetales Umfeld"*, die Gebärmutter als *„Fruchthalter"*, der Fetus als *„Geburtsobjekt"* tituliert.

Eine an Risiken orientierte Vorsorge verunsichert Frauen auf subtile Weise und macht sie passiv.

> Es gibt zu denken, daß mittlerweile bis zu 60–70% der Frauen mit einem Risikomerkmal behaftet sind und wirft die Frage auf, ob dieses System der Schwangerenbetreuung seinen Sinn erfüllt.

Im klassischen Sinne bedeutet Vorsorge, mit dem Wissen über Ursachen und Zusammenhänge entsprechend vorbeugen und abwenden zu können.

Medizinsoziologische Untersuchungen, die sich mit der Qualitätskontrolle der heute üblichen Schwangerenbetreuung beschäftigen, werfen große Zweifel an deren Effektivität auf. Wirtschaftlich und sozial schlechtgestellte Frauen lassen sich mit der ärztlichen Betreuung wenig erreichen, obwohl gerade sie aufgrund ihrer Situation erhöhten Risiken ausgesetzt sind.

Es ist an der Zeit, Voraussetzungen zu schaffen, die Schwangerschaft umfassend zu betrachten. Modellprojekte wie die *Familienhebamme* (Bremen), interdisziplinäre Ansätze in *Geburtshäusern* sowie die *Tätigkeit freiberuflicher Hebammen* sollten ein stärkeres Gewicht in unserem Gesundheitssystem finden.

Gerade die skandinavischen Länder und die Niederlande, wo Hebammen in der Schwangerenbetreuung fest verankert sind, weisen niedrige Säuglingssterblichkeitsraten auf.

Selbständig arbeitende Hebammen können dem Begriff der Schwangerenfürsorge wieder eine neue Bedeutung zukommen lassen. Durch Kombination von *persönlicher Beziehung*, kontinuierlicher *medizinischer Betreuung* und der Sichtweise von *Schwangerschaft als physiologischem Prozeß* könnten Unzulänglichkeiten der extensiv-medizinischen Schwangerenberatung behoben werden.

Anamnese

Die Anamneseerhebung stellt den Kontakt zur schwangeren Frau her und vermag ein Vertrauensverhältnis aufzubauen. Durch sie werden Lebenssituation, vorangegangene Erkrankungen, Empfinden, Verlauf der Schwangerschaft sowie vorangegangene Geburtserlebnisse erfaßt. Da die psychosoziale Situation einen erheblichen Einfluß auf die Schwangerschaft hat, ist es wichtig, sich bei der Anamnese nicht auf medizinische Risikosuche zu beschränken. Die Fragen sollten gesprächsweise erörtert werden (Fortbildungen in Gesprächsführung sind hilfreich). Ein Fragebogen, von der Frau beantwortet, ist einfacher, doch für die Schwangere unbefriedigender. Die Beantwortung der Fragen kann verweigert, die individuelle Grenze jeder Frau muß respektiert werden.

Sozialanamnese

Zur Sozialanamnese sollte auf folgende Fragen eingegangen werden:

- Wie erlebten Sie den bisherigen Verlauf der Schwangerschaft?
- Worin bestehen Ihrer Meinung nach die größten Veränderungen, die in Ihrem Leben durch die Schwangerschaft und die Geburt eintreten?
- Wie erleben Sie die körperlichen Veränderungen, z. B. auch in bezug auf Ihre Sexualität?
- Wie wurde oder wird in Ihrer Familie oder Freundeskreis über Schwangerschaft und Geburt geredet?
- Wissen Sie etwas über die eigene Geburt?
- Sind Sie berufstätig? Wenn ja, beschreiben Sie Ihren Arbeitsplatz und Ihre tägliche Arbeitszeit.
- Gibt es besondere berufliche Belastungen (z. B. chemische Stoffe, Strahlen, langes Stehen, sitzende Tätigkeit)?
- Studieren Sie oder gehen Sie zur Schule/Ausbildung?
- Fühlen Sie sich finanziell und sozial gut abgesichert?
- Können Sie ausruhen, wenn sie das Bedürfnis dazu haben?
- Bewegen Sie sich oder treiben Sport? Wenn ja, welcher Art?

Allgemeinanamnese

Folgende **Gewohnheiten** sind zu erfragen:

- Wie sind Ihre Ernährungs- und Eßgewohnheiten?
- Trinken Sie Alkohol? Was und wieviel?
- Rauchten Sie vor der Schwangerschaft? Wieviel und wie lange? Rauchen Sie jetzt? Wieviel?
- Nehmen Sie regelmäßig Medikamente? Welche und warum?
- Haben Sie in der Schwangerschaft bereits Medikamente eingenommen? Welche und seit wann?
- Nehmen Sie Drogen?

Eigenanamnese/Familienanamnese

Über die **Krankheitsgeschichte** geben diese Fragen Auskunft:

- Haben Sie Allergien?
- Welche Operationen hatten Sie und wann waren sie?
- Haben Sie die Narkose vertragen?
- Hatten Sie jemals starke Blutungen oder brauchten Bluttransfusionen?
- Liegt bei Ihnen eine Erkrankung am Herzen, an Nieren/Blase, an den Atemwegen, an der Schilddrüse vor? Welche?
- Haben Sie erhöhten Blutdruck, Zuckerkrankheit, Krampfanfälle, Infektionskrankheiten (Gelbsucht, HIV-Infektion), Krampfadern/Hämorrhoiden?
- Sind in Ihrer oder der Familie des Kindsvaters Erbkrankheiten oder Fehlbildungen bekannt?

Gynäkologische Anamnese, vorherige Schwangerschaften, Geburten

Zur **gynäkologischen Anamnese** gehören diese Fragen:

- Haben oder hatten Sie gynäkologische Erkrankungen wie z. B. Vaginalinfektionen, Entzündung der Eierstöcke/Eileiter/Gebärmutter, Myome, Zysten?
- In welchem Alter hatten Sie Ihre erste Menstruation?
- Haben Sie einen regelmäßigen Zyklus und wie lange dauert er?
- Haben Sie Beschwerden während der Periode (starke Blutung, Schmerzen, Migräne)?
- Hatten Sie Probleme, schwanger zu werden?
- Wieviele Schwangerschaften hatten Sie einschließlich dieser?
- Wenn Sie Abtreibungen hatten: Wann waren sie, in welchem Schwangerschaftsmonat, mit welcher Methode? Gab es Komplikationen?
- Wenn Sie Fehlgeburten/Eileiterschwangerschaften/Totgeburten hatten: Wann und in welchem Schwangerschaftsmonat waren sie? Gab es Komplikationen?
- Haben Sie schon Vorstellungen, wo und wie Ihr Kind geboren werden soll?
- Wen möchten Sie zur Unterstützung bei der Geburt Ihres Kindes dabei haben?
- Wissen Sie schon, ob und wie lange Sie Ihr Kind stillen möchten?

Über **vorangegangene Schwangerschaften und Geburten** informieren Antworten auf diese Fragen:

- Wie erlebten Sie die Betreuung in früheren Schwangerschaften?
- Was gefiel Ihnen besonders gut? Womit waren Sie unzufrieden?
- Besuchten Sie einen Geburtsvorbereitungskurs?
- Gab es Probleme in früheren Schwangerschaften? Wenn ja, welche?
- Wo haben Sie Ihr(e) Kind(er) geboren? In der wievielten Schwangerschaftswoche war(en) die Geburt(en)?
- Wie groß und wie schwer war das Kind (die) Kind(er)?
- Wie ging es dem (den) Kind(ern) nach der Geburt?
- Hat ein Kind Erkrankungen? Wenn ja, welche?
- Wie erlebten Sie die Geburt(en)?
- Bekamen Sie Medikamente (z. B. wehenfördernde Mittel, Schmerzmittel, krampflösende Mittel, Betäubungsmittel)?
- Wurden bei Ihnen operative Eingriffe vorgenommen (z. B. Saugglocke, Zange, Kaiserschnitt, Dammschnitt)?
- Gab es Probleme in der Nachgeburtsperiode (z. B. Blutung, festsitzender Mutterkuchen, Ausschabung)?
- Wann haben Sie das erste Mal gestillt?
- Haben Sie gestillt? Wenn ja, wie lange?
- Wie haben Sie die Stillzeit erlebt?
- Sind Sie im Wochenbett in der Klinik geblieben? Wenn ja, wie lange?
- Gab es bei Ihrem Kind besondere Vorkommnisse in den ersten Wochen nach der Geburt?
- Hatten Sie in der Zeit nach der Geburt Probleme, weswegen Sie die Hilfe einer Hebamme oder eines Arztes benötigten?
- Wie empfanden Sie allgemein die ersten Tage/Wochen nach der Geburt?
- Welche einschneidenden Veränderungen ergaben sich für Sie aus dem Zusammenleben mit Ihrem Kind/Partner?

Die erhobenen Daten trägt die Hebamme in den Mutterpaß sowie in ihre eigene Schwangerenkarteikarte ein.

4.3.3 Allgemeine Untersuchungen

Bei der Erhebung von Untersuchungsergebnissen geht es nicht um eine Normierung schwangerer Frauen, sie dienen dazu, das Gesamtbild zu erweitern.

Gewicht

Zu Beginn der Schwangerschaft kommt es wegen hormonell bedingter Übelkeit und Appetitlosigkeit manchmal zu einer *Gewichtsabnahme*. Eine starke *Gewichtszunahme* kann im Zusammenhang mit einer Zigarettenentwöhnung stehen. Die **Gewichtszunahme** am Ende der Schwangerschaft liegt zwischen **12–20 kg** (s. S. 94). Sie setzt sich hauptsächlich zusammen aus (Abb. 4.3-1):

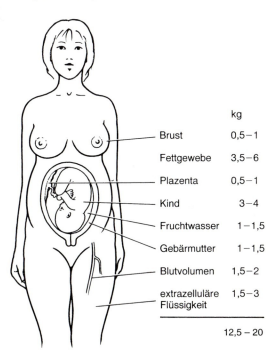

Abb. 4.3-1: Gewichtszunahme in der Schwangerschaft

- *Wasseransammlung* im Gewebe (interstitielle Flüssigkeit) und *größeres Blutvolumen*
- Wachstum von Brüsten und Gebärmutter,
- dem Kind, der Plazenta, dem Fruchtwasser, der Fettspeicherung.

Die Gewichtszunahme erfolgt schubweise und nicht kontinuierlich. Ein plötzlicher starker Gewichtsanstieg sollte beobachtet werden, da er erster Hinweis auf versteckte Ödeme sein kann.

Hat die Frau zu Hause eine Waage, sollte sie sich dort regelmäßig 1 × pro Monat wiegen und ihr Gewicht im Mutterpaß notieren.

Urin

Der **Mittelstrahlurin** wird mit einem *Teststreifen* (Combur®, Multistix®) untersucht auf:

- **Proteine (Eiweiß):** Eine Spur Eiweiß (bis 0,5 g/l) ist in der Schwangerschaft physiologisch. Ist der Wert erhöht, kann dies Hinweis auf eine Nierenbeckenentzündung oder auf Präklampsie sein (s. S. 147 ff.).

- **Glukose (Zucker):** Aufgrund der erhöhten Filtration der Nieren haben 20% aller schwangeren Frauen eine physiologische Glukosurie. Wiederholte Glukosurie gibt Anlaß, an Schwangerschaftsdiabetes zu denken. Diese sollte durch Blutzuckeruntersuchungen ohne und mit Belastung (Glukosetoleranztest/GTT) ausgeschlossen werden (s. S. 154).

- **Nitrit:** Nitrit im Harn weist auf eine bakterielle Kontamination hin, da die wichtigsten Erreger von Harnwegsinfektionen Nitrate produzieren können. Eine *Bakteriurie* spricht für einen Harnwegsinfekt, der in der Schwangerschaft oft symptomlos verläuft.

Durch progesteronbedingte Weitstellung der Harnleiter, Nierenbecken und -kelche wird der Abfluß des Urins verlangsamt, es kommt leicht zu einer aufsteigenden Infektion. Sie ist ernstzunehmen, weil sie Vorläufer einer Nierenbeckenentzündung sein und vorzeitige Wehen auslösen kann.

Hämoglobinwert (Hb)

Wichtig zur Einschätzung von Veränderungen ist ein Ausgangswert zu Beginn der Schwangerschaft. Bei weniger als 11 g/dl spricht man von einer *Anämie* (verminderte Erythrozytenzahl). Bei einem starken Absinken des Hb-Wertes sollte die Frau zuallererst nach Ernährungsgewohnheiten und besonderen Belastungen, z. B. beruflicher Streß, gefragt werden.

Meist verbessert sich der Wert durch eine ausgewogene Ernährung (s. S. 120) und Ruhe und erübrigt eine Behandlung mit Eisenpräparaten. Diese werden von Frauen wegen ihrer Nebenwirkungen (Übelkeit, Verstopfung, Magenschmerzen) oft schlecht vertragen. Häufig liegt eine Eisenaufnahmestörung vor und kein Eisenmangel.

Blutdruck (RR), Ödeme

- Bei der **Messung des Blutdrucks** werden 2 Werte ermittelt: der *systolische* (Herzkontraktion) und der *diastolische Wert* (Herzerschlaffung). Die Normalwerte in der Schwangerschaft liegen zwischen 90/50 und 135/85 mmHg. Körperliche Anstrengung, Angst und Müdigkeit können den Blutdruck beeinflussen, besonders den systolischen Wert. Eine Erhöhung des diastolischen Wertes kann ein Hinweis auf eine beginnende Präklampsie sein.

- **Ödeme** sind Wasseransammlungen im Interstitium (Zwischenzellgewebe). Viele Frauen haben am Ende der Schwangerschaft Ödeme an Füßen und Beinen, verursacht durch Druck der Gebärmutter auf die großen Beckenvenen und die hormonell bedingte Weitstellung der Venen. Festgestellt werden sie durch Eindrücken der Haut mit einem Finger z. B. oberhalb des Knöchels am Vorderrand des Schienbeins. Bei Ödemen bleibt eine sichtbare Vertiefung bestehen, die sich erst allmählich wieder zurückbildet. Durch Ausruhen und Hochlagern der Beine verschwinden die Symptome wieder. Bleiben sie und verschlimmern sich trotz Nachtruhe (Finger sind taub und geschwollen), oder treten generalisiert am Körper auf, kann dies ein Hinweis auf eine Präklampsie sein.

Varizen (Krampfadern)

Durch die Schwangerschaftshormone erweitern sich die Venen, das Blut fließt langsamer zum Herzen zurück. Wegen der gestauten Gefäße verhindern die Venenklappen das Zurückfließen des Blutes nur unzureichend: Die Venen treten als Krampfadern hervor. Die *Muskelaktivität* der Beine hilft das Blut zurückzuführen, deshalb ist langes Sitzen und Stehen nicht zuträglich. Bei starken Krampfadern sind Tragen von *Kompressionsstrümpfen* und Übungen zur Blutkreislaufanregung empfehlenswert (s. S. 544).

Varizen können auch im Bereich der Schamlippen und des Afters (Hämorrhoiden) vorkommen.

Untersuchungen des Körpers

Beim Abtasten der Brust, des Bauches und bei vaginaler Untersuchung werden intime Bereiche der Frau berührt. Vor der Untersuchung sollte deshalb durch ein Gespräch Vertrauen aufgebaut werden. Vermittelt die Hebamme Ruhe und Sicherheit, überträgt sich dieses Gefühl auch auf die Schwangere. Ein Kissen zum Unterlegen unter den Kopf sorgt für Bequemlichkeit und die Frau liegt dadurch so hoch, daß sie bei der Untersuchung zusehen kann (s. Abb. 4.3-5). Blickkontakt, das Erklären aller Schritte und Eindrücke der Untersuchung machen die Situation für die Frau leichter und helfen ihr, sich zu entspannen.

- Bei Untersuchung der **Brüste** ist besonders auf die Form der Brustwarzen zu achten. Hohlwarzen (Mamille liegt unterhalb des Niveaus der Areola) und Flachwarzen können Stillprobleme verursachen.

Unterscheiden lassen sie sich, indem Daumen und Zeigefinger auf den Rand des Warzenhofes gedrückt werden. Die normale Brustwarze bleibt hervorstehend, die Flachwarze zieht sich zurück, die Hohlwarze bleibt innen (s. S. 354).

- **Größe und Form des Bauches:**
Vor dem Abtasten werden Größe und Form des Bauches betrachtet. Evtl. sind schon deutliche Bewegungen z. B. der Füße erkennbar, die einen Anhaltspunkt auf die Lage und Stellung des Kindes geben.

Es ist ein Fehler, anhand der Bauchgröße auf die Größe des Kindes zu schließen, bevor das Kind ertastet wurde. Manche Kinder liegen mehr im und andere mehr vor dem Körper der Mutter (das können Frauen meist selbst gut beschreiben).

- **Symphysen-Fundus-Abstand (SFA) und Leibesumfang (LU):**
Diese Untersuchungen dienen der Kontrolle des kindlichen Wachstums, begonnen wird damit ca. in der 18. SSW. Die Frau sollte sich zur Untersuchung mit ausgestreckten Beinen auf den Rücken legen und vorher die Blase entleert haben.

Der **SFA** spiegelt die fetale Scheitel-Steiß-Länge wider. Das Maß ist nur solange relevant, wie der vorangehende Teil noch nicht in das mütterliche Becken eingetreten ist. Die Genauigkeit der Methode ist größer, wenn immer von ein und derselben Person gemessen wird. Ein chronologischer Anstieg der Symphysen-Fundus-Kurve ist ein indirektes Zeichen für das Wachstum des Kindes, bei stagnierendem Symphysen-Fundus-Abstand besteht der Verdacht auf eine Wachstumsverzögerung. Nimmt der SFA ungewöhnlich stark zu, kann dies für eine Zwillingsschwangerschaft sprechen. Bei Abweichungen sollte immer eine weitere Diagnostik mit Ultraschall veranlaßt werden. Zur Messung des SFA wird das Maßband an der Symphysenoberkante angelegt, von da aus wird bis zum höchsten Punkt der Gebärmutter (Uterusfundus) gemessen (Abb. 4.3-2).

Die Längsachse des Kindes ist Meßrichtung. Diese Messung wird alle 4 Wochen vorgenommen. (Abb. 4.3-3)

Der **Leibesumfang** wird in Nabelhöhe gemessen (Abb. 4.3-4), zum Ende der Schwangerschaft beträgt er ca. 100–105 cm.

Bei beiden Maßen geht es wegen individueller Unterschiede von Größe und Gewicht der Frau nicht um ein Erreichen festgelegter, sondern um relative Werte.

- Das **Abtasten des Bauches** ist ein sehr wichtiger Bestandteil der Hebammenarbeit, wozu Ruhe und Zeit vorhanden sein sollten (Abb. 4.3-5). Es bedarf einiger Erfahrung und Übung, um

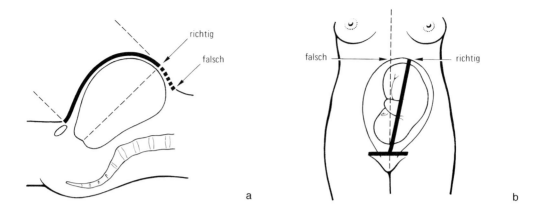

Abb. 4.3-2: **a.** Messung des Symphysen-Fundus-Abstands (SFA), **b.** Orientierung an der Längsachse des Kindes bei Messung des SFA (aus Pschyrembel/Dudenhausen: Praktische Geburtshilfe. De Gruyter 1994)

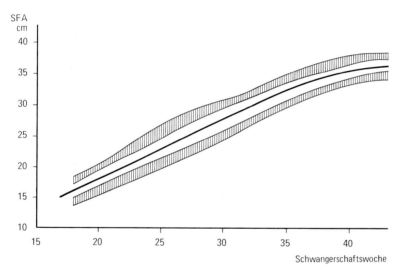

Abb. 4.3-3: Symphysen-Fundus-Abstand bei gesunden Schwangeren nach Westin. Mittelwert schwarz, schraffierte Bereiche stellen die Abweichungen nach oben und unten dar (aus Pschyrembel/Dudenhausen: Praktische Geburtshilfe, 18. Aufl. 1994)

folgende Befunde wirklich gut erheben zu können:
- Größe und Höhenstand der *Gebärmutter* (Abb. 4.3-6, 4.3-7)
- Lage des *Kindes*, dessen Größe, Körperteile und Bewegungen
- *Fruchtwassermenge, Zwillingsschwangerschaft*
- Konsistenz der Gebärmutter (*Wehenbereitschaft*)
- Verhältnis des *Kindes zum Becken*, evt. Plazentalage.

Die **Leopold-Handgriffe** werden in Abb. 4.3-7 bis 4.3-10 dargestellt und erläutert.

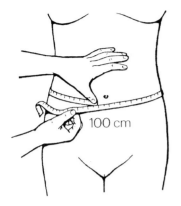 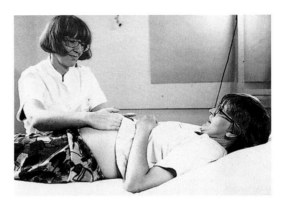

Abb. 4.3-4: Messung des Leibesumfanges (aus Pschyrembel/Dudenhausen: Praktische Geburtshilfe, 18. Aufl. 1994)

Abb. 4.3-5: Abtasten des Bauches. Kontaktaufnahme zwischen Hebamme und Frau (Photo: U. Harder)

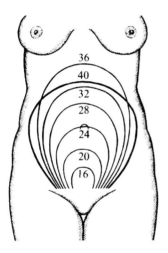 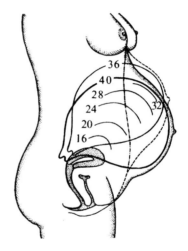

Abb. 4.3-6: Schematische Darstellung des Verlaufs der Größenzunahme der Gebärmutter nach Schwangerschaftswochen. Fundusstände: *16. SSW* = 3 Querfinger (QF) über der Symphyse, *20. SSW* = 3 QF unterhalb des Nabels, *24. SSW* = Nabelhöhe, *28. SSW* = 3 QF über dem Nabel, *32. SSW* = 2–3 QF unter dem Rippenbogen, *36. SSW* = am Rippenbogen, *40. SSW* = 1–2 QF unter dem Rippenbogen (nach Karl Sommer, „Der Messias", Verlag Volk und Wissen, 4. Aufl. 1983)

- **Abhören der kindlichen Herzfrequenz (KHF):** Bis zur 28. SSW läßt sich die KHF am besten im Bereich oberhalb der Symphyse bis hin zum Nabel mit Hörrohr oder Dopton hören (s. S. 478). Gelingt es einmal nicht, in den frühen Schwangerschaftswochen die Herztöne zu finden, fragt man die Frau nach Kindsbewegungen. Ist die Position des Kindes ertastet, wird die KHF in Kopfnähe auf der Seite des Rückens gehört (z. B. bei Schädellage seitlich rechts oder links), in Höhe zwischen Nabel und Symphyse, bei Steißlage in Nabelhöhe oder oberhalb des Nabels. Bei Auffälligkeiten der KHF ist eine Kardiotokographie zu veranlassen.

4. Schwangerschaft

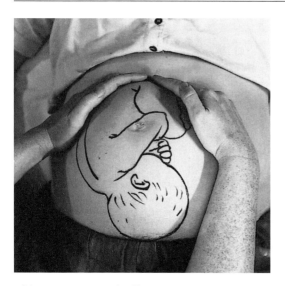

Abb. 4.3-7: 1. Handgriff nach Leopold

- *Wo ist der höchste Punkt der Gebärmutter zu fühlen*, und *zu welcher Schwangerschaftswoche paßt der Befund?* (s. Abb. 4.3-6) Der ertastete Befund orientiert sich zuerst am Symphysenoberrand, dann am Nabel, zuletzt am Rippenbogen und wird in Querfingern (QF) angegeben.
- *Welcher Kindsteil ist im Uterusfundus zu tasten?* Der Steiß fühlt sich uneben und weich an, oft werden Kindsbewegungen im Fundusbereich bemerkt. Ein Kopf hingegen wird als großer, gleichmäßig runder und harter Teil ertastet.
- *In welcher Lage befindet sich das Kind?* (Längslage, Schräglage, Querlage)

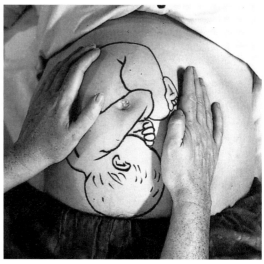

Abb. 4.3-8: 2. Handgriff nach Leopold

- *Auf welcher Seite sind der Rücken, auf welcher Arme und Beine (kleine Teile) des Kindes zu tasten?* Während abwechselnd eine der beiden Hände mit leichtem Gegendruck das Kind hält, tastet die andere Hand die gegenüberliegende Seite entlang. Der Rücken ist als gleichmäßig großer und langer Teil fühlbar, die Bauchseite des Kindes weist mehr Unebenheiten und Kindsbewegungen (Hände, Füße, Knie und Ellenbogen) auf.
- In welcher Stellung (Verhältnis des kindlichen Rückens zur Gebärmutterwand) befindet sich das Kind?
(I. Stellung = Rücken links, II. Stellung = Rücken rechts, dorsoanterior = Rücken vorn, dorsoposterior = Rücken hinten)

- Die **vaginale Untersuchung** sollte bereits in der Frühschwangerschaft einmal durchgeführt werden, um später diesen Untersuchungsbefund zum Vergleich heranzuziehen. Bevor der behandschuhte Mittel- und Zeigefinger in die Vagina eingeführt werden, sind diese mit Wasser oder Öl zu befeuchten. Beim Einführen kann schon gefühlt werden, ob die Beckenbodenmuskeln nachgiebig oder straff sind. An den Vaginalwänden entlang wird sanft nach oben getastet, das Tempo bestimmt die Muskelreaktion (Anspannung/Entspannung) der Frau. Sind die Finger ganz tief in der Vagina, wird vorsichtig nach der **Portio (Gebärmutterhals)** gefühlt. Meist ist sie in der Schwangerschaft sehr weit nach hinten in die Kreuzbeinhöhle geneigt, kann aber auch zentral oder nach vorn gerichtet liegen. Die Portio wird auf Länge (2–4 cm), Konsistenz (weich oder fest) und Durchgängigkeit des Muttermundes (in geschlossenem Zustand als Grübchen zu tasten) untersucht.

Durch bimanuelle Untersuchung ist die **Größe des Uterus** festzustellen. Mit einer Hand wird die Portio berührt, mit der anderen, äußeren Hand der Fundus getastet (in der 12. SSW hat sich die Gebärmutter ca. bis zum oberen Rand

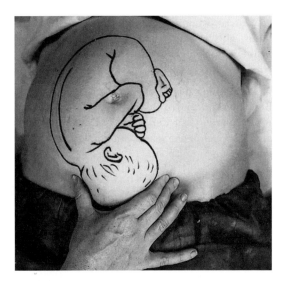

Abb. 4.3-9: 3. Handgriff nach Leopold

- *In welchem Verhältnis stehen Kopf/Steiß zum Beckeneingang?*
- *Welches ist der vorangehende Teil?*
- *Wird überhaupt ein vorangehender Teil gefühlt?*

Der vorangehende Teil wird zwischen Daumen und abgespreizten Zeige- und Mittelfinger gefaßt. Dazu muß die Bauchdecke vorsichtig oberhalb der Symphyse eingedrückt werden. Durch Ballotement (schnelles Hin- und Herbewegen) kann zwischen Kopf und Steiß unterschieden werden. Der Kopf pendelt durch die freibewegliche Halsverbindung zwischen den gelockerten Fingern wie eine schwingende Kugel, der Steiß ist dagegen kaum beweglich, da ihm der ganze Körper folgt. Fühlt man keinen vorangehenden Teil, kann eine Quer- oder Schräglage vorliegen, oder der Kopf steht schon ganz tief im Becken.

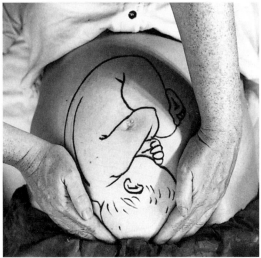

Abb. 4.3-10: 4. Handgriff nach Leopold

- *Wie steht der Kopf in Beziehung zum Beckeneingang?*
- *Wieviel ist vom Kopf noch zu fühlen?*
- *Paßt der Kopf ins Becken?*

Mit dem 4. Handgriff kann von außen das Tiefertreten des Kopfes ins Becken verfolgt werden, deshalb findet er hauptsächlich Anwendung während der Geburt, z. B. zur Diagnostik des engen Beckens. Bei der Untersuchung steht die Hebamme mit dem Rücken zur Frau, die Fingerspitzen werden seitlich des vorangehenden Teils langsam ins Becken geschoben. Läßt die Bauchdeckenspannung nach, können die Hände durch kurze ruckende Bewegungen so tief eindringen, bis der Höhenstand feststellbar ist. (Photos: U. Harder)

der Symphyse vergrößert). Anschließend werden die untersuchenden Finger in Richtung Kreuzbeinhöhle geschoben. Wird mit dem Mittelfinger das Promontorium (Vorsprung des 5. Lendenwirbels) erreicht, gilt dies als Hinweis auf *Verengung des Beckeneingangs* (Abb. 4.3-11). Bei der Untersuchung tastet man evtl. das Steißbein und kann dann beurteilen, ob es beweglich (normal) oder unbeweglich (evtl. ein Geburtshindernis) ist.

Beim Zurückziehen der Finger kann noch die Form des Schambeinbogens beurteilt werden.

Normalerweise passen 2 Finger leicht gespreizt in den Winkel. Ist er aber eng bis spitz, deutet dies auf ein allgemein verengtes Becken. Ein weiter, stumpfer Winkel spricht eher für ein platt-rachitisches Becken (heute kaum noch anzutreffen).

Zum Ende der vaginalen Untersuchung wird noch auf *Narben* von vorangegangenen Geburten geachtet.

Der Frau kann in diesem Zusammenhang die Damm-Massage erklärt werden, als Möglichkeit der Vorbereitung des Gewebes auf die Geburt.

4. Schwangerschaft

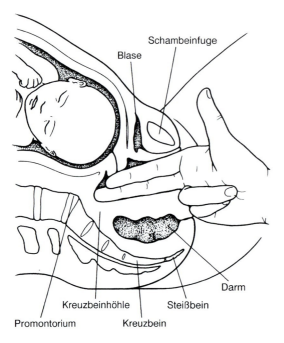

Abb. 4.3-11: Vaginale Untersuchung mit Austastung des Beckens

Weitere vaginale Untersuchungen sind nur dann notwendig, wenn die Frau z. B. über Schmerzen oder häufiges Hartwerden des Bauches berichtet.

- **Beurteilung der Michaelis-Raute:**

Bei einem normalen Becken sieht die Michaelis-Raute wie ein auf der Spitze stehendes Viereck aus. Abweichungen lassen auf ein verengtes Becken schließen (Abb. 4.3-12).

- **Äußere Beckenmessung:**

Die äußere Messung des Beckens mit dem Beckenzirkel gibt lediglich Aufschluß über die Maße des großen Beckens. Für die Geburt relevant ist aber das **kleine Becken**. Trotzdem können abweichende Werte des großen Beckens einen Hinweis auf Anomalien des kleinen Beckens geben (Abb. 4.3-13).

1. **Distantia spinarum** (Abstand der beiden vorderen, oberen Darmbeinstachel) beträgt ca. 25–26 cm.

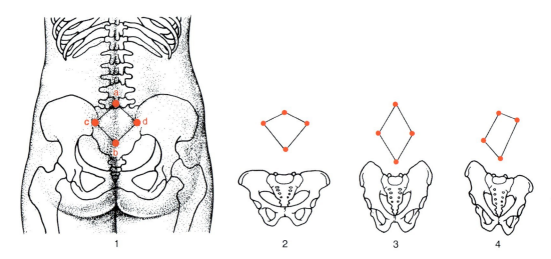

Abb. 4.3-12: Michaelis-Raute am Skelett bei: 1. normalem Becken, 2. platt-rachitischem, 3. allgemeinverengtem, 4. schrägverengtem Becken
a. Dornfortsatz des 3. oder 4. Lendenwirbels, b. oberster Punkt der Analfurche, c., d. Grübchen der Spinae iliacae posteriores superiores (hintere obere Darmbeinstachel)

2. Distantia cristarum (Abstand zwischen den am weitesten voneinander entfernt liegenden Punkten der Darmbeinkämme) beträgt ca. 28–29 cm.

Die Distantia cristarum ist normalerweise ca. 3 cm länger als die Distantia spinarum. Ist ihr Abstand geringer muß an ein plattverengtes Bekken gedacht werden.

3. Distantia trochanterica (Abstand der Trochanteren = Rollhügel der Oberschenkelknochen) beträgt ca. 31–32 cm. Sie sind bei rotierender Beinbewegung leicht auffindbar.

4. Conjugata externa: Der gerade Abstand zwischen dem oberen Rand der Symphyse und dem oberen Punkt der Michaelis-Raute beträgt ca. 19–20 cm. Dieses Maß kann nach Abzug von 8–9 cm ungefähr die Größe der **Conjugata vera** (innerer gerader Durchmesser des Beckens) angeben, der *engsten Stelle des Beckeneingangs* (Abb. 4.3-13).

Siehe auch Beckenräume und Beckenebenen S. 181 ff.

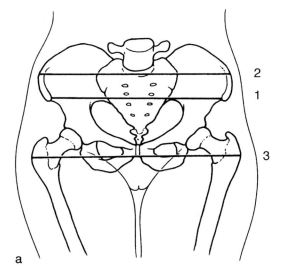

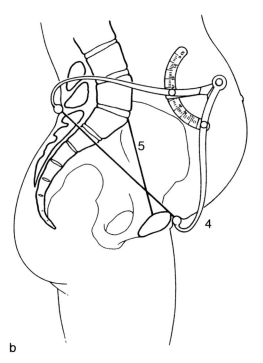

Abb. 4.3-13: a. (1) Distantia spinarum (25–26 cm), (2) Distantia cristarum (28–29 cm), (3) Distantia trochanterica (31–32 cm), b. (4) Conjugata externa (ca. 20 cm), (5) Conjugata vera

4.4 Diagnostik nach den Mutterschaftsrichtlinien

Ulrike Heckelen

4.4.1 Serologie

Blutgruppenzugehörigkeit

Die Blutgruppenbestimmung (*ABO, Rhesus-System*) erfolgt bei der ersten Vorsorgeuntersuchung. Es kann darauf verzichtet werden, wenn ein Blutgruppennachweis (vom Arzt bescheinigt) vorliegt.

Dies dient der Diagnose einer Blutgruppenunverträglichkeit von Mutter und Kind.

- Im **ABO-System** besitzt jeder Mensch ab dem dritten Lebensmonat Antikörper gegen die „nichteigene" Blutgruppe.

Beispiel: Das Serum einer Frau mit der Blutgruppe 0 enthält Antikörper gegen Blutgruppe A und B.

- Im **Rhesus-System** (CcD.Ee) entstehen die Antikörper erst beim *Kontakt mit blutgruppenfremden Erythrozyten* (rote Blutkörperchen).

Beispiel: Bluttransfusion einer falschen Blutgruppe, oder durch Übertritt von rhesus-positivem fetalen Blut in den mütterlichen rhesus-negativen Blutkreislauf (Abb. 4.4-1).

Konsequenzen für die Schwangerschaft

- **ABO-Unverträglichkeit:** Nur selten treten die großen, regulären IgM-Antikörper während der Schwangerschaft über. Werden bei Geburt IgM-Antikörper in den kindlichen Organismus geschwemmt, kann dies postpartal eine *Hyperbilirubinämie* verursachen.

- **Rhesus-Unverträglichkeit:** Hat die (Rh-negative) Mutter irreguläre IgG-Antikörper gegen den Rhesusfaktor ihres (Rh-positiven) Kindes entwickelt, besteht Gefahr einer Schädigung

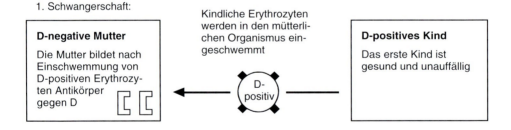

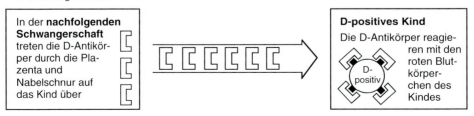

Abb. 4.4-1: Bildung von D-Antikörpern in der 1. und 2. Schwangerschaft bei Rh-negativer Blutgruppe der Mutter

kindlicher Erythrozyten. IgG-Antikörper sind kleiner als IgM-Antikörper und überwinden leicht die Plazentaschranke.

Selten ist eine Unverträglichkeit im Kell-System.

Antikörpersuchtest

Laut Mutterschaftsrichtlinien wird zweimal in der Schwangerschaft ein Antikörpersuchtest durchgeführt, um eine Blutgruppenunverträglichkeit (Inkompatibilität) auszuschließen. Der erste Test sollte so früh wie möglich (z. B. bei der Erstuntersuchung) durchgeführt werden, der zweite Test für alle Schwangeren in der 24.–27. SSW. Sind bei einer Rh-negativen Frau keine Anti-D-Antikörper nachweisbar, wird ihr in der 28.–30. SSW eine Standarddosis (300 μg) Anti-D-Immunglobulin injiziert, um eine spätere Sensibilisierung zu verhindern. Evtl. übergetretene kindliche Erythrozyten können so eliminiert werden, das mütterliche Immunsystem hat keinen Anlaß Antikörper zu bilden.

Auch nach operativen Eingriffen (Chorionzottenbiopsie, Amniozentese, Abrasio, äußere Wendung) wird prophylaktisch Anti-D-Immunglobulin gegeben. Nach der Geburt erfolgt die Bestimmung der kindlichen Blutgruppe und des Rhesusfaktors aus dem Nabelschnurblut (sogenannter Coombstest). Ist das Kind Rhesus-positiv, erhält die Mutter erneut innerhalb 72 Stunden p. p. Anti-D-Immunglobulin i. m.

> Jede Anti-D-Gabe (Rhesogam®) wird im Mutterpaß vermerkt. Sie darf erst nach der Blutentnahme für den Antikörpersuchtest verabreicht werden, da der Test sonst positiv sein könnte. Rhesogam®, Partobolin® sind auf *Hepatitis* und *HIV* getestet, ein geringes HIV-Restrisiko bleibt jedoch bestehen.

Bei **positivem Antikörpertest** mit einem Titer zwischen 1:8–1:32 (laborabhängig) sollte nochmals *kontrolliert werden*.

Röteln-HAH-Test

Bei der ersten Blutuntersuchung wird auch die Rötelnimmunität geprüft.

Erreger der Röteln ist ein Virus, das fast ausschließlich über die Luft übertragen wird. Eintrittspforten sind die Schleimhäute des Nasen-Rachen-Raumes. Die Inkubationszeit beträgt 16–18 Tage. Die Krankheit beginnt plötzlich mit Fieber, vergrößerten Lymphknoten und einem kleinfleckigen Exanthem (Ausschlag), ihr Verlauf ist meist unproblematisch. Rötelninfektionen hinterlassen eine lang anhaltende Immunität.

Für den **Antikörpernachweis** eignet sich am besten der *Hämagglutinationshemmtest* (**HAH**): Danach ist ein ausreichender Schutz anzunehmen, wenn der Titer 1:32 und mehr beträgt.

Bei einem Titer von 1:16 empfiehlt sich der empfindlichere **HIG-Test** (**H**ämo**l**ysin**g**eltest). Ist der Titer 1:256 und höher besteht Verdacht auf eine Infektion.

Mütterliches Serum sollte auf *IgM-Antikörper* überprüft und eine Wiederholung dieser Untersuchung in zehn Tagen angestrebt werden. Ein Nachweis von IgM bzw. ein deutlicher Anstieg des Titers um 3–4 Titerstufen spricht für eine frische Infektion.

Konsequenzen für die Schwangerschaft

Bei fehlender bzw. unzureichender Immunität einer Schwangeren und Kontakt mit Rötelnkranken ist unverzüglich (innerhalb von 7 Tagen) ein Rötelnimmunglobulin (S-Rötelnimmunisierungsglobulin-Behring®) zu verabreichen, um eine Rötelnembryopathie (Gregg-Syndrom) mit Fehlbildung des Feten (Trübung der Augenlinse, Innenohrschäden, Herzfehler und Mikrozephalie) zu unterbinden. Die Schädigungen sind um so schwerer, je früher die Infektion erfolgt. Nach dem 4. Schwangerschaftsmonat treten nur noch ausnahmsweise Schädigungen auf. Bei sicherer Infektion besteht die Möglichkeit eines Schwangerschaftsabbruchs bis zur 24. SSW p. c.

Nicht immunisierte Schwangere sollten im Wochenbett mit Lebendimpfstoff (z. B. Röteln-Impfstoff HDC Merieux®) aktiv immunisiert werden, um in der nächsten Schwangerschaft geschützt zu sein. (Nach der Impfung sollte die Frau drei Monate nicht schwanger werden).

LSR-Lues-Suchreaktion

Erreger der Lues (Syphilis) sind Treponema pallidum-Bakterien. Die Übertragung erfolgt entweder direkt über Schleimhautkontakt z. B. bei Geschlechtsverkehr oder nach dem 5. Schwangerschaftsmonat bei unbehandelter Lues der Mutter diaplazentar. Folgen für das Kind sind um so stärker, je früher die Infektion erfolgt. Vor allem werden Haut, innere Organe, Skelett und Zentralnervensystem betroffen, im schlimmsten Fall kommt es zur Totgeburt. Zum Ausschluß dieser Krankheit wird bei der ersten Vorsorgeuntersuchung der **TPHA-Suchtest** (**T**reponema **p**allidum **H**ämagglutinationstest) durchgeführt. Der Test wird 2–3 Wochen nach Infektion positiv. Je nach Testfirma gelten Titer ab 1 : 80 als reaktiv. Bei positivem TPHA-Test sollten weitere, spezifischere Tests angeschlossen werden.

Konsequenzen für die Schwangerschaft

Eine neu aufgetretene Lues muß in der Schwangerschaft mit Penizillin über mindestens 2 Wochen behandelt werden.

Untersuchung auf Hepatitis-B-Antigene

Hepatitis-B ist eine durch das Hepatitis-B-Virus hervorgerufene akute Allgemeininfektion, die als Hauptsymptom eine Leberparenchymschädigung aufweist. Die Übertragung erfolgt meist parenteral (über Blut oder Serum), seltener durch eine Schmierinfektion.

In der Schwangerschaft kann das Hepatitis-B-Virus transplazentar auf das Kind übergehen. Deshalb wird bei allen Schwangeren das Blut auf HBsAG (Hepatitis-B surface antigen) untersucht. Frühestens ist dies ab der 32. SSW nötig, empfohlen wird die Blutabnahme so nah wie möglich am Geburtstermin. Auf eine Untersuchung kann verzichtet werden, wenn der Nachweis einer Immunität (z. B. nach einer Schutzimpfung) vorliegt.

Bei einem positiven Ergebnis empfiehlt es sich, das Neugeborene nach der Geburt gegen Hepatitis-B aktiv und passiv zu immunisieren.

Fakultative Untersuchungen

- **Toxoplasmose**

Toxoplasmose ist eine Zoonose (Tierkrankheit), übertragbar auf den Menschen durch Genuß infizierten rohen Fleisches und Umgang mit infizierten Katzen (Kot). Während der Schwangerschaft erfolgt eine diaplazentare Übertragung der Erreger. Eine Erstinfektion in der Schwangerschaft führt beim Kind zu schweren Anomalien im Zentralnervensystem, Augenbereich, aber auch in anderen Organen oder, selten, zur Totgeburt. Die Toxoplasmoseinfektion diagnostiziert man anhand eines Titer*anstieges* innerhalb von 2 Wochen (Serofarbtest, indirekter Immunfluoreszenztest) gemeinsam mit dem klinischen Bild (grippeähnliche Symptome). Notwendige *Therapie* über 3–6 Wochen: Daraprim® und Sulfadiacin® Tabletten.

- **Listeriose**

Die Listeriose ist eine Zoonose und übertragbar auf den Menschen, z. B. durch infizierte Milchprodukte. Bei der Schwangeren zeigen sich Grippesymptome, gelegentlich treten Blasen- und Nierenbeckenentzündung oder eine Entzündung des Uterusmuskels auf. Die Übertragung erfolgt diaplazentar. Beim Kind kommt es zu einer hämatogenen Streuung der Erreger über den ganzen Organismus (Sepsis). Nicht selten sind Früh- oder Totgeburten die Folge.

- **HIV** (**H**uman **i**mmunodeficiency **v**irus)

Eine HIV-Infektion der Mutter überträgt sich in 20–50% der Fälle auf das Kind. Die Infektion kann vor, während und nach der Geburt erfolgen. *Pränatal* können sowohl die mütterlichen

Antikörper als auch das freie Virus durch die Plazentaschranke auf den Feten übergehen. Bei der Geburt ist eine Übertragung durch Virusaufnahme aus mütterlichem Genitalsekret und Blut möglich, postnatal durch die HIV-haltige Muttermilch. Deshalb ist HIV-positiven Müttern vom Stillen abzuraten.

Spezifische Schwangerschaftskomplikationen sind bisher nicht bekannt. Durch die Schwangerschaft kann jedoch der Ausbruch von HIV-typischen Erkrankungen (AIDS) beschleunigt werden.

> Die HIV-Antikörper-Bestimmung sollte bei *allen Schwangeren* nach einem beratenden Gespräch und schriftlicher Zustimmung der Frau durchgeführt werden.

Labor: Mit dem *ELISA-Test* (Enzymimmunoessay) sind in der Regel 4–12 Wochen nach Ansteckung die gegen HIV-gerichteten Antikörper nachweisbar.

Mit Fortschreiten der Erkrankung bzw. im Spätstadium können die Antikörper-Titer abfallen bzw. negativ werden. Jeder positive ELISA muß wiederholt und bei erneutem **positivem Ausfall** nochmals durch *einen anderen Test bestätigt werden* (z. B. durch *Western-Blot-Methode*).

Bewertung: Der Nachweis von Anti-HIV (positiver Elisa-Test bzw. positiver Western Blot) bedeutet:

— stattgefundene Exposition und Infektion mit HIV
— Ansteckungsfähigkeit der betreffenden Person
— Anfälligkeit für HIV-assoziierte Erkrankungen: Toxoplasmose, Candidainfektion, Atemwegserkrankungen u. a.

Der Nachweis macht keine Aussage über:

— Dauer der HIV-Infektion
— Ausmaß der Immunschwäche
— Risiko einer bevorstehenden, ernsten, opportunistischen Infektion.

Ein positiver Elisa-Test beim Neugeborenen bedeutet nicht immer, daß das Kind infiziert wurde und eigene Antikörper gebildet hat. Die Antikörper können diaplazentar von der Mutter übergetreten sein. Wenn kein HIV-Virus die Plazentaschranke überwunden hat, verschwinden die mütterlichen Antikörper langsam aus dem kindlichen Organismus. Ein p. p. positiver HIV-Test beim Neugeborenen wird dann im Laufe von 1–2 Jahren negativ.

- **Hämoglobinbestimmung:**

Die Hb-Bestimmung erfolgt bei der Erstuntersuchung. Bei unauffälligem Befund (Hb 12–14 g%) werden ab dem 6. Monat alle 4 Wochen Kontrollen durchgeführt.

Die elementarste Aufgabe der Erythrozyten ist der Sauerstoff-Transport von der Lunge zum Körpergewebe. Die Erythrozyten enthalten als wichtigsten Proteinanteil das Hämoglobin, das Sauerstoff (O_2) bindet. Der Hb-Gehalt korreliert eng mit der O_2-Transportkapazität des Blutes.

Ein niedriger Hb gefährdet die O_2-Versorgung von Mutter *und* Kind. Eine **Anämie** führt zu reduzierter Infektabwehr und größerer Schockbereitschaft bei Blutungen.

4.4.2 Ultraschall (Sonographie)

Dorothea Hezel

Die Methode der Ultraschalluntersuchung wird auf S. 491 beschrieben.

Laut *Mutterschaftsrichtlinien* sollen in der Schwangerschaft 3 Ultraschalluntersuchungen vorgenommen werden. Über diesen Rahmen hinaus sind weitere Ultraschalluntersuchungen nur berechtigt, wenn ein Befund durch andere klinische Untersuchungsmethoden nicht zu klären ist.

Diese Untersuchungen dienen der Überwachung einer normal verlaufenden Schwangerschaft insbesondere mit dem Ziel

— der genauen Bestimmung des Schwangerschaftsalters
— der Kontrolle der körperlichen Entwicklung des Kindes

– der Suche nach auffälligen fetalen Merkmalen
– dem frühzeitigen Erkennen von Mehrlingsschwangerschaften.

Die **erste Untersuchung** in der 9.–12. SSW hat folgende Schwerpunkte:
– Sicherung des *intrauterinen Sitzes* der Schwangerschaft
– Nachweis von *Herzaktionen*
– Suche nach Hinweisen auf *Entwicklungsstörungen*
– *Biometrie*.

Die **zweite Untersuchung** in der 19.–22. SSW dient vor allem:
– dem Erkennen oder Ausschließen von *Mehrlingen*
– dem Erkennen oder Ausschließen von *Fehlbildungen* oder *Entwicklungsstörungen*
– der vorläufigen Beurteilung von *Plazentasitz* und *-struktur*
– der *Biometrie*.

Die **dritte Untersuchung** in der 29.–32. SSW hat diese Ziele:
– Beurteilung der *kindlichen Entwicklung*
– endgültige Beurteilung von *Plazentasitz* und *-struktur*
– *Biometrie*

Indikationen für weitere Untersuchungen sind:
1. Sicherung des Schwangerschaftsalters bei:
– unklarer Regelanamnese,
– Diskrepanz zwischen Uterusgröße und Schwangerschaftsalter
– fehlende Untersuchungsergebnisse bei Übernahme der Vorsorge durch einen anderen Arzt.
2. Kontrolle des kindlichen Wachstums bei:
– Schwangeren mit einer Erkrankung, die zu Entwicklungsstörungen beim Kind führen kann
– Verdacht auf Entwicklungsstörung aufgrund vorangegangener Untersuchungen.

3. Überwachung von Mehrlingsschwangerschaften.
4. Neu- oder Nachbeurteilung des Schwangerschaftsalters bei auffälligen Ergebnissen der in der Vorsorge notwendigen serologischen Untersuchungen.
5. Diagnostik und Kontrolle von Plazentasitz bei Verdacht auf Plazenta praevia.
6. Erstmaliges Auftreten einer uterinen Blutung.
7. Verdacht auf intrauterinen Fruchttod.

4.4.3 CTG-Kontrollen und Amnioskopie

CTG
Die Methode der Kardiotokographie sowie die Nomenklatur werden auf S. 479 ff. beschrieben.

Lt. Mutterschaftsrichtlinien ist eine CTG-Untersuchung in der Schwangerschaft nur bei folgenden Indikationen **angezeigt**:

• erstmalig in der 26./27. SSW bei *drohender Frühgeburt*
• ab 28. SSW bei auskultatorisch festgestellten *Herztonalterationen* oder Verdacht auf vorzeitige *Wehentätigkeit*.

Indikationen zur CTG-Wiederholung:
– anhaltende Tachykardie, Bradykardie und Dezelerationen
– verringerte Oszillation
– unklarer CTG-Befund bei Verdacht auf vorzeitige Wehentätigkeit
– Mehrlingsschwangerschaft
– intrauteriner Fruchttod bei vorausgegangener Schwangerschaft
– Verdacht auf Plazentainsuffizienz
– Verdacht auf Übertragung
– uterine Blutung
– medikamentöse Wehenhemmung.

Merkmale eines normalen CTG sind:

• fetale Herzfrequenz (FHF) zwischen 110 und 150 spm

- Oszillationsamplitude zwischen 10 und 25 spm (undulatorisch)
- Oszillationsfrequenz mit mehr als 6 Nulldurchgängen pro Minute
- Vorhandensein von sporadischen Akzelerationen bei taktilen (z. B. Wehen) oder akustischen Reizen, sowie Kindsbewegungen.

Merkmale eines suspekten CTG sind:
- FHF leicht unter 110 spm oder über 150 spm
- fehlende Akzelerationen bei taktilen Reizen, Kindsbewegungen und Wehen
- sporadische Dezelerationen
- Oszillationsamplitude von mehr als 25 spm (saltatorisch) oder zwischen 5 und 10 spm (eingeengt-undulatorisch)
- verringerte Oszillationsfrequenz mit weniger als 5 Nulldurchgängen pro Minute.

Merkmale eines deutlich pathologischen CTG sind:
- Tachykardie über 170 spm
- anhaltende Bradykardie unter 100 spm
- Spätdezelerationen mit Frequenzabfall um mehr als 15 spm und „breiter" Dezelerationsfläche
- Oszillationsamplitude unter 5 spm (silent) und fehlende Reaktion des Kindes auf taktile Reize (Weckversuch)
- Verringerung der Oszillationsfrequenz unter 2 Nulldurchgängen pro Minute, mit Verrundung der Umkehrpunkte.

> Bei der **CTG-Beurteilung** müssen folgende Faktoren berücksichtigt werden:
> - *Schwangerschaftsalter*
> - Lage der Mutter bei der Aufzeichnung (*Vena-cava-Syndrom*),
> - verabreichte *Medikamente*.

Fetale Herzfrequenz und Kindsbewegungen sind abhängig von der kindlichen Reife (SSW). So nimmt z. B. die Häufigkeit der Akzelerationen nach der 34. SSW zu. Vor der 28. SSW ist die Oszillationsamplitude niedriger, so daß die Oszillationsparameter erst ab der 28. SSW berücksichtigt werden können.

In Rückenlage können bei der Schwangeren aufgrund einer Vena-cava-Kompression schwerwiegende Kreislaufstörungen auftreten, die die kindliche Sauerstoffversorgung beeinträchtigen. Dies zeigt sich im CTG durch ein Absinken der FHF. In Seitenlage kehrt die FHF rasch zur ursprünglichen Basalfrequenz zurück. Medikamente, vor allem zentraldepressorische Pharmaka, dämpfen das Herz-Kreislauf-System des Kindes und verringern die Oszillationsamplitude.

Zu beachten sind auch unterschiedliche *Aktivitätsphasen des Kindes*. Es gibt Ruhephasen (Schlaf) mit konstanter Baseline, ohne Akzelerationen und mit kleiner Oszillationsamplitude. In den aktiven Phasen treten Baselineschwankungen auf mit sporadischen aber auch regelmäßigen Akzelerationen. Bei Arrhythmien oder Schluckauf funktioniert die Aufzeichnung schlecht. In der Spätschwangerschaft wird gelegentlich die Pulsation der mütterlichen Uterus- oder Beckenarterien aufgezeichnet. (Kontrolle: Puls der Mutter fühlen!)

Amnioskopie

Die Amnioskopie (s. S. 494) dient der Bestimmung der Fruchtwasserfarbe bei intakter Fruchtblase.

Für die Amnioskopie muß der Muttermund mindestens fingerdurchgängig sein, eine Placenta praevia sollte vorher ausgeschlossen werden.

Interpretation der Befunde
- klares oder milchiges Fruchtwasser: *physiologisch*
- stark vernixhaltiges Fruchtwasser: *reifes Kind*
- fehlende Vernixflocken: Verdacht auf *Übertragung*
- grünes bis erbsbreiartiges Fruchtwasser: Folge einer *intrauterinen* Hypoxie.
- vermehrte oder verminderte Fruchtwassermenge: Verdacht auf *Fehlbildung*: z. B. Ösophagusatresie, Nierenfehlbildungen

- reduziertes, fehlendes Fruchtwasser: häufiger bei *Plazentainsuffizienz* und *Terminüberschreitung*
- fleischfarbenes Fruchtwasser: *intrauteriner Fruchttod*.

Eingesetzt wird die Amnioskopie bei Terminüberschreitung in 2tägigem Abstand, jedoch nur in Kombination mit CTG und Sonographie.

Die **Fehlerquote** der Methode liegt bei ca. 15%. Gründe sind unterschiedliche Färbung von Vor- und Nachwasser, besonders bei tiefstehendem, abdichtendem Kopf, sowie klares Fruchtwasser selbst bei manifester Plazentainsuffizienz und Fruchttod (vor allem bei Frühgeburten und diabetischen Schwangeren).

Falschaussagen über die Farbe des Fruchtwassers treten bei ausreichender Erfahrung des Untersuchers nur in etwa 1% der Fälle auf.

Eine unbeabsichtigte Fruchtblasenöffnung durch die Amnioskopie wird mit 1% angegeben, Wehenauslösung vor Termin mit 3%.

4.4.4 Spezielle Diagnostik

Johanna Frühauf

Der Einsatz der *pränatalen Diagnostik* wird für Frauen mit einem statistisch über dem Durchschnitt liegenden Krankheitsrisiko des werdenden Kindes empfohlen.

1988 ergab eine Untersuchung an 70 deutschen Laboratorien folgende Indikationen für die Amniozentese: 5,6% *Wiederholungsrisiko* nach der Geburt eines behinderten Kindes, 70,5% *Altersrisiko* (Frauen über 35), 11,8% *Angstindikation*.

Frauen der Gruppe mit Wiederholungsrisiko brauchen – falls gewünscht – eine Beratung, durch speziell ausgebildete Personen. In den meisten Fällen wird nach dem *Altersrisiko* gefragt.

Das statistische Risiko für **M. Down** und andere **Chromosomenstörungen** ist altersabhängig:

- 31–34 Jahre: ca. 0,1–0,3%,
- 35–39 Jahre: ca. 0,7–2%,
- 40–42 Jahre: ca. 2–4%,
- 43–44 Jahre: ca. 4–5%,
- 45 Jahre: ca. 7%.

In der Diskussion über Abschätzung von Risiken sowie bei der Abwägung möglicher Konsequenzen kann die Hebamme umsichtig begleiten:

- Was bedeutet ein Risikoanstieg von 1% auf 2%?
- Findet eine Verschiebung der Angst vor einer Behinderung zur nächsten konkret diagnostizierbaren Behinderung statt?
- Was könnte ein Kind mit dieser Behinderung für die Frau/Familie bedeuten?
- Wie fühlt sich die/der zukünftige Mutter/Vater dieser Herausforderung gewachsen?
- Würde die Frau sich für einen Abbruch entscheiden?
- Was bedeutet ein Abbruch in der 23. SSW und wie kann die Frau mit den Folgen dieser Entscheidung leben?
- Welche Auswirkung hat die vorbehaltliche Beziehung zum Kind in den ersten Schwangerschaftswochen bis zur Kenntnis des Chromosomenbefundes?

Invasive (eindringende) Techniken

Hierzu zählen:

- *Amniozentese* (Fruchtwasserpunktion)
- *Chorionbiopsie* (Zottenentnahme)
- *Nabelschnurpunktion*
- *Fetoskopie* (Betrachtung des Kindes über eine durch die Bauchdecke geschobene Optik) (Abb. 4.4-2).

- Bei der **Amniozentese** wird in der 15.–18. SSW das Fruchtwasser transabdominal (durch die Bauchdecke) entnommen, um aus gezüchteten fetalen Zellen im Fruchtwasser eine *Chromosomenanalyse* zu erstellen (in speziellen genetischen Labors). Der Nachweis benötigt 2–3 Wochen. Des weiteren kann aus dem

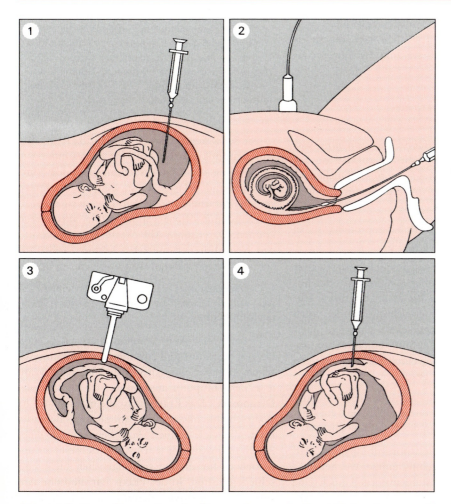

Abb. 4.4-2: Darstellung pränataler Untersuchungstechniken: (1) Amniozentese (Fruchtwasserentnahme), (2) Chorionzottenbiopsie (-entnahme) durch die Vagina, (3) Fetoskopie (Betrachtung des Feten), (4) Nabelschnurpunktion (aus Gahr, M. (Hrsg.): Lehrbuch der Pädiatrie. De Gruyter 1993)

Fruchtwasser eine Untersuchung des *Alphafetoproteins* (AFP) auf mögliche Neuralrohrdefekte, wie z. B. Spina bifida (offener Rücken) oder Anenzephalie (Fehlen des Großhirns), durchgeführt werden.

Die Abortrate nach einer Amniozentese in der 15.–18. SSW wird mit 0,5–1% (in den ersten 3 Wochen) und 1,4–3,0% (bis zur 28. SSW) angegeben. Die Rate der ungewollten Verletzungen beträgt 0,01–0,1%.

Beide Raten sind abhängig von der Erfahrung der Durchführenden.

In der Praxis hat sich die *statistische Gegenüberstellung* Abortrate hier – mögliche Behinderung dort, als wenig hilfreich bei der Entscheidung für oder gegen eine Amniozentese erwiesen.

In der 2. Hälfte der Schwangerschaft wird die Amniozentese zur Bestimmung der *Bilirubinkonzentration* im Fruchtwasser bei Rh-Inkompatibilität, zur Abschätzung der *Lungenreife* sowie zur *Fruchtwasserinsulinbestimmung* bei mütterlichem Diabetes durchgeführt.

• Bei der **Chorionbiopsie** werden zwischen der 8. und 13. SSW Chorionzellen entweder durch den Gebärmutterhals (transzervikal) oder transabdominal entnommen (Abb. 4.4-2). Bis zu einer Woche dauert die Erstellung der *Chromosomenanalyse*.

Um Fehler auszuschließen, wird bei der Entscheidung zur Abruptio empfohlen, das Ergebnis der Langzeitkultur nach 2–3 Wochen abzuwarten.

Mit *molekulargenetischen Untersuchungsmethoden* (DNS-Analyse) können zusätzliche Erkrankungen wie *Muskeldystrophie* (Duchenne) und zystische Fibrose (*Mukoviszidose*) untersucht werden.

Eine Bestimmung des Alphafetoproteins ist bei der Chorionbiopsie nicht möglich.

Die Chorionbiopsie wird seltener angewandt als die Amniozentese, dies resultiert aus der **höheren Abortrate von 3 bis 7%**. Durch den frühen Zeitpunkt der Untersuchung werden auch Frauen, deren Schwangerschaft aufgrund einer Chromosomenanomalie mit einem Spontanabort geendet hätte, vor einen für sie unnötigen Entscheidungskonflikt gestellt.

Neue Studien erhärten den Verdacht, daß zumindest bei einer Chorionzottenbiopsie vor der 10. SSW eine Schädigung des Kindes möglich ist.

Ein Argument für die Chorionbiopsie ist, daß das Chromosomenergebnis einige Wochen früher vorliegt. Dann besteht eventuell noch eine weniger starke Bindung zum Kind und der Abbruch wird als weniger belastend empfunden. (Die grundsätzliche Entscheidung bleibt auch bei Vorverlegung der Untersuchung bestehen.)

Nicht invasive Techniken

Neben der Ultraschalluntersuchung wird die Bestimmung des **Alphafetoproteins** (AFP) im Serum der Mutter zur vorgeburtlichen Diagnostik durchgeführt. Die Blutentnahme findet zwischen der 16.–18. SSW statt.

Die genaue Kenntnis des Entwicklungsalters ist wichtig, da die AFP-Konzentration sich im Laufe der Schwangerschaft verändert.

Etwa 70% der Kinder mit offener *Spina bifida* und 90% der Kinder mit *Anenzephalus* können durch erhöhte AFP Werte erkannt werden. Häufig werden diese Fehlbildungen, abhängig von ihrem Erscheinungsbild, schon vor der AFP-Bestimmung per Ultraschall diagnostiziert.

Der Schweregrad einer Spina bifida ist zu diesem Zeitpunkt noch nicht klar zu bestimmen.

So wenig diese Untersuchungsmethode Mutter und Kind belastet, kann sie doch die Eltern vor die Entscheidung stellen, inwieweit sie z. B. ein Kind mit offener Spina bifida akzeptieren können. Da erhöhte AFP-Werte auch bei gesunden Neugeborenen auftreten können, sollte zuerst eine weitere Diagnostik erfolgen.

Der Versuch über niedrige AFP Werte einen Hinweis auf M. Down zu erlangen, hat sich als unzureichend herausgestellt.

Neben dem AFP können auch HCG und Östriol bestimmt und zusammen mit anamnestischen Angaben wie Alter, Gewicht, Kinderzahl u. a. per Computer ausgewertet werden (**Triple-Diagnostik**). Das Ergebnis ist die mathematische Wahrscheinlichkeit einer möglichen Behinderung, die viele Frauen dazu bewegt sich einer Anschlußdiagnostik (z. B. Amniozentese) zu unterziehen, für die sie sich eigentlich nicht entschieden hatten. In der Praxis hat die hohe Anzahl falsch-positiver Befunde zu einem kritischen Umgang bei der Empfehlung dieser Methode geführt.

Beratung

Die Hebamme kann, sofern sie im Bereich der Schwangerenvorsorge tätig ist, Beratung und Begleitung anbieten oder an Selbsthilfegruppen und Beratungsstellen verweisen.

Nur eine kleine Gruppe der durch pränatale Diagnostik erkannten Krankheiten können intrauterin behandelt werden, z. B. Bluttransfusion bei Blutgruppenunverträglichkeit, chirurgische Eingriffe bei Hydrozephalus und Harnwegserkrankungen. Meist wird der Frau jedoch die Entscheidung zwischen Schwangerschaftsabbruch oder Akzeptanz eines *höchstwahrscheinlich* behinderten Kindes abverlangt. Daher sollten die Eltern sich *vor* Inanspruchnahme dieser Diagnostik mit ihrer persönlichen Einstellung zu einem behinderten Kind auseinandersetzen. Vorstellungen über Behinderung sind zu gewichten und auf ihre Realitätsnähe zu überprüfen. So fordert z. B. ein Kind mit M. Down die Gewichtung intellektueller Fähigkeiten gegenüber Gefühlsbereichen heraus.

Die Bedeutung einer möglicherweise notwendigen Verarbeitung des Abbruchs und der Weg, nach dem Verlust wieder einen positiven Lebenszugang zu erhalten, sollte angesprochen werden.

4.5 Beratung der schwangeren Frau

Ulrike Heckelen

4.5.1 Gespräch mit der Hebamme

Beratungsgespräche sind wichtiger Bestandteil der Hebammenarbeit und können im Rahmen einer Schwangerschaftsvorsorge wahrgenommen werden, oder als Einzelgespräch mit bestimmter Fragestellung von Seiten der Schwangeren. Beweggründe einer schwangeren Frau, den Rat einer Hebamme einzuholen, sind vielfältig. Neben aufgetretenen Fragen und Problemen spielt die Suche der schwangeren Frau nach einer Vertrauensperson eine wichtige Rolle, oft hat sie sogar Priorität.

> Im **ersten Gespräch** wird häufig der Grundstein für dieses Vertrauensverhältnis gelegt und in der weiteren Schwangerschaftbetreuung ausgebaut. Die entstehende Beziehung kann sich als sehr hilfreich erweisen bei der Betreuung von Schwangerschaft, Geburt und Wochenbett und evtl. Probleme verhindern.

Beratungsgespräche erfordern von Hebammen unterschiedliche Fähigkeiten. Dazu gehört vor allem aufmerksames *Zuhören*. Die Schwangere fühlt sich ernst genommen, kann ihre Probleme verbalisieren und dadurch oft selber lösen. Eine weitere Form der Gesprächsführung ist, durch *Bestärkung* Hilfe zu geben. So können Ängste bewältigt und Selbstvertrauen geweckt werden. Obwohl die Hebamme häufig um Ratschläge und Hilfestellung gebeten wird, ist *Zurückhaltung* manchmal wirksamer als die schnelle Lieferung von Patentrezepten.

Zur Unterstützung der Beratung trägt das Sammeln von Hintergrundinformationen bei, z. B. aus einem gut geführten Mutterpaß.

Ernährung und Genußmittel

Viele Schwangere wissen, daß die altbekannte Ermunterung zum „*Essen für zwei*" nicht ernst genommen werden darf. Ebenso hat die *Reduktionsdiät* in der Schwangerschaft keinen Platz. Mit ausgewogener Ernährung können nicht nur das Wohlbefinden des Kindes gefördert, sondern auch Schwangerschaftsbeschwerden therapiert werden. Günstig sind häufige (ca. 5) kleine Mahlzeiten, besonders bei Übelkeit oder einem durch Beengung gereizten Magen gegen Ende der Schwangerschaft. Der *tägliche Kalorienbedarf* liegt bei 2300 kcal.

Bestehen Unsicherheiten, sollte erst einmal eine Auflistung des täglichen Speiseplans erfolgen. Dieser gibt genau Aufschluß über Quantität und Qualität der Mahlzeiten. Durch die anschließende Beratung können Ernährungsfehler beseitigt werden. Wichtig ist diese Kontrolle bei

Frauen mit: *Über-, Untergewicht, Diabetes mellitus, Präeklampsie, Streß*. Gesondert beraten werden sollten Alkoholikerinnen, starke Raucherinnen, Frauen, die sich in einem Erschöpfungszustand befinden, z. B. nach schnell hintereinander folgenden Schwangerschaften.

Ausgewogene Ernährung in der Schwangerschaft bedeutet für den täglichen Speiseplan vor allem eine ausreichend eiweiß- und vitaminreiche Kost. Lebensmittel wie Milch und Milchprodukte (enthalten Kalzium und Vit. B_1), Kartoffeln und Vollkorn (enthalten Vit. B_1, B_2 und Folsäure), Grüngemüse, Zitrusfrüchte (enthalten Magnesium, Vit. C und Folsäure) und mageres Fleisch (enthält Eisen und Vit. B_1) sollten immer auf dem Speiseplan vertreten sein.

Die **Kochsalzzufuhr** liegt bei 15 g pro Tag, günstig ist jodiertes Speisesalz.

Eiweiß

Der tägliche Eiweißbedarf liegt ab dem 4. Schwangerschaftsmonat bei 75 g (normalerweise braucht eine Frau 45 g/d). Ausschließlich Vollmilchprodukte zur Eiweißzufuhr sollten vermieden werden, da ihr Fettgehalt zu hoch ist. Wichtig ist eine ausgewogene Mischung an tierischen und pflanzlichen Eiweißen.

Tierische Eiweiße befinden sich z. B. in Milch und -produkten, Eiern, Fisch, magerem Fleisch und sind gut verdaulich.

Pflanzliche Eiweiße sind in Hülsenfrüchten, Getreide, Sojaprodukten, Kartoffeln und Mais enthalten. Um eine große biologische Proteinwertigkeit (= Ergänzungswirkung; durch Zusammenstellung verschiedener Eiweiße entsteht ein hochwertiges Nahrungsprotein, das dem menschlichen Eiweiß gleich ist) auszunutzen, sind Speisekombinationen von Hülsenfrüchten mit Getreide, Kartoffeln mit Hülsenfrüchten oder Milch mit Kartoffeln ideal.

Fett

Der Körper nutzt Fette als Energiespeicher, Wärmeisolationsschicht und Brennstoff zur Aufrechterhaltung der Körpertemperatur. In der Schwangerschaft reicht eine tägliche Fettaufnahme von *80 g* völlig aus. Vermeidet die werdende Mutter z. B. Fertiggerichte, fettreiches Fleisch, Wurst und Gebäck, ist der fettarme Speiseplan gut einzuhalten. Der Körper benötigt die Fette, um lebensnotwendige, ungesättigte Fettsäuren und fettlösliche Vitamine aufnehmen zu können. Fettsäuren sind besonders reichlich in kaltgepreßten, unraffinierten Pflanzenölen (erkennbar an lichtgeschützter Flasche) und ungehärteten Margarinen zu finden (1 Eßl. kaltgepreßtes, nichterhitztes Sonnenblumenöl oder 30 g Margarine reichen am Tag aus). Die Kost sollte tierische wie pflanzliche Fette enthalten, damit eine ausreichende Aufnahme verschiedener Vitamine gewährleistet wird.

Kohlenhydrate

Sie sind die wichtigsten Energiespender des Zellstoffwechsels. Eine Schwangere sollte *ca. 400 g* Kohlenhydrate pro Tag zu sich nehmen. Zu finden sind sie in Gemüse, Obst, Hülsenfrüchten, Kartoffeln, Reis, Teigwaren und Zucker. Frisches Obst, Gemüse und Vollkornprodukte liefern Nähr- und Ballaststoffe und sollten deshalb raffiniertem, industriellem Zucker und hellen Mehlprodukten vorgezogen werden.

Mineralstoffe

- **Kalzium** wird für das Knochengerüst und die Zahnanlageentwicklung benötigt, daher ist der Bedarf groß. Wird die Kalziumaufnahme nicht genügend gewährleistet, hat dies einen Entzug des Mineralstoffs aus den Knochen der Mutter zur Folge. Kalzium ist in Milch (3,5% Fettgehalt begünstigt die Kalziumaufnahme im Darm), Sauermilcherzeugnissen, Hartkäse, Grünkohl und Mandeln enthalten. Die Kalziumaufnahme wird durch Vit. D und Magnesium begünstigt.

- **Phosphor** ist ebenfalls wichtig für den Knochenaufbau des Kindes. Da Phosphor in vielen Nahrungsmitteln enthalten ist, wird der Bedarf in der Schwangerschaft durch ausgewogene Ernährung gedeckt.

- **Eisen** benötigt der Körper verstärkt um Hämoglobin aufbauen zu können. Der Körper nimmt 10% des in Speisen enthaltenen Eisens auf, bei höherem Bedarf kann die Aufnahmekapazität verdoppelt werden. Der tägliche Bedarf liegt bei *15 mg* und wird gedeckt aus tierischen Nahrungsmitteln wie Leber, Niere, magerem Muskelfleisch und pflanzlichen Produkten wie dunkelgrünes und rotes Gemüse (Spinat, Rosenkohl, Grünkohl, Schwarzwurzeln), Hülsenfrüchte, Vollkorn, rote Früchte und Aprikosen. Vit. C unterstützt die Aufnahme von pflanzlichem Eisen im Darm; Kaffee, Tee und Kalzium dagegen hemmen sie. Wird der Eisenbedarf durch die Nahrung nicht gedeckt, entsteht eine **Eisenmangelanämie.** Bei Unterschreitung des tolerablen Grenzwertes der Hämoglobinkonzentration (unter 11 g/dl) sollten Eisenpräparate eingenommen werden. Verstopfung, Magenbeschwerden und verminderte Aufnahme von Vit. E können als Begleiterscheinungen auftreten. **Vit. E** schützt fettlösliche Vitamine und ungesättigte Fettsäuren vor der Zerstörung. Zur Unterstützung der Vitamin E-Aufnahme kann Kaltpreßöl zusammen mit dem Eisenpräparat eingenommen werden.

- Der **Magnesium**bedarf ist in der Schwangerschaft um 50% gesteigert, da Mg den Eiweiß- und Kohlenhydratstoffwechsel aktiviert. Ein Magnesiummangel kann Muskelkontraktionen auslösen. Magnesium ist in Kartoffeln, Vollkorn, Bananen, Gemüse wie Spinat, Schwarzwurzel und Hülsenfrüchte (bes. grüne Erbsen) und vor allem in wilden Kräutern wie Brennesseln und Löwenzahn enthalten. Vitamine des B-Komplexes unterstützen die Magnesiumaufnahme im Darm.

- **Jod** wird benötigt, um einer Struma beim Kind oder einer durch Jodmangel induzierten Reifungsstörung der Schilddrüse vorzubeugen. Der Jodbedarf ist erhöht auf *230–260 µg/d* (180–200 µg/d bei Nichtschwangeren). Durch eine Seefischmahlzeit pro Woche kann der Bedarf meist gedeckt werden, zusätzlich wird jedoch empfohlen, *jodiertes Salz* zu verwenden.

Nach Expertenmeinung sollten alle Schwangeren prophylaktisch täglich 200 µg Jodid erhalten, da die durchschnittliche Jodaufnahme in Deutschland nur 30–70 µg/d beträgt.

Vitamine
Der erhöhte Energieumsatz führt zu einem verstärkten Vitaminbedarf, da diese im Zellstoffwechsel und Stofftransport wichtige katalytische Aufgaben erfüllen.

Frauen, die viel rauchen, Kaffee oder Alkohol in großen Mengen zu sich nehmen, leiden häufiger an Vitaminmangel.

- **Vitamin A** ist erforderlich für den Aufbau und Schutz von Haut und Schleimhäuten; es ist am Sehvorgang (Dämmerungssehen) beteiligt. Der Bedarf kann gedeckt werden durch Nahrungsmittel wie Leber, Milch, Käse, Ei, Möhren, Spinat, Grünkohl, rote Paprika, Broccoli, Petersilie, Aprikosen und Sanddornbeeren.

Eine *zu hohe Zufuhr* von Vit. A in der Schwangerschaft, z. B. nach Behandlung dermatologischer Erkrankungen, kann zu Schädigungen beim Kind (Hydrozephalus, zentrale und periphere Nervenschädigungen) führen, deshalb Vorsicht mit Zusatzpräparaten!

- **Vitamin B_1 (Thiamin)** ist unerläßlich für Kohlenhydratabbau und Nervenfunktion, und wird durch erhöhten Kohlenhydratbedarf in der Schwangerschaft besonders gebraucht. Es ist enthalten in Vollkorn, Keimlingen, Sojabohnen, Erbsen, Grünkohl, Sonnenblumenkernen und Nährhefe. Alkohol, Tee und Mangel an Folsäure können die Aufnahme des Vitamins hemmen. Mangelerscheinungen rufen Appetitlosigkeit, Nervosität, Verstopfung und Übelkeit bis Erbrechen hervor.

- **Vitamin B_2-Komplex:** Riboflavin, Folsäure, Niacin, Pantothensäure

Riboflavin ist wichtig für den *Energiestoffwechsel* in der Schwangerschaft. Es kann problemlos in ausreichender Menge aufgenommen werden, da es in Milch, Quark, Sauermilchprodukten, Käse, Ei, Leber, Hühnerfleisch und Trockenhefe enthalten ist.

Folsäure spielt eine bedeutende Rolle bei der *Bildung von Blutkörperchen* und beim *Eiweißstoffwechsel*. Der Bedarf ist in der Schwangerschaft verdoppelt. Folsäure findet sich in Leber, Milchprodukten, roter Bete, Fenchel, allen Kohlsorten, Tomaten, Gurken, Weizenkeimen, Spinat, Spargel und Zitrusfrüchten. Günstig ist der Verzehr frisch zubereiteter Rohkost oder Säfte. Die Aufnahme von Folsäure im Darm kann durch Alkohol und Medikamente gestört werden. Das Vitamin ist wasserlöslich und empfindlich gegenüber Sauerstoff und Hitze. *Folsäuremangel* verursacht Müdigkeit, Abgeschlagenheit oder ausgeprägte Schwangerschaftsflecken; hochgradiger Mangel begünstigt vorzeitige Plazentalösung, Fehlbildungen, Fehl- und Frühgeburten.

- Vitamin B_6 (**Pyridoxin**) sollte für *Eiweißstoffwechsel* und *Blutbildung* vermehrt aufgenommen werden. Es kommt vor in Vollkorn, Weizenkeimen, Fleisch, Makrele und Hering, Sojabohnen, Rosenkohl, grüne Bohnen, Grünkohl, Porree, Paprika und Bananen. *Mangel* ruft bei der Mutter Wadenkrämpfe, Kopfschmerzen, Konzentrationsschwäche und Anämie hervor.

- Vitamin B_{12} (**Cobalamin**) wird zur *Erythrozytenreifung* benötigt. Enthalten ist es nur in tierischen Nahrungsmitteln wie Milch und Milchprodukten, Käse, Fleisch und Fisch.

- Vitamin C (**Ascorbinsäure**) aktiviert den gesamten Zellstoffwechsel, beteiligt sich an der Bildung des elastischen Bindegewebes, erhöht die Widerstandskraft des Körpers und unterstützt die Aufnahme von Eisen im Darm. Vit. C ist in frischen Früchten und grünem Gemüse, Salaten, Leber und Milch enthalten.

- Vitamin D (**Calciferol**) ist notwendig für die *Zahnanlage* und den *Knochenbau* des Kindes, da es den Einbau von Kalzium und Phosphor in die Knochensubstanz fördert. Es wird durch Sonnenlichteinwirkung synthetisiert. Lebertran, Pilze, Ei und Hefe enthalten reichlich Vit. D.

Zusatzpräparate dürfen nur nach Vorschrift gegeben werden, da eine Überschreitung der empfohlenen Tagesdosis Schädigungen beim Kind verursachen kann.

- Vitamin K (**Phyllochinon**) wird zur *Blutgerinnung* benötigt und kommt in Leber, Spinat, Grünkohl und Blumenkohl vor. Darmbakterien bilden dieses Vitamin in großen Mengen, deshalb sollte besonders in der Schwangerschaft ballaststoffreiche Nahrung gegessen werden, um die Darmflora zu fördern.

Flüssigkeit

Der Flüssigkeitsbedarf ist in der Schwangerschaft erhöht, bedingt durch verstärkte Wassereinlagerung und gesteigerten Stoffumsatz. Entstehender Durst darf ruhig gelöscht werden, die empfohlene Trinkmenge liegt bei 1–1,5 l pro Tag. Durstlöscher sind Mineralwasser mit niedrigem Natriumgehalt, ungesüßte Kräuter- und Früchtetees, ungesüßte, verdünnte Obst- und Gemüsesäfte (am besten frischgepreßt), Buttermilch, Vollmilch (0,4 l/d).

Vegetarische Ernährung

Der Verzicht auf tierische Produkte ist auch in der Schwangerschaft akzeptabel. *Pflanzliches Eiweiß* kann den Eiweißbedarf ausreichend decken, wenn die Nahrungsmittel richtig zusammengestellt werden. Getreide, Kartoffel und Reis können z. B. mit Nüssen, Pilzen und Sesamsamen gut kombiniert werden. Weitere Möglichkeiten notwendige Aminosäuren aufzunehmen sind Zusammenstellungen von Kartoffeln mit Getreide, Hülsenfrüchten, Ei oder Milch, oder Getreide mit Hülsenfrüchten. Pflanzliches Eiweiß unterstützt die Anreicherung von Ballaststoffen in der Nahrung und hält den Fettgehalt niedrig. Lehnen Vegetarierinnen auch Milchprodukte ab, müssen zusätzlich Kalzium, Vit. D und B_2 aufgenommen werden.

Genußmittel

- **Kaffee und Tee**

Schwarzer Tee und Kaffee können in vernünftiger Menge (tgl. 1–3 Tassen) genossen werden.

Zu bedenken ist jedoch, daß die Aufnahme von Eisen und Vit. B_1 durch schwarzen Tee gehemmt wird.

Kaffee, bzw. Coffein regt das Zentrale Nervensystem an und ruft in größeren Mengen eine Magenreizung, Gefäßerweiterung, Unruhe und Schlaflosigkeit hervor. Übermäßiger Kaffeegenuß kann zu intrauteriner Mangelentwicklung führen. Beide Getränke sind verträglicher, wenn sie mit Milch getrunken werden.

- **Nikotin**

Der Schwangeren sollte bewußt gemacht werden, daß ihr Kind jede Zigarette mitraucht, sowohl aktiv wie passiv. Nikotin bewirkt Gefäßverengungen und verschlechtert die Blutzirkulation. Daraus kann ein Sauerstoffmangel resultieren. Rauchen übt einen negativen Einfluß auf die Entwicklung des Kindes aus; erhöhte Abortrate, gesteigerte Anzahl von untergewichtigen Kindern und erhöhte Säuglingssterblichkeit sind die Folge. Starken Raucherinnen wird ein allmähliches Zigarettenabsetzen empfohlen, um die Entzugserscheinungen zu mildern. 5 Zigaretten täglich gelten als tolerabel.

- **Alkohol**

Er überwindet die Plazentaschranke und gelangt direkt in den fetalen Kreislauf. Geringer Alkoholgenuß, wie z. B. ein gelegentliches Glas Wein oder Sekt, sind akzeptabel, da keine Schädigungen auftreten.

„Harte Sachen" genauso wie regelmäßiger Alkoholgenuß sollten tabu sein, da dies Fehl- und Frühgeburten begünstigt.

Alkoholmißbrauch kann zum *fetalen Alkoholsyndrom* führen mit: Mikrozephalie (Verkleinerung des Schädels), engen Lidspalten, Wachstumsretardierung, Störungen der Feinmotorik, geistiger Retardierung.

Lebensgewohnheiten und -umstände

- **Sexualität und Partnerschaft**

Das Thema Sexualität wird in der Zeit der Schwangerschaft häufig ausgespart, obwohl in keiner Phase auf Geschlechtsverkehr verzichtet werden muß. Fruchtwasser und Schleimpfropf bieten ausreichend Schutz für das Kind (s. S. 197). Nur bei vorausgegangenen Fehlgeburten, vorzeitiger Wehentätigkeit, Zervixinsuffizienz, Blutungen und vorzeitigem Blasensprung sollte zeitweise der Geschlechtsverkehr unterbleiben.

- **Reisen**

Urlaub ist eine gute Möglichkeit, sich bewußter als im Alltag auf die bevorstehende Zeit einzulassen. Reisen können ohne Bedenken unternommen werden, am günstigsten im 2. Drittel der Schwangerschaft. Transportmittel sollten bequem sein und genügend Bewegungsfreiheit ermöglichen. Von weiten Reisen, mit Klimawechsel, fremden Eßgewohnheiten und ungünstigen hygienischen Bedingungen ist abzuraten, (z. B. Reisen in tropische Länder), da das Risiko einer Magen-Darm-Infektion groß ist und evtl. Schutzimpfungen erforderlich sind. Reisen in hochgelegene Regionen bis 2500 m und Flugreisen stellen keine Gefahr dar.

- **Sport**

Bisher ausgeübter Sport kann weiter betrieben werden, wenn er nicht als zu anstrengend empfunden wird. Schwangere haben im allgemeinen ein gutes Gefühl dafür, welche sportlichen Belastungen sie sich zumuten können. Abgeraten wird von Leistungssport und Sportarten, bei denen Mutter und Kind Erschütterungen ausgesetzt sind. Radfahren, Schwimmen, Wandern und Schwangerschaftsgymnastik hingegen werden empfohlen.

- **Körperpflege**

Regelmäßige Kontrollen beim Zahnarzt und gründliche *Zahnpflege* sind besonders wichtig, da Zahnbetterkrankungen, Zahnfleischbluten und Karies aufgrund veränderter Speichelzusammensetzung häufiger auftreten können.

Zur *Vorbereitung auf das Stillen* besteht die Möglichkeit, das Brustgewebe z. B. täglich durch Massage und Gymnastik zu festigen.

Spezielle Vorbereitung der Brustwarzen werden in neueren Forschungsergebnissen von Hebammen als nicht wirksam beschrieben.

Vollbäder können in jedem Falle genossen werden, zu heißes Wasser kann jedoch wehenauslösend sein.

Sauna: Frauen, die gewohnt sind, regelmäßig eine Sauna zu besuchen, können damit auch in der Schwangerschaft fortfahren. Die Dauer der Saunagänge sollte reduziert werden, eine schädigende Wirkung der Temperatur auf das Kind konnte bisher nicht nachgewiesen werden.

Dammvorbereitung: Um das Hautgebiet um Damm und Vulva elastischer zu machen, wird eine Massage mit Weizenkeimöl, Calendulasalbe oder Vit.-E-Creme empfohlen, sowie Beckenbodengymnastik.

4.5.2 Beratung und Hilfe bei Schwangerschaftsbeschwerden

Übelkeit, Erbrechen, Sodbrennen, Ausscheidungsstörungen

- **Übelkeit**

Zu Beginn der Schwangerschaft tritt sie häufig auf, besonders morgens beim Aufstehen oder Riechen bestimmter Speisen. Die *Ursache* ist nicht geklärt.

Vorbeugung und Behandlung: Hilfreich sind oft die Einnahme des Frühstücks oder einiger Kekse/Zwiebacke im Bett sowie Ruhe, Schonung, Vermeidung von plötzlichen Bewegungen, raschem Lagewechsel und häufiges Essen kleiner Mahlzeiten. Kräutertees aus Pfefferminzblättern, Kamille, Melisse, Pfirsichblättern, Hopfen oder Ingwerwurzel, Spaziergänge in frischer Luft und Kneippgüsse sind ebenfalls wohltuend. Entwickeln sich Übelkeit und Erbrechen zu einer *Hyperemesis gravidarum*, sind andere Maßnahmen zu ergreifen (s. S. 135).

- **Sodbrennen**

„Brennen" in Magen und Speiseröhre entsteht durch überschüssige Magensäure und Rückfluß von Magensäure in die Speiseröhre. *Ursachen* sind: nervöse Anspannung, unzureichenden Verschluß des Mageneingangs (durch verringerten Muskeltonus) und Lageveränderung des Magens durch die wachsende Gebärmutter.

Vorbeugung und Behandlung: Vorsorglich sollte eine schwangere Frau scharf gewürzte Speisen meiden und sich nach dem Essen nicht hinlegen. Stattdessen kann sie häufig kleinere Mahlzeiten einnehmen, langsam essen sowie Fenchel- und Anistee zur „Magenstärkung" trinken. Kaffee, Tee, Raffinadezucker und Zigaretten können die Beschwerden verstärken. Sodbrennen wird durch Essen von Nüssen, Trinken von Kartoffelsaft (rohe, geriebene Kartoffeln), Milch und Sahne gemildert, oder durch die Einnahme von *Antazida* (s. S. 462).

- **Obstipation**

Der Einfluß von Progesteron auf die glatte Muskulatur bewirkt eine Tonussenkung aller Hohlorgane und verlangsamt die Peristaltik des Darms, besonders des Dickdarms. *Ursachen* einer Obstipation können sein: festerer Stuhl wegen erhöhter Wasserrückresorption (Aldosteroneinwirkung zum Schwangerschaftsende), Einnahme von Eisenpräparaten, Streß, Umstellungen der Eßgewohnheiten. Entleert sich der Darm selten, und ist der Stuhl sehr hart, können Unterbauchschmerzen auftreten. *Vorbeugung und Besserung* bringen reichliches Trinken, ausreichende Bewegung, Weizenkleie und geschrotete Leinsamen (immer mit viel Flüssigkeit einnehmen), Pflaumensaft, getrocknete Pflaumen und Sauerkraut.

- **Miktionsstörungen**

Kompression der Harnblase durch Wachstum von Kind und Gebärmutter vermindert das Füllungsvermögen der Blase, vornehmlich in den letzten Schwangerschaftsmonaten (Abb. 4.5-1). Häufiges Wasserlassen ist die Folge, besonders lästig ist es während der Nacht. Die Schwangere sollte dem Drang zur Blasenentleerung nachgeben, um keine aufsteigende Blasenentzündung oder Restharnbildung zu provozieren.

Vorbeugung: Tees aus Brennesseln, Bärentraubenblättern und Schafgarbenblüten haben harntreibende und antibakterielle Wirkung.

Müdigkeit, Erschöpfung und Kreislaufschwäche

In den ersten Schwangerschaftswochen ist der Bedarf nach Ruhe sehr ausgeprägt. Auch im letzten Schwangerschaftsdrittel kann das **Müdigkeits-**

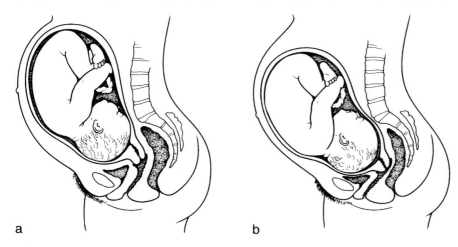

Abb. 4.5-1: a. Kompression der Harnblase durch Größenwachstum des Uterus und des Kindes gegen Ende der Schwangerschaft, b. durch Senkung des Leibes und Tiefertreten des kindlichen Kopfes

und **Erschöpfungsgefühl** wieder zunehmen und das Wohlbefinden der Schwangeren beeinträchtigen. *Aufbauend* wirken Entspannungsübungen oder Meditationen. Himbeerblättertee mit einem geringeren Anteil an Pfefferminze, Tee aus Passionsblumenblättern oder Bäder mit Zusätzen wie Lavendel, Rosmarin, Fichtennadel und Heublume unterstützen die Entspannung.

Der **Kreislauf** kann mit einem zu niedrigen oder zu hohen *Blutdruck* reagieren.

- **Hypotonie**

Ursache ist hauptsächlich die Abnahme des peripheren Gefäßwiderstandes. Die Schwangere leidet unter Müdigkeit, Antriebs- und Lustlosigkeit. *Abhilfe* schaffen können (nicht zu heiße) Bäder mit Rosmarinzusatz, Wechselduschen, Kneippgüsse und körperliche Betätigung, wie Spazieren, Laufen und Schwimmen.

- **Hypertonie**, die schon vor der Schwangerschaft besteht oder die vornehmlich ab zweiten Schwangerschaftsdrittel auftritt (Präeklampsie), bedarf besonderer Beobachtung und Kontrolle. Folgende *Maßnahmen* können die medikamentöse Behandlung unterstützen, oder bei grenzwertigem, mäßigen Bluthochdruck ersetzen: Entspannungsübungen und sportliche Betätigung, ausgeglichene Ernährung. Knoblauch, Petersilie, Zwiebeln, Tee aus Hopfen, Passionsblume oder Weißdornbeeren, Gurke oder Gurkensaft haben blutdrucksenkende Wirkung.

Schmerzen im Bauch und Rückenbereich

- **Dehnungsschmerzen** treten besonders ab zweitem Schwangerschaftsdrittel auf. Die Bänder der Gebärmutter, die als Stütze dienen, werden gedehnt oder verlagert und können Schmerzen erzeugen. Der Schmerz ist seitlich am Unterbauch bis hin zu den Labien lokalisiert und wird als stechend, krampfartig oder ziehend beschrieben. Häufig ist er nur von kurzer Dauer.

- **Schwangerschaftskontraktionen** werden von jeder Frau in unterschiedlicher Weise gespürt, von Verhärtung im Bauch bis zur Schmerzhaftigkeit. Die Schwangere sollte über das physiologische Auftreten unregelmäßiger Wehentätigkeit informiert werden. 15 Wehen pro Tag sind normal.

- **Symphysenschmerzen** treten meist in den letzten Wochen der Schwangerschaft auf. Sie äußern sich in *Druckschmerz* im Bereich der Symphyse, *Stauchungsschmerz* beim Zusammendrücken beider Beckenknochen oder in *Gehstörungen* besonders beim Treppensteigen. Der Schmerz kann bis in die Oberschenkel oder zum Kreuzbein ausstrahlen.

Die Auflockerung der Symphyse entsteht durch Östrogeneinfluß und verstärkte Dehnung. Durch die Vergrößerung des Symphysenspalts kann in seltenen Fällen eine Symphysenruptur entstehen.

Therapie: Schonung, evtl. Bettruhe, bei stärkeren Beschwerden Tragen eines orthopädischen Mieders, Zufuhr von Kalzium.

- **Rückenschmerzen**, vor allem **Kreuzschmerzen**, treten häufig auf, viele Frauen klagen besonders in den letzten Schwangerschaftswochen darüber. *Ursache* ist eine starke Beanspruchung der Gebärmutterbänder und Auflockerung des Iliosakralgelenkes. Die Schmerzen können auch durch falsche Körperhaltung ausgelöst werden. Um das zunehmende Gewicht des Kindes zu tragen, nimmt die Schwangere oft eine verstärkte Lordosehaltung (Hohlkreuz) ein. *Abhilfe* schaffen Wärme, Massagen, Einreibung (z. B. Arnikasalbe, Tigerbalsam, Rosmarinspiritus) und vor allem Körperübungen, um die Haltung zu schulen und die Rückenmuskulatur zu stärken.

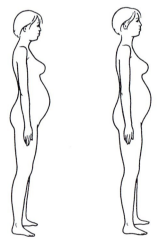

a Lordosehaltung   b richtige Haltung

Abb. 4.5-2: **a.** Ungünstige Lordosehaltung (Hohlkreuz) der Schwangeren, **b.** Richtige Haltung zur Vermeidung von Rückenschmerzen

Rückenschmerzen können auch bei *vorzeitiger Wehentätigkeit* oder einer *Nierenbeckenentzündung* auftreten. Abklärung ist hierbei wichtig.

Haut- und Gefäßveränderungen

Dorothea Hezel

Striae gravidarum

Schwangerschaftsstreifen treten bei 2/3 aller Schwangeren auf.

Die Wirksamkeit von Gegenmaßnahmen ist umstritten, jedoch bleibt die Haut durch Massagen und Behandlung mit Körperpflegemitteln besser durchblutet und elastischer.

Beratung: Aufklärung der Frau, daß die Blaufärbung zurückgeht und die blassen Narben durch Gymnastik und Massage schmal und unscheinbar werden können.

Eine verstärkte Pigmentierung weisen 75% aller Schwangeren auf. Frauen mit *Chloasma uterinum* sollte von Sonnenstrahlung abgeraten werden, da dies die Intensität der Flecke verstärkt. Diese Veränderungen bilden sich im Wochenbett zurück.

Vereinzelt geben Frauen in der Schwangerschaft einen **generalisierten Juckreiz** an. *Ursache* ist meist eine Gallenstauung in der Leber. Die Behandlung erfolgt symptomatisch meist nur mit mäßigem Erfolg. *Behandlung:* Abwaschungen mit Essigwasser (1 : 1), juckreizstillende Gels oder Puder (z. B. Ingelan®). Der Juckreiz verschwindet im Wochenbett, tritt aber in der nächsten Schwangerschaft oft wieder auf.

Ödeme

Wassereinlagerungen im Körper, häufig schwellen Füße und Fußknöchel an.

Treten *Ödeme* vor der 24. SSW auf, müssen sie medizinisch abgeklärt werden. Bedenklich sind Ödeme an *Händen* und *Gesicht* oder eine sehr *rasche Gewichtszunahme* (Verdacht auf Präeklampsie).

Beratung: Hinlegen und Hochlagerung der Beine über Herzniveau bringt Erleichterung. Die Frau sollte genügend hochwertiges Eiweiß und frisches Gemüse essen.

Varizen

Erweiterte Venen und sog. Besenreiser (geplatzte Äderchen) werden durch Schwangerschaftshormone begünstigt. 20—50% aller Schwangeren haben Beschwerden in den Beinen, wie Schwere- oder Spannungsgefühl, Ermüdbarkeit, vermehrte Venenzeichnung, Varizen, Schmerzen.

Die varikösen Veränderungen können auch Vulva und Anus (Hämorrhoiden) betreffen.

Beratung: Hochlegen der Beine, Schwimmen, Gymnastik, zügiges Gehen, kalte Kniegüsse und Stützstrümpfe, Vermeiden von hartem Stuhlgang. In der Schwangerschaft entstandene Varizen bilden sich im Wochenbett zum größten Teil wieder zurück (s. S. 321).

Vaginaler Fluor

Vermehrte Durchblutung der Geschlechtsorgane in der Schwangerschaft verstärkt die Absonderung von Flüssigkeit in der Vagina.

Eine Verschiebung des sonst sauren Scheidenmilieus zum alkalischen Milieu schafft einen Nährboden für *pathogene Keime*, *Pilz- und andere vaginale Infektionen*. In der Schwangerschaft besteht dabei die Gefahr der Infektion der Eihäute, was zu vorzeitigem Blasensprung, vorzeitiger Wehentätigkeit und Frühgeburten führen kann.

Vorbeugung gegen Infektionen:

- Der Genitalbereich sollte mit der Hand oder nur mit sauberem Waschlappen gewaschen werden, keine Vaginalspülungen

- Säuberung (auch auf der Toilette) *von vorne nach hinten* und nicht umgekehrt, damit Bakterien des Darmes nicht auf Vulva, Vagina und Harnröhrenmündung gewischt werden

- keine *alkalischen Seifen* verwenden, denn diese vermindern den Säuregehalt der Haut

- keine *Intimsprays* verwenden, da sie die Vaginalflora zerstören

- Strumpfhosen und Unterwäsche aus *synthetischen Fasern* vermeiden, denn sie lassen keine Luftzirkulation zu

- keine im Schritt zu *engen Hosen* tragen, die Reibung reizt die Haut und macht sie anfälliger für Infektionen

- Badeanzug nicht auf dem *Körper trocknen lassen.*

Pilzinfektion mit Candida albicans

Symptome einer Candidainfektion sind:

- Brennen und starker *Juckreiz* an Vulva und Vaginaleingang
- weißlicher *Ausfluß*, von krümeliger Konsistenz
- *häufiges Wasserlassen* mit und ohne Brennen.

Therapie: Lokale Behandlung mit Antimykotika (Salben, Suppositorien). Falls die Infektion sehr früh festgestellt wird, kann es genügen, Milchsäurebakterien, z. B. in Form von Naturjoghurt, Kapseln mit Lactobacillus acidophilus (Döderlein-Bakterien) einzuführen.

Der Zuckerkonsum sollte reduziert werden, da Zucker das Scheidenmilieu anfälliger für Pilzinfektionen macht.

Trichomoniasis

Symptome:

- starker *Juckreiz* und *Entzündung* von Vulva und Vaginaleingang
- *Brennen beim Wasserlassen*, das Brennen kann auch ohne Miktion spürbar sein
- schaumiger, *gelblich-grüner Fluor* mit Fischgeruch.

Therapie: Metronidazol-Suppositorien lokal. Da dieses Medikament teratogen wirkt, darf eine Schwangere nicht mit Tabletten behandelt werden, diese sind der Partnerbehandlung vorbehalten.

Chlamydien

Seit 1. 4. 1995 ist ein Abstrich aus dem Zervikalkanal auf Chlamydia trachomatis Bestandteil der Mutterschaftsrichtlinien.

Symptome:
- häufig asymptomatisch
- evtl. schaumig- eitriger Fluor
- Entzündung wie Zervizitis, Urethritis Endometritis, Salpingitis
- beim Neugeborenen Einschlußkörperchenkonjunktivitis, Pneumonie.

Therapie: Tetramycin, Erythromycin, Partnerbehandlung.

Herpes simplex II

Symptome:
- zuerst *Juckreiz*, Spannungsgefühl, Brennen und evtl. geschwollene und *schmerzhafte Lymphdrüsen*
- danach *Bläschen* an Zervix, Vagina und Vulva, die aufbrechen und schmerzen
- spontane Abheilung der Wunden nach 2–3 Wochen
- *Rezidive* treten häufig auf.

Bei frischer Infektion zum Zeitpunkt der Geburt ist eine Sectio caesarea indiziert, um die Infektion des Kindes zu vermeiden.

Therapie:
Symptomatisch durch lokale Anwendung von Jod-Polyvinylpyrolidon, Lokalanästhetika und Joddesoxyuridin.

4.5.3 Soziale Beratung der Schwangeren

Dorothea Hezel

Sozialhilfe, Hilfen für Alleinerziehende

Das **Mutterschutzgesetz** regelt *Beschäftigungseinschränkungen* und *Kündigungsschutz* in der Schwangerschaft (s. S. 603).

- **Kindergeld** wird bei der Familienkasse des zuständigen Arbeitsamtes oder beim Arbeitgeber beantragt.

Kindergeldbeträge 1997:

1. und 2. Kind: je 220 DM/Monat
     3. Kind: je 300 DM/Monat
jedes weitere Kind: 350 DM/Monat.

- **Sozialhilfe.**

Nach dem Bundessozialhilfegesetz haben Menschen mit geringem Einkommen Anspruch auf einmalige Leistungen vom Sozialamt. Des weiteren gibt es Hilfe in besonderen Lebenslagen und laufende Hilfe zum Lebensunterhalt (s. S. 611).

- **Finanzhilfen für Alleinerziehende.** Hier stehen Bundesmittel aus der Mutter-Kind-Stiftung zur Verfügung. Ein Antrag muß bereits in der Schwangerschaft gestellt werden. Die Höhe der Unterstützung ist abhängig vom Einkommen; allerdings besteht kein Rechtsanspruch.

Informationen zur Mutter-Kind-Stiftung sind über die Gemeinden oder in Beratungsstellen zu erhalten. In einigen Bundesländern (Bayern und Baden-Württemberg) existieren zusätzlich noch *Länderstiftungen*, die finanzielle Mittel bereitstellen.

Kirchliche Verbände verfügen teilweise über einen „*Härtefond*", der besonders Frauen zur Verfügung steht, die keinen Anspruch auf öffentliche Leistungen haben.

Wenn ein Kind von einem Elternteil allein erzogen wird und der andere Elternteil den üblichen Mindestunterhalt nicht bezahlt, gibt es Unterhaltsvorschuß vom Staat für Kinder bis zu 12 Jahren, jedoch längstens über 72 Monate (Unterhaltsvorschußgesetz).

Aktivitäten und Kursangebote

Die **Geburtsvorbereitung** versteht sich als Schwangerschaftsbegleitung, die werdenden Eltern dabei hilft, besser mit dem neuen Lebensabschnitt fertig zu werden.

Ein Ziel der Geburtsvorbereitung ist, Eltern dazu zu ermutigen, die Zeit des Elternwerdens aktiv mitzugestalten und Verantwortung zu übernehmen. Durch den Kontakt in der Kursgruppe haben Schwangere und ihre Partner Gelegenheit, Freude, Hoffnungen, Ängste und Befürchtungen mit anderen Betroffenen zu teilen. Dazu kommen Entspannung, Körpererfahrung und Atemwahrnehmung mit der Absicht, das Vertrauen in die eigenen Körperprozesse zu stärken.

Schwangerschaftsgymnastik dient schonendem Kreislauftraining, der Dehnung und Kräftigung von Muskeln, dem Umgang mit den Veränderungen des Körpers, Beckenbodenübungen etc.

Beim **Schwangerenschwimmen** werden die physikalischen Besonderheiten des Wassers genutzt. Durch den Auftrieb muß das Körpergewicht nicht selber getragen werden, Gelenke und Bänder werden entlastet, Fehlhaltungen, wie z. B. starkes Hohlkreuz korrigiert.

Im Wasser fallen alle Bewegungen leichter. Der gegenüber dem Luftdruck erhöhte Wasserdruck fördert Herz- und Kreislauffunktion. Das Blut kann leichter zum Herzen zurückfließen, das venöse System wird entlastet. Geschwommen und geübt wird in warmem (30–32 °C) Wasser.

- **Säuglingspflegekurse** geben Informationen zu Umgang und Pflege des Säuglings. An einer Babypuppe werden Handgriffe wie Wickeln, Baden geübt. Werdende Mütter oder Eltern erhalten Informationen über Erstausstattung, verschiedene Wickelmethoden, notwendige Pflegeutensilien, Tragemöglichkeiten usw.

4.6 Geburtsvorbereitung

Sabine Krauss

Methoden der Geburtsvorbereitung

Ziel der Geburtsvorbereitung ist die Begleitung durch die Schwangerschaft, Vorbereitung auf die Geburt und das Leben mit dem Neugeborenen.

Die heute üblichen Geburtsvorbereitungskurse haben sich aus den folgenden Methoden entwickelt:

- **Psychologische Geburtsvorbereitung nach Dr. Grantly Dick-Read** (Gynäkologe, London 1890–1959)

Diese Methode entstand in den 30er Jahren. Nach Read empfindet die Kreißende den Schmerz deswegen so stark, weil sie auf Grund mangelnder Information und falscher Einstellung Angst vor den Geburtsvorgängen hat. Angst bewirkt Spasmen, die Schmerz erzeugen. Es kommt darauf an, das *Angst-Spannungs-Schmerz-Syndrom* zu verhindern. Dieses Ziel wird mit mehr oder weniger Erfolg durch systematische Vorbereitung der Schwangeren erreicht: Aufklärung, Anleitung zur richtigen Atmung, Entspannungsübungen, Gymnastik.

- **Psychoprophylaktische Methode nach Ferdinand Lamaze** (Gynäkologe, Frankreich)

Sie stützt sich auf die Lehre des russischen Physiologen *Iwan P. Pawlow* (1849–1936) von den konditionierten (bedingten) Reflexen: Das Gehirn kann trainiert werden bestimmte Signale anzunehmen, zu analysieren und mit entsprechenden Reflexen darauf zu reagieren. In Rußland wurden Schwangere trainiert, auf Uteruskontraktionen mit positiven Reflexen (z. B. tiefes Atmen) zu reagieren. Zusätzlich erwies sich gesteigerte Aktivität als Ablenkung, die wiederum Schmerzen verminderte. Auf einem Gynäkologenkongreß in Paris 1952 lernte Lamaze diese Methode kennen. Er fügte der russischen Methode die beschleunigte, adaptierte Atemtechnik hinzu, daraus entstand die Methode der sog. „schmerzlosen" Geburt.

Frauen und ihre Partner werden zu bestimmten Atemtechniken angeleitet, die eine reflektorische Reaktion auf den Wehenschmerz ermöglichen und die Schmerzwahrnehmung unterdrücken.

- **Natürliche Einstellung zur Geburt nach Leboyer** (geb. 1918 Geburtshelfer, Paris)

Bei Leboyer steht das Kind im Vordergrund. Den Frauen werden keine bestimmten Methoden vorgeschrieben. Leboyer setzt sich für eine entspannte Atmosphäre in den Geburtsräumen ein (Dämmerlicht, Musik, Bewegungsfreiheit, Wärme). In einer angenehmen Umgebung kann sich die Gebärende besser auf ihre Geburtsarbeit einlassen, wodurch die sanfte und schmerzarme Geburt erst ermöglicht wird. Dem Kind wird der Weg ins Leben so angenehm wie möglich gemacht. Es soll nicht ins grelle Licht geboren und möglichst sanft und behutsam empfangen werden.

Leboyer fordert Hebammen und Geburtshelfer auf, sich ihrer eigenen Ängste bewußter zu werden, und mahnt zur Zurückhaltung beim Geburtsablauf. Zur körperlichen Vorbereitung der Schwangeren empfiehlt Leboyer: Yoga, Atemübungen und Entspannung.

Michel Odent (Geburtshelfer Frankreich) versuchte die Gedanken Leboyers in die Praxis umzusetzen. Er lehnt es ab, einer Frau Methoden vorzugeben und sieht Geburtsarbeit als einen Ausdruck von Lebensauffassung an.

- **Psychosexuelle Geburtsvorbereitung nach Sheila Kitzinger** (geb. 1929 Geburtsvorbereiterin, Sozialanthropologin, USA)

Sie betrachtet die Frauen vor dem Hintergrund ihrer sozialen und kulturellen Abstammung, aus der sich ein sehr individuelles Erleben von Schwangerschaft, Geburt und Mutter- bzw. Elternschaft ergibt. S. Kitzinger sieht Schwangerschaft und Geburt nicht als eine Sache individueller Psychologie, sondern als ein „soziologisches Phänomen von größter Wichtigkeit". Ihr kommt es vor allem darauf an, Frauen und ihren Partnern zu helfen, die eigenen Möglichkeiten kreativer Erfahrung bei der Geburt und Elternschaft zu realisieren. Sie gibt Anregungen, wie sich eine Frau auf die „ganz normale Lebenskrise", die eine Geburt auslöst, vorbereiten kann; um durch die Unterstützung und Auseinandersetzung mit ihrem Partner dem Kind eine gesunde Lebensgrundlage geben zu können. Anstelle von Gymnastik treten in ihren Kursen Massagen und Übungen zur Körper- und Atemwahrnehmung, wichtig sind auch Gespräche der Teilnehmer miteinander. Sie weist auf die psychologische Wirkung dieser Gruppen hin, die dazu beitragen, sich innere Bedürfnisse und äußere Gegebenheiten bewußter zu machen.

- **Geburtsvorbereitung nach Ruth Menne** (1913–1986 Krankengymnastin, Deutschland) **und Angela Heller** (geb. 1937 Krankengymnastin, Deutschland)

Frau Menne entwickelte aus der Read-Methode die „psychosomatische Geburtsvorbereitung". In den 50er Jahren begann sie mit Fortbildungen für Hebammen und Krankengymnastinnen. Sie gilt als große Förderin der ganzheitlich – körperbezogenen Geburtsvorbereitung. Die Körperarbeit steht im Mittelpunkt, Frauen und ihre Partner machen sich mit physiologischen Abläufen im Körper vertraut.

Die Atemarbeit baut auf den natürlichen Atemfluß auf (entsprechend der Atemarbeit nach I. Middendorf). Entspannungsübungen fördern die Wahrnehmungsfähigkeit und dienen der Lockerung und Dehnung des Beckenraums. Körperliche Grenzen können sich erweitern, diese Erfahrung wirkt günstig auf den Geburtsablauf. Angela Heller führte ab 1981 die Arbeit von Ruth Menne fort.

Die folgenden **Bewegungstherapeuten** bieten zwar keine umfassende Geburtsvorbereitung an, ihre Erkenntnisse unterstützen aber die Körperarbeit:

- **Zilgrei-Methode**

Adriana *Zillo* (Italien) und Dr. Hans *Greising* (Chiropraktiker, USA, Mailand) entwickelten in den 80er Jahren *Körperübungen*, die mit Tiefenatmung (z. T. vom Yoga abgeleitet) verbunden werden. Sie dienen vor allem der Schmerzbekämpfung im Gelenk- und Muskelbereich (Arthrose, Migräne etc.). Für die Geburtsvorbereitung wurden aus dieser Methode Übungen abgeleitet, die der Lockerung im Beckenbereich dienen und dadurch zur Schmerzlinderung führen.

- **Eutonie nach Gerda Alexander** (geb. 1908 Rhythmikpädagogin und -therapeutin, seit 1940 Lehrausbildung für Eutonie in Kopenhagen)

Die Eutonie wird als westlicher Weg zur Körper- und Geisteinheit des Menschen verstanden. Es werden harmonische Körperspannungen erarbeitet, die zu Wohlbefinden und Leistungsfähigkeit beitragen.

- **Körperarbeit nach Moshé Feldenkrais** (1904–1984 Rußland, Tel Aviv, Physiker, Forschungen in Neuro- und Verhaltensphysiologie)

Er entwickelte die Methoden: *„Bewußtheit durch Bewegung"* und *„Funktionale Integration"*, bei denen es darum geht, geschädigte, gestörte und gehemmte Menschen durch längst vergessene Reaktionen wieder zu aktivieren, um ihre Bewegungsabläufe neu koordinieren zu können.

Geburtsvorbereitung durch Hebammen

Der Wissens- und Informationsstand einer Hebamme ist je nach Ausbildung und Erfahrung unterschiedlich. Jede zukünftige Kursleiterin muß selbst einschätzen können, wie sie mit erwachsenen Menschen arbeiten will. Eine gute Vorübung ist es, bei einem Geburtsvorbereitungskurs zu hospitieren und sich über Erwachsenenbildung und Gesprächsführung zu informieren.

- **Die Kursleiterin sollte eigene Erfahrungen mit der Körperarbeit** sammeln. Nur Übungen, die am eigenen Körper erfahren und erlebt werden, können weitergegeben und angeleitet werden. Spezielle Bewegungsabläufe, Atem- und Entspannungsübungen vermitteln ein besseres Körperbewußtsein. Jede Hebamme sollte die für sie passende Methode herausfinden. Die Teilnahme an Kursen, z. B. Eutonie, Feldenkrais, Yoga, autogenes Training, Atemtherapie u. ä. schulen Grundkenntnisse für die Körperarbeit.

- **Die Teilnahme an einem Geburtsvorbereitungsseminar**, angeboten von Hebammen oder der Deutschen Gesellschaft für Geburtsvorbereitung, ist zu empfehlen. Kurskonzepte von Hebammen haben unterschiedliche Schwerpunkte und Methoden, da jede ein Konzept entwickelt, das zu ihrer Persönlichkeit paßt.

- **Um die Inhalte eines Geburtsvorbereitungskurses** zusammenzustellen, bedarf es der genauen Kenntnis diverser Körperübungen. Diese hier umfassend vorzustellen, würde leider den Rahmen der Hebammenkunde sprengen.

Interessierten Kolleginnen sei darum die Anschaffung entsprechender Bücher zum Thema empfohlen, wie z. B.:

- *Frauke Lippens:* Geburtsvorbereitung, eine Arbeitshilfe für Hebammen.
- *Elisabeth von Staehr:* Der große Atemzug fürs Kind.
  Schwangerschaftsgymnastik, Geburtsvorbereitung, Geburt.
- *Sheila Kitzinger:* Geburtsvorbereitung, ein Buch für Kurse, Gruppen und Beratung.

Weitere Buchangaben siehe Literaturverzeichnis auf S. 164.

Praktische und organisatorische Hinweise

- **Raumsuche:**
In der Klinik (z. B. krankengymnastische Abteilung), in Arztpraxen (z. B. ausgeräumtes Wartezimmer), in Schulen, Gemeinderäumen, Volkshochschulen, Familienbildungsstätten oder bei Krankenkassen. Ideal sind private Räume. Der Raum sollte ca. 25–60 qm groß (pro Person mindestens 2 qm) und gut heizbar sein.

- **Raumausstattung:**
Pflegeleichter Fußbodenbelag (Teppich, Kork, Holz), als Unterlage eignen sich Yogamatten, Gymnastikmatten oder preisgünstige Isomatten. Dicke Kissen, Lagerungskissen mit abwaschbaren Bezügen müssen vorhanden sein oder von

den Teilnehmerinnen mitgebracht werden. Der Raum sollte eine angenehme Beleuchtung, ausreichend Frischluftzufuhr und Zugang zu einer Toilette haben. Tee oder Kaffee sollte man zubereiten können. Zur ansprechenden Raumgestaltung tragen Bilder, Pflanzen und evtl. Duftlampen bei.

- **Arbeitsmaterialien:**

Beckenmodell und Puppe, Bilder über den Geburtsablauf (z. B. Geburtsatlas), ausreichend Schreib- und Malstifte sowie Tennisbälle oder kleine Kissen gefüllt mit Kirschkernen, Eicheln oder Kastanien (für Massage).

- **Anregung, um auf den Kurs aufmerksam zu machen:**

Handzettel mit allen wichtigen Daten und Informationen (Adresse, Telefonnummer, kurze Kursinhalte) können in Kliniken, Arztpraxen, Krankenkassen und Gesundheitsämtern ausgelegt werden. Persönliche *Vorstellungsgespräche* bei Frauenärzten verbessern außerdem die Zusammenarbeit. Die beste Werbung ist *Mundpropaganda*, jede zufriedene Frau empfiehlt den Kurs weiter.

- **Kurszusammensetzungen:**

Klar begrenzte Frauenkurse mit max. 10–12 Teilnehmerinnen, Paarkurse mit max. 6–8 Personen, Einzelvorbereitung auf ärztl. Anweisung (z. B. im Haus der Schwangeren) ist auch möglich. Statt reinem Paar- oder Frauenkurs kann auch eine Mischform angeboten werden z. B. 4 Abende mit Frauen und 4 Abende mit Partner. Die 14 Kursstunden sollten auf 1,5 oder 2 h wöchentlich verteilt sein und hintereinander stattfinden. In offenen Gruppen entsteht wenig Zusammenhalt, solche Kurse können vorwiegend Informationen weitergeben und Schwangerschaftsgymnastik anbieten.

- **Kursgebühr:**

Sie ist in der Hebammengebührenordnung festgesetzt und wird von den Krankenkassen bezahlt (s. S. 590). Jede Frau hat Anspruch auf 14 Stunden Geburtsvorbereitung. Zusätzliche Kursstunden kann die Hebamme anbieten und privat abrechnen.

- **Anmeldung:**

Vor Kursbeginn sollten klare Vereinbarungen mit den Frauen/Partnern getroffen werden, z. B. Kursdauer, Vereinbarungen über vorzeitiges Ausscheiden (Krankenkassen müssen nur erbrachte Leistungen bezahlen). In telefonischen oder persönlichen Vorgesprächen informieren sich die Frauen über Kursinhalte und Umfang. Zusätzlich kann bei der Anmeldung ein Informationsblatt verteilt werden. Eine Möglichkeit der verbindlichen Anmeldung ist es, den Frauen eine Anmeldekarte zu schicken, die sie ausgefüllt bis zu einem bestimmten Datum wieder zurückschicken müssen. Folgende Angaben sind für die Hebamme wichtig: Name, Adresse, Geburtsdatum, Entbindungstermin, Parität, Krankenkasse, evtl. Beruf, Arbeitgeber und behandelnder Arzt. Vor Kursbeginn sollten vorliegende Schwangerschaftsrisiken und Erkrankungen erfragt werden.

Bei Paarkursen sollte die Kursgebühr des Partners im voraus abgerechnet werden, dies schafft Verbindlichkeit.

Inhalte eines Geburtsvorbereitungskurses

- **Information:**
  - Aufklärung über den Geburtsvorgang (evtl. kurz Sectio, Forceps und Vakuumextraktion)
  - Erklärung des Dammrisses- oder -schnittes, sowie dessen Vorbeugung
  - Möglichkeiten der Schmerzerleichterung und andere Maßnahmen, die in der Klinik durchgeführt werden (z. B. Medikamente, Verweilkanüle, Einleitung)
  - Schwangerschaftsveränderungen, Befinden, Stillen, Umgang mit dem Kind.

- **Körperarbeit:**
  - Ertasten und Wahrnehmen des Beckens
  - Erspüren des Beckenbodens
  - Erlernen von Bewegungsabläufen, die die Wirbelsäule entlasten

4.6 Geburtsvorbereitung

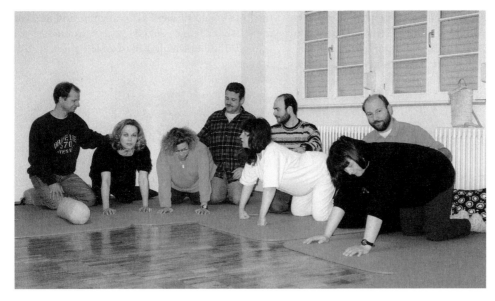

Abb. 4.6-1: Geburtsvorbereitung: Atemübung im Vierfüßlerstand mit dem Partner (Photo: U. Harder)

– Erlernen von Maßnahmen zur Geburtserleichterung, wie Beckenkreisen, Gebärhaltungen, Partnermassagen (Abb. 4.6-1).
- **Atemarbeit:**
– Unterstützung der Körperübungen durch Atemwahrnehmung in Ruhe und Anspannung
– Ausprobieren und Üben verschiedener Atem- und Entspannungstechniken.
- **Auseinandersetzung mit Unsicherheiten und Ängsten:**

Angst vor der Geburt, der Mutter- oder Vaterrolle, einem behinderten Kind oder plötzlichem Kindstod kann durch Gespräche und Stärkung des Selbstvertrauens begegnet werden.

Auch die physiologische Bedeutung von Ängsten zur Unterstützung und Förderungen des Durchhaltevermögens sollten aufgezeigt werden. Information und Aufklärung über Abläufe in der Klinik geben die Frauen die Möglichkeit, sich besser auf die „Krankenhauszeit" einzustellen.

Zur Unterstützung einer angenehmen und offenen Atmosphäre in den Gruppen sollte der Kurs strukturiert werden. Z. B. wird der Spannungsabbau gefördert, wenn die Teilnehmerinnen wissen, wie lang der Abend dauert und welcher Themenschwerpunkt behandelt wird. Zu Beginn einer Kursstunde werden anliegende Fragen und Probleme besprochen.

Die Hebamme kann einer Frau mit großen Problemen einen Hausbesuch mit Einzelgespräch anbieten (abrechnungsfähig als Hilfe bei Schwangerschaftsbeschwerden), um den Kurs möglichst wenig zu unterbrechen.

In der *Körperarbeit* experimentieren die Teilnehmerinnen. Sie probieren mit Unterstützung, welche Bewegungen und Gebärhaltungen sie sich am besten vorstellen können.

Die Leiterin sollte nie zu einer Kursteilnehmerin sagen: *Das ist falsch!* Viele Frauen brauchen längere Zeit, um Zugang zu ihrem Körper zu finden.

Zur Förderung einer Gruppenentwicklung müssen Gespräche der Teilnehmer untereinander zugelassen werden, dies stärkt das Zusammengehörigkeitsgefühl. Geburtsberichte von Mehrgebärenden sind dabei eine gute Unterstützung. Entstehen im Kurs Gespräche über Gefühle wie Angst und Trauer, ist es die Aufgabe der Hebamme, Übergriffe auf die Intimsphäre einzelner Teilnehmerinnen zu verhindern. Am Ende solcher Gespräche sollte jede Teilnehmerin ihre augenblicklichen Gefühle oder Gedanken schildern (Abschlußrunde). Einen Kursabend pünktlich zu beenden fällt am Anfang sicher nicht leicht, langfristig trägt es aber zu einer guten Atmosphäre bei. Schwangere können oft nicht sehr lange sitzen und ermüden auch schnell. Eine optimale Kursstunde dauert 90 Minuten.

4.7 Abweichungen von der regelrechten Schwangerschaft

Ans Luyben

4.7.1 Bedeutung psychosozialer Probleme für den Schwangerschaftsverlauf

Schwangerschaftsbeschwerden sind Spiegel der Seele.

Manche Frauen werden mit den psychischen Belastungen der Schwangerschaft nicht ohne fremde Hilfe fertig. Schwangerschaftsbeschwerden können Hinweis auf Überlastung oder bestehende Konflikte sein. Ursache ist oft eine Ambivalenz dem Kind gegenüber. Einerseits wird das Kind gewünscht; andererseits befürchtet die Schwangere, den Ansprüchen des Kindes nicht gewachsen zu sein oder in ihrer Freiheit eingeschränkt zu werden. Auch eine bewußte Ablehnung ist möglich.

Die Schwangerschaft wird beeinflußt durch:
– soziale und ökonomische Situation: Berufsleben, Finanzen, persönliches Umfeld der Frau
– dem Partner, oder Abwesenheit des Partners
– dem Schwangerschaftswunsch (Sterilitätsbehandlung oder ungewollte Schwangerschaft)
– das Erleben früherer Schwangerschaften und die psychische Konstitution.

Psychische Konstitution

Frauen mit ambivalenter Haltung zur Schwangerschaft versuchen den inneren Konflikt mit Hilfe somatischer Beschwerden nach außen bekannt zu machen. Durch Rückzug in die Patientinnenrolle appellieren sie an ihre Umgebung, äußern Bedürfnisse und bitten um Unterstützung. Hinweise auf diese *Ambivalenz* können sein:

- Ängstlichkeit, Nervosität, Neurosen
- anamnestische Menstruationsbeschwerden
- Übergewicht (Eßprobleme), Sucht
- gestörte Mutter-Tochterbeziehung
- berufliche Schwierigkeiten
- negative Schwangerschaftserlebnisse.

Die Beziehung zwischen Schwangerschaftskomplikationen und einer konflikthaften Einstellung zur Schwangerschaft wird von verschiedenen Autoren beschrieben.

Symptomatik:
Die **Hyperemesis gravidarum** ist eines der bekanntesten Beispiele. Sie tritt oft bei Frauen mit gestörter Persönlichkeitsentwicklung (z. B. problematische Mutter-Tochterbeziehung) auf. Die Schwangere hat Angst, daß die Mutterrolle die eigene Identität verdrängt, jedoch ist deutlicher Kinderwunsch vorhanden. Frauen mit **Präeklampsie** (Gestose) zeigen diese Problematik ebenfalls.

Eine drohende **Frühgeburt** kann vielfach in Beziehung zu belastenden Lebensereignissen gesetzt werden.

Bei psychisch belasteten Frauen (z. B. Depressionen, Beziehungsprobleme) ist sie oft Folge einer Vernachlässigung oder Ablehnung der Schwangerschaft.

Auch habituelle Aborte (3 oder mehr spontane Fehlgeburten) treten eher bei Frauen mit negativer Haltung gegenüber der Schwangerschaft auf.

Betreuung und Prävention

Das Ziel der Schwangerenbetreuung ist nicht nur ein gesundes Kind, sondern auch eine gesunde Mutter. Das Wichtigste ist die Prävention durch frühzeitiges Erkennen von Problemen, wie Fehlernährung, Suchtverhalten, Schlafstörungen, negative Erlebnisse in früheren Schwangerschaften oder bei Geburten.

Nicht nur die somatische, sondern auch die psychosoziale Anamnese hat eine wichtige Funktion, um Kommunikation zu ermöglichen. Durch den Einsatz freiberuflich tätiger Hebammen kann die soziale Barriere abgebaut und das Betreuungsangebot erhöht werden. Geburtsvorbereitungskurse und konkrete, ausführliche Informationen reduzieren Ängste.

Eine qualifizierte Begleitung nach Abort oder Totgeburt kann zukünftigen pathologischen Schwangerschaften vorbeugen.

Enge Zusammenarbeit von Ärzten und Hebammen mit Psychologen und Sozialarbeitern kann den positiven Effekt der Schwangerenbetreuung erhöhen, Komplikationen vermeiden und die „entgleiste" Schwangere auf den richtigen Weg bringen.

4.7.2 Emesis, Hyperemesis und Ptyalismus

Früher wurden diese 3 Krankheitsbilder als *Frühgestosen* bezeichnet, da sie im ersten Schwangerschaftsdrittel auftreten (Gestosen = alle durch die Schwangerschaft bedingte Erkrankungen).

Symptomatik

- **Emesis gravidarum** (Schwangerschaftserbrechen). Leichte Formen von Übelkeit und Geschmacksänderungen treten bei 50% aller Schwangerschaften auf. In 25–30% ist das Gefühl von Übelkeit vermehrt, die Schwangere hat eine Emesis gravidarum wenn sie erbrechen muß, besonders frühmorgens beim Aufstehen oder kurz danach. Diese Form von Übelkeit ist normal bis zur 12.–16. Schwangerschaftswoche und kann mit einfachen Mitteln behandelt werden (s. S. 124).

- **Hyperemesis gravidarum** (übermäßiges Erbrechen in der Schwangerschaft). Der Übergang zur Hyperemesis gravidarum ist fließend. Die Frequenz des Erbrechens nimmt zu und kann jederzeit am Tag, unabhängig von den Mahlzeiten auftreten. Nahrungsaufnahme ist kaum noch möglich. Gewichtsabnahme, Hypovolämie (zu wenig Flüssigkeit im Kreislauf), Hämokonzentration (Eindickung des Blutes mit relativ vielen Blutkörperchen im Verhältnis zum Plasma), Flüssigkeits- und Elektrolytverlust sind die Folgen, es entsteht eine *Azidose* (pH-Senkung unter 7,38). Durch die Verbrennung von körpereigenen Eiweiß- und Fettreserven sind Azetonkörper im Urin nachweisbar (*Ketonurie*). Die Verschlechterung des Allgemeinzustandes äußert sich in *Eksikkose* (Austrocknung des Körpers, abgehobene Hautfalten bleiben lange bestehen, übelriechender Atem und Temperaturanstieg).

- **Ptyalismus gravidarum** (= Hypersalivation) ist ein übermäßiger Speichelfluß. Er tritt meist ab der 4. bis zur 12.–16. SSW auf, kann aber auch während der gesamten Schwangerschaft bestehen bleiben und wird oft beschrieben in Zusammenhang mit der Hyperemesis. Medizinisch hat der Ptyalismus keine Bedeutung, er ist aber für die Frauen sehr unangenehm.

Ätiologie

- Wahrscheinlich ist der **Ptyalismus** Folge einer verstärkten Parasymphathikuswirkung.

  Es herrscht die Meinung vor, daß es sich um eine psychosomatische Erkrankung handelt.

- Hormonelle Veränderungen werden als Hauptursache der **Emesis gravidarum** angenommen.

Beziehungen zwischen Emesis, aber auch Hyperemesis, und erhöhtem HCG-Spiegel sind beschrieben.

- Obwohl anfänglich hormonelle Ursachen für die **Hyperemesis** verantwortlich gemacht wurden (erhöhte HCG-Werte bei Zwillingsschwangerschaft und Blasenmole), handelt es sich wahrscheinlich auch um ein psychosomatisches Krankheitsbild.

Bei einer Hyperemesis/Emesis sollten, besonders nach der 16. SSW, **andere Ursachen** abgeklärt werden wie: *Gastritis* (Magenschleimhautentzündung), *Gastroenteritis* (infektiöse Magen-Darmentzündung), *Appendizitis* (Blinddarmentzündung), *Oxyuriasis* (Wurmbefall) oder ein *Hirntumor*.

Therapie und Betreuung

- **Ptyalismus** kann behandelt werden mit Mundspülungen (Myrrhetinktur in Wasser, Salbeitee) und evtl. parasympathikolytischen (parasympatikushemmde) Medikamente (z. B. Belladonna), obwohl es wenig effektiv ist.

- **Emesis:** diätetische Behandlung z. B. mehrere kleine Mahlzeiten pro Tag (5–6) und Frühstück im Bett vor dem langsamen Aufstehen.
Antiemetika (Medikamente gegen das Erbrechen) sind meist nicht notwendig.

- **Hyperemesis:** die primäre Therapie ist die stationäre Aufnahme, um die Schwangere aus ihrem häuslichen Milieu herauszunehmen und parenteral zu ernähren. Eine Gewichtskontrolle sollte bei Aufnahme und nachher täglich vorgenommen werden. Der Allgemeinzustand muß mittels Laboruntersuchungen (Hb, Hk, Elektrolyte, Leber- und Nierenfunktionswerte im Blut, Keton und Urobilinogen im Urin) überprüft werden.

Wenn das Erbrechen vorbei ist und die Frau selbst wieder nach Essen verlangt, wird mit Gesprächen und Psychotherapie begonnen. Besonders in dieser Phase kann die Hebamme als Vertrauensperson fungieren.

Ein Besuchsverbot, auch für direkte Verwandte, kann notwendig werden.

Sedativa und Psychopharmaka sollten äußerst zurückhaltend verordnet werden.

4.7.3 Blutungen in der Schwangerschaft

Vaginale Blutungen in der Schwangerschaft können unterschiedliche **Ursachen** haben:

- **Erste Schwangerschaftshälfte:** Bis zur 20. SSW kommen als *Blutungsursache* in Frage:
  – Abort
  – Blasenmole
  – Trophoblasttumoren
  – Extrauteringravidität
  – zervikale Ursachen (Kontaktblutung nach Geschlechtsverkehr oder bei Zervixkarzinom, Ektopie).

- **Zweite Schwangerschaftshälfte:** Von der 21. SSW bis *zum Termin* treten folgende *Blutungsursachen* in den Vordergrund:
  – Randsinusblutung (Blutung am Plazentarand)
  – Abruptio placentae (vorzeitige Lösung der normal sitzenden Plazenta)
  – Placenta praevia (vorliegende Plazenta)
  – zervikale Ursachen (Geburtsbeginn, Zervixkarzinom)
  – Vasa praevia (vorliegende, angerissene fetale Blutgefäße)
  – Vasa aberrantia (abirrende Nabelschnurgefäße), Insertio velamentosa (Nabelschnuransatz auf den Eihäuten).

Jede Blutung stellt eine akute **Gefährdung** für Mutter und Kind dar und bedarf der klinischen Abklärung. Ungefähr 50% aller Blutungen sind *plazentarer Herkunft* (Abb. 4.7-1).

Diagnostik, Symptomatik

Diagnostisch wegweisend sind gleichzeitiges Auftreten von Blutungen und Wehen oder Schmerzen.

4.7 Abweichungen von der regelrechten Schwangerschaft

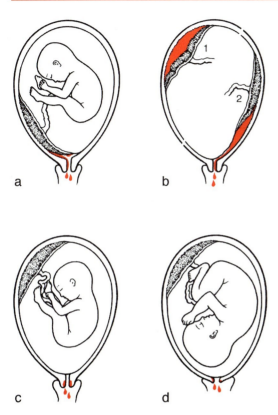

Abb. 4.7-1: **Häufige Ursachen von Blutungen in der zweiten Schwangerschaftshälfte. a.** Placenta praevia **b.** Abruptio placentae (1) zentrale Lösung mit retroplazentarem Hämatom, (2) laterale Lösung mit Blutung nach außen **c.** Zervikale Ursachen: Ektopie **d.** Geburtsbeginn

Vorzeitige Plazentalösung

Die **Abruptio placentae** (vorzeitige Lösung) erscheint in 2 Formen:

typische oder klassische vorzeitige Lösung:
- hypertoner (andauernd kontrahierter) Uterus
- keine Herztöne des Kindes hörbar
- keine oder nur geringe Blutung nach außen (retroplazentares Hämatom)
- Dauerschmerz.

Atypische vorzeitige Lösung:
- Herztöne sind abzuleiten (Dezelerationen, Bradykardie)
- Blutung nach außen

- Schmerzen entsprechen der Frequenz und Stärke der Wehen.

Durch *Ultraschalldiagnostik* kann das Ausmaß der vorzeitigen Plazentalösung (Größe der abgelösten Fläche) abgeklärt werden.

Vorliegende Plazenta

Bei der **Placenta praevia** (vorliegende Plazenta) überdeckt die Plazenta den Muttermund ganz oder teilweise (s. Geburtskapitel S. 311). Die Blutung erfolgt nach außen, sie ist schmerzlos und wiederkehrend.

Durch *Ultraschalldiagnostik* kann der tiefe Sitz der Plazenta im Uterus festgestellt werden.

> Die *digitale Untersuchung* (vaginale Untersuchung mit dem Finger) ist bei Blutungen in der Schwangerschaft *kontraindiziert*, da sie bei Placenta praevia eine weitere Ablösung der Plazenta verursachen kann!

Mit einer *Spekulumeinstellung* wird die Herkunft des Blutes sichtbar (z. B. zervikale Ursachen) und ein Auslösen weiterer Blutungen vermieden.

Fetale Blutungen aus angerissenen Umbilikalgefäßen oder aus verletztem Zottengewebe (bei Placenta praevia) sind selten, sie können durch Bestimmung des HbF (fetales Hämoglobin) im vaginalen Blut diagnostiziert werden.

Therapie und Betreuung

Die Behandlung der vaginalen Blutung wird von *ärztlicher Seite* festgelegt. Je nach Blutungsintensität, Schwangerschaftswoche und kindlichem Zustand wird abgewartet (evtl. mit Tokolyse) oder eine baldige Entbindung angestrebt.

Die schwangere Frau ist rechtzeitig von Arzt und Hebamme über die erforderlichen Maßnahmen und Kontrollen aufzuklären.

- Menge des Blutverlustes messen (evtl. Sammeln und Wiegen der blutigen Vorlagen)

Tab. 4.7-1: Faktoren, die zum Risiko einer Frühgeburt beitragen

Sozio-ökonomische Risiken	Anamnestische Belastungen	Risiken während der bestehenden Schwangerschaft
niedrige soziale Schicht mütterliches Alter (< 18 bzw. > 35 Jahre) Multiparität alleinstehend Raucher	vorausgegangene Frühgeburten vorausgegangene Totgeburten mehr als 2 Fehlgeburten (spontan oder artefiziell)	uterine Blutung Mehrlinge Placenta praevia Spätgestose Harnwegsinfektion vaginale Infektion

— Kleihauer-Test: Nachweis von fetalem Blut (HbF) im mütterlichen Vaginalblut
— Kreislaufüberwachung (Blutdruck, Puls)
— Beginn einer Infusionstherapie
— fetale Herzfrequenzüberwachung (CTG), da im Fall einer Hypoxie ein Kaiserschnitt erfolgen muß
— zügige Kontrolle der Blutwerte (Blutbild, Gerinnungsstatus, Elektrolyte) und Bereitstellung von Blutkonserven.

4.7.4 Drohende Frühgeburt: vorzeitige Wehen, Zervixinsuffizienz

Bei vorzeitigen Wehen und Zervixinsuffizienz besteht die Gefahr einer Frühgeburt, d. h. Geburt *vor vollendeter 37. SSW (< 37/0 SSW oder weniger als 259 Tage)*.

Das frühgeborene Kind ist gefährdet durch niedriges Geburtsgewicht und Unreife der Organe.

Symptome oder Auslöser einer Frühgeburt können sein:
— *vorzeitige Wehen* und *Blutungen*
— *vorzeitiger Blasensprung* und *Zervixinsuffizienz*
— *Infektionen* (hauptsächlich der Harnwege)
— *Mehrlingsschwangerschaft* und *Polyhydramnion*.

Bereits in der Frühschwangerschaft treten physiologische Kontraktionen als Folge des Gebärmutterwachstums auf. Sie sind bekannt als Alvarez- und Braxton-Hicks-Kontraktionen (s. S. 173).

Mehr als 3 Kontraktionen pro Stunde vor der 30. SSW, sowie mehr als 5 Kontraktionen nach der 30. SSW pro Stunde deuten auf vorzeitige Wehentätigkeit hin.

Ein **vorzeitiger Blasensprung** muß nicht unbedingt eine Frühgeburt auslösen, Latenzzeiten bis zu 7 Wochen sind bekannt. Zusätzliches Auftreten von Wehen und aufsteigende Infektionen beeinflussen die Auslösung der Geburt.

Bei einer **Zervixinsuffizienz** verkürzt sich die Zervix und der Muttermund öffnet sich. Dies kann ohne (spürbare) Wehen vor sich gehen, vereinzelt treten leichte Schmierblutungen auf.

Das **Risiko einer Frühgeburt** ist erhöht bei:
— schlechten sozio-ökonomischen Verhältnissen
— anamnestischen Belastungen
— Risiken in der bestehenden Schwangerschaft (Tab. 4.7-1).

Therapie und Betreuung

• Die **Prävention** besteht darin, *Risikogruppen zu erkennen* und diese Schwangeren öfter zu kontrollieren.

Aufklärung und vermehrtes Ruhen verbessern die Prognose. Gespräche mit der Hebamme (s. S. 119) können der Frau bei persönlichen Krisen

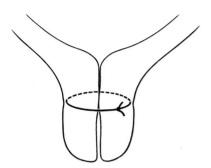

Abb. 4.7-2: Cerclage (Umschlingung des Muttermundes)

helfen, es werden Ängste abgebaut und Erwartungen bearbeitet.

Im Rahmen der Schwangerschaftsbetreuung müssen subjektiv vermehrte Wehen und Blutungen abgeklärt werden.

Es ist vielfach üblich bei jeder Vorsorgeuntersuchung *vaginal zu untersuchen*, um eine frühzeitige Eröffnung des Muttermundes zu erkennen. Der vorhersagende Wert dieser Untersuchung wird angezweifelt. Es konnte sogar nachgewiesen werden, daß sich dadurch die Zahl der vorzeitigen Blasensprünge erhöht.

- Die **Therapie bei Hospitalisation** besteht aus *Bettruhe, Tokolyse* und evtl. medikamentöser *Lungenreifeinduktion* (s. S. 467).

Neben kontinuierlicher Tokolyse wird auch eine Bolustokolyse (mehrmalige, konzentrierte Gabe von Tokolytika) angewendet, die auf dem Gedanken beruht, daß die Hormone auch stoßweise ausgeschüttet werden. Diese Tokolyse kann in relativ kurzer Zeit abgebaut werden. Das Mittel der Wahl zur Wehenhemmung sind β- Sympathikomimetika und Magnesium (s. S. 459, 463).

Prostaglandinantagonisten (Indocid®) werden nur selten zur Wehenhemmung eingesetzt. Mögliche kindliche Risiken (u. a. vorzeitiger Verschluß des Ductus arteriosus) sollten bei Langzeitanwendungen beachtet werden.

- Die **Behandlung vaginaler Infektionen** ist vorrangig, da diese häufige Ursache eines vorzeitigen Blasensprungs sind. (Prozentsatz etwa 10 × so hoch wie bei Blasensprung am Termin). Rechtzeitige Erkennung und Behandlung können eine Frühgeburt verhindern.

Zervixinsuffizienz wird *konservativ* (Bettruhe, Schonung) oder in schwierigen Fällen operativ, durch eine *Cerclage* (Abb. 4.7.2) oder einen frühen, totalen *Muttermundverschluß* (ca. 14. SSW) behandelt, häufig in Kombination mit *Tokolyse*.

4.7.5 Infektionen in der Schwangerschaft

Ans Luyben/Andrea Stiefel

Unter dem Begriff TORCH werden Infektionserkrankungen zusammengefaßt, die intrauterin und unter der Geburt auf das Kind übertragen werden können.

Sie bedingen Komplikationen wie:

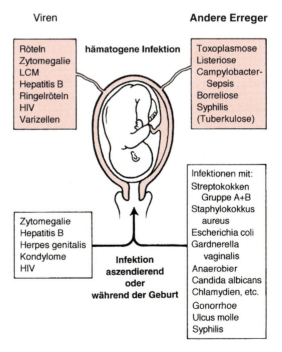

Abb. 4.7-3: Darstellung der häufigsten hämatogenen (= über den Blutweg) und aszendierenden (= aufsteigenden) Infektionen während der Schwangerschaft oder bei der Geburt (nach E. Petersen)

- Aborte
- Früh- und Totgeburten
- geistige oder körperliche Retardierung
- Infektionen des Neugeborenen.

TORCH bedeutet:

T = **Toxoplasmose** (Toxoplasma gondii)
O = „**Other infectious microorganisms**":
Hepatitis (Hepatitisviren), Varizellen (Varizellen-Zoster-Viren), Syphilis (Treponema pallidum), Listeriose (Listeria), Ringelröteln (humanes Parvovirus) und Infektionen durch Chlamydien, Streptokokken Gruppe B, Enteroviren, Papillomviren (Epstein-Barr-Virus) etc.
R = **Rubella** (Röteln)
C = **Cytomegalie** (Zytomegalie)
H = **Herpes-simplex-Virus** (HSV Typ I = oral, HSV Typ II = genital). (s. Abb. 4.7-3)

Toxoplasmose

Erreger:
Toxoplasma gondii (Sporentierchen, Parasit).

Verlauf:
Uncharakteristisch, Fieber, grippeähnliche Symptome.

Übertragung:
Infizierte Haustiere (Katzen), rohes Fleisch oder ungenügend gekochtes Fleisch als Hauptübertragungsweg.

Kind:
Kongenitale (angeborene) Toxoplasmose mit Augen- und Hirnschädigung, körperlicher und geistiger Retardierung.

Bestimmung:
ELISA-Test in der Frühschwangerschaft, IgG, IgM, IFT (indirekter Immunfluoreszenztest).

Behandlung:
Spiramycin, Pyrimethamin und Sulphadiazin (erst nach der 16. SSW).

Hepatitis

Virushepatiden werden unterschieden in Hepatitis A, B, C, D, E. Die Hepatitis B und C treten in der Geburtshilfe am häufigsten in Erscheinung.

1. Hepatitis A (HAV):

Erreger:
RNS-Virus aus der Gruppe der Picorna Viren

Übertragung:
Fäkal-oral (Nahrungsmittel, Wasser etc.), häufig erworben auf Reisen in Entwicklungsländern.

Verlauf:
Fieber, Übelkeit, Erbrechen, Oberbauchbeschwerden, bisweilen Ikterus. Keine chronische Hepatitis als Resultat der Erkrankung.

Kind:
Gefahr für das Kind durch drohende Frühgeburt, verminderte Plazentaperfusion. Eine intrauterine Infektion tritt nicht auf, das Neugeborene kann durch sein unreifes Immunsystem nach der Geburt schwer erkranken.

Bestimmung:
Anti-HAV-IgM: akute oder kürzliche Infektion
Anti-HAV-IgG: Immunität nach Infektion oder positiv nach Passivprophylaxe mit Ig (Immunglobulin).

Behandlung:
Nach Exposition der Mutter innerhalb von 2 Wochen einmal Gabe von 0,02 ml/kg Körpergewicht Immunglobulin, um eine akute Infektion zu verhindern.

2. Hepatitis B (HBV):

Erreger:
DNA-Virus

Übertragung:
Parenteral. Besondere Gefährdung bei: Drogenabusus (Nadeltausch), Transfusionen, Stichverletzungen (Beschäftigte in Bereichen wie Labor, Dialyse, Intensivpflegeeinrichtungen).

Verlauf:
Ähnlich wie Hepatitis A, aber auch asymptomatischer Verlauf möglich. Die Leberwerte (Trans-

aminasen) können, müssen aber nicht erhöht sein (chronische Hepatitis B).

Kind:
Eine intrauterine und postnatale Infektion ist möglich. Gefahr im Schwangerschaftsverlauf durch vorzeitige Wehentätigkeit, herabgesetzte Plazentaperfusion. Das Kind einer HBe-Ag-positiven Mutter kann zu 85–90% eine chronische HBV-Infektion entwickeln.

Bestimmung:
HBs-AG: Träger oder bestehende Infektiosität
HBe-AG: hohe Infektiosität
Anti-HBe: sinkende Infektiosität
Anti-HBc: während der Erkrankung zuerst IgM, später IgG
Anti-HBs: Immunität oder Heilung

Behandlung:
Prävention durch aktive und passive Immunisierung, z. B. Beschäftigte im Krankenhaus (Kreißsaal, Intensivpflege). Hepatitis B-Ig 0,06 ml/kg Körpergewicht so bald wie möglich nach Exposition. HBV-Impfstoff 1mal initial, sowie 1 und 6 Monate später.

Kind: Aktive und passive Impfung p. p. Die 2. und 3. HBV-Impfung erfolgt beim Kinderarzt im normalen Impfintervall. Die Impfung des Kindes unterbricht eine vertikale Übertragung zu 90%.

3. Hepatitis C (HCV):

Sie entspricht der parenteral übertragenen Hepatitis Non-A-Non-B. 80% aller transfusionsbedingten Hepatitiden sind die Folge von HCV.

Verlauf:
Keine spezifischen Symptome, aber häufig die Ursache für chronische Verlaufsformen.

Kind:
Eine intrauterine Übertragung ist in der Hälfte der Fälle möglich.

Bestimmung:
Anstieg der Transaminasen
Anti-HCV Nachweis, HAV und HBV ausgeschlossen.

Behandlung:
Immunglobulingabe. Kinder infizierter Mütter erhalten nach der Geburt sofort 0,5 ml Ig und eine weitere Gabe nach 4 Wochen.

4. Hepatitis D (HDV):

Hepatitis D tritt nur in Zusammenhang mit Hepatitis B auf, da das Erregervirus sich ohne HBV-Infektion nicht replizieren kann. Der Einfluß auf die Schwangerschaft ist gering.

Patienten mit schwer verlaufender Hepatitis B werden auf Anti-HDV IgM und Anti-HDV IgG getestet.

Behandlung:
HBV-Impfung

5. Hepatitis E (HEV):

Hepatitis E ist eine enteral übertragene Hepatitis Non-A-Non-B.

Verlauf:
Gastroenteritis (Magen-Darm-Infekt), schwere akute Phase mit anschließender vollständiger Heilung.

Kind:
Eine transplazentare Übertragung ist wahrscheinlich, aber noch zu wenig bekannt bzw. erforscht. Die Mortalitätsrate liegt bei ca. 20%.

Bestimmung:
HEV-Test ist noch in der Erforschung.

Behandlung:
Nach Exposition Ig-Gabe wie bei HAV und HCV.

Varizellen (Windpocken)

Erreger:
Herpesviren, Varizella-Zoster-Viren.

Verlauf:
Fieber, Myalgien. 11–14 Tage Inkubationszeit, nachher Bläschen, Pusteln, Krustenbildung.

Übertragung:
Meist aerogen, möglich auch durch infektiösen Bläscheninhalt, selten diaplazentar beim Kind.

Kind:
Im 1. Trimenon der Schwangerschaft bei sehr seltener diaplazentarer Infektion, kommt es bei ca. 1% der Kinder zum sogenannten Varizellensyndrom:

- niedriges Geburtsgewicht
- Augenschäden
- neurologische Funktionsstörungen
- hypotrophe Extremitäten
- Narbenbildung an der Haut
- langsame psychomotorische Entwicklung.

Je näher am Geburtstermin eine Erkrankung der Mutter auftritt, desto größer die Gefahr, daß das Neugeborene an einer schweren Varizelleninfektion erkrankt (größte Gefahr ca. 4 Tage vor und nach dem ET).

Bestimmung:
Klinische Symptome, Serologie (FAMA-Test, EIA-Test, CF-Test).

Behandlung:
Varizellen – Immunglobulin innerhalb 72 Stunden nach Exposition bei nicht vorhandener Immunität (z. B. Immigrantinnen, Asylantinnen). Nach Erkrankung: Aciclovir, Vidarabin®.

Lues/Syphilis

Erreger:
Treponema pallidum (Familie der Spirochäten)

Übertragung:
Fast ausschließlich durch Geschlechtsverkehr, beim Kind diaplazentarer Übertragungsweg ab 16.–20. SSW.

Verlauf:
Man unterscheidet vier Stadien:

- **Primärstadium:** meist indolente, rote, runde Ulzera mit oder ohne Begleitödem (Genitalbereich). Schmerzlose Schwellung der regionalen Lymphknoten.
- **Sekundärstadium:** Läsionen im Genitalbereich und extragenital, besonders an Handflächen und Fußsohlen. Exanthem der Haut, muköse Plaques auf der Zunge und im Mund. Condylomata lata (Feigwarzen) im Genitalbereich, generalisierte Lymphadenopathie. Eventuell Beteiligung des Zentralnervensystems (ZNS).
- **Tertiärstadium:** Haut-, Schleimhaut- und Organsymptome wie Knotensyphilide an der Haut mit Tendenz zu Narbenbildung (sogenannte Gummen).
- **Quartärstadium:** Neurosyphilis mit Hirnschädigung, heute kaum noch vorzufinden.

Kind:
Totgeburt bei sehr frühem intrauterinen Infekt.

Lues connata (angeborene Lues): grippeähnliche Symptome, generalisierte Lymphadenopathie, Exanthem an den Extremitäten.

Spätform (2.–4. Lebensjahr): Auftreten der sogenannten Hutchinson-Trias mit Keratitis parenchymatosa (Entzündung der Hornhaut mit späterer Eintrübung), Innenohrschwerhörigkeit und Tonnenform der Zähne.

Bestimmung:
VDRL-Test (5–6 Wochen nach Infektion), TPHA-Test, FTA-ABs-Test, eventuell Abstriche.

Behandlung:
Penicillin hochdosiert, bei Unverträglichkeit Erythromycin, in jedem Fall Partnerbehandlung.

Gonorrhoe/Tripper

Erreger:
Neisseria gonorrhoeae

Übertragung:
Geschlechtsverkehr. Das Kind durch Kontakt bei vaginaler Geburt.

Verlauf:
Häufig symptomlos bis symptomarm. Verdacht besteht bei eitriger Urethritis, Dysurie, Zervizitis, eitrigem Fluor.

Kind:
Augeninfektion, die unbehandelt zu Erblindung führen kann (Gonoblennorrhoe). Vermeidung durch Gabe von einem Tropfen 1% Silbernitratlösung in jedes Auge nach der Geburt.

Bestimmung:
Abstriche (Portagerm®) von Urethra, Zervix, Rektum. Im 3. Trimenon wiederholen bei Risikopatientinnen.

Behandlung:
Penicillin i. m. oder Tetrazycline, da es ca. 25% penicillinresistente Stämme des Erregers gibt.

Listeriose

Erreger:
Listeria monocytogenes (grampositives Stäbchenbakterium). Durchseuchungsrate in der Bevölkerung bei ca. 80%.

Übertragung:
Schmutz- und Schmierinfektion, kranke Tiere, infizierte Nahrungsmittel (z. B. nicht pasteurisierte Milch, Rohmilchkäse), diaplazentar.

Verlauf
Meist ohne Symptome, eventuell leichte grippeähnliche Symptomatik.

Kind:
Frühsymptome: Schlechter Allgemeinzustand, Ausschlag, besonders im Nasen-Rachenraum. Spätform: Nach 1–4 Wochen Meningitis, Sepsis, hohe Letalität (50%).

Bestimmung:
Blutkultur, zervikaler und vaginaler Abstrich bei der Mutter. Nach der Geburt Abstriche von Plazenta, Mekonium, Nasen-Rachenraum und Urinuntersuchung.

Behandlung:
Penicillin oder Ampicillin.

Ringelröteln

Erreger:
Humanes Parvovirus B19

Übertragung:
Meist Tröpfcheninfektion, parenteral und enteral.

Verlauf:
Allgemeines Krankheitsgefühl, Fieber, schmetterlingsförmiges Erythem im Gesicht, juckende, rote Flecken auf der Haut.

Kind:
Nicht immunologischer Hydrops fetalis, wahrscheinlich auf grund einer aplastischen Anämie, intrauteriner Fruchttod.

Bestimmung:
Serologie

Behandlung:
Keine direkte Behandlung, Ultraschallüberwachung des Kindes, gegebenenfalls intrauterine Transfusion.

Chlamydieninfektion

Erreger:
Chlamydia trachomatis.

Übertragung:
Meist über sexuellen Kontakt.

Verlauf:
Eitriger Fluor, Zervizitis, Urethritis mit Dysurie, Pollakisurie. Vorzeitige Wehen, drohende Frühgeburt haben häufig eine Chlamydieninfektion als Ursache.

Kind:
Übertragung bei der Geburt. Folgen sind Konjuktivitis und schwere Pneumonie.

Bestimmung:
Mikrobiologischer Chlamydien-Abstrich (Imagen®-Test). Serologie (IgA, IgG) ist kaum von klinischer Bedeutung. Eine Bestimmung aus dem Urin ist möglich.

Behandlung:
Erythromycin über mindestens 10 Tage (ab 14. SSW). Der Partner muß mitbehandelt werden.

Infektion durch Streptokokken Gruppe B

Erreger:
Streptokokken der Gruppe B oder β-hämolysierende Streptokokken (grampositive Bakterien).

Übertragung:
Geschlechtsverkehr, vaginal während der Geburt (aufsteigende Infektion bei vorzeitigem Blasensprung). 5–30% aller Schwangeren sind symptomlose Trägerinnen von β-Streptokokken.

Verlauf:
Vaginaler Fluor, vorzeitige Wehen, vorzeitiger Blasensprung.

Kind:
Häufigste Ursache für Sepsis beim Neugeborenen (2–3 auf 1000 Geburten). Besonders gefährliche Frühform (**early onset**) innerhalb weniger Stunden bis zu 5 Tagen pp. Die Mortalität liegt bei 60–70%.
  Symptome sind: aschgraue Haut, Ateminsuffizienz, blitzartig verlaufende Sepsis.
  Spätform (**late onset**): 1.–8. Woche pp. Mortalität 10–20%. Symptome wie bei Meningitis. Oft bleiben Schädigungen zurück (mental, körperlich).

Bestimmung:
Vaginaler Abstrich bei der Mutter (Zervix und Vagina), bei drohender Frühgeburt, vorzeitigem Blasensprung, neonataler Sepsis in der Anamnese und im letzten Trimenon.

Behandlung:
Penicillin während der Schwangerschaft über 7 Tage. Es kommt häufig zu einer neuen Keimbesiedelung, daher sind Kontrollen kurz vor der Geburt sinnvoll.

Röteln / Rubella

Erreger:
Röteln-Virus (Togavirus)

Übertragung:
Tröpfcheninfektion.

Verlauf:
Exanthem (Ausschlag), Fieber, häufig unspezifische Krankheitserscheinungen.

Kind:
Rötelnembryopathie im ersten Trimenon, sogenanntes Gregg-Syndrom mit: Sehfehlern, Gehörschäden, Herzfehlern, körperlicher und geistiger Retardierung.

Bestimmung:
ELISA-Test in der Frühschwangerschaft, HAH-Titer (Antikörpertiter), IgG, IgM. Bei Titer über 1:256 muß mit einer frischen Infektion gerechnet werden, dann Testwiederholung und IgG und IgM Bestimmung.

Behandlung:
Abbruch der Schwangerschaft im ersten Trimenon aus medizinisch-sozialer Indikation. Sonst passive Immunisierung innerhalb 4 Tagen nach Rötelnkontakt. Prävention durch Impfung im Kindesalter und bei Jugendlichen oder Impfung der Frau im Wochenbett bei nicht vorhandener Immunität.

Cytomegalie/Zytomegalie

Erreger:
Zytomegalievirus (CMV)

Übertragung:
Schmierinfektion, Tröpfcheninfektion, diplazentare Übertragung. In Industrieländern 10–50% aller Erwachsenen positiv.

Verlauf:
Meist uncharakteristisch und symptomlos.

Kind:
Hirnschädigung, Spätschäden im Gehör, Mikrozephalie, intrazerebrale Verkalkungen, schwerer Ikterus.

Bestimmung:
ELISA-Test in der Frühschwangerschaft, Nachweis des Erregers in Urin, Magensaft, Fruchtwasser ist möglich.

Behandlung:
Erfolgt bisher nur symptomatisch, da keine kausale Therapiemöglichkeit besteht. Eine Abschwächung des Verlaufs kann durch Gabe hochdosierter spezifischer Immunglobuline erreicht werden.

Herpes simplex-Infektion (HSV II)

Erreger:
Herpes simplex Virus II (genital)

Übertragung:
Sexualkontakt beim Erwachsenen.

Beim Kind virale Übertragung intrauterin oder Kontakt bei vaginaler Geburt mit befallenen Geschlechtsorganen der Mutter.

Kontakt mit frischen Herpesbläschen (HSV I) am Mund der Mutter oder von Pflegepersonal ist für das Neugeborene ebenso gefährlich!

Verlauf:
Brennende gerötete Bläschen auf der Schleimhaut von Vulva, Vagina, häufig auch der Portio, eventuell begleitet von Fieber.

Kind:
Kongenitales Herpessyndrom mit Hirn- und Augenschädigung.

Neugeborenenherpes mit Hirnhautentzündung, Magen- und Darmblutungen, Hautläsionen.

Bestimmung:
ELISA-Test. Virusisolation (Abstriche aus frischen Bläschen) zum Anfang der Schwangerschaft und kurz vor der Geburt.

Behandlung:
Aciclovir (Zovirax R®). Kaiserschnittentbindung bei aktivem genitalen Herpes im Bläschenstadium. Bei mehrfach negativem Abstrich kann eine vaginale Entbindung erwogen werden.

Bei frischem Herpes simplex I ist das Tragen eines Mundschutzes und regelmäßige Händedesinfektion im Umgang mit dem Neugeborenen obligat. Dies gilt für Eltern und Pflegepersonal.

HIV-Infektion

Erreger:
Humanes immuno-defizienz-Virus

Übertragung:
Sexueller Kontakt, über infizierte Blutpräparate, bei Drogenabhängigen über unsaubere Spritzen.

Bestimmung:
ELISA-Test oder spezifischere Testmethoden. Empfohlen wird die Kontrolle bei jeder Frau zu Beginn der Schwangerschaft, nicht nur bei Risikogruppen wie Prostituierten und Drogenabhängigen, da die HIV-Infektion zunehmend in allen Bevölkerungsschichten auftritt. Die HIV-Untersuchung darf nicht ohne Einwilligung der Frau durchgeführt werden und das Ergebnis nicht in den Mutterpaß eingetragen werden.

Begleitung/Beratung:
Die wichtige Begleitung und Beratung der HIV-positiven Schwangeren sollte in Händen von Spezialeinrichtungen und besonders geschultem Fachpersonal liegen (medizinisch und sozial).

Die Entscheidung über einen möglichen Schwangerschaftsabbruch basiert auf psychosozialen Gründen und der Gesundheit der Mutter, weniger auf der kindlichen Prognose. Weitere Einzelheiten auf S. 113.

Harnweg- und Niereninfektionen

Infektionen der Nieren und ableitenden Harnwege sind die häufigsten Komplikationen im Verlauf der Schwangerschaft.

Die Erweiterung der Harnwege unter Progesteroneinfluß und der mechanische Druck des Uterus auf den rechten Urether begünstigen die Infektion.

Asymptomatische Bakteriurie:

Diagnostisch wird sie festgestellt durch den Nachweis von Bakterien im Urin (Nitrit positiv auf Teststreifen und Uricult®).

Sie muß unbedingt behandelt werden, auch wenn keine Schmerzsymptomatik vorhanden ist, um einer Zystitis, Pyelitis oder Pyelonephritis vorzubeugen. Eine weitere Abklärung erfolgt durch Bestimmung des Urinsediments und über Erreger- und Resistenzbestimmung der Urinkultur.

Behandlung:
Antibiotikagabe (Unacid®, Baypen®) über 5 Tage.

Zystitis (Blasenentzündung):

Symptome:
Häufiges, schmerzhaftes Wasserlassen, wenig Urin.

Diagnose:
Urikult, Resistenzbestimmung.

Behandlung:
Bettruhe, Antibiotikatherapie (Amoxicillin, Ampicillin, Cephalosporine), reichlich Flüssigkeit anbieten, lokale Wärmebehandlung bei Schmerzen (z. B. Moorkissen).

Pyelitis und Pyelonephritis (Nierenentzündung und Nierenbeckenentzündung):

Symptome:
Fieber, klopfschmerzhafte Nierenlager, Flankenschmerz.

Bei chronischer Erkrankung oft allgemeines Krankheitsgefühl, Müdigkeit, Antriebsschwäche, Brechreiz, Appetitlosigkeit, Nachlassen der Leistungsfähigkeit.

Behandlung:
Bettruhe, Schonung, intravenöse Therapie (Antibiotika und Flüssigkeit), Kontrolle der Nierenfunktion (Sonographie ggf. Kreatininclearance).

Wehenhemmung kann notwendig sein, da durch Fieber häufig Wehen ausgelöst werden.

Der Erreger (meist E.coli) kann sich hämatogen (über die Blutbahn) verbreiten, es besteht die **Gefahr einer Sepsis**.

Bei allen Infektionen der Harnwege (auch bei asymptomatischer Bakteriurie) muß sofort mit der antibiotischen Behandlung begonnen werden, auch wenn der Erreger noch nicht bestimmt ist.

Patientinnen mit belasteter Anamnese oder rezidivierenden Harnwegsinfekten wird eine Dauerprophylaxe (Antibiotika und Folsäure) ab der 18. SSW empfohlen (unterschiedliche Lehrmeinungen).

4.7.6 Wachstumsretardierung und Plazentainsuffizienz

Ans Luyben

Die **intrauterine Wachstumsretardierung (IUWR)** ist noch immer eine wichtige Ursache der perinatalen Mortalität (15–20%) und Morbidität. Eine IUWR äußert sich in der Abweichung des geschätzten Kindsgewichtes, nach unten um 2 Wochen oder mehr gegenüber einem Kollektiv von Geburtsgewichten gleicher Tragzeit.

Für diesen Zweck wurden *Wachstumskurven* von Kopf, Thorax und Femur (Oberschenkelknochen) entwickelt. Das per Ultraschall geschätzte Gewicht des Kindes mit IUWR liegt in diesen Kurven unter der 10er Perzentile.

Wachstumskurven sind problematisch, da sie nach den Geburtsgewichten frühgeborener Kinder entsprechenden Schwangerschaftsalters zusammengestellt sind. Sie machen keinen Unterschied zwischen Kindern, die auf Grund ihrer genetischen Anlagen ein leichtes Gewicht haben und Kindern, die intrauterin wachstumsretardiert und somit gefährdet sind.

Diagnostik, Symptomatik

Erstes Symptom einer IUWR ist das *mangelnde Wachstum der Gebärmutter*. Dieses kann erkannt werden durch regelmäßige Palpation (Leopold-Handgriffe) und Messen des Symphysen-Fundus-Abstandes.

Andere Ursachen eines mangelnden Uteruswachstums, wie Oligohydramnion (zu wenig Fruchtwasser) oder Terminunklarheiten werden hierdurch nicht ausgeschlossen.

Die Diagnose der Wachstumsretardierung wird nach Ultraschallbefunden erstellt. Um das Wachstum zu erfassen sind mindestens 2 Kontrollen im Abstand von etwa 2 Wochen notwendig.

Eine *gleichmäßige Wachstumsretardierung* aller Körperteile (proportioniert, symmetrisch) zeigt sich meistens schon in der frühen Schwangerschaft. Sie weist nicht auf eine IUWR, sondern auf Terminunklarheiten oder ein genetisch bedingtes, geringeres Wachstum des Kindes hin.

Eine *ungleichmäßige Wachstumsretardierung* (unproportioniert, asymmetrisch) tritt meistens erst nach der 30. SSW auf, kann aber bei entsprechender Vorgeschichte der Frau (z. B. präexistente Hypertonie) auch schon früher auftreten. Sie weist auf eine durch Plazentainsuffizienz verursachte IUWR.

Zur Beurteilung des fetalen Wohlbefindens bei Verdacht auf IUWR werden Zusatzkriterien herangezogen wie: biophysikalisches Profil (Bewegungsprofil des Kindes), Fruchtwasser-Depot-Größen-Messung, Atembewegungen, Herzfrequenzmuster (CTG) sowie Doppler-Flowmessungen der Strömungsverhältnisse in Nabelschnur und fetalen Gefäßen.

Ätiologie

Ursachen der Wachstumsretardierung können sein:

- *kindlich:* Fehlbildungen, Infektionen
- *mütterlich:* Erkrankungen, Sucht, falsche Ernährung
- *plazentar:* chronische oder akute Insuffizienz.

Bei **chronischer Plazentainsuffizienz** besteht meist eine Minderdurchblutung der Plazenta (z. B. durch Gefäßveränderungen). Diese Funktionsstörung führt zu einem Mißverhältnis zwischen Plazentaleistung und Bedarf des Kindes.

Therapie und Betreuung

Die Schwangerschaftskontrollen richten sich auf 2 Ziele: Unterscheidung des Kindes mit IUWR von physiologischen Gewichtsabweichungen und möglichst optimale Überwachung des gefährdeten Kindes. Dies kann erreicht werden durch:

- exakte Bestimmung des *Gestationsalters* (s. S. 87)
- Eingrenzung von Risikogruppen und gezielte *Beratung* (Rauchen reduzieren, richtige Ernährung)
- regelmäßige Kontrollen des *Uteruswachstums* (Symphysen-Fundus-Abstand)
- Wachstumskontrolle durch Ultraschall

- Gespräche über Probleme.

Nach neuen Forschungen scheint eine regelmäßige *Aspirineinnahme* die IUWR günstig zu beeinflussen.

Im Fall einer Hospitalisation soll die Schwangere soviel wie möglich ruhen, um eine bessere Uterusdurchblutung zu erreichen.

Die **Ursache** der IUWR sollte durch folgende Untersuchungen abgeklärt werden:

- mütterliche Infektionen und Erkrankungen, z. B. TORCH-Diagnostik (evtl. wiederholen) oder Präeklampsielabor (Leber- und Nierenfunktionswerte)
- Chromosomenanalyse des Kindes, z. B. Amniozentese
- Ultraschalldiagnostik zur Fehlbildungsabklärung
- Doppler-Flowmessungen zur Bestimmung einer Plazentainsuffizienz.

Um den günstigsten Entbindungstermin zu bestimmen wird der kindliche Zustand überwacht mittels CTG-Kontrolle, Doppler-Flow-Messung, biophysikalischem Profil, Wehenbelastungstest, evtl. durch Fetalblutanalyse (nach Nabelschnurpunktion).

4.7.7 Schwangerschaftshypertonie (HES), Präeklampsie, Eklampsie

Diese schwangerschaftsspezifische Erkrankungen waren lange Zeit durch den Begriff **EPH-Gestose** (E = edema = Oedeme, P = Proteinurie, H = Hypertonie) bekannt. Da die Hypertonie (hoher Blutdruck) das Krankheitsbild charakterisiert, die Ödeme und Proteinurie eher sekundär auftreten und Ödeme nicht unbedingt ein Symptom sind, wurde die Terminologie geändert.

> Die jetzt international üblichen Begriffe sind: *Schwangerschaftshypertonie* (oder hypertensive Erkrankung in der Schwangerschaft: *HES*), *Präeklampsie* und *Eklampsie*.

Schwangerschaftshypertonie

Von Schwangerschaftshypertonie spricht man bei Blutdruckwerten (systolisch) ≥ 140 mmHg und (diastolisch) ≥ 90 mmHg, zweimal in 6stündigem Abstand gemessen. Auch ein Blutdruckanstieg im Schwangerschaftsverlauf von systolisch über 30 mmHg oder mehr und diastolisch 15 mmHg oder mehr über den üblichen Blutdruck der Frau wird als Hypertonie klassifiziert.

Eine *Proteinurie* (Eiweißausscheidung im Urin) ist dabei nicht vorhanden. Bestand die Hypertonie bereits vor der Schwangerschaft, handelt es sich um eine **essentielle Hypertonie**, die schwangerschaftsunabhängig auftritt.

Präeklampsie

Präeklampsie ist eine *Schwangerschaftshypertonie* gepaart mit *Proteinurie*. Man unterscheidet:

Leichte Präeklampsie:

- systolischer Blutdruck ≥ 140, diastolischer ≥ 90 mmHg
- Proteinurie ≥ 0,5 g/l im 24-Std.-Urin oder in Einzelprobe über 1 g/l.

Schwere Präeklampsie:

- systolischer Blutdruck ≥ 160, diastolischer ≥ 110 mmHg
- Proteinurie ≥ 3 g/l im 24-Std.-Urin oder in der Einzelprobe ≥ 5 g/l

- Oligurie: unter 500 ml Urinausscheidung in 24 Stunden
- subjektive Symptome: Kopfschmerzen, Augenflimmern, Sehstörungen, Oberbauchschmerzen, Übelkeit, Nasenbluten, Unruhe, Übererregbarkeit der Reflexe. Diese Symptome können Vorboten eines eklamptischen Anfalls sein.

Bei *essentieller Hypertonie* wird dieses Krankheitsbild **Pfropfpräeklampsie** genannt.

Eklampsie

Die Eklampsie (Krampfanfall) kann auftreten mit den aufgeführten Vorsymptomen oder plötzlich, ohne Warnzeichen. Sie besteht aus einer *tonischen* und einer *klonischen* Phase.

Die **tonische Phase** ist ein kurzer Krampfzustand (ca. 1 Min.) wobei die Hände zusammengeballt, die Zähne fest aufeinander gebissen sind, evtl. begleitet von Atemstillstand und blauer Verfärbung des Gesichtes. Primär wird sofortiges Einführen eines Mundkeils empfohlen, um Zungenverletzungen zu vermeiden.

Möglicherweise kann zu Beginn der klonischen Schüttelphase ein Güdeltubus (drückt die Zunge herunter, erleichtert das Atmen) eingeführt werden, wenn der verkrampfte Kiefer sich lockert.

Die **klonische Phase** beginnt nach ca. 1 Min., es treten Zuckungen auf, die Frau schlägt mit Armen und Beinen um sich, und kann sich selbst verletzen. Die Frau muß vor Verletzungen durch

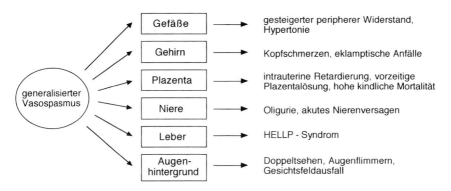

Abb. 4.7-4: Einfluß generalisierter Gefäßspasmen auf verschiedene Organe und typische Eklampsiesymptome (Modifizierung nach Friedberg)

Festhalten oder Abpolstern geschützt werden. Die klonische Phase geht über in eine **tiefe Bewußtlosigkeit** (Koma). Eine Eklampsie tritt meist gegen *Ende der Schwangerschaft, während der Geburt* oder in den *ersten 48 Stunden p.p.* auf. Sie kann ein akutes Nierenversagen sowie Schädigungen von Gehirn, Lunge, Nieren und Leber verursachen (Abb. 4.7-4). Mehrere Anfälle können einander folgen und, wenn sie nicht behandelt werden, zum Tod von Kind und Mutter führen.

Folgen der Präeklampsie sind:
− intrauterine Wachstumsretardierung durch Plazentainsuffizienz
− vorzeitige Plazentalösung durch Gefäßveränderungen
− die Laborparameter können erhöhte Leber- und Nierenfunktionswerte aufweisen sowie eine Hämokonzentration (Eindickung des Blutes) und möglicherweise eine Gerinnungsstörung.

Das Auftreten des HELLP-Syndroms (s. S. 150) verschlechtert die Prognose.

Ätiologie

Die Ursachen von HES und Präeklampsie sind nicht vollständig geklärt. Sicher ist, daß eine Vasokonstriktion (Engstellung der Gefäße) auftritt, möglicherweise in Zusammenhang mit einer erhöhten Empfindlichkeit für Angiotensin II, einem verschobenen Gleichgewicht zwischen Thromboxan A 2 (Gerinnungsfaktor) und Prostazyklin (Prostaglandine), der Hämokonzentration und Hypovolämie. Infolgedessen kann es zu einer Minderdurchblutung peripherer Organe kommen. Schädigung von Endothelzellen der Gefäße, verbunden mit Fibrinablagerungen, sind eine weitere Ursache.

Andere Theorien berufen sich auf die Zytotrophoblastinvasion in den uteroplazentaren Arterien (bei Präeklampsie weniger, als bei normaler Schwangerschaft) und eine Antigen-Antikörper-Reaktion (wie bei einer Transplantation: „Fremdorgan").

Therapie und Betreuung

Früherkennung ist möglich durch sorgfältige Schwangerschaftsbetreuung (Blutdruck, Gewicht, Urin) und Erkennen von Frauen mit erhöhtem Risiko (belastete Anamnese, Mehrlingsschwangerschaft, Diabetes, vorbestehende Hypertonie).

Eine **Ernährungsberatung** ist angezeigt, auch wenn der Wert verschiedener Diäten angezweifelt wird. Salzarme Diät wirkt zwar flüssigkeitsausscheidend und vermindert die Gewichtszunahme, verbessert die Hypertonie aber nicht. Eiweißreiche Diät ist zu empfehlen, da sie den Eiweißverlust (bei Eiweißausscheidung im Urin) auffüllt und Ödeme vermindert. Sie verbessert aber die Hypertonie in der Regel kaum.

Wichtig sind ausreichende Energie- und Proteinaufnahme, sowie die Nährstoffe Thiamin, Niacin, Riboflavin (Vitamin B-Gruppe), Magnesium, Phosphor und Eisen.

Kalzium-Substitution (1000 mg pro Tag) wird angewendet in der Behandlung oder Prävention einer Präeklampsie. Die Wirkung von Fischöl in der Ernährung erst während der Schwangerschaft wird angezweifelt.

Neben ausgewogener Ernährung ist **körperliche Schonung**, evtl. auch *Bettruhe* von Bedeutung.

> Die **Therapie bei Präeklampsie** besteht in stationärer Aufnahme und Bettruhe. Mütterlicher und fetaler Zustand werden überwacht: Blutdruck, Labor, Ultraschall, CTG.

Aufklärung und Abbau von Ängsten sind ein Teil der Therapie. Viele Frauen mit Präeklampsie neigen zu Perfektionismus, auch in Bezug auf die Mutterschaft (hohe Anforderungen an sich selbst). Beruhigung und das Erarbeiten von realen Erwartungen tritt dem entgegen, ebenso wie der Abbau von Schuldgefühlen wegen drohender Frühgeburt und gefährdetem kindlichen Zustand.

Medikamentöse Therapie: Trotz guter Resultate wird der Wert von **Antihypertensiva** bei leichter Präeklampsie diskutiert. Der Blutdruck kann stabilisiert werden, die Prognose von Mutter und Kind verändert sich kaum. Bei schwerer Präeklampsie werden sie jedoch immer angewendet, um mütterliche Schäden durch zu hohen Blutdruck zu verhindern.

Aspirin (Prostaglandinantagonist) wird schon früh in der Schwangerschaft (meist aufgrund der Anamnese) angewendet (100 mg pro Tag). Es kann eine positive Wirkung auf Blutdruck und fetales Wachstum haben.

Ziel der Behandlung ist die Blutdrucksenkung unter Beibehaltung des zirkulierenden Volumens und Verhinderung eines Krampfanfalles.

Magnesiumsulphat (Dauertropfinfusion) ist das Mittel der Wahl; es wirkt dämpfend auf das Zentralnervensystem, deshalb müssen regelmäßig Reflexe und Atmung kontrolliert werden. Auch **Diazepam** (Valium®) kann eingesetzt werden; wegen der sedierenden Wirkung auf Mutter und Kind und dem langsamen Wirkungsabbau beim Kind, eignet sich Valium besser zur kurzfristigen Krampfbekämpfung (10 mg i. v.) als zur Dauerinfusion.

Forschungen zeigen Verbesserungen der Prognose für Mutter und Kind durch *Volumenexpansion* (Auffüllen des Gefäßsystems). Wegen des Risikos eines Lungen- oder Hirnödems sollte dies auf der Intensivstation vorgenommen werden.

Im Hinblick auf die gesundheitliche Prognose der Mutter muß bei schwerer Präeklampsie eine **sofortige Entbindung** erfolgen, auch wenn das Kind noch unreif ist. Die Behandlung mit Cortison (Celestan®) zur Förderung der kindlichen Lungenreife bei drohender Frühgeburt kann einen positiven Effekt auf das Krankheitsbild haben.

4.7.8 HELLP-Syndrom

Das HELLP-Syndrom wird in der Literatur sowohl als Untergruppe der Präeklampsie, wie auch als eigenständige Erkrankung beschrieben. Es kommt bei 4–12% der Frauen mit schwerer Präeklampsie vor.

Das Akronym bedeutet:
H = *Hämolyse*
EL = *erhöhte Leberwerte* (elevated liverenzymes)
LP = *Thrombozytopenie* (low plateletcount = niedrige Thrombozytenzahl)

Die **Symptomatik** der Präeklampsie ist auch beim HELLP-Syndrom zu beobachten, meist wird es jedoch zusätzlich gekennzeichnet durch Oberbauchschmerzen (Leberkapselschmerz), Übelkeit und Erbrechen. Verspätete und Fehldiagnosen (z. B. Hepatitis) kommen vor, besonders im letzten Schwangerschaftsdrittel. Eine Hypertonie kann evtl. erst später auftreten, deshalb muß die **Diagnose** durch folgende *Blutuntersuchungen* erhärtet werden:

– Gerinnungsstatus, rotes Blutbild
– Leberwerte (SGOT, SGPT, LDH, Bilirubin …) s. S. 617

Urin wird kontrolliert auf Eiweiß- und Bilirubinausscheidung als Zeichen einer schlechten Leberfunktion.

Therapie:
Stationäre Aufnahme und *Intensivüberwachung* von Mutter und Kind! Durch den progressiven Verlauf (Thrombozytenwerte können täglich um 40% sinken) ist die *baldige Entbindung* die einzig wirksame Therapie.

Blutkonserven und Blutbestandteile (z. B. Thrombozytenkonzentrat), die die Gerinnung fördern, müssen bereitgehalten werden.

Komplikationen:
Eklamptische Anfälle, Hirnblutungen, Nierenversagen und Leberruptur, können das Leben der Mutter gefährden.

Während sich nach Präeklampsie die Laborwerte post partum schnell verbessern, sinkt beim HELLP-Syndrom die Thrombozytenzahl weiter ab, der LDH-Wert steigt an. Erst 24–48 Stunden p. p. normalisieren sich die Werte langsam wieder.

Die **Ätiologie** des HELLP-Syndroms ist unklar, es wird angenommen, daß es sich um ein peripartales Autoimmunsyndrom handelt, wobei die Mutter Antikörper gegen fetale Zellen entwickelt.

4.7.9 Diabetes mellitus und Diabetes gravidarum (Gestationsdiabetes)

Ans Luyben/Andrea Stiefel

Diabetes mellitus

Krankheitsbegriff für verschiedene Formen der Glukose-Stoffwechselstörung mit unterschiedlicher Symptomatik. Allen Formen gemeinsam ist ein relativer oder absoluter Mangel an Insulin.
Diabetes mellitus äußert sich z. B. durch:

– Hyperglykämien (Erhöhung des Blutzuckers)
– Glukosurie (Ausscheidung von Glukose im Urin)
– vermehrte Harnausscheidung
– starkes Durstgefühl.

Klassifikation des Diabetes mellitus:

Diabetes Typ I: tritt schon in jugendlichem Alter auf, (juveniler Diabetes) und ist insulinpflichtig.
Diabetes Typ II: tritt im Erwachsenenalter auf, oft als sogenannter Altersdiabetes. Er kann meist mit Diät oder oralen Antidiabetika eingestellt werden, in der Regel ist er nicht insulinpflichtig. Unterschieden wird noch, ob der Patient normalgewichtig (Typ IIa) oder übergewichtig ist (Typ IIb).
Latenter Diabetes: Hier zeigt sich in Streßsituationen (lange schwere Erkrankungen) eine reduzierte Glukosetoleranz. Sie ist erkennbar am erhöhten Blutzuckerspiegel im oralen Glukosetoleranztest (oGTT).

Gestationsdiabetes (Diabetes gravidarum)

Jede Manifestation eines Diabetes in der Schwangerschaft wird als Gestationsdiabetes bezeichnet. Hierbei werden unterschiedliche Schweregrade nicht berücksichtigt. Es gibt jedoch Einteilungen, die zu Hilfe genommen werden:

– IGT = impaired glucose tolerance (1 pathologischer Wert im Glukosetoleranztest festgestellt)
– G1 = Gestationsdiabetes, mit Diät einstellbar
– G2 = Gestationsdiabetes, insulinpflichtig.

Schwangere mit Diabetes mellitus

Schwangere Frauen mit manifestem Diabetes, der schon vor der Gravidität bestand, werden in Risikoklassen eingestuft, um eine prognostische Beurteilung zu erleichtern. Die häufig angewendeten Klassifizierungen nach White und Pedersen ergänzen sich und bedeuten, daß der Ausgangszustand der Frau vor der Schwangerschaft (Diabetesmanifestation, Gefäßveränderungen) und zusätzliche Komplikationen im Schwangerschaftsverlauf erfaßt werden (s. Tab. 4.7-2, 3).

Tab. 4.7-2: Klassifikation schwangerer Diabetikerinnen (nach White)

A	leichte Abweichung des GTT
B	Diabetesbeginn nach dem 20. Lebensjahr und Dauer weniger als 10 Jahre, kein Gefäßschaden
C	Diabetesbeginn zwischen 10. und 19. Lebensjahr und Dauer zwischen 10 und 19 Jahren oder geringer Gefäßschaden
D	Diabetesbeginn vor dem 10. Lebensjahr oder Diabetesdauer über 20 Jahre oder deutlicher Gefäßschaden
E	verkalkte Beckenarterien
F	Nephritis, proliferative Retinopathie

Tab. 4.7-3: Ungünstige Zusatzkriterien bei Diabetes in der Schwangerschaft nach Pedersen

PBSP (prognostically bad signs during pregnancy) prognostisch schlechte Zeichen während der Schwangerschaft nach Pedersen:

1. Pyelitis mit Fieber über 39 °C
1. Präkoma oder schwere Azidose
3. Hypertensive Schwangerschaftserkrankung
4. „Neglector" = Patientin ist unfähig zu einer guten Einstellung oder Führung des Diabetes

Komplikationen bei Diabetes mellitus können sein:

- Plazentainsuffizienz und intrauterine Wachstumsretardierung (durch Gefäßveränderungen der Plazenta)
- Hyperemesis, hypertensive Erkrankungen
- Polyhydramnion
- Makrosomie des Kindes, Fehlbildungen, intrauteriner Fruchttod
- Frühgeburten, Aborte
- Harnweginfekte, Vaginalinfekte.

Therapie und Betreuung

Voraussetzung für einen guten Schwangerschaftsverlauf sind pränatale Beratung, Motivation und Mitarbeit der Frau. Das Ziel ist eine optimale Stoffwechseleinstellung schon zu Beginn der Gravidität durch regelmäßige Blutzuckerkontrollen, um die genaue Insulinmenge anzupassen.

Der Urin sollte glukose- und azetonfrei sein, die Blutglukosewerte im Normbereich liegen (unter 100–120 mg%, die Angaben differieren je nach Lehrmeinung).

Die Schwangerschaft beeinflußt die Behandlung in folgender Weise:

- Diätetische Anpassung an den schwangerschaftsbedingten Mehrbedarf.
- Diät und körperliche Bewegung neu aufeinander abstimmen, z. B. Entwicklung eines individuellen Sportprogramms.
- Wechsel der Spritzenseite wegen des häufigeren Spritzens durch den Mehrbedarf an Insulin. Eventuell Einsetzen einer Insulinpumpe.

Die geburtshilfliche Überwachung beinhaltet:

- genaue Festlegung des Gestationsalters
- ausgedehnte, frühzeitige Fehlbildungsdiagnostik per Ultraschall
- ab 26.–32. SSW intensivere Überwachung des Kindes durch CTG, Ultraschall, Flowmessungen
- eventuell Amniozentese zur Fruchtwasserinsulinbestimmung
- Basiskontrollen wie HbA1, Uricult, Zervixabstriche.

Neben der Eigenüberwachung durch selbständige Blutzucker- und Urinkontrollen muß die Frau in enger Zusammenarbeit von Internist (Diabetologe), Gynäkologe und Hebamme betreut werden. Die Schwangere sollte zusätzlich Beratung und Begleitung durch eine Diätassistentin erhalten.

Eine Kontrolle eventueller Gefäßschäden ist notwendig (Konsiliaruntersuchungen beim Augenarzt, Neurologen und Nierenspezialisten).

Eine ambulante Betreuung von Schwangeren mit insulinpflichtigem Diabetes ist ohne weiteres möglich, eine Klinikaufnahme unbedingt angezeigt bei:

- Einstellung des Insulinbedarfs
- Problemen, auftretenden Risiken.

Besonders zu beachten sind Symptome, die auf eine schlechte Insulineinstellung hinweisen:

- **Hypoglykämie** (niedriger Blutzucker) äußert sich in Unruhe, Zittrigkeit, Schwitzen, Bewußtlosigkeit bis hin zum Koma.
- **Hyperglykämie** (zu hoher Blutzucker) erkennt man an häufigem Wasserlassen, starkem Durstgefühl, Übelkeit, Erbrechen, Azetonausscheidung im Urin (Ketonurie).

- Nähe des Geburtstermins (37/0 SSW) bei gut eingestellter Patientin.

Einstellung des Insulinbedarfs

Sie erfolgt aufgrund des Blutzuckerspiegels im Kapillarblut, Ziel ist ein Blutzuckertagesprofil mit Tagesdurchschnittswerten unter 100 mg% = 5 mmol/l (nüchtern < 80 mg%).

Eingstellt wird nach dem **Basis-Bolus-Prinzip**:

- 2× langwirkendes Basis-Insulin für je 12 Stunden
- mehrmals täglich kurzwirkendes Insulin als Bolus vor den Mahlzeiten (ca. 15–30 Minuten vor dem Essen).

Empfohlen werden 4–5 Blutglukosebestimmungen am Tag bei Insulintherapie dieser Art.

Schwangere mit Gestationsdiabetes

Gestationsdiabetes tritt erstmals während der Schwangerschaft auf.

Symptome können sein: häufiges Wasserlassen, Durstgefühl, Glukose oder Azeton im Urin. 3−5% aller Schwangeren in Deutschland entwickeln einen Gestationsdiabetes.

Die Schwangere kann auch auf Grund ihrer Anamnese oder auftretender Risiken im Schwangerschaftsverlauf auf Diabetes untersucht werden.

Anamnestische Risiken:

- familiäre Prädisposition (Diabetes von Eltern, Geschwistern)
- Totgeburten, wiederholte Aborte
- makrosome Kinder (> 90. Perzentile)
- Fehlbildungen unklarer Ursache.

Risiken im Schwangerschaftsverlauf:

- Adipositas, übermäßige Gewichtszunahme (> 20 kg)
- Polyhydramnion, Makrosomie
- fetale Mißbildungen, Hydrops
- hypertensive Erkrankungen, Glukosurie (> 2mal)
- Harnweg- und Vaginalinfektionen.

Aetiologie

Frauen, die einen Schwangerschaftsdiabetes entwickeln sind genetisch oder metabolisch prädisponiert. Die Schwangerschaft stellt eine zusätzliche Belastung für den Organismus dar, die er nicht kompensieren kann.

Während der Schwangerschaft entwickelt sich eine gesteigerte Insulinresistenz. Diese Entwicklung wird beeinflußt durch die gesteigerte Lipolyse (Spaltung von Triglyzeriden zu Glyzerin und freien Fettsäuren) der Schwangeren und Änderungen in der Glukoneogenese (Glukosebildung, z. B. aus Laktat, Glyzerin).

Bei normaler Schwangerschaft kann der Mehrbedarf an Insulin durch gesteigerte Produktion ausgeglichen werden, bei Diabetes funktioniert dieser Regelmechanismus nicht.

Hohe Blutzuckerspiegel bei der Mutter führen zu hohen Blutzuckerspiegeln beim Kind, es bildet mehr Insulin. Das Kind wird makrosom (groß, dick, hohes Geburtsgewicht), nach der Geburt neigt es zu Hypoglykämien, da die hohe mütterliche Zuckerzufuhr ausbleibt (s. S. 436).

Der Gestationsdiabetes ist meist auf die Dauer der Schwangerschaft begrenzt. Er kann sich jedoch auch manifestieren, nach einigen Jahren oder im Alter wieder auftreten. Ein erhöhtes Risiko für einen späteren Diabetes des Kindes scheint nicht zu bestehen, die Kinder sind jedoch häufig schon im Schulalter adipös und eine herabgesetzte Glukosetoleranz möglich.

Die Meinungen über ein Routinescreening schwangerer Frauen auf Diabetes divergieren sehr stark.

Therapie und Betreuung

Um einen Gestationsdiabetes rechtzeitig zu behandeln, muß er frühzeitig entdeckt werden. Hinweis kann die Zugehörigkeit zu einer Risikogruppe sein oder wiederholt Glukoseausscheidungen im Nüchternurin.

Da die Nüchternblutzuckerwerte bei Gestationsdiabetes häufig normal sind, muß ein oraler Glukosetoleranztest durchgeführt werden (s. Tab. 4.7-4). Dieser Test kann in verschiedenen Schwangerschaftsstadien unterschiedliche Werte zeigen.

Selbst wenn er in der Frühschwangerschaft normale Werte aufweist, sollte er bei Befundrisiken in der 24.−28. SSW wiederholt werden. Bei anamnestischen Risiken sofortige Durchführung in der 24.−28. SSW.

Zeigt er mindestens einen pathologischen Wert (IGT), wird ein Blutzuckertagesprofil erstellt (Tagesmittelwert unter 100 mg%).

Zur Beurteilung der zurückliegenden Stoffwechsellage (6−8) Wochen) kann das Glykohämoglobin (HbA$_1$) bestimmt werden (Venenblut der Mutter) oder Fruktosamin.

Tab. 4.7-4: **Glukose Toleranz Test (GTT)** Blutzuckerwerte (Umrechnung in mmol/l = X: 18) im kapillären Blutplasma Schwangerer vor und nach oraler Glukosebelastung (100 g Glukose, GOD/GOP-Methode)

	normal	präpathologisch	pathologisch
Nüchternwert	61– 90 mg%	91– 99 mg%	⩾ 100 mg%
1 Stunde	71–155 mg%	156–189 mg%	⩾ 190 mg%
2 Stunden	71–140 mg%	141–169 mg%	⩾ 170 mg%
3 Stunden	61–125 mg%	126–149 mg%	⩾ 150 mg%

Zunächst wird versucht mit Diät, intensiver Beratung und körperlicher Bewegung normale Blutzuckerwerte zu erreichen. Sind die Blutzuckerwerte des Tagesprofils pathologisch, wird mit Insulin eingestellt.

Die geburtshilfliche Überwachung des Gestationsdiabetes sollte genauso engmaschig wie bei Diabetes mellitus erfolgen, da die gleichen Komplikationen auftreten können.

Bei **Diabetes mellitus** wird die Geburt zwischen der 38. und 40. SSW angestrebt (Einleitung)

Bei **Gestationsdiabetes** kann unter guter Überwachung (Diabeteseinstellung, biophysikalisches Profil, Fruchtwassermenge, Wachstumskontrolle des Kindes) abgewartet werden bis zur 41. SSW.

4.7.10 Mehrlingsschwangerschaft (MSch)

Christl Rosenberger/Andrea Stiefel

Eine Schwangerschaft mit 2 oder mehr Kindern ist eine *Regelwidrigkeit* mit erhöhtem Risiko perinataler Morbidität und Mortalität. Deshalb müssen Mehrlinge früh diagnostiziert und die Schwangerschaft sorgfältig betreut werden.

Die **Häufigkeit** von MSch ist je nach Alter und geographischer Herkunft der Eltern verschieden.

Für spontan entstandene MSch in Europa gilt die von *Hellin* 1885 aufgestellte Regel: Bei 85 Schwangerschaften kommen einmal Zwillinge, bei 85^2 (7225) einmal Drillinge, in 85^3 (614 125) einmal Vierlinge vor etc.

Heute entstehen durch Sterilitätsbehandlungen z. B. Einnahme humaner Gonadotropine zur Ovulationssteigerung und In-vitro-Fertilisation häufiger Mehrlingsschwangerschaften.

Die Häufigkeit eineiiger Zwillinge (ca. 25% aller Zwillingsschwangerschaften) liegt bei allen Völkern konstant bei 3–4 pro 1000 Geburten. Eine familiäre Häufung zweieiiger Zwillinge ist bekannt, nicht jedoch der Vererbungsmodus. Ihre Frequenz nimmt mit steigender Parität und steigendem mütterlichen Alter (30–39 Jahre) zu.

Die **Diagnose** einer MSch erfolgt meist in der ersten Schwangerschaftshälfte durch Ultraschall. Bei folgenden anamnestischen und klinischen Besonderheiten ist an eine MSch zu denken:

- Schwangerschaft nach medikamentöser Ovulationsstimulation, familiäres Vorkommen von Gemini
- Uterus größer als der SSW entsprechend, erhöhter HCG-Titer
- verstärkte Schwangerschaftsbeschwerden
- Hydramnion, vermehrte Kindsbewegungen, Tasten von 3 großen Kindsteilen (Leopold-Handgriffe)

- Nachweis zweier verschiedener Herzfrequenzen

Mehrlingsschwangerschaften sind häufiger von folgenden **Komplikationen** begleitet:

Mutter: Hyperemesis, Anämie, Pyelonephritis (Nierenbeckenentzündung), Polyhydramnion, Zervixinsuffizienz, Präeklampsie, Atembeschwerden (Zwerchfellhochstand), vorzeitiger Wehenbeginn, primäre Wehenschwäche, vor- und nachgeburtliche Blutungen.

Kind: Nabelschnurkomplikationen (Umschlingung oder Vorfall), intrauterine Wachstumsretardierung, Unterversorgung eines Zwillings (durch feto-fetale Transfusion), Fehlbildungen, Lageanomalien, Frühgeburtlichkeit.

Betreuung durch die Hebamme:
Im Rahmen der Schwangerenvorsorge sollten Hebamme und Ärztin eng zusammenarbeiten. Um eine frühzeitige Hospitalisation der Frau zu vermeiden, können **vorbeugende Maßnahmen** getroffen werden:

- Aufklärung über Notwendigkeit vermehrter Kontrollen und mögliche Komplikationen, ohne die Schwangere zu verunsichern
- Empfehlung zu physischer und psychischer Schonung, Ausstieg aus dem Arbeitsprozeß nach der 20. SSW

Regelmäßige Hausbesuche der Hebamme: Beratung, Hilfe bei Schwangerschaftsbeschwerden, CTG-Kontrollen in Absprache mit der Ärztin, Atem- und Entspannungsübungen zur Vorbereitung auf die Geburt, da häufig keine Teilnahme an Kursen möglich ist.

Wird eine Klinikaufnahme notwendig, sollte die Hebamme auch im Krankenhaus Ansprechpartnerin der Schwangeren sein. Bei regelmäßigen CTG-Kontrollen bietet sich die Möglichkeit zum Gespräch oder zur Anleitung von Atem- und Entspannungsübungen. Die Hebamme kann auch veranlassen, daß eine Physiotherapeutin (Krankengymnastin) die Übungen übernimmt. Dies trägt häufig zur Reduzierung der Wehentätigkeit und psychischen Stabilisierung der Schwangeren bei.

4.7.11 Entwicklung von Zwillingen und ihrer Plazenta

Simone Kirchner

Zweieiige, dizygote Zwillinge

Zwei Drittel aller Zwillinge sind dizygot. Sie entstehen durch Befruchtung von 2, im selben Zyklus freigegebenen Eizellen mit 2 verschiedenen Spermien. Sie können daher von verschiedenem oder gleichem Geschlecht sein, ihre Ähnlichkeit ist wie bei einem Geschwisterpaar.

Jeder der Zwillinge hat seine eigene Plazenta und Eihäute.

Es kommt vor, daß Chorion und Plazenten miteinander verschmelzen, wenn die Plazentahaftstellen dicht beieinander liegen.

Eineiige, monozygote Zwillinge

Monozygote Zwillinge sind gleichgeschlechtlich und sind/werden sich nach der Geburt meist körperlich sehr ähnlich. Sie entstehen nach Befruchtung von einem Ei und einem reifen Samenfaden. Die Zygote entwickelt sich zunächst weiter, spaltet sich in 2 identische Fruchtanlagen.

Generell wird angenommen, daß sich 1/3 aller monozygoten Zwillingsschwangerschaften durch vorzeitiges Abstoßen einer Fruchtanlage in eine Einlingsschwangerschaft umwandelt. Geschieht dies sehr früh, wird die abgestoßene Embryonalanlage resorbiert. Zu einem späteren Zeitpunkt abgestoßene Feten können mumifizieren (*Fetus papyraceus*) oder komprimieren (*Fetus compressus*), sie werden mit der Plazenta geboren.

Je nach Zeitpunkt der Trennung haben eineiige Zwillinge:

- zwei getrennte Plazenten mit je einer Chorion- und Amnionhaut
- eine gemeinsame Plazenta mit gemeinsamer Chorionhaut, aber getrennten Amnionhäuten

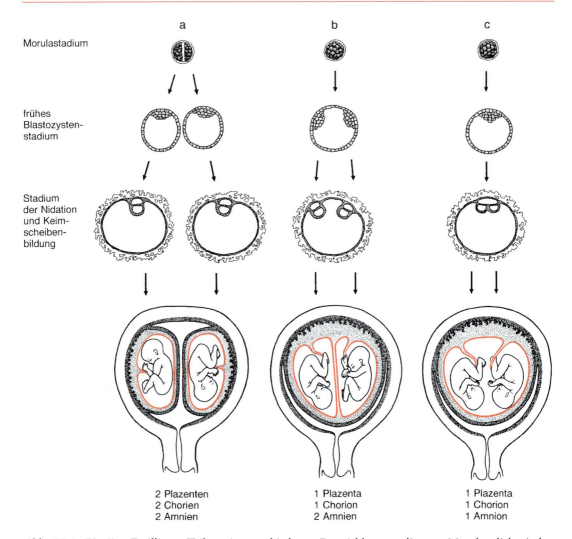

Abb. 4.7-5: Eineiige Zwillinge, Teilung in verschiedenen Entwicklungsstadien: **a.** Morula: dichorisch−diamniotisch, **b.** frühe Blastozyste: monochorisch−diamniotisch, **c.** Spaltung der Keimscheibe: monochorisch−monoamniotisch (s. Plazentadiagnostik post partum S. 297).

– eine gemeinsame Plazenta mit gemeinsamer Chorion- und Amnionhaut.

• Weniger oft kommt es im Stadium der **Zygote** (2.−3. Tag p. c.) zur Spaltung (Abb. 4.7-5a). Beide Embryonalanlagen verbleiben zunächst gemeinsam in der Zona pellucida. Erst wenn die Morula die Uterushöhle erreicht hat, geht jede Blastozyste ihren Entwicklungsgang allein. In diesem Fall entwikkeln sich getrennte Plazenten, 2 Chorien und 2 Amnien (*dichorisch-diamniotisch*).

Nach der Geburt läßt sich nicht eindeutig feststellen, ob die Zwillinge mono- oder dizygot sind; dies wird erst später durch Ähnlichkeitsvergleiche und z. B. Blutgruppenbestimmung möglich.

• Meist teilt sich die Fruchtanlage im frühen Stadium der **Blastozyste** (3.−7. Tag p. c. Abb. 4.7-5b). Es entwickeln sich 2 Embryoblasten in einer Plazentaanlage (*monochorisch-diamniotisch*). Nach der Geburt finden wir eine gemeinsame Plazenta, ein gemeinsames Chorion (beide entstammen dem Trophoblasten) und getrennte Amnien (entstammen dem Embryoblasten).

Gefahr für die Zwillinge kann ein plazentares Transfusionssyndrom sein, wenn ein Fet mit Blut unter-, der andere überversorgt wird.

- Selten entstehen eineiige Zwillinge in einem noch späteren Entwicklungsstadium (Abb. 4.7-5c). Teilt sich die bereits angelegte **Keimscheibe** (8.–13. Tag p. c.), entwickeln sich 2 getrennte Embryonalkörper in einer Amnionhöhle. Nach der Geburt finden wir eine Plazenta, ein gemeinsames Chorion und ein gemeinsames Amnion (*monochorisch-monoamniotisch*).

Die **Prognose** dieser Schwangerschaften ist ungünstig. Nabelschnurumschlingungen oder Transfusionssyndrom können zu Sauerstoffmangel und Tod eines oder beider Zwillinge führen.

- Siamesische Zwillinge sind sehr selten. Kommt es zu einer späten unvollständigen Trennung der Keimanlagen im Entwicklungsstadium der dreiblättrigen Keimscheibe (ab dem 13. Tag p. c.) entstehen miteinander verwachsene Zwillinge. Die Trennung der Embryoblasten vollzieht sich nicht vollständig, so daß Körperteile und Organe unterschiedlicher Lokalisation verschmolzen bleiben. Die Art der Verwachsung ist ausschlaggebend für die postpartale operative Trennung und die Überlebenschancen beider Kinder.

4.7.12 Beckenendlagen (BEL)

Anna Rockel-Loenhoff

Beckenendlagen sind Regelwidrigkeiten der Poleinstellung des Ungeborenen. Die kindliche Längsachse stimmt mit der mütterlichen überein, der fetale Kopf befindet sich im Uterusfundus, der Steiß über dem Beckeneingang. Eine BEL bedeutet für Mutter und Kind keine erhöhte gesundheitliche Gefährdung während der Schwangerschaft.

Allerdings tritt oft durch zunehmend frühere Diagnose (Ultraschall) eine Verunsicherung der Schwangeren ein. Dabei dreht sich selbst nach der 37. SSW noch ein Teil der Kinder spontan in die Schädellage.

Diagnose

In aller Regel kann die Hebamme durch äußere Untersuchung *in der 34.–36. SSW* eine BEL feststellen. Einen Hinweis erhält sie bei der Auskultation der **Herztöne**, die bei BEL oft in Nabelhöhe oder darüber am besten hörbar sind. Oft bemerkt die Schwangere selbst, das Kind trete ihr „in die Blase" oder sie fühle „etwas Hartes, Rundes unter den Rippen". Sind beide Beine des Kindes nach oben gestreckt (extended legs), wird häufig geäußert, daß sich das Kind wenig bewegt.

> Meist genügen der **1. und der 3. Leopold-Handgriff** und das **Funduspendeln** (Abb. 4.7-6), die BEL zu diagnostizieren.
> *Gewißheit* wird durch die **vaginale Untersuchung** erzielt.

Durch das dünne, weiche Gewebe rechts und links der Zervix läßt sich oft überraschend gut der unregelmäßiger geformte weichere Steiß von dem runden und härteren Kopf unterscheiden. Evtl. muß dazu das Kind mit der freien Hand von außen leicht in den Beckeneingang geschoben werden.

Die vaginale Untersuchung sollte zugleich der digitalen *Austastung des mütterlichen Beckens* dienen: In einem normal geformten Becken kann der miteingeführte Mittelfinger das Promontorium nicht erreichen (s. S. 108).

> **Ein normal weites Becken** ist die wichtigste Voraussetzung für eine vaginale BEL-Geburt. Auch bei einer Erstgebärenden sollte diese Entbindung erwogen werden, falls keine anderen Risiken hinzukommen.

Die Beckenendlage läßt sich meist auf die beschriebene Art ohne den Einsatz von Ultraschall feststellen.

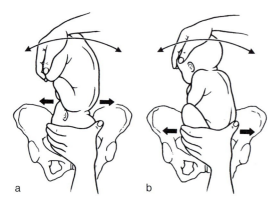

Abb. 4.7.-6: Funduspendeln: Der im Uterusfundus liegende Kindsteil wird mit einer Hand behutsam hin und her geschoben, während die zweite Hand vorsichtig den vorangehenden Teil umfaßt. Bei Schädellage (a) endet die Pendelbewegung im Halswirbelbereich des Kindes, der vorangehende Kopf bleibt unbewegt. Bei einer Steißlage (b) schlägt bei den Bewegungen im Fundus das vorangehende Beckenende des Kindes nach der jeweils entgegengesetzten Seite aus

Mit Ultraschall sollte versucht werden, die Größe des Kindes, besonders die des Kopfes zu bestimmen. Für die Hebamme ist es zunächst wichtig herauszufinden, wie die Schwangere mit der Diagnose umgeht und zu vermeiden, daß die Frau beunruhigt wird. Im Gespräch sollte geklärt werden, was die „verkehrte" Lage des Kindes für die Eltern bedeutet und welche Vorstellungen damit verbunden werden z. B. hinsichtlich des Geburtsablaufes.

Da diese Gespräche viel Zeit beanspruchen, kann ein Extratermin vereinbart werden.

Theorien über die Entstehung einer BEL

1. Die Form der Gebärmutter, des Beckeneingangs oder des kindlichen Körpers selbst ist so verändert, daß die Formübereinstimmung eher durch BEL als durch Schädellage gefunden wird.
2. Bei überreichlichem Raumangebot fehlt dem Kind die Orientierung oder auch der Zwang zur Formübereinstimmung.
3. Raummangel oder fehlende Bewegungsmöglichkeiten des Ungeborenen verhindern eine spontane Drehung in die Schädellage.

Fällt der Hebamme eine erhöhte Wandspannung der Bauchdecke oder der Gebärmutter auf, so kann sie, (wenn eine gute Beziehung zu der Schwangeren besteht), vorsichtig nachfragen, ob dieses körperliche Symptom vielleicht Ausdruck eines seelischen Problems ist. Bei ca. 80% der Fälle kann keine Ursache für eine BEL im letzten Schwangerschaftsdrittel gefunden werden.

Therapie und Betreuung durch die Hebamme

Manchmal bewirken einfache Entspannungsübungen eine deutliche Tonusminderung und damit mehr Bewegungsfreiheit für das Ungeborene. Auch Homöopathie, Akupunktur und Moxibustion (Abb. 4.7-7) sowie Reflexzonen-Massage zielen in erster Linie auf Entspannung der Gebärmutter ab, und sehr häufig antwortet das Ungeborene mit vermehrter Bewegung, evtl. mit Drehung.

Sehr häufig wird der Wunsch geäußert, der Partner möge sich „mehr kümmern". So erklärt sich vielleicht auch, warum die „Indische Brücke", bei der das Becken der Frau in Rückenlage um ca. 45 Grad hochgestellt wird, mehr Erfolg bezüglich der Drehung des Kindes zeigt, sobald der Partner in die Übung integriert wird (Abb. 4.7-8).

Lichtreize (Sonne, starke Taschenlampe) oder akustische Reize (z. B. Spieluhr) können zusätzlich eingesetzt werden, um das Kind zur Drehung zu stimulieren. Fast automatisch ergibt es sich, daß die Eltern dabei ihrem Kind gut zureden.

Es ist davon auszugehen, daß ungeborene Kinder als soziale Wesen Interesse an Interaktionen haben und begreifen, was sie tun sollen. Dies ist auch die Grundlage der hier nicht näher erläuterten *haptonomischen* Wendung.

Bevorzugt das Kind weiterhin die BEL, besteht die Möglichkeit, der Frau zur äußeren Wendung eine Klinik zu empfehlen, wo unter

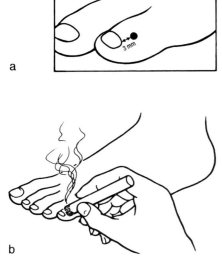

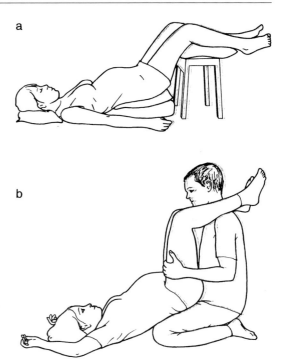

Abb. 4.7-7: a. Der Akupunkturpunkt für die Gebärmutter (Zui Yin = Punkt 67 des Blasenmeridians) befindet sich am seitlichen äußeren Rand des Zehennagels der kleinen Zehe (ca. 3 mm unterhalb des Nagels). Er ist schmerzempfindlich und daher leicht aufzufinden. b. Moxibustion mit Beifußzigarette am oben beschriebenen Punkt, täglich für ca. 10 Min. an jedem Fuß. Die glimmende Zigarette wird so dicht über den Punkt gehalten, daß es deutlich warm wird, aber nicht schmerzt. Eine kleine Hautrötung kann entstehen, sollte aber rasch abklingen. (Möglichst bei offenem Fenster, da brennendes Beifußkraut stark riecht!)

Abb. 4.7-8: Indische Brücke: Alleine (a) oder mit Partner (b) lagert die Schwangere ihr Becken täglich 1–2 mal für 15–20 Min. hoch. Schulter, Becken und Knie sollten eine Linie bilden (kein Hohlkreuz!). In entspannter Lage atmet die Frau ruhig „in den Bauch". Die Übung sollte nicht nach dem Essen ausgeführt werden! Anschließend einige Minuten umherlaufen

entsprechenden Vorsichtsmaßnahmen (HF-Überwachung, Tokolyse, evtl. Sectiobereitschaft) versucht wird, in der 37.–38. SSW das Kind aktiv in die Schädellage zu bringen.

Bleibt die Steißlage trotz aller Maßnahmen bestehen, sollte die Hebamme umfassend über alle Entbindungsmöglichkeiten informieren, so daß von der betroffenen Frau bzw. den werdenden Eltern eine Entscheidung gefällt werden kann.

Dabei ist zu berücksichtigen, daß es keine Risikofreiheit gibt und allein die Schwangere darüber zu befinden hat, was letzlich für sie „Sicherheit" bedeutet.

- So trägt sie bei einem **Kaiserschnitt** das Risiko einer großen Bauchoperation, zusätzlich wird die folgende Schwangerschaft und Geburt als Risikofall eingestuft. Nach Kaiserschnitt wird eine frühe Bindung von Mutter und Kind bisweilen durch Probleme (z. B. Bewegungseinschränkung, Schmerzen) in den ersten postoperativen Tagen behindert. Es können sich Stillschwierigkeiten einstellen, dies bewirkt bei einigen Wöchnerinnen das Gefühl, versagt zu haben.

- Eine **vaginale BEL-Entbindung** stellt eine erhöhte Gefahr für das Kind dar und erfordert besondere Kenntnisse des geburtshilflichen Teams. Je nachdem, wo die Entbindung stattfinden soll, wird von der Schwangeren Einverständnis in verschiedene Routinemaßnahmen erwartet, z. B. Oxytocin-Tropf, Anästhesie, Rückenlage,

Dammschnitt etc. Es sollte in jedem Fall hinterfragt werden, ob nicht da, wo die meisten Forderungen an die Schwangere gestellt werden, auch die größte Angst an die betroffene Frau herangetragen wird. Aus diesem Grunde wäre es gut, wenn die Hebamme der Schwangeren verschiedene Adressen geburtshilflicher Abteilungen nennen kann, so daß sie sich vorher umfassend informieren kann.

4.7.13 Suchterkrankungen

Andrea Stiefel

Einflußnahme auf eine ungesunde Lebensführung der Schwangeren (Abusus = Suchtmittelmißbrauch) setzt voraus, daß die Betroffene bereit ist, Änderungen selbst herbeizuführen. Hebamme und Ärztin sollten nicht nur auf Gefahren für die Gesundheit von Mutter und Kind hinweisen, sondern gleichzeitig Hilfe anbieten. Die genaue Kenntnis verschiedener Drogen, Medikamente und ihrer Einflüsse auf Persönlichkeit sowie Erscheinungsbild der Frau ist dabei unumgänglich.

Drogen

Droge ist die ursprüngliche Bezeichnung für getrocknete Pflanzen (deren Teile) oder andere Substanzen, die als Heilmittel verwandt wurden.

Im heutigen Sprachgebrauch gehören zu den Drogen alle zu Abhängigkeit führenden *Pharmaka* und *Rauschmittel* wie:

- Haschisch, Marihuana, Halluzinogene: LSD, Meskalin
- Opiate: Opium, Morphium, Heroin
- Kokain, Crack, synthetische Drogen, z. B. Angeldust, Ecstasy
- Schnüffelstoffe (Verdünner für Klebstoffe, Lacke)
- legale Drogen (Alkohol, Nikotin, Medikamente).

Bei **Medikamentenmißbrauch** steht die Einnahme von *Amphetaminen, Tranquilizern* und *Barbituraten* (Aufputsch-, Beruhigungs-, Schlafmittel) im Vordergrund.

Überwiegend psychische Abhängigkeit werden von Marihuana, Kokain, Halluzinogenen und Amphetaminen erzeugt, psychische und körperliche Abhängigkeit mit Entzugserscheinungen von Opiaten, Alkohol, Nikotin, Barbituraten und Tranquilizern. Sie kann sich durch verschiedene **Symptome** äußern: Unwohlsein, Magenbeschwerden, Unruhe, Appetitlosigkeit, Nachlassen der Konzentrations- und Leistungsfähigkeit, Gereiztheit, Depression, Abbau sozialer Kontakte, Vernachlässigung des Äußeren.

Konsum „harter" Drogen (Heroin) über längere Zeit führt zu massiver Verschlechterung bzw. Vernachlässigung des Gesundheitszustandes mit Unterernährung, Anämie, chronischer Bronchitis, Harnwegsinfektionen, Geschlechtskrankheiten, Vitaminmangelerkrankungen und HIV-Infektionen.

Auswirkungen auf die Schwangerschaft

Teratogene Schäden (Fehlbildungen) durch Drogenmißbrauch sind nicht ausgeschlossen: Aborte, Frühgeburten, vorzeitige Plazentalösung und intrauterine Wachstumsretardierung treten häufiger auf (s. S. 146).

Abrupter Entzug von **Opiaten** (Heroin) ist in der Schwangerschaft kontraindiziert, da das Kind durch Entzugssymptome zusätzlich gefährdet wird. Die Süchtige wird auf die Ersatzdroge Methadon (L-Polamidon®) umgestellt (Tagesbedarf errechnet sich aus der zuletzt benötigten Tagesheroinmenge), das Kind möglichst intensiv überwacht (CTG, Sonographie). Erst nach der Entbindung wird mit dem Entzug begonnen, zunächst stationär, später ambulant. Die Behandlung dauert zwischen 2 und 8 Wochen und sollte nur an spezialisierten Kliniken stattfinden.

Kinder opiat-, barbiturat- und alkoholabhängiger Mütter zeigen nach der Geburt Entzugserscheinungen, die lebensbedrohlich sein können. Sie äußern sich in langanhaltendem schrillen Schreien, motorischer Unruhe, Überregbarkeit, Krampfanfällen, Zittern, Erbrechen, Trinkschwäche, Gewichtsverlust. Vom *Stillen* wird abgeraten, um einen Übertritt von Substanzen (Methadon, Nikotin etc.) über die Muttermilch zu vermeiden. Häufig fällt jedoch der Entzug leichter, wenn gestillt wird. Die *Behandlung* erfolgt stationär und dauert bis zu 3 Monaten.

4.8 Frühzeitig beendete Schwangerschaften

Susanne Kluge

4.8.1 Abruptio gravitatis (Schwangerschaftsabbruch)

Ein Schwangerschaftsabbruch (Abruptio, artifizieller Abort) ist die künstlich (medikamentös oder instrumentell) herbeigeführte Beendigung der Schwangerschaft.

Rechtslage:
In Deutschland ist die von Ärzten durchgeführte Abruptio mit Einwilligung der Schwangeren nur bei Vorliegen einer der beiden definierten Indikationen rechtmäßig:
– Bis zu 12 Wochen nach Empfängnis (14. SSW p.m.) bei kriminologischer Indikation (z. B. Vergewaltigung)
– ohne Frist bei medizinischer Indikation (z. B. Lebensgefahr oder eine schwerwiegende Gefahr für die körperliche und seelische Gesundheit der Mutter).

Durch die sogenannte Beratungsregelung bleibt die Abruptio bis zur 14. SSW zwar rechtswidrig, aber straffrei, wenn bestimmte Voraussetzungen vorliegen (s. S. 602).
Es besteht Beratungspflicht bei einer anerkannten Beratungsstelle, die zur Auflage hat, der Frau zum Austragen der Schwangerschaft zu raten.
Die Kostenübernahme bei sozialer Bedürftigkeit ist im „Gesetz zur Hilfe für Frauen bei Schwangerschaftsabbrüchen in besonderen Fällen" geregelt.

Sobald die Entscheidung zur Abruptio getroffen ist, sollte diese so schnell und schonend wie möglich durchgeführt werden, da die *Komplikationsrate* mit dem Schwangerschaftsalter ansteigt: Dünne Uteruswände erhöhen die Gefahr der Perforation durch Instrumente, allgemein größere Blutungsgefahr.

Psychisch besonders belastend ist die **späte Abruptio** bei Fehlbildung des Kindes, wenn Kinderwunsch vorliegt. Zur Trauer kommen häufig erschwerend Schuldgefühle und Selbstzweifel. Besonders in diesen Fällen wäre die **Begleitung** des induzierten Schwangerschaftsabbruchs bzw. der Frühgeburt und **Nachsorge** der Frau durch eine Hebamme sinnvoll. Hierfür müßten in Kliniken ausreichende räumliche und personelle Voraussetzungen geschaffen werden. Neben Kontrolle von Blutung, Vital- und Gerinnungswerten sowie Schmerzerleichterung steht die psychische Betreuung im Vordergrund. Bei Rh-negativen Frauen muß nach der Abruptio Anti-D-Immunglobulin injiziert werden! Ab der 14. SSW ist primäres Abstillen angezeigt (s. S. 458). In der Folgezeit ist Hilfe bei der Trauerbewältigung, und u. U. Beratung über weitere Verhütung sinnvoll. Homöopathische und phytotherapeutische Mittel werden erfolgreich zur Konstitutionsstärkung und Förderung der Heilung eingesetzt.

Die Hebamme hat jedoch für Hilfeleistungen im Zusammenhang mit einer Abruptio *keinen* Vergütungsanspruch nach der Hebammenhilfe-Gebührenverordnung. Ein Sonderfall ist die (unbeabsichtigte) Lebendgeburt anstelle der Abruptio in fortgeschrittener Schwangerschaftswoche.

4.8.2 Aborte (Fehlgeburten)

Definition nach deutschem Personenstandsrecht

Der **Abort** (Fehlgeburt) ist die vorzeitige spontane Beendigung der Schwangerschaft mit Absterben des Embryos oder Feten, wenn dieser *weniger als 500 g* wiegt. Wiegt das tote Kind *über 500 g*, ist es kein Abort, sondern eine **Totgeburt**. Zeigt es *Lebenszeichen* (Herzschlag, Pulsieren der Nabelschnur, Atmung oder willkürliche Muskelbewegung) gilt es als **Lebendgeburt** (Frühgeburt), auch wenn sein Gewicht unter 500 g liegt und es kurz darauf verstirbt (s. S. 599).

Im Gegensatz zur Totgeburt besteht beim Abort keine standesamtliche Meldepflicht (kein Eintrag in Personenstandsbücher), und der Frau stehen keine Leistungen wie Mutterschutz etc. zu.

Die WHO definiert unabhängig von Gewicht oder Schwangerschaftsdauer alle Fälle von Ausstoßung oder Extraktion aus dem Mutterleib als **Fetaltod**.

In der Literatur wird z. T. zwischen Früh- und Spätaborten unterschieden, wobei unterschiedliche Definitionen angewandt werden (Grenze nach der 12. bzw. nach der 15. SSW).

Ursachen und Häufigkeit

Etwa 50% der spontanen Frühaborte (bis Ende 15. SSW) geschehen, weil kein entwicklungsfähiger Embryo vorhanden ist (*Abortivei, Mole*), ca. 10% wegen *plazentarer Fehlbildungen*. Meist liegen Chromosomendefekte vor, Umwelteinflüsse wie Strahlenschäden und Intoxikationen spielen dabei eine Rolle. Sog. *mütterliche Abortursachen* sind vor allem Infektionen (Fieber kann Wehen auslösen), Zervixinsuffizienz und Anomalien des Uterus, sowie psychische und (selten) physische Traumen (Abb. 4.8-1). Die sichere **Diagnose** der Blasenmole des bereits abgestorbenen oder noch lebenden Feten erfolgt durch sorgfältige *Ultraschalluntersuchung*.

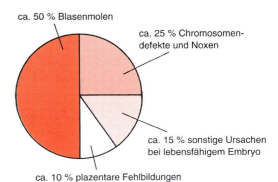

Abb. 4.8-1: Mögliche Ursachen von Aborten in prozentualer Verteilung (Graphik: S. Kluge)

Nach *Amniozentese* liegt die Abortrate derzeit bei ca. 0,5–1%, nach Chorionzottenentnahme bei ca. 3–6%. Die meisten Aborte sind *weder ursächlich therapierbar* noch aufhaltbar. Dies muß den Frauen gesagt werden, die häufig Schuldgefühle entwickeln und unter dem „Versagen" ihrer Gebärfähigkeit leiden können. Die Bearbeitung der Schuldfrage ist jedoch ein Schritt auf dem Weg von der Bewältigung bis zur Akzeptanz des Geschehens.

Symptomatik und Einteilung der Aborte

Die ersten Symptome des Abortes sind in der Regel Blutung, Schmerzen bzw. Kontraktionen und/oder Fruchtwasserabgang.

- **Abortus imminens:** (lat. imminens: bevorstehend) drohende Fehlgeburt.

Leichte Blutungen oder Wehen bei geschlossenem Zervikalkanal. *Therapie:* Bettruhe.

- **Abortus incipiens:** (lat. incipiens: beginnend) unvermeidbarer Abort.

Blutungen und Wehen bei beginnender Muttermunderöffnung.
Therapie: bei gesichertem Befund aktives Vorgehen (medikamentös), um fieberhaftem Verlauf vorzubeugen.

- **Abortus progrediens:** (lat. progrediens: fortschreitend) in Gang befindlicher Abort.

Bei eröffnetem Zervikalkanal steht die Ausstoßung der Frucht unmittelbar bevor. Verlauf als *Abortus completus* oder *incompletus*.

- **Abortus completus:** (lat. completus: vollständig) einzeitiger, meist Frühabort bis 16. SSW.

Fet und Plazenta werden zusammen vollständig ausgestoßen.
Therapie: Nachkürettage wenn nötig bis ca. 20. SSW.

- **Abortus incompletus:** (lat. incompletus: unvollständig) zweizeitiger, unvollständiger Abort, meist nach der 16. SSW.

Nach Geburt des Feten verbleiben Plazenta- und Eihautreste in utero.
Therapie: Nachkürettage.

- **Missed Abortion:** (engl. verhaltener Abort) die abgestorbene Frucht bleibt wochen- bis monatelang in utero, wenn nicht behandelt wird. Gefahr von fieberhaftem Verlauf und Gerinnungsstörungen.

Therapie: Aborteinleitung.

- **Habitueller Abort:** (lat. habitus: die Gewohnheit) mehr als 2 aufeinanderfolgende Aborte.

- **Abortus febrilis:** fieberhafter Abort z. B. durch lokale Endometriuminfektion.

Kann übergreifen auf die Adnexe (Tube, Ovar) und einen septischen Verlauf nehmen (Gefahr des Endotoxinschocks).

Frauen haben bei einem Abort **Anspruch auf Hebammenhilfe**, wenn es sich nicht um einen Schwangerschaftsabbruch handelt (§ 196 RVO).

Die Hebamme kann für ihre freiberuflich erbrachte Leistung laut Gebührenverordnung „Hilfe bei einer Fehlgeburt oder einer Blasenmole" abrechnen, bzw. „Hilfe bei Schwangerschaftsbeschwerden oder bei Wehen".

Beratung und Betreuung durch die Hebamme

Bei drohendem Abort sind die **therapieunterstützenden Möglichkeiten** der Hebamme vielfältig. Ziele sind *Entspannung* und *Angstreduktion* durch: persönliche Beratungsgespräche, Atem- und Entspannungsübungen, Anleitung zu autogenem Training, energetische Massagen (z. B. Kopfmassage), Bachblüten oder Homöopathie (s. S. 240, 468 ff.). Für das Verlusterleben sind Schwangerschaftswoche und Geburtsgewicht unerheblich. Deswegen sollte mit den Eltern wie bei einer Totgeburt umgegangen werden (s. S. 303).

Die *Beerdigung* von Kindern unter 500 g ist auf Wunsch der Eltern möglich, und kann für die Trauerverarbeitung hilfreich sein.

Medizinische Betreuung

Die medizinische Betreuung umfaßt allgemein die Kontrolle von Blutung, Vital- und Gerinnungswerten. Solange diese Parameter es zulassen, sollten (ab 8. SSW) die spontane Ausstoßung von Fet und Plazenta abgewartet und nur ggf. zervixreifende und wehenauslösende Mittel verabreicht werden. Nach Geburt von Fet und Plazenta müssen diese auf ihre Vollständigkeit überprüft werden. Bei unklarem Befund muß nachkürettiert werden. Zur Klärung der Abortursache werden im allgemeinen Fet und Plazenta histologisch untersucht (Aufbewahrung und Transport in Formalin), teilweise werden Abstriche und serologische Untersuchungen durchgeführt.

Bei **Rh-negativen Müttern** darf die *Anti-D-Immunglobulinprophylaxe* nicht vergessen werden!

Bei Aborten nach der 14. SSW kann es zur Laktation kommen. *Primäres Abstillen* verhindert eine zusätzliche Belastung. Wird die Hebamme *außerhalb der Klinik* zu einem Abortgeschehen hinzugezogen, können im **Notfall** physikalische Mittel (Eisblase etc. auf Unterbauch) zur Blutungsstillung eingesetzt werden. Das Ausräumen von Plazentaresten bei bedrohlicher Blutung kann digital (mit sterilem Handschuh) erfolgen, wenn ärztliche Hilfe nicht erreichbar, und der Transport in eine Klinik nicht möglich ist.

Verwendete und empfohlene Literatur:

Alexander, G.: Eutonie, ein Weg der körperlichen Selbsterfahrung. 6. Aufl. Kösel Verlag, München 1986

Arias F., Hackelöer B. J. (Hrsg.), Risikoschwangerschaft und -Geburt Ullstein-Mosby, Berlin/Wiesbaden 1994

Berg, D. et al.: Schwangerschaftsberatung und Perinatologie, 3. Aufl. Thieme Verlag, Stuttgart, New York 1988

Cunningham, F. G., P. C. MacDonald, N. F. Gant: William's Obstetrics, 18. Aufl. East Norwalk (U.S.A.), Appleton & Lange 1989

Dale, B., J. Roeber: Gymnastik für Schwangerschaft und Geburt, Ravensburger Verlag, Ravensburg 1987

Dick-Read: Der Weg zur natürlichen Geburt, 111. Aufl. Hoffman und Campe Verlag, Hamburg 1979

Enkin, M., M. Keirse, I. Chalmers: A guide to effective care in pregnancy and childbirth, Oxford University Press. New York 1989

Moshé Feldenkrais, M.: Bewußter durch Bewegung, Suhrkamp Taschenbuch, Frankfurt/M. 1987

Friedberg, V., G. H. Rathgen (Hrsg.): Physiologie der Schwangerschaft. Thieme Verlag, Stuttgart, New York 1980

Fuhrmann, W. u. a. Pränatale Diagnostik. Aufgaben und Methoden. In: K. H. Wulf, H. Schmidt-Mathiesen (Hrsg.): Klinik der Frauenheilkunde und Geburtshilfe, Bd. 4 Schwangerschaft I. 3. Aufl. Urban und Schwarzenberg, München 1992

Goer H., Obstetric Myths versus Research Realities. Bergin & Garvey, Westport 1995

Großpietsch, G.: Erkrankungen in der Schwangerschaft. Edition Gynäkologie und Geburtsmedizin J. Schneider, H. Weitzel Bd. 1, Wissenschaftliche Verlagsgesellschaft, Stuttgart 1988

Höhler, H.: Die richtige Schwangerschaftsgymnastik. Econ Taschenbuch Verlag, 1989

Kitzinger, S,: Geburtsvorbereitung, ein Buch für Kurse, Gruppen und Beratung. Kösel-Verlag, München 1980

Knörr, K.: Schwangerenvorsorge Prävention für Mutter und Kind. Urban und Schwarzenberg, München, Wien, Baltimore 1983

Lamaze, F. Die Lamaze-Methode. Goldmann Medizin. München 1979

Leboyer, M.: Der sanfte Weg ins Leben, die Kunst zu atmen, Geburt ohne Gewalt, 2. Aufl. Kösel-Verlag, 1981

Lippens, F.: Geburtsvorbereitung, eine Arbeitshilfe für Hebammen. Elwin Staude Verlag, Hannover 1992

Martius, H. et al.: Hebammenlehrbuch, 6. Aufl. Thieme Verlag, Stuttgart 1995

Pschyrembel, W., J. W. Dudenhausen: Praktische Geburtshilfe, 18. Aufl. Verlag W. de Gruyter, Berlin 1994

Schindele, E.: Gläserne Gebär-Mütter. Fischer TB, Frankfurt/M. 1990

v. Soehr, J., I. Stratenwerth: Süchtig geboren. Rasch und Röhring, Hamburg 1991

Spielmann, H., R. Steinhoff: Taschenbuch der Arzneimittelverordnung in Schwangerschaft und Stillperiode, 3. Aufl. Gustav Fischer Verlag, Stuttgart 1990

Wilberg, G., K. Hujber: Ganz bei mir, Impulse für Geburtsvorbereitung und Geburtshilfe, Selbstverlag Österreich Bezugsadresse Barbara Hoyler Bergstr. 12 7321 Zell u. a. München 1991

Wilberg, Gerlinde u. Hujber, Karlo: Natürliche Geburtsvorbereitung u. Geburtshilfe, Kösel, München 1991

Wimmer-Puchinger, B.: Schwangerschaft als Krise. Springer Verlag, Berlin 1992

Wulf, K.-H., W. Künzel: Schwangerschaft I, 3. Aufl., Urban & Schwarzenberg, München, Wien, Baltimore 1992

Zillo, A., H. Greising: Neue Hoffnung Zilgrei Schmerzfrei durch eine koordinierte Haltung und Atemtherapie. Mosaik Verlag, München 1984

Broschüren und Fachartikel

Bosch, C.: Heroinabhängigkeit und Schwangerschaft. DHZ 1/1994, Elwin Staude Verlag, Hannover 1994

Presse- und Informationsdienst der Bundesregierung: § 218 StGB Was ist neu? 2. Aufl. Bonn 1996

Reinicke, P.: Soziale Arbeit Heft 3 1984. Schwangerenberatung — Historischer Rückblick am Beispiel Berlins

Römisch, K.: Zur Geschichte der Schwangerenfürsorge der Berliner Gesundheitsämter. Med. Diss., Berlin 1984

Schroeder-Kurth, T.: Medizinische Genetik in der Bundesrepublik. In: Medizinische Genetik. Mitteilungsblatt des Berufsverbandes Medizinische Genetik e. V. 2. Jahrgang September 1990

Shapiro, H.: Drogen, Schwangerschaft und das Neugeborene. The Institute for the Study of Drug Dependence (ISDD), Broschüre Rasch und Röhring, Hamburg 1991

Tietze, K. W.: Epidemiologische und Sozialmedizinische Aspekte der Schwangerschaft, Forschungsbericht. Hrsg. Bundesminister f. Arbeit u. Sozialordnung Berlin, 1981

Nützliche Adressen:

Nationale Kontakt- und Informationsstelle zur Anregung und Unterstützung von Selbsthilfegruppen — NAKOS, Albrecht-Achilles-Str. 65 10709 Berlin

Liste genetischer Beratungsstellen in: Krone, St. Das ungeborene Kind. Möglichkeiten und Grenzen vorgeburtlicher Untersuchungen. Stuttgart: TRIAS 1992

Gesellschaft für Geburtsvorbereitung e. V. (GfG) Postfach 22 01 06, 40608 Düsseldorf Dellestr. 5

5. Geburt

5.1 Geburtsvorgang

Christl Rosenberger

Die Geburt ist ein dynamisches Geschehen, das durch anatomisch-physiologische und psychosoziale Faktoren bestimmt wird. Vor, während und nach dem Geburtsprozeß überwacht bzw. begleitet die Hebamme die Frau und deren Partner. Sie sorgt für eine Atmosphäre der Sicherheit und Geborgenheit und rechtzeitig für interdisziplinäre Zusammenarbeit bei Komplikationen.

5.1.1 Wehenphysiologie

Wehen sind rhythmische Kontraktionen (Zusammenziehungen) der Uterusmuskulatur, die meist schmerzhaft sind. Daher ist der Name „Wehe" entstanden. Diese Kontraktionen sind eine enorme physische und psychische Arbeit für die Frau. Deshalb wird auch der Ausdruck „Geburtsarbeit" verwendet.

Physiologie: Die Fähigkeit zur Kontraktion besitzt jede Muskelzelle (Abb. 5.1-1). Die Muskulatur des Uterus ist, wie der Herzmuskel, zur autonomen Erregungsbildung und -leitung fähig. Der Uterus als Hohlmuskel zeigt dies während Schwangerschaft und Geburt in verschiedenen Abläufen, Formen und Stärken.

Jede erregbare Zelle besitzt eine bioelektrische Membran. Zur Erhaltung des Ruhepotentials sind die Mineralstoffe *Kalium* und *Natrium* nötig, zur Aktivierung des Aktionspotentials durch einen Reiz vor allem *Kalzium*. Zusätzlich wird das Muskel- und Membranpotential durch hormonale Steuerung modifiziert.

Auslösung der Wehen

Ursache für die Auslösung der Kontraktionen ist ein *multifaktorielles Geschehen*, bei dem mütterliche und kindliche Faktoren eine Rolle spielen. Geburtswehen setzen normalerweise nach Abschluß der physiologischen Reifung des Kindes ein. Es kommt zu einem sinnvollen Zusammenwirken mechanischer, nervaler, endokriner, biochemischer und psychischer Einflüsse, wobei der genaue Auslösemechanismus unbekannt ist.

1. **Hormonale Faktoren:**
Östrogene, Progesteron, Oxytocin, Prostaglandine

- **Östrogene** (Steroidhormone) im mütterlichen Organismus erhöhen das Membranpotential durch Zunahme von Kalium. Dadurch wird das Myometrium auf die Geburtsarbeit vorbereitet

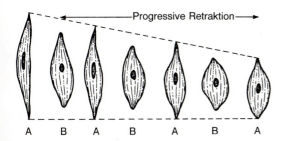

Abb. 5.1-1: Retraktion der uterinen Muskelzellen. **A.** Muskelzelle des Uterus in Ruhe. **B.** Muskelzelle im Prozeß der Kontraktion

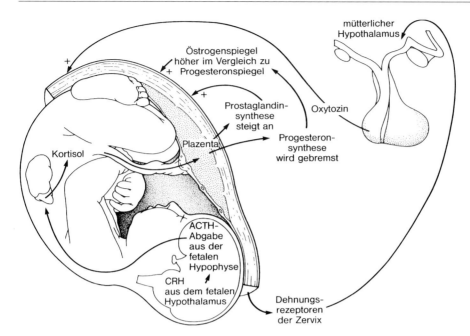

Abb. 5.1-2: Hormonelle Faktoren zur Auslösung von Kontraktionen am Uterus: Die Sekretion von ACTH (adrenokortikotropes Hormon) aus der fetalen Hypophyse steigt am Ende der Schwangerschaft an und löst eine Zunahme der Kortisolsekretion der fetalen Nebenniere aus. Dieses hemmt die Progesteronsynthese der Plazenta und führt so zu einem Anstieg des Östrogenspiegels. Damit wird die Synthese eines Prostaglandins gesteigert, welches die Erregbarkeit des Myometriums heraufsetzt. Werden die Kontraktionen des Uterus stark genug, um eine Oxytocinsekretion auszulösen, so bringt diese eine positive Rückkopplung in Gang (aus: Schauf/Moffett: Medizinische Physiologie, de Gruyter, Berlin 1993)

und gleichzeitig vor unerwünschten Kontraktionen geschützt. Östrogene sorgen für Anregung des Uteruswachstums, Energiespeicherung im Myometrium, Erregbarkeitsförderung (Stimulation der Alpharezeptoren), Anregung zur Bildung von Progesteronrezeptoren, Stimulation von Oxytocin- und Prostaglandinrezeptoren und zur Steigerung der Prostaglandinsynthese. Letztere bewirkt rasche und generalisierte Kontraktionen des Uterus (Abb. 5.1-2).

- **Progesteron** (Gelbkörperhormon) steigert während der Schwangerschaft das Ruhepotential und inaktiviert Natrium. Uteruskontraktionen sind somit durch den sog. „Progesteronblock" gehemmt (Betarezeptoren werden stimuliert), da Progesteron lokal in das Myometrium diffundiert. Vor Geburtsbeginn reduziert es sich und die kontraktionshemmende Wirkung läßt nach. Im Laufe der Schwangerschaft erfolgt also eine Verschiebung des Östrogen-Progesteron-Verhältnisses zugunsten von Östrogen.

- **Oxytocin** wird bereits im Laufe der Schwangerschaft vermehrt gebildet. Es senkt das Membranpotential und erhöht die Erregbarkeit des Uterus. Durch die Unterstützung nervaler Faktoren (Ferguson-Reflex s. u.) wird der Hypothalamus (Regulationszentrum im Gehirn) zur Oxytocinbildung angeregt (Oxytocinspeicherung im Hypophysenhinterlappen). Oxytocin steigert die Uterusmotilität (Abb. 5.1-2), indem es die Oxytocin-*Prostaglandinsynthese* in Dezidua und Amnion stimuliert. Oxytocinvorstufen (Steroide) werden auch in der fetalen Nebenniere gebildet und ausgeschieden.

- **Prostaglandine** (hormonähnliche Substanzen, in fast allen Organen, vorwiegend in Keimdrüsen und männlicher Samenflüssigkeit vorkommend) werden vor allem im letzten Trimenon der Schwangerschaft und während der Geburt vermehrt gebildet und sind in Dezidua und Eihäuten reichlich vorhanden. Prostaglandine senken das Membranpotential und erleichtern den Transport von Kalzium. Dadurch wird das Myometrium für Oxytocin sensibilisiert. Resultat sind der „Priming-Effekt" (Reifen und Weichwerden) der Zervix und die darauffolgende Kontraktionsstimulation.

2. Nervale Faktoren

In der Zervix, etwa in Höhe des inneren Muttermundes, befinden sich Nervenenden, die als Druckrezeptoren funktionieren. Wird auf sie ein Druck ausgeübt, sei es durch den vorangehenden Teil des Kindes oder durch „Stripping" (Dehnen des inneren Muttermundes durch untersuchenden Finger), wird ein Reiz zur Oxytocinausschüttung gesetzt (*Ferguson-Reflex*). Wie Abb. 5.1-3 zeigt, gibt es zusätzlich den nervalen *Kontraktionsreflex*, der als kurzer Reflexbogen über das Rückenmark verläuft, sowie die spontane Reizbildung, die vor allem von den Tubenwinkeln des Uterus ausgeht.

Einfluß hat ebenfalls ein erhöhter *Parasympathikustonus*, der eine Tonussteigerung am Uterus begünstigt. Dies tritt vorwiegend in den Abend- und Nachtstunden auf und erklärt den häufig während dieser Zeit einsetzenden Kontraktionsbeginn.

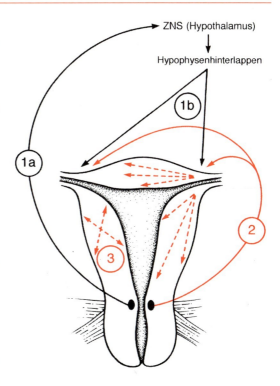

Abb. 5.1-3: Drei **Reizbildungsmöglichkeiten** am Uterus (nach Zimmer): 1. Neurohormonaler (Ferguson-)Reflex, bestehend aus **1a.** neuralem afferenten Schenkel (zum ZNS, Hypothalamus hinführend) und **1b.** neurohormonalem efferenten Schenkel (vom Hypophysenhinterlappen kommend). 2. Nervaler Kontraktionsreflex (rot). 3. Spontane Erregungsbildung im Myometrium (rot gestrichelt)

3. Mechanische Faktoren

Eine passive Dehnung des Myometriums ist nur begrenzt möglich. Die Wandspannung der Uterusmuskulatur nimmt in der Schwangerschaft zunächst zu und vor der Geburt ab, z. T. durch Fruchtwasserreduktion. Dadurch erfolgt eine Spannungsentlastung am Myometrium.

4. Psychische Faktoren

Schwangerschaft und Geburt sind psychosexuelle Erfahrungen im Leben einer Frau bzw. eines Paares, bei dem körperliche, seelisch-geistige und soziale Veränderungen eintreten. Bei der Geburt spielen oft vorher kaum wahrgenommene Gefühle eine Rolle, die sich im Laufe des Lebens entwickelt haben und z. T. gesellschaftlichen Ursprungs sind. Die Geburt ist ein kreativer Prozeß, dessen Verlauf für die Frau unvorhersehbar ist. Er beginnt unwiderruflich und löst oft mehr Angst als Freude aus. Offenheit auf emotionaler und Einklang auf geistiger Ebene (die Frau mit sich, mit ihrem Partner, mit der Hebamme) ist die beste Voraussetzung dafür, daß eine Frau die Geburt erlebt, die sie sich wünscht. Mit dem Wissen um psychosexuelle Vorgänge um die Geburt kann die Hebamme individuelle, bedürfnisorientierte Begleitung während Schwangerschaft, Geburt und Wochenbett geben und der Frau den Umgang mit ihren Ängsten erleichtern.

Kontraktionsphasen und -stärke

Der **Ablauf einer Kontraktion** am geburtsbereiten Uterus zeigt eine typische Charakteristik, geprägt durch den *dreifach absteigenden Gradienten*:

- die Kontraktion beginnt im Fundus (meist vom linken Tubenwinkel)
- die Kontraktion dauert im Fundusbereich am längsten
- die Kontraktionskraft nimmt vom Fundus zur Zervix ab.

Dieses Phänomen ist mit dem Vorkommen der meisten und kleinsten Myometriumzellen an den Tubenecken erklärbar. Die damit gegebene, relativ große Oberfläche kann viel Oxytocin aufnehmen.

Durch die *fundale Dominanz* der Kontraktion entsteht ein Entleerungsreflex: Kräftige Kontraktionen im Fundus werden zur Zervix hin schwächer, dadurch öffnet sich der Muttermund.

Das **funktionelle Verhalten des Uterus** während der Kontraktionen wird einerseits durch *fundale Dominanz* bestimmt, andererseits durch *Befestigung des Uterus* im kleinen Becken (s. S. 70). Während der Geburt besteht eine funktionale Zweiteilung des Uterus in aktiven oberen und passiven unteren Teil (Abb. 5.1-4). Funktional geteilt werden beide Teile durch einen *Grenz- oder Kontraktionsring*, dessen Position sich mit zunehmender Eröffnung des Muttermundes nach oben verlagert. Ist der Kontraktionsring von außen auf dem Bauch der Frau tastbar, bzw. sichtbar, wird er **Bandl-Furche** genannt. 4 Bewegungen laufen während einer Kontraktion in folgender Reihenfolge ab:

- **Kontraktion:** Konzentrisches (um gemeinsamen Mittelpunkt) Zusammenziehen der Korpusmuskulatur.
- **Retraktion:** Die Uteruswand zieht sich über den vorangehenden kindlichen Teil (VT) in Richtung Fundus zurück. Kontraktion und Retraktion (Abb. 5.1-1) führen zu einer Verkleinerung des Uterusinnenraumes, während die Wandstärke zunimmt. Dies bewirkt zwangsläufig eine Verminderung der uterinen Durchblutung und erklärt die im Verlauf der Eröffnungsperiode steigende hypoxische Gefährdung des Kindes.
- **Distraktion:** Die Folge der Retraktion ist ein passives Erweitern des unteren Uterinsegmentes und der Zervix. Dies wird ermöglicht durch die Verankerung des Uterus im kleinen Becken. Das Gewebe wird über den nach unten drängenden VT nach oben zurückgezogen. Das Reservegewebe stammt dabei aus der Portio.
- **Dilatation:** Die passive Dehnung oder Öffnung der Zervix bzw. des Muttermundes als Folge von Kontraktion, Retraktion und Distraktion.

Diese 4 Aktivitäten bewirken eine intrauterine Druckerhöhung von 20 bis 100 mmHg (je nach Kontraktionsform). Der Fet weicht in Richtung des geringsten Widerstandes zur Zervix hin aus, wobei die Druckdifferenz zwischen innen und außen auf den VT einen stetigen, leichten Sog ausübt. Ist die Fruchtblase nicht mehr erhalten, kann mit dem den Kopf umschnürenden Muttermundsaum das *Caput succedaneum* (Kopfgeschwulst, s. S. 426) entstehen.

Vergleichbar ist das gesamte Geschehen mit dem *Anziehen eines Rollkragenpullovers*.

Die **Phasen einer Kontraktion** sind in Abb. 5.1-5 dargestellt.
- Die *Akme* (Spitze) ist die Phase der größten Kraftentwicklung, aber auch Höhepunkt des Schmerzes.
- Auch in der *Entspannungsphase* behält der Uterus eine leicht erhöhte Grundspannung bei, den *Ruhe- oder Basaltonus* (in Schwangerschaft ca. 6–8 mmHg, während Geburt ca. 12–15 mmHg). Jede Kontraktion richtet den Uterus etwas auf und bringt das Kind in die Führungslinie des Geburtsweges.

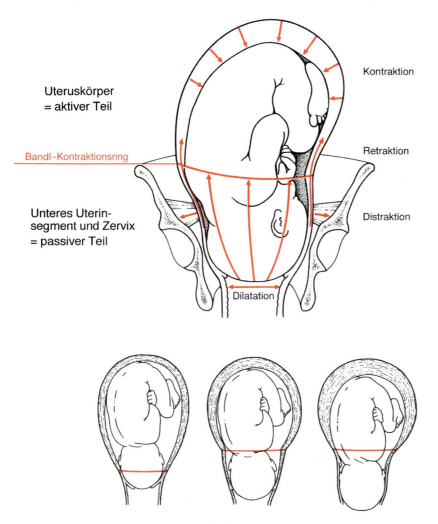

Abb. 5.1-4: Funktionelle Zweiteilung des Uterus während des Geburtsprozesses in oberen aktiven und unteren passiven Abschnitt. Grenze ist der Bandl-Kontraktionsring (rot). Seine Position steigt bei zunehmender Dehnung des weichen Geburtsweges nach oben. Tritt der Kopf bei vollständig eröffnetem MM tiefer, steigt der Ring nicht mehr höher

Ein *physiologisches Verhältnis* von Uteruskontraktionen und Pausen während der Geburt liegt vor, wenn auf eine Einheit Arbeit 2 Einheiten Ruhe folgen (Abb. 5.1-5b).

Die **Kontraktionsdauer, -frequenz und -pause** werden mit der Uhr oder mittels externer Kardiotokographie festgestellt.

Die **Kontraktionsstärke** wird von der Hebamme durch sanftes Auflegen einer Hand auf den Bauch im Fundusbereich getastet. Sie ist nur durch eine intrauterine Ableitung absolut meßbar (s. S. 483).

Angabe der Wehenfrequenz

Die Kontraktionsfrequenz kann in unterschiedlicher Art angegeben werden.

1. Angabe der **Wehenanzahl** innerhalb eines bestimmten Zeitraumes, z. B.: *6 Wehen in ½ Stunde*.

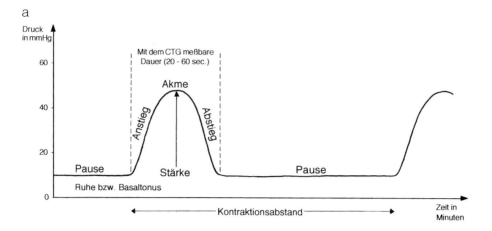

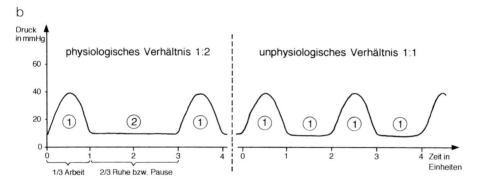

Abb. 5.1-5: a. Aufbau einer Kontraktion in ihrer Phase von Pause zu Pause, **b.** Verhältnis von Uteruskontraktionsarbeit und -entspannung. Ein physiologisches Verhältnis liegt vor, wenn auf 1 Einheit Arbeit 2 Einheiten Ruhe folgen

Dies ist die in Lehrbüchern gebräuchlichste Angabenart.

2. Angabe der **Wehenabstände**, also der Zeiträume von Wehenbeginn zu Wehenbeginn, z. B.: *Wehen alle 5 min.*
Auf dem CTG werden die Wehenabstände bestimmt, indem die Minuten zwischen den Wehenhöhepunkten (Akmen) gezählt werden. Diese Methode ist einfacher und genauer als die Bestimmung der Wehenabstände von Wehenbeginn zu Wehenbeginn und führt zum selben Ergebnis. Die Wehenfrequenzangabe von Akme zu Akme ist auch im englischen Sprachraum üblich (peak to peak).

3. Angabe der **Wehenpause**, also der wehenfreien Zeit, z. B.: *Wehenpausen 4 min.*
Für diese Angabenart müssen die Minuten der Wehenpausen gezählt werden, dies ist schwierig, da die Wehendauer (Wehenanfang und -ende) auf einem externen CTG nur schwer zu definieren sind.

Leider wird die Angabe „Wehen alle 5 min" in der Praxis sowohl für den Kontraktionsabstand (Wehenbeginn zu Wehenbeginn bzw. Akme zu Akme), als auch für die Kontraktionspausen (Wehenende bis Wehenanfang) verwendet. Um Mißverständnissen vorzubeugen, sollte sich das geburtshilfliche Team einer Klinik auf eine Angabenart einigen.

In der Hebammenkunde wird die Kontraktionsfrequenz durch Wehenanzahl und Wehenabstand beschrieben.

Wehenarten

Die **Kontraktionsarten** werden nach ihrem zeitlichen Auftreten, bzw. nach der jeweiligen geburtshilflichen Situation benannt:

1. Schwangerschaftswehen

Schwangerschaftswehen sind in der Regel schmerzlose Kontraktionen, die im Laufe des 2. und 3. Trimenon feststellbar sind und keine Öffnungswirkung am Muttermund zeigen. Bei häufigerem Auftreten muß überprüft werden, ob die Kontraktionen portiowirksam sind und gehemmt werden müssen.

Frequenz: zunehmend, 4–10 pro Tag.
Druck: bis max. 20 mmHg.
Dauer: bis 30 Sekunden.
Aufgaben: Förderung der Uterusdurchblutung, Anregung des Myometriumwachstums.
Formen: Alvarez-Wellen als lokal begrenzte und Braxton-Hicks-Kontraktionen als ausgedehnt über den Uterus ablaufende Kontraktionen mit nachfolgender Pause. Braxton-Hicks-Kontraktionen sind Zeichen zunehmender Koordinierung (Abb. 5.1-6).

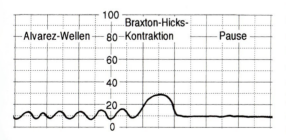

Abb. 5.1-6: Alvarez-Wellen sind lokal begrenzte, Braxton-Hicks-Kontraktionen ausgedehnte, über den Uterus ablaufende Kontraktionen

2. Vor- oder Senkwehen

Vor- oder Senkwehen sind Kontraktionen, die etwa 3–4 Wochen vor der Geburt auftreten und von den meisten Frauen (z. T. schmerzhaft) verspürt werden.

Frequenz: etwa 1–2 pro Stunde, zunehmende Koordination erkennbar.
Druck: bis ca. 30 mmHg.
Dauer: 30–40 Sekunden.
Aufgaben: Bei Erstgebärenden Tiefertreten des VT („Einstellen" des Kopfes) in den Beckeneingang, dadurch Absinken des Uterusfundus. Bei Mehrgebärenden Erweichung und leichte Verkürzung der Zervix.

3. Eröffnungswehen

Eröffnungswehen sind Kontraktionen, die zervixwirksam sind. Vom Beginn bis zur vollständigen Eröffnung des Muttermundes werden sie zunehmend schmerzhafter verspürt.

Frequenz: Anfangs noch etwas unregelmäßig mit 2–3 pro halbe Stunde, bzw. alle 10–15 min, dann zunehmend rhythmisch mit 3–9 pro halbe Stunde, bzw. alle 3–5 min. Diese Regelmäßigkeit kann durch mehrere physiologisch bedingte Latenzphasen (Pausen) am Anfang, in der Mitte und am Ende dieser Periode unterbrochen werden.
Druck: bis ca. 60 mmHg.
Dauer: 30–60 Sekunden.
Aufgaben: Eröffnen des Muttermundes bis auf ca. 10 cm und Tiefertreten des VT durch fundale Dominanz.

4. Austreibungs- und Preßwehen

Austreibungs- und Preßwehen sind schmerzhafte Kontraktionen nach vollständiger Eröffnung des Muttermundes, die zur Geburt des Kindes führen. Die Schmerzen dieser Kontraktionen sind meist besser zu verarbeiten als die der Eröffnungsperiode, weil die Frau beim Durchtritt des Kindes die uterinen Kräfte aktiv mit ihren Bauchmuskeln unterstützen kann (*mitdrücken, mitschieben*).

Frequenz: ca. 3–5 pro 10 min, meist regelmäßig. Oft tritt kurz vor Geburt des Kindes eine Latenzphase auf. Diese ist physiologisch, kann in Ruhe abgewartet werden und sollte nicht durch forcierte Oxytocingaben oder zu frühe Aufforderungen zum Mitdrücken abgebrochen werden. Frau und Kind benötigen die längeren Pausen zum Kräftesammeln. Selbst wenn kurz vor dieser Latenzphase eine Abweichung von

der Norm bei der kindlichen Herzfrequenz vorlag, erholt sich diese in der Regel wieder.
Druck: bis um 100 mmHg, mit mütterlicher Aktivität bis zu 200 mmHg, wobei sich der Basaltonus bis auf ca. 16 mmHg erhöhen kann.
Dauer: 40–80 Sekunden.
Aufgaben: Die Kontraktionen befördern das Kind aus dem Dunkel des Mutterleibes an das Licht dieser Welt.

Zu beachten ist, daß bei einem Druckanstieg über 100 mmHg die Uterusdurchblutung und damit die Sauerstoffversorgung des Kindes unterbrochen ist!

5. Nachgeburtswehen

Nachgeburtswehen sind spürbare, mäßig schmerzhafte Kontraktionen nach der Geburt des Kindes bis zur Plazentageburt.

Frequenz: ca. 2–4 pro 10 min.
Dauer: ca. 40 Sekunden.
Aufgaben: Die Kontraktionen führen zu einer Verkleinerung der Plazentahaftfläche, damit zur Lösung und Geburt von Plazenta und Eihäuten.

6. Nachwehen

Nachwehen sind Kontraktionen nach der Plazentageburt. Spürbar sind sie ca. 2–4 Tage nach der Geburt. Erstgebärende empfinden sie wenig bis nicht schmerzhaft. Nach der zweiten Geburt sind sie meist schmerzhafter, da der Uterustonus nach mehreren Geburten nachläßt, werden zur Rückbildung mehr Kontraktionen benötigt.

Frequenz: unregelmäßig, während oder nach dem Stillen zunehmend wegen natürlicher Oxytocinausschüttung.
Dauer: ca. 30–40 Sekunden.
Aufgaben: Verschließen der Gefäße und damit Blutstillung, Verminderung der Uterusdurchblutung zur Rückbildungsförderung.

Drei **physiologische Kontraktionstypen** lassen sich im Verlauf der Geburt beobachten (Abb. 5.1-7), die z. T. prognostische Überlegungen erlauben:

Typ I zeigt langsamen Druckanstieg vor und raschen -abfall nach der Akme (Höhepunkt). Dieser Typ findet sich etwa zu 80% in der frühen Eröff-

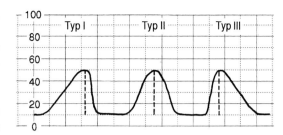

Abb. 5.1-7: Kontraktionstypen nach Baumgarten. **Typ I:** nach langsamem Druckanstieg erfolgt schneller -abfall, **Typ II:** Druckanstieg und -abfall verlaufen spiegelbildlich, **Typ III:** nach schnellem Druckanstieg folgt langsamer Druckabfall

nungsperiode und nimmt bis zur Austreibungsperiode auf ca. 10% ab.

Typ II zeigt gleichmäßigen Druckanstieg wie -abfall. In weniger als 30% aller Geburten, am häufigsten in der Mitte der Eröffnungsperiode zu beobachten.

Typ III zeigt den spiegelbildlichen Verlauf von Typ I. Dem schnellen Druckanstieg folgt langsamer -abfall; findet sich zu ca. 20% in der frühen Eröffnungsperiode, nimmt auf über 90% in der Austreibungsperiode zu. In der Praxis kann beim Auftreten des Typ III rasche Muttermundseröffnung und guter Geburtsfortschritt beobachtet werden.

Die Uterusmotilität kann auf 3 Arten stimuliert, koordiniert oder gehemmt werden:

- **Physikalische Beeinflussung** durch Wärmeanwendungen (Wickel, Bad), Bewegung (Spazieren, verschiedene Positionen) oder Ruhe, Zufuhr von Flüssigkeit (inkl. Elektrolyte, Glukose), mamilläre Stimulation (Oxytocinausschüttung), Massage, Atemtechniken, Fruchtblase eröffnen etc.

- **Seelisch-geistige Beeinflussung** durch persönliche Vertrauensbasis und angenehme Atmosphäre (Musik, Duftöle) unter Wahrung der Intimsphäre, durch Geburtsvorbereitung, individuelle, bedürfnisorientierte Begleitung und Betreuung sowie Beachten soziokultureller Faktoren.

- **Medikamentöse Beeinflussung** durch Oxytocin- und Prostaglandinpräparate zur Stimulation oder Betamimetika zur Hemmung. Zur Koordination können anregende und hemmende Mittel kombiniert werden.

5.1.2 Das Kind unter der Geburt: Lage – Poleinstellung – Stellung – Haltung – Einstellung

Das normalentwickelte, reife Kind ist 49–52 cm lang und wiegt 3000–3500 g. Unter Einfluß der Kontraktionen tritt das Kind mit dem mütterlichen Geburtsweg in mechanische Beziehung.

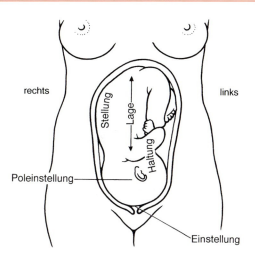

Abb. 5.1-8: Fünf Grundbegriffe zur Bezeichnung von Lage, Stellung, Poleinstellung, Haltung und Einstellung des Kindes im Uterus

Geburtsmechanische Begriffe

Alle Anpassungsvorgänge werden als *Geburtsmechanismus* bezeichnet (s. S. 189 ff.). Zum Verstehen dieser Vorgänge sind 5 Begriffe zu definieren (Abb. 5.1-8):

- Die **Lage** bezeichnet die Beziehung der Längsachse des Kindes zur Längsachse der Mutter (Abb. 5.1-9). Etwa 99% aller Kinder liegen in Längslage, ca. 1% in Quer- oder Schräglage.
  Die *Diagnose* erfolgt von außen mit dem 2. Leopold-Handgriff.

- Die **Poleinstellung** bezeichnet die Art des vorangehenden kindlichen Teiles (VT). Als regelrecht gilt die Poleinstellung des Kopfes, in der Praxis bezeichnet als Schädellage (SL, ca. 94%), die Beckenendlage ist regelwidrig.
  Diagnostiziert wird von außen mit 3. und 4. Leopold-Handgriff und von innen durch Abtasten des VT mit dem Finger (harter Schädelknochen, Fontanellen, Nähte *oder* Füße, Anus, weiches Gesäß *oder* leeres Becken).

- Die **Stellung** bezeichnet die Beziehung des kindlichen Rückens (bei Querlage des kindlichen Kopfes) zur Seite der Mutter (Abb. 5.1-10):
  – *I. Stellung* = Rücken links (a = vorn, b = hinten);

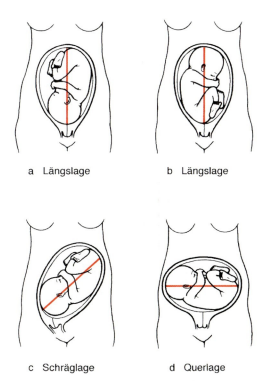

Abb. 5.1-9: Möglichkeiten der kindlichen **Lage und Poleinstellung** im Uterus. **a.** Längslage, Poleinstellung Kopf (Schädellage), **b.** Längslage, Poleinstellung Steiß (Beckenendlage), **c.** Schräglage, keine Poleinstellung, **d.** Querlage, keine Poleinstellung

– *II. Stellung* = Rücken rechts (a = vorn, b = hinten).

Die *Diagnose* erfolgt äußerlich mit dem 2. Leopold-Handgriff. Die innere Untersuchung kann Hinweise geben, da der Stand der kleinen Fontanelle der Stellung des Hinterhauptes und somit des kindlichen Rückens entspricht. Bei fortgeschrittener Geburt kann es jedoch zu einer Überdrehung des Kopfes kommen, dann trifft dies nicht zu!

• Die **Haltung** bezeichnet die Beziehung der kindlichen Teile zueinander. Bei SL ist das vorwiegend das Verhältnis des Kopfes zum Körper (Abb. 5.1-11), bei BEL und QL die Beziehung der Arme und Beine zum Körper. Bei Eintritt des

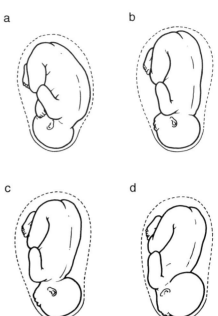

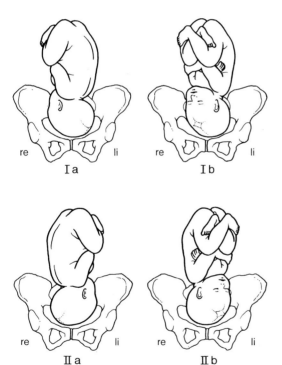

Abb. 5.1-11: Möglichkeiten der kindlichen Haltung im Uterus bei Schädellage (Poleinstellung Kopf als VT) **a. Hinterhauptshaltung** (gebeugt), **b. Vorderhauptshaltung** (leicht gestreckt), **c. Stirnhaltung** (gestreckt), **d. Gesichtshaltung** (stark gestreckt)

Kopfes in das Becken ist die indifferente Haltung (große und kleine Fontanelle stehen auf gleicher Höhe) regelrecht, dann beginnt sich der Kopf zu beugen (kleine Fontanelle führt).

Die *Diagnose* erfolgt durch innere Untersuchung, bei SL ist der Fontanellenstand ausschlaggebend (Haltungs- und Einstellungsanomalien s. S. 270 ff.).

• Die **Einstellung** bezeichnet die Beziehung des vorangehenden Teiles zum Geburtsweg (Abb. 5.1-12). Sie ist das Resultat aus Stellung und Haltung. Regelrecht ist die vordere *Hinterhauptseinstellung*, bei der das Hinterhaupt nach vorne, symphysenwärts in Führungslinie eingestellt ist. In der Praxis wird dies meist vordere Hinterhauptslage (voHHL) genannt.

Die *Diagnose* erfolgt durch innere Untersuchung. Bei SL muß der Verlauf der Pfeilnaht und der Stand der Fontanellen bestimmt werden. Bei BEL erfolgt die Orientierung am Verlauf der Analfalte und der Position des Steißbeins.

Abb. 5.1-10: Möglichkeiten der kindlichen Stellung im Uterus bei Schädellage (Poleinstellung Kopf als VT): **Ia-Stellung**: Rücken links, Tendenz nach vorn, **Ib-Stellung**: Rücken links, Tendenz nach hinten, **IIa-Stellung**: Rücken rechts, Tendenz nach vorn, **IIb-Stellung**: Rücken rechts, Tendenz nach hinten

5.1 Geburtsvorgang

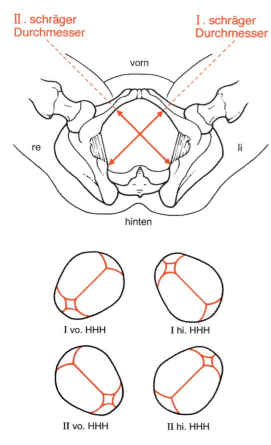

Abb. 5.1-12: **Einstellung** des Kopfes bei Schädellage: Der Pfeilnahtverlauf wird in Bezug zum Durchmesser (Dm) des Beckens angegeben. Bei Ansicht des mütterlichen Beckens von unten verläuft der I. schräge Dm von **links** vorne nach rechts hinten, der II. schräge Dm von **rechts** vorne nach links hinten, z. B.:
I. vordere HHH: Pfeilnaht im I. schrägen Dm,
I. hintere HHH: Pfeilnaht im II. schrägen Dm,
II. vordere HHH: Pfeilnaht im II. schrägen Dm,
II. hintere HHH: Pfeilnaht im I. schrägen Dm.
(Die Köpfe sind hier in ungebeugter Haltung dargestellt, damit zum besseren Verständnis beide Fontanellen und alle Nähte sichtbar sind.)

Kindlicher Kopf

Die **Nähte** stellen eine bindegewebige Verbindung der Schädelknochen dar (s. S. 397). Sie ermöglichen während der Geburt eine Konfiguration des Kopfes (Anpassung durch Übereinanderschieben der Schädelknochen, Abb. 5.1-13).

Fontanellen sind Knochenlücken am kindlichen Kopf, die durch das Zusammentreffen der Nähte entstehen.

Bei geburtshilflicher innerer Untersuchung dienen Nähte und Fontanellen dem tastenden Finger als Orientierung zur Bestimmung von Haltung, Einstellung und Konfigurierung des kindlichen Kopfes bei Schädellage (Abb. 5.1-14).

> Die **Größe** des kindlichen Kopfes im Verhältnis zum mütterlichen Becken ist ausschlaggebend für den Ablauf der Geburt.

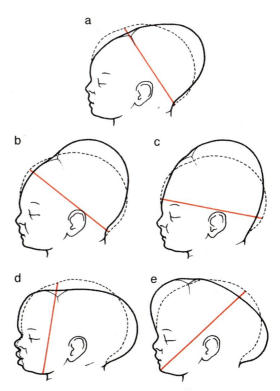

Abb. 5.1-13: Durch **Konfiguration** (durchgezogene Linie) wird die Kopfform (gestrichelte Linie) des Kindes dem Geburtsweg angepaßt, um den jeweiligen funktionellen Kopfumfang (rot) zu verringern, **a.** vordere Hinterhauptseinstellung, **b.** hintere Hinterhauptseinstellung, **c.** Vorderhauptseinstellung, **d.** Gesichtseinstellung, **e.** Stirneinstellung

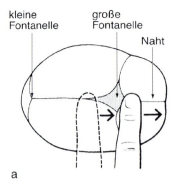

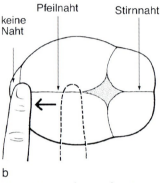

Abb. 5.1-14: a. Tasten der großen Fontanelle: Der Finger wird in Pfeilnahtrichtung weitergeführt und gelangt über die Fontanelle hinweg wieder an eine Naht, die Stirnnaht, **b.** Tasten der kleinen Fontanelle: Der Finger wird in Pfeilnahtrichtung weitergeführt und gelangt über die Fontanelle hinweg auf *keine* Naht (nach Pschyrembel)

Die geburtshilflich wichtigen Maße mit ihren durchschnittlichen Werten sind:

- **3 Kopfumfänge** (Abb. 5.1-15a).

  Circumferentia suboccipito-bregmatica = kleiner schräger Umfang. Verlauf vom Nacken über die Mitte der großen Fontanelle, ca. 33 cm.

  Circumferentia fronto-occipitalis = gerader Umfang (Hutmaß). Verlauf von der Glabella (unbehaarte Stelle zwischen den Augenbrauen) zum entferntesten Punkt des Hinterhauptes, ca. 35 cm.

  Circumferentia mento-occipitalis = großer schräger Umfang. Verlauf über die Kinnspitze zum entferntesten Punkt des Hinterhauptes, ca. 39 cm.

- **3 schräge Durchmesser** (entsprechend den Umfängen).

  Diameter suboccipito-bregmaticus = kleiner schräger Durchmesser, ca. 10 cm.

  Diameter fronto-occipitalis = gerader Durchmesser, ca. 12 cm.

  Diameter mento-occipitalis = großer schräger Durchmesser, ca. 14 cm.

- **2 Querdurchmesser** (Abb. 5.1-15b).

  Diameter biparietalis = Entfernung der beiden Scheitelbeinhöcker = großer querer Durchmesser, ca. 10 cm.

  Diameter bitemporalis = Entfernung der beiden Schläfenbeine = kleiner querer Durchmesser, ca. 9 cm.

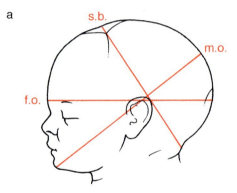

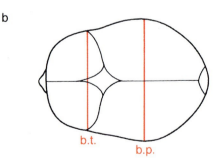

Abb. 5.1-15: a. Die 3 Umfänge (*Circumferentia*) und 3 schrägen Durchmesser (*Diameter*) des kindlichen Kopfes: s. b. = suboccipito-bregmatica, f. c. = fronto-occipitalis, m. o. = mento-occipitalis. **b. Die 2 Querdurchmesser** des kindlichen Kopfes: b. t. = Diameter bitemporalis, b. p. = Diameter biparietalis

- **Der Schultergürtel** hat einen Umfang von ca. 34–35 cm und ist meist gut konfigurierbar. Der quere Schulterdurchmesser beträgt ca. 12 cm.
- **Die Hüftbreite** mit einem Umfang von ca. 25 cm ist bei SL-Geburt ohne geburtsmechanische Bedeutung. Bei BEL wird durch sie der Geburtsverlauf bestimmt (s. S. 286).

Das Kind paßt sich dem Geburtsweg durch Haltungsänderung in **Richtung des Biegungsfazillimums** (leichteste Abbiegbarkeit) an. Der Kopf läßt sich aus einer indifferenten Haltung heraus leichter nach vorne (Beugung bei Hinterhaupteinstellung) als nach hinten (Streckung bei Gesichtseinstellung) oder nach seitwärts (bei Scheitelbeineinstellung) bewegen. Auch die genetisch bestimmte **Kopfform** hat auf den Geburtsmechanismus Einfluß.

Die Lendenwirbelsäule biegt sich besser zur Seite als nach vorne oder hinten.

5.1.3 Knöcherner Geburtsweg

Rosa Maria Schilling/Ulrike Harder

Der knöcherne Geburtsweg wird durch die inneren Knochenwände des **kleinen Beckens** bestimmt, die verschieden geformte, enge und weite Räume bilden. Das Kind versucht sich nach dem *Gesetz des geringsten Widerstandes* an diese Räume anzupassen.

Das **große Becken** hat für den Geburtsablauf keine Bedeutung.

Das knöcherne Becken besteht aus den
- *Ossa coxae*[1] (Hüftbeinen), dem
- *Os sacrum*[2] (Kreuzbein) und dem
- *Os coccygis*[3] (Steißbein).

Hüftbeine und Kreuzbein bilden zusammen den knöchernen Beckengürtel.

Der umschlossene Raum ist von Weichteilen ausgekleidet und kann mit einem Trichter verglichen werden: Oben das **große Becken** mit seinen ausladenden Darmbeinschaufeln, darunter das **kleine Becken** bestehend aus Sitzbein, Schambein und Kreuzbein.

Die *Grenze* zwischen kleinem und großen Becken wird dorsal (hinten) vom Oberrand des Kreuzbeins, seitlich von der *Linea terminalis*[4] (Bogenlinie) und ventral (vorne) vom Oberrand der *Symphysis pubica*[5] (Schambeinfuge, Symphyse) markiert (Abb. 5.1-16,17)

Beckenknochen

Das **Kreuzbein** bildet den nach hinten gewölbten Teil des knöchernen Beckens. Er ist starr, da in der Pubertät die 5 Kreuzbeinwirbel mit den Zwischenwirbelscheiben verwachsen. Die Seitenflächen des Kreuzbeins haben große ohrenförmige Gelenkflächen, denen das Hüftbein in der *Articulatio sacroiliaca*[6] (Kreuzbein-Darmbein- oder Iliosakral-Gelenk) angelagert ist. Der letzte Lendenwirbel über dem Kreuzbein wird durch den lastenden Druck von Rumpf und Oberkörper stärker nach innen gedrängt. Die Zwischenwirbelscheibe (Bandscheibe) zwischen letztem Lendenwirbel und Kreuzbein ragt darum auffällig in den Beckenraum vor und wird *Promontorium*[7] genannt.

Das **Steißbein** besteht beim Erwachsenen aus 4–5 miteinander verwachsenen Steißbeinwirbeln. Der letzte Kreuz- und der erste Steißbeinwirbel sind durch eine faserknorpelige Zwischenwirbelscheibe verbunden, die eine begrenzte Beweglichkeit zwischen beiden Knochen ermöglicht.

Jedes **Hüftbein** setzt sich aus dem *Os ilium*[8] (Darmbein), *Os ischii*[9] (Sitzbein) und dem *Os*

---

[1] os (lat.): Knochen, coxa (lat.): Hüfte.
[2] sacrum (lat.): heilig.
[3] kokkyx (gr.): Kuckuck.
[4] terminus (lat.): Grenze.
[5] symphyestai (gr.): zusammenwachsen.
[6] articulus (lat.): Gelenk, Knoten.
[7] promontorium (lat.): Vorgebirge, Vorsprung.
[8] ile, iles (lat.): Gedärme.
[9] ischiadicus (lat.): zum Sitzbein gehörend.

180 5. Geburt

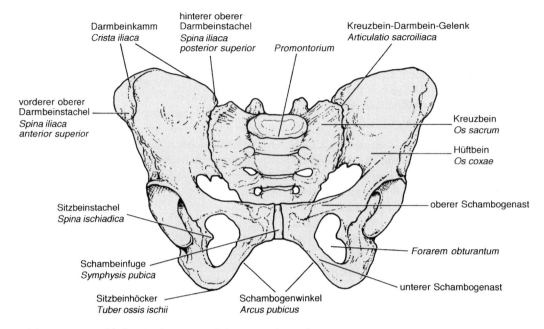

Abb. 5.1-16: Weibliches Becken ventral (von vorne) gesehen

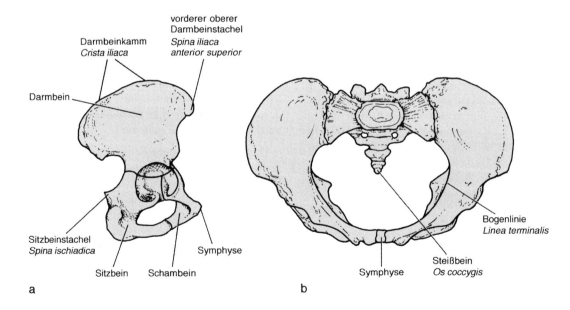

Abb. 5.1-17: a. Hüftbein von außen gesehen,
b. weibliches Becken ventrokranial (von vorne-oben) gesehen

pubis[10] (Schambein) zusammen. Diese 3 Teilknochen sind beim Kind durch Knorpelfugen miteinander verbunden, die sich in der Hüftgelenkspfanne vereinigen. Beim Erwachsenen sind sie fest verwachsen (Abb. 5.1-17a).

Die **Darmbeine** sind durch die nach beiden Seiten weit ausladenden Darmbeinschaufeln gekennzeichnet. Der obere Rand des Darmbeins ist die *Crista iliaca*[11] (Darmbeinkamm). Sie verläuft von der *Spina iliaca anterior superior* (vorderer oberer Darmbeinstachel) zur *Spina iliaca posterior superior* (hinterer oberer Darmbeinstachel) (Abb. 5.1-16). Letztere bilden von außen sichtbare Grübchen, die die seitlichen Punkte der Michaelis-Raute darstellen (s. S. 108).

Die **Sitzbeine** schließen nach kaudal (unten) an, von ihren Innenseiten ragen die *Spinae ischiadicae*[12] (Sitzbeinstachel) als nach innen gerichtete Knochenvorsprünge in die Beckenhöhle. Eine gedachte Verbindungslinie zwischen diesen Stacheln markiert die geburtshilflich bedeutende Interspinalebene. Das Sitzbein bildet mit dem *Tuber ossis ischii*[13] (Sitzbeinhöcker) den untersten Punkt des knöchernen Beckens.

Die **Schambeine** begrenzen das Becken nach vorne. Jedes Schambein teilt sich in 2 Äste auf, den breiteren *Ramus superior*[14] (oberer Schambeinast) und den abwärts ziehenden *Ramus inferior* (unterer Schambeinast). Beide unteren Schambeinäste bilden den recht- bzw. stumpfwinkligen *Arcus pubicus*[15] (Schambogenwinkel). Schambeinäste und Sitzbein umrahmen das *Foramen obturatum*[16] (von Bindegewebe verschlossene Öffnung), durch das Nerven und Gefäße verlaufen.

Die **Symphyse** ist die Verbindungsfuge zwischen rechtem und linkem Schambein. Die Berührungsflächen sind von einer dünnen Knorpelschicht überzogen, zwischen der sich der *Discus interpubicus*[17] befindet. Diese faserknorpelige Scheibe ist ventral etwa 1,5 cm breit und wird nach dorsal schmaler, in ihrem Inneren befindet sich oft ein dünner Spalt. Oben und unten wird die Symphyse durch Bänder verstärkt, ihre Belastung erfolgt im Stehen durch Zug, in Rückenlage durch Druck und beim Gehen durch Abscherung.

Die **Knorpelverbindungen** in Symphyse und Iliosakralgelenken geben dem knöchernen Becken nur wenig Beweglichkeit. Erst hormonale Veränderungen in der Schwangerschaft lockern die Knorpel auf, so daß zur Geburt eine geringfügige Dehnung des Beckengürtels möglich wird (ca. 1 cm).

Beckenräume

Die anatomische Beckendiagnostik hat auch heute noch ihren festen Platz in der Geburtshilfe. Die Hebamme kann durch Beurteilung der **Michaelis-Raute** und durch **äußere Beckenmessung** mit dem Beckenzirkel die Weite des knöchernen Geburtsweges diagnostizieren (s. S. 108).

Der knöcherne Geburtsweg läßt 3 ineinander übergehende Räume erkennen, welche unterschiedlichen Einfluß auf die Geburtsmechanik haben (Abb. 5.1-18).

• **Der Beckeneingangsraum** ist queroval. Seine obere Ebene wird hinten vom Promontorium, vorne vom oberen Symphysenrand begrenzt. Seine untere Ebene liegt parallel darunter, in Höhe der Linea terminalis.

Das wichtigste Maß des Beckeneingangsraumes ist die **Conjugata vera obstetrica**[18], der „wahre geburtshilfliche" Durchmesser des Beckeneingangs (Abb. 5.1-19).

Dieser geburtsmechanisch bedeutsamste, kleinste Durchmesser (Dm) des Beckeneingangs

---

[10] pubes (lat.): Scham.
[11] crista (lat.): Leiste, Kamm.
[12] spina (lat.): Dorn, Stachel.
[13] tuber (lat.): Höcker, knöcherner Vorsprung.
[14] ramus (lat.): Ast.
[15] arcus (lat.): Bogen.
[16] foramen (lat.): Loch, obturare (lat.): verstopfen.

[17] discus (lat.): Scheibe.
[18] conjugare (lat.): zusammenpaaren; verus (lat.): wahr, echt; obstetrix (lat.): Hebamme.

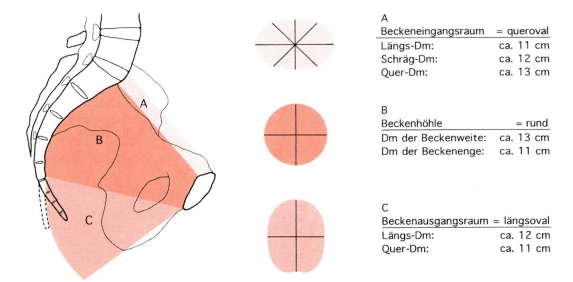

Abb. 5.1-18: **Beckenräume** mit ihren geburtshilflich relevanten Durchmessern (Dm). Der BA-Raum beginnt in dieser Abb. am Übergang vom Kreuzbein zum Steißbein (nach Pschyrembel). Bei einigen Autoren (z. B. Martius) wird der BA-Raum erst ab der Steißbeinspitze definiert, die Beckenhöhle ist dann größer

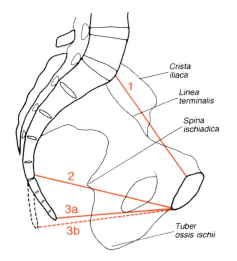

1 Conjugata vera obstetrica: Mit ca. 11 cm der kleinste Dm des Beckeneingangs, verläuft vom Promontorium bis zum weitest hervorragenden Punkt der Symphyseninnenseite.

2 Beckenenge: Hat einen Dm von ca. 11 cm, verläuft zwischen dem Übergang vom Kreuz- zum Steißbein und der Symphysenunterkante.

3 Längs-Dm des knöchernen BA: Verläuft von der Steißbeinspitze zum Symphysenunterrand.

3a Bei Normalstellung des Steißbeins ca. 9 -10 cm.

3b Durch nach hinten gedrücktes Steißbein bei Geburt des Kopfes auf ca. 11-12 cm vergrößert.

Abb. 5.1-19: Geburtshilflich relevante **Längsdurchmesser des Beckens**

kann durch Beckenzirkelmessung der *Conjugata externa*, durch Austastung des Beckens oder sonographisch bzw. röntgenologisch bestimmt werden.

• Die **Beckenhöhle** ist der größte Raum des knöchernen Geburtskanals. Sie wird in Beckenweite und Beckenenge unterteilt (Abb. 5.1-20), beide Anteile sind annähernd rund.

5.1 Geburtsvorgang

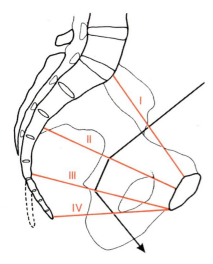

Abb. 5.1-20: **Klassische Beckenebenen**
(I) Beckeneingang, (II) Beckenweite, (III) Beckenenge, (IV) Beckenausgang.
Die Verbindungslinie aller Ebenen-Mittelpunkte ergibt die *Beckenführungslinie*.

Die *Beckenweite* wird durch die Wölbung des Kreuzbeins bestimmt, die *Beckenenge* durch den Übergang vom Kreuz- zum Steißbein und die in sie hineinragenden *Spinae ischiadicae* (Abb. 5.1-19).

- Der **Beckenausgangsraum** ist längsoval, er wird dorsal durch das Steißbein und ventral durch den unteren Symphysenrand begrenzt. Der gerade Dm des Beckenausgangsraumes verläuft vom unteren Symphysenrand bis zur Steißbeinspitze. Er kann sich bei Geburt um etwa 2 cm vergrößern, wenn das Steißbein durch den kindlichen Kopf nach hinten gedrückt wird.

Beckenebenen

Das knöcherne Becken wird in Ebenen unterteilt, damit Hebamme und Arzt während der Geburt verständliche Aussagen zum Höhenstand des vorangehenden Kindsteils machen können. Es gibt 3 verschiedene Arten der Beckeneinteilung:

- **klassische Beckenebenen** (Abb. 5.1-20),
- **Parallelebenen nach Hodge** (Abb. 5.1-21),
- **Höhenstand nach de Lee** (Abb. 5.1-25).

Außer Form und Weite der Beckenräume sind auch Richtungsänderungen des Geburtsweges für die Geburtsmechanik bedeutsam. Die Richtungsänderungen werden durch die **Beckenführungslinie** (= geburtshilfliche Führungslinie) beschrieben. Definiert ist die Führungslinie als Verbindungslinie aller Mittelpunkte der klassischen Beckenebenen (Abb. 5.1-20). Der deutlich sichtbare Übergang zwischen flach und geknickt verlaufender Führungslinie in Höhe der Beckenenge wird auch als *Knie des Geburtskanals* bezeichnet.

Die Position des kindlichen Kopfes im knöchernen Becken wird auf 2 Arten angegeben:

1. Höhenstand des größten (funktionellen) kindlichen Kopfumfanges in den Beckenräumen Beckeneingang (BE), Beckenmitte (BM) und Beckenausgang (BA). Der funktionelle Kopfumfang wird durch die Scheitelbeinhöcker markiert, er liegt bei regelrechter Hinterhaupteinstellung etwa 2–4 cm (unterschiedl. Literaturangabe) höher im Geburtskanal als die Leitstelle.

Höhenstandsangaben bezogen auf die Beckenmitte sind problematisch: Die Definition der BM wird von Pschyrembel/Dudenhausen mit der der *Beckenweite* gleichgesetzt, andere Autoren vermeiden eine klare Definition (Martius) oder setzen die BM mit der *Interspinalebene* gleich (Schmidt-Matthiesen). Diese Diskrepanzen haben stetige Diskussionen zwischen Hebammen und Geburtshelfern der verschiedenen Lehrmeinungen zur Folge, besonders bei der Indikation zur vaginal-operativen Geburtsbeendigung. Auch in der **Rechtsprechung** zeigt sich dieses Problem, wenn Geburtsschädigungen nach vaginal-operativer Entbindung zur Verhandlung stehen und der Höhenstand des kindlichen Kopfes nicht eindeutig dokumentiert wurde.

2. Höhenstand der Leitstelle des Kopfes bezogen auf die Parallelebenen (nach Hodge[19]**) oder auf die Interspinallinie (nach de Lee**[20]**).** Als Leit-

---

[19] Hodge: Gynäkologe, Philadelphia 1796–1873.
[20] de Lee: Gynäkologe, Chicago 1869–1942.

stelle wird der am tiefsten zu tastende Kindsteil in Führungslinie definiert.

Zur Vermeidung der o. g. Unstimmigkeiten empfiehlt es sich, immer den Höhenstand der knöchernde Leitstelle zu dokumentieren.

- **Parallelebenen nach Hodge:** Ausgehend von leicht auffindbaren Knochenpunkten wird hier das kleine Becken in 4 parallel liegende Ebenen unterteilt. Die Ebenen liegen jeweils 3,5−4 cm voneinander entfernt (Abb. 5.1-21).
- **Höhenstandsangabe nach de Lee:** Die empfehlenswerte und international übliche Art der Höhenstandsangabe, bei der sich der Untersuchende stets an real zu tastenden Punkten (knöcherne Leitstelle und Spinae ischiadicae) orientieren kann. Der Höhenstand der Leitstelle wird in cm oberhalb bzw. unterhalb der Interspinallinie angegeben (s. vaginale Untersuchung S. 186).

5.1.4 Weicher Geburtsweg

Christl Rosenberger

Der weiche Geburtsweg liegt z. T. innerhalb des kleinen Beckens. Die Grenze zwischen dem sich kontrahierenden Uteruskörper und dem sich dehnenden weichen Geburtsweg wird als *Bandl-Kontraktionsring* bezeichnet (s. S. 171).

Der **innere weiche Geburtsweg** besteht aus unterem Uterinsegment (isthmischer Abschnitt des Uteruskorpus), Zervix, Vagina und Vulva (Abb. 5.1-22).

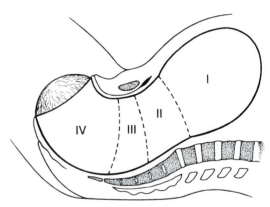

Abb. 5.1.22: Völlig gedehnter weicher Geburtsweg am Ende der Austreibungsperiode in Seitenansicht, I: kontraktiler Teil des Uterus (Corpus), II: unteres Uterinsegment (Isthmus), III: Zervix, IV: gedehnte und vorgeschobene Beckenbodenmuskulatur, Vagina und Vulva

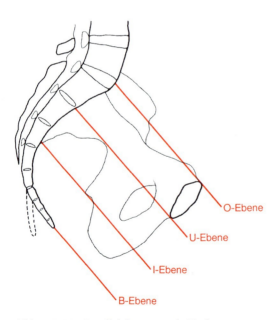

Abb. 5.1-21: **Parallelebenen nach Hodge**
O-Ebene: Obere Schoßfugenrandebene (Symphysenoberrand zum Promotorium)
U-Ebene: Untere Schoßfugenrandebene (Parallelebene durch den Symphysenunterrand)
I-Ebene: Interspinalebene (Parallelebene durch die Spinae ischiadicae)
B-Ebene: Beckenausgangsebene (Parallelebene durch das nicht abgebogene Steißbein)

Der **äußere weiche Geburtsweg** wird von der dreischichtigen Beckenbodenmuskulatur gebildet (s. S. 65). Beim Passieren des Kindes wird innerer und äußerer weicher Geburtsweg maximal gedehnt und vor die Beckenausgangsebene geschoben. Die Führungslinie verläuft in engem Bogen um die Symphyse herum. Die stärker gebogene Vorderwand des weichen Geburtsweges kann sich von 3 auf 5 cm, die Hinterwand von 4 auf 15 cm verlängern. Bei intrauteriner Gefährdung des Kindes kann dieser Teil des Geburtsweges durch Episiotomie verkürzt werden.

5.1.5 Vaginale und rektale Untersuchung

Kombiniert mit der äußeren ermöglicht die innere Untersuchung eine verfeinerte geburtshilfliche Diagnostik. Abb. 5.1-23 zeigt die dafür nötigen geburtshilflichen Richtungsbezeichnungen.

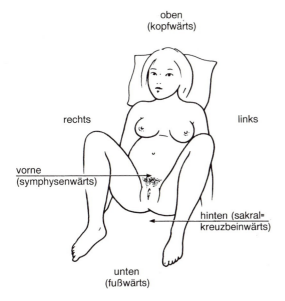

Abb. 5.1-23: Geburtshilfliche Richtungsbezeichnungen

- **Rektale Untersuchung.** Die Frau liegt in Rücken- oder Seitenlage, ihr Gesäß ist etwas erhöht, ihre Beine sind leicht gebeugt und abgespreizt. Die Hebamme zieht über die untersuchende Hand einen Gummihandschuh und fettet den Zeigefinger mit Vaseline ein. Langsam und vorsichtig führt sie den Zeigefinger in den After der Frau ein, wobei diese leicht entgegendrückt (bewirkt Öffnen des Afters). Vorteilhaft bei rektaler Untersuchung sind der geringe Aufwand und die bessere Höhenstandsdiagnostik, schwieriger sind Aussagen über Muttermundsweite und VT. Placenta praevia, Vorliegen oder Vorfall der Nabelschnur sowie Fuß oder Arm sind nicht mit Sicherheit erkennbar, Weite und Dehnbarkeit der Vagina können nicht beurteilt werden. *Kontraindiziert* ist diese Methode bei Hämorrhoiden.

- **Vaginale Untersuchung.** Sie hat sich unter Beachtung aseptischer Vorsichtsmaßnahmen bewährt. Die Frau kann verschiedene Positionen einnehmen bzw. beibehalten, wie Seiten- oder Rückenlage, Hockstellung oder Stehen. Die Hebamme zieht an beide Hände sterile Handschuhe an und spreizt mit einer Hand die Labien. Von der untersuchenden Hand führt sie sanft 1 oder 2 Finger in die Scheide ein, ohne Labien oder Klitoris zu berühren. Zur Unterstützung kann ein steriles Gel als Gleitmittel verwendet werden. Ist die Fruchtblase offen, wird vorher die Vulva mit einer Desinfektionslösung gereinigt. **Der Zeitpunkt** für eine Untersuchung liegt in den Kontraktionspausen.

Sollte es zur Diagnosestellung nötig sein, während der Kontraktion weiterzuuntersuchen, so geschieht dies sehr vorsichtig und mit ruhig gehaltenem Finger, um nicht zusätzliche Schmerzen zu verursachen.

> Die Befunde werden in folgender Reihenfolge erhoben:
>
> **Aussagen zur Portio bzw. zum MM:**
> 1. Position,
> 2. Länge,
> 3. Konsistenz,
> 4. Weite.
>
> **Aussagen zum Kind:**
> 5. Art des VT,
> 6. Höhenstand des VT,
> 7. Haltung und Einstellung des VT.
>
> **Aussagen zum Geburtsweg:**
> 8. Fruchtblase bzw. Fruchtwasser,
> 9. Knöcherner und weicher Geburtsweg.

1. Position. Innerhalb der Führungslinie kann sie sakral, medio-sakral oder zentriert sein.

2. Länge. Die Portio verkürzt sich von 2 auf 0,5 cm, danach ist sie verstrichen.

3. Konsistenz (Beschaffenheit). Sie kann derb, mittelweich, weich sein. Nach Verstreichen der Portio, beziehen sich die Angaben auf den MM.

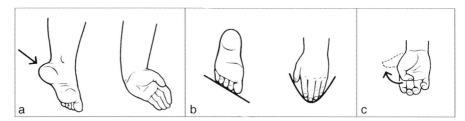

Abb. 5.1-24: Unterscheidung zwischen Hand und Fuß bei vaginaler Untersuchung, a. *Fersenzeichen:* Die Ferse ist als Spitze zu tasten, da der Übergang vom Fuß zum Unterschenkel winklig ist. Bei der Hand ist der Übergang zum Unterarm flach, b. *Zehenzeichen:* Zehen sind kürzer als Finger. Da Zehen etwa gleichlang sind, ist die Zehenlinie gerade, die Fingerlinie bogenförmig, c. *Daumenzeichen:* Der Daumen ist abspreizbar, die große Zehe nicht (aus Pschyrembel/Dudenhausen: Praktische Geburtshilfe)

Zusätzlich sind die Begriffe straff, dünn, dehnbar, ödematös gebräuchlich.

4. Weite. Sie wird in cm des erreichten Lumens (innerer Durchmesser) angegeben: z. B. Muttermund geschlossen, Fingerkuppe einlegbar (0,5 cm), Finger durchgängig (1–2 cm), 2–8 cm weit, bis auf Saum vollständig (9 cm), vollständig eröffnet (10 cm).

5. Art des VT. Was geht voran? Kopf, Gesäß, Fuß, Hand? Der Kopf ist an harten Schädelknochen, unterbrochen durch Nähte und Fontanellen, erkennbar. Das Gesäß ist klein, weich, rundlich. Den Unterschied zwischen Hand und Fuß zeigt Abb. 5.1-24).

6. Höhenstand des VT. Wo steht der VT mit seiner knöchernen Leitstelle (KLS) und seinem funktionalen Kopfumfang (FKU)? Die Angabe erfolgt in gedachter Zentimeterskala, ausgehend von der Interspinalebene als Nullinie (Abb. 5.1-25, 26).

Um von außen zu überprüfen, ob der VT den Beckenboden erreicht hat, stehen zwei Handgriffe zur Verfügung (Abb. 5.1-27).

7. Haltung und Einstellung des VT. Haltung wird durch Tasten des Fontanellenstandes, Einstellung durch Pfeilnahtverlauf diagnostiziert (s. Abb. 5.1-12). Beide verändern sich während des Geburtsverlaufes, da das Kind Dreh- und Beugebewegungen vollzieht, um den Geburtsweg zu passieren.

8. Fruchtblase bzw. -wasser. Die erhaltene Fruchtblase (FB) ist glatt, elastisch, weich tastbar. Sie kann sich als Vorblase vor den MM wölben. Mit Begriffen wie „FB erhalten, fraglich

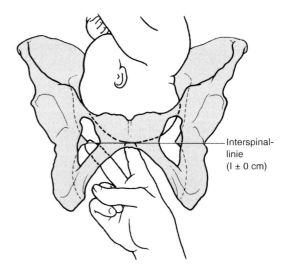

Abb. 5.1-25: **Höhenstand der Leitstelle nach de Lee:** Bei vaginaler Untersuchung werden die Sitzbeinstachel (Spinae ischiadicae) ertastet, um die Interspinallinie zu bestimmen. Dann wird die ebenfalls ertastete knöcherne Leitstelle dazu in Beziehung gebracht und der Höhenstand der Leitstelle in Zentimetern oberhalb bzw. unterhalb der Interspinallinie angegeben. In der Abbildung liegt der Zeigefinger auf der kindlichen Leitstelle, der Mittelfinger auf der Spina ischiadica. Befund: Leitstelle steht interspinal (I ± 0 cm)

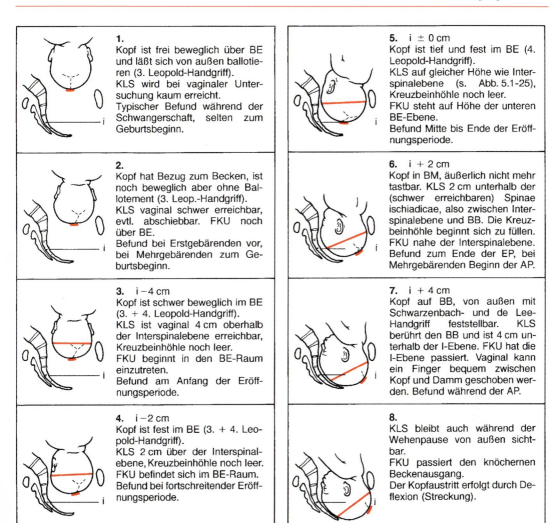

Abb. 5.1-26: Höhenstandsbeschreibung der kindlichen Leitstelle (KLS) und des funktionalen Kopfumfanges (FKU) bei innerer und äußerer Untersuchung (i = Interspinalebene)

tastbar, prall, offen" wird der Befund beschrieben. Ist die FB offen, müssen Farbe, Menge, Geruch des Fruchtwassers beurteilt werden.

9. Geburtsweg. Seine Weite kann durch Austasten des knöchernen Beckens abgeschätzt werden, ebenso die Dehnbarkeit von Beckenbodenmuskulatur, Bänder, Scheiden- und Dammgewebe (s. S. 106 ff.).

Die prognostische Beurteilung einer Geburtsbereitschaft erfolgt nach vaginaler Untersuchung mit dem „*Bishop-Score*" (Tab. 5.1-1). Es werden Punkte von 1–3 vergeben für den Zustand der Portio, die Muttermundsweite und den Höhenstand des VT. Eine Gesamtpunktzahl zwischen 10 und 15 deutet auf gute Oxytocinansprechbarkeit und Muttermunderöffnung hin.

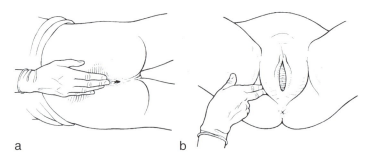

Abb. 5.1-27: Der Kopf steht auf BB, wenn er von außen zu tasten ist (harter, breiter Widerstand fühlbar), **a. Schwarzenbach-Handgriff:** Tasten zwischen Steißbeinspitze und After, **b. Handgriff nach de Lee:** neben einer großen Labie etwas in die Tiefe tasten (aus Pschyrembel/Dudenhausen: Praktische Geburtshilfe)

Tab. 5.1-1: Geburtshilflicher Prognoseindex nach Bishop (sog. erweiterter Bishop-Score)

Befunde	1	2	3
Stand der Portio	kreuzbeinwärts (sakral)	nahe der Führungslinie (mediosakral)	in Führungslinie (zentriert)
Länge der Portio	2 cm und mehr	1 cm	verstrichen
Konsistenz der Portio	derb	mittel	weich
Muttermundweite	geschlossen	1–2 cm	2–3 cm
Höhe des vorangehenden Teiles	über Beckeneingang	zwischen oberem und unterem Schoßfugenrand	unterer Schoßfugenrand und tiefer

Nachteil der summarischen Bewertung ist, daß einzelne, evtl. ungünstige Kriterien bei diesem biologischen Vorgang zu wenig Gewicht erhalten.

5.1.6 Blasensprung

Ulrike Harder

Der Begriff Blasensprung bezeichnet das spontane Zerreißen der Eihäute mit nachfolgend abfließendem Fruchtwasser. Je nach Amnion- und Chorionfestigkeit kommt es im Verlauf der Geburt zum spontanen Blasensprung, meist bei einer Muttermundsweite von 6–9 cm.

Bei Wehentätigkeit wird oft die Vorblase in den sich öffnenden Muttermund (MM) gedrückt. Dichtet der flektierte Kopf den MM gut ab, so wird der Wehendruck kaum vom hinter dem Kopf befindlichen Fruchtwasser zur Vorblase weitergeleitet, und diese kann lange erhalten bleiben (Abb. 5.1-28).

Das durch Ablaufen des Fruchtwassers (FW) verminderte Volumen im Uterus bewirkt meist innerhalb kurzer Zeit kräftigere und häufigere Wehen, die von der Gebärenden auch als schmerzhafter empfunden werden.

Eine *routinemäßig frühe Amniotomie* (Fruchtblasenöffnung) bei einer MM-Weite von 3–5 cm ist aus diesem Grund und wegen des erhöhten Infektionsrisikos nicht empfehlenswert, sie ist bei effektiver Wehentätigkeit unnötig. Dauert die Eröffnungsperiode sehr lange und hat die Frau nur schwache Wehen, kann durch Amniotomie die Geburt beschleunigt werden.

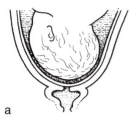 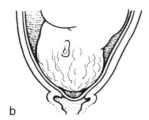 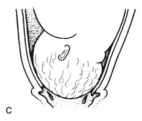

a   b   c

Abb. 5.1-28: **a.** Keine Wehen, Kopf drückt nicht gegen den Muttermund, **b.** Bei Wehentätigkeit wölbt sich die Vorblase in den leicht geöffneten Muttermund, der Kopf liegt tief und trennt Vorblase vom Nachwasser, **c.** Muttermund fast vollständig eröffnet, Vorblase gesprungen

Arten des Blasensprungs

- **Vorzeitiger Blasensprung:** Blasensprung vor Beginn zervixwirksamer Eröffnungswehen. Meist setzen danach, innerhalb von 24 Stunden, spontane Geburtswehen ein, es besteht jedoch die Gefahr einer *aufsteigenden Infektion* (s. S. 262).

- **Physiologischer Blasensprung:** Am häufigsten zu beobachtender Blasensprung während der Eröffnungsperiode (**frühzeitig**) oder bei vollständig eröffnetem Muttermund (**rechtzeitig**). Letzterer hat eine günstige, beschleunigende Wirkung auf die *Austreibungsphase*.

- **Verspäteter Blasensprung:** Blasensprung einige Zeit nach vollständiger Muttermunderöffnung. Oft wölbt nachfließendes FW die Vorblase weit vor den kindlichen Kopf in die Scheide. Dies kann bei der Gebärenden frühen Preßdrang auslösen, zur Erleichterung wird dann die *Fruchtblase* von der Hebamme *eröffnet* (z. B. mit Kocherklemme).

- **Hoher Blasensprung:** Abgang von FW nach Zerreißen der Eihäute oberhalb des Muttermundbereichs. Die Vorblase bleibt erhalten und ist evtl. mit dem Finger tastbar. Ein zusätzlicher Blasensprung der Vorblase im weiteren Geburtsverlauf wird *Doppelter Blasensprung* genannt.

- **Falscher Blasensprung:** Abgang von Flüssigkeit, die sich zwischen den Eihäuten befindet (nicht mehr als 1–3 Eßlöffel). Der *Test mit Lackmuspapier* kann positiv sein, wird aber bei späterer Wiederholung negativ.

- **Caput galeatum, „Glückshaube":** (caput = Kopf, galea = Haube). In seltenen Fällen zerreißen die Eihäute überhaupt nicht. Entweder sind sie sehr derb, oder es befindet sich ganz wenig bis kein FW in der Vorblase, so daß die Eihäute eng am kindlichen Kopf anliegen. Bei Geburt ist der Kopf von Eihaut überzogen, die zum Freimachen der Atemwege sofort vom Gesicht entfernt werden muß. Die Hebamme kann sie mit einer Klemme am Vorderhaupt einreißen und vom Gesicht abziehen oder mit ihrem Finger in den Mund eingehen und von hier aus die Eihaut entfernen.

5.1.7 Geburtsmechanik

In jeder Phase der Geburt stellt sich der kindliche Kopf so ein, wie er am günstigsten in die Form des Geburtskanals paßt (s. S. 182).

Durch kontinuierliches
- **Tiefertreten (Progression)** sowie regelrechte
- **Drehung (Rotation)** und
- **Beugung (Flexion)** erreicht der Kopf den Beckenausgang zuerst mit seinem nach vorn (symphysenwärts) gerichteten Hinterhaupt. Etwa 94% der Kinder werden so, mit *vorderer Hinterhauptshaltung* aus *Schädellage* geboren.

Üblicher- aber unkorrekterweise wird dies oft als Geburt aus *vorderer Hinterhauptslage (voHHL)* bezeichnet. Zum besseren Verständnis wird in diesem Lehrbuch konsequent die korrekte Bezeichnung *vordere Hinterhauptshaltung (voHHH)* benutzt.

Geburtsmechanik bei erster vorderer Hinterhauptshaltung

Abb. 5.1-29 zeigt ein Kind in erster Schädellage (Rücken links), welches aus I voHHH geboren wird. Die Beschreibung erfolgt analog der Bilder a–f.

a. Eintritt des Kopfes in den Beckeneingang. Der Kopf steht beweglich über BE, seine Haltung ist ungezwungen, weder gebeugt noch gestreckt, die Pfeilnaht verläuft quer oder leicht schräg. Diese Stellung nimmt das Kind bei Erstgebärenden in den letzten Schwangerschaftswochen, bei Mehrgebärenden mit Wehenbeginn ein.

Der Kopf tritt nun in den querovalen BE-Raum ein, wobei die quergestellte Pfeilnaht in der Mitte zwischen Symphyse und Promontorium verläuft. Dies wird *synklitische Einstellung* genannt (Synklitismus = gleiche Neigung), da Pfeilnaht und Führungslinie achsengleich verlaufen.

Nicht selten ist bei vaginaler Untersuchung ein leichtes Abweichen der Pfeilnaht nach *hinten* zum Kreuzbein (**Naegele-Obliquität**, Abb. 5.1-

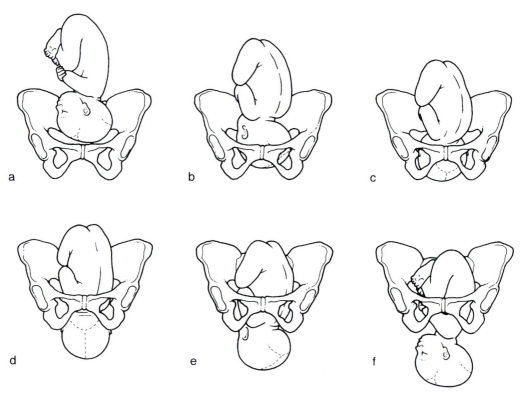

Abb. 5.1-29: **Geburt aus erster Schädellage** (Rücken links), das Kind wird mit erster vorderer Hinterhauptshaltung geboren, **a.** Eintritt des Kopfes in den Beckeneingang, **b.** Durchtritt des Kopfes durch die Beckenhöhle, **c.** Beginn des Kopfaustrittes aus der Vagina, **d.** vollendeter Kopfaustritt, **e.** Beginn der äußeren Kopfdrehung, **f.** vollendete äußere Kopfdrehung, Beginn der Schultergeburt

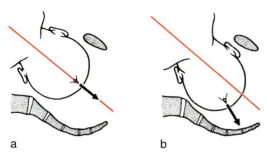

Abb. 5.1-30: Kopf in Beckeneingang, Führungslinie rot, **a.** *Synklitische Einstellung:* Pfeilnaht in Führung, **b.** *Physiologischer Asynklitismus* (Naegele-Obliquität): vorderes Scheitelbein in Führung

30) zu beobachten. Dieser physiologische Asynklitismus bringt das vordere Scheitelbein in Führung. Der Kopf weicht kreuzbeinwärts aus, da er so besser um die Symphyse herum tiefertreten kann.

Nur selten weicht die Pfeilnaht leicht nach *vorne* ab (**Litzmann-Obliquität**). Der verstärkte Asynklitismus wird auf S. 276 beschrieben.

b. Durchtritt des Kopfes durch die Beckenhöhle (Abb. 5.1-31,32). Der Kopf ist **tiefergetreten**, hat sich leicht gebeugt und gedreht und mit seinem größten Umfang die BE-Ebene verlassen. Er steht jetzt in der Mitte der Beckenhöhle, die Pfeilnaht verläuft im ersten schrägen Durchmesser. Durch **Beugung** paßt er sich der runden Beckenhöhle an, dabei wird das Kinn auf die Brust gepreßt, und das Hinterhaupt mit seinem runden Umfang kommt in Führung. Die längsovale Trichterform des Beckenbodens führt den Kopf in eine **Drehung**, die ihn in eine günstige Position zur Überwindung des längsovalen Beckenausgangs bringt. Die längsovale Öffnung von Beckenboden und Vulva kann nur vom entsprechend eingestellten Kopf passiert werden, dazu muß die Pfeilnaht gerade stehen

c. Austritt des Kopfes aus der Vagina (Beginn). Der Kopf steht jetzt gut flektiert (gebeugt) auf BB. Die Pfeilnaht verläuft im geraden Durchmesser, das Hinterhaupt führt mit seiner kleinen Fontanelle. Um aus der Vagina auszutreten, muß

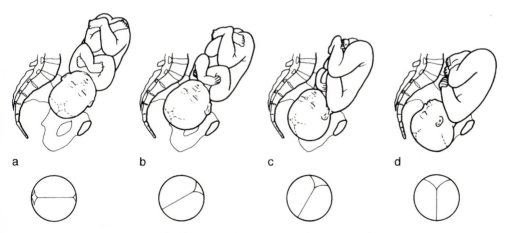

Abb. 5.1-31: Seitenansicht und Pfeilnahtverlauf bei I. vorderer Hinterhauptshaltung, **a.** Kopf schwer beweglich in BE, Leitstelle etwa 4 cm über der Interspinalebene (I-4). Pfeilnaht verläuft quer, bei entsprechend geöffnetem Muttermund sind große und kleine Fontanelle auf gleicher Höhe tastbar (Haltung indifferent), **b.** Kopf tief und fest in BE, Leitstelle ist bei I ± 0. Pfeilnaht verläuft leicht im ersten schrägen Durchmesser, kleine Fontanelle ist besser erreichbar als große Fontanelle (leichte Flexion), **c.** Kopf in BM, Leitstelle ist bei I + 2 cm. Pfeilnaht verläuft steil im ersten schrägen Durchmesser, kleine Fontanelle in Führung (Flexion), **d.** Kopf auf BB, Leitstelle ist bei I + 4 cm. Pfeilnaht verläuft gerade, der Kopf ist maximal flektiert

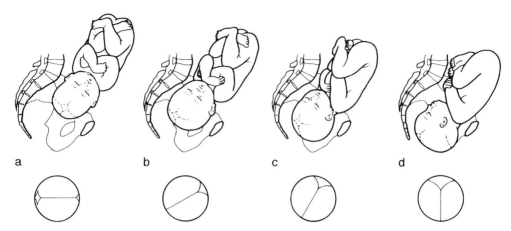

Abb. 5.1-32: Seitenansicht und Pfeilnahtverlauf bei II. vorderer Hinterhauptshaltung, a. Pfeilnaht quer, b. Pfeilnaht leicht im zweiten schrägen Durchmesser, c. Pfeilnaht steil im zweiten schrägen Durchmesser, d. Pfeilnaht gerade

der Kopf jetzt das „Knie des Geburtskanals" überwinden. Dies geht nur durch eine bogenförmige Bewegung um die Symphyse herum. Der maximal flektierte Kopf hebt sich hierzu an bzw. deflektiert sich. Die Austrittsbewegung ist eine reine *Deflexion* des Kopfes.

d. Austritt des Kopfes aus der Vagina (vollendet). Der Kopf ist geboren, unter Führung der kleinen Fontanelle hat sich der Bereich des Nackenhaaransatzes gegen den Unterrand der Symphyse gestemmt und eine Drehbewegung um diese herum ausgeführt (Nackenhaargrenze = *Stemmpunkt*). Nacheinander wurden Hinterhaupt, Vorderhaupt, Stirn, Gesicht und Kinn über den Damm geboren. Jetzt steht der Kopf gerade, das Gesicht zeigt nach hinten, die Schultern sind quer oder leicht schräg durch den BE-Raum getreten.

e. Äußere Drehung des Kopfes (Beginn). Während der letzten Phase des Kopfaustrittes haben sich die Schultern schräg bis fast gerade gedreht, um den Längsspalt des BA passieren zu können. Jetzt, beim letzten Teil dieser Schulterbewegung, wird der Kopf mitgenommen. Durch äußere Drehung zeigt das Gesicht des Kindes zum rechten Oberschenkel der Mutter. Die vordere (rechte) Schulter legt sich nun in den Schambogen, um sich unter der Symphyse herauszuschieben.

f. Schultergeburt. Die äußere Drehung des Kopfes ist vollendet. Zuerst wird die *vordere Schulter* sichtbar, dann kann auch die *hintere Schulter* über den Damm geboren werden. Der Körper des Kindes folgt nun leicht, meist von einem Schwall Fruchtwasser begleitet.

Die oben beschriebenen geburtsbedingten Änderungen der kindlichen *Haltung*, *Stellung* und des *Höhenstandes* bei erster vorderer Hinterhauptshaltung (Rücken links), sind leicht auf eine zweite vordere Hinterhauptshaltung (Rücken rechts) übertragbar.

Die Hebamme kann die Bewegung des Kindes während der Geburt **von außen** durch Anwendung der Leopold-Handgriffe (besonders dem 4. zur Höhenstandsdiagnose) und **von innen** durch vaginale Untersuchung verfolgen. Stellung, Haltung und Einstellung des Kindes können anhand des Pfeilnahtverlaufes und der Positionen von kleiner und großer Fontanelle bestimmt werden.

Verlauf der Pfeilnaht
Abb. 5.1-31 zeigt in seitlicher Ansicht den Ein- und Durchtritt des Kopfes bei *erster vorderer Hinterhauptshaltung* mit dazugehörigem Pfeilnahtverlauf.

Abb. 5.1-32 zeigt den gleichen Vorgang bei *zweiter vorderer Hinterhauptshaltung.*

Geburt des Kopfes

Ist der Kopf auf BB, füllt er die Beckenhöhle ganz aus und drückt gegen die Beckenbodenmuskulatur. Der zunehmende Druck des Kopfes schiebt die BB-Muskeln nach außen und zur Seite. Dadurch wird der Damm vorgewölbt, der Sphincter ani leicht geöffnet, und das Hinterhaupt erscheint während der Wehe im Scheideneingang (Abb. 5.1-33).

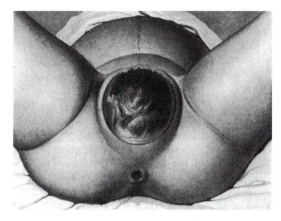

Abb. 5.1-34: Austreten des Kopfes, Beginn der Deflexion

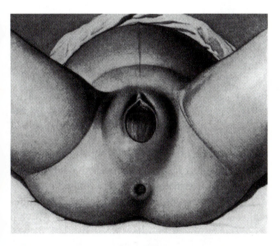

Abb. 5.1-33: Sichtbarwerden des Kopfes bei vorgewölbtem Beckenboden

Das **Sichtbarwerden des Kopfes** während einer Wehe wird in der Geburtshilfe auch *„Einschneiden des Kopfes"* oder *Kopf im BA* genannt. Durch weiteren Wehendruck tritt der Kopf noch tiefer, bis er auch außerhalb der Wehe in der Vulva stehenbleibt. Nun beginnt das eigentliche **Austreten des Kopfes** aus der Vulva, das auch *„Durchschneiden des Kopfes"* genannt wird (Abb. 5.1-34).

Da der Kopf die Vulva weder *ein- noch durchschneidet,* sondern diese oft unverletzt läßt, werden im Text nur die Bezeichnungen Sichtbarwerden und Austreten verwendet.

5.1.8 Dammschutz und Entwicklung des Kindes

Der Dammschutz wird beim Austreten des Kopfes begonnen und hat folgende Aufgaben:

- **Langsamer Kopfaustritt** im Verlauf mehrerer Wehen, damit das Dammgewebe Zeit hat, sich zu dehnen und um eine zu schnelle Dekompression des Kopfes (Gefahr intrakranialer Blutungen) zu vermeiden
- **Austritt des Kopfes mit seinem kleinsten Umfang,** bei vorderer Hinterhauptshaltung ist dies das *Planum suboccipito-bregmaticum*
- **Vermeidung einer Rißverletzung** an Damm, Scheide oder Labien.

Dies wird erreicht durch gutes Zusammenspiel der rechten und linken Hand. Steht die Hebamme an der rechten Seite der Frau, übernimmt ihre linke Hand die Hauptfunktion (Abb. 5.1-35).

Aufgaben der linken Hand (Kopfhand):
Sie liegt auf dem bereits geborenen Kopfteil und bremst durch Gegendruck den Kopfaustritt. Dabei wird mit den Fingern (nicht Fingerspitzen) das Vorderhaupt zurückgehalten bzw. mit der Handfläche

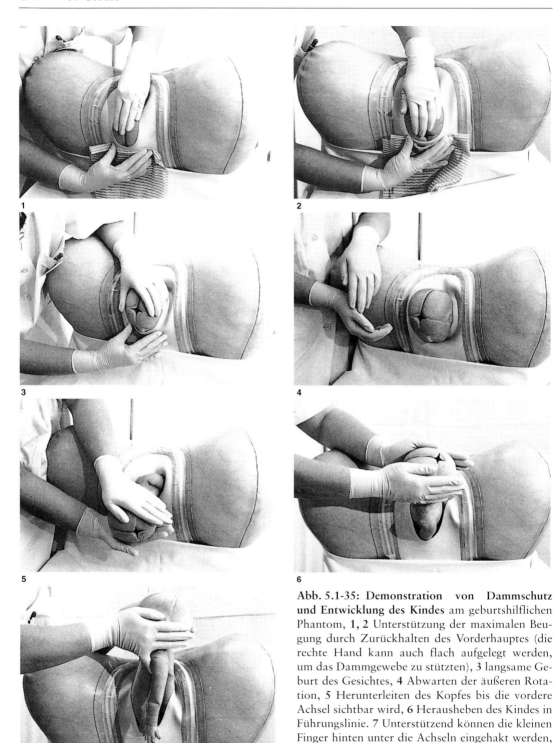

Abb. 5.1-35: **Demonstration von Dammschutz und Entwicklung des Kindes** am geburtshilflichen Phantom, **1, 2** Unterstützung der maximalen Beugung durch Zurückhalten des Vorderhauptes (die rechte Hand kann auch flach aufgelegt werden, um das Dammgewebe zu stützten), **3** langsame Geburt des Gesichtes, **4** Abwarten der äußeren Rotation, **5** Herunterleiten des Kopfes bis die vordere Achsel sichtbar wird, **6** Herausheben des Kindes in Führungslinie. **7** Unterstützend können die kleinen Finger hinten unter die Achseln eingehakt werden, nie von vorne einhaken, da Gefahr einer Armplexuslähmung! (Fotos: Harder/Stiefel)

das Hinterhaupt leicht dammwärts gedrückt, bis es ganz unter der Symphyse hervor geboren ist. Jetzt kann sich die Nackenhaargrenze am Symphysenunterrand anstemmen, und durch Deflexion (Streckung) des Kopfes werden ganz langsam erst Stirn, dann Gesicht und Kinn über den Damm geboren. Manchmal muß die Hebamme in der letzten Deflexionsphase mit ihrer am Kopf aufliegenden Hand erheblichen Gegendruck leisten, die Frau sollte in dieser Phase *nicht* mitdrücken.

Aufgaben der rechten Hand (Dammhand):
Sie liegt gestreckt mit abgespreiztem Daumen am Damm und unterstützt die Bemühungen der linken Hand, indem sie bei jeder Wehe mit ihren Fingern die dort zu fühlenden Stirnbeinhöcker des kindlichen Kopfes zurückhält, um so die Beugehaltung zu unterstützen. (Viele Hebammen erfassen den Damm mit einem sterilen Tuch, damit evtl. abgehender Stuhl ihre Hand nicht beschmutzt und ihre Finger nicht abrutschen. Das Tuch darf nicht den Rand des Dammes verdecken!) Die Stirn muß solange zurückgehalten werden, bis das Hinterhaupt vollständig unter dem Schambogen hervor geboren ist. Dann wird der Druck der rechten Hand gelockert, so kann der Kopf durch langsame Streckung vollständig geboren werden.

Ist der Kopf vollständig geboren, vergeht etwas Zeit, in der die **äußere Drehung des Kopfes** abgewartet wird. Oft tritt jetzt Schleim und Fruchtwasser aus Mund und Nase des Kindes aus, da die Enge des Geburtskanals Sekrete aus den oberen Luftwegen exprimiert. Während die Hebamme die äußere Drehung des Kopfes abwartet, wischt sie mit sterilem Tuch oder Tupfer das Sekret von Mund und Nase. Auch die Augen können mit je einem Tupfer von außen nach innen saubergewischt werden.

Entwicklung der Schultern
Vordere Schulter: Die Hebamme legt beide Hände flach an die Seiten des kindlichen Kopfes (linke Hand vorne, rechte Hand hinten) und leitet diesen leicht dammwärts, bis die vordere Schulter unter dem Schambogen erscheint.
Hintere Schulter: Sobald die vordere Achselfalte sichtbar ist, hebt sie den Kopf steil symphysenwärts an. So kann die hintere Schulter über den Damm gleiten, ohne ihn stark zu belasten.

Entwicklung des Rumpfes
Das ganze Kind wird durch eine etwas flachere Weiterführung dieser Bewegung in Führungslinie herausgehoben (daher der Name Heb-Amme).

Es wird dabei entweder nur am Kopf gehalten, oder (zur Vermeidung von starker Zugkraft am Hals) zusätzlich unter den Achseln eingehakt, oder an den Schultern umfaßt (Abb. 5.1-35, 36, 37).

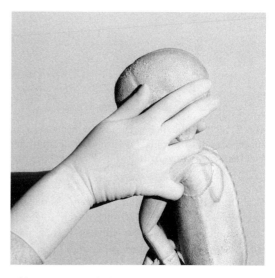

Abb. 5.1-36: Einhaken von hinten unter die Achseln (bei I. Schädellage), um die Zugkraft am Hals während der Rumpfentwicklung zu verringern

Einhaken unter den Achseln
Ist das Kind sehr groß oder folgt der Rumpf nur zögerlich, kann die Hebamme je einen Finger von **hinten** unter die Achsel einhaken, um das Kind zu entwickeln.

Achtung: das Einhaken in die Axilarfalte darf nur vom Rücken her erfolgen! Werden die Finger von der Brustseite her eingehakt, wäre der Druck vorn auf den Plexus brachialis (Armnervengeflecht) zu groß. Eine Armplexuslähmung könnte die Folge sein.

Richtiges Einhaken bei I SL (Rücken li) zeigt Abb. 5.1-36, richtiges Einhaken bei II SL (Rücken re) zeigt Abb. 5.1-35.

Beschleunigung der Schultergeburt
Läßt die äußere Drehung des Kopfes auf sich warten, oder muß das Kind wegen drohender

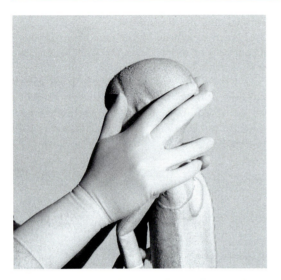

Abb. 5.1-37: Zusätzliches Umfassen der Schultern, um die Zugkraft am Hals während der Rumpfentwicklung zu verringern (Foto: U. Harder)

Asphyxie schnell geboren werden, kann die Hebamme die äußere Drehung durch folgende Maßnahme beschleunigen: sie legt ihre Hände auf das geborene Hinterhaupt und leitet den Kopf mit leichtem Druck dammwärts, um die querstehenden Schultern tiefer ins Becken zu bringen.

Anschließend legt sie ihre Hände flach an die Seiten des Kopfes und unterstützt die äußere Drehung. Die Entwicklung der Schultern erfolgt in üblicher Weise.

Nabelschnurumschlingung (NSU)

Bei ca. 20% aller Geburten wird eine Nabelschnurumschlingung beobachtet. Glücklicherweise verursacht nur jede zehnte NSU Komplikationen (nach W. Dick).

> Liegt die Nabelschnur um den Hals des Kindes, kann dies bei zu kurzer Nabelschnur die Geburt des Körpers behindern.

Um eine NSU frühzeitig zu erkennen ist es sinnvoll, nach der Entwicklung des Kopfes den kindlichen Hals unterhalb der mütterlichen Symphyse zu inspizieren. Findet sich eine Nabelschnur um den Hals, so wird die Hebamme versuchen diese zu lockern, und über die Schultern zu streifen.

Gelingt dies nicht (z. B. bei 2–3maliger NSU), kann das Kind bei ausreichender Nabelschnurlänge auch ohne sofortige Durchtrennung der Nabelschnur entwickelt werden. Die Hebamme wird in diesem Fall den Kopf des Kindes während der Rumpfentwicklung dicht um die Symphyse herum bewegen, und den Kopf nach vollendeter Geburt in direkter Nähe des Scheidenausgangs ablegen, um sofort die Nabelschnur abzuwickeln.

Wird die Schulter- und Rumpfentwicklung durch die Nabelschnurumschlingung deutlich behindert, muß sofort abgenabelt werden.

Eine **Sofortabnabelung** vor der Geburt der Schultern bzw. des Rumpfes ist nicht leicht, versehentlich kann mütterliche oder kindliche Haut eingeklemmt und verletzt werden.

Die Hebamme schiebt darum, wenn irgend möglich, unterhalb der Symphyse zwei Finger der linken Hand von oben unter die Nabelschnur. Dann setzt sie zwischen ihren Fingern beide Klemmen im Abstand von 1–2 cm. Die Durchtrennung der Nabelschnur erfolgt ebenfalls zwischen den Fingern der linken Hand. Dabei ist es ratsam, die Handfläche gewölbt über die Schnittstelle zu halten, um alle Anwesenden vor Blutspritzern aus der prallen Nabelschnur zu schützen.

5.2 Leitung und Betreuung der Geburt

Ulrike Harder

5.2.1 Geburtsbeginn

Viele Schwangere beschäftigt gegen Ende der Schwangerschaft die Frage: *„Wann wird die Geburt meines Kindes erfolgen?"* Jede Hebamme wird in der Praxis mit dieser Frage konfrontiert, und es ist schwierig, darauf eine befriedigende Antwort zu geben. Da es bis heute keine sichere Möglichkeit gibt, den Geburtsbeginn vorauszusagen, ist es sinnvoll, wohlgemeinte Prognosen aufgrund erhobener Befunde zurückzuhalten und zuzugeben, daß er nicht vorherzusagen ist.

> **Nur etwa 4% aller Kinder werden am errechneten Termin (E. T.) geboren,** die anderen Geburten zum Termin finden zwischen der vollendeten 37. Schwangerschaftswoche (SSW 37/0) und dem Ende der 42. Woche (SSW 41/6) statt.
> Ab dem E. T. setzt eine intensivere Schwangerschaftsüberwachung ein (alle 2 Tage), um Gefährdungen früh zu erkennen.

Terminüberschreitungen von bis zu 13 Tagen sind keine **Übertragung**, diese beginnt erst mit der vollendeten 42. SSW (laut Definition 294 Tage oder mehr nach dem 1. Tag der letzten Regelblutung).

Wer je die Nervenanspannung werdender Eltern in den Tagen der Terminüberschreitung erlebt hat, wird stets in seiner Beratung darauf hinweisen, daß der errechnete Termin nur eine Orientierung ist. Freunden und Bekannten sollte dieses Datum nicht mitgeteilt werden, denn deren besorgte Anrufe in den fraglichen „Übertragungstagen" können eine starke seelische Belastung für die Schwangere darstellen.

Zeichen der baldigen Geburt

Die folgenden Symptome werden zwar von vielen Frauen beschrieben, sind aber keine sicheren Vorboten der baldigen Geburt.

- *Allgemeine Unruhe* (irgendwie ist alles anders), Überempfindlichkeit, Herzklopfen, Hitzegefühle, Kopfschmerzen
- *Wiederholt ziehende Schmerzen* im Kreuz oder im Unterbauch, vermehrt leichte, mehr oder weniger schmerzhafte *Wehen*
- *Appetitlosigkeit oder Heißhunger*, Erbrechen, Durchfälle, starke Blähungen
- *zunehmendes Druckgefühl* auf Vulva, Blase und Rektum, häufigeres Wasserlassen
- *leichter Rückgang des Körpergewichtes*
- *Kindsbewegungen* werden weniger und/oder schmerzhafter
- *vermehrter Vaginalausfluß*, Abgang des Zervix-Schleimpfropfes (zäher glasiger Schleim, Menge ca. 1 Teelöffel).

Der **Zervix-Schleimpfropf** geht meist 1–4 Tage ante partum ab, eine *leichte Blutbeimengung* wird als normal angesehen. Das Blut kann von kleinen eröffneten Deziduablutgefäßen des unteren Uterinsegmentes oder von angerissenen Gefäßen der aufgelockerten Zervixschleimhaut stammen.

Oft fragen Frauen telefonisch im Kreißsaal an, ob sie wegen dieser Blutung kommen sollen. Hier ist es Aufgabe der Hebamme, durch gezieltes Nachfragen eine pathologische Blutung (regelstark, helles Blut: Verdacht auf vorzeitige Plazentalösung) von der physiologischen Zeichenblutung (bräunlich gefärbter, glasiger Schleim) zu unterscheiden. Ist die Frau unsicher oder sind ihre Angaben unklar, sollte sie unbedingt zur Kontrolle in die Klinik oder Praxis gebeten werden.

Körperliche Geburtsbereitschaft

Äußerer Befund zum Geburtstermin bei normalgewichtigem Kind:

- *Uterusfundus* steht 1–2 Querfinger unter dem Rippenbogen

- *Bauchumfang* beträgt mindestens 100 cm
- *Symphysenfunduslänge* beträgt ca. 36 cm
- *kindlicher Kopf hat Bezug zum Becken*, beim 3. Leopold-Handgriff kein oder wenig Ballotement.

Das letzte Zeichen ist nicht immer vorhanden, denn bei einem Drittel aller Erstgebärenden und den meisten Mehrgebärenden nimmt der kindliche Kopf erst unter der Geburt festen Bezug zum Becken auf, so daß ein Ballotement zum Geburtsbeginn möglich ist.

Vaginaler Befund zum Geburtsbeginn:

- *Portio* liegt nicht mehr hinten sondern (fast) zentriert
- *Zervix* fühlt sich weich und aufgelockert an, ist aufgebraucht (Nullipara) oder in der Länge verkürzt (Multipara)
- *Muttermund* ist für einen Finger (Nullipara) oder bequem für 2 Finger (Multipara) durchgängig, evtl. etwas dehnbar (Abb. 5.2-1)

- am untersuchenden Finger haftet dicklicher, zäher evtl. leicht bräunlicher *Schleim*.

Alle genannten Befunde sind jedoch keine sicheren Hinweise, es gibt immer wieder Schwangere, die trotz geburtsbereiter Zervix erst nach einigen Tagen Geburtswehen bekommen, oder Frauen mit sehr unreifer Zervix, die im Verlauf eines Tages ihr Kind gebären.

Entbindungstag

- **Definition Geburtsbeginn:** die Geburt beginnt mit dem Einsetzen *regelmäßiger zervixwirksamer Wehen* oder mit einem *vorzeitigen Blasensprung*.
- **Definition Geburtsdauer:** gerechnet wird die Zeit zwischen Beginn regelmäßiger Eröffnungswehen und Kindsgeburt (nicht die Zeit nach vorzeitigem Blasensprung).

Geburtwehen

Geburtswehen treten in einem gewissen Rhythmus auf: Abstand von Wehenbeginn zu Wehenbeginn 4–7 Minuten, Dauer der Kontraktion 45–60 Sekunden.

Kürzere und seltenere Wehen wirken meist nicht muttermundseröffnend. Diese *Vor-* und *Senkwehen* hören oft nach einigen Stunden auf, die Schwangere kann wieder nach Hause gehen.

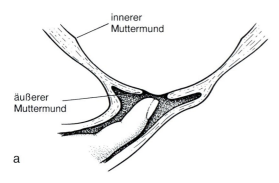

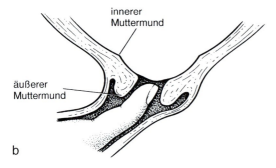

Abb. 5.2-1: Vaginaler Untersuchungsbefund zum Geburtsbeginn, **a.** Erstgebärende, **b.** Mehrgebärende

Aufnahme in die Klinik

Die *Klinikaufnahme* wird empfohlen

- bei **Beginn regelmäßiger Wehen**
- bei **Abgang von Fruchtwasser**
- bei **vaginaler Blutung**.

Fragt die Schwangere nach, wie oft die Wehen kommen müssen, sind die Antworten von Hebammen, Ärzten und Schwangeren-Informationsbroschüren sehr unterschiedlich. Die Empfehlungen variieren von *Wehen alle 10 Min.* über *eine halbe Stunde* lang bis zu *Wehen alle 5 Min. über eine Stunde* lang.

Die Frage **„Wann in die Klinik?"** kann nicht pauschal beantwortet werden. Hier sollten Hebamme und Arzt *individuell beraten* und dabei folgendes berücksichtigen:

- Erst- oder Mehrgebärende, Verlauf der ersten (anderen) Geburt(en)
- ist der Partner zu Hause oder die Schwangere allein, der Anfahrtsweg kurz oder lang
- ist eine Hebammenbetreuung bei Wehenbeginn zu Hause möglich
- war der Schwangerschaftsverlauf normal oder liegen Risiken vor, ist die 37. SSW erreicht
- wie ist die Haltung der Frau, ängstlich oder gelassen?

Bei der Beratung wird die Schwangere bestärkt, sich selbst zu vertrauen, auf Vorboten der Geburt zu achten (Symptome s. o.) und bei Wehenbeginn in die Klinik zu fahren, sobald sie den Beistand einer Hebamme (und Ärztin) wünscht.

Nur selten begeben sich Frauen zu spät in die Klinik und gebären ihr Kind im Taxi oder an anderen ungewöhnlichen Orten. Ihre Geburtsgeschichte ist aber so spannend und interessant, daß gerne davon erzählt und manchmal sogar in der Presse darüber berichtet wird. Viele Frauen lassen sich aus Angst vor dieser seltenen schnellen Geburt dazu verleiten, sehr früh die Entbindungsklinik aufzusuchen.

Gründe für eine frühe Klinikaufnahme:

- *Risikoschwangerschaft* oder *vorzeitiger Blasensprung*
- frühe *Überwachung* der fetalen *Herzfrequenz*
- sehr *kurze Geburtsdauer* beim letzten Kind
- *ängstliche Frau*, die sich zu Hause unsicher fühlt
- *Hebamme* oder *Arzt* möchten sich forensisch (rechtlich) absichern.

Der letzte Grund hat wegen vieler Klagen und Schadenersatzansprüche von Patienten gegen Ärzte und Hebammen leider an Bedeutung gewonnen.

Beispiel: eine Schwangere wird mit leichten Wehen, unreifem Zervixbefund und unauffälliger fetaler Herzfrequenz nach Hause geschickt. Einige Zeit später kommt sie mit Geburtswehen wieder und bald stellt sich eine Komplikation ein. Wenn diese Komplikation durch eine frühere klinische Überwachung erkannt und evtl. vermeidbar gewesen wäre, kann die Mutter die Klinik auf Schadensersatz verklagen (bzw. die Person, die ihr zu dem früheren Zeitpunkt nicht zur Aufnahme geraten hat).

Nachteile der frühen Klinikaufnahme:
Einige Frauen empfinden die Zeit der frühen Eröffnungswehen in der Klinik anstrengender und schmerzhafter als zu Hause. In vertrauter Umgebung können sie sich besser ablenken (Musik hören, Baden, Umhergehen, Telefonieren) und ihren Bedürfnissen (Essen, Trinken, zur Toilette gehen, etc.) ohne Umstände nachkommen.

Nach der Aufnahme muß sich die Schwangere der Klinikroutine anpassen: Erst 30 Min. bei einer CTG-Kontrolle liegen oder sitzen, anschließend Untersuchungen, dann Besprechen des weiteren Vorgehens in Abhängigkeit von der Kreißsaalsituation; u. U. muß sie die Hebamme sogar fragen, ob sie ihre Körperposition ändern kann, trinken oder die Toilette benutzen darf.

Diese Fremdbestimmung und Abhängigkeit vom Klinikpersonal empfinden einige Schwangere als belastend. Sie wünschen sich darum wohnliche Vorwehenbereiche im Krankenhaus, in denen sie die Zeit der Eröffnungswehen mit ihrem Partner selbständiger verbringen können. Ein Wunsch, der von vielen Hebammen und Ärzten unterstützt wird und in einigen Kliniken bereits verwirklicht wurde.

Aufnahme durch die Hebamme

Bei der Aufnahme ist es wichtig, schnell die Situation einzuschätzen und den werdenden Eltern ein Gefühl der Sicherheit zu vermitteln. Die Hebamme stellt sich namentlich vor und bittet die Frau mit ihrem Partner ins Untersuchungszimmer. Ein Aufnahmegespräch sollte nie im Stehen stattfinden.

Schon während der Begrüßung gewinnt die Hebamme einen ersten Eindruck (s. S. 516), den sie durch gezielte Fragen ergänzt:

- Warum kommen Sie? (Wehen, Fruchtwasserabgang, Blutungen, sonstige Gründe?)
- Wie oft kommen die Wehen und seit wann?
- Wieviteltes Kind?

Der **Mutterpaß** muß sorgfältig angesehen werden (errechneter Termin, Schwangerschaftsverlauf, Risiken), ein evtl. angelegter Schwangeren-Ambulanz-Bogen wird herausgesucht. Bei Regelwidrigkeiten informiert die Hebamme den Arzt.

Nach einer kurzen **äußeren Untersuchung** auf der Liege (Fundusstand, Kindslage etc.) und einer 20–30minütigen Herzfrequenz-Wehenschreibung (CTG) wird die Frau vaginal untersucht. Hat sie sehr starke Wehen oder handelt es sich um eine Mehrgebärende, sollte die *vaginale Untersuchung* zuerst erfolgen. Alle Maßnahmen werden ausreichend erklärt.

Während der *CTG-Kontrolle* mißt die Hebamme Blutdruck, Temperatur, Puls, beginnt mit der Anamnese und dokumentiert die erhobenen Befunde. Nachdem die Frau auf der Toilette war (*Urinprobe:* Eiweiß, Zucker) wird mit dem Paar das **weitere Vorgehen** besprochen. Je nach Wehenintensität und Befinden der Gebärenden bieten sich ihr nun mehrere Möglichkeiten:

- Spazierengehen, ein Entspannungsbad nehmen, Hinlegen um Kräfte zu sparen (besonders nachts) und evtl. nach einem Spasmolytikum noch etwas schlafen. Günstig ist ein Vorwehenzimmer mit bequemen Sitz- und Liegemöglichkeiten für das Paar.
- Sind die Wehen kräftiger und soll die Frau in den Entbindungsraum aufgenommen werden, wird sie ggf. vorbereitet.

Vorbereitung zur Geburt
- Rasur im Dammbereich (s. S. 534)
- Reinigungseinlauf bei vollem Rektum (s. S. 534 ff.)
- Duschbad oder Wannenbad (s. S. 216 ff.).

Einlauf ja oder nein?
Da der kindliche Kopf in Beckenmitte das Rektum stark zusammendrückt, kann u. U. kurz vor der Geburt unwillkürlich Stuhl abgehen. Ein Stuhlabgang im Entbindungsbett ist vielen Frauen (aber auch Hebammen und Ärzten) unangenehm, darum wird oft versucht, diesen durch einen Reinigungseinlauf zu verhindern. Der Einlauf ist aber nur notwendig, wenn bei vaginaler Untersuchung harter geformter Stuhl in der Rektumampulle getastet wird (kann ein Geburtshindernis darstellen).

Hat die Frau in den letzten Stunden abgeführt oder gibt sie Durchfall an, sollte auf einen Einlauf verzichtet werden; denn dieser wird von vielen Gebärenden als sehr unangenehm empfunden, besonders wenn sie starke Wehen verspüren.

Die Aussage „*Ein Einlauf ist das beste Wehenmittel*" wurde in einer Forschungsarbeit englischer Hebammen nicht bestätigt (Romney/Gordon s. Lit. S. 315).

Alle geplanten Maßnahmen muß die Hebamme mit der Frau besprechen und begründen. Während der Vorbereitung kann der Partner bei seiner Frau bleiben, ihm sollte aber die Möglichkeit angeboten werden, draußen zu warten, wenn ihm oder ihr dies angenehmer ist.

Vom Moment der Aufnahme ist die Hebamme eine wichtige Bezugsperon für die werdenden Eltern. Sie gibt Zuspruch, erkundigt sich nach den Bedürfnissen der Eltern, schlägt Möglichkeiten zur Wehenverarbeitung vor und bespricht den Geburtsablauf (z. B. während des Wannenbades). Bei Regelwidrigkeiten muß sie einen Arzt hinzuziehen, dann erfolgt die weitere Betreuung gemeinsam.

5.2.2 Dokumentation der Geburt

Der Geburtsverlauf muß von Hebamme und Arzt aus folgenden Gründen sorgfältig dokumentiert werden:

- *Berufsordnungen der Hebamme:* die Hebamme ist zur Dokumentation ihrer Tätigkeit verpflichtet.
- *Ärztliche Berufsordnung:* ärztliche Aufzeichnungen sind im Interesse der Patienten ordnungsgemäß zu machen, ein Beweismittel über den Behandlungsablauf muß vorliegen.
- *Die Klinik* ist an einer guten Dokumentation interessiert, da im Schadensfall eine Beweislastumkehr eintritt. Können die Angaben der Patientin nicht durch gute Dokumentation der Kli-

nik (Arzt, Hebamme) widerlegt werden, gelten die Angaben der Patientin.

> **Eine vollständige Dokumentation enthält:**
> 1. Krankenblatt mit Anamnese
> 2. Geburtsbericht, Partogramm, Kardiotokogramme
> 3. Überwachungsprotokolle (z. B. Anästhesie), Laborbefunde etc.
> 4. Kurve mit stationärem Verlauf
> 5. Pflegedokumentation mit ärztlichen Anordnungen
> 6. Zusammenfassender Bericht, Entlassungsbefund und -datum (z. B. „Arztbrief").

Die Dokumentation des Geburtsverlaufes wird am besten in der Nähe der Frau geführt. Jede Person, die etwas anordnet oder ausführt (Arzt, Hebamme, Schülerin), sollte dieses selbst niederschreiben. Die Dokumentation kann im fortlaufenden Text oder auf einem Partogramm (Abb. 5.2.2) erfolgen. Für beide Formen gelten dieselben Kriterien.

Inhalt der Geburtsdokumentation

1. Aufnahme

Die Aufnahme in die Klinik erfordert eine umfangreiche Dokumentation durch die Hebamme. Sie enthält:

- Datum, Uhrzeit, Alter der Frau, Aufnahmegrund, Gravidität und Parität
- Schwangerschaftswoche bzw. errechneter Geburtstermin
- Aufnahmegrund
- Name der aufnehmenden Hebamme und ggf. der Ärztin (z. B. Am 30. 3. 97 um 8.20 Uhr Aufnahme der 27jährigen II gvavida, I para in SSW 39/2 mit leichten Geburtswehen durch Heb. Eva Mommsen)
- Wehentätigkeit nach Angaben der Frau (seit wann) und nach eigener Beobachtung
- kindliche Herzfrequenz bzw. Beurteilung des Aufnahme-CTGs (z. B. Baseline 135 spm, undolatorisch, Akzelerationen +, keine Dezelerationen, Nulldurchgänge > 6, kräftige Wehen alle 4 Min.)
- Vitalzeichen (Puls, Blutdruck, Temperatur)
- allgemeine und geburtshilfliche Anamnese
- Risikofaktoren aus der Anamnese (Medikamentenallergien, Uterusoperationen etc.)
- äußerer Untersuchungsbefund (Fundusstand, Stellung des Kindes), ggf. Beckenmaße
- vaginaler Befund (Muttermundkonsistenz und -weite, Fruchtblase, Höhenstand)
- Arztinformation mit Uhrzeit und ärztliche Anordnungen (dieser Punkt entfällt bei normalem Befund, wenn eine klinikinterne Absprache besteht, nur bei Regelwidrigkeiten den Arzt zu informieren)
- weiteres Vorgehen in Absprache mit der Frau (Baden, Spazierengehen, Lagerung im Entbindungsbett).

2. Herzfrequenz- und Wehenüberwachung

Intermittierende Herzfrequenz-Wehenüberwachung: Rechtsprechung und Gutachter sehen bei physiologischer Geburt regelmäßig 20–30minütige CTG-Kontrollen alle 1–2 Stunden als ausreichend an, wenn ihre Auswertung unauffällig ist. Für das letzte Geburtsdrittel wird eine **CTG-Dauerüberwachung** empfohlen.

Bei einer **Geburtsbetreuung ohne Kardiotokographie** wird die fetale Herzfrequenz in der frühen Eröffnungsperiode ½ stdl., bei stärkerer Wehentätigkeit ¼ stdl. und in der Austreibungsperiode nach jeder Wehe gehört und dokumentiert (z. B. 7.20 Uhr: Wehen alle 5 Min., FHF 136 spm, 7.50 Uhr: FHF 142 spm).

- Jedes CTG wird mit Datum, Uhrzeit, Vor- und Nachnamen der Frau beschriftet (bei Geräten mit automatischer Zeitschreibung muß die Zeitangabe überprüft werden).
- Zu Geburtsbeginn sollte eine ausführliche CTG-Beurteilung im Geburtsbericht vermerkt werden (Aussagen zur Baseline, Oszillation, Akzelerationen, Dezelerationen und Wehentätigkeit).

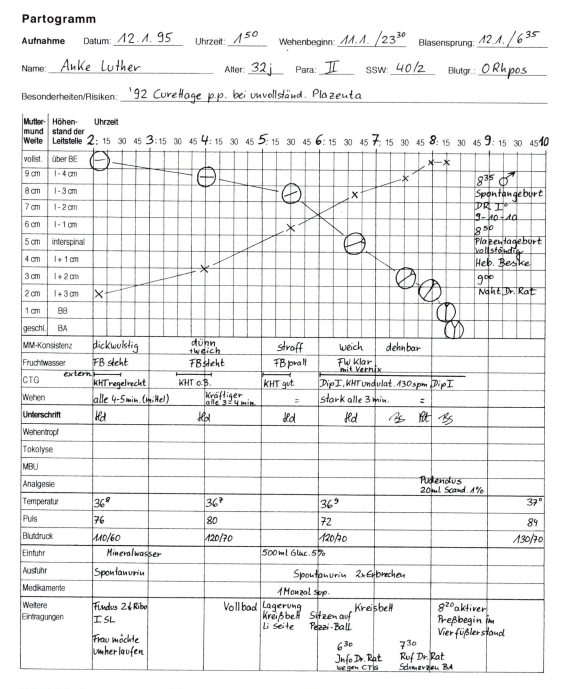

Abb. 5.2-2: Partogramm mit dokumentiertem Geburtsverlauf. Die Muttermunderöffnung und das Tiefertreten der kindlichen Leitstelle sind anhand der Graphik leicht zu erkennen. Auf der Rückseite werden erhobene Befunde schriftlich ergänzt (z. B. CTG-Beurteilungen)

- Im weiteren Geburtsverlauf erfolgt 1–2 stdl. eine Beurteilung der fetalen Herzfrequenz (FHF) und der Wehen.
  - Bei regelrechtem CTG genügt eine Kurznotiz (z. B. FHF normokard, kräftige Wehen alle 4 Min.).
  - Bei regelwidrigem CTG muß die Pathologie in einer Gesamtbeurteilung beschrieben werden, mit Baseline, Oszillationsamplitude und -frequenz, Akzelerationen und Dezelerationen (z. B. FHF 140 spm, eing. undulat., Nulld. >6, vereinzelt Akz., Dip I auf 100 spm mit langsamer Erholung. Wehen mittelstark alle 2–3 Min.).
- Auf dem CTG-Streifen sind zu vermerken:
  - Konsequenzen bei FHF-Abweichungen (Lagewechsel der Frau, Arztinformation, Partusistengabe)
  - Begründung für schlechte Ableitung (z. B. Kindsbewegungen, Frau sitzt aufrecht)
  - Oxytocintropfgeschwindigkeit (z. B. Syntocinontropf 12 ml/h).

Es können auch Kurznotizen als Erinnerungsstütze (z. B. Preßbeginn, Blasensprung) für den späteren Geburtsbericht vermerkt werden.

- *Ein kontinuierlich beschrifteter CTG-Streifen wird jedoch nicht als alleinige Geburtsdokumentation anerkannt. Alle wichtigen Daten müssen auch im Geburtsbericht vermerkt werden!*

3. Medikamente

- Jede Medikamentengabe muß mit ihrer Indikation aufgeführt werden (z. B. 1 Buscopan Supp: MM sehr straff oder 1 g Clamoxyl i. v. Dr. Frank: Verdacht auf Amnioninfektion).
- Wehenmittelgaben müssen ebenfalls mit Indikation begründet werden (z. B. Oxytocin: Wehen schwach, nur noch alle 4–6 Min. oder Prostaglandin Tablette: Verdacht auf Übertragung).
- Alle Medikamente werden mit Angabe von Uhrzeit und genauer Dosierung in mg (nicht ml oder Amp.) sowie Applikationsart (Supp., i. m., i. v., s. c.) vermerkt.
- Verordnungen sollten möglichst vom Arzt selbst eingetragen oder zumindest unterschrieben werden (z. B. Anordnung: 3 mg PGE_2 Vaginaltabl., Dr. F.). Telefonische Anordnungen werden dokumentiert und ausgeführt (z. B. Tel. Order Dr. F.: 6 IE Syntocinon in 500 ml Glukose 5%, starten mit 10 ml/h, steigern bis regelm. Wehen) und später vom Arzt unterschrieben.

4. Arztinformation

- Alle Abweichungen vom regelrechten Geburtsverlauf müssen dem diensthabenden Arzt gemeldet werden, Zeitpunkt der Benachrichtigung und Ankunft des Arztes werden notiert (z. B. 17:20 Info Dr. F., 17:40 Eintreffen).
- Will die Frau bzw. das Paar den Arzt konsultieren, sollte dieser informiert werden, auch wenn die Hebamme keine Notwendigkeit dazu sieht.
- Bestehen Unstimmigkeiten zwischen Hebamme und Arzt bezüglich erforderlicher Maßnahmen, sollte die Situation von der Hebamme genau dokumentiert werden (z. B. Baseline 120 spm., eingeengt undulatorisch, ca. alle 3 Min. Dip II auf 80 spm. Um 18:10 Dr. F. tel. informiert, gebeten zu kommen. Tel. Order: Abwarten, Syntocinontropf zurück auf 5 ml/h).

5. Beobachtungen an der Gebärenden

- Alle Beobachtungen an der Frau werden eingetragen (z. B. Frau B. ist erschöpft, erbricht, hat Preßdrang), ebenso Farb- und Geruchsveränderungen des abgehenden Fruchtwassers sowie vaginale Blutungen.
- Ein Blasensprung wird mit Angabe von Fruchtwasserfarbe und -menge und mit FHF notiert (z. B. 7:10 Blspr. reichl. klares FW, FHF 140 spm).
- Der Preßbeginn (Beginn der aktiven Austreibungsperiode) sollte mit Uhrzeit vermerkt werden. Dauert sie länger als 30 Min. bei Erstgebärenden oder 20 Min. bei Mehrgebärenden, empfiehlt sich eine Begründung (z. B. Pressen nur jede 2. Wehe oder Wehenschwäche).

6. Geburt

- Neben Uhrzeit, Geschlecht und Lage wird der Geburtsmodus (z. B. spontan mit Kristellerhilfe) vermerkt, ebenso schwere Schulterentwicklung, Nabelschnurumschlingung, Dammriß, Episiotomie.
- Der Zustand des Neugeborenen wird in Worten (z. B. lebensfrisch, lebend, schlaff) sowie mit Apgar- und pH-Wert aus dem Nabelschnurblut beschrieben.

7. Nachgeburtsperiode

- Notiert werden Uhrzeit der Plazentageburt, Vollständigkeit von Plazenta und Eihäuten, Besonderheiten der Plazenta und des Nabelschnuransatzes, Lösungshilfen (z. B. Cord traction), Gesamtblutverlust, sowie Fundusstand und Uteruskontraktion p. p.
- Eine Schnitt- oder Rißversorgung muß mit Anästhesieart, Namen des Ausführenden und evtl. Nahttechnik dokumentiert werden.

8. Entlassung aus den Entbindungsräumen

- Der Geburtsbericht schließt ab mit einer Zusammenfassung des Ist-Zustandes von Mutter und Kind (Vitalzeichen, Fundusstand, Blutung, Spontanurin ja oder nein, Stillverhalten) sowie dem Zeitpunkt der Verlegung bzw. ambulanten Entlassung nach Hause. Die vollständigen Papiere werden an die Wochenstation weitergegeben.

Aufbewahrungsfrist

Alle Dokumentationspapiere müssen mindestens 10 Jahre von der Klinik bzw. freiberuflichen Hebamme aufbewahrt werden, eine Aufbewahrungsfrist von 15–30 Jahren wird empfohlen. Die Möglichkeit, Rechtsansprüche für ein geschädigtes Kind geltend zu machen, verjährt erst 5 Jahre, nachdem die Eltern Kenntnis von evtl. geburtshilflichen Schäden erhalten haben.

Beispiel: Wenn Lernstörungen des 6jährigen Kindes auf Sauerstoffmangel bei der Geburt zurückgeführt werden, kann noch 11 Jahre post partum eine Klage eingereicht werden.

5.2.3 Überwachung von Wehen und kindlicher Herzfrequenz

Wehen

Für die Hebamme ist eine richtige Wehenbeurteilung von großer Bedeutung.

Wehen werden *palpatorisch* mit den Fingerspitzen, durch *Beobachten* der Frau und mit *apparativer* Wehenregistrierung durch Kardiotokographie (CTG) kontrolliert. Anhand der externen Tokographie kann die Wehenfrequenz und -dauer, nicht aber die -stärke beurteilt werden.

- **Wehenaufbau, Wehenempfindung und Wehentypen** werden im Geburtskapitel auf S. 170 ff. beschrieben und dargestellt.
- **Externe und interne Wehenregistrierung** mittels Tokographie wird ausführlich im Gerätekapitel aus S. 482 ff. erläutert.

Kindliche Herztöne

Bei direktem Abhören der Herztöne mit dem *Pinard-Hörrohr* oder *Herztondetektor* muß die Hebamme die Herzschläge 15 Sekunden auszählen und pro Minute errechnen (mal 4).

Bei kontinuierlicher Aufzeichnung mit dem *CTG-Gerät* wird der Herzschlag pro Min. fortlaufend von Schlag zu Schlag ausgerechnet.

Das CTG bietet eine gute Überwachung des Feten während Schwangerschaft und Geburt. Die Herzaktionen werden in Bezug zur Wehentätigkeit beobachtet, dadurch ist eine intrauterine Gefährdung des Kindes früh zu erkennen.

- **Externe und interne Herzfrequenzregistrierung** mittels Kardiographie wird im Gerätekapitel auf S. 479 ff. erläutert.
- **CTG-Beurteilung mit Nomenklatur** wird ausführlich im Gerätekapitel auf S. 485 ff. dargestellt.
- **Beurteilung eines antenatalen CTGs** findet sich im Schwangerschaftskapitel auf S. 114 ff.

5.2.4 Geburtsleitung und Betreuung der Gebärenden

Der Tag der Geburt ist für jede Frau (und ihren Partner) ein einzigartiges Erlebnis. Sie freut sich darauf, ihr Kind endlich im Arm halten zu können, gleichzeitig hat sie Angst vor der unbekannten Situation und den bevorstehenden Schmerzen.

Der Partner fühlt eine gewisse Unsicherheit in der fremden Klinikatmosphäre und macht sich Sorgen um seine Frau, die sich mit zunehmender Wehenintensität oft völlig anders verhält als sonst.

Beide sorgen sich um das Wohlergehen ihres Kindes und möchten, daß alles getan wird, damit es gesund zur Welt kommt. Die Verfügbarkeit aller klinischen Möglichkeiten zur fetalen Überwachung, operativen Entbindung und Reanimation sind darum für viele Eltern ein wichtiges Kriterium bei der Wahl des Entbindungsortes.

Ebenso wichtig ist ihnen aber auch die Qualität der Betreuung. Der zweckmäßig eingerichtete Klinik-Entbindungsraum verursacht schnell ein Gefühl der Angst und Hilflosigkeit, dieses Gefühl kann durch freundliche und individuelle Betreuung abgemindert werden

Während der Entbindung ist darum die Hebamme eine wichtige Bezugsperson. Ihre ständige Anwesenheit bzw. Erreichbarkeit, ihre Erfahrung und Fachkompetenz vermitteln den Eltern ein Gefühl der Sicherheit. Die Gebärende braucht regelmäßig beruhigenden Zuspruch, Unterstützung bei der Wehenveratmung, Hilfe, um eine bequeme Lage zu finden, Erklärungen zum Geburtsverlauf und Verständnis für ihre Schmerzen und Bedürfnisse.

Jede Frau hat ihre eigene Art, mit der Situation und dem Geburtsschmerz umzugehen. Es ist Aufgabe der Betreuenden, dieses so weit als möglich zuzulassen und der Frau keine „Vorschriften" zu machen.

> Wenn Hebamme und ärztlicher Geburtshelfer auf Ängste, Wünsche und Erwartungen der Gebärenden eingehen, sie als mitentscheidende Persönlichkeit akzeptieren, können sie ein **Klima des Vertrauens und der Geborgenheit** schaffen, welches sich günstig auf den Geburtsablauf auswirkt.

Körperhaltungen

Während der Eröffnungswehen ist es günstig, wenn die Gebärende unterschiedliche Positionen einnimmt, da sie dann oft den Wehenschmerz besser ertragen kann. Durch Bewegung kann die Wehentätigkeit angeregt, durch bestimmte Körperhaltungen die Wehenkraft unterstützt werden.

Gehen und Stehen

Beim Umherlaufen lehnt sich die Frau während der Wehe leicht vornübergebeugt an ihren Partner, die Hebamme oder an einen Gegenstand an (Abb. 5.2-3). Langes Laufen kann die Frau sehr ermüden, sie braucht zwischendurch einen Platz zum Ausruhen.

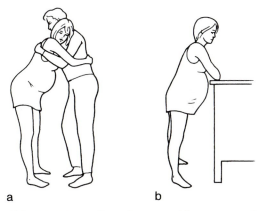

Abb. 5.2-3: Vornübergebeugtes Abstützen während der Wehenveratmung im Stehen

In den Ruhepausen kann gut das CTG geschrieben werden (*intermittierende CTG-Überwachung*). Eine *kontinuierliche CTG-Überwachung* (z. B. bei suspektem FHF-Muster), ist mittels Telemetrie-Gerät auch beim Umherlaufen möglich. Die CTG-Schreibung mit Telemetrie empfinden viele Frauen als angenehmer (auch im Liegen), da sie nicht durch Überleitungskabel direkt an dem Gerät „angebunden" sind (s. S. 480).

Bei allen folgenden Körperhaltungen kann eine CTG-Dauerüberwachung auch ohne Telemetrie erfolgen (mit älteren CTG-Geräten fällt

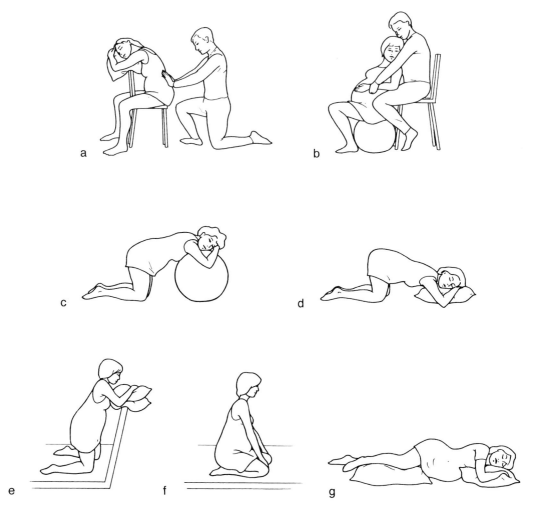

Abb. 5.2-4: Mögliche Körperhaltungen (a–g) während der Geburtswehen im und außerhalb des Entbindungsbettes

es der Hebamme u. U. schwer, die Herzfrequenz befriedigend abzuleiten).

Sitzen
Sitzende Positionen (Abb. 5.2-4a, b) auf einem Stuhl oder großen Gymnastikball (Pezzi-Ball) sollten so gewählt werden, daß sich die Frau in jeder Wehenpause anlehnen und entspannen kann.

Vierfüßlerstand und Fersensitz
Auch in diesen Positionen braucht die Frau eine bequeme Möglichkeit zum Ausruhen in den Wehenpausen, z. B. auf dem hochgestellten Kopfteil des Bettes (Abb. 5.2-4e) oder auf mehreren Kissen. Dient ein Gymnastikball als Oberkörperstütze (Abb. 5.2-4c), kann die Frau während der Wehe leicht hin und her schaukeln, was oft als angenehm empfunden wird.

Liegt der Oberkörper tiefer auf dem Bett als das Becken (Abb. 5.2-4d), entlastet dies optimal den zervikalen Bereich, z. B. wenn sich durch sehr starken Druck des kindlichen Kopfes ein fester Muttermundssaum oder eine ödematös angeschwollene Muttermundslippe gebildet hat.

Tritt der kindliche Kopf nur langsam tiefer (z. B. bei hinterer Hinterhauptseinstellung), können aufrechtes **Knien** (Abb. 5.2-4e) oder der **Fersensitz** (Abb. 5.2-4f) mit weit geöffneten Oberschenkeln das Tiefertreten des vorangehenden Teils beschleunigen.

Weitere Gebärpositionen für die Austreibungsphase siehe S. 212 ff.

Liegen

Einige Frauen möchten von Beginn der Wehen an am liebsten liegen. Damit sie eine bequeme und entspannte **Seitenlage** einnehmen können, werden ihnen Lagerungskissen angeboten. Die Beine sollten nicht eng aufeinander liegen, sondern in Hüft- und Kniegelenken leicht gebeugt und mit Kissen abgestützt werden (Abb. 5.2-4g). Dies ist besonders zum Ende der Eröffnungsperiode günstig, damit sich der Beckenboden leichter dehnen kann.

> In allen Geburtspositionen hält die Gebärende den Rücken möglichst gerade, denn eine *Lendenlordose* („Hohlkreuz"-Haltung) bewirkt eine stärkere Krümmung der Geburtslinie, die besonders in der Austreibungsperiode das Tiefertreten des Kopfes behindert.

Rückenlage: Grundsätzlich sollte die Frau nicht flach auf dem Rücken liegen, da so der Uterus nach hinten Richtung Wirbelsäule sinkt und eine Vena-cava-Kompression begünstigt. Außerdem weicht die Uterusachse nach hinten ab, und das Kind steht ungünstiger zum Beckeneingang und zur Führungslinie (Abb. 5.2-5a). Liegt die Frau gerne auf dem Rücken, wird das Kopfteil höher gestellt, so daß sie eine halbsitzende Position einnehmen kann (Abb. 5.2-5b).

> **Lagerungsregel für die Seitenlage:** Die Gebärende sollte sich stets auf die Seite legen, auf der der kindliche Teil ist, der die Führung übernehmen, tiefertreten und sich nach vorne drehen soll.

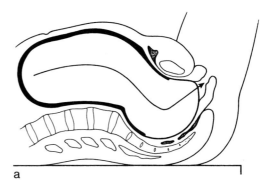

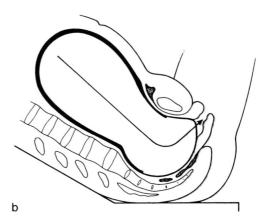

Abb. 5.2-5: Einfluß der Körperhaltung auf die Geburtslinie (Pfeil), **a.** In flacher Rückenlage sinkt der Uterus nach hinten, die Geburtslinie ist S-förmig gekrümmt, **b.** In abgestützter halbsitzender Position (oder in Seitenlage) wird die Lendenlordose ausgeglichen, die Geburtslinie begradigt

Beispiel: Liegt die Frau auf der *rechten Seite*, dann sinkt der Uterusfundus und mit ihm der Steiß nach rechts, gleichzeitig wird der entgegengesetzte Fruchtpol, also der Kopf, nach links verschoben.

Steht wie bei Abb. 5.2-6 der kindliche Rücken rechts (*II. Stellung*), wird das Hinterhaupt frei von Gegendruck, es übernimmt die Führung, kann tiefer treten und nach vorne rotieren.

Läge die Frau auf der *linken Seite*, würde der Steiß nach links sinken, und der Kopf verschöbe sich nach rechts. Das Hinterhaupt drückte somit

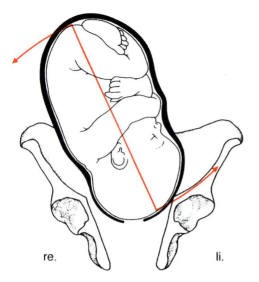

Abb. 5.2-6: **Lagerungsregel.** Der kindliche Rücken steht rechts (II. Stellung), die Frau legt sich auf die rechte Seite. Jetzt sinkt der Steiß nach rechts, während der Kopf nach links gedrückt wird. Dadurch kommt das Hinterhaupt frei und kann tiefertreten

gegen das Becken und könnte nur schwer tiefertreten.

Durch Lagerung der Gebärenden auf die Seite des kindlichen Rückens (I SL: li Seite, II SL: re Seite) kann also die Einstellung des vorangehenden Teiles günstig beeinflußt werden.

Was aber nicht bedeutet, daß die Frau während der ganzen Geburt strikt auf der Seite des kindlichen Rückens liegen soll. Die Lagerungsregel wird nur dann angewandt, wenn bei innerer Untersuchung eine Haltungs- oder Einstellungsanomalie des Kopfes festgestellt wird (s. S. 270).

Nahrungsaufnahme

Während der Geburtswehen haben viele Frauen keinen großen Appetit. Einige verspüren sogar Übelkeit und müssen im Verlauf der Geburt erbrechen (meist wenn der Muttermund 5–8 cm eröffnet ist).

Im Erbrochenen finden sich u. U. unverdaute Speisereste einer länger zurückliegenden Mahlzeit, denn mit zunehmender Wehentätigkeit verlangsamt sich die Magenpassage.

Ab Beginn regelmäßiger Wehen sollten darum keine schwer verdaulichen Speisen mehr gegessen werden. Hat die Frau Hunger, kann sie eine kleine leichte Mahlzeit zu sich nehmen (z. B. Suppe, Weißbrot, Joghurt).

Günstig ist es, am Anfang viel zu trinken (z. B. Mineralwasser, Kräutertee), denn während der Geburt wird durch Schwitzen und intensive Atmung viel Flüssigkeit verbraucht. Zur Energiezufuhr eignet sich Traubenzucker, als Kautablette oder in Tee aufgelöst.

> Eine Geburt fordert anstrengende körperliche Arbeit von der Gebärenden, durch gleichzeitiges Fasten und Dursten wird diese zusätzlich erschwert!

Nahrungskarenz

Nur wenn ein erhöhtes Risiko besteht, im Geburtsverlauf eine Vollnarkose zu benötigen (z. B. Zustand nach Sektio, suspektes CTG, manuelle Plazentalösung beim letzten Kind), sollte die Frau ab Wehenbeginn nichts mehr essen, um die Gefahr einer Nahrungsaspiration unter der Narkose zu verringern.

Eine Gebärende, die weder ißt noch trinkt, muß regelmäßig (alle 3–4 Std.) parenteral 500 ml Infusionslösung (Glukose, Elektrolyte) erhalten, damit kein Flüssigkeitsmangel (Durstfieber) und keine Hypoglykämie (Unterzuckerung) entsteht. Letztere kann an dem nach Azeton riechenden Atem und Urin der Gebärenden erkannt werden.

In einigen Kliniken werden Gebärende pauschal als Risikogruppe eingestuft und bleiben ab Wehenbeginn nüchtern. Mit anderen Worten: *100 Gebärende müssen hungern und dursten, um für 10–15 Frauen (je nach Narkosefrequenz der Klinik) das Aspirationsrisiko zu senken.*

Diese Haltung sollte unbedingt überdacht und geändert werden, denn Hebammen und Geburtshelfer erleben oft, wie erschöpft Frauen bei langsam verlaufenden Geburten mit absoluter Nahrungskarenz sind. Fast alle Gebärenden leiden unter starkem Durst, einige klagen sogar über Magenschmerzen aus Hunger!

Ein generelles Eß- und Trinkverbot während der Geburt wird unter *Anästhesisten* kontrovers diskutiert. Da eine Gebärende sowieso nie als absolut nüchtern einzustufen ist, befürworten viele das Trinken, denn so wird das zähe Magensekret verflüssigt (der saure pH-Wert angehoben), was im Falle einer Aspiration günstiger ist.

Kontrolle des Allgemeinzustandes

Während der Geburt werden die *Vitalzeichen* regelmäßig kontrolliert und dokumentiert.

− **Puls:** 2stündlich,
− **Temperatur:** 4stündlich, nach vorzeitigem Blasensprung oder Temperaturerhöhung 1−2stündlich,
− **Blutdruck:** 2stündlich, bei Hypertonie häufiger, je nach Anordnung,
− **Miktion:** 3−4stündlich.

Die Gebärende sollte alle 3−4 Stunden ihre Harnblase entleeren, denn eine volle Blase kann Wehenschwäche verursachen. Oft empfindet die Frau keinen Harndrang, wird sie aber von der Hebamme gebeten zur Toilette zu gehen, kommt es meist leicht zur spontanen Miktion.

Eine Blasenentleerung zum Beginn der Austreibungsperiode schafft mehr Platz für den Durchtritt des Kindes. Eine volle Blase kann auch zu unwillkürlicher Miktion während des Pressens führen.

Das *Katheterisieren der Blase* (s. S. 536 ff.) sollte vermieden werden, es ist nur notwendig, wenn bei voller Harnblase keine Spontanmiktion möglich ist (z. B. wegen PDA) und die Wehen schwach sind.

Geburtsfortschritt

Eine erfahrene Hebamme wird schon an **äußeren Zeichen** das Ende der Eröffnungsperiode erkennen:

− zunehmende *Unruhe* der Gebärenden
− *häufige Wehen*, die als unerträglich empfunden werden
− starkes *Schwitzen*, evtl. Erbrechen
− zunehmendes *Druckgefühl* auf den Darm.

• **Das Eintreten des Kopfes** ins kleine Becken kann durch äußere Untersuchungen mit dem 4. Leopold-Handgriff diagnostiziert werden.

• **Die Retraktion der Zervix** kann verfolgt werden, indem die langsam ansteigende Bandl-Furche beobachtet wird (s. S. 171, Abb. 5.1-4), dies ist nur bei schlanken Frauen möglich.

Achtung: Ein schnelles Hochsteigen der Bandl-Furche in kurzer Zeit bis auf Nabelhöhe oder darüber ist Zeichen einer drohenden Uterusruptur!

• **Ein auf Beckenboden stehender Kopf** kann von außen mit den Handgriffen nach De Lee und nach Schwarzenbach ertastet werden (s. S. 188, Abb. 5.1-27).

• **Die innere Untersuchung** ermöglicht einen sicheren Befund der Muttermundsweite und -konsistenz sowie eine Diagnose von Haltung, Einstellung und Höhenstand des kindlichen Kopfes.

Die Technik der vaginalen und rektalen Untersuchung wird auf S. 185 ff. ausführlich beschrieben.

Frequenz der vaginalen Untersuchung:

− in der Eröffnungsperiode alle 2−3 Stunden,
− in der Austreibungsperiode alle 0,5−1 Stunde.

Innere Untersuchungen sind notwendig, um die Weheneffektivität zu überprüfen, einen Mut machenden Geburtsfortschritt festzustellen und die geburtsförderlichste Körperhaltung zu bestimmen.

Häufigeres Untersuchen befriedigt zwar die Neugierde aller Beteiligten, ist aber für die Gebärende unangenehm. Es ist nur angezeigt bei sehr schneller Eröffnung, plötzlichem Preßdrang sowie bei Haltungs- und Einstellungsanomalien.

Nach vorzeitigem Blasensprung sollte in der Eröffnungsperiode wegen der Gefahr einer aufsteigenden Infektion so selten wie möglich untersucht werden!

Austreibungsperiode

Die Austreibungsperiode beginnt mit der vollständigen Eröffnung des Muttermundes. Sobald die Frau aktiv mitpreßt wird dies *aktive Austreibungs- bzw. Preßperiode* genannt. Spätestens jetzt sollte alles zur Geburt vorbereitet sein:

- Die *Wärmelampe* über dem Wickeltisch ist angeschaltet, darunter liegen angewärmte *Handtücher* für das Kind.
- Die *Reanimationseinheit* ist überprüft und funktionsfähig.
- *Nabelset* (s. S. 496) und sterile *Handschuhe* liegen griffbereit auf einem Tischchen in unmittelbarer Nähe der Frau.
- In einer Schüssel mit *Desinfektionslösung* befinden sich ausreichend *Tupfer* bzw. *Tücher*, um evtl. Stuhl zu beseitigen.
- In der Klinik wird die *Ärztin informiert*.

Dauer der Austreibungsperiode:
- Die gesamte Austreibungsperiode sollte nicht länger als 2 Stunden dauern.
- Die aktive Austreibungsperiode sollte bei Erstgebärenden max. 30 Min., bei Mehrgebärenden max. 20 Min. dauern.

Längere Zeiten sind ungünstig, denn mit der Austreibungsperiode beginnt der anstrengendste Geburtsabschnitt für Mutter und Kind. Die Wehen sind besonders stark und schmerzhaft und die Frau kann sich in den Wehenpausen kaum entspannen.

Das Kind wird mit jeder Wehe tiefer in den Geburtskanal geschoben, bis der vorangehende Teil den Beckenboden erreicht hat. Der so stärker werdende Druck auf spinale Nervenbahnen bewirkt dann bei der Gebärenden den reflektorischen Drang zur Bauchpresse.

Gibt die Frau bei einer Wehe Preßdrang an, wird sie vaginal untersucht, um die Einstellung und den Höhenstand des kindlichen Kopfes festzustellen.

Solange die Pfeilnaht schräg steht, wird abgewartet und die Drehung des Kopfes durch Seitenlagerung oder andere Gebärpositionen unterstützt. Die Gebärende braucht in dieser Phase viel Zuspruch und Anleitung zum Veratmen der Wehen, z. B. „Lokomotiv-Atmung" (nach kurzem tiefen Einatmen folgen mehrere kurze Ausatemschübe).

Empfindet die Frau das Mitdrücken als große Erleichterung, kann sie auf dem Wehenhöhepunkt mit offener Glottis (Stimmritze) leicht mitschieben, d. h. mitdrücken ohne die Luft anzuhalten. Voraussetzung: die kindliche Herzfrequenz bleibt dabei normokard.

Beginn der aktiven Austreibungsphase:
- Bei Mehrgebärenden, wenn der Kopf auf Beckenboden steht.
- Bei Erstgebärenden, wenn der Kopf auch außerhalb der Wehe in der Vulva sichtbar bleibt.

Die Frau schiebt jetzt das Kind bei jeder Wehe mittels aktiver Bauchpresse aus der Vagina. Einige Frauen machen dies reflektorisch, andere benötigen dazu eine Anleitung durch die Hebamme.

Während des Pressens wird die uterine Blutzirkulation durch den starken Druck unterbrochen, die kindliche Herzfrequenz sinkt ab. Dieses Absinken der FHF in der Wehe kann toleriert werden, wenn in der Wehenpause die Basalfrequenz wieder erreicht wird. Geschieht dies nicht, sollte die Frau 1–2 Wehen veratmen, damit sich das Kind erholen kann. Die *Herzfrequenz muß in der aktiven Austreibungsperiode konstant überwacht werden.*

Geduld in dieser letzten Geburtsphase schont die Kräfte von Mutter und Kind. Wird lange genug abgewartet, kann das Kind mit nur **wenigen Preßwehen** geboren werden.

Die Entwicklung des Kindes (inkl. Dammschutz-Technik) bei Rückenlage der Mutter ist auf S. 193 ff. beschrieben und abgebildet.

5.2.5 Geburt in unterschiedlichen Gebärpositionen

Frauke Lippens

Aufgaben des Dammschutzes sind:
- Den Kopf möglichst langsam und schonend durchtreten zu lassen,

- eine günstige Haltung des Kopfes zu unterstützen,
- Verletzungen der Frau zu vermeiden bzw. geringfügig zu halten.

Für die Hebamme gelten folgende Regeln:
- Unterstützung der Frau bei der Wahl einer *günstigen Geburtsposition*,
- zurückhaltende Begleitung der Frau beim spontanen Mitschieben (*Pressen*),
- Führung der Frau durch *Atemkommandos*,
- *manuelles Stützen* von Damm und Kopf.

Dammschutz wird also nicht nur durch die Hände der Hebamme geleistet!

Es ist zu bedenken, daß in anderen Ländern die Hebamme ihre Hände erst zur Schulterentwicklung einsetzt. Die Priorität der Hände hierzulande läßt sich evtl. mit der weit verbreiteten Rückenlage erklären.

Vorteile unterschiedlicher Positionen

Ähnlich wie in der **Eröffnungsphase** können verschiedene Geburtspositionen in der **Austreibungsphase** wichtige Hilfsfunktionen erfüllen:

• Bei **Bewegungsfreiheit** und freier Wahl der Haltung wird die Frau eine Position wählen, die ihr am ehesten den Umgang mit Wehen erleichtert. Sie kann sich besser entspannen und den Geburtsprozeß unterstützen. Die Entscheidungsfreiheit der Frau trägt zu einem **positiven Geburtserleben** bei.

Eine unerfahrene Erstgebärende bedarf meist der Unterstützung und Anregung durch die Hebamme.

• Die **Atmung** der Frau und damit die O$_2$-Versorgung des Kindes ist in *aufrechter Haltung* und meist auch im *Vierfüßlerstand* besser. Das Vena-cava-Kompressionssyndrom droht hierbei nicht.

• Eine **aufrechte Körperhaltung** unterstützt das Tiefertreten des Kopfes und verbessert zumeist die Empfindung, in welche Richtung geschoben werden soll, effektives Drücken fällt leichter.

Dreimaliges, langanhaltendes Pressen in jeder Wehe nach energischen Kommandos kann vermieden werden, zumal dieses „Powerpressen" oft Mutter und Kind belastet und der Kopf letztlich zu schnell austritt. Insgesamt verkürzt sich die Austreibungsphase, eine Episiotomie wird seltener notwendig.

• Die starke **Belastung des Dammes** bei der Geburt in Rückenlage wird in aufrechten Haltungen und besonders im Vierfüßlerstand vermieden. Hat die Frau Bewegungsfreiheit auch am Ende der Austreibungsphase, so wählt sie oft intuitiv die für sie günstigste Haltung; diese muß nicht unbedingt symmetrisch sein!

• Auch bei **vaginalen Beckenendlagengeburten** sind die Vorteile der aufrechten Gebärhaltung nutzbar; zu diesem Zweck kann ein geeigneter Hocker (mit Kufen) auf das als Querbett vorbereitete Entbindungsbett gestellt werden.

• Gerade bei **schwierigen Geburtsverläufen** läßt sich durch den Wechsel zwischen verschiedenen Gebärhaltungen die Quote operativer Entbindungen senken bzw. die Voraussetzung für eine vaginal operative Entbindung schaffen.

• Bei **Periduralanästhesie** (PDA) sollte der Geburt auf einem Gebärhocker der Vorzug gegeben werden, um das Mitarbeiten zu erleichtern und eine aktive Geburt zu ermöglichen.

• Wird ein **sehr großes Kind** erwartet, empfiehlt sich eine Geburt im Vierfüßlerstand (auch hier auf dem mit Beinhaltern vorbereiteten Entbindungsbett), da in dieser Haltung eine Schulterdystokie weniger wahrscheinlich ist.

Für den Geburtsablauf und die Aufgaben der Hebammen gelten die nachfolgenden Hinweise in Abhängigkeit von der Gebärposition:

Geburt im Vierfüßlerstand

Hier geht es mehr um einen *Labien*- als um einen *Dammschutz*, da diese Position den Damm minimal belastet.

Die Frau kniet auf einer weichen Unterlage; die Knie sind so weit geöffnet, wie es ohne Anspannung oder Wegrutschen möglich ist. Kopf und Unterarme werden auf Kissen, einen Pezzi-Ball, einen Stuhl oder das hochgestellte Kopfteil des Entbindungsbettes gestützt. Es ist vorteilhaft, den Oberkörper höher als das Becken zu lagern (Abb. 5.2-7).

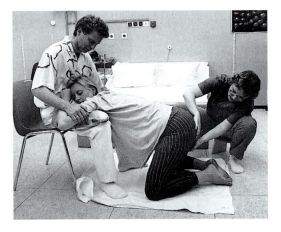

Abb. 5.2-7: Vierfüßlerstand: Auch die Hebamme kann es sich auf einem Gebärhocker bequem machen (Foto: Katinka Sternbek)

Stützt sich die Frau auf die eigenen Hände, so kann sie einer Ermüdung vorbeugen, indem sie sich in den Wehenpausen in den Fersensitz oder Kniestand begibt. So wird zudem das Tiefertreten des Kopfes unterstützt.

Der Partner befindet sich links neben der Frau, so daß die Hebamme Blickkontakt zu ihm hat. Da der Blickkontakt zwischen Frau und Hebamme reduziert ist, kommt dem Partner eine Mittlerfunktion zu.

- **Variante:** Der Partner sitzt auf einem Stuhl, die Frau kniet vor ihm, Kopf in seinem Schoß und hält sich an ihm fest.

Die Hebamme befindet sich rechts neben der Frau, um in der ihr geläufigen Aufgabenverteilung der Hände agieren zu können. Hierbei kann die linke Hand den Kopf sanft Richtung Damm stützen, um eine zu starke Belastung von Labien und Klitoris zu vermeiden. Sollte die Frau sehr starke Schmerzen in diesem Bereich angeben, so kann eine kleine mediane Episiotomie Verletzungen im Labien-/Klitorisbereich verhindern.

Die *rechte Hand* hat vor allem die Aufgabe, das Gesicht vor etwaigen Verunreinigungen zu schützen und bei Bedarf nach der Geburt des Kopfes Fruchtwasser und Schleim von Mund und Nase zu entfernen, da in dieser Position die Fließrichtung weniger günstig ist.

Bei der *Entwicklung der Schultern* ist zu beachten, daß sich die vordere Schulter jetzt unten, die hintere Schulter oben befindet.

Nachdem die Schultern geboren sind, wird das Kind weiter in Richtung Führungslinie, also zum Bauch der Frau hin entwickelt. Es wird entweder auf ein warmes, saugfähiges Tuch gelegt oder der Frau bzw. dem Partner durch die Beine der Frau gereicht. Dabei wird das Kind mit dem Gesicht nach unten gehalten, damit es nicht etwa nachlaufendes Fruchtwasser oder Blut in die Atemwege bekommt.

Die Hebamme hilft der Frau in eine angenehme Position zur Begrüßung des Kindes; eine Mehrgebärende geht oft spontan in den Fersensitz, eine evtl. erschöpfte Erstgebärende zieht meist die Seitenlage vor.

Geburt im Stehen

Die Frau steht meist vornübergebeugt und aufgestützt, z. B. vor der Kindereinheit (Abb. 5.2-8).

Die Hebamme steht seitlich hinter der Frau. Der Dammschutz erfolgt analog zur Geburt im Vierfüßlerstand. Wichtig ist, daß die Frau nicht extra zum Pressen aufgefordert wird, damit der Kopf langsam durchtreten kann; dies geschieht meist erstaunlich schnell.

Ist der Kopf geboren, legt die Hebamme Daumen und Zeigefinger beider Hände sanft um den Hals des Kindes, um es sicher zu halten. Die anderen Finger stützen Schultern und Brustkorb, die meist mühelos herausgleiten.

Die Frau sitzt leicht zurückgelehnt mit weit geöffneten Oberschenkeln, die Füße in gutem Bodenkontakt. Sie kann mit den Händen die Knie umfassen (Abb. 5.2-9).

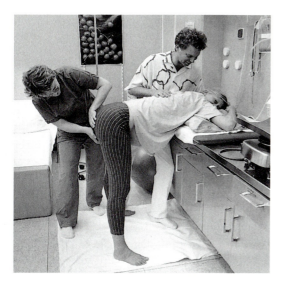

Abb. 5.2-8: Stehender Vierfüßler. Ideal für Mehrgebärende, die „bis zuletzt" laufen wollen (Foto: K. Sternbek)

Hebammen, die noch wenig Erfahrung mit dieser Geburtsstellung haben, sollten sich nicht scheuen, die Ärztin um Unterstützung beim Halten des Kindes zu bitten.

Dann legt sich die Hebamme das Kind mit der Bauchseite sicher auf den Unterarm (ein Bein auf jeder Seite des Armes), so daß Fruchtwasser und Schleim gut ablaufen können.

Nachdem sie der Frau oder dem Partner das Kind durch die Beine der Frau hindurch gereicht hat, kann sich die Frau auf einen hinter ihr bereitstehenden Stuhl oder Hocker setzen und dann ihr Kind in Empfang nehmen. Zur *Plazentageburt* sollte sie ggf. wieder aufstehen.

- Variation: Steht die Frau ganz aufrecht, so wird sie von den Seiten oder von hinten gestützt. Die Entbindung erfolgt dann analog zur Geburt in abgestützter Hocke (s. Abb. 5.2-11).

Geburt auf dem Gebärhocker

Steht kein Gebärhocker zur Verfügung, so kann sich als Ersatz der Partner für eine kurze Zeit mit geöffneten Knien und flach aufliegenden Zehen in den Fersensitz begeben.

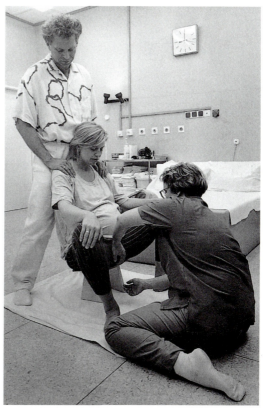

Abb. 5.2-9: Hockergeburt. Der Partner steht hinter der Frau. Auf einem Hocker kann die Frau den kindlichen Kopf auch in die eigenen Hände gebären (Foto: K. Sternbek)

Der Partner sitzt etwas erhöht oder steht hinter der Frau, so daß je nach Bedarf die Frau sich an ihn lehnen, an ihm festhalten oder sich von ihm halten lassen kann (Abb. 5.2-10).

Die Hebamme sitzt seitlich vor der Frau auf einem Kissen oder Hocker und kniet sich erst hin, wenn der Kopf in der Scheidenöffnung sichtbar bleibt. Jetzt ist es wichtig, daß der Kopf möglichst langsam, *ohne forciertes Pressen* und *ohne Episiotomie* geboren wird, da diese Gebärhal-

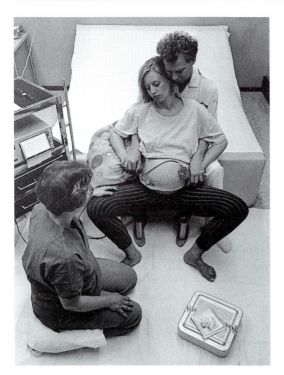

Abb. 5.2-10: Hockergeburt. Der Partner sitzt hinter der Frau, aktive Geburt in Geborgenheit (Foto: K. Sternbek)

nach der Schultergeburt sogar selbst entwickeln. Die *Plazentageburt* kann auf dem Hocker abgewartet werden.

Geburt in abgestützter Hocke

Diese Position **forciert die Geburt maximal** und sollte deshalb besonders bei *protrahierter Endphase* der Geburt, *pathologischer Herzfrequenz* oder bei *Beckenendlage* vorgeschlagen werden.

Der Partner steht mit dem Rücken an der Wand, die Knie leicht gebeugt. Er faßt unter den Achseln seiner Frau durch, ballt Fäuste und bietet die aufgerichteten Daumen zum Festhalten an (Abb. 5.2-11).

Der Partner sollte die Hände nicht vor der Brust der Frau falten, da er deren Atmung behindern oder die Brüste quetschen könnte.

tung den Austritt des Kopfes beschleunigt und der Damm evtl. nicht genügend Zeit zur Dehnung hat. Die Anfängerin kann von dem Tempo der Geburt überrascht werden!

Wird doch eine *Episiotomie* benötigt und ausgeführt, sollte in der nächsten Wehe nicht gepreßt, sondern abgewartet werden, was die Wehe selbst schafft, um ein Weiterreißen zu vermeiden.

Sitzt die Frau relativ steil, ist es völlig ausreichend, nur mit einer Hand den Kopf zu stützen und die Flexion zu erhalten. Besonders dann sollte das Kind aber nur mit der Eigenkraft der Wehen geboren bzw. hinausgeatmet werden.

Das Kind wird auf weiche, warme Tücher gelegt, so daß die Eltern es betrachten können; die Frau bestimmt selbst den Moment des Hochnehmens des Kindes. Natürlich kann ihr das Kind auch direkt gegeben werden. Bei einer Geburt auf dem Gebärhocker kann die Frau das Kind

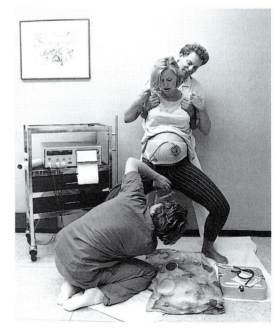

Abb. 5.2-11: Hohe abgestützte Hocke. Beschleunigt die Geburt maximal, z. B. bei schlechten Herztönen (Foto: K. Sternbek)

5.2 Leitung und Betreuung der Geburt

Wichtig ist auch, daß der Partner nicht den Rücken krümmt, sondern eher in den Knien nachgibt.

Nach der Wehe hilft er der Frau wieder in den Stand hoch. Sollte er sie nicht mehr halten können, so läßt er sich mit dem Rücken langsam an der Wand zu Boden rutschen; beide kommen dann in die Position zweier Schlittenfahrer (Abb. 5.2-12).

Die Frau faßt mit Beginn der Wehe die Daumen des Partners und läßt sich mit weit geöffneten Knien abwärts sinken; die Füße bleiben dabei in gutem Bodenkontakt.

Die Hebamme verfährt wie bei einer Geburt auf dem Hocker. Ggf. hilft sie dem Paar in den Wehenpausen beim Hochkommen in den Stand. Läßt der Mann sich und seine Frau zu Boden rutschen, so stützt die Hebamme das Gesäß der Frau und zieht es etwas auf sich zu.

Eine abgestützte Hocke kann in allen Abstufungen zwischen Fast-Stehen und Fast-Sitzen eingenommen werden. Für Letzteres sitzt der Partner auf einem Stuhl oder dem erhöhten Kopfteil des Entbindungsbettes (Abb. 5.2-13).

Geburt in Seitenlage

Die Frau kann frei wählen, auf welcher Seite sie liegt. Liegt sie auf der *rechten Seite*, umfaßt sie mit der linken Hand das Knie des angewinkelten linken Beines (Abb. 5.2-14).

Es ist darauf zu achten, daß sie sich weit öffnet und nicht das Bein in Richtung Kopf zieht.

Der Partner stützt den Kopf der Frau oder das obere Knie und den Oberschenkel.

Die Hebamme kann nun von der Bauchseite der Frau aus mit der rechten Hand den Damm halten und mit der linken Hand den Durchtritt des Kopfes regulieren.

Hat die Frau eine PDA und kann ihr Bein nicht selbst halten, so legt die Hebamme sich das obere Bein der Frau auf die Schulter oder auf den entsprechend eingestellten Beinhalter des Entbindungsbettes.

Der *Dammschutz* kann ebenso von der Rückenseite der Frau her ausgeübt werden (Abb. 5.2-14). Ob dabei ein Wechsel der „*Kopfhand*" –

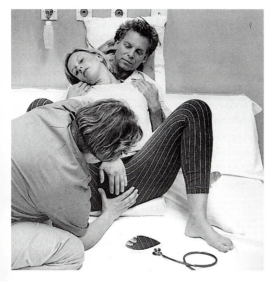

Abb. 5.2-12: Position zweier Schlittenfahrer. Der Mann hat die gleiche Perspektive wie seine Frau (Foto: K. Sternbek)

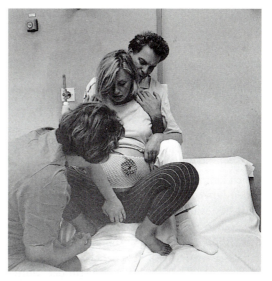

Abb. 5.2-13: Tiefe abgestützte Hocke auf dem Gebärbett. Wird ein Spiegel benutzt, können beide die Geburt des Kopfes verfolgen (Foto: K. Sternbek)

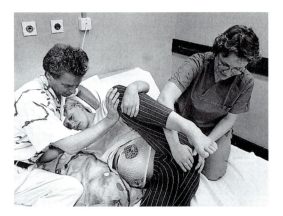

Abb. 5.2-14: Seitenlage. Die Hebamme befindet sich hinter der Frau, sie kann das Kind aber ebensogut von der Bauchseite her in Empfang nehmen (Foto: K. Sternbek)

jetzt rechts – und der „*Dammhand*" – jetzt links – erforderlich wird, hängt davon ab, wie die Hebamme ihre Position wählt, entweder mit Blickrichtung zum Kopf oder zu den Füßen der Frau.

Bei Entwicklung der Schultern wird sich am „*vorn*" und „*hinten*" der Frau und nicht am „oben" und „unten" des Raumes orientiert.

5.2.6 Wassergeburt

Ulrike Harder

Bei einer Wassergeburt befindet sich die Mutter während der Austreibungswehen im Wasser (Abb. 5.2-15). Das Kind wird im Wasser geboren und anschließend herausgehoben, damit es atmen kann. Der erste Atemzug wird durch den ersten Luftkontakt ausgelöst.

Ist das Wasser warm genug (ca. 37 °C), kann das Neugeborene noch eine Weile im Bad bleiben (Abb. 5.2-16). Erst wenn seine Atmung regelmäßig ist, wird es abgenabelt. Bei kühlerem Wasser wird das Kind auf dem Arm der Mutter in vorgewärmte Tücher gehüllt, damit es nicht auskühlt. Die Plazentageburt erfolgt entweder im Wasser oder außerhalb der Wanne.

Wassergeburt und Geburtshilfe

Kaum eine Entbindungsart hat so stark die Gemüter erregt wie die Geburt im Wasser. Als in den 80er Jahren vermehrt Erfahrungsberichte von sogenannten „Unterwassergeburten" veröffentlicht wurden, begann eine lebhafte Diskussion zwischen Eltern, Hebammen und Geburtshelfern.

Viele Ärzte und Hebammen lehnten die Entbindung im Wasser rigoros ab. Ihre Argumente lauteten:

– Das Kind wird Wasser aspirieren und ertrinken.
– Die Mutter wird über das Badewasser eine aufsteigende Infektion bekommen, hygienische Verhältnisse können nicht gewährleistet werden.
– Über die Wanne gebeugt kann die Hebamme keinen Dammschutz machen, die Geburtshelfer keine Episiotomie anlegen.
– Im Wasser können weder Herzfrequenz noch Wehen kontinuierlich überwacht werden.

Etliche Frauen/Paare nahmen die Idee der Wassergeburt positiv auf und wollten im Wasser gebären. Ihre Argumente lauteten:

– Warmes Wasser lindert bei der Frau den Wehenschmerz und wird seit langer Zeit erfolgreich für die Eröffnungsperiode genutzt.
– Für das Kind ist der Wechsel vom Fruchtwasser ins Badewasser viel schonender. Es ist nicht sofort der vollen Schwerkraft ausgesetzt, sondern kann sich eine Weile im schwerelosen Zustand von der Geburt erholen.
– Die Geburt geht für Mutter und Kind schneller, warmes Wasser wirkt wehenanregend und entspannt den Beckenboden, der so vom Kind leichter überwunden werden kann.

Einige Hebammen und Geburtshelfer beschäftigten sich näher mit der Wassergeburt, sahen sich Videoaufzeichnungen von Geburten an und informierten sich über die geburtshilfliche Praxis, z. B. bei Igor Tscharkovskij, der seit den 60er Jahren Wassergeburten im Schwarzen Meer und in einer Klinik in Moskau begleitet. Da es kaum Fachliteratur zum Thema gab, galt das be-

5.2 Leitung und Betreuung der Geburt

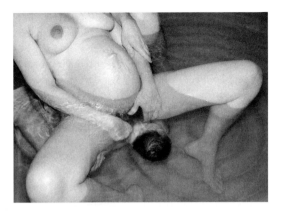

Abb. 5.2-15: Geburt im Wasser (aus C. Enning: Erlebnis Wassergeburt © vgs-Verlagsgesellschaft, Köln 1995)

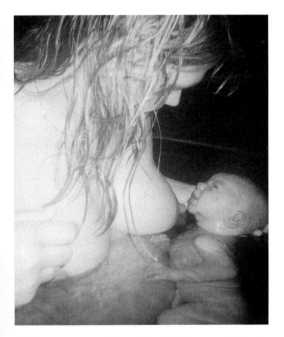

Abb. 5.2-16: Erste Kontaktaufnahme nach der Geburt im Wasser (Foto: Cornelia Enning)

sondere Interesse der Frage: „**Wodurch wird nach der Geburt der erste Atemzug ausgelöst?**"

Der erste Atemzug
Lange Jahre wurde angenommen, die Kompression und Dekompression des Thorax bei der Geburt löse den ersten Atemzug aus, mittlerweile weiß man, daß Neugeborene durch den ersten Luftkontakt am Gesicht zum ersten Atemzug angeregt werden. Ihr Diving-Reflex (Tauch-Reflex) verhindert die Atmung, solange sie mit dem Gesicht im Wasser sind.

> **Diving-Reflex**
> Auf den Reiz „Eintauchen des Gesichtes ins Wasser" reagiert das Neugeborene mit dem Reflex „Verschluß der Luftröhre und Luftanhalten".
> Der Reflex bildet sich in den letzten Schwangerschaftsmonaten aus, bei Frühgeborenen ist er noch nicht voll entwickelt.

Durch einen erheblichen Sauerstoffmangel des Kindes (fetal distress) wird der Diving-Reflex u. U. gestört, und das Kind beginnt verfrüht zu atmen. Diese frühe Streßatmung bewirkt bei manchen Kindern eine Fruchtwasseraspiration, bei Wassergeburten besteht zusätzlich die Gefahr, Badewasser zu aspirieren.

Kontraindikationen für eine Wassergeburt:
- Frühgeburt (< 37 SSW)
- pathologische Herzfrequenzmuster (Verdacht auf Sauerstoffmangel)
- Unwohlsein der Mutter im Wasser.

Kontrolle der fetalen Herzfrequenz
Um einen Sauerstoffmangel rechtzeitig zu erkennen, muß die fetale Herzfrequenz auch während des Bades kontrolliert werden. Hierzu eignen sich folgende Geräte:
- Mit dem Höhrrohr kann die FHF regelmäßig in der Badewanne auskultiert werden, evtl. ist es dazu notwendig, daß die Frau ihren Bauch etwas aus dem Wasser hebt.
- Mit einem wasserfesten, mobilen Fetalpulsdetektor (Sonicad®) lassen sich die fetalen Herztöne zuverlässig abhören und von der integrierten digitalen FHF-Anzeige ablesen, letztere ermöglicht auch eine Beurteilung der Oszillation.
- Wasserfeste Herzfrequenz- und Wehenabnehmer (Kranzbühler®) ermöglichen mittels Telemetrie die kontinuierliche CTG-Schreibung

in der Badewanne. Das CTG-Gerät kann dabei außerhalb des Naßbereichs aufgestellt werden.

Einsatz von Wasser während der Geburt

Eröffnungsperiode
Ein warmes Vollbad (etwa 37 °C) empfinden viele Frauen in der frühen Eröffnungsphase als angenehm, da sie sich im Wasser gut entspannen und die Wehen besser veratmen können. Entweder wird das Bad die Wehen verstärken und den Muttermund weiter eröffnen, oder die Wehen lassen wieder nach. Im letzteren Fall sollte das Bad nach ca. 30 Minuten beendet werden, damit sich die Frau bis zum „richtigen" Geburtsbeginn noch etwas ausruhen kann.

Werden die Wehen stärker, bleiben die Frauen meist gerne im Wasser, viele empfinden Positionswechsel (Liegen, Knien, Stehen, Hocken) als hilfreich bei der Wehenarbeit. Je größer die Wanne, um so größer sind die Variationsmöglichkeiten.

Natürlich muß sich die Frau nicht ununterbrochen im Wasser aufhalten, sie kann immer wieder umhergehen, sich aufs Bett legen etc. Es ist sinnvoll, den Körper zwischen den Badegängen einzuölen, um die Haut vor Aufweichen zu schützen.

Übergangsphase
Die Übergangswehen (kurz vor der vollständigen MM-Eröffnung) werden von den meisten Frauen als besonders lang und schmerzhaft empfunden, und viele verlieren ihre Zuversicht. Ein warmes Bad wirkt dann ausgesprochen schmerzlindernd, es erleichtert der Frau das konzentrierte Atmen und läßt sie die Wehen besser ertragen. Oft dauert die Übergangsphase im Wasser nur wenige Wehen lang.

Austreibungsperiode
Ist der Muttermund vollständig eröffnet, kann der Kopf ungehindert tiefertreten. Das warme Wasser begünstigt die Dehnung der Knorpelverbindungen am knöchernen Becken und lockert die Muskulatur des Beckenbodens.

Im Wasser sind die Austreibungswehen meist kräftig, die Wehenpausen können länger als üblich sein (> 5 Minuten). Wenn der Kopf sichtbar wird, verspürt die Frau u. U. nur leichten oder gar keinen Preßdrang. Im Wasser sind aktives Mitpressen und Dammschutz meist unnötig, der Kopf wird allein durch die Wehenkraft langsam und dammschonend geboren. Mit der nächsten Wehe dreht sich der Kopf, Schultern und Rumpf werden geboren, evtl. mit leichter Unterstützung von Mutter oder Hebamme.

Nun wird das Kind für den ersten Atemzug an die Wasseroberfläche gebracht. In warmem Wasser setzen die Nachgeburtswehen später ein, so daß das Kind zusätzlich noch 3 – 5 Min. über die pulsierende Nabelschnur mit Sauerstoff versorgt wird. Erst wenn das Kind regelmäßig atmet, wird es lang abgenabelt, und der Mutter auf die Brust bzw. in den Arm gelegt.

Nachgeburtsperiode
Die Wassertemperatur in der Entbindungswanne bestimmt das weitere Vorgehen in der Nachgeburtsperiode. Einige Frauen empfinden bis zum Schluß körperwarmes Wasser (36 – 37 °C) als angenehm, andere bevorzugen während der anstrengenden Muskelarbeit in der Austreibungsperiode kühleres Wasser (30 – 32 °C).

Vorgehen bei warmem Wasser: Durch die entspannende Wirkung des warmen Wassers kann bis zur Plazentalösung ½ bis 1 Stunde vergehen, evtl. legt die Mutter ihr Kind noch im Wasser an, um die Oxytocin-Ausschüttung anzuregen. Zur Plazentageburt sollte sie aus der Wanne steigen, denn Wärme stellt die Blutgefäße weit und begünstigt Blutungen.

Vorgehen in kühlem Wasser: Kühles Wasser wirkt tonisierend auf Uterus und Blutgefäße, die Plazenta löst sich eventuell schon nach 5 Minuten und kann im Wasser geboren werden. Das Kind muß aber bei niedriger Wassertemperatur gleich aus dem Wasser genommen und in warme Tücher gehüllt werden, da es sonst auskühlt. Nach der Plazentageburt verläßt die Frau das Wasser und legt sich hin.

Im Bett können der Dammbereich inspiziert und eventuelle Rißverletzungen versorgt werden. Anschließend kann die Mutter ihr Kind noch einmal in aller Ruhe anlegen.

Geburtsort

Die Möglichkeit zur Wassergeburt in einer ausreichend großen Wanne besteht heute in fast allen Geburtshäusern und in vielen Kliniken. Einige Hebammen betreuen auch Wassergeburten zu Hause, vorausgesetzt die Eltern verfügen über eine entsprechende Möglichkeit (Badewanne, Wasserbecken).

Es bleibt abzuwarten, ob die Wassergeburt weitere Verbreitung in den Kliniken findet, ähnlich wie dies bei der aufrechten Gebärhaltung und der Einrichtung gemütlicher Entbindungsräume zu beobachten ist.

Literatur zum Thema: Balaskas/Gordon, Zimmermann/Huch, Napierala, Enning, Eldering/Selke, Odent/Johnson (s. S. 314 f.).

5.2.7 Abnabeln und Erstversorgung des Kindes

Ilse Steininger

Mit dem Abnabeln wird die körperliche Einheit von Mutter und Kind getrennt. Für viele Eltern ist dies ein symbolischer Akt, an dem sie aktiv teilhaben wollen und deshalb von der Hebamme auf Wunsch einbezogen werden. Bei einem reifen und vitalen Neugeborenen sollten die Eltern den Zeitpunkt des Abnabelns selbst bestimmen können.

Der Einfluß des Abnabelungszeitpunktes auf das Blutvolumen des Kindes, respektive die Verteilung des Blutes im fetoplazentaren Kreislauf, wird immer wieder kontrovers diskutiert.

Faktoren, die für die Blutumverteilung bedeutsam sind (nach Lindenkamp):
- Das fetoplazentare Blutvolumen beträgt in den letzten Schwangerschaftswochen etwa 120 ml pro kg Körpergewicht. Davon befinden sich etwa 60% im Feten selbst und 40% in der Plazenta (wiegt z. B. das Neugeborene 3500 g, befinden sich ca. 250 ml Blut im Kind und ca. 170 ml in der Plazenta).
- Nach Geburt des Kindes können vom Blut der Plazenta bis zu 35 ml/kg zum Kind transfundiert werden.
- Die Nabelarterien verschließen sich post partum binnen 3–5 Sek., während die Nabelvene noch ca. 3 Min. offen bleibt. Dadurch kann plazentares Blut zum Kind hinfließen, aber langfristig kein fetales Blut zur Plazenta zurückgelangen.
- Uteruskontraktionen (Nachgeburtswehen) führen zur Kompression der Plazenta und somit zum Anstieg des Nabelvenendruckes.
- Eine Lagerung des Kindes unter Plazentaniveau erhöht die hydrostatische Druckdifferenz zwischen Plazenta und Kind, d. h. es wird viel Blut zum Kind transfundiert.
- Eine Lagerung des Kindes über Plazentaniveau (z. B. auf dem Bauch der Mutter) führt zu einer geringfügigen Druckdifferenz, d. h. es wird wenig Blut zum Kind transfundiert.
- Wird eine sehr große Blutmenge transfundiert, kommt es zur Hypervolämie (erhöhtes Blutvolumen). In der Folge können erhöhter Gefäßinnendruck, erhöhter Hämatokrit und Herz-Kreislauf-Belastungen auftreten.
- Wird kein Blut transfundiert (Sofortabnabelung), kann dies zur Hypovolämie (vermindertem Blutvolumen) führen. In der Folge können niedriger Blutdruck oder geringe Nierendurchblutung auftreten.

Fazit:
Es gibt keinen allgemein anerkannten „guten" oder „schlechten" Zeitpunkt des Abnabelns. Jede Methode hat ihre Vor- und Nachteile.

Zeitpunkt des Abnabelns

Sofortabnabelung: Abklemmen der Nabelschnur, sobald diese greifbar wird.

Indiziert ist dies nach der Geburt des Kopfes bei straffer Nabelschnurumschlingung (s. S. 196) oder unmittelbar nach der Geburt des Kindes, falls die Mutter Rhesus-Antikörper hat oder bei einer Kaiserschnittentbindung.

Frühabnabelung: Abklemmen der Nabelschnur nach Abtrocknen und evtl. Absaugen des Kindes, solange sie noch pulsiert (ca. 1 Min. p.p.). Diese Art der Abnabelung ist angezeigt bei der aktiv geleiteten Nachgeburtsperiode, in der klinischen Geburtshilfe ist sie die häufigste Art.

Spätabnabelung: Erst wenn der Puls der Nabelschnur aufgehört hat (nach ca. 3–5 Min.), wird sie abgeklemmt und durchtrennt. Das Kind sollte der Mutter auf den Bauch oder in die Arme gelegt werden, um eine zu hohe Bluttransfusion zu vermeiden.

Diese Methode kommt fast ausschließlich bei abwartender Leitung der Nachgeburtsperiode zur Anwendung, sie wird oft in der Hausgeburtshilfe angewandt. Hebammen schätzen die zusätzliche Sauerstoffzufuhr zum Kind, die die Adaption des Kindes an die extrauterine Welt zu unterstützen scheint.

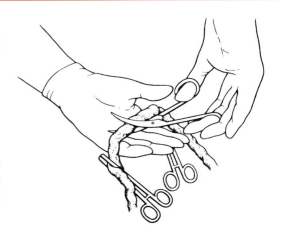

Abb. 5.2-18: Durchschneiden der Nabelschnur im Schutze der Hand

Praktisches Vorgehen beim Abnabeln

Methoden des Abnabelns zeigt Abb. 5.2-17. Zuerst ist stets die Klemme an der kindlichen Seite zu setzen, dann wird das Blut in Richtung Plazenta ausgestrichen und die zweite Klemme gesetzt. Das Durchtrennen der nun blutleeren Nabelschnur erfolgt im Schutz der Hand, um nicht versehentlich das Kind zu verletzen (Abb. 5.2-18).

- **Vorläufiges langes Abnabeln:** Zum Abnabeln wird die erste Metallklemme in 10–15 cm Abstand zum Kind gesetzt (Abb. 5.2-17a, b). Erst später erfolgt auf dem Wickeltisch das endgültige, **sekundäre Abnabeln**. Dazu wird die Einmalnabelklemme ca. 2 cm über dem Hautniveau des Kindes geschlossen und der Nabelschnurrest 1 cm oberhalb der Nabelklemme abgeschnitten.

- **Primäres kurzes Abnabeln:** Das endgültige Abnabeln erfolgt primär mittels Einmalnabelklemme (Abb. 5.2-17c), dies hat 2 Vorteile: Es wird keine zweite sterile Schere zum späteren sekundären Abnabeln benötigt und der erste Kontakt zwischen Mutter, Vater, Kind wird nicht durch eine sperrige Metallklemme behindert.

Achtung: Risikoneugeborene sollten nie primär kurz abgenabelt werden, da dies in Notfallsituationen das Legen eines Nabelkatheters erschwert.

Laboruntersuchungen: Zur Bestimmung von Nabelschnur-pH, kindlicher Blutgruppe, Rh-Faktor, HK und evtl. IgM etc. kann schon vor der Plazen-

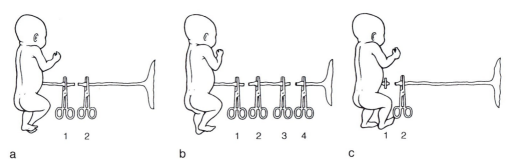

Abb. 5.2-17: Möglichkeiten der Abnabelung, a. vorläufiges langes Abnabeln mit 2 stumpfen Klemmen, b. Abnabeln mit 4 stumpfen Klemmen, aus dem blutgefüllten Mittelstück wird der Nabelschnur-pH bestimmt, c. sofortiges endgültiges Abnabeln mit Einmalklemme

tageburt Blut aus der Nabelschnur entnommen werden. Vorher muß diese gründlich mit einem Tupfer von mütterlichem Blut gereinigt werden.

Absaugen des Neugeborenen

Ziel des Absaugens nach der Geburt ist das **Freilegen der Atemwege** des Kindes. Während einer Geburt am Termin reicht der Druck auf den Brustkorb im Scheidenkanal in der Regel aus, um vorhandene Flüssigkeit aus den Atemwegen zu pressen. Es kann genügen, dem Kind sanft mit einem Tupfer oder Tuch Gesicht, Nase und Mund zu reinigen. Bei großer Schleimsekretion hilft das Absaugen von Nase und Mund.

Ist das Fruchtwasser grün verfärbt, saugt die Hebamme, sobald der Kopf geboren ist, zur Aspirationsprophylaxe Mund und Nasenlöcher ab. Bei grünem Fruchtwasser sollte auch der Mageninhalt abgesaugt werden.

Einige Neonatologen empfehlen das routinemäßige Sondieren des Magens zum Ausschluß einer *Ösophagusatresie* (Speiseröhrenverschluß).

Nach vorzeitigem Blasensprung oder Verdacht auf Amnioninfektion wird eine Probe des Magensaftes zur Erreger- und Resistenzbestimmung entnommen.

Hat das Kind vor oder nach der Geburt aspiriert (Ansaugen von Fruchtwasser in die Atemwege), so ist ein *endotracheales Absaugen* durch den Arzt indiziert.

Unsachgemäßes Absaugen löst einen Vagusreflex aus, der beim Kind zur *Bradykardie* oder zum *Atemstillstand* führen kann.

Erstversorgung

Neugeborene brauchen p.p. Unterstützung, um ihren Wärmehaushalt zu regulieren. Die *Raumtemperatur* sollte zwischen 25–26 °C liegen, Zugluft ist streng zu vermeiden. Das Kind wird sofort nach der Geburt sorgfältig abgetrocknet. Je nach vorheriger Absprache wird es der Mutter erst gezeigt oder gleich auf den Bauch gelegt.

Viele Frauen brauchen nach der Geburt Zeit, ihr Kind in Ruhe zu betrachten, es zu berühren, zu streicheln und Blickkontakt aufzunehmen, bevor sie es in die Arme nehmen wollen.

Frauen islamischer Religion lehnen es oft ab, ihr Kind blutig und naß in die Arme zu schließen, erst nach einem Bad oder sorgfältiger Reinigung des Kindes genießen sie den Hautkontakt mit ihrem Neugeborenen.

Die Bedürfnisse von Mutter und Kind bestimmen das Handeln! Nachdem die Frau ihr Kind in die Arme genommen hat, wird es mit warmen Tüchern zugedeckt, ohne den Körperkontakt zu behindern. Eine Wärmelampe ist hilfreich. Es ist Aufgabe der Hebamme, die wachsende Beziehung zwischen Mutter, Kind und Vater zu beobachten und nicht störend einzugreifen. Nach 1, 5 und 10 Min. wird das Kind kontrolliert, um seine Anpassung an die extrauterine Umwelt zu überwachen und den APGAR-Index zu bestimmen (s. S. 409 Vitalitätszustand).

In den ersten **2 Lebensstunden** wird das Kind:

- nicht unnötig von der Mutter getrennt,
- sobald es möchte zum Stillen angelegt,
- gewogen, gemessen, falls nötig gebadet und endgültig abgenabelt,
- von Hebamme oder Arzt gründlich untersucht (U 1), gekleidet und im Beisein der Eltern mit einem Namensbändchen versehen, das diese vorher kontrolliert haben,
- mit Vit.-K-Tropfen und ggf. Augentropfen versorgt (s. S. 415).

In diese Maßnahmen sind Vater und Mutter einzubeziehen.

5.2.8 Plazentalösung, Plazentageburt

Ulrike Harder

Die Nachgeburts- oder Plazentarperiode beginnt nach der Geburt des Kindes und endet mit der Geburt der vollständigen Plazenta und Eihäute.

Plazentalösungsvorgang

Kurz nach der Geburt des Kindes setzen *Nachgeburtswehen* ein, welche die Uteruswand verdicken und ihre Oberfläche verkleinern. Der Fundus uteri sinkt herab und kann nun in Nabelhöhe gut durch die weiche Bauchdecke getastet werden.

Die Verkleinerung der Uterusinnenfläche bewirkt eine *Verschiebung* an der Plazentahaftfläche. Die Plazenta wird erst zusammengeschoben und der *Haftflächenverkleinerung* angepaßt. Da dies nur begrenzt möglich ist, löst sie sich schließlich von der Haftstelle ab (Abscherung). Dabei werden plazentaversorgende Blutgefäße abgerissen, wodurch eine materne Blutung zwischen Plazenta und Uteruswand entsteht. Es bildet sich ein *retroplazentares Hämatom* (Blutansammlung hinter der Plazenta), welches durch nachfließendes Blut wächst, und so das Abheben der Plazenta von der Uteruswand unterstützt. Der Blutverlust während der Plazentalösung beträgt ca. 100–300 ml.

Die Lösung erfolgt in der spongiösen (schwammigen) Schicht der Decidua basalis, die durch degenerative Veränderungen zum Schwangerschaftsende auf die Lösung vorbereitet ist. Die Ablösung beginnt entweder in der Mitte der Plazenta (nach B. Schultze, Jena 1827–1919) oder am Rand der Plazenta (nach J. Duncan, Edinburgh 1826–1890).

Die Art der Lösung kann nach dem Erscheinungsbild der Plazenta beim Herausgleiten aus der Vagina bestimmt werden:

- **Zentrale Plazentalösung** (Abb. 5.2-19): Bei Plazentasitz im Fundusbereich, beginnt die Lösung meist zentral, das retroplazentare Hämatom bildet sich in der Mitte der Plazenta. Diese gleitet mit der Nabelschnur voran durch die Eihautöffnung in die Vagina und erscheint mit fetaler Plazentaseite zuerst in der Vulva.

Die sich von der Uteruswand ablösenden Eihäute legen sich umgestülpt über die materne Plazentaseite und die dort anhaftenden Blutkoagel des retroplazentaren Hämatoms. Noch flüs-

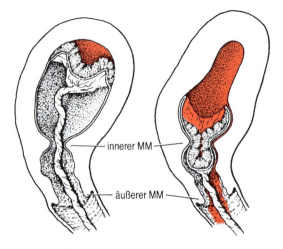

Abb. 5.2-19: *Zentrale Plazentalösung*: Ablösung beginnt in der Mitte (Modus Schultze)

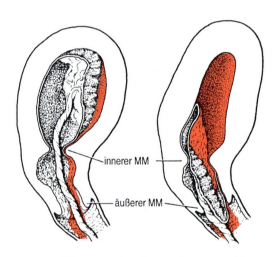

Abb. 5.2-20: *Laterale Plazentalösung*: Ablösung beginnt am Rand (Modus Duncan)

siges Blut sammelt sich im Eihautsack oder fließt nach vollständiger Lösung seitlich ab.

- **Laterale Plazentalösung** (Abb. 5.2-20): Die Lösung beginnt meist am unteren Plazentarand und setzt sich nach oben fort. Nach vollständiger Ablösung erscheint zuerst der untere Rand im Scheidenausgang, dann rutscht die Plazenta flach heraus. Die materne Plazentaseite ist nicht von Eihäuten bedeckt. (Leichter Zug an der Nabelschnur beim Herausgleiten der Plazenta kann jedoch eine Umstülpung bewirken, dann erscheint, wie bei zentraler Lösung, zuerst die fetale Seite).

Die Eihäute werden bei lateraler Lösung nicht gleichmäßig abgezogen, darum reißen sie oft ein und sind schwerer zu gewinnen. Während des gesamten Lösungsvorgangs *blutet* es aus den uterinen Blutgefäßen der bereits gelösten Bereiche. Meist ist der Blutverlust etwas höher als bei zentraler Lösung.

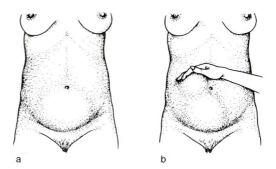

Abb. 5.2-21: *Uteruskantungszeichen (nach Schröder):* **a.** Plazenta noch nicht gelöst, Fundus ist mittig als breite, mittelfeste Halbkugel zu tasten. **b.** Plazenta liegt gelöst im unteren Uterinsegment, der Uterus ist seitlich als kleine harte Kugel 2-3 Querfinger (meistens rechts) oberhalb des Nabels zu tasten

Dauer der Plazentarperiode

Gewöhnlich dauert die Plazentarperiode 5–20 Minuten. Eine Lösungszeit von bis zu 1 Stunde kann noch als normal angesehen werden, wenn keine verstärkte Blutung auftritt.

Als *Blutungsprophylaxe* injiziert man heute vielen Müttern direkt nach Kindsgeburt 3 I. E. Oxytocin i. v. Durch diese medikamentöse Nachgeburtsleitung verkürzt sich die Plazentarperiode, so daß nach Oxytocingabe schon eine Lösungszeit von länger als 30 Min. als *verzögerte Plazentalösung* bezeichnet wird.

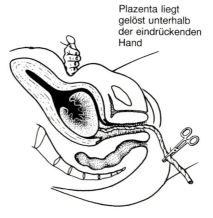

Abb. 5.2-22: *Nabelschnurzeichen (nach Küstner):* Beim Eindrücken der Bauchdecke zwischen Symphyse und Nabel, zieht sich die Nabelschnur bei gelöster Plazenta nicht mehr zurück

Plazentalösungszeichen

Eine abgelöst im unteren Uterinsegment, Zervixkanal oder Scheide gelegene Plazenta kann von der Hebamme durch folgende **Lösungszeichen** erkannt werden:

- **Uteruskantungszeichen** (Abb. 5.2-21): Vor der Plazentalösung ist der Fundus uteri als breite runde Wölbung auf Nabelhöhe zu tasten. Nach der Lösung zieht sich der Fundus über der im unteren Uterinsegment oder Zervixkanal liegenden Plazenta stark zusammen. Er wird schmal und kantig und steigt etwas höher. Der feste, schmale Fundus kann leicht von außen, etwa 2–3 Querfinger (meist rechts) oberhalb des Nabels, getastet werden (nach K. Schröder, Berlin 1838–1887).

- **Nabelschnurzeichen** (Abb. 5.2-22): Die Bauchdecke wird zwischen Symphyse und Nabel mit der Handkante eingedrückt, dadurch wird der Fundus uteri höhergeschoben (nicht direkt hinter der Symphyse eindrücken, da hier das Zeichen falsch negativ sein kann). Haftet die Plazenta noch fest, zieht sich die Nabelschnur in die Scheide zurück. Bleibt die Nabelschnur unbewegt liegen, so befindet sich die Plazenta gelöst unterhalb der eindrückenden Hand im Zervikalkanal. Ein einfaches und meist zuverlässiges Lösungszeichen (nach O. Küstner, Breslau 1849–1931).

- **Vorrücken der Nabelschnur** (Abb. 5.2-23): Wird sofort nach Abnabeln des Kindes die Nabelschnur, nahe der Vulva, durch Klemme oder Bändchen markiert, so kann das Vorrücken der Nabelschnur während des Lösungsvorganges beobachtet werden, ca. 10 cm bei vollständiger Lösung (nach J. Ahlfeld, Marburg 1843–1929).

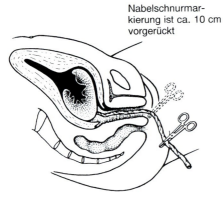

Abb. 5.2-23: *Vorrücken der Nabelschnur (nach Ahlfeld):* bei gelöster Plazenta rutscht die Nabelschnur ca. 10 cm aus der Vagina heraus

- **Kollabieren der Nabelschnur:** Eine ungelöste Plazenta wird durch die Uteruskontraktionen stark komprimiert. Der Druck überträgt sich auf die Nabelschnurgefäße, diese sind prall mit Blut gefüllt.

  Eine gelöst im unteren Uterinsegment liegende Plazenta wird kaum komprimiert, darum erschlaffen die Nabelschnurgefäße.

- **Fundusklopfen:** Die Nabelschnur wird locker in einer Hand gehalten, während die andere Hand leicht auf den Uterusfundus klopft. Wenn sich die Erschütterungen nicht mehr auf die Nabelschnur übertragen, ist die Plazenta gelöst (nach Strassmann).

- **Afterbürde:** Liegt eine gelöste Plazenta bereits im Scheidengewölbe, bewirkt sie durch ihr Gewicht einen Druck auf das Rektum. Die Gebärende empfindet dann Stuhldrang, der von der Hebamme erfragt werden kann.

- **Lösungsblutung:** Eine beginnende Blutung aus der Vagina kann die Lösung der Plazenta begleiten. Dieses Zeichen ist *unsicher*, denn eine Blutung kann auch bei unvollständiger Lösung oder bei Rißverletzungen auftreten.

Plazentageburt

Sind ein oder mehrere Lösungszeichen positiv, wird die Frau gebeten mitzupressen. Die Plazenta gleitet in Führungslinie heraus, evtl. unterstützt durch leichten Zug an der Nabelschnur oder sanften Druck der flachen Hand auf die Bauchdecke. Es sollten keine äußerlichen Manipulationen am Uterus (z. B. Kneten, Quetschen, Ausdrücken wie beim Credé-Handgriff etc.) vorgenommen werden, da diese sehr schmerzhaft sind!

Blutstillung an der Haftstelle

Nach der Plazentageburt, z. T. auch schon während des Lösungsvorganges, setzt eine effektive Blutstillung an den eröffneten uteroplazentaren Gefäßen ein. Daran sind insbesondere zwei Faktoren beteiligt (Abb. 5.2-24):

1. **Kontraktion der Uterusmuskulatur:** Durch Nachgeburtswehen und Dauerkontraktion kontrahieren sich die schlingenförmig um die Blutgefäße angeordneten Muskelfasern. Ihre Verkürzung und Verdickung drosselt die Blutzufuhr, es kommt zu einer *„lebenden"* Ligatur (Unterbindung) der Gefäße.

2. **Bildung von Thromben:** Durch vermehrten Zerfall von Thrombozyten bilden sich *Gerinnungsthromben* auf den angerissenen mütterlichen Gefäßen. Die Gefäßöffnungen im Bereich der Haftstelle werden damit verschlossen.

Die verminderte uterine Durchblutung nach der Kindsgeburt erleichtert die Blutstillung. Denn ausgelöst durch kindliche Atmung und Abklemmen der Nabelschnur wird der plazentare Kreislauf bereits vor der Plazentalösung unterbrochen, was eine Abnahme der Gebärmutterdurchblutung bewirkt.

Die zwei oben genannten Faktoren bewirken gemeinsam die Blutstillung! Aus einem schlecht kontrahierten Uterus wird es trotz guter Throm-

5.2.9 Leitung der Nachgeburtsperiode

Ilse Steininger

Die Leitung der Nachgeburtsperiode kann *abwartend* oder *aktiv* sein. Günstige Voraussetzungen für einen physiologischen Verlauf sind eine leere Harnblase, eine kontraktionsfähige Gebärmutter und ein normaler Ausgangswert des Hämoglobins.

Abwartende Gewinnung der Plazenta

Ziel ist die Geburt einer *vollständigen Plazenta mit Eihäuten* bei möglichst *geringem Blutverlust* (< 500 ml). Die Plazentarperiode sollte nicht länger als 60 Min. dauern.

Die **Aufgabe der Hebamme** ist es, aufmerksam zu beobachten und abzuwarten. Der Hautkontakt zwischen Mutter und Kind sowie das Saugen an der Brustwarze fördern die natürliche Ausschüttung von Oxytocin in den mütterlichen Blutkreislauf. Die Nabelschnur wird erst abgeklemmt, wenn sie aufgehört hat zu pulsieren.

Wo die Frau in *aufrechter Haltung* geboren hat, wird die gelöste Plazenta mit Hilfe der Schwerkraft in die Scheide sinken und geboren werden.

Bei einer *liegenden Geburt* ist die Schwerkraft nur bedingt hilfreich, hier muß die Hebamme die *Zeichen der Lösung und des Tiefertretens* der Plazenta erkennen (Plazentalösungszeichen s. S. 223).

Sobald 1–2 Zeichen positiv sind, wird die Frau ermuntert, die Plazenta durch sanftes Pressen zu gebären. Um ihr dabei zu helfen, legt die Hebamme eine Hand flach auf die Gebärmutter, damit die Gebärende einen Halt hat, gegen den sie drücken kann.

Der *Handgriff nach Baer* (Abb. 5.2-25) ist bei ausgedehnter Bauchdecke hilfreich, da er den Bauchraum verkleinert und Halt verschafft.

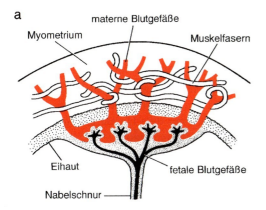
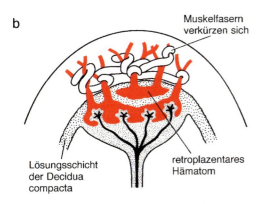
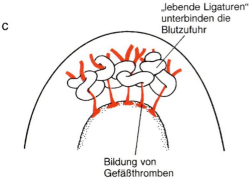

Abb. 5.2-24: Blutstillung während und nach der Plazentalösung durch Ligatur (Unterbindung) der Blutgefäße im Myometrium, **a.** ungelöste Plazenta, **b.** Beginn einer zentralen Lösung, **c.** nach Plazentageburt

benbildung ebenso verstärkt bluten, wie aus einem gut kontrahierten Uterus einer Frau mit Gerinnungsstörung.

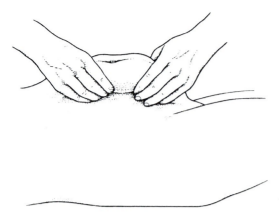

Abb. 5.2-25: *Handgriff nach Baer* zur Unterstützung der Plazentageburt. Zur Verkleinerung des Bauchraumes wird die Bauchdecke in breiter Falte gefaßt und evtl. leicht angehoben

Wird die Plazenta im Scheideneingang sichtbar, assistiert die Hebamme, indem sie die Nabelschnur vulvanah umfaßt und unter leichtem Zug in Führungslinie anhebt. Mit der anderen Hand wird die Plazenta aufgefangen, damit die Eihäute langsam folgen und nicht abreißen.

Nach der Plazentageburt wird die *Kontraktion des Uterus* und die *Vollständigkeit der Plazenta* unverzüglich geprüft.

> Im Vergleich zur aktiven ist die abwartende Gewinnung der Plazenta für die Frau **schmerzärmer** (keine Kontraktionsmittelgabe und weniger Manipulationen am Uterus). Sie *dauert* im Durchschnitt etwas *länger*, und der *Blutverlust* ist etwas *größer*. Von der Hebamme erfordert sie Geduld und große Aufmerksamkeit.

Aktive Gewinnung der Plazenta

Ziel der aktiven Leitung ist es, die Plazenta so schnell wie möglich vollständig mit Eihäuten zu entwickeln (< 30 Min.) und den Blutverlust so gering wie möglich zu halten (< 300 ml).

Erreicht wird dies mit Hilfe von 2 Maßnahmen:

- **Oxytocingabe** (Syntocinon® 3–5 IE i. v.) zur *Blutungsprophylaxe* nach Geburt des Kopfes oder nach Geburt des Kindes.
- **Kontrollierter Zug an der Nabelschnur** (controlled cord traction) zur Gewinnung der ungelösten Plazenta mit dem Handgriff nach Brandt (1933) und Andrews (1940).

Eine Hand liegt flach auf dem Uterusfundus und wartet die erste postpartale Kontraktion ab, ohne zu drücken oder zu massieren. Mit der anderen Hand wird die Nabelschnur vulvanah umfaßt. Sobald sich die Gebärmutter kontrahiert (ca. 5 Min. nach Oxytocingabe), wird kontinuierlich im Verlauf der Führungslinie gezogen, ohne die Lösungszeichen abzuwarten. Die auf dem Uterus liegende Hand drückt dabei die Bauchdecke oberhalb der Symphyse ein und schiebt den Uterus nach hinten und oben, wodurch die Geburtslinie für die Plazenta gestreckt und der Uterus gestützt wird (Abb. 5.2-26). Die aktive Plazentagewinnung ist eine weitverbreitete Routinemaßnahme, obwohl sie wegen möglicher Komplikationen umstritten ist.

Komplikationen: Ausbleiben der Lösung, unvollständige Lösung, Abreißen der Nabelschnur, Inversio uteri (Umstülpung des Uterus nach außen) und Placenta incarcerata (eingeklemmte

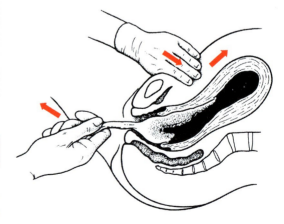

Abb. 5.2-26: *Cord traction*. Handgriff zur Lösung und Gewinnung der Plazenta nach Oxytocingabe

Plazenta), verursacht durch Spasmen des unteren Uterinsegments besonders nach Gabe von Ergotaminen (Methergin®).

> Um schweren Komplikationen vorzubeugen, ist es angezeigt den **Handgriff nach Brandt/Andrews** erst nach positiven Lösungszeichen, also **an der gelösten Plazenta** auszuführen (Levy u. Moore).

Gewinnung der Eihäute

Die Eihäute folgen der Plazenta, indem sie bei deren Tiefertreten von der Gebärmutterwand gelöst werden. Drohen die Eihäute abzureißen, so werden sie mit 2 Klemmen gefaßt und mittels drehender Bewegung langsam entwickelt.

Die Plazenta läßt sich auch mit beiden Händen fassen und so lange drehen, bis die Eihäute zu einem festen Strang geworden sind.

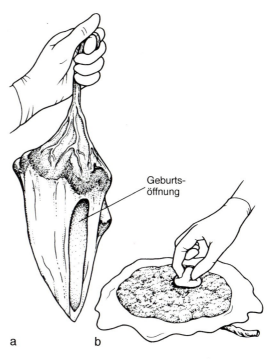

Abb. 5.2-27: *Vollständigkeitsprüfung*, **a.** der Eihäute, **b.** der mütterlichen Plazentaoberfläche

Vollständigkeitskontrolle der Plazenta

Nach der Geburt werden Plazenta und Eihäute sofort auf ihre Vollständigkeit geprüft. Ist eine Plazenta unvollständig, können die im Uterus zurückgebliebenen Plazentareste folgende Komplikationen verursachen: Atonie p.p., Blutungen und Infektionen im Wochenbett oder ein Chorionepitheliom (bösartige Erkrankung). Die Hebamme geht systematisch und sorgfältig vor:

Prüfung der kindlichen Plazentaseite:
- **Nabelschnur:** Vorhandensein von 3 Gefäßen (1 Vene, 2 Arterien), Länge (ca. 60 cm), Ansatz in der Plazenta (zentral, lateral, marginal, velamentös s. S. 230).
- **Vollständigkeit der Eihäute:** Durch Hochheben der Plazenta an der Nabelschnur werden die Häute im ganzen mit ihrem Einriß beurteilbar (Abb. 5.2-27a).

- **Abirrende Gefäße (Vasa aberrantia):** Enden von der Plazenta kommende Gefäße offen in den Eihäuten, ist dies ein Hinweis auf abgerissene Nebenplazenten.

Prüfung der mütterlichen Plazentaseite:
- Die Plazentaoberfläche wird, nach Abwischen von Blutgerinnseln, auf Vollständigkeit der Plazentalappen geprüft (Abb. 5.2-27b). Diese sind mit einer intakten perlmuttartigen Schicht, der Dezidua überzogen. Es können Kalkspritzer und Fettinfarkte vorhanden sein (z. B. Plazentainsuffizienz). Fehlt ein mehr als bohnengroßes Stück, so muß eine Nachtastung veranlaßt werden, auch wenn es (noch) nicht blutet.

> Die Plazenta soll unverzüglich sorgfältig geprüft werden, um bei Unvollständigkeit angemessen handeln zu können.

Beurteilen und Messen des Blutverlustes

Das Schätzen des Blutverlustes ist immer ungenau.

Studien belegen, daß „richtige" Schätzwerte nur bis zu einer Blutmenge von ca. 300 ml gegeben sind. Bei Blutungen über 500 ml wird der Blutverlust meist unterschätzt, darum ist ein erhöhter Blutverlust prinzipiell zu messen.

Wird das Blut in einer *Schüssel* (aufrechte Gebärposition) oder einem *Steckbecken* (liegende Position) aufgefangen, ist die Messung leichter.

Weil das Liegen auf dem Becken für die Frau unangenehm ist, wird es heute seltener benutzt, Blut und Fruchtwasser versickern größtenteils in Tüchern und Einmalunterlagen. Nach vermehrter Blutung müssen darum alle Vorlagen und Koagel gewogen werden, um den Blutverlust bestimmen zu können.

Als **übermäßige Blutung** gilt der Verlust einer Blutmenge, die kardiovaskuläre Probleme verursacht. Ab einem Blutverlust über 500 ml spricht man von einer **verstärkten Nachgeburtsblutung**.

5.2.10 Plazentaform und Nabelschnur

Simone Kirchner

Zum Ende der Schwangerschaft erreicht die fast runde Plazenta ein Gewicht von etwa 500–600 g (1/6 des kindlichen Geburtsgewichtes) und einen Durchmesser von 15–20 cm. Sie hat eine Dicke von 1,5–3 cm und ist schwammig-fest.

Materne Seite

Wir finden auf der dem Uterus zugewandten Seite 10–38 Plazentafelder = Plazentalappen (unterschiedliche Literaturangaben), die durch Deziduasepten (Deziduagewebemauern) voneinander getrennt sind. Mikroskopisch betrachtet besteht jedes Plazentafeld aus mehreren Zottenarmen und deren unzähligen Verzweigungen (Abb. 5.2-29b).

Kotyledone: Es ist problematisch, die materne Plazentaseite mit dem Begriff Kotyledon (gr.: Becher, Vertiefung) zu beschreiben, da er nicht eindeutig definiert ist. Einige Autoren bezeichnen das Plazentafeld als Kotyledon, andere die mikroskopisch sichtbare fetomaterne Funktionseinheit (d. h. hier bilden mehrere Kotyledone das Plazentafeld).

Fetale Seite

Die dem Kind zugewandte Seite der Plazenta wird, wie die Nabelschnur, von glänzender Amnionhaut überzogen. Unter der transparenten Amnionhaut ist das fetale Arterien- und Venengeflecht auf der **Chorionplatte** sichtbar. Überkreuzen sich hier die Blutgefäße, liegen die Arterien über den Venen (Abb. 5.2-29a).

Zum Nabelschnuransatz hin vereinigen sich die Blutgefäße zu

– *einer Nabelvene*, die das sauerstoffreiche Blut zum Kind führt, und
– *zwei Nabelarterien*, die sauerstoffarmes Blut zur Plazenta transportieren.

Nabelschnur

Die etwa 50–60 cm lange Nabelschnur ist 1,5–2 cm dick und von prall-elastischer Konsistenz.

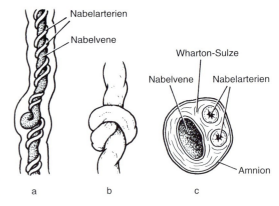

Abb. 5.2-28: **a.** falscher Nabelschnurknoten, **b.** echter Nabelschnurknoten, **c.** Querschnitt durch die Nabelschnur

Innen verlaufen spiralig die 3 Nabelschnurgefäße, wobei sich die 2 Nabelarterien (Aa. umbilicales) um die Nabelvene (V. umbilicalis) schlängeln. Umgeben sind sie von einer gallertartigen Schutzschicht, der Warthon-Sulze (T. Warthon: Anatom, London 1614–1673). Außen wird die Nabelschnur von Amnionzellen überzogen (Abb. 5.2-28).

Der spiralige Gefäßverlauf und die Warthon-Sulze schützen die Nabelschnur vor Kompression und Abknickung und gewährleisten eine hohe Dehnungsfähigkeit.

Nabelschnurumschlingungen des Kindes, die sich häufig bei überlanger Nabelschnur ereignen, stellen deshalb nur selten eine ernsthafte Gefährdung dar.
Ein echter Nabelschnurknoten (Abb. 5.2-28b) kann durch Kindsbewegungen in der Frühschwangerschaft entstehen. Er bedroht das fetale Leben.

Abweichende Nabelschnuransätze und Plazentaformen

Die Nabelschnur setzt in der Regel zentral (*Insertio centralis*, 68%, Abb. 5.2-29) oder zur Seite verschoben (*Insertio lateralis*, 21%) auf der Chorionplatte an (Abb. 5.2-30a).

Der seltene randständige Sitz (*Insertio marginalis*, 10%) gefährdet wie der außerplazentare (*Insertio velamentosa*, 1%) den Feten.

Die Druck- und Reißfestigkeit bei marginalem und velamentösem Nabelschnuransatz (Abb. 5.2-30b, c) ist herabgesetzt. Werden ungeschützt auf der Eihaut verlaufende Gefäße versehentlich verletzt (z. B. bei Blaseneröffnung), kann es zu gefährlichen fetalen Blutungen kommen.

Formanomalien der Plazenta werden durch Untergang örtlicher Chorionzotten oder durch unvollständige Chorionglatzenbildung verursacht. Grund dieser Entwicklung ist eine Endometriuminsuffizienz am Einnistungsort. Sie kann durch vorangegangene Entzündungspro-

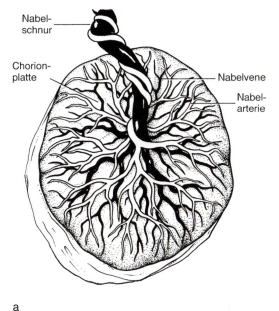
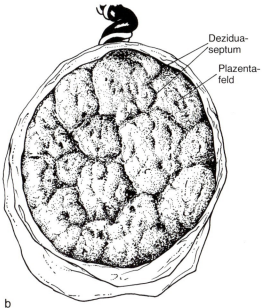

Abb. 5.2-29: **a.** fetale Plazentaseite mit zentralem Nabelschnuransatz, Blick auf die Chorionplatte und das umgebende Amnion (innere Eihaut), **b.** materne Plazentaseite mit Blick auf die Plazentafelder (hier 14–15) der Basalplatte und das umgebende Chorion (äußere Eihaut)

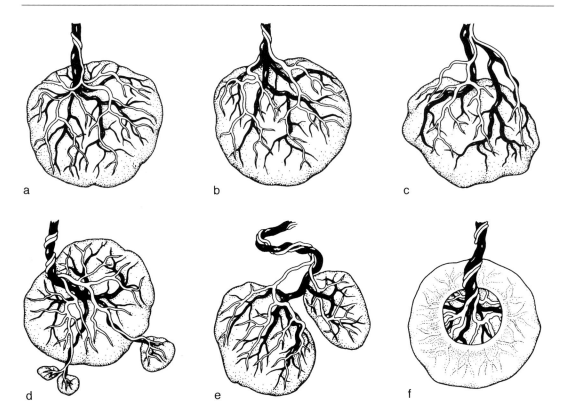

Abb. 5.2-30: **Anomalien des Nabelschnuransatzes**: a. *Insertio lateralis* (seitlicher Ansatz), b. *Insertio marginalis* (randständiger Ansatz), c. *Insertio velamentosa* (Ansatz auf der Eihaut).
Anomalien der Plazentaform: d. *Placenta succenturiata* (Nebenplazenta), e. *Placenta bipartita* (Doppelplazenta) mit velamentösem Ansatz, f. *Placenta circumvallata* (Einfalzung der Eihäute über dem Rand der Chorionplatte)

zesse (z. B. Endometritis, auch durch Intrauterinpessar hervorgerufen) oder durch Verletzungen bei Curettagen verursacht sein. In der Nachgeburtsphase haben diese Plazenten eine erhöhte Komplikationsrate, da ihre Form die vollkommene Ablösung erschwert.

Abweichende Plazentaformen:
- Als **Placenta succenturiata** (Nebenplazenta) wird ein durch fetale Gefäße verbundener freier Plazentasatelit bezeichnet (Abb. 5.2-30d).

- Die **Plazenta bipartita** (geteilte Plazenta) ist durch chorionzottenfreie Zonen in 2, selten 3 Teile getrennt. Die fetalen Gefäße verlaufen zwischen den Plazentateilen auf den Eihäuten, meist finden wir eine Insertio velamentosa (Abb. 5.2-30e).

- Die **Placenta fenestrata** (gefensterte Plazenta) hat durch Zottenatrophien choriongewebefreie Eihautzonen innerhalb der Plazenta.

- Die **Placenta zonaria** ist ring- bzw. gürtelförmig angelegt, da die Zotten in der Mitte atrophiert sind. Meist hat sie einen velamentösen Nabelschnuransatz in der Mitte des Plazentaringes.

- Die **Placenta membranacea** (membranöse Plazenta) bedeckt die gesamte Eihaut als großflächiges dünnes Zottengewebe.

- Die **Placenta circumvallata**, auch **Placenta extrachorialis** genannt, stellt eine Sonderform dar. Das Zottengewebe ist über die Chorionplatte hinausgewachsen. Dieser ungeschützte Wulst neigt zur vorzeitigen Lösung und damit zu Blutungen in der

Schwangerschaft. Die Eihäute bilden am Plazentaansatz eine ringförmige, dickwulstige Nische (Abb. 5.2-30f).

5.2.11 Betreuung der Familie p. p.

Ilse Steininger

Die **Postplazentarperiode** beginnt mit der Geburt der vollständigen Plazenta und umfaßt die ersten 2 Stunden nach der Geburt. Für die Frau ist dies eine Zeit der Erholung, der Freude über die Geburt des Kindes und des Stolzes über ihre Leistung. Muß eine Dammverletzung (Episiotomie, Riß) versorgt werden, sollte das Kind warm zugedeckt bei der Mutter bleiben.

Die **Betreuung** in den ersten 2 Stunden post partum ist individuell nach den Bedürfnissen der Familie zu gestalten, hängt aber auch von der Arbeitssituation der Hebamme ab. Gegenseitige Erwartungen müssen miteinander abgesprochen werden. Die meisten Kinder, die nicht von der Mutter getrennt und durch Medikamente schläfrig sind, beginnen spontan innerhalb der ersten Lebensstunde nach der Brustwarze zu suchen und finden diese selbständig. Zeigt das Kind Saugbewegungen oder streckt die Zunge heraus, sollte die Mutter Gelegenheit erhalten, das Kind an die Brust zu nehmen, um die Mutter-Kind-Beziehung und das **Stillen** (Motivation, Fähigkeit, Stilldauer) zu fördern; das Neugeborene erhält eine ideale Frühernährung mit Kolostrum.

Auch dem *Vater* muß nach der Geburt die Möglichkeit geboten werden, sein Kind zu betrachten, zu berühren und zu liebkosen.

Überwachung in den ersten 2 Stunden p. p.

- **Fundusstand:** Unmittelbar nach der Plazentageburt zieht sich die Gebärmutter in einer Dauerkontraktion sehr stark zusammen, um die Blutgefäße enger zu stellen und die Blutung zu drosseln. Der Uterusfundus liegt zwischen Symphyse und Nabel, die Gebärmutter fühlt sich wie eine harte Kugel an. Hautkontakt zwischen Mutter und Kind, sowie erstes Saugen an der Brustwarze unterstützen die Uteruskontraktion. Fühlt sich die Gebärmutter weich an, ist sie nicht optimal kontrahiert. Es blutet in die Gebärmutterhöhle, in der sich Blutgerinnsel bzw. Koagel bilden.

- **Blutung:** Gleichzeitig mit den regelmäßigen Funduskontrollen (ca. alle 20–30 Min.) werden vorgelegte Binden auf Abgang von Blut und -gerinnseln kontrolliert. Bei stärkeren Blutungen bewirken Eispackungen, die Entleerung der Harnblase und die Verabreichung von Oxytocin eine bessere Uteruskontraktion.

- **Episiotomie/Dammriß:** Nach Versorgung der Verletzungen wird die Vulva mit lauwarmem Wasser oder leicht desinfizierender Lösung gespült. Danach erhält die Frau 2 Wochenbettbinden vorgelegt. Bei jeder Blutungskontrolle p. p. wird auch die Dammnaht überprüft. Hat die Frau *Schmerzen*, ist die Naht geschwollen oder verfärbt (rot, blau), so hilft die Auflage einer Eiskrawatte.

Beachte: **Eis** muß in trockene Tücher gewickelt und darf nie direkt auf die Haut gebracht werden (s. S. 550).

- **Ausscheidung:** Die Urinproduktion nimmt durch die Hormonumstellung im Frühwochenbett stark zu. Da eine gefüllte Harnblase die Uteruskontraktion behindert, sollte sie möglichst leer sein. Günstigenfalls kann die Frau noch vor der Verlegung Wasser lösen. Der Harndrang fehlt oft, da der Druck des Kindes auf die Blase entfällt und sie noch nicht tonisiert ist.

Zeichen einer **vollen Blase**:
- *Polster* oberhalb der Symphyse
- *hochstehender*, evtl. weicher *Uterus*
- vermehrte *vaginale Blutung*.

Besteht *Harnverhalten*, sollte eine Spontanmiktion unterstützt werden (s. S. 375, 524).

Vitalzeichenkontrolle und ihre Normwerte

Blutdruck:	110/60–135/85 mmHg
Puls:	60–80 spm
Temperatur:	36.1–37.0 °C axillar

Die Vitalzeichen werden vor dem ersten Aufstehen p. p., vor Entlassung aus dem Gebärsaal und bei Komplikationen kontrolliert. Ist der Kreislauf stabil und fühlt sich die Frau wohl, so kann sie vorsichtig aufstehen. Dies regt den Kreislauf an, beugt einer Thrombose vor und ermöglicht der Frau, Urin zu lösen und sich zu duschen. Hebamme oder Partner bleiben bei der Frau. Pflegeartikel, Wäsche, frisches Bett sind vor der Mobilisation zu richten. Bei instabilem Kreislauf wird der Frau eine Ganzwaschung im Bett angeboten. Anschließend kann ihr eine leichte Mahlzeit serviert werden. Möchte die Mutter ihr Kind noch einmal stillen, unterstützt die Hebamme sie dabei. Paare haben meist ein großes Bedürfnis ihr Kind kennenzulernen, miteinander über die Geburt zu reden und Gefühlen Ausdruck zu verleihen. Deshalb zieht sich die Hebamme nun zurück, nachdem sie die Rufmöglichkeiten erklärt und deren Funktion überprüft hat.

Verlegung auf die Wochenbettabteilung

Ist die Blutung normal, der Kreislauf stabil und die Adaptation des Kindes problemlos, können Mutter und Kind frühestens 2 Stunden p. p. auf die Wöchnerinnenabteilung verlegt werden. Der Frau wird erklärt, daß sie Blutungen beobachten und melden soll, wenn eine Binde durchgeblutet ist oder Koagel abgehen. Auch bei fehlendem Harndrang soll sie zur besseren Rückbildung versuchen, alle 3–4 Stunden Wasser zu lassen. Vor der Verlegung müssen alle geburtshilflichen Daten dokumentiert sein. Der *Übergaberapport* hat alle wichtigen Angaben zur Schwangerschaft, Geburt und Nachgeburtsperiode, Adaptation des Kindes, Frühernährung (Stillverhalten) und Ausscheidung, sowie die allgemeinen Daten des Kindes zu enthalten.

Ambulante Geburt

Verläßt die Frau das Krankenhaus nach einer ambulanten Geburt (frühestens 2 Std. p. p.), ist die Hebamme zu verständigen, die die Wochenbettbetreuung übernimmt. Die vollständigen Geburtsdokumente für Hebamme, betreuenden Arzt und Kinderarzt werden der Mutter mitgegeben.

5.2.12 Regelwidrigkeiten in der Nachgeburtsperiode

Allgemeine Betreuungsaufgaben der Hebamme

Bei *Komplikationen* kann schnell eine Notfallsituation entstehen, da ein größerer Blutverlust der Mutter zu befürchten ist. Dies verlangt von der Hebamme schnelles und ruhiges Handeln, Überblick, Organisation, Delegation und Teamarbeit (sofern ein Team vorhanden ist). Neben der Diagnosestellung ist das Einleiten von Notfallmaßnahmen bis zum Eintreffen der Ärztin extrem wichtig. Prinzipiell gilt, daß die betreuende Hebamme die Frau und deren Familie nicht alleine läßt.

Sie muß die Eltern über Situation und Maßnahmen informieren, so können Ängste abgebaut werden. Die Kooperation von Frau und Partner mit der Hebamme ist in solchen Situationen wichtig, auch das Neugeborene darf nicht vergessen werden. Geht es ihm gut, kann es ins vorgewärmte Bett gelegt werden, aber nicht außerhalb der Sicht- und Hörweite von Eltern und Hebamme. Der Vater kann sein Kind im Arm halten (falls er dies möchte), wird aber nicht alleine gelassen, denn die Hebamme muß das Kind nach wie vor beobachten.

Definition der regelwidrigen Nachgeburtsperiode, Aufgaben

Die regelwidrige Nachgeburtsperiode wird nach *Dauer* und *Blutung* definiert.

Dauer: > 30 Min. bei aktiver Leitung
       > 60 Min. bei abwartender Leitung
Blutverlust: > 500 ml

Obwohl weitverbreitet, wird diese Definition in der letzten Zeit kritisch hinterfragt.

Begley (1990) stellte in ihrer vergleichenden Studie zur abwartenden und aktiven Leitung der Nachgeburtsperiode fest, daß ein Blutverlust über 500 ml nicht zwangsläufig den Zustand einer Frau verschlechtern muß. Eine anämische Frau hingegen kann bei einer definitionsgemäß normalen Blutung bereits Anzeichen eines Blutvolumenmangelschockes zeigen.

Bei ca. 5% aller Geburten wird der geschätzte Blutverlust mit mehr als 500 ml angegeben. Die heute oft übliche Schätzung größerer Blutungen liegt bis zu 50% unter dem realen Blutverlust. Dies muß bei einer Situationsbewertung berücksichtigt werden.

Aufgaben in der Nachgeburtsperiode

1. Erkennen einer verstärkten Blutung vor Auftreten von Kreislaufkomplikationen
2. Stabilität des mütterlichen Kreislaufes erhalten oder wiederherstellen
3. Beschränken des Blutverlustes durch Beheben der Blutungsursache

Ursachen für verstärkte Blutungen sind:

– Blutung aus der *Plazentahaftstelle* bei einer Plazentalösungsstörung, -ausstoßungsstörung, Uterusatonie
– Blutung aus einer *Geburtsverletzung* an Zervix, Vagina, Damm oder Klitoris
– Blutung aufgrund einer *Gerinnungsstörung* aus Plazentahaftstelle oder aus Verletzungen.

Plazentalösungsstörungen

Def.: Die Lösung der Plazenta von der Uteruswand bleibt aus oder erfolgt unvollständig.

Ursachen der Placenta adhaerens (aus funktionellen Gründen fest haftende Plazenta):

– ungenügende Uteruskontraktion (z. B. durch volle Harnblase, ermüdete oder überdehnte Uterusmuskulatur)
– Sitz der Plazenta in einer Tubenecke oder am unteren Uterinsegment (mangelnde Wehenwirkung)
– Plazentaform- und -größenanomalien können den Lösungsvorgang erschweren (z. B. Placenta bipartita).

Symptome der Lösungsstörung und der unvollständigen Plazenta:

- *mangelnde Uteruskontraktion* p.p., ausbleibende Lösungszeichen, beginnende vaginale *Blutung* vor oder nach der Plazentalösung
- *unvollständige Plazenta*: fehlendes Plazentagewebe, unvollständige Deziduaschicht, am Rand abgerissene Eihäute sowie aberrante (abirrende) und offene Gefäße in den Eihäuten, *Blutung* nach der Plazentageburt.

Sofortmaßnahmen:

1. Legen einer venösen Verweilkanüle.
2. Verabreichung von 3–5 IE Syntocinon® i. v.
3. Oxytocininfusion (5–10 IE Syntocinon® in 500 ml Glukose 5%).
4. Vitalzeichenkontrollen: RR, Puls, Atmung.
5. Harnblase entleeren, Ausscheidungskontrolle.
6. Bei beginnender Blutung: Kopftieflagerung, Volumensubstitution, evtl. Blutersatz.
7. Uterus halten, evtl. massieren (Eisblase auflegen).
8. Vorbereitung zur manuellen Plazentalösung/ Nachtastung/Curettage.

Maßnahmen zur Plazentalösung

- **Credé-Handgriff:** Äußerliche Expression der Plazenta während einer Kontraktion. Durch Druck des Daumens auf die Vorderseite des Uterus und der übrigen Finger auf der Rückseite wird der Fundus komprimiert (Abb. 5.2-31). Ähnlich einer Seife aus der nassen Hand, wird

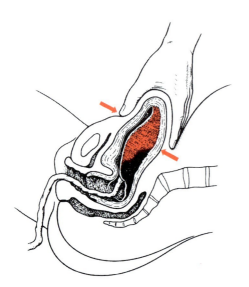

Abb. 5.2-31: Credé-Handgriff zur Lösung und Expression der Plazenta

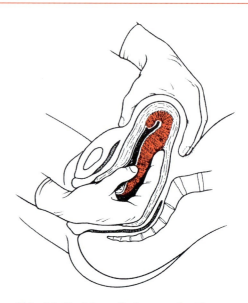

Abb. 5.2-32: Manuelle Lösung der Plazenta

die gelöste Plazenta aus der Uterushöhle in die Vagina gepreßt.

Dieser Handgriff ist für die Frau extrem schmerzhaft und wegen der Einschwemmung von Gewebethrombokinase in den mütterlichen Kreislauf umstritten.

Kann die Plazenta nicht gewonnen werden, wird der Credé-Handgriff in Vollnarkose oder nachgespritzter PDA wiederholt. Bleibt auch dies erfolglos, muß die Plazenta in Narkose manuell gelöst werden.

- **Manuelle Plazentalösung:** Nach Desinfektion der Labien und Vulva wird der Unterleib steril abgedeckt. Während die äußere Hand den Uterus umgreift und fixiert, löst die innere mit der Kleinfingerseite die Plazenta von ihrer Haftfläche (Abb. 5.2-32). Ist die Plazenta gelöst, wird sie an der Nabelschnur herausgezogen. Die innere Hand verbleibt im Uterus, um ihn nach seiner Entleerung sorgfältig auszutasten.

Kann die Trennschicht nicht gefunden werden, oder läßt sich die Plazenta nicht lösen, handelt es sich um eine anatomische Ursache (Implantationsfehler). Plazentazotten sind am Myometrium *an-*, *ein-* oder *hindurchgewachsen*.

Dies wird bezeichnet als *Placenta accreta*, *increta* oder *percreta*.

Im Extremfall bleibt dann bei akuter Blutung nur noch die *operative Entfernung* der Gebärmutter.

Maßnahmen bei unvollständiger Plazenta

- **Nachtastung/Curettage:** Besteht der Verdacht auf zurückgebliebene, festhaftende Plazentareste, werden diese entweder per Nachtastung mit der Hand oder mit Hilfe einer stumpfen Curette entfernt (s. S. 497 Curettage).

Plazentaretention

Liegt die Plazenta gelöst im Cavum uteri und kann nicht geboren werden, spricht man von einer *Placenta incarcerata* oder *Plazentaretention*.

Ursache kann eine volle Harnblase (Abb. 5.2-33) oder eine Überdosierung von Wehenmitteln, insbesondere von Ergotaminen (Methergin®) vor Lösung der Plazenta sein (Muttermundsspasmus).

5.2 Leitung und Betreuung der Geburt

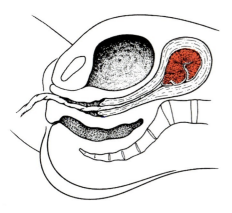

Abb. 5.2-33: Retention der gelösten Plazenta durch eine volle Harnblase

sowohl akut, wie auch kontinuierlich sickernd sein.

Ursachen der Atonie:

− volle Harnblase
− unvollständige Plazenta, Plazentaretention
− übermüdeter, überdehnter oder zu schnell entleerter Uterus
− tiefer Plazentasitz oder Uterus myomatosus.

Prädisponierende Faktoren sind: Einleitung oder Beschleunigung der Geburt mit Hilfe von Fruchtblaseneröffnung und Wehenmittelinfusion, protrahierte Geburt, vaginal-operative Geburtsbeendigung, großes Kind, Mehrlingsgeburt, Vollnarkose.

> **Symptome der Placenta incarcerata:**
> - positive Lösungszeichen ohne Plazentageburt
> - Verdrängung des Uterus nach oben
> - vermehrte Blutung.

> **Symptome der Atonie:**
> - *akute vaginale Blutung* nach Lösung oder nach Geburt der Plazenta
> - *weicher Uterus*, der immer wieder vollblutet, steigender Uterusfundus
> - *Zeichen des hämorrhagischen Schocks* (s. S. 313).

Sofortmaßnahmen:

1. Entleerung der Harnblase.
2. Bei fehlender Blutung abwarten, bis die Wirkung des Uterotonikum nachläßt (ca. 40 Min.) und sich das untere Uterinsegment entspannt; dies sollte in Narkosebereitschaft geschehen.
3. Bei einsetzender Blutung erfolgt die sofortige Vollnarkose, damit sich der Spasmus im unteren Uterinsegment durch die Wirkung der Narkotika löst. Die Gewinnung der Plazenta erfolgt durch *Cord traction*, *Credé-Handgriff* oder *manuelle Lösung*.

Uterusatonie

Def.: Mangelnde oder fehlende Kontraktion der Gebärmutter während oder nach der Plazentalösung. Es kommt zu einer Blutung aus offenen Gefäßen in der Plazentahaftstelle. Diese kann

Sofortmaßnahmen:

1. Kontrollieren der Uteruskontraktion, Anreiben einer Kontraktion, Halten des Uterus (Abb. 5.2-34).
2. Vitalzeichenkontrollen: RR, Puls, Atmung.
3. Kopftieflagerung, evtl. Seitenlage.
4. Schnellstmöglich: venöse *Verweilkanüle* legen, evtl. zweiten venösen Zugang schaffen, *Volumenersatz* sowie *Kontraktionsmittel* (z. B. 20 IE Syntocinon® in 500 ml Infusionslösung) infundieren.
5. Entleerung der Harnblase, Verweilkatheter mit Urinauffangbeutel zur Überwachung der Urinausscheidung (Prüfung der Nierenfunktion).
6. Auflegen einer Eisblase auf den Uterusfundus.
7. Vorbereitungen zur manuellen Nachtastung und Zervixinspektion in Narkose: *Anästhesieteam* verständigen, *Blutentnahme* (inkl. Testblut und Gerinnung), Frau im *Querbett* lagern, *Zervixrevisionsset*, *Curette*, langen

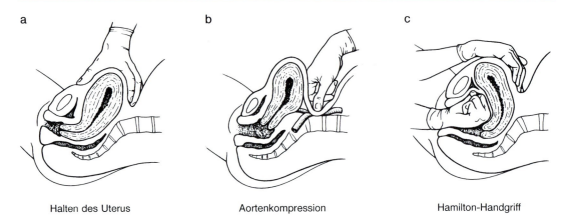

| Halten des Uterus | Aortenkompression | Hamilton-Handgriff |

Abb. 5.2-34: a. Halten des atonischen Uterus zur Blutungsverminderung, **b.** manuelle Aortenkompression, **c.** Handgriff nach Hamilton zur bimanuellen Stützung des atonischen Uterus

Handschuh, *sterilen Mantel*, *sterile Lösung* bereitlegen.

Ärztliche Aufgaben:

1. Erstellen der *Diagnose*, Festlegen und Ausführen des geburtsmedizinischen Procederes.
2. Bekämpfung der *Blutungsursache*.
3. Verordnungen zur *Schockbekämpfung* (Volumensubstitution und Blutersatz).
4. Wenn andere Uterotonika nicht wirken, Starten einer *Prostaglandin-Infusion* und gleichzeitiges Stoppen der Oxytocininfusion wegen Potenzierung der Nebenwirkungen.
5. Bei fehlendem Erfolg bleibt *manuelle Aortenkompression*, sowie bimanuelles Stützen des Uterus mit dem *Handgriff nach Hamilton* (Abb. 5.2-34).
6. Sind alle Maßnahmen erfolglos, bleibt nur noch die *Hysterektomie* (operative Uterusentfernung).

Rißblutungen

Definition: Blutung aus einer Geburtsverletzung bei gut kontrahiertem Uterus, sofern keine Blutgerinnungsstörung besteht.

Symptome bei Rißverletzungen:

- *verstärkte vaginale Blutung* bei fest kontrahiertem Uterus (Zervixriß, Vaginalriß)
- *sichtbare Blutung* aus Episiotomie, Labien- oder Klitorisriß.

Hebammentätigkeit:

Bei jeder Blutung p. p. tastet die Hebamme zuerst nach dem Uterus. Ist er gut kontrahiert, muß eine Rißverletzung angenommen werden.

Nach der Verständigung der Ärztin wird die Vulva unter Sicht abgetupft, sichtbare Blutungsquellen werden komprimiert und offene Gefäße abgeklemmt. Ist keine Blutungsquelle sichtbar, erfolgen die Lagerung der Frau im Querbett sowie das Richten zur Zervixrevision und Naht. Sind Schockzeichen vorhanden, wird zur Volumensubstitution sofort eine Infusion angehängt (z. B. Ringerlactat).

Ärztliche Aufgaben:

1. Erstellen der Diagnose.
2. Behebung der Blutungsursache durch Zervixeinstellung oder chirurgische Wundversorgung.
3. Bei Bedarf Verordnungen zur Schockbekämpfung.

5.3 Schmerzerleichterung während der Geburt

5.3.1 Geburtsschmerz

Gisèle Steffen

Der Schmerz bei Geburt gehört, wenn er in voller Stärke auftritt, zu den *intensivsten*, die ein Mensch verspüren kann.

Geburtsschmerz ist ein wichtiger Bestandteil der Geburt. Sein Einfluß auf den Geburtsablauf ist unterschiedlich, je nachdem, wie er von der Frau erlebt wird.

Leider wird er manchmal vom behandelnden Personal bagatellisiert, obwohl der Frau besser geholfen wäre, nähme man ihren Schmerz ernst. Wie jeder andere Schmerz ist auch der Geburtsschmerz eine subjektive Empfindung, die keine meßbare Größe der Wissenschaft ist. Dennoch gibt es eine etablierte Schmerzforschung, die nicht zuletzt durch Entdeckung der Opiat-Rezeptoren große Fortschritte zu verzeichnen hat.

Anatomische Grundlagen für Entstehung, Weiterleitung und Dämpfung des Schmerzes sind in Abb. 5.3-1 schematisch zusammengefaßt. Vom Entstehungsort des Schmerzes führen Nervenbahnen über eine erste Schaltstelle, den Spinalganglien (Nervenknoten), zur zweiten Schaltungsebene, der Substantia gelatinosa im Hinterhorn des Rückenmarks. In dieser kommen neben schmerzrelevanten Reizen auch alle anderen sensorischen Modalitäten (Tast-, Temperatursinn, Druckwahrnehmung) zusammen. Von hier aus kreuzen die „Schmerzfasern" auf die gegenüberliegende Körperseite und ziehen über Hirnstamm und Thalamus (Zwischenhirn) bis in die Großhirnrinde. Auf jedem Niveau der Verschaltung wird der Schmerz von absteigenden Nervenbahnen beeinflußt, die von Hirnrinde und Zwischenhirn kommend, gezielt auf die Schaltstellen der unteren Niveaus wirken. An diesen Schaltstellen werden körpereigene Botenstoffe (Endorphine, Enkephaline) freigesetzt, die die Weitergabe des Schmerzreizes „nach oben" vermindern, da sie morphinähnliche Wirkung haben.

Neben dieser wird heute auch eine Schmerzbeeinflussung durch direkte Interaktion konkurrierender Nervenbahnen der anderen Sinnesmodalitäten, wie Tast-, Temperatursinn und Druckwahrnehmung bereits auf dem Niveau des Rückenmarks (Hinterhorn) diskutiert.

Die alte Erfahrung, daß der Geburtsschmerz durch Grundbefindlichkeiten wie Angst, Streß, Müdigkeit mehr wahrgenommen und durch warmes Wasser, Massage, positive Ablenkung weniger intensiv erfahren wird, hat damit in jüngster Zeit wissenschaftliche Bestätigung gefunden.

Die Schmerztoleranz hängt auch von der Einstellung zum Schmerz ab. 2 **Grundeinstellungen** sind zu unterscheiden:

- **Schmerz ist ein Alarmzeichen:** Schmerz sagt mir, daß mit meinem Körper etwas nicht stimmt. Schmerz sollte nicht sein, bzw. muß vermieden werden. Diese Einstellung ist besonders in unserem Kulturkreis weit verbreitet, da Leid und Schmerz nur negativ besetzt sind. Folglich wird bei einer Geburt alles getan, um den Schmerz durch Anästhesie aus der Welt zu schaffen.

> Geburtsschmerz entsteht aber nicht aus einer pathologischen Situation, sondern ist Begleiterscheinung eines natürlichen Vorgangs.

- **Schmerz ist Teil unseres Lebens,** Teil unseres Selbst, und es ist nicht immer ein Gewinn, ihn zu unterdrücken. Schmerz kann richtig aufgenommen und verarbeitet zu Neuem, Reiferem hinführen und Auslöser für inneres Wachstum sein. Dies gilt in besonderem Maße für den Geburtsschmerz, begleitet er doch ein physiologisches Ereignis, an dessen Ende neues Leben steht.

So gesehen bekommt der Schmerz einen anderen Sinn, er ist natürlicher Begleiter jeden Wachstums. Diese Sicht ermöglicht es der Frau, sich ganz auf den Geburtsschmerz einzulassen,

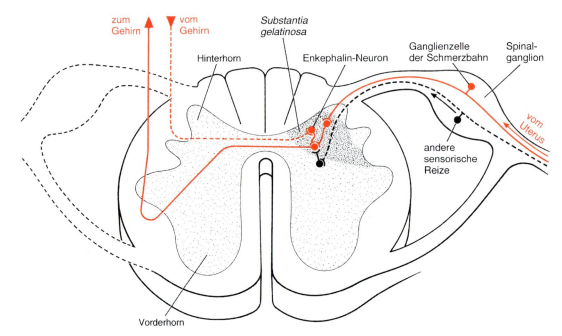

Abb. 5.3-1: Querschnitt durch das Rückenmark zur schematischen Darstellung der **Schmerzbahn** (rot) und der sie moderierenden Systeme. Vom Rezeptor Uterus kommend ziehen die Nervenfasern über das Spinalganglion in die Substantia gelatinosa (grau) des Hinterhorns. Bereits auf diesem Niveau wird der Schmerz über Querverbindungen zu anderen sensorischen Modalitäten (schwarz gestrichelt, z. B. Temperatur- und Druckwahrnehmung) unterschiedlich „getönt". Die aufsteigende Bahn (rot) zieht weiter zum Hirnstamm, dann über weitere Schaltstellen zum Thalamus und in die Großhirnrinde. Die absteigende Bahn (rot gestrichelt) kommt von Mittelhirn und Hirnstamm und endigt in der Substantia gelatinosa auf Neuronen; diese setzen Enkephalin frei, welches die Schmerzrezeptoren der aufsteigenden Bahn blockieren kann

ihn zu durchleben. Die Erfahrung hat gezeigt, daß diese Haltung besser ist, als gegen den Schmerz zu kämpfen oder ihn gar durch allerlei Training beherrschen zu wollen. Durchlebter Geburtsschmerz kann in ein Glücksgefühl münden, das Außenstehende nicht nachvollziehen können. Es ist die Freude und der Stolz, es geschafft zu haben, ähnlich wie ein Bergsteiger, der endlich nach größten Strapazen den Gipfel erreicht hat. Es kann ein wichtiges Stück Selbstbestätigung für jede Frau sein, ihre Kräfte und ihr Durchhaltevermögen erfahren zu haben.

Diese Einstellung muß von vielen Frauen, bzw. Paaren erst erarbeitet werden, z. B. in einem Geburtsvorbereitungskurs.

Abschließend sei betont, daß der Umgang mit Geburtsschmerz, so wie er hier dargestellt wurde, eine normale Geburt voraussetzt und nicht eine heroische Selbstkasteiung der Gebärenden fordert. Es kann bei jeder Geburt vorkommen, daß die Schmerzen unerträglich werden. Ein gesicherter Zugang und Wissen um die verschiedenen Möglichkeiten der Schmerzerleichterung sind daher in jedem Fall nötig.

5.3.2 Schmerzerleichterungen

Christl Rosenberger

Erstmals wurde eine theoretisch fundierte, **nichtmedikamentöse Schmerzerleichterung** von G. Dick-Read (Gynäkologe, London 1890–

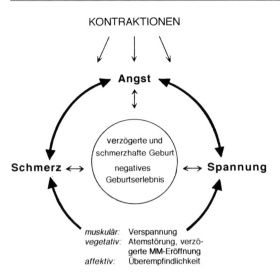

Abb. 5.3-2: Angst-Spannungs-Schmerz-Syndrom (nach Dick-Read)

1950) vorgestellt. Er zeigte, daß der „Teufelskreis Angst–Spannung–Schmerz" (Abb. 5.3-2) durch *Aufklärung* über den Geburtsvorgang und *Entspannungsübungen* unterbrochen werden kann.

Ebenso bilden Erkenntnisse aus der eigenen Schmerzbiografie eine Grundlage für Verständnis bei der Begleitung von Frauen bzw. Paaren während des Geburtsprozesses. Die Hebamme und alle beteiligten Personen können durch ihr Verhalten und mit Anwendung verschiedener Möglichkeiten zur Schmerzerleichterung beitragen.

Nachfolgend werden einige Methoden zur Schmerzerleichterung in alphabetischer Ordnung vorgestellt:

Aromatherapie

Hier werden rein ätherische Öle verwendet, um einen Zustand der Entspannung herbeizuführen, das Energieniveau anzuheben und die Harmonie zwischen Geist, Körper und Seele herzustellen. Die Öle lassen sich (in Wasser verdampft) inhalieren, als Massagemittel (einige Tropfen in geruchlosem Mandel- oder Olivenöl), als Badewasserzusatz (einige Tropfen in einem halben Glas Milch verteilt dem Bad zugeben) und in Form von Kompressen und Zerstäubern verwenden.

Bei der *Inhalation* (z. B. Anwendung in Duftlampen) stimulieren sie über die Geruchsnerven denjenigen Bereich des Gehirns, der für die Regulierung des autonomen Nervensystems und des Hormonhaushaltes zuständig ist. Über die Lungen und die Haut gelangen sie auch in den Blutkreislauf und zu den inneren Organen. Bei der Auswahl der Essenz gilt: Erlaubt ist, was der Frau gefällt. Zur Entspannung eignen sich vor allem *Lavendel, Salbei, Sandelholz, Orange, Rosenholz, Limone, Jasmin, Bergamotte* etc.

Akupunktur

Erstmals vor mehr als 5000 Jahren in China angewandt, zur Prävention und in Akutsituationen, wird sie heute in vielen Ländern des Westens erfolgreich praktiziert.

Sie basiert auf der Theorie, daß in unserem Körper Lebenskräfte oder Energieströme (Chi) über bestimmte Bahnen (Meridiane) fließen, die den verschiedenen Organen zugeordnet sind. Die Energien müssen frei fließen können und ausgeglichen, d. h. gut verteilt sein.

Mit sehr feinen Nadeln werden bestimmte Punkte auf diesen Meridianen stimuliert, um Blockierungen und Unausgewogenheiten zu beseitigen und das natürliche Gleichgewicht wieder herzustellen. Zur Schmerzerleichterung und Behandlung von Müdigkeit während der Geburt sowie zur Anregung der Kontraktionstätigkeit sind bereits erstaunliche Erfolge erreicht worden.

Akupunkturpunkte können auch stimuliert werden durch

- *Moxibustion* (Wärmebehandlung) mit einem darübergehaltenen, langsam brennenden Heilkraut (Beifuß, S. 159) oder mit
- *Akupressur* (Shiatsu) durch Fingerdruck.

Shiatsu ist eine traditionelle Form der japanischen Massage. Die Hebamme führt eine Druckmassage bestimmter Punkte am Rücken (Abb. 5.3-3) durch kleine kreisende Bewegungen mit Daumen oder Handballen aus.

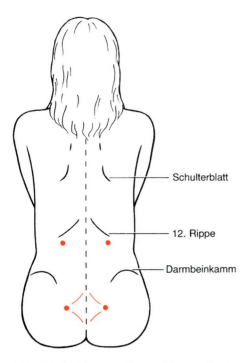

Abb. 5.3-3: **Schmerzreflexpunkte** am Rücken zur Druckmassage oder lumbalen Reflextherapie

Lumbale Reflextherapie: hier werden die Schmerzreflexpunkte unterhalb der 12. Rippe (evtl. zusätzlich die seitlichen Grübchen der Michaelis-Raute) mit sog. „Quaddeln" versehen, die eine anhaltende Stimulation der Punkte erzeugen.

Die Quaddeln entstehen durch Einspritzung von reiner Kochsalzlösung oder einem Gemisch aus Lokalanästhetikum und Kochsalzlösung in die Haut. Mittels dünner Kanüle werden etwa 0,3 ml in die Haut (intracutan) gespritzt, bis sich eine 1 cm große Quaddel gebildet hat, das Einspritzen kann schmerzhaft sein.

Die Methode hat sich bei straffem Muttermund und bei Rückenschmerzen bewährt.

Atmung

Es gibt kein Rezept für *die* Atmung zur Schmerzerleichterung. Jede Frau muß ihren eigenen Atemrhythmus finden. Deshalb ist es besonders wichtig, in Geburtsvorbereitungskursen verschiedene *Atemtechniken* anzubieten und zu üben. Prinzip dabei ist immer kurze Sauerstoffaufnahme und intensives Ausatmen.

Alle Versionen mit Luft anhalten oder Kurzatmen, bei dem die gleiche Luft nur hin und her bewegt wird, sind nicht geeignet, weil sie die optimale Sauerstoffzufuhr zum Kind verhindern.

Bewährt hat sich auch die Methode, beim Ausatmen verschiedene Töne abzugeben, vor allem offene Selbstlaute. Verbrauchte Luft wird so genügend abgeatmet und Hyperventilation (s. S. 522) vermieden.

Bach-Blüten

Das System der 38 Blütenessenzen wurde um 1930 von dem walisischen Arzt Dr. Edward Bach entwickelt. Er nimmt an, daß Krankheiten und Schmerzen ihre Wurzeln in Stimmungen und Gefühlen haben, und bei Besserung des seelischen Zustandes der Heilungsprozeß einsetzt. Die Essenzen sind verdünnt und in Alkohol gelöst, oft müssen sie über mehrere Wochen eingenommen werden, um eine Wirkung zu erzielen. Ausnahme bildet die Essenz „*Rescue*", die sog. Notfalltropfen.

Rescue entfaltet unmittelbare Wirkung und hat sich bei Streß, Schmerzen, Schock o. ä. bewährt.

Rescue besteht aus Cherry plum (Kirschpflaume), Clematis (Weiße Waldrebe), Rock Rose (Gelbes Sonnenröschen), Impatiens (Drüsentragendes Springkraut) und Star of Bethlehem (Doldiger Milchstern).

Dosierung: 4 Tropfen in etwas Wasser in kleinen Schlucken der Frau während der Geburt oder 4 Tropfen direkt auf die Zunge dem Kind kurz nach der Geburt geben.

Berührung

Eine Entspannung der Muskulatur wird durch Berührung erreicht und der Angst-Spannungs-Schmerz unterbrochen. Wesentlich sind der Austausch von Berührungen und Zärtlichkeit mit dem Partner, weil dadurch vermehrt körpereigene, schmerzblockierende Stoffe (Endorphine) freigesetzt werden.

Bewegung

Die selbstgewählte Haltung der Frau und die Bewegungen, die sie sich aussucht, können den Geburtsschmerz vermindern. In verschiedenen Kulturen gibt es *rituelle Tänze* zur Geburt. Bewegungen lockern die Muskulatur und lenken vom eigentlichen Schmerzgeschehen ab.

Ernährung

Ausreichende Flüssigkeits-, Mineralstoff- und Glukosezufuhr während der Geburt steigert das Wohlbefinden und kann zur Erleichterung der Geburtsarbeit beitragen.

Gefühle

Freude- und Angstgefühle liegen in der Zeit der Schwangerschaft und während der Geburt dicht beieinander. Die im Geburtsverlauf zunehmenden Kontraktionsschmerzen lassen mentale Kräfte wie Intellekt und Gedächtnis zeitweilig in den Hintergrund treten, während Intuition und Emotionen an Stärke gewinnen. Ungelöste emotionale Konflikte (aus eigener Vergangenheit oder Partnerbeziehung) können zum Vorschein kommen und die Schmerzempfindlichkeit enorm verstärken.

Ziel der Hebamme soll sein, daß die Gebärende das, was sie erlebt, akzeptieren und in ihr Selbstbild integrieren kann. Von den begleitenden Personen erfordert dies Respekt und Takt sowie einladende Angebote zum Erspüren und Zulassen ihrer Bedürfnisse.

Homöopathie

Sie betrachtet das gesamte gesundheitliche Bild eines Menschen und sucht individuelle Wege zur Stärkung eigener Heilkräfte und damit besserer Schmerzakzeptanz. Das homöopathische Mittel muß individuell ausgesucht werden (s. S. 468 ff.).

Information

Gute Geburtsvorbereitung (s. S. 129 ff.) kann Ängste abbauen und eine positivere Einstellung zum Geburtsschmerz bewirken. Während der Geburt tragen fortlaufende, verständliche Informationen über Geburtsfortschritt etc. wesentlich zur Beruhigung der Frau bei. Kann die Frau ihre Wünsche und Bedürfnisse äußern, trägt dies zu ihrem Wohlbefinden und damit zur Schmerzbewältigung bei.

Kommunikation

Verschiedene Ausdrücke in unserer Sprache können angst- und damit vermehrt schmerzauslösend sein.

Werden häufig Begriffe wie „*Blasensprengung*", „*Geburtsgeschwulst*", „*fallenlassen*", „*entspannen*", „*pressen*" oder Fachlatein benutzt, wirkt dies oft schmerzbegünstigend.

Beim Benutzen positiver Ausdrücke, wie „*Fruchtblaseneröffnung*", „*sich öffnen*", „*mitgehen*", „*ausatmen*", „*mitschieben*" etc., kann sich die Frau besser auf den Geburtsprozeß einlassen und mit dem Schmerz umgehen.

In dem Wort „*angstfrei*" ist das Wort „*Angst*" enthalten, in „*Entspannung*" die „*Spannung*". Durch Untersuchungen wurde festgestellt, daß der Mensch beim Hören solcher Worte mit massiv erhöhtem Muskeltonus reagiert. Auch das nonverbale Verhalten der Frau ist gut zu beobachten.

Kultur

Besonders in westlichen Kulturkreisen existiert bei werdenden Müttern starke Angst vor Schmerzen. Schon mit dieser Vorstellung allein steigt das Schmerzempfinden. Menschen aus südländischen Kulturen haben durch ein bestimmtes Verhalten bei Schmerzen, das sie z. B. vor ihrem Partner zeigen müssen, erhöhten Muskeltonus und dadurch erhöhte Abwehr gegen Schmerz. Frauen aus allen Kulturen wollen in ihrer Art der Schmerzverarbeitung vor allem verstanden und akzeptiert werden.

Massagen

Massagen ermöglichen dem Partner, innigen Kontakt und Nähe während der Geburt aufrechtzuerhalten (siehe Berührung). Die Hebamme vermag bei der Gebärenden nervöse Spannungen zu lösen und blockierte Gefühle freizusetzen. Massiert werden kann überall dort, wo es entweder weh tut oder ganz einfach angenehm empfunden wird. Das kann im Gesicht, am Kopf, an Armen und Händen, an Beinen und Füßen, am Rücken (besonders in der Kreuzbeingegend) oder im Dammbereich sein. Die Verwendung von geruchlosem *Mandelöl* oder mit ätherischem Öl versetztem *Massageöl* hat sich bewährt.

Mentale Entspannungstechniken
Da Schmerzempfinden bei jedem Menschen verschieden ist, sind auch Reaktionen auf einzelne Methoden unterschiedlich.

Das *autogene Training* ist eine Methode, bei der sich eine Person selbst durch willkürliche Muskelkontraktion und -entspannung in einen ruhigen, gelösten Zustand versetzt, in dem auch die Schmerzempfindlichkeit herabgesetzt ist. Wie der Name sagt, ist dies durch intensives Training erlernbar.

Bei *klinischer Hypnose* wird durch eine geschulte Person ein Trance-Zustand ausgelöst. Das Bewußtsein wird angeregt, auf zu starke Kontrolle zu verzichten und damit Kräfte des Unterbewußten freizusetzen für Angst- und Schmerzverarbeitung.

Durch *Yogaübungen* können sämtliche wichtige Körperfunktionen und der Energiehaushalt verbessert werden. Verspannungen werden abgebaut, gleichzeitig wächst das Vertrauen in die eigene Fähigkeit, den Geburtsschmerz verarbeiten zu können.

Jeder Mensch in einem Schmerzzustand ist empfänglich für *Suggestionen*, seien es positive oder negative. Darum ist positive Unterstützung bei einer Geburt besonders wichtig. Geburtshelfer haben ihre Sinne durch Beobachten und Wahrnehmen ständig zu schulen und ihr Verhalten zu reflektieren.

Phytotherapie (Kräuterheilkunde)
Die Verwendung von Heilkräutern reicht viele Jahrtausende zurück. Sie basiert auf der Betrachtung vom Menschen als Ganzes. Arbeiten die Zellen eines Körperteiles nicht richtig, wirkt sich das als Störung in anderen Teilen aus. Ziel dieser Heilkunde ist es, die natürlichen Kräfte zu stärken und dem Menschen zu einem ausgeglichenen Gesundheitszustand zu verhelfen. Innerlich oder äußerlich werden ganze bzw. Teile von Pflanzen oder Früchten als Tee, Tinktur, Salbe, Sirup, Badezusatz, Kompresse oder Umschlag angewendet (s. S. 549 ff.). *Schmerzlindernd* wirken Kamille, Heublumen, Hamamelis und Verbena, *beruhigend* und *entspannend* Fenchel, Lindenblüten, Melisse und Pfirsichblätter.

Reflexzonentherapie
An Füßen und Händen gibt es Zonen, die den Zustand verschiedener Teile des Körpers reflektieren. Mit gezielten Handgriffen werden diese Bereiche massiert und so Regenerationskräfte im Menschen aktiviert, so daß sich gestörte Funktionen wieder regulieren. Diese Erkenntnisse sind durch altes indianisches Wissen überliefert worden. Fuß- und Handreflexzonenmassage sind zur Begleitung physischer und psychischer Schmerzen vor, während und nach der Geburt gut geeignet.

Sexualität
Sexualität ist Lebensenergie, biologische Emotionen drücken sich in reiner physikalischer Energie aus. Diese entsteht und verstärkt sich durch Lust- und Angstgefühle, die während der Geburt dicht beieinander liegen (s. S. 38).

Können diese Gefühle bzw. Energien nicht frei fließen, begünstigen solche Blockaden das Schmerzempfinden. Für die Wissenschaft bewiesen wurde dies von Dr. Wilhelm Reich, einem Psychoanalytiker des frühen 20. Jahrhunderts.

Für die Hebamme sind Kenntnisse und Erfahrungen über energetische Vorgänge im menschlichen Organismus von großem Nutzen, um Kräfte der Natur voll auszuschöpfen.

Wasser
Wasser ist ein Energieleiter, es hilft Blockaden zu lösen, Bewegungen werden weicher und fließender. Schmerzempfindungen werden im warmen Wasser meist geringer, weil die gesamte Muskulatur sich lockert, es entsteht ein Gefühl der Geborgenheit und der Wärme. Frauen, die während der Geburt teilweise oder ganz ihre Schmerzen im warmen Wasser verarbeiten kön-

nen, bestätigen bessere Bewältigung dieser Arbeit und geringeres Schmerzempfinden (s. S. 216 ff. Wassergeburt).

Wärme
Sie bewirkt durch Umschläge, Wärmflasche, warmes Bad oder Wärmelampe eine Lockerung der gesamten Muskeln (s. S. 546 ff. Physikalische Therapie).

Zuwendung
Vom Partner oder professionellen Geburtshelfern gegebene Zuwendung geben der Gebärenden Geborgenheit und Sicherheit. Weniger Ängste verringern auch den Bedarf an Analgetika.

5.3.3 Medikamentöse Schmerztherapien

Marion Lübke

Psychopharmaka, Spasmolytika, Analgetika

Grundsätzlich sollte unter der Geburt wie in der Schwangerschaft mit der Gabe von Medikamenten sehr zurückhaltend umgegangen werden. Da selbst mit guter psychischer und körperlicher Vorbereitung nur in etwa 15% eine schmerzarme Geburt erreicht werden kann, ist häufiger eine medikamentöse Schmerzerleichterung notwendig.

Eine Schmerzlinderung während der Eröffnungsperiode kann durch Psychopharmaka, Spasmolytika, Analgetika und deren Kombinationen erreicht werden. Vorteil dieser Medikamente ist ihre leichte Anwendbarkeit.

Spasmolytika und nicht opiathaltige Analgetika kann die Hebamme selbst verordnen.

Die genannten Medikamente passieren jedoch die Plazentaschranke und beeinflussen den Feten. Ihre Wirkung auf die Gebärende kann zu Veränderungen verschiedener Organfunktionen führen, vor allem zu Blutdrucksenkung, Zunahme der Atemfrequenz und des Atemzugvolumens. Auch Allergien insbesondere gegen Spasmolytika sind möglich.

Psychopharmaka
Psychopharmaka können bei unruhigen und ängstlichen Patientinnen zu Beginn der Eröffnungsperiode verabreicht werden. Sie setzen die subjektive Schmerzempfindung herab. Außerdem wird ihnen ein muskelentspannender Effekt zugeschrieben. Häufige Anwendung finden die Benzodiazepine (z. B. Valium®). Ihre Gabe kann eine Einengung der fetalen Oszillationsamplitude im CTG bewirken. Die gleiche Wirkung sowie ähnliche Nebenwirkungen hat Psyquil®, das zur Gruppe der Neuroleptika gehört.

Spasmolytika
Spasmolytika (z. B. Buscopan®) haben nur eine gering lindernde Wirkung auf den Wehenschmerz. Ihnen wird ein krampflösender Effekt auf die Cervix uteri zugeschrieben, der jedoch schwer zu beweisen ist. Die Applikation erfolgt in Form von Suppositorien, i. m. oder, seltener, i. v. als Zusatz zu Infusionen. *Nebenwirkungen* (s. S. 465) sind u. a. Akkomodationsstörungen (Doppeltsehen, Schwierigkeiten zu fixieren). Dann verbietet sich eine erneute Gabe dieser Medikamente.

Analgetika
Starke Analgetika bewirken die befriedigendste medikamentöse Schmerzlinderung während der Eröffnungsperiode. Das **ideale Analgetikum** sollte folgende Eigenschaften haben: Gute *Verträglichkeit*, guter *analgetischer Effekt*, keine wesentliche *Bewußtseinsbeeinflussung*, keine Beeinträchtigung *vitaler Funktionen* (Atmung, Kreislauf) bei Mutter und Kind.

> Das klassische Mittel in der Geburtshilfe ist **Pethidin** (**Dolantin®**), das zur Gruppe der Opiate zählt und daher von Hebammen nicht selbständig eingesetzt werden darf.

Die Applikation erfolgt i. m. oder i. v.

Bei *i. m. Injektion* setzt die Wirkung erst nach einer halben Stunde ein, die Wirkungsdauer beträgt etwa 2 Stunden. Eine Einzeldosis von 50 mg sollte hierbei nicht überschritten werden, da bereits bei dieser Dosierung Undulationseinschränkungen im CTG zu beobachten sind.

Bei *i. v. Injektion* sollte die Einzeldosis nicht mehr als 25 mg betragen. Die Wirkung setzt sehr viel schneller ein, allerdings ist ihre Dauer gegenüber der i. m. Gabe verkürzt.

Eine **Nebenwirkung** des Pethidins ist vor allem die Beeinträchtigung des *mütterlichen Kreislaufs*. Beim Feten kann eine leichte Azidose auftreten. Der Abstand zwischen letzter Pethidingabe und Geburt sollte nicht weniger als 2 Stunden betragen, da sonst eine Atemdepression beim Neugeborenen droht.

Kommt es doch zu einer schnelleren Geburt, ist ein Kinderarzt hinzuzuziehen, der dem Kind Naloxon (Gegenmittel zum Pethidin) verabreichen kann. Pethidin wird aus diesem Grund heute seltener angewendet.

Ein weiteres stark wirksames Analgetikum ist das **Tramadol** (**Tramal®**), anzuwenden als Suppositorium oder i. m. Die atemdepressive Wirkung ist gegenüber Pethidin viel geringer. Trotzdem sollte der Einsatz auch hier streng indiziert werden.

Inhalationsanalgesie mit Lachgas

Stickoxidul (N_2O, Lachgas) wurde 1880 von Klikowitsch in die Geburtshilfe eingeführt.

Wird Lachgas über ein Inhalationsgerät mit zuverlässiger Dosierung des Verhältnisses Lachgas/Sauerstoff appliziert, ist es gut steuerbar, für Mutter und Kind ungefährlich und hat wenig Nebenwirkungen. Allerdings ist die analgetische Wirkung nicht so effektiv, wie bei den vorher beschriebenen Schmerzmitteln. Der Sauerstoffanteil muß mindestens 30% betragen, da es sonst zur fetalen Hypoxie kommt (Einstellung am Manometer z. B. 2 Teile O_2 mit 4 Teilen N_2O).

Die Hebamme muß der Gebärenden rechtzeitig die Handhabung des Inhalationsgerätes erklären und eine gut über Mund und Nase passende Maske auswählen.

Lachgas wird nur abgegeben, wenn die Frau die Maske beim Einatmen fest auf das Gesicht drückt (beim Ausatmen kann sie den Druck lockern). Mit der Inhalation sollte sie bereits beim Herannahen der Wehe beginnen, da die schmerzlindernde Wirkung erst nach 30 Sek. einsetzt. So wird erreicht, daß Wehengipfel und größte Schmerzlinderung zusammenfallen.

Lokal- und Leitungsanästhesien

Zu den Lokal- und Leitungsanästhesien gehören vor allem die *Damminfiltration*, die *Blockade des Nervus pudendus* sowie die *rückenmarksnahen Leitungsanästhesien*. Die ersten beiden Anästhesieformen werden nur in der Austreibungsperiode angewandt.

Damminfiltration

Vor einer notwendigen Episiotomie wird die Stelle, an der geschnitten werden soll, mit 10 ml eines lokalen Betäubungsmittels (z. B. Lidocain®) unterspritzt. Dazu wird mit 2 Fingern zwischen Kopf und Damm eingegangen, dann die Kanüle an der hinteren Kommissur in Schnittrichtung eingestochen und nach Aspiration unter kontinuierlicher Applikation des Lokalanästhetikums langsam wieder zurückgezogen (Abb. 5.3-4). Das Medikament tritt nicht auf das Kind über. Zur Naht des Schnittes muß eine erneute Infiltration erfolgen, weil die Wirkung nicht mehr ausreicht.

Pudendusanästhesie

Der Beckenboden wird vom Mons pubis bis in den Glutealbereich betäubt. Die Blockade des N. pudendus wird bei vollständigem Muttermund und Leitstelle I + 2 durchgeführt, wenn die Frau starke Schmerzen oder frühen Preß-

Parazervikalblockade

Eine Injektion von Lokalanästhetikum ins parazervikale Gewebe bewirkt zwar eine gute Linderung des Dehnungsschmerzes, löst aber häufig fetale Bradykardien aus. Sie ist daher heute unter der Geburt kontraindiziert!

Rückenmarksnahe Leitungsanästhesien

Rückenmarksnahe Leitungsanästhesien sind sowohl in der Eröffnungs-, als auch Austreibungsperiode geeignet. Mit ihnen kann meist eine vollständige Schmerzfreiheit erreicht werden, so daß selbst operative Eingriffe wie eine Sectio caesarea möglich sind. Die Wehentätigkeit wird selten beeinflußt, eine evtl. auftretende Wehenschwäche kann mit Oxytocin-Infusion behandelt werden. *Nebenwirkungen* auf das Kind sind nicht bekannt. Die starke Schmerzverminderung bewirkt eine optimale Entspannung der Weichteile. Dies kann bei Einstellungsanomalien (z. B. hoher Geradstand) eine vaginale Geburt ermöglichen, andererseits aber u. U. Haltungsanomalien (z. B. mangelnde Flexion) begünstigen. Aufgrund der starken Schmerzverminderung und der Herabsetzung des Preßreflexes sind operative Geburtsbeendigungen häufiger.

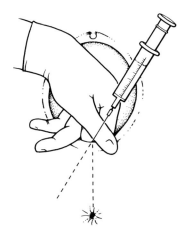

Abb. 5.3-4: Damminfiltration vor Episiotomie

zwang hat oder eine vaginaloperative Entbindung zu erwarten ist. Durch eine Kanüle mit Führungsrohr werden jeweils 10 ml eines Lokalanästhetikums (z. B. Scandicain® 1%) 1 cm unterhalb (vulvawärts) der Spina ischiadica in das Gewebe der Scheide injiziert (Abb. 5.3-5). Um Herz-Kreislauf-Komplikationen bei Mutter und Kind durch Injektion in Blutgefäße zu vermeiden, muß vor dem Spritzen aspiriert werden. Eine gut sitzende Pudendusanästhesie reicht für die Naht eines Dammschnittes meist aus.

Die *häufigste Methode* ist die kontinuierliche lumbale **Periduralanästhesie** (PDA).

Hierbei wird eine Punktion des peri- bzw. epiduralen Raumes zwischen den Lendenwirbelkörpern L3 und L4 oder L2 und L3 mit einer Tuohy-Kanüle durchgeführt. Durch die Kanüle wird ein dünner Katheter geschoben, über den (nach Entfernung der Kanüle) das Lokalanästhetikum (z. B. Carbostesin® 0,25–0,5%) injiziert wird (Abb. 5.3-6). Wenn sich die Substanz im Periduralraum (zwischen dem Zwischenbogenband der Wirbel und der harten Rückenmarkshaut gelegen, also nicht im Rückenmark selbst) verteilt hat, wirkt sie auf die aus dem Rückenmark austretenden Nerven, und es kommt zur Schmerzausschaltung im gesamten Versorgungsbereich vom Brustwirbel TH10 bis zum Sakralwirbel S5.

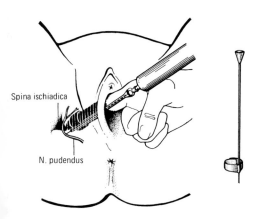

Abb. 5.3-5: Technik der Pudendusanästhesie mit Spezialkanüle (aus: Pschyrembel/Dudenhausen: Praktische Geburtshilfe)

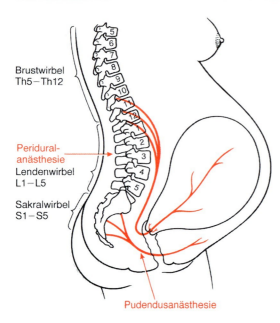

Abb. 5.3-6: Schmerzreizleitungen (rot) bei der Geburt und ihre Unterbrechungsmöglichkeiten

Die *kontinuierliche Applikation* des Medikamentes erfolgt entweder über einen Perfusor oder in ca. zweistündlichen Einzelgaben von jeweils 10 ml 0,25%igem Bupivacain (Carbostesin®).

Die *Maximaldosis* während einer Geburt beträgt 2 mg/kg Körpergewicht der Schwangeren (z. B. 6 × 10 ml Carbostesin 0,25% bei einer 75 kg schweren Frau).

Bei rückenmarksnahen Leitungsanästhesien ist auf Sterilität zu achten, da es andernfalls zu schweren Infektionen kommen kann. Die Gebärende ist über die *Risiken* aufzuklären, insbesondere über Kopfschmerzen, die durch Punktion der harten Rückenmarkshaut (Liquorverlust) hervorgerufen werden können.

Hebammenaufgaben

Während der Punktion sitzt die Frau oder liegt auf der Seite. Der Rücken muß bewußt „rund" gemacht werden. Die Hebamme hilft der Frau in die günstigste Position und achtet auf ruhige Haltung sowie richtige Atemtechnik.

Nach Katheterlegung und Applikation des Medikamentes soll die Gebärende etwa 10 Minuten mit hochgestelltem Bettoberteil auf dem Rücken liegen, um eine gleichmäßige Verteilung des Lokalanästhetikums zu gewährleisten. Anschließend wird meist Seitenlage eingenommen. Durch die Anästhesie kann es zu einem starken Blutdruckabfall und damit zur akuten Minderdurchblutung der Plazenta kommen. Deshalb muß vor der PDA eine Infusion mit Ringerlösung oder einem Plasmaexpander erfolgen. Nach Spritzen des Medikamentes ist kurzfristig eine kontinuierliche Blutdruckkontrolle erforderlich: z. B. 20 Minuten lang alle 3–5 Min.

Kontraindikationen für die rückenmarksnahen Leitungsanästhesien sind:
- Erkrankungen des ZNS
- Gerinnungsstörungen
- Infektionen im Punktionsbereich
- Allergien gegen Lokalanästhetika
- schwere Hypotonie

Kurznarkose

Der früher allgemein übliche „*Durchtrittsrausch*" wird heute nicht mehr eingesetzt. Jedoch ist es in manchen Fällen nötig, die Gebärende mit einer Kurznarkose vollständig zu entspannen, um operative Eingriffe vornehmen zu können, z. B. Entwicklung einer Beckenendlage mit hochgeschlagenen Armen oder eine fetale Schulterdystokie. Durch starke Schmerzen und damit erhöhte Muskelspannung der Mutter kann sonst der Eingriff verlängert und das Kind gefährdet werden.

Eine Vollnarkose kann auch in der Nachgeburtsperiode zur manuellen Plazentalösung oder Nachtastung bei unvollständiger Plazenta notwendig sein.

Nach jeder Narkose ist eine sorgfältige Überwachung der Vitalfunktionen notwendig. Da Gebärende nie als nüchtern zu betrachten sind und jede Narkose zum Verlust von Schutzreflexen führt, besteht immer die Gefahr einer **Aspiration von Erbrochenem**.

5.4 Rißverletzungen, Episiotomien, Nahtversorgung

Die Hebamme muß darum bei Erbrechen den Kopf der Frau zur Seite drehen und tiefer legen. Die Atemwege müssen freigehalten, d.h. abgesaugt werden. Erst wenn die Patientin vollständig wach ist, kann die Beobachtung gelockert werden.

5.4 Rißverletzungen, Episiotomien, Nahtversorgung

Anna Rockel-Loenhoff

5.4.1 Dammriß, Scheidenriß, Labienriß

Perineum (Damm) ist das Gewebe zwischen der hinteren Kommissur (Vereinigung der großen Labien) und dem Anus. Es besteht aus Muskeln, Faszien, Haut, Unterhautfett- und Bindegewebe sowie Nerven und Gefäßen. Im Damm finden sich Muskeln des Diaphragma pelvis, des Diaphragma urogenitale sowie der äußeren Muskelschicht (s. S. 65 ff.). Geburtshilflich ist interessant, daß keine wichtige nervale oder bluttragende Bahn die Mittellinie zwischen hinterer Kommissur und Anus kreuzt (s. Abb. 5.4-2).

Reißt der Damm bereits beim Sichtbarwerden und Austreten des Kopfes, beginnt dies häufig mit einem Scheidenriß, erkennbar an einer leichten Blutung nach außen, oder Blutspuren an Kopf und Nacken des Kindes (auch ein oberflächlicher Labienriß kann solche Blutspuren verursachen). Reißt der Damm beim Kopfaustritt, beginnt der Riß meist an der ausgezogenen, weißlich verfärbten hinteren Kommissur.

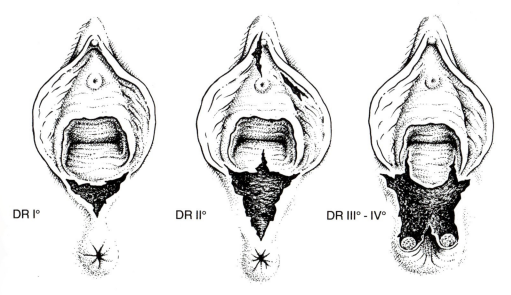

Abb. 5.4-1: Einteilung der Dammrisse nach Schweregraden. **DR I°**: Einriß der Haut ohne Verletzung der Damm- und Scheidenmuskulatur. **DR II°**: Einriß aller Schichten der Dammuskulatur, meist mit Scheidenriß (zusätzlich sind 2 Labienrisse dargestellt). **DR III–IV°**: Einriß des gesamten Dammes mit M. sphincter ani und ausgedehnten Scheidenrissen. (Einige Autoren bezeichnen den DR III° als DR IV°, wenn wie hier auch die Rektumvorderwand eingerissen ist)

Je nach Ausdehnung des Dammrisses weichen entweder nur Scheidenhaut und Frenulum (Vereinigung der kleinen Schamlippen) auseinander, oder es reißen zusätzlich Anteile der darunterliegenden, in der Mitte des Dammes miteinander verbundenen Beckenbodenmuskeln ein.

Dammrisse (DR) werden in *4 Grade* unterschieden (Abb. 5.4-1):

- **DR I°**. Längs- oder querverlaufender Riß der Dammhaut und des Bindegewebes, meist auch Anteile der Scheidenhaut. Die Fasern des M. bulbospongiosus sind erhalten.

- **DR II°**. Der Riß geht mehr oder weniger tief in die Dammuskulatur und zerreißt die verbindenden Fasern des M. bulbospongiosus, M. transversus perinei profundus und superficialis.
  Der M. sphincter ani (Afterschließmuskel) wird nicht beschädigt, ist aber oft in seinem oberen Anteil in der Wunde sichtbar.
  Bei einem medianen Riß ist der M. levator ani nicht betroffen, weil sich seine Fasern nicht in der Mitte des Dammes treffen, sondern dort den Levatorspalt bilden (Muskelvereinigung erst hinter dem Rektum).

- **DR III°**. Zusätzlich ist der M. sphincter ani erheblich verletzt bzw. ganz durchtrennt, die vordere Darmwand ist intakt.

- **DR IV°** (auch kompletter Dammriß genannt): Der M. sphincter ani ist zerrissen, die vordere Mastdarmwand verletzt.

Der DR IV° wird von einigen Autoren gesondert definiert, weil er eine andere Nahttechnik für den Darm erforderlich macht und Fisteln entstehen können. Auch die Zusammenstellung der Ernährung bedarf bei dieser Verletzungsart einer größeren Sorgfalt als beim DR III° (s. u.).

- **Zentraler Dammriß** (sehr selten): Hierbei platzt der meist besonders hohe Damm in der Mitte, während die hintere Kommissur zunächst oder überhaupt unbeschädigt bleibt. Bei einem solchen Ereignis ist die *Indikation für einen medianen Dammschnitt* gegeben, um ein diffuses Weiterreißen zu vermeiden und das Ausmaß der Verletzungen besser beurteilen zu können.

- **Isolierte Scheidenrisse:** Die hintere Scheidenwand ist unmittelbar hinter dem Introitus beidseits oder in der Mitte gerissen.

- **Labienrisse.** Sie finden sich oft doppelseitig auf der Innenseite der kleinen Labien, auch klitorisnah kommen Labienrisse vor (beim DR II in Abb. 5.4-1 dargestellt).

- **Rißverletzungen der Klitoris** sind sehr selten und bluten überaus stark (Sofortmaßnahme: Gegendruck mit Tupfer über einige Minuten).

Ursachen von Dammrissen

Auf die Entstehung eines Dammrisses haben viele Umstände Einfluß: z. B. Vorschädigung des Dammes durch alte Narben, geburtshilfliche Operationen (rasche Dehnung des Dammes), Größe des Kindes (Kopf und Schultergürtel), Form und Haltung des kindlichen Kopfes, Festigkeit und Höhe des Dammes, Größe des Schambogenwinkels, Position der Gebärenden, psychische Faktoren (Ängste, Einstellung zur Geburt), Dammschutztechnik.

Selbst bei technisch perfektem Dammschutz kann eine Verletzung als „natürlicher Ausweg" nach maximaler Dehnung des Geburtsweges eintreten. Von der betroffenen Frau wird er darum oft leichter akzeptiert als ein Dammschnitt.

Anzunehmen, ein gerissener Damm sei Schuld der Hebamme, hieße der Technik des Dammschutzes (der in einigen Nachbarländern nicht praktiziert wird) zuviel Wichtigkeit beizumessen.

5.4.2 Episiotomie

Die **routinemäßige Episiotomie** läßt sich heute nicht mehr rechtfertigen, denn viele Angaben zum Sinn und Nutzen der Episiotomie sind bis heute nicht wissenschaftlich belegt (G. Steffen, s. S. 315).

Den Dammschnitt als „harmlos" zu bezeichnen und deshalb großzügig zu handhaben, heißt, die Probleme von 5−10% der Patientinnen, vor allem nach mediolateraler Episiotomie, zu ignorieren. Die Dammspaltung bewirkt eine Erweiterung des Scheidenausgangs und eine Verkürzung des weichen Geburtsweges.

Mütterliche Indikationen:

- Verkürzung der Austreibungsperiode wegen Preßverbot (z. B. bei Herzerkrankungen)
- Raumgewinn (z. B. für vaginal operative Entbindungen)
- unnachgiebiges Dammgewebe.

Kindliche Indikationen:

- Sauerstoffmangel-Bradykardie (nicht zu verwechseln mit dem physiologischen „divingreflex" = Dezelerationen in der Austreibungsperiode)
- Azidose, pathologisches CTG
- Deflexionshaltungen mit ungünstigen Durchtrittsebenen.

Während der Dammriß ein spontanes Ereignis ist, das im Moment der größten Dammentfaltung den nötigen Raum schafft, ist der Dammschnitt ein vorsätzliches Geschehen, dessen Zeitpunkt und Schnittführung gewählt werden können (ein Weiterreißen ist jedoch nicht auszuschließen).

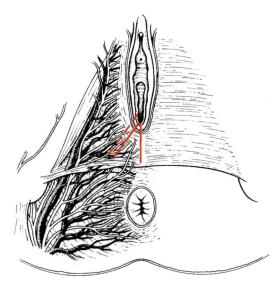

Abb. 5.4-2: Versorgung des Beckenbodens mit Blutgefäßen (schwarz) und Nerven (weiß). Die Schnittrichtung der medianen und mediolateralen Episiotomie ist rot, die der obsoleten (veralteten) lateralen Episiotomie rot gestrichelt markiert

Mediane Episiotomie

Die **mediane Episiotomie** kopiert einen typischen Dammriß, sie verläuft von der hinteren Kommissur (Schnittansatz) in Richtung Anus und durchtrennt die Verbindungsfasern von M. bulbospongiosus, M. transversus perinei profundus und M. transversus perinei superficialis. Es werden keine größeren Gefäße oder Nerven verletzt (Abb. 5.4-2,3).

Der M. sphincter ani wird nach medianer Episiotomie häufiger einreißen als nach spontanem Dammriß, weil durch den frühzeitigen Entlastungsschnitt die stärkste Beanspruchung auf das Schnittende und den Restdamm verlagert wird. Es kann genau die Verletzung entstehen,

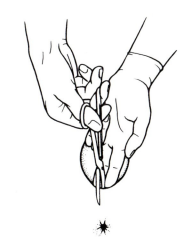

Abb. 5.4-3: Schneiden einer medianen Episiotomie im Schutze der linken Hand

die vermieden werden soll, nämlich der DR III°/IV°.

Dieses Problem und die eingeschränkte Erweiterungsmöglichkeit des medianen Dammschnittes waren (und sind) häufig aufgeführte Gründe, um eine mediolaterale oder laterale Episiotomie zu bevorzugen. Beide Schnittführungen bewirken jedoch ausgedehntere Strukturzerstörungen und einen höheren Blutverlust.

Laterale Dammschnitte werden heute nicht mehr angewandt, da sie die meisten Komplikationen zur Folge hatten: Heilungs-, Funktions- und Empfindungsstörungen über lange Zeit bis zur Dyspareunie (Schmerzen beim Koitus).

Eine **komplette Perineotomie** (Durchtrennung von Damm und M. sphincter ani) wird trotz offenbar guter Heilungsergebnisse kontrovers diskutiert und soll hier nur der Vollständigkeit halber erwähnt werden.

Mediolaterale Episiotomie

Die **mediolaterale Episiotomie** setzt genau wie die mediane an der Mittellinie der hinteren Kommissur an und verläuft dann in einem Winkel von 45° nach lateral. Zeigt sich bei der nächsten Wehe eine Gewebebrücke im Wundwinkel bedeutet dies, daß der Beckenboden noch nicht genügend entfaltet war. Da der Schnitt bis in den pubischen Anteil (M. pubococcygeus) des M. levator ani hineinreicht, dessen Fasern in Richtung M. sphincter ani verlaufen, werden auch hier Weiterrisse bis zum DR III°–IV° beobachtet.

Für die Naht ist es unabdingbar, die zertrennten Levatoranteile und den M. sphincter ani externus gesondert aufzusuchen und zu versorgen.

Mediane oder mediolaterale Episiotomie?

Bei der Entscheidung zu einem Dammschnitt sollte die komplikationsärmere Möglichkeit für die Frau berücksichtigt werden. Selbst bei kindlicher Indikation bietet ein hoher Damm mit kleiner medianer Episiotomie meist genügend Platz (3 cm Schnitt ergibt ca. 6 cm mehr Umfang).

Leistet ein rigider Damm als runder straffer Ring dem normal eingestellten Kopf einen derartigen Widerstand, daß dieser über 6–8 Wehen immer an der selben Stelle erscheint, kann mit einem kleinen medianen Schnitt (ca. 1–2 cm) multiplen Verletzungen vorgebeugt werden.

Auch der kleinste Dammschnitt bedarf einer Einwilligung der Patientin, weil es sich im juristischen Sinn um eine Körperverletzung handelt. Eine vorausgegangene Episiotomie ist keine Indikation für eine weitere. Das nächste Kind kann oft ohne Schnitt oder Riß geboren werden.

5.4.3 Nahtversorgung

Auch kleine Risse (DR I°, evtl. Labienrisse) sollten wegen Wundheilungsstörungen und zur Schmerzverminderung (Brennen beim Wasserlassen) möglichst bald, spätestens innerhalb der ersten 6 Stunden p.p. (bei Hausgeburten 12 Stunden) genäht werden. Ist das Wundgebiet angeschwollen, kann es von Vorteil sein, nicht sofort zu nähen, weil später das Ausmaß der Wunde besser zu übersehen ist.

Das zur Naht benötigte Instrumentarium wird auf S. 497 beschrieben.

Anästhesie

Eine Lokalanästhesie ist erforderlich, sobald mehr als 2 Muskel- oder Hautnähte nötig werden. Bei Labien- und Dammrissen (bis DR II°) genügt oft die Auflage eines reichlich mit Gel (z.B. Scandicain-Gel®) beladenen Tupfers auf die Wundflächen. Eine Einwirkzeit von etwa 10 Min. ist erforderlich!

Für die Infiltration des Wundgebietes mit einem Lokalanästhetikum hat sich folgende **Technik** bewährt:

Jeweils 1 cm seitlich vom oberen Wundrand des Dammes mit einer Injektionskanüle (Größe 1) eingehen und diese vorsichtig intrakutan bis an den unteren Wundwinkel vorschieben. Dann wird die Kanüle unter langsamer Instillation zurückgezogen (Abb. 5.4-4). Nach ca. 10 Min. ist durch Diffusion eine ausreichende Schmerzstillung des Wundgebietes erreicht.

Nahtmaterial

Es empfehlen sich resorbierbare synthetische Fäden, z.B. Polyglactin (Vicryl®):

– für die *Labien* 1,5–2 metric (= Fadendurchmesser 0,15–0,2 mm) mit kleiner scharfer angeschweißter Nadel (atraumatisch).

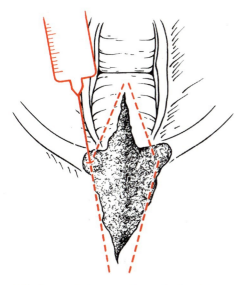

Abb. 5.4-4: Lokalanästhesie durch subkutane Infiltration der Wundränder

— für den *Damm* 2,0–3,0 (3,5) metric mit großer runder stabiler 3/8 bis 1/2 Kreisnadel, ebenfalls atraumatisch (z. B. Vicryl® rapid 3 metric, Nadel CT-1 rund = V 9450).

Dieses Material löst sich nach etwa 3 Wochen auf.

Vorbereitung

Zunächst müssen gute Sichtverhältnisse geschaffen werden. Am Anfang und bei schwierigen Rissen bedarf die Ärztin/Hebamme einer Assistenz, um das Licht optimal einzustellen und nötigenfalls sichtbehinderndes Gewebe wegzuhalten. Bei starkem Blutfluß aus dem Uterus sollte ein größerer Tupfer oder ein Tampon über das Rißende (innerster Wundwinkel) hinaus in die Scheide eingelegt werden.

Bei der Naht kommt es darauf an:
- die korrespondierenden Wundflächen in ganzer Ausdehnung aneinanderzubringen, so daß in der Tiefe des Wundgrundes keine größere Tasche entsteht, in der sich Blut ansammeln kann
- so wenig Nahtmaterial und Knoten wie möglich in die Wunde zu bringen.

Fortlaufende Naht eines DR II°

Scheidennaht

Als erstes wird der **Scheidenriß** fortlaufend geschlossen. Während die eine Hand den Nadelhalter in etwa waagerechter Haltung führt, spreizen 2 Finger der anderen Hand die Scheide so, daß das obere Rißende deutlich sichtbar bleibt.

Am Wundwinkel wird die 1. Naht gesetzt (s. Abb. 5.4-6a). Bei jedem Stich muß relativ viel Gewebe gefaßt werden. Seitlich je 1 cm, in der Tiefe bis zum Wundgrund (Abb. 5.4-5), damit eine bessere Durchblutung innerhalb der Naht gewährleistet und eine Taschenbildung verhindert wird.

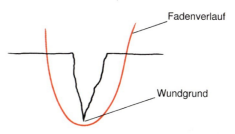

Abb. 5.4-5: Fadenverlauf (rot) unterhalb des Wundgrundes, um Taschenbildung zu vermeiden

Der materialsparende Instrumentenknoten (s. Abb. 5.4-7) beendet die 1. Naht, die wie alle folgenden nicht in das Gewebe einschneiden darf. Das kürzere Fadenende kann erst einmal zur weiteren Vorspannung der Naht dienen.

Die 2. Naht erfolgt ca. 1–1,5 cm parallel zur ersten in Richtung hintere Kommissur. Der lange Nahtfaden wird nun leicht angespannt, damit sich die Wundränder aneinanderlegen; das kurze Fadenende wird auf ca. 1 cm gekürzt (Abb. 5.4-6b). Vor jeder Nahtlegung den Wundrand durch Tupfen übersichtlich und bluttrocken machen.

Die Naht wird nun weitergeführt (der Faden ist stets nur so stark gespannt, daß die Ränder adaptieren), bis die hintere Kommissur wiederhergestellt ist (Abb. 5.4-6c).

Dammnaht

In ähnlicher Weise wie die Scheidennaht wird jetzt mit demselben Faden die **Dammnaht** gelegt.

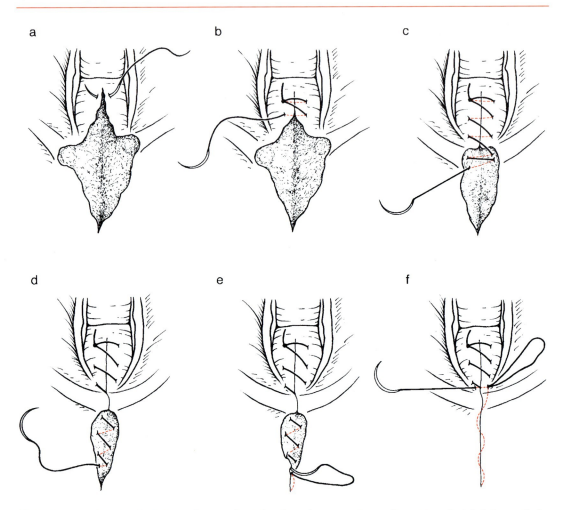

Abb. 5.4-6: Naht eines DR II°, **a.** Beginn der Scheidennaht, erster Einstich am Wundwinkel, **b.** nach der Verknotung fortlaufende Scheidennaht, **c.** Wiederherstellung der hinteren Kommissur durch einen zusätzlichen Einstich, **d.** Naht der Mm. bulbospongiosi, **e.** Beginn der intrakutanen Hautnaht, **f.** Ende der Intrakutannaht, Verknoten von Faden und Fadenschlinge auf der Scheidenhaut hinter dem Frenulum

Die Mm. bulbospongiosi und ein Teil des subkutanen Gewebes werden mit wenigen ausgreifenden Stichen (Abb. 5.4-6d) wieder zusammengefügt.

Der Nadelhalter wird jetzt überwiegend senkrecht gehalten. Auf die regelmäßige und nicht zu feste Nahtspannung des Fadens muß weiterhin geachtet werden. Auch hier sollten die Nähte nicht zu eng aufeinanderfolgen.

Aufgrund der unterschiedlichen Struktur, des Glanzes und der Farbe ist es oft erstaunlich einfach, die zusammengehörigen Gewebeanteile zu erkennen.

Hautnaht

Klafft die Wunde danach noch, wird die Dammhaut intrakutan verschlossen (Abb. 5.4-6e). Wenn der Faden ausreichend lang ist, kann er

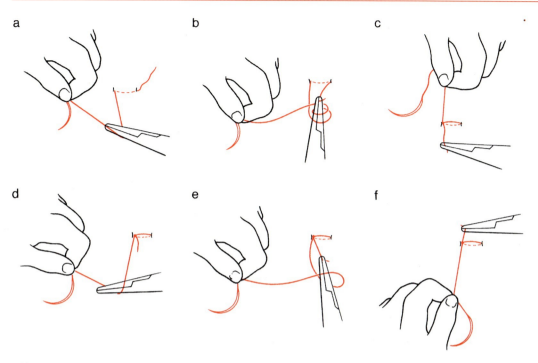

Abb. 5.4-7: Materialsparender Instrumentenknoten

weiter verwendet werden, die Nadel wird dann zur Hautnaht mittig in den Nadelhalter geklemmt, damit die Führung besser gelingt. Andernfalls wird der Faden verknotet (s. u.) und die Hautnaht mit einem neuen Faden und kleiner Nadel genäht.

Vom unteren Wundrand ausgehend wird mit waagerecht gehaltenem Nadelhalter von jeder Seite abwechselnd je ½ cm der Haut auf die Nadel genommen. Den Abschluß bildet ein Knoten aus einer stehengelassenen Schlinge und dem Rest des Nahtfadens (Abb. 5.4-6f). Der Knoten sollte hinter dem Hymenalsaum in der Scheide liegen, da er hier weniger Beschwerden verursacht als auf der Dammhaut.

Tiefere Risse und Episiotomien werden in 3 Lagen genäht: Tiefe Dammnaht, Naht der Subkutis mit muskulären Anteilen und (falls notwendig) Intrakutannaht.

Labienrisse: Da in den Labien die Nerven- und Blutbahnen oberflächlich verlaufen, werden die Wundränder mit einer Pinzette leicht angehoben, mit der Nadel knapp gefaßt (2–3 mm) und durch Einzelknopfnähte oder fortlaufende Naht adaptiert, so daß die darunterliegende Wundfläche wieder bedeckt ist.

Schürfungen: Bei kleineren, nicht nahtpflichtigen, aber dennoch schmerzhaften Defekten der Haut kann versucht werden, durch ein- oder zweimalige Applikation von Xylometazolin (Otriven®, Olynth®) ein Zusammenziehen des Wundgebietes zu erreichen.

5.4.4 Nachbehandlung

Bei geschwollenem Nahtgebiet kann eine Kühlung in den ersten 24 Stunden den Nahtschmerz und ein Hämatom verringern. Kleine bis mittelgroße Dammrisse heilen aufgrund der geringeren Gefäßverletzungen oft besser als Dammschnitte und verursachen allgemein weniger Probleme. Salben und desinfizierende Maßnahmen erübrigen sich meist.

Teebaumöl ist ein natürliches pflanzliches Desinfizenz mit durchblutungsfördernder Wirkung und kann bei verzögerter Heilung sparsam angewandt werden. Bei bereits schmierig und eitrig belegten Wunden ist die Applikation von reichlich Traubenzucker einen Versuch wert.

Allgemein kann man sagen, daß das Heilvermögen entbundener Frauen erhöht ist. Das zeigt sich z. B. daran, daß auch stärker abgelöstes Gewebematerial häufig problemlos regeneriert, welches in der „großen Chirurgie" wegen Nekrosegefahr abgetragen wird.

Die erste Stuhlentleerung erfolgt in der Regel 2–3 Tage nach der Geburt. In dieser Zeit darf auch bei einem DR III° normale, nicht blähende Kost incl. Frischobst gegessen werden. Bei Angst vor der ersten Defäkation empfiehlt sich die Gabe eines kleinen Klistiers oder eines Glyzerinzäpfchens. Trotz verlangsamter Darmpassage ist der Stuhl bei ausreichender Flüssigkeitszufuhr (Tee und Wasser) meist weich.

Beim DR IV° kann eine große Stuhlansammlung in der Rektumampulle die Nahtstelle zu sehr belasten. Deshalb sollte durch Laxantien für täglichen dünneren Stuhl gesorgt werden (s. S. 463).

5.5 Hausgeburtshilfe

Frauke Lippens

Hausgeburten zu betreuen bietet der erfahrenen Hebamme eine ganzheitliche, selbstbestimmte und umfassende Tätigkeit. Verantwortungsbewußtsein, Belastbarkeit, Einsatzfreudigkeit, aktueller Wissensstand und Entscheidungsfähigkeit sind Voraussetzungen dafür.

Vorteile der Hausgeburtshilfe

- *Kontinuierliche Betreuung* in der Schwangerschaft, unter der Geburt, im Wochenbett und während der Stillperiode.
- Ein in der Schwangerschaft gewachsenes *Vertrauensverhältnis*, das für die Geburt Sicherheit und Geborgenheit bedeutet.
- Konzentration in der Geburtsbegleitung auf eine Frau/ein Paar; dadurch *keine Geburtskomplikationen*, die z. B. durch Schichtwechsel oder gleichzeitige Betreuung mehrerer Frauen durch eine Hebamme in Kliniken hervorgerufen werden können.
- Mitbetreuung durch eine frei gewählte, aus der Vorsorge bekannte Frauenärztin.
- *Kein Ortswechsel* bei Geburtsbeginn bzw. kurz nach der Geburt; niedrigeres Infektionsrisiko im häuslichen Milieu für Frau und Kind.
- *Geringstmögliche Störung* der Geburt einer Familie: Integration der Geschwister oder Freundinnen. Ungestörter Aufbau der Stillbeziehung, geringerer Gewichtsverlust der Kinder.

Nachteile der Hausgeburtshilfe

- Begrenzte Möglichkeiten medikamentöser Schmerzlinderung.
- Zeitverlust bei dramatischen Zwischenfällen: vorzeitige Plazentalösung, terminale Bradykardie, Fruchtwasserembolie, schwere Schulterdystokie, massive Atonie.
- Leistungsdruck für die Schwangere durch festgelegte Voraussetzungen für eine Hausgeburt wie: terminnahe Geburt, schneller Wehenbeginn nach vorzeitigem Blasensprung.
- Erschöpfung der Hebamme bei langer Geburtsdauer, Belastung des Privatlebens und der Gesundheit durch Rufbereitschaft, Nachtarbeit, unplanbare Arbeitszeiten.
- Kein Eingebundensein in ein Team (s. S. 19).

Säulen einer sicheren, ganzheitlichen Hausgeburtshilfe

- Genaue Auswahl der für eine Hausgeburt in Frage kommenden Schwangeren bzw. Familien nach klaren Kriterien.

- Kontinuierliche Betreuung und intensive Vorbereitung der Schwangeren bzw. der Eltern.
- Zeitgemäße Ausrüstung, Kenntnisse und Erfahrungen mit sanften Heilmethoden, die ohne ärztliche Verordnung angewandt werden können.
- Zusammenarbeit mit Kolleginnen, Ärztinnen und Kliniken.
- Bereitschaft, bei auftretenden Abweichungen vom regelrechten Geburtsverlauf in die Klinik zu verlegen.

5.5.1 Voraussetzungen für eine Hausgeburt

Die meisten Frauen oder Paare, die sich für eine Hausgeburt interessieren, bringen günstige Voraussetzungen mit:

- erwünschte Schwangerschaft, Inanspruchnahme der Vorsorgeuntersuchungen, guter Gesundheitszustand, überdurchschnittlicher Bildungsstand
- günstige Lebensverhältnisse (Ernährung, Wohnung, Arbeit, soziale Kontakte)
- kein oder geringfügiger Konsum von „Genußmitteln" aller Art (Nikotin, Alkohol, Kaffee, Drogen)
- Bereitschaft zu umfassender Vorbereitung und Übernahme von Eigenverantwortung
- gutes Körpergefühl und Selbstbewußtsein.

Besonders beim ersten Kind ist die Klärung der Motivation zur Hausgeburt wichtig: Massive Ablehnung einer Klinikgeburt, hinter der oft starke Geburtsängste stehen, ist eine schlechte Voraussetzung für eine Hausgeburt.

Als Orientierung über anamnestische Risiken kann der *Katalog A* im Mutterpaß dienen. Die Gewichtung der Risikofaktoren ist im Einzelfall ggf. in Absprache mit der Frauenärztin vorzunehmen unter Einbeziehung weiterer Kriterien wie z. B. Entfernung zur Klinik, Berufserfahrung der Hebamme etc. Im Verlauf der Schwangerschaft auftretende Risiken können nach *Katalog B* des Mutterpasses erfaßt werden.

- Besonderes Gewicht ist auf das Einhalten der für eine Hausgeburt **günstigen Zeitspanne** (2 Wochen vor bis 10 Tage nach dem errechneten Termin) zu legen. Hierzu muß eine sorgfältige Terminbestimmung nach allen Regeln der Hebammenkunst vorgenommen werden (s. S. 86 ff.)!
- Ebenso sollte nach **vorzeitigem Blasensprung** nicht länger als 12 Stunden auf den Wehenbeginn gewartet werden.

In beiden Fällen kann unter sorgfältiger Überwachung eine sanfte Wehenstimulation erfolgen (keine Kontraktionsmittel, sondern z. B. aufsteigende Fußbäder, Stimulation der Brustwarzen, Homöopatica etc.). Treten damit keine wirksamen Geburtswehen ein, ist häufiger ein protrahierter Verlauf mit dem Risiko einer Azidose oder Amnioninfektion zu erwarten.

Wie wichtig es ist, diese beiden Kriterien konsequent einzuhalten, zeigt die Auswertung der Verläufe von Geburten, die als Hausgeburten geplant waren, aber wegen Terminüberschreitung über 10 Tage oder vorzeitigem Blasensprung in der Klinik stattfanden. Hier traten gehäuft Komplikationen auf.

5.5.2 Kontinuierliche Betreuung

Eine wesentliche Qualität der Hausgeburtshilfe ist die Betreuung der Schwangeren und ihrer Familie über weite Strecken der Schwangerschaft durch dieselbe Hebamme, so daß unter der Geburt ein Klima von Vertrauen und Geborgenheit besteht. Dieses Sicherheitsgefühl erhöht die Wahrscheinlichkeit eines komplikationslosen Geburtsverlaufes.

Das Sichkennen erleichtert der Hebamme die psychologische Unterstützung bei der Geburt erheblich. Vorschläge zu medizinischen Interventionen oder einer Verlegung in die Klinik können von der Frau/dem Paar besser akzeptiert werden. Die Familie sollte für Ausnahmefälle (Krankheit, 2 gleichzeitige Geburten) die *Vertretungshebamme* kennen.

Die Hebamme hält sich von 2 Wochen vor bis 10 Tage nach dem ET Tag und Nacht in Rufbereitschaft für die Geburt.

Intensive Vorbereitung: Ein Hausgeburtenwunsch beim ersten Kind sollte stets mit dem Besuch eines Geburtsvorbereitungskurses bei der entbindenden Hebamme verknüpft werden. Neben der Vertrauensbildung ist die intensive körperliche Vorbereitung (Schwerpunkte: Atmung und Entspannung, Verhalten während der Wehen) sowie Informationen über Geburtsablauf, evtl. Schwierigkeiten während der Geburt und deren Konsequenzen, Stillen und Wochenbett zuhause wichtig.

Hilfreich sind auch Gespräche über Ängste, den Umgang mit starken Wehen, möglicher Leistungsdruck, die Hausgeburt zu schaffen, eine evtl. Ablehnung der Hausgeburt durch die Umgebung.

Es empfiehlt sich, keine reinen Hausgeburtenkurse durchzuführen, sondern sowohl Frauen/Paare mit angestrebten Hausgeburten als auch mit geplanten Klinikgeburten im Kurs zu haben.

So kann „Scheuklappen" entgegengewirkt werden, und ein Paar, das nicht seine angestrebte Hausgeburt hatte, fällt nicht aus der Gruppe heraus.

5.5.3 Ausrüstung

- Anrufbeantworter (evtl. mit Fernabfrage), City-Ruf oder Eurosignal
- Möglichkeit zur Instrumentensterilisation, entweder mit eigenem Gerät oder in Geburtshaus bzw. Arztpraxis
- tragbares CTG-Gerät mit Zubehör, Gebärhocker
- **Hebammentasche oder -koffer** mit vielen Fächern (geeignet sind z. B. Leichtmetall-Notfallkoffer oder Werkzeugkästen) mit folgendem Inhalt:
  – Herztondetektor, Hörrohr, Säuglings-Ambu-Beutel, Masken, Sauerstoffflasche mit Druckminderer.
  – Fieberthermometer, Blutdruckmeßgerät, Stethoskop, Kinderstethoskop, Maßband, Federwaage mit Hängetuch, Eklampsiekeil oder Guedeltubus.
  – Eisblase, Irrigator, Arbeitskleidung.
  – Geburtenpäckchen (sterilisiert): 2 Klemmen, Nabelschere, Episiotomieschere.
  – Nahtpäckchen (sterilisiert): Nadelhalter, Pinzetten, Klemme, Schere.
  – Zusatzpäckchen (sterilisiert): Pinzette, Eihautfaßzange, kl. Nierenschale, Tuch, Tupfer, große Tampons („Mäuschen").
  – *Verbrauchsmaterial:* Nabelklemmen, Spritzen, Kanülen, Ampullensägen, Nahtmaterial, Blasenkatheter, Darmrohre, Klistiere, Kontaktgel, Einmal-Absauger, Blutgruppenröhrchen für Nabelschnurblut. Sterile und unsterile Handschuhe, Zellstoff.
  – *Für den Notfall:* Infusionssysteme, Braunülen, Butterfly, Elektrolytlösung und Plasmaexpander.
  – *Medikamente:* Syntocinon-®Amp., Methergin®-Amp., Syntometrin®-Amp. für Blutungen p. p. Berotec-Spray® und Partusisten Intrapartal® zur Wehenhemmung im Notfall, ggf. Bachblüten, insbesondere Rescue Remedy®-Tr. und Homöopatica.
  NaCl 0,9% Amp., spasmolytische/analgetische Zäpfchen (z. B. Buscopan®, s. S. 211), Silbernitrat-Tr., Konakion-Tr.® (Vit. K)
  Crataegus- und Effortil®-Tr. zur Kreislaufstabilisierung p. p., Haut-, Schleimhaut- und Flächendesinfektionsmittel.
- **Dokumentation:** Partogramm, Kinderuntersuchungsheft, Geburtsbescheinigung, Vornamenzettel, Bescheinigung über die Notwendigkeit einer Haushaltshilfe, Perinatalerhebungsbogen (enthält auch Kinder-Verlegungsbogen).

Die **Berufsordnungen** (s. S. 583 ff.) der einzelnen Bundesländer differieren in ihren Vorschriften zur Ausrüstung; einige enthalten keine diesbezüglichen Vorschriften.

Für einzelne Medikamente, die nicht von der Hebamme in eigener Verantwortung verabreicht werden dürfen, müssen Absprachen mit den betreuenden Ärztinnen getroffen werden.

5.5.4 Vorbereitungen im Hause der Schwangeren

Spätestens 14 Tage vor dem errechneten Geburtstermin (Beginn der Rufbereitschaft) wird ein Hausbesuch vorgenommen (Dauer 1–2 Std.). Er dient der weiteren Vertrauensbildung, der Abklärung noch offener Fragen und dem Kennenlernen von Geschwisterkindern oder Freundinnen, die bei der Geburt zugegen sein werden. Dabei sind zu klären:

- Anfahrtsweg, Hausnummer, Name an der Klingel und ob diese auch nachts für Ärztin und Rettungsfahrer erkennbar sind.
- Haben sich neue Risiken ergeben? Eintragungen im Mutterpaß (Ultraschallbefunde) überprüfen und eigene Untersuchungen ausführen, besonders Leopold-Handgriffe zur Größen- und Lagebestimmung des Kindes.
- Gibt es Anlaß, den betreuenden Gynäkologen um Zusatzuntersuchungen oder ein Rezept für die Anti-D-Prophylaxe zu bitten? Ist die Rufbereitschaft mit dem Arzt definitiv vereinbart?
- Welche Wünsche hat das Paar zur Geburt, welche Entscheidungen haben sie bezüglich der Prophylaxen (Augentropfen, Vit. K) getroffen? Liegt das Untersuchungsergebnis eines Vaginalabstriches vor?
- Sind alle wichtigen Rufnummern am Telefon fixiert: Hebamme, Arzt, Rettungsfahrzeug, Kliniken?
- Sind dem Partner die Kriterien einer Meldung an die Rettungsleitstelle bekannt:

    Wer meldet / Adresse mit Besonderheiten der Anfahrt / Ob Hebamme oder Arzt vor Ort sind / Grund des Rufes / Kind bereits geboren oder nicht / Zustand der Frau?

- Besteht die Möglichkeit, eine Frau auf der Trage oder einen Inkubator durchs Treppenhaus zu transportieren?
- Weiß die Familie, wann und wie sie die Hebamme informieren soll: vorzeitiger Blasensprung, voraussichtlich schnelle Geburt, Telefon und Pieper?
- Besichtigung des Geburtsraums, ist für ausreichende (auch nachts!) Heiz- und Lichtmöglichkeiten gesorgt? Ist die Betreuung von Geschwistern während der Geburt, einer evtl. Verlegung in die Klinik und während des Wochenbettes gesichert?
- Sind alle notwendigen Besorgungen erledigt?

Ab Beginn der Rufbereitschaft sind in der Wohnung der Schwangeren vorrätig zu halten:

- *Heizradiator* oder Wärmestrahler (kein Heizlüfter, kein Rotlicht)
- reichlich *Bettwäsche* und Handtücher
- *dünne Malerfolie* zum Abdecken des Bettes (Laken–Folie–Laken) und/oder Fußbodens
- *Abwurfeimer*, Händewaschschüssel, Wärmflasche
- *Steißkissen*, z. B. stabiler Aktenordner in einer Plastiktüte mit Handtuch drumherum (festkleben oder -nähen)
- kleiner *Schemel* o. ä. zum Nähen, verstellbares und zu befestigendes Licht, ggf. Verlängerungsschnur
- *Kühlelemente* oder Eisblase im Eisfach
- *Vlieswindeln* als große Wöchnerinnenvorlagen.

Es empfiehlt sich, zusätzlich eine Geburts- und Wochenbettpackung im Hause zu deponieren. Dies gibt Sicherheit, falls doch etwas im Hausgeburtenkoffer fehlen sollte und entlastet das Gepäck zur Geburt. Die Frau hat das Gefühl, gut ausgestattet zu sein, z. B. falls die Geburt mit einem Blasensprung beginnt. Wir empfehlen, nicht auf genormte Packungen zurückzugreifen, sondern sie nach den eigenen Arbeitsgewohnheiten selbst zusammenzustellen.

Im folgenden werden nur die zur Geburt benötigten Materialien aufgelistet. Ein Vorschlag für eine Wochenbettpackung findet sich auf S. 388.

Beispiel einer Geburtspackung:

- 3 Einmalunterlagen 60 × 90 cm, 8 Einmalunterlagen 40 × 60 cm

- 2 Paar sterile Handschuhe (eines in Arztgröße!), einige unsterile Handschuhe
- 1 Einmalspritze 2 ml, je 1 Einmalkanüle Nr. 2 und Nr. 16
- 2 Plastikampullen 10 ml NaCl 0,9% (zum Quaddeln)
- 1 Amp. Syntocinon® 3 IE
- 1 × 5 Ammi Visnaga® Supp. (gegen starke Nachwehen der Mehrgebärenden)
- 30 ml Schleimhautdesinfektionsmittel
- 1 Blasenkatheter
- 1 Darmrohr oder Klistier
- 1× Silbernitrattropfen
- 1× Konakiontropfen
- sterile Tupfer und Kompressen
- 1 Nabelklemme.

5.5.5 Einsatz sanfter Heilmethoden

Hausgeburtshilfe braucht eine aktive, wache Gebärende. Aus diesem Grunde und wegen der evtl. Nebenwirkungen auf das Kind verbietet sich der Einsatz starker Medikamente zur Schmerzreduzierung. Da die Hebamme in der Hausgeburtshilfe nur eine Geburt zur Zeit betreut und in aller Regel die Frau gut kennt, können homöopathische Medikamente sowie Mittel der Bachblüten-Therapie oder Akupunktur erfolgreich eingesetzt werden. Sehr effektiv zur Förderung des Geburtsfortschrittes läßt sich mit der Neural-Reflextherapie, dem „Quaddeln" arbeiten (s. S. 240).

Auch Massageformen wie Fußreflexzonenmassage oder Rebalancing können eingesetzt werden. An Blockaden kann mit Gestaltelementen oder Gedankenheilung herangegangen werden. All dies setzt natürlich eine qualifizierte Fortbildung der Hebamme voraus.

5.5.6 Verlegung der Geburt in die Klinik

Die Hebamme sollte bei *erkennbaren Risiken* im Interesse von Mutter und Kind die Geburt frühzeitig in die Klinik verlegen.

Die Qualität der Hausgeburtshilfe zeigt sich weniger an der Quote der abgebrochenen Hausgeburten, sondern am weiteren Verlauf der Entbindung in der Klinik, am Gesundheitszustand von Kind und Mutter und der Zufriedenheit der Frau/des Paares.

Risikoliste Geburtsbeginn:

- Terminunterschreitung: weniger als 38 vollendete Schwangerschaftswochen
- Terminüberschreitung: mehr als 10 Tage über den ET)
- Zwillinge, Beckenendlage, Querlage
- grünes Fruchtwasser
- suspekte bzw. pathologische Herztöne
- Hypotonie, Hypertonie, Fieber
- auffällige vaginale Blutung
- Nabelschnurvorliegen/-vorfall.

Risikoliste Geburtsverlauf:

- Blasensprung ohne Geburtswehen mehr als 12 Stunden, protrahierter Verlauf nach Blasensprung mit Wehen
- Fieber, starker Blutdruckanstieg oder -abfall, stärkere Blutung
- Geburtsstillstand: mehr als 2–4 Stunden kein Geburtsfortschritt bei guten Wehen
- grünes Fruchtwasser ohne absehbares Ende der Geburt
- präpathologische Herztöne und zögerliche Eröffnung bei Erstgebärenden, pathologische Herztöne in der Eröffnungsphase bei Erst- und Mehrgebärenden
- ungünstige Einstellungen und Haltungen, je nach Verlauf und Herztönen, Gesichtslagen
- krankes Neugeborenes, Kind mit Anpassungsstörung
- Plazentaretention, unvollständige Plazenta, atonische Blutungen.

Besonders sorgsam ist darauf zu achten, ob **mehrere „kleinere" Risiken kumulieren**, z. B.: Erstgeburt 9 Tage über ET, protrahierter Verlauf, eingeschränkte Oszillation der FHF.

5.6 Abweichungen von der normalen Geburt

5.6.1 Einleitung der Geburt

Regula Hauser/Ulrike Harder

Bei einer Geburtseinleitung wird der Geburtsvorgang durch künstliche Wehenauslösung in Gang gesetzt. Da jede Einleitung einen Eingriff in natürliche Vorgänge darstellt, bedarf sie einer Indikation, die der geburtshilflichen Situation entspricht. Eine vaginale Geburt muß möglich sein.

- **Mütterliche Indikationen:**
- vorzeitiger Blasensprung und Amnioninfektionssyndrom
- Präeklampsie, HELLP-Syndrom
- primäre Wehenschwäche bei deutlicher Terminüberschreitung
- manifester Diabetes mellitus, andere Erkrankungen.

- **Kindliche Indikationen:**
- chronische Plazentainsuffizienz, grünes Fruchtwasser
- fetale Wachstumsstörung, Übertragung
- suspektes CTG, positiver Wehenbelastungs- bzw. Streßtest (ungünstige FHF-Veränderungen als Reaktion auf künstlich erzeugte Wehen)
- Rhesus-Inkompatibilität (-Unverträglichkeit)
- andere Erkrankungen, intrauteriner Fruchttod.

Eine Geburtseinleitung kann **mechanisch** durch Amniotomie (künstliche Eröffnung der Fruchtblase) erfolgen oder **medikamentös** durch die wehenauslösenden Hormone Oxytocin und Prostaglandin (s. Uterotonika S. 457).

Eine Einleitung gestaltet sich leichter, wenn die Zervix geburtsbereit ist (s. Bishop-score S. 188). Bei unreifer Zervix kann der Geburtsverlauf langwierig sein, darum ist das Vorgehen verschieden.

Einleitung bei geburtsreifer Zervix

Amniotomie
Die Fruchtblase wird vaginal eröffnet, indem sie leicht angeritzt oder durch ein Amnioskop unter Sicht vorsichtig angestochen wird. Hierdurch entsteht eine kleine Öffnung in der Vorblase und das Fruchtwasser kann ablaufen.

Instrumente für die Amniotomie:
- Amnihook® (ca. 10 cm lange Plastikstange mit einem Häkchen an der Spitze)
- Amnicots® (Latex-Fingerling mit Häkchen auf der Fingerkuppe)
- Kornzange, lange Kocherklemme oder Kugelzange
- lange Punktionskanüle und Amnioskop.

Das Ablaufen des Fruchtwassers bewirkt eine Verkleinerung des Uterusvolumens, außerdem werden Prostaglandine ausgeschüttet. Beides löst günstigenfalls nach 1–2 Stunden regelmäßige Wehen aus.

Die Amniotomie ist ein einfacher aber definitiver Eingriff, da die Geburtseinleitung nicht mehr abgebrochen werden kann.

Komplikationen: Amnioninfektion nach protrahiertem Geburtsverlauf, Nabelschnurvorfall bei hochstehendem Kopf oder Fehleinstellungen des vorangehenden Teils.

Oxytocingabe
Intravenöse Dauertropfinfusion von 6 IE Syntocinon in 500 ml Infusionslösung (Konzentration 12 mIE/ml), die langsam gesteigert wird. Die Wehentropf-Steigerung wird von Klinik zu Klinik unterschiedlich gehandhabt.

Beispiel: Beginn mit 5 ml/h (1,6 Tr./min), steigern alle 15 Min. um 5 ml, bis regelmäßige Geburtswehen eingesetzt haben.

Um einen *Wehensturm* zu vermeiden, sollte die Anfangsdosis nicht zu hoch sein und die Maximaldosis nicht höher als 30 Tr./min = 90 ml/h sein (bzw. 40 Tr./min = 120 ml/h, unterschiedliche Literaturangaben s. Medikamentenkapitel S. 457).

Die Oxytocininfusion erfolgt unter CTG-Dauerüberwachung, sie ist gut steuerbar und kann bei regelmäßigen Wehen reduziert oder abgebrochen werden.

Komplikationen: Pathologische Wehentätigkeit, suspekte bzw. pathologische FHF-Muster.

Intravaginale Prostaglandingabe

Prostaglandine wirken nicht nur stimulierend auf das Myometrium und reifend (erweichend und erweiternd = priming) auf die Zervix, sondern auch auf die glatte Muskulatur von Magen-Darm-Trakt und Gefäßen (Nebenwirkungen: Übelkeit, Erbrechen, Kopfschmerzen, plazentare Minderdurchblutung), deswegen werden sie nicht i.v., sondern lokal verabreicht. Nach 30 Min. CTG-Kontrolle und vaginaler Untersuchung wird eine Tablette mit 3 mg Dinoproston (z. B. Minprostin® E$_2$) im hinteren Scheidengewölbe deponiert, anschließend sollte die Frau 30–60 Min. unter CTG-Kontrolle liegenbleiben. Danach kann sie sich frei bewegen, bei stärkeren Wehen muß eine weitere CTG-Kontrolle erfolgen. Sofern keine Wehen einsetzen, wird frühestens nach 6–8 Stunden eine zweite Tablette eingelegt.

Komplikationen: Pathologische Wehentätigkeit, suspekte bis pathologische FHF-Muster, mütterlicher Blutdruckabfall.

Einleitung bei geburtsunreifer Zervix

Intrazervikale Prostaglandingabe

Nach 30 Min. CTG-Kontrolle werden bei vaginaler Untersuchung mit Spritze und Katheter oder stumpfer Knopfkanüle 0,5 mg Dinoproston (z. B. 2,5 ml Prepidil® Gel Fertigspritze) in den Zervixkanal appliziert. Nach intrazervikaler Gabe setzt die Wirkung häufig schneller ein als nach vaginaler Gabe. Das weitere Vorgehen und mögliche Komplikationen sind ähnlich wie nach Gabe einer Vaginaltablette. Ist die Zervix gereift, kann bei ungenügenden Wehen die Geburtseinleitung mit Oxytocininfusion weitergeführt werden.

Indikationsstellung, Wahl der Methode und Dosierung des Medikamentes sind ärztliche Aufgaben.

Die Schwangere muß ihre Einwilligung geben, sie und ihre Begleitperson sind gut über die geplante Einleitung zu informieren. Sie sollten wissen, daß es bei einer Einleitung Stunden, bei geburtsunreifer Zervix sogar Tage dauern kann, bis richtige Geburtswehen einsetzen (viele werdenden Eltern denken, nach Wehenmittelgabe käme es sehr schnell zur Geburt).

Hebammenaufgaben

Der Hebamme obliegt die Kontrolle von Wehen und fetaler Herzfrequenz, sowie Betreuung und Unterstützung der Frau.

- Während der **Oxytocininfusion** ist eine kontinuierliche CTG-Überwachung erforderlich, möglichst mit Telemetrie (s. S. 480), damit die Frau mehr Bewegungsfreiheit hat. Die Oxytocininfusion (bei regelrechtem FHF-Muster auch das CTG) kann zum Toilettengang, Beine vertreten etc. unterbrochen werden.
- Nach **Amniotomie** oder **Prostaglandingabe** genügt eine intermittierende CTG-Überwachung, vorausgesetzt das FHF-Muster ist regelrecht.

Sind regelmäßige Geburtswehen erreicht, erfolgt die Betreuung der Frau wie bei einem physiologischen Geburtsbeginn. Geburtseinleitungen (besonders bei nicht reifer Zervix) führen häufiger zu protrahierten Geburtsverläufen, welche die Gebärende erschöpfen und darum eher Schmerzmittelgaben und öfter eine operative Geburtsbeendigung erfordern.

5.6.2 Vorzeitiger Blasensprung

10–20% aller Geburten beginnen mit einem **vorzeitigen Blasensprung**, das heißt mit spontanem Fruchtwasserabgang vor Beginn zervixwirksamer Wehen.

Diagnose:
Die Schwangere bemerkt Abgang von wenig bis viel farblos-wäßriger Flüssigkeit, die sie nicht zurückhalten kann. Fließt reichlich Fruchtwasser ab, ist die Diagnose einfach. Im Zweifelsfalle sind folgende Untersuchungen möglich:

1. Chemische Methode mit Lackmustest: Ein am Scheideneingang befeuchteter rosa Lackmuspapierstreifen verfärbt sich blau (ein oranger pH-Teststreifen grün), da Fruchtwasser alkalisch ist (pH ca. 7,0). Vaginalsekret oder Urin sind normalerweise sauer (pH ca. 4–6) und führen nicht zur Verfärbung.

2. Vaginale Untersuchung: Fließt während der Untersuchung Fruchtwasser ab und kann keine Vorblase getastet werden, ist die Diagnose gesichert. Wird eine Vorblase getastet, kann ein hoher Blasensprung vorliegen; zur Abklärung wird ein Lackmuspapier mit der am Handschuh verbliebenen Feuchtigkeit benetzt.

> **Jede** vaginale Untersuchung nach Blasensprung erhöht das Risiko einer aufsteigenden Infektion, da Keime aus der Scheide nach oben in die Fruchthöhle geschoben werden. Hat die Frau noch keine Wehen, sind die 1. und 3. Methode vorzuziehen.

3. Makroskopische Methode: Mit Spekulaeinstellung oder Amnioskopie wird kontrolliert, ob intakte Eihäute sichtbar sind. Ist der Muttermund noch geschlossen, kann ggf. abfließendes Fruchtwasser aus dem Zervikalkanal beobachtet werden.

Ursachen des vorzeitigen Blasensprungs:
– vaginale Infektionen
– vorzeitige Zervixreifung
– Überdehnung des Uterus durch Hydramnion, oder Mehrlingsschwangerschaft.

Komplikationen:
– zu früher Wehenbeginn, Frühgeburt, Amnioninfektionssyndrom
– Nabelschnurvorfall, besonders bei Beckenend- und Querlagen, kleinen Kindern, noch hochstehendem Kopf
– Haltungs- und Einstellungsanomalien.

Therapie:
Die Vermeidung einer aszendierenden (aufsteigenden) Infektion steht immer im Vordergrund. Zur Therapiewahl muß das Schwangerschaftsalter berücksichtigt werden, da bei nicht vollendeter 37. SSW anders vorgegangen wird als danach.

Blasensprung vor SSW 37/0

Je unreifer das Kind, um so erstrebenswerter ist die Erhaltung der Schwangerschaft (Bettruhe, evtl. i. v.-Tokolyse).

Zur Vermeidung einer Infektion erhält die Mutter Antibiotika, entweder sofort (prophylaktisch) oder sobald Infektionszeichen auftreten. Vaginale Untersuchungen werden, wenn irgend möglich, unterlassen!

Vor SSW 35/0 wird der Mutter zur Lungenreifeförderung des Kindes viermal in 12stündigem Abstand 1 ml Celestan® solubile i. m. appliziert (s. Medikamentenkapitel S. 467).

Die Lungenreifeförderung dauert 48 Stunden, um die Geburt mindestens solange hinauszuzögern, empfiehlt sich zusätzlich eine i. v.-Tokolyse. Die FHF muß 2–3mal täglich mittels CTG überwacht werden.

Ab SSW 35/1 ist keine Tokolyse mehr angezeigt. Das Kind sollte wegen der Infektionsgefahr möglichst bald geboren werden, wenn nötig durch Einleitung der Geburtswehen.

Blasensprung in der 37.–42. SSW

Meist kommt es innerhalb der folgenden Stunden zum gewünschten Wehenbeginn. Geschieht dies nicht, wird wegen Gefahr der aufsteigenden Infektion eine Einleitung notwendig. Der Zeitpunkt des künstlichen Eingreifens richtet sich nach dem Zervixbefund, evtl. auftretenden Infektionszeichen und nach der Tageszeit. Es ist ungünstig nachts einzuleiten, da die Störung des Schlafrhythmus eher einen protrahierten Geburtsverlauf erwarten läßt.

Über die Zeit des Abwartens nach Blasensprung bestehen unterschiedliche Lehrmeinungen, 8−12−24 Stunden sind üblich.

Hebammenaufgaben

Bei der Aufnahme versucht die Hebamme durch Befragung, Beobachtung der Vorlage und Lackmustest den Blasensprung zu diagnostizieren. Eine vaginale Untersuchung ist nicht indiziert, wenn das Aufnahme-CTG keine Kontraktionen zeigt. Die Ärztin/der Arzt wird informiert und legt das weitere Vorgehen fest, Häufigkeit von Temperatur- und CTG-Kontrollen sowie notwendige Blutuntersuchungen werden abgesprochen. Die Frau muß über die Maßnahmen informiert werden, sie sollte auch wissen, daß ein vorzeitiger Blasensprung nicht von ihr verschuldet ist.

Solange der Kopf oder Steiß keinen festen Bezug zum kleinen Becken hat (3. und 4. Leopold-Handgriff), besteht die Möglichkeit eines Nabelschnurvorfalls. Die Frau sollte deshalb möglichst liegen. Ist der vorangehende Teil fest im Beckeneingang und dichtet den Muttermundbereich gut ab, kann die Schwangere zur Wehenanregung spazierengehen (weitere Maßnahmen zur Wehenanregung s. S. 265).

Amnioninfektionssyndrom

Unter dem Begriff **Amnioninfektionssyndrom** werden alle vor und während der Geburt entstehenden unspezifischen Infektionen von *Eihäuten*, *Plazenta*, *Fruchtwasser* und *Kind* zusammengefaßt.

Ursache:
Eine Amnioninfektion entsteht meist nach Blasensprung durch *aufsteigende Keime* aus der Scheide (z. B. Streptokokken, Staphylokokken, E. coli).

Selten wird eine Amnioninfektion bei intakter Fruchtblase beobachtet, in diesem Fall verläuft der Infektionsweg entweder aszendierend (aufsteigend) durch die Eihäute oder über Blut- bzw. Lymphbahnen.

Diagnostik:

− Leukozytose (Leukozytenanstieg > 18 000) mit Linksverschiebung
− C-reaktives Protein nachweisbar (CRP > 1 und steigend)
− mütterlicher Temperaturanstieg (axillar > 37,5 °C)
− fetale Tachykardie mit Oszillationsverlust im CTG.

Bei **massiver Infektion** sind oft Fruchtwasser und Nachgeburt *fötid* (übelriechend), die *Eihäute undurchsichtig* (weiß bis grünlich).

Die Infektion kann nach der Geburt weiterbestehen oder erst manifest werden. Dies äußert sich beim Neugeborenen durch Tachykardie, Atemdepression, Schlaffheit; bei der Mutter durch Fieber, Verschlechterung der Blutwerte und schlimmstenfalls durch ein septisches Krankheitsbild.

Therapie:
Antibiotikumgabe für die Mutter und schnelle Geburtsbeendigung. Vom Kind werden Abstriche (Rachen, Ohr, Mageninhalt) zur Erregerresistenzbestimmung gewonnen und evtl. eine Blutkultur aus Nabelschnurblut angesetzt (s. S. 561). Das Neugeborene muß in den ersten Lebenstagen engmaschig überwacht werden.

5.6.3 Grünes Fruchtwasser

Kommt es beim Kind vor der Geburt zur Darmentleerung, löst sich das grünschwarze **Mekonium (Kindspech)** im Fruchtwasser auf und verfärbt dieses je nach abgegebener Stuhlmenge *grünlich bis grün*. Ist nur wenig Fruchtwasser vorhanden, verdickt es sich *erbsbreiartig*.

Ursache:
Kommt es zu einem Sauerstoffmangel des Feten (z. B. durch Nabelschnurkompression oder Plazentainsuffizienz) reagiert dieser mit einer Kreislaufdrosselung (Sparschaltung). Das heißt, der restliche Körper wird weniger durchblutet, damit lebenswichtige Organe wie Herz und Gehirn ausreichend versorgt werden. Der so entstehende lokale Sauerstoffmangel führt am Darm zur Hyperperistaltik und damit zum Mekoniumabgang.

Therapie:
Grünes Fruchtwasser ist ein Warnsignal und bedeutet, daß das Kind innerhalb der letzten 24 Std. unter Sauerstoffmangel litt. Da sich dieser Gefahrenzustand wiederholen kann, wird eine kontinuierliche CTG-Überwachung empfohlen, die baldige Geburt angestrebt.

Beim Kind müssen bereits nach Geburt des Kopfes Mund und Rachen abgesaugt werden, um eine Mekoniumaspiration zu verhindern (Pneumoniegefahr!).

5.6.4 Suspektes und pathologisches CTG

Zeigen sich im CTG Abweichungen von der Norm (CTG-Nomenklatur s. S. 485), ist sofort die Ärztin zu informieren. Hebammen sollten mit der gängigen CTG-Interpretation vertraut sein, und eindeutige Aussagen zu einem CTG machen können.

- Das **suspekte CTG** zeigt z. B.
  – eine leichte Tachykardie oder Bradykardie
  – frühe Dezelerationen
  – periodische Akzelerationen
  – eine eingeengt undulatorisch bis silente Oszillation oder
  – eine abnehmende Oszillationsfrequenz.

Der Geburtsverlauf ist kontinuierlich mittels CTG zu überwachen, denn ein suspektes CTG kann jederzeit pathologisch werden.

- Das **pathologische CTG** zeigt z. B.
  – schwere späte und variable Dezelerationen,
  – eine Kombination von Tachykardie und silenter Oszillation
  – variable Dezelerationen mit ungünstigen Zusatzkriterien oder
  – eine schwere Bradykardie.

Therapie:
Bei hochpathologischem CTG muß schnell gehandelt werden (s. S. 308 Notfälle in der Geburtshilfe)!

Ersichtliche Ursachen werden behoben, z. B. durch Umlagerung bei Vena-cava-Syndrom und Nabelschnurkompression oder durch Unterbrechung der Wehenmittelzufuhr und evtl. Tokolytika-Gabe bei überstimuliertem Uterus. Bleibt die kindliche Herzfrequenz pathologisch, muß das Kind schnell geboren werden, je nach Befund per Vakuum- bzw. Zangenextraktion oder Sektio.

Fetalblutanalyse
Zur Abklärung eines ungünstigen CTG kann eine **Fetalblutanalyse** (Mikroblutuntersuchung) ärztlicherseits vorgenommen werden. Dazu muß der Muttermund mindestens 1–2 cm eröffnet und die Fruchtblase offen sein.

ph-Werte im Fetalblut (nach Saling)
$\geq 7{,}25$ normaler Wert
7,24–7,20   präpathologischer Wert
7,19–7,15   leichte Azidose
7,14–7,10   mittelgradige Azidose
7,09–7,00   fortgeschrittene Azidose
$\leq 6{,}99$ schwere Azidose

Die Technik der Fetalblutanalyse (FBA oder MBU) wird im Gerätekapitel auf S. 494 beschrieben.

5.6.5 Protrahierter Geburtsverlauf

Dorothée Eichenberger/Ulrike Harder

Eine **Dystokie** (gestörter Geburtsverlauf) wird verursacht durch:

1. Wehenanomalien
2. Weichteilanomalien

3. Anomalien des knöchernen Geburtsweges
4. Relatives Kopf-Becken-Mißverhältnis
5. Haltungs- und Einstellungsanomalien

1. Wehenanomalien

Eine Wehenanomalie ist eine qualitative und quantitative Abweichung von regelrechten Geburtswehen (s. S. 173). Sie kann auftreten als:
- hypotone Wehenschwäche
- hyperaktive Wehen
- hypertone Wehen
- diskoordinierte Wehen.

Wehenschwäche
Bei einer Wehenschwäche sind die Wehen zu schwach, zu selten und/oder zu kurz.

Symptome:
- *verminderte Druckstärke* der Wehen (unter 30 mmHg)
- *geringe Wehenanzahl* (weniger als 2–3 Wehen in 10 Min.)
- *kurze Wehendauer* (unter 45 Sek.)
- *verzögerter Geburtsfortschritt.*

Eine von Geburtsbeginn an bestehende Wehenschwäche wird als *primäre*, eine erst im Verlauf der Geburt auftretende als *sekundäre Wehenschwäche* bezeichnet.

Ursachen der primären Wehenschwäche:
- Überdehnung der Gebärmutterwand, z. B. bei Mehrlingsschwangerschaft oder Polyhydramnion
- mangelnde Auslösung des Ferguson-Reflexes wegen ungenügendem Druck auf das untere Uterinsegment, z. B. bei BEL (weicher Steiß) oder Querlage (fehlender vorangehender Teil)
- unklare Gründe, z. B. psychosomatische oder konstitutionelle Ursachen.

Ursachen der sekundären Wehenschwäche:
- physiologische Ursachen wie Blasensprung oder vollständige Eröffnung des Muttermundes, nach diesen Ereignissen kommt es

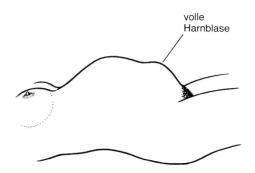

Abb. 5.6-1: Seitenansicht einer Schwangeren mit voller Harnblase, der häufigsten Ursache einer sekundären Wehenschwäche (volle Blase = Wehenbremse!)

oft zu einem *kurzfristigen* Nachlassen der Wehen
- eine volle Harnblase ist die häufigste Ursache für nachlassende Wehentätigkeit (Abb. 5.6-1), die Hebamme muß darum stets auf regelmäßige Miktion der Gebärenden (alle 3–4 Stunden) achten!
- Ermüdungszustand des Uterus als Folge allgemeiner Erschöpfung
- Nebenwirkung zentral sedierender Medikamente
- unüberwindbare Geburtshindernisse, z. B. ein zu enges Becken oder Einstellungs- und Haltungsanomalien des Kindes.

Diagnose:
Im Bereich des Uterusfundus tastet die Hebamme mit den Fingern Stärke und Dauer der Kontraktionen. Die Anzahl der Wehen in 10 Min. wird ausgezählt, sie sollte nicht unter 3–4 liegen. Meist wird die Frau spüren und mitteilen, wenn die Wehen kürzer, seltener oder schwächer geworden sind. Aus dem CTG können nur Dauer und Anzahl der Wehen abgelesen werden, nicht ihre Stärke (nur mit intrauteriner Druckmessung möglich).

Bei vaginaler Untersuchung zeigt sich ein sehr langsamer oder gar kein Geburtsfortschritt.

Therapie:
Nach Abklärung der Ursache sollte zügig mit der Behandlung begonnen werden, da eine sich endlos hinziehende Geburt Mutter und Kind er-

schöpfen. Je nach Situation werden mit der Frau verschiedene Möglichkeiten der Wehenanregung abgesprochen.

Wehenanregende Maßnahmen:
- Spazierengehen, Bewegung
- Warmes bis heißes Bad oder Dusche
- Fruchtblaseneröffnung
- Fußreflexzonenmassage, Shiatsu
- homöopathische Medikamente
- bei erschöpfungsbedingter Wehenschwäche Kalorienzufuhr durch Traubenzucker (süßer Tee, Kautablette) oder Ernährungstropf (Elektrolyt-Infusion)
- eine volle Harnblase entleeren, wenn nötig mit Katheter
- evtl. Einlauf zur Darmentleerung
- Oxytocin-Infusion.

Der Oxytocintropf (6 IE Syntocinon in 500 ml Infusionsflüssigkeit = 12 mIE/ml) muß wie bei einer Geburtseinleitung, unter kontinuierlicher CTG-Überwachung, mit niedriger Dosis (3–10 ml/h) gestartet werden. Er wird regelmäßig gesteigert, bis eine ausreichende Wehentätigkeit erreicht ist (z. B. alle 10 Min. um 1–3 ml/h steigern).

Hyperaktive Wehen

Die hyperaktive Wehentätigkeit ist gekennzeichnet durch zu häufige oder/und zu starke Wehen (Abb 5.6-2).

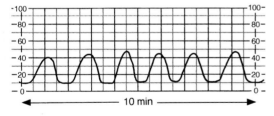

Abb. 5.6-2: **Tachysystolie (Wehensturm)** mit einer Wehenfrequenz > 5/10 min: hier 6 Wehen in 10 Min. bei normalem Basaltonus (10 mmHg)

Symptome:
- *Wehensturm = Tachysystolie:* mehr als 5 Wehen pro 10 Min.
- *hohe intrauterine Druckwerte* über 50–80 mmHG (unterschiedliche Literaturangaben).

Ursachen:
- Überstimulierung des Myometriums, ausgelöst durch eine zu hohe Oxytocingabe oder Prostaglandingabe
- Mißverhältnis zwischen kindlichem Kopf und mütterlichem Becken, Einstellungsanomalien
- Zervixdystokie, sehr verspannte und unruhige Gebärende
- vorzeitige Plazentalösung
- spontanes Auftreten ohne erkennbaren Anlaß.

Therapie:
- wie Therapie der hypertonen Wehenformen (s. u.)

Hypertone Wehen

Die hpyertone Wehentätigkeit ist gekennzeichnet durch einen erhöhten Ruhetonus der Gebärmutter in der Wehenpause (Abb. 5.6-3).

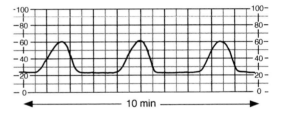

Abb. 5.6-3: **Hypertone Wehenform** mit einem Basaltonusanstieg > 12–15 mmHg: hier beträgt der Basaltonus 23 mmHg (intrauterine Druckmessung), Wehenstärke und -frequenz sind normal (3 in 10 Min.)

Symptome:
- *erhöhter Basaltonus* über 12–15 mmHG (intrauterin gemessen)
- *Wehenstärke und -frequenz* normal oder pathologisch.

Ursachen:
- Oxytocin- oder Prostaglandin-Überdosierung
- passive Überdehnung des Uterus (Mehrlingsschwangerschaft, Polyhydramnion)

— uteriner Hypertonus als Folge einer Tachysystolie (Wehensturm)
— kein erkennbarer Anlaß.

Hyperaktive und hypertone Wehen führen meist zu einer plazentaren Minderdurchblutung und schließlich zum Sauerstoffmangel des Kindes. Im CTG treten FHF-Veränderungen auf wie Dezelerationen, Bradykardie oder anhaltende Tachykardie.

Therapie:
Dämpfung der hyperaktiven und hypertonen Uterusmuskulatur, um effektive Wehen mit besserer plazentarer Durchblutung zu erreichen. Dies geschieht durch Tokolytika, z.B. 2 Amp. Partusisten® (1 mg Fenoterol) auf 500 ml Elektrolytlösung. Eine Infusionsgeschwindigkeit von 3 Tr./min bzw. 9 ml/h reicht meist aus.

Bei akuter fetaler Gefährdung erfolgt sofortige Wehenhemmung mit schnell verfügbarem Tokolytikum (Berotec-Spray® oder Partusisten intrapartal® i.v.). Ein durch Prostaglandin-Einleitung verursachter Wehensturm ist mit Partusisten® schwer therapierbar.

Diskoordinierte Wehen

Diskoordinierte Wehen treten auf, wenn sich mehrere Kontraktionsabläufe von unterschiedlichen Erregungszentren am Uterus überlagern. Sie treten typischerweise bei Geburtsunreife und in der frühen Eröffnungsperiode auf und sind oft erstes Anzeichen für einen protrahierten Geburtsverlauf.

Symptome:
— *wechselnde Wehenformen* (Amplitudengröße)
— *unterschiedliche Wehenabstände*
— fehlender oder sehr *langsamer Geburtsfortschritt*
— Sonderform *Mutter-Kind-Wehen* (Abb. 5.6-4)
— unterschiedliche Wehenstärken und Wehenabstände können am Uterusfundus getastet, von der Frau erfragt oder im CTG abgelesen werden.

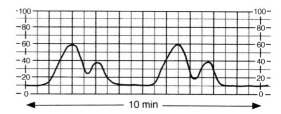

Abb. 5.6-4: **Diskoordinierte Wehen**: hier als Mutter-Kind-Wehen (Kamelwehen)

Ursache:
Die fundale Wehendominanz ist gestört (s. S. 170). Infolge einer Übererregbarkeit des gesamten Myometriums verlagert sich der Entstehungsort der Kontraktionen. Die Wehen beginnen nicht nur wie üblich im Fundusbereich, sondern zum Teil tiefer am Uteruskörper.

Die Wehenkraft verbreitet sich darum nicht nur geburtsfördernd von oben nach unten, sondern auch von unten nach oben. Mehrere Kontraktionsabläufe, die an unterschiedlichen Stellen im Myometrium beginnen, können sich überlagern und in ihrer Wirkung aufheben.

Therapie:
Durch Entspannung der Mutter (z.B. Bad mit Lavendelzusatz) oder lumbale Reflextherapie (s. S. 240) kann die Übererregbarkeit des Myometriums gehemmt werden.

Medikamentös wird eine Wehenkoordinierung durch niedrig dosierte i.v.-Tokolyse erreicht, die später mit einem Oxytocintropf kombiniert werden kann.

2. Weichteilanomalien

Eine weitere Ursache der Dystokie ist die *mangelnde Dehnbarkeit* des weichen Geburtsweges. Meist handelt es sich um funktionelle Störungen, selten um anatomische Ursachen. Es wird unterschieden in Zervixdystokie und Weichteildystokie.

Zervixdystokie

Eine Zervixdystokie zeigt sich durch mangelhafte Dehnung des Muttermundes. Retraktion und Dilatation der Zervix sind im Verlauf der

Eröffnung erschwert. Häufig tritt eine Zervixdystokie kombiniert mit einer Wehenschwäche oder -anomalie auf.

Ursachen: Narben an der Zervix (z. B. nach Konisation oder Cerclage) und Myome im unteren Uterinsegment. Funktionell rigides Zervixgewebe kann bei besonders jungen und älteren Erstgebärenden auftreten oder bei innerlich sehr angespannten Frauen. Oft ist die Ursache nicht ersichtlich.

Weichteildystokie

Eine Weichteildystokie zeigt sich durch verlängerte Austreibungsperiode oder das Einreißen von Vaginalwand bzw. Damm, wenn die Wehenkraft das Hindernis mechanisch überwindet.

Ursachen: Verminderte Dehnbarkeit der BB-Muskulatur, hoher Damm, Operationsnarben im Bereich von Vagina und Damm.

Therapie: Warme Kompresse zur Entspannung des Gewebes auf den Damm halten, Vierfüßlerstand zur Dammentlastung oder Episiotomie, um Raum im BA zu schaffen.

3. Anomalien des knöchernen Geburtsweges

Beckenformanomalien und ein daraus resultierendes **Mißverhältnis** zwischen kindlichem Kopf und mütterlichem Becken können Ursache einer protrahierten Geburt sein. Nicht selten führen sie zu einer *Haltungs- und Einstellungsanomalie* des Kindes (s. S. 270 ff.).

> **Abweichende Beckenformen** treten wegen besserer Ernährung, Rachitisprophylaxe etc. nur noch selten im deutschsprachigen Raum auf. Sie werden darum nur kurz erläutert und in Abb. 5.6-5 dargestellt.

- **Allgemein verengtes Becken:** Alle Beckendurchmesser sind verkleinert.

Merkmale: spitzwinkliger Schambogen, schmale, oben und unten spitzwinklig zulaufende Michaelis-Raute, alle äußeren Beckenmaße verkürzt, kleine zierliche Frau.
Geburt: Roederer-Einstellung.

- **Plattes Becken:** verengter gerader Durchmesser des Beckeneingangs (z. B. nach Rachitis).

Merkmale: Stumpfer Schambogenwinkel, abgeflachte Michaelis-Raute, wenig oder gar keine Längendifferenz der Beckenmaße Distantia cristarum und Distantia spinarum, auffällige Weite des Beckenausgangs, abgeflachtes Kreuzbein.
Geburt: In Beckeneingang führt das Vorderhaupt. Zur Überwindung des gerade verengten Beckeneingangs stellt sich der Kopf asynklitisch ein, entweder in vorderer oder in hinterer Scheitelbeineinstellung (s. S. 276 f.).

- **Trichterbecken:** Verengter Beckenausgang.

Merkmale: spitzwinkliger Schambogen, virile (männliche) Beckenform.
Geburt: Nach leichtem Ein- und schnellem Durchtritt durchs Becken mangelnde Rotation des Hinterhauptes auf Beckenboden. Vorderhauptshaltung. Tiefer Querstand.

- **Langes Becken, Assimilitations- oder Kanalbecken:** Mangelnde oder keine Kreuzbeinhöhlung, Promontorium steht auffallend hoch.

Merkmale: Durch Verwachsung des 5. Lendenwirbels mit dem 1. Kreuzbeinwirbel steht der Beckeneingangsraum steiler.
Geburt: hoher Geradstand. Hintere Scheitelbeineinstellung. Hintere Hinterhauptshaltung. Tiefer Querstand.

> Beckenform und -größe darf nie isoliert gesehen werden, sie wird immer in Bezug zum kindlichen Kopf betrachtet: Ein kleines Kind kann durchaus ein allgemein verengtes Becken überwinden, während ein großes Kind u. U. nicht durch ein normales Becken paßt.

4. Relatives Kopf-Becken-Mißverhältnis

Ein relatives Mißverhältnis besteht, wenn der Kopf trotz guter Wehentätigkeit und fast vollständig eröffnetem Muttermund mit seinem

Normales weibliches Becken	Allgemein verengtes Becken	Plattes (rachitisches) Becken
– genügend Raum im querovalen Beckeneingang – genügend Raum im längsovalen Beckeneingang	– verkleinerte, rundliche Form des Beckeneingangs – alle Durchmesser der Beckenräume sind verkleinert	– verengter gerader Durchmesser des Beckeneingangs – auffallend weiter Beckenausgang – Kreuzbein abgeflacht
runder Schambogenwinkel	spitzer Schambogenwinkel	spitzer Schambogenwinkel
normale Michaelis-Raute	schmale Michaelis-Raute	flache Michaelis-Raute
Trichterbecken (virile Form)	**Assimilationsbecken, langes B.**	**schräg verschobenes Becken**
– gut zu überwindender Beckeneingang – Spinae ischiadicae sind größer – verengter Beckenausgangsraum	– steil stehende Beckeneingangsebene – Verwachsung des 5. Lendenwirbels mit dem 1. Kreuzband	– asymmetrische Verengung der Beckenräume, z.B. bei Skoliose
spitzer Schambogenwinkel	Schambogenwinkel < 90°	asymmetrischer Schambogenwinkel
kaum sichtbare Michaelis-Raute	spitze Michaelis-Raute	asymmetrische Michaelis-Raute

größten Umfang den BE-Raum nicht überwindet.

Ursachen:
- großer kindlicher Kopf mit wenig Konfigurationsmöglichkeit
- Haltungs- und Einstellungsanomalien
- mangelhafte Dehnbarkeit des weichen Geburtsweges
- Beckenanomalien, Wehenanomalien.

Diagnose:
Voraussetzung für die Verwertbarkeit folgender Handgriffe sind gute Wehentätigkeit und eine offene Fruchtblase:

- *4. Leopold-Handgriff:* es wird die Beziehung des Kopfes zum Beckeneingang festgestellt (s. S. 107).
- *Zangemeister-Handgriff = 5. Leopold-Handgriff* (Abb. 5.6-6): es wird die Beziehung des Kopfes zur Symphyse festgestellt. Liegt die Kopfhand etwa fingerbreit tiefer als die Symphysenhand besteht kein Mißverhältnis.

Liegen beide Hände auf gleicher Höhe, besteht ein mäßiges Mißverhältnis; bei guter Wehenkraft und günstiger Kopfeinstellung ist eine vaginale Geburt möglich.

Liegt die Kopfhand höher als die Symphysenhand, kann mit dem Eintritt des Kopfes ins kleine Becken nicht mehr gerechnet werden.

- *Kombinierte äußere und vaginale Untersuchung:* Mit der äußeren Hand wird versucht, den Kopf der inneren Hand entgegenzuschieben. Gelingt dies nicht, ist ein Mißverhältnis wahrscheinlich.

Therapie:
Regelmäßige Lageveränderungen der Frau alle 10–15 Min. (wechselnde Seitenlage oder Vierfüßlerstand, Hocken, Stehen, Sitzen) bewirken evtl. eine günstigere Einstellung des kindlichen Kopfes.

Besteht ein relatives Mißverhältnis, folgt nach protrahiertem Verlauf oft ein Geburtsstillstand (2 Std. kein Geburtsfortschritt trotz kräftiger Wehen). Hebamme und Arzt müssen dann die Diagnose sichern und die Frau über eine notwendige abdominale Schnittentbindung (Kaiserschnitt) aufklären.

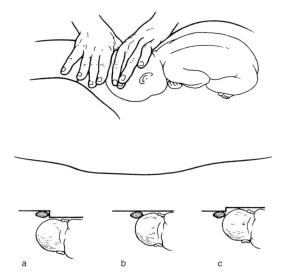

Abb. 5.6-6: Technik des Zangemeister-Handgriffs (5. Leopold-Handgriff): Die linke Hand liegt auf dem Kopf des Kindes, die rechte auf der Symphyse.
a. Liegt der Kopf tiefer als die Symphyse, besteht kein Mißverhältnis.
b. Bilden Kopf und Symphyse eine Ebene, spricht man von einem mäßigen Mißverhältnis.
c. Überragt der Kopf deutlich die Symphyse, liegt ein absolutes Mißverhältnis vor

Abb. 5.6-5: Abweichende Beckenformen. Vorstellung der verschiedenen Beckentypen und ihrer besonderen Merkmale (bezogen auf den Geburtsweg), ergänzt durch die zu tastende Form des Schambogenwinkels und die sichtbaren Veränderungen der Michaelis-Raute. Diverse Untergruppen sind möglich (nach Martius, Pschyrembel, Wolf u. Schmidt-Matthiesen)

5. Haltungs- und Einstellungsanomalien

Ulrike Harder

Im Verlauf der Geburt ändern sich die Haltung des kindlichen Kopfes und seine Beziehung zum Geburtskanal.

Als **Haltungsanomalie** werden alle Abweichungen des kindlichen Kopfes von der regelrechten Beugehaltung bezeichnet. Hierzu gehören die Deflexionshaltungen (Tab. 5.6-1):
— Scheitelhaltung
— Vorderhauptshaltung
— Stirnhaltung
— Gesichtshaltung.

Als **Einstellungsanomalie** werden alle Abweichungen des vorangehenden Kindsteils von der Führungslinie des Geburtsweges bezeichnet. Hierzu gehören:
— hintere Hinterhauptshaltung
— hoher Geradstand
— tiefer Querstand
— vordere Scheitelbeineinstellung
— hintere Scheitelbeineinstellung.
Die Roederer Einstellung kann beiden Gruppen zugeordnet werden (s. S. 276).

Deflexions*haltungen* werden üblicher- aber unkorrekterweise oft Deflexions*lagen* genannt. Zum besseren Verständnis verwenden wir in diesem Buch konsequent die korrekte Bezeichnung.

Hintere Hinterhauptshaltung (hiHHH)

Die hintere Hinterhauptshaltung ist eine Einstellungsanomalie, denn das Hinterhaupt hat sich regelwidrig nach hinten (zum Steißbein der Mutter) eingestellt. Der Kopf hat eine regelrecht gebeugte Haltung, die kleine Fontanelle führt.

Diagnose:
Während der Eröffnungsperiode wird bei vaginaler Untersuchung die kleine Fontanelle seitlich hinten (statt seitlich vorne) getastet, die große Fontanelle steht seitlich vorne. Die Pfeilnaht verläuft in einem schrägen Durchmesser, der nicht zur äußerlich getasteten Stellung des kindlichen Rückens paßt.
— I. Stellung (Rücken li): Pfeilnaht verläuft von re vorne nach li hinten (s. Tab. 5.6-1)
— II. Stellung (Rücken re): Pfeilnaht verläuft von li vorne nach re hinten).

Auf Beckenboden stellt sich die Pfeilnaht gerade, jetzt wird es schwierig die hiHHH vaginal zu diagnostizieren, denn die kleine Fontanelle ist oft von einem Caput succedaneum (Geburtsgeschwulst) bedeckt und die große Fontanelle kann vorne nicht vom untersuchenden Finger erreicht werden (Beugehaltung des Kopfes).

Geburtsverlauf:
Viele hiHHH drehen sich noch bis BB in eine vordere Hinterhauptshaltung, was durch Seitenlagerung (bei I. SL linke, bei II. SL rechte Seite) oder Vierfüßlerstand begünstigt werden kann.

Eine hiHHH löst oft schon in der Eröffnungsperiode Preßdrang bei der Frau aus, da das breite, ausladende Hinterhaupt stärker auf den Darm drückt. Die Austreibungsphase ist erheblich verlangsamt, da sich das Vorderhaupt schlechter in den Schambogen einpaßt als ein schmaler Nacken. Außerdem muß das breite Hinterhaupt den Damm viel stärker dehnen als ein schmales Vorderhaupt.

Bei Kopfaustritt besteht darum *Dammrißgefahr*, für große Kinder ist oft eine *Episiotomie* notwendig. Der Dammschutz in Rückenlage wird in Abb. 5.6-7 gezeigt, günstiger zur Geburt ist der Vierfüßlerstand, da er eine Dammentlastung bewirkt.

Deflexionshaltungen

Normalerweise wird der über BE zwanglos gehaltene Kopf mit Eintritt ins kleine Becken gebeugt, um so in zunehmender Flexionshaltung den Geburtsweg zu überwinden (ca. 94% aller Geburten aus Schädellage).

Bleibt die Beugung aus und/oder streckt sich der Kopf nach hinten, sprechen wir von einer Deflexionshaltung.

5.6 Abweichungen von der normalen Geburt

Tab. 5.6-1: Einstellungs- und Haltungsanomalien im Überblick. Oberhalb des roten Striches findet sich die regelrechte *vordere Hinterhauptshaltung*, der Vaginalbefund zeigt eine I. dorsoanteriore Schädellage (Rücken li vorne).
Alle folgenden Bilder zeigen I. dorsoposteriore Schädellagen (Rücken li hinten). Zuerst die Einstellungsanomalie *hintere Hinterhauptshaltung* (Kopf gebeugt), dann die 4 Haltungsanomalien *Scheitelhaltung* (Kopf nicht gebeugt) und *Vorderhaupts-, Stirn- und Gesichtshaltung* (Kopf zunehmend deflektiert).
Deflexionshaltungen werden üblicher- aber unkorrekterweise oft Deflexionslagen genannt. Zum besseren Verständnis verwenden wir in diesem Buch die korrekte Bezeichnung.

Kopfhaltung	Vaginalbefund in Beckenmitte	Diagnose / Kopfumfang	Haltung / Leitstelle	Kopfaustrittsbewegung	Stemmpunkt= Hypomochlion	
		vordere Hinterhauptshaltung (voHHH) ca. 32 cm	maximale Beugehaltung/ kleine Fontanelle	Streckung	Nackenhaargrenze	Flexionshaltungen
		hintere Hinterhauptshaltung (hiHHH) ca. 32 cm	maximale Beugehaltung/ kleine Fontanelle bis Scheitelgegend	nach maximaler Beugung erfolgt die Streckung	große Fontanelle bis Stirnhaargrenze	
		Scheitelhaltung (SchH) ca. 34 cm	indifferente Haltung/ Scheitel zwischen großer und kleiner Fontanelle	erst Beugung, dann folgt eine Streckung	Stirnhaargrenze	Deflexionshaltungen
		Vorderhauptshaltung (VoHH) ca. 34-35 cm	leichte Streckhaltung/ große Fontanelle	erst Beugung, dann folgt eine Streckung	Stirnhaargrenze bis Nasenwurzel	
		Stirnhaltung (StH) ca. 34-36 cm	Streckhaltung/ Stirn	erst leichte Beugung dann folgt weitere Streckung	meist Oberkiefer, seltener Jochbein	
		Gesichtshaltung (GH) ca. 34 cm	maximale Streckhaltung/ Kinn	bei Austritt nur Beugung möglich	Zungenbein	

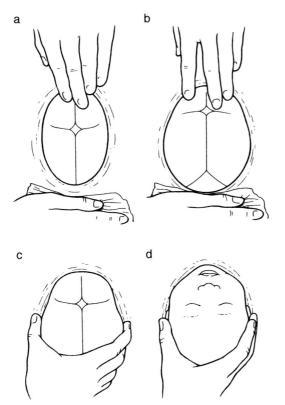

Abb. 5.6-7: Dammschutz bei hinterer Hinterhauptshaltung, a. Zuerst wird das Vorderhaupt bis zur Stirnhaargrenze (Stemmpunkt) unter der Symphyse geboren, b. Das Vorderhaupt wird zurückgehalten, bis das Hinterhaupt über den Damm geboren ist, c. Umgreifen des Hinterhauptes, um das Gesicht unter der Symphyse hervorzubringen, d. Der Kopf ist geboren. Anschließend übliche Entwicklung des Kindes

Deflexionshaltungen werden in Abhängigkeit vom Grad der Streckung eingeteilt in:
- **Scheitelhaltung** (weder gebeugt noch gestreckt)
- **Vorderhauptshaltung** (leichte Streckung)
- **Stirnhaltung** (starke Streckung)
- **Gesichtshaltung** (maximale Streckung).

Fast immer stellt sich der kindliche Rücken bei diesen Haltungsanomalien nach hinten ein (*dorsoposterior*), so daß zur Geburt das Gesicht nach vorne zur Symphyse zeigt.

Die **Scheitelhaltung** wird in diesem Lehrbuch den Streckhaltungen zugeordnet, da sich ein indifferent gehaltener Kopf, im Vergleich zur normalen Beugehaltung, in einer leichten Streckung befindet. (Nicht alle Autoren definieren die Scheitelhaltung als Deflexionshaltung, einige ordnen sie als Einstellungsanomalie den hinteren Hinterhauptshaltungen zu.)

Tab. 5.6-1 zeigt alle Deflexionshaltungen im Überblick. Hier können der jeweilige Vaginalbefund, die Leitstelle, der geburtsmechanisch wirksame Kopfumfang und der Stemmpunkt für die Kopfaustrittsbewegung abgelesen und miteinander verglichen werden.

Abb. 5.6-8 zeigt die Austrittsbewegungen des Kopfes bei Vorderhaupts-, Stirn- und Gesichtshaltung.

- **Vorderhauptshaltungen** werden meist *spontan* geboren. Bei entsprechender Indikation (z. B. pathologisches CTG, Geburtsstillstand auf Beckenboden) kann eine *Vakuumextraktion* notwendig sein, Zangengeburten werden möglichst vermieden.

- **Stirnhaltungen** sind geburtsmechanisch *am ungünstigsten*, da ihr Durchtrittsplanum den größten Umfang hat (35–36 cm).

Bei vaginaler Untersuchung sind auf einer Seite die große Fontanelle, auf der anderen Augenbrauen und Nasenwurzel zu tasten. Eine Spontangeburt ist nur bei sehr kleinem Kopf und geräumigem Becken möglich, meistens wird eine Sectio caesarea nötig.

- **Gesichtshaltungen** beginnen oft mit einer *Stirnhaltung*, erst beim Eintritt ins Becken verstärkt sich die Streckung zur Gesichtshaltung. Während des Beckendurchtritts steht die Gesichtslinie (Verbindungslinie von Stirnnaht, Nase und Kinn) meist quer, erst auf Beckenboden dreht sich das Kinn nach vorn, die Gesichtslinie steht gerade. Ist die Fruchtblase offen, können Kinn, Mund, Nase und Augenbrauen vorsichtig abgetastet werden. Bei Geburt ist das Gesicht oft bläulich verfärbt und angeschwollen. Die Eltern müssen informiert werden, daß das entstellte Aussehen ebenso wie die überstreckte Haltung des Kopfes in wenigen Tagen verschwindet.

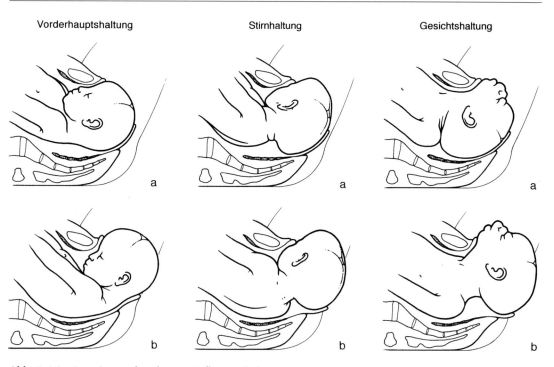

Abb. 5.6-8: Austrittsmechanik von Deflexionshaltungen:
Vorderhauptshaltung, **a.** Pfeilnaht steht gerade, die Gegend zwischen Stirnhaargrenze und Nasenwurzel stemmt sich an der Symphyse an und fungiert als Drehpunkt (Hypomochlion), **b.** Durch zunehmende Beugung wird das Hinterhaupt geboren, es folgt eine Streckung zur Geburt des Gesichtes (nicht abgebildet).
Stirnhaltung, **a.** Der Austritt erfolgt meist mit schräg stehendem Kopf, der Oberkiefer oder das Jochbein fungieren als Drehpunkt, **b.** Durch Beugung wird erst das Hinterhaupt geboren, durch Streckung folgt das Gesicht (nicht abgebildet).
Gesichtshaltung, **a.** Die Gesichtslinie steht gerade, das Zungenbein fungiert als Drehpunkt, **b.** Nur durch Beugung des Kopfes werden Stirn, Vorder- und Hinterhaupt geboren

Ursachen:
Deflexionshaltungen finden sich häufiger bei Frühgeburten und toten Kindern, infolge mangelnder Haltungsspannung durch Skelettunreife bzw. Verlust der Vitalspannung.

Ursache kann auch eine besondere Kopfform des Kindes sein (Rundkopf: Scheitelhaltung, Kurzkopf: Vorderhauptshaltung, Spitzkopf: Stirnhaltung, Langkopf: Gesichtshaltung) oder ein platt verengtes Becken. Oft ist keine eindeutige Ursache für die Haltungsanomalie ersichtlich.

Geburtsverlauf:
Meist dauern die Geburten sehr viel länger, da der Kopf mit einem größeren Durchtrittsplanum den Geburtsweg überwinden muß. Während der Austreibungsphase ist der Kopf oft lange in der Tiefe sichtbar, bevor die Frau ihn herauspressen kann.

Therapie:
Nach früher Diagnose wird zuerst versucht, durch Lagerung auf die Seite des Hinterhauptes (= kleine Fontanelle) diese tiefer und nach vorn zu bringen (Lagerungsregel s. S. 207 f.).

Tritt das Hinterhaupt trotz kräftiger Wehen nach einiger Zeit nicht tiefer und nach vorn, muß der Versuch aufgegeben werden, eine vordere HHH zu erreichen. Jetzt wird die Frau auf die andere Seite gelegt, damit sich auf Beckenboden die Pfeilnaht bzw. Gesichtslinie zum Kopfaustritt in den geraden Durchmesser dreht. Wegen der besonders hohen Dammbelastung sollte stets eine *Episiotomie* erfolgen.

Dorsoanteriore Deflexionshaltungen:
Extrem selten dreht sich bei Deflexionshaltungen der Rücken nach vorn (dorsoanterior). Eine Vorderhauptshaltung kann evtl. aus dieser Stellung vaginal geboren werden, z. B. mittels Vakuumextraktion.

Bei der **dorsoanterioren Stirn- und Gesichtshaltung** besteht keine Möglichkeit für eine Austrittsbewegung, darum werden beide als **geburtsunmöglich** eingestuft (Abb. 5.6-9).

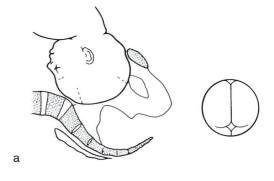

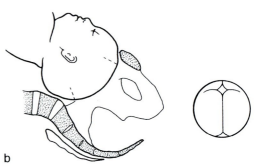

Abb. 5.6-10: a. Vorderer hoher Geradstand (dorsoanterior), b. Hinterer hoher Geradstand (dorsoposterior)

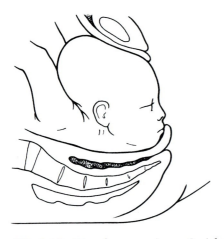

Abb. 5.6-9: Die dorsoanteriore Gesichtshaltung (Rücken zeigt nach vorne) = mentoposteriore Gesichtshaltung (Kinn zeigt nach hinten) ist eine **geburtsunmögliche** Deflexionshaltung, da Richtung Kreuzbein kein Platz ist für die zum Austritt notwendige Beugung (Flexion) des Kopfes

Hoher Geradstand

Bei dieser Einstellungsanomalie steht der Kopf mit gerader Pfeilnaht über Beckeneingang (bezogen auf den Kopfumfang) bzw. in Beckeneingang (bezogen auf die Leitstelle). Ein gerader oder fast gerade stehender Kopf kann nicht in den querovalen Beckeneingang eintreten (Abb. 5.6-10).

Ursache hierfür kann eine Beckenanomalie sein (langes Becken, allgemein- oder platt-verengtes Becken).

Je nach Stellung des kindlichen Rückens wird unterschieden in:
a. **vorderer hoher Geradstand**, der Rücken steht vorne (selten),
b. **hinterer hoher Geradstand**, der Rücken steht hinten (häufiger).

Diagnose:
Eine verzögerte Muttermunderöffnung mit hochstehendem kindlichen Kopf ist erster Hinweis für einen hohen Geradstand. Die Diagnose kann aber erst gestellt werden, wenn die Frau zervixwirksame Wehen hat und die Fruchtblase gesprungen ist. Merkmale des hohen Geradstandes:

- Bei *vaginaler Untersuchung* wird eine gerade verlaufende Pfeilnaht in Beckeneingang getastet.
- Beim *3. Leopold-Handgriff* fühlt sich der Kopf auffallend schmal an, da die Finger den biparietalen Kopfdurchmesser umfassen (sonst fronto-occipitaler Dm).
- Beim *Zangemeister-Handgriff* (s. Abb. 5.6-6) liegt die Kopfhand gleich oder höher als die Symphysenhand.
- *Kindliche Herztöne* sind beim vorderen hohen Geradstand am deutlichsten in der Mittellinie, beim hinteren hohen Geradstand seitlich tief an den Flanken zu hören.

Geburtsverlauf:
Liegt ein klares Kopf-Becken-Mißverhältnis vor, muß die Geburt durch Schnittentbindung beendet werden.

Anderenfalls wird zunächst abgewartet und durch Wechsellagerung versucht, den spontanen Ein- und Durchtritt des Kopfes zu ermöglichen (z.B. 10 Min. linke Seite, 10 Min. rechte Seite, 10 Min. Rückenlage, 10 Min. Vierfüßlerstand u.s.w.

Bewährt hat sich auch die Knie-Brustlage (s. S. 310 Lagerung bei Nabelschnurvorfall). Der Kopf kann sich so leichter drehen, weil er in dieser Position nur noch wenig gegen den Beckeneingang gepreßt wird. Sind die Wehen sehr stark, hilft u.U. eine Tokolyse und/oder eine Periduralanästhesie.

Ist der Muttermund bereits vollständig eröffnet, kann versucht werden, die Kopfdrehung mit dem **Kegelkugelhandgriff** (nach Liepmann) manuell zu korrigieren. Dazu wird mit der ganzen Hand in die Scheide eingegangen, der Kopf so gut es geht umfaßt und nach links oder rechts in den schrägen bis queren Durchmesser gedreht (wohin er sich am leichtesten drehen läßt).

Gelingt dieses, sollte eine zweite Person versuchen, den Kopf von außen ins Becken zu drücken. Der Kegelkugelhandgriff ist u.U. sehr schmerzhaft und sollte nur bei optimal entspanntem Beckenboden ausgeführt werden, günstig ist eine PDA.

Wird in absehbarer Zeit (ca. 2 Std.) nach der Diagnosestellung kein Geburtsfortschritt erreicht, muß eine Sektio erfolgen, denn ein persistierender (bestehenbleibender) hoher Geradstand kann zur Uterusruptur führen.

Tiefer Querstand

Bei der Einstellungsanomalie **tiefer Querstand** steht der Kopf über längere Zeit mit querverlaufender Pfeilnaht auf Beckenboden.

Da der Kopf quer zur längsovalen Beckenausgangsöffnung steht, kann er nicht geboren werden. Oft sind beide Fontanellen rechts und links auf gleicher Höhe zu tasten, da der Kopf zusätzlich ungenügend gebeugt ist.

Steht der Kopf über längere Zeit mit schräg verlaufender Pfeilnaht auf Beckenboden, sprechen wir vom **tiefen Schrägstand**.

Ursachen dieser ausgebliebenen Drehung können ein kleiner rundlicher Kopf, schlaffe Beckenbodenmuskulatur, sekundäre Wehenschwäche oder Beckenanomalien (plattes oder Trichter-Becken) sein.

Geburtsablauf:
Bei tiefem Quer- oder Schrägstand kann zunächst abgewartet und die spontane Drehung des Kindes durch richtige Lagerung der Frau unterstützt werden. Auch hier sollte sich die Frau auf die Seite legen, auf der die kleine Fontanelle getastet wurde bzw. der Rücken des Kindes steht (bei I. SL linke Seite, bei II. SL rechte Seite). Lag die Frau bereits lange auf dieser Seite, empfiehlt sich ein Wechsel auf die Gegenseite oder in den Vierfüßlerstand.

Die Wehen müssen kräftig und regelmäßig sein oder durch einen Oxytocintropf unterstützt werden. Ist die fetale Herzfrequenz regelmäßig und steht die Pfeilnaht nur noch leicht schräg, kann die Frau bei jeder Wehe leicht mitpressen. Die Geburt erfolgt dann günstigerweise in Seitenlage (s. S. 216).

Dreht sich der Kopf nicht, trotz Seitenlage und guter Wehen, muß die Geburt operativ beendet werden. Mittels Vakuumglocke oder

Zange wird der Kopf gedreht und extrahiert, anschließend wird der Körper wie üblich entwickelt.

Roederer-Einstellung

(*Roederer*: Geburtshelfer Göttingen 1727–1763)

Der Kopf ist bereits im Beckeneingang extrem gebeugt (kleine Fontanelle führt, Abb. 5.6-11). Dadurch verkleinert sich der Kopfumfang um ca. 2 cm, da er nun mit rundem (Circumferentia suboccipito-bregmatica) statt sonst ovalem Umfang (C. fronto-occipitalis) ins kleine Becken eintritt.

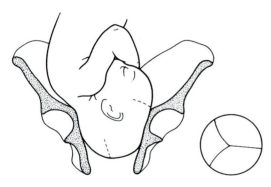

Abb. 5.6-11: Roederer-Einstellung: Extreme Beugung des Kopfes im Beckeneingang zur Überwindung eines allgemein verengten Beckens. Die kleine Fontanelle ist während der ganzen Geburt als Leitstelle in Führungslinie eingestellt

Die kleine Fontanelle stellt sich bereits im Beckeneingang als Leitstelle ein. Darum wird die Roederer-Einstellung als *Einstellungsanomalie* eingestuft. (Einige Autoren ordnen sie aber wegen der frühen maximalen Beugehaltung als *Haltungsanomalie* ein).

Ursache ist meist ein allgemein verengtes Becken, z.B. bei einer kleinen zierlichen Frau.

Geburtsverlauf:
Wird eine Roederer-Einstellung in BE diagnostiziert, ist mit einem sehr langsamen Tiefertreten des Kopfes zu rechnen. Wenn in absehbarer Zeit kein Geburtsfortschritt festzustellen ist, liegt ein Kopf-Becken-Mißverhältnis vor und das Kind kann nur durch Sektio geboren werden.

Um den knöchernen Geburtsweg zu überwinden, muß sich der Kopf stark konfigurieren. Die Scheitelbeine schieben sich übereinander, so daß bei vaginaler Untersuchung entlang der Pfeilnaht eine „Stufe" zu tasten ist. Bei weiterem Durchtritt wird der Kopf lang ausgezogen, so kann er sich durch weitere Verminderung seines Umfangs dem engen Becken anpassen.

Der lange Kopf verlängert anschließend die Austreibungsperiode, da er sich nur schwer im Bogen um die Symphyse herum bewegen kann.

Asynklitische Einstellungen

Normalerweise ist die querverlaufende Pfeilnaht beim Eintritt ins kleine Becken in der Mitte, also in Führungslinie zu tasten. Bei Asynklitismus (= ungleiche Neigung) tastet der untersuchende Finger in Führungslinie die Fläche eines Scheitelbeines, da die Pfeilnaht entweder kreuzbeinwärts oder symphysenwärts abgewichen ist.

Leichte Abweichungen der Pfeilnaht nach vorne oder hinten finden sich bei vielen Geburten (physiologischer Asynklitismus s. S. 190).

Ursache kann ein plattverengtes Becken sein, der Kopf versucht durch die seitliche Abbiegung den gerade verengten Beckeneingang zu passieren.

Vordere Scheitelbeineinstellung
Die vordere Scheitelbeineinstellung wird auch verstärkte *Naegele-Obliquität* genannt (Obliquität = unregelmäßige Schrägstellung).

Bei vaginaler Untersuchung ist die quer oder leicht schräg verlaufende Pfeilnaht nicht in Führungslinie, sondern weit hinten (kreuzbeinwärts zu tasten. Die Pfeilnaht ist nach hinten abgewichen, das vordere Scheitelbein führt.

Der Wehendruck bewirkt zunächst das seitliche Abbiegen des Kopfes, dadurch wird die vordere Kopfhälfte tiefergebracht. Nun führt da vordere Scheitelbein und schiebt sich über da

5.6 Abweichungen von der normalen Geburt

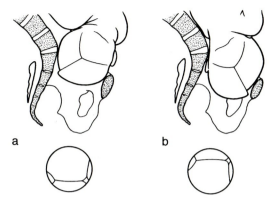

Abb. 5.6-12: Asynklitische Einstellungen: a. Vordere Scheitelbeineinstellung = verstärkte Naegele-Obliquität, **b.** Hintere Scheitelbeineinstellung = verstärkte Litzmann-Obliquität

höher stehende hintere Scheitelbein (Abb. 5.6-12a). Dadurch wird der Kopf schmaler und das hintere Scheitelbein kann tiefertreten.

Ein steter Wechsel von der vorderen zur hinteren Scheitelbeineinstellung wird als **Knopflochmechanismus** bezeichnet.

Hintere Scheitelbeineinstellung

Die hintere Scheitelbeineinstellung ist wesentlich seltener als die vordere, sie wird auch verstärkte *Litzmann-Obliquität* genannt.

Bei dieser Einstellung wird die Pfeilnaht dicht unter der Symphyse getastet (Abb. 5.6-12b), das hintere Scheitelbein führt und schiebt sich über das vordere.

Dieser Anpassungsversuch führt nur selten zum Ziel, da das vordere Scheitelbein von der Symphyse, das hintere vom Promontorium am Tiefertreten gehindert wird. Meist ist eine hintere Scheitelbeineinstellung geburtsunmöglich.

Vorderer Asynklitismus/Hinterer Asynklitismus

Diese beiden Bezeichnungen für vordere und hintere Scheitelbeineinstellung werden in diesem Buch bewußt vermieden, denn sie führen oft zu Mißverständnissen, da sie in der geburtshilflichen Fachliteratur nicht eindeutig verwendet werden:

– einige Autoren definieren die vordere Scheitelbeineinstellung als vorderen Asynklitismus, weil das vordere Scheitelbein führt (Pschyrembel, Dudenhausen, Bilek),

– andere definieren die vordere Scheitelbeineinstellung als hinteren Asynklitismus, weil die Pfeilnaht nach hinten abgewichen ist (Martius).

5.6.6 Erschwerte Kopfentwicklung

Tritt der zum Teil sichtbare Kopf (z. B. wegen Haltungs- oder Einstellungsanomalie) in der aktiven Austreibungsphase kaum oder gar nicht tiefer, kann sein Austritt durch den *Kristeller-Handgriff*, den *Hinterdammgriff* oder durch eine Zangen- bzw. Vakuumextraktion unterstützt und beschleunigt werden.

Handgriff nach Kristeller

(Samuel Kristeller: Gynäkologe Berlin, 1820–1890)

Der Handgriff darf erst bei den *letzten Austreibungswehen* angewandt werden, da sonst das Kind durch O_2-Mangel gefährdet ist (keine plazentare Durchblutung bei Wehendruck *und* mütterlichem Pressen *und* Druck von außen).

Die Frau befindet sich in (halbsitzender) Rückenlage, die ausführende Person stellt sich neben das Kopfteil des Gebärbettes und informiert die Gebärende darüber, daß sie beim Pressen unterstützt werden soll.

Dann werden beide Hände flach auf dem Fundus aufgelegt (Abb. 5.6-13) und erst zum Höhepunkt der Wehe das Pressen der Frau durch Druck von außen verstärkt. Fundusdruck außerhalb der Wehe ist ineffektiv und kann eine vorzeitige Plazentalösung oder Schädigung der Uteruswand bewirken.

Wichtig: die Lage des Kindes muß bekannt sein, um die Druckrichtung der Längsachse des Kindes anzupassen und Tiefertreten sowie evtl.

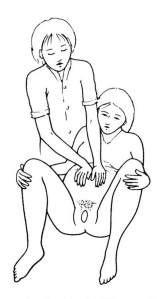

Abb. 5.6-13: Kristeller-Handgriff zur Unterstützung der Bauchpresse bei gerade stehender Pfeilnaht. Die „kristellernde" Person steht seitlich erhöht am Kopfende, ihre mittig am Fundus liegenden Hände drücken das Kind auf dem Höhepunkt der Wehe Richtung Beckenausgang

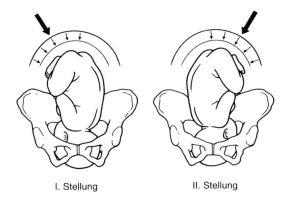

Abb. 5.6-14: Druckrichtung des Kristeller-Handgriffes bei schräg- oder querverlaufender Pfeilnaht.
I. Stellung mit Pfeilnaht im 1. schrägen Durchmesser: Hände liegen etwas rechts der Fundusmitte; der Druck erfolgt von oben rechts und führt zu weiterer Beugung des Kopfes, dadurch zur Drehung und zum Tiefertreten.
II. Stellung mit Pfeilnaht im 2. schrägen Durchmesser: Druck erfolgt von oben links

Drehung und Beugung des Kindes optimal zu fördern.

- **Steht die Pfeilnaht gerade**, wird der Fundus uteri erst in die Mitte (Führungslinie) geschoben, der Druck erfolgt gerade in Richtung Beckenausgang.

- **Steht die Pfeilnaht schräg oder quer**, wird der Fundus leicht zur Seite der kleinen Teile geschoben, dann erfolgt der Druck von der Seite nach schräg unten (Abb. 5.6-14). Der äußere Druck trifft so die Längsachse des Kindes und überträgt sich auf die Schädelbasis; dies bewirkt zuerst eine bessere Beugung, dann tritt das Hinterhaupt tiefer und die kleine Fontanelle dreht sich nach vorn. (Am geburtshilflichen Phantom kann die Wirkung des seitlichen Druckes gut demonstriert werden).

Wird die Expression wie von *Kristeller* beschrieben ausgeführt, ist sie meist effektiv und für die Frau wenig schmerzhaft. Um die erforderliche Kraft mit den Händen aufbringen zu können, sollte möglichst von oben gedrückt werden, z. B. stehend auf einer Fußbank oder kniend auf dem Bett neben der Frau.

Einige Geburtshelfer greifen über den Leib der Frau, halten sich mit einer Hand am Bettlaken fest und drücken mit ihrem Unterarm auf den Fundus, da so stärkerer Druck mit weniger Kraftaufwand möglich ist. Diese Technik ist nicht zu empfehlen, da die Druckrichtung nur schwer bestimmt werden kann und der Druck des Unterarmknochens starke Schmerzen bei der Frau verursacht (die daraufhin weniger oder gar nicht mehr mitpreßt!).

Der harte Druck der Elle kann Verletzungen des Myometriums oder eine vorzeitige Plazentalösung bewirken, der seitlich eindrückende Ellenbogen schmerzhafte blaue Flecken, Rippenprellungen oder sogar Rippenfrakturen!

Indikationen:
— vaginal-operative Entbindung
— fehlende oder ungenügende Bauchpresse der Mutter (z. B. wegen Erschöpfung, Rektusdiastase, PDA)
— akute fetale Hypoxie bei sichtbarem Kopf
— Entwicklung des Kindes bei Sektio

– nach Schulterdystokie, wenn der Schultergürtel sich in den richtigen Durchmesser gedreht hat
– Kopfentwicklung bei Beckenendlage.

Kontraindikationen: hochstehender kindlicher Kopf, fehlende Kontraktion, drohende Uterusruptur, nach Uterusoperationen, hoher Schultergeradstand, tiefer Schulterquerstand, Fundusplazenta (Gefahr der vorzeitigen Lösung).

Hinterdammgriff nach Ritgen

(*Ferdinand Ritgen*: Geburtshelfer Gießen 1787–1867)

Ist das Hinterhaupt geboren, kann die Deflexion des Kopfes durch Druck auf das kindliche Kinn gefördert werden. Dazu ertastet die von einem Tuch bedeckte rechte Hand am Hinterdamm (Bereich zwischen Steißbeinspitze und After) das Kinn und schiebt es mit kräftigem Druck der Finger langsam nach vorn, bis das Kinn und damit der ganze Kopf geboren ist (Abb. 5.6-15).

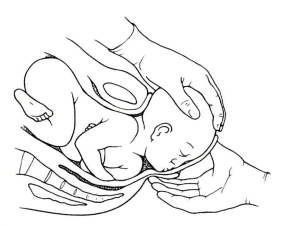

Abb. 5.6-15: Hinterdammgriff nach Ritgen zur Beschleunigung des Kopfaustrittes. Zwischen Steißbeinspitze und Anus wird das Kinn ertastet und dann mit Druck der Finger hochgeschoben, bis es über die hintere Kommissur geboren ist

Vaginal-operative Entbindung

Dazu zählen *Zangen-* und *Vakuumextraktionen*.
Indikationen und Vorbedingungen sind für beide Methoden ähnlich. Oft bestehen klinikspezifische Präferenzen. Allgemein gilt:

- **Zange (Forzeps)** ermöglicht bei drohender kindlicher Asphyxie eine schnelle Geburtsbeendigung, sie wird bei tiefstehendem Kopf (Beckenboden bis -ausgang) bevorzugt angewandt.
Komplikationen: mütterliche Weichteil- und kindliche Kopfverletzungen wie Zangenmarken, Nervenläsionen, intrakranielle Blutungen (Hirnblutungen), Schädelfraktur.

- **Vakuum-Extraktion** wird bevorzugt, wenn der Kopf noch nicht auf BB steht und die Pfeilnaht schräg oder quer verläuft.
Komplikationen: Mütterlicherseits besteht weniger Verletzungsgefahr, beim Kind können Kephalhämatom, intrakranielle Druckschwankungen, Netzhaut- oder Hirnblutungen und Schädelfraktur vorkommen.
Kontraindikation: Frühgeburten und Gesichtslagen.

Vorbedingung

Eine vaginal-operative Entbindung kann unter folgenden Voraussetzungen erfolgen:

- Muttermund vollständig eröffnet
- Fruchtblase gesprungen bzw. eröffnet
- Beckenausgang nicht zu eng
- größter (funktioneller) Kopfumfang in der Interspinalebene bzw. knöcherne Leitstelle mindestens I + 2 cm, am besten auf Beckenboden
- kein Becken-Kopf-Mißverhältnis
- Kopf liegt zangen- bzw. vakuumgerecht.

Kindliche Indikationen:
– drohende intrauterine Hypoxie bei akuter Bradykardie oder pathologischem CTG
– verlängerte Austreibungsperiode (länger als 2 Std.)
– evtl. Nabelschnurvorfall bei vollständig eröffnetem Muttermund.

Mütterliche Indikationen:

- Erschöpfung nach langem Geburtsverlauf
- Erkrankungen wie Vitium cordis (Herzfehler), Lungentuberkulose, Präeklampsie
- Gefahr der Netzhautablösung (wenn wegen starker Kurzsichtigkeit der Augenarzt vom Pressen abrät)
- Fieber unter der Geburt
- Blutungen bei vorzeitig gelöster Plazenta
- drohende Uterusruptur bei vollständig eröffnetem Muttermund.

Das Instrumentarium für die Zangengeburt und Vakuumextraktion sowie seine Anwendung werden auf S. 499 ff. im Instrumenten- und Gerätekapitel ausführlich beschrieben.

Hebammenaufgaben und ärztliche Tätigkeit

Zuerst wird die Frau bzw. das Paar über die Notwendigkeit und den Ablauf der Zangen- oder Vakuumextraktion informiert, dann hilft die Hebamme der Frau in die Geburtsposition (Querbett: Beine auf den Beinhaltern in halbsitzender Rückenlage).

Das Gebärset wird auf einem Extratisch gerichtet mit 2 Paar Handschuhen, Spritze zur Lokalanästesie, Einmalkatheter und Zange bzw. Vakuumglocke. Vakuumgerät, Schleimhautdesinfektionsmittel, Lokalanästhetikum und ein Oxytocintropf werden bereitgestellt.

Die Frau sollte vor dem Eingriff katheterisiert werden, um Platz zu schaffen und die Verletzungsgefahr herabzusetzen. Zur Extraktion müssen die Wehen kräftig sein (alle 2–3 min), die kindliche Herzfrequenz wird kontinuierlich überwacht.

Nachdem die Zange oder Saugglocke angelegt ist, übernimmt meist die Hebamme die Anleitung der Gebärenden, während die Ärztin wehensynchron das Kind extrahiert, evtl. mit zusätzlicher Kristeller-Hilfe. Schneiden der Episiotomie, Gegendruck am Damm (Dammschutz) und nach Kopfgeburt die Entwicklung des Kindes auf den Bauch der Mutter werden von Ärztin oder Hebamme ausgeführt, ebenso die Gewinnung der Plazenta.

Post partum müssen die Eltern über die von der Saugglocke verursachte ödematöse Anschwellung des Skalps (Kopfhaut) informiert werden, welche sich binnen weniger Stunden zurückbildet. Das Wort Geburtsgeschwulst ist möglichst zu vermeiden, da es eher Ängste erzeugt als nimmt.

Der forcierte Durchtritt des Kindes kann Zervix-, Scheiden- und Dammrisse verursachen. Eine genaue Inspektion wird nach jeder Vakuum- und Zangengeburt empfohlen.

5.6.7 Schulterdystokie, erschwerte Schultergeburt

Bei der Schulterdystokie stellen sich die Schultern nach der Geburt des Kopfes falsch ein und es kommt zum Geburtsstillstand. Diese gefürchtete Komplikation tritt glücklicherweise selten auf (< 1%), bei schweren Kindern und nach vaginal-operativen Entbindungen ist sie häufiger zu beobachten.

Gefahren für das Kind bei Schulterdystokie:

- hypoxische Schädigung durch anhaltenden Sauerstoffmangel
- Verletzung des Plexus brachialis (Armnervengeflecht) und damit Armplexuslähmung (Erb-Duchenne-Lähmung s. S. 427) durch eine forcierte Lösung der Schultern
- Frakturen von Schulterbein, -blatt oder Oberarm nach forcierter Schulterlösung.

Zwei Formen der Schulterdystokie werden unterschieden:
- **hoher Schultergeradstand** = Schulterdystokie in Beckeneingang
- **tiefer Schulterquerstand** = Schulterdystokie in Beckenausgang.

Hoher Schultergeradstand

Der Kopf wird nur schwer geboren, Gesicht und Kinn sind kaum zu entwickeln. Typischerweise erscheint der Kopf wie in die Vagina hineingezogen bzw. der Vulva aufgepreßt (Abb. 5.6-16).

Die Schultern stehen noch gerade über dem Beckeneingang und können nicht tiefertreten, da die vordere Schulter von der Symphyse zurückgehalten wird (s. Abb. 5.6-18).

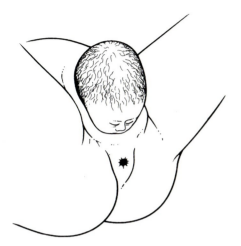

Abb. 5.6-16: Bei hohem Schultergeradstand erscheint der Kopf „in die Vagina zurückgezogen", der Hals kommt nicht frei

Entweder erfolgt keine äußere Kopfdrehung oder es kommt zu einer frühen äußeren Drehung des noch eingezogenen Kopfes, die aber nicht zur Schultergeburt führt. Die frühe Drehung erfolgt als Anpassung des Kopfes an die gerade Stellung der Schultern, das Kind befreit sich so aus seiner verdrehten Kopfhaltung.

Maßnahmen zur Entwicklung des hohen Schultergeradstandes:

– Stellungsänderung der Symphyse (oder Wechsel in den Vierfüßlerstand)
– Anlegen bzw. Erweitern der Episiotomie
– äußere Überdrehung des Kopfes
– innere Rotation der Schultern
– Rütteln der vorderen Schulter.

Die Maßnahmen werden auf S. 182 ff. genauer beschrieben.

Tiefer Schulterquerstand

Der Kopf wird ganz geboren (kein Zurückziehen in die Vagina wie beim hohen Schultergeradstand), da die Schultern quer ins kleine Becken eingetreten sind. Die äußere Drehung des Kopfes bleibt aber aus, denn die Schultern drehen sich nicht in den erforderlichen tiefen Geradstand zur Überwindung des längsovalen Beckenausgangs.

Maßnahmen zur Entwicklung des tiefen Schulterquerstandes:

– zuerst mit leichtem Druck der Hände auf das Hinterhaupt den Kopf dammwärts leiten, um die Schultern tiefer ins Becken zu bringen und so die äußere Drehung des Kopfes zu erleichtern
– Stellungsänderung der Symphyse oder Vierfüßlerstand
– Anlegen bzw. Erweitern der Episiotomie
– innere Rotation der Schultern.

Schulterdystokie – Aufgaben der Hebamme
In einem Urteil des OLG Stuttgart vom 15.7.93 wird den Hebammen die Kompetenz abgesprochen, eine Schulterdystokie zu behandeln. Sie sind verpflichtet, sofort nach Feststellung dieser Geburtskomplikation einen Facharzt hinzuzuziehen. In dem verhandelten Fall hatte die Hebamme einen tiefen Schulterquerstand festgestellt und das Kind gemeinsam mit der Assistenzärztin entwickelt, wobei keine anerkannte Methode zur Lösung der Schulterdystokie angewandt bzw. dokumentiert wurde. Das Kind erlitt eine Armplexusparese und klagte erfolgreich auf Schadenersatz und Schmerzensgeld.

Das Urteil hat zur Verunsicherung vieler Hebammen geführt, denn zwischen der Diagnose Schulterdystokie und dem Eintreffen des Facharztes (nach telefonischer Benachrichtigung) werden stets mehrere Minuten vergehen. Für diese Zeit braucht die Hebamme ein **praxisnahes, methodisch abgesichertes Handlungsschema**, nach dem sie vorgehen kann. Solch ein Schema sollte in jeder geburtshilflichen Abteilung als Standard erstellt werden.

Therapie der Schulterdystokie

Erstes Gebot ist Ruhe bewahren, denn u. U. drehen sich die Schultern noch spontan, während die Fachärztin gerufen wird. Jeder Versuch, den Kopf durch Zug oder starken Fundusdruck tiefer zu bringen, birgt große Verletzungsgefahr für Kind und Mutter und sollte unterbleiben.

Bei jeder Schulterdystokie wird zuerst die Fachärztin telefonisch informiert (z. B. vom Assistenzarzt).

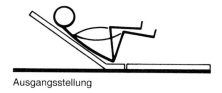
Ausgangsstellung

Die Hebamme beginnt unverzüglich mit der Ersttherapie:
- **Stellungsänderung der Symphyse**
- **Anlegen bzw. Erweitern der Episiotomie.**

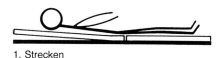
1. Strecken

Da beide Maßnahmen für das Kind ungefährlich sind, können sie von der Hebamme bis zum Eintreffen der Fachärztin ausgeführt werden. Bleiben die Maßnahmen erfolglos und ist die Fachärztin noch nicht eingetroffen, wird (je nach Klinikstandard) einer der weiter unten aufgeführten Handgriffe zur Schulterlösung ausgeführt.

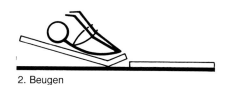
2. Beugen

Stellungsänderung der Symphyse
(nach Borell u. Fernström, Abb. 5.6-17)
Diese Maßnahme führt oft zum Erfolg, sie ist leicht und schnell auszuführen und sollte immer probiert werden.

- Zuerst streckt die liegende Frau ihre Beine einen Moment lang aus,
- dann beugt sie sie maximal in den Hüftgelenken, d. h. sie zieht die Beine so hoch wie möglich Richtung Brustkorb.

Am Besten wird sie dabei von 1–2 Hilfspersonen (Arzt, Partner etc.) unterstützt. Wenn die Hebamme während der Stellungsänderung ihre Hände am kindlichen Kopf hat, kann sie sein Tiefertreten spüren.

Die *totale Streckung* der Beine bewirkt laut Borell u. Fernström eine leichte Absenkung der Symphyse und damit Vergrößerung des Beckeneingangs um ca. 0,5 cm. Durch die gleich anschließende *maximale Beugung* der Beine in den Hüftgelenken wird die Symphyse angehoben und kann so bei hohem Schultergeradstand über die vordere Schulter gebracht werden.

Die Endstellung mit maximal gebeugten Beinen bewirkt eine Vergrößerung des Beckenausgangs um ca. 1,5 cm und ist besonders wir-

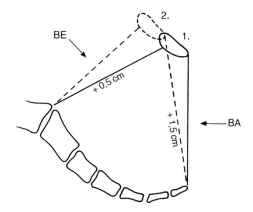

Abb. 5.6-17: Stellungsänderung der Symphyse bei Schulterdystokie: **1.** Das Bett wird flachgestellt, die Frau streckt für einen Moment die Beine aus (mit Hilfe von Arzt bzw. Partner), damit sich die Symphyse senkt und der Beckeneingang (BE) vergrößert. **2.** Anschließend werden die gestreckten Beine so weit als möglich von den Hilfspersonen in den Hüftgelenken nach oben gehalten, um die Symphyse über die Schulter zu „heben". Gleichzeitig erweitert dies den Beckenausgang (BA). Das Steißteil des Entbindungsbettes ist zur Schulterentwicklung schräggestellt (nach Borell u. Fernström)

kungsvoll beim tiefen Schulterquerstand. Einige Autoren empfehlen zusätzlich eine leichte Rotation des Beckens nach links und rechts.

McRoberts-Manöver: Die Stellungsänderung der Symphyse wird in einigen Veröffentlichungen mit dem McRoberts-Manöver gleichgesetzt. Diese Methode wird hier nicht vorgestellt, denn unter diesem Namen finden sich in der Literatur sehr unterschiedliche Beschreibungen (Strecken und Beugen der Beine unter leichter Rotation des Beckens, oder Strecken und Beugen der Beine mit äußerer Drehung des Kopfes und anschließender Rückdrehung, oder nur Strecken und Beugen der Beine).

Vierfüßlerstand

Die Umlagerung der Frau in den Vierfüßlerstand kann ebenfalls eine Stellungsänderung der Symphyse bewirken, außerdem wird so eine bessere seitliche Beckenbeweglichkeit erreicht. Die Frau wird mit Unterstützung von beiden Seiten über die Hocke nach vorn in den Vierfüßlerstand gebracht. Um den Kopf nicht zu gefährden, sollte das Manöver nie über die Seite ausgeführt werden!

Episiotomie

In der Literatur wird bei schwieriger Schultergeburt immer das Anlegen bzw. Erweitern der Episiotomie gefordert, um ein Maximum an Bewegungsfreiheit zu erhalten. Dies kann u. U. in der Praxis schwer ausführbar sein, da der kindliche Kopf eine saubere Schnittführung behindert. Eine Episiotomie kann zwar bei hohem Schultergeradstand die Pathologie in Beckeneingang nicht beeinflussen, die Erweiterung des Beckenausgangs beschleunigt aber nach Lösung der vorderen Schulter die weitere Entwicklung des Kindes und mindert so die Hypoxiegefahr.

Aus forensischen (rechtlichen) Gründen ist das Anlegen bzw. Erweitern der Episiotomie bei Schulterdystokie unbedingt zu empfehlen, in der Rechtsprechung wird das Unterlassen seit 1979 meist als Behandlungsfehler angesehen.

Weitere Maßnahmen: *Alle folgenden Handgriffe zur Behandlung des hohen Schultergeradstandes bedürfen der genauen Kenntnis der kindlichen Stellung (Rücken rechts oder links), wegen Verletzungsgefahr müssen sie sehr vorsichtig ausgeführt werden!*

Äußere Überdrehung
(**beim hohen Schultergeradstand**, Abb. 5.6-18)
Der geborene Kopf wird mit seitlich flach aufgelegten Händen gefaßt und dann ohne Zug am Kopf und ohne gleichzeitigen Fundusdruck in die der physiologischen äußeren Kopfdrehung entgegengesetzte Richtung gedreht. Die äußere Überdrehung des Kopfes wird solange langsam fortgesetzt, bis die Schultern, der Kopfdrehung folgend, quer in den Beckeneingang eintreten. Den Erfolg merkt die Hebamme am Tiefertreten des Kopfes, der Hals wird endlich sichtbar.

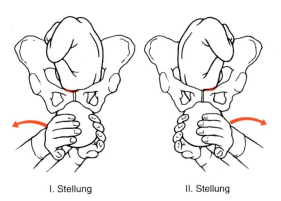

Abb. 5.6-18: Äußere Überdrehung des Kopfe beim hohen Schultergradstand: Die Hände seitlich am Kopf anlegen, dann langsame Drehung entgegen der eigentlich zu erwartenden physiologischen äußeren Kopfdrehung. Die Schultern folgen nun der „Überdrehung" des Kopfes, sie können quer in den Beckeneingang treten und der Kopf kommt tiefer (nach Martius)

Nun wird der Kopf wieder zurückgeleitet und die physiologische äußere Kopfdrehung unterstützt, damit sich die Schultern gerade in den Beckenausgang stellen. Die Schulter- und Rumpfentwicklung erfolgt wie üblich, wenn nötig kann sie durch den Kristeller-Handgriff beschleunigt werden (nach Martius).

Innere Rotation der Schultern
(beim hohen Schultergeradstand, Abb. 5.6-19)
Auf der Seite des kindlichen Rückens wird mit zwei Fingern der entsprechenden Hand eingegangen (I. Stellung re Hand, II. Stellung li Hand) und die vordere Schulter ertastet. Nun wird durch Druck auf das Schulterblatt die Schulter in den queren Durchmesser geführt.

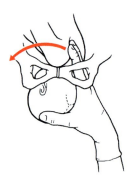

Abb. 5.6-19: Innere Rotation der Schulter bei hohem Schultergeradstand

Während der inneren Rotation ist der Kristeller-Handgriff kontraindiziert, da ein Druck von oben nur zur weiteren Einkeilung der Schultern führen würde. Erst wenn die Schultern quer ins Becken eingetreten sind, darf die weitere Geburt des Kindes durch den Kristeller-Handgriff beschleunigt werden. Einige Autoren empfehlen vor der inneren Rotation eine Narkose mit Relaxierung.

Innere Rotation der Schultern
(beim tiefen Schulterquerstand)
Die Hebamme legt ihre Hände flach am kindlichen Kopf an und unterstützt die äußere Drehung des Kopfes, während eine Hilfsperson mit zwei Fingern in die Vagina eingeht und vom Rücken her die Schultern in den geraden Durchmesser drängt. Dies geschieht während einer Preßwehe, evtl. mit gleichzeitigem Fundusdruck (Kristeller-Handgriff).

Rütteln der vorderen Schulter
(beim hohen Schultergeradstand)
Oberhalb der Symphyse wird von außen versucht, mit Handballen oder Faust die vordere Schulter durch rhythmischen Druck seitlich zu drehen bzw. hinter die Symphyse zu drängen (nach Rubin).

Weitere Methoden zur Behandlung des hohen Schultergeradstandes:
Die *Entwicklung des hinteren Armes* (Eingehen mit der Hand, um den hinteren Arm aus der Kreuzbeinhöhle zu ziehen) wird wegen Gefahr der Oberarmfraktur selten angewandt.

Die *Symphysiotomie* (Durchtrennung der Schambeinfuge) und das bewußte *Brechen der Klavikula* (Schlüsselbein) werden heute als unnötig eingestuft.

Das in der amerikanischen Literatur beschriebene *Zavanelli-Manöver* (Zurückschieben des geborenen Kopfes und nachfolgende Sektio) ist hierzulande unüblich.

Dokumentation
Es ist sehr wichtig, eine Geburt mit Schulterdystokie korrekt zu dokumentieren, eine mangelhafte Dokumentation wird sich im Falle einer Schadensersatzklage stets negativ für Hebamme und Geburtshelfer auswirken. Hierbei reicht es nicht, „*17.24 Uhr: Spontangeburt eines lebenden Knaben, Apgar 7–9–10 nach schwieriger Schulterentwicklung*" zu notieren. Alle ausgeführten Maßnahmen müssen der Reihe nach genannt werden, z. B.

– *17.20: Geburt des Kopfes*
– *17.21: Diagnose hoher Schultergeradstand (Schulterdystokie) und tel. Info Dr. X durch Assistent Y. Gleichzeitige Maßnahme der Hebamme: Stellungsänderung der Symphyse*
– *17.22: Anlegen einer med. lat. Epi (Assist. Y)*
– *17.24: nach äußerer Überdrehung Geburt eines Knaben aus II HHL, Apgar 7–9–10*
– *17.25: Eintreffen von Dr. X.*

5.6.8 Sectio caesarea

Dorothée Eichenberger

Die abdominale Schnittentbindung (Kaiserschnitt) ermöglicht zu jedem Zeitpunkt eine rasche Geburt. Es wird zwischen *primär* und *sekundär* ausgeführter Sektio unterschieden.

Eine **primäre Sektio** wird meist vor Geburtsbeginn vereinbart und zu einem geplanten Zeitpunkt in Geburtsterminnähe ausgeführt.

Indikationen zur primären Sektio:
– Placenta praevia totalis (vorliegende Plazenta)
– Beckenendlage mit eindeutigem Kopf-Becken-Mißverhältnis
– schwere Präeklampsie oder HELLP-Syndrom mit geburtsunreifem Zervixbefund u. a.

Eine **sekundäre Sektio** ist ein Kaiserschnitt nach Geburtsbeginn (zervixwirksame Wehen oder vorzeitiger Blasensprung). Die Sektiofrequenz im deutschsprachigen Raum liegt etwa bei 8–15%.

Indikationen zur sekundären Sektio:
– drohende intrauterine Hypoxie (pathologisches CTG)
– Geburtsstillstand, drohende Uterusruptur
– Kopf-Becken-Mißverhältnis
– Nabelschnur-, Armvorfall
– vorzeitige Plazentalösung, Blutungen bei tiefsitzender Plazenta
– Zwillinge, die sich geburtsunmöglich eingestellt haben
– Mehrlinge ab 3 Kindern
– evtl. Frühgeburten vor der 32. SSW
– schwere mütterliche Erkrankungen u. a.

Eine Sektio ist die gefährlichste Entbindungsart für die Mutter mit *folgenden Risiken*: Narkosezwischenfall, Harnblasenverletzung, postoperative Harnweginfektion, Thromboembolie, Wundinfektion, Sepsis etc.

Prä- und postoperative Hebammenaufgaben werden auf S. 563 beschrieben, das Instrumentarium zur Sektio auf S. 504 vorgestellt.

5.6.9 Beckenendlage (BEL)

Ulrike Harder/Anna Rockel-Loenhoff

Bei der Beckenendlage (Steißlage) handelt es sich um eine Poleinstellungs-Anomalie: das Kind liegt regelrecht in Längslage, als vorangehender Teil hat sich aber das Beckenende (Steiß) eingestellt.

Vor jeder vaginalen BEL-Geburt muß ein Kopf-Becken-Mißverhältnis ausgeschlossen werden (Ultraschall, Beckenmaße), im Zweifelsfall wird eher zur Sektio geraten.

Einige Geburtshelfer empfehlen grundsätzlich für Erstgebärende eine primäre Sektio, um das kindliche Risiko zu verringern. Die Sektio stellt jedoch die gefährlichste Entbindungsart für die Mutter dar und birgt Risiken wie Narkosezwischenfall, verlängerte Wundheilung, Harnweginfekt, schmerzhafte Verwachsungen, Stillprobleme etc.

Die vaginale Entwicklung einer BEL ist heute in den meisten Kliniken ärztliche Tätigkeit, dies ist aber nicht gesetzlich festgelegt. Jede Hebamme muß in der Lage sein, im Dringlichkeitsfall ein Kind aus Beckenendlage zu entwickeln (EG-Richtlinie 154/1980, Art. 4). Sie sollte die Geburtsmechanik der BEL genau kennen und muß notwendige Handgriffe am geburtshilflichen Phantom üben.

Häufigkeit:

Etwa 5% aller Kinder werden aus Beckenendlage (Steißlage) geboren. Bei Frühgeburten sind es etwas mehr, denn in der 20.–30. SSW befindet sich noch ungefähr jedes 3. Kind in BEL, in der 35. SSW noch jedes 10.

Die Diagnose durch Tastbefund, Ursachen der BEL (bei ca. 80% unbekannt) und Betreuung einer schwangeren Frau mit BEL werden auf S. 157 ff. beschrieben, ebenso Möglichkeiten, eine Drehung des Kindes in Schädellage zu unterstützen. Das Ertasten von Steiß und Fuß bei vaginaler Untersuchung wird auf S. 186 erläutert.

Einteilung der Beckenendlagen:

Je nach Haltung der unteren Extremitäten variiert der geburtshilflich relevante Umfang des vorangehenden Teils. BEL werden darum entsprechend unterschieden (Abb. 5.6-20). Zu Geburtsbeginn ist eine sichere Zuordnung oft nur mit Ultraschall möglich, da bei stehender Vorblase vaginal nur sehr vorsichtig nach dem VT getastet werden kann, denn der Erhalt einer gleichmäßig dehnenden Fruchtblase ist sehr hilfreich für den Geburtsverlauf. Ist die Fruchtblase

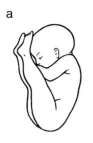 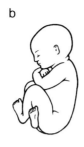 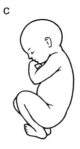 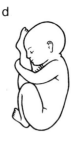 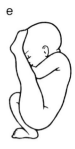

a   b   c   d   e

Abb. 5.6-20: Einteilung der Beckenendlagen und ihre geburtshilflich relevanten Umfänge:
a. *Reine oder einfache Steißlage* (ca. 27 cm): beide Beine sind an der Bauchseite des Kindes hochgeschlagen (extended legs), b. *Vollkommene Steiß-Fuß-Lage* (ca. 32 cm): die Knie sind gebeugt, neben dem Steiß sind auf gleicher Höhe 2 Füße zu tasten, c. *Vollkommene Fußlage* (ca. 24 cm): zuerst werden 2 Füße getastet, der Steiß liegt höher, d. *Unvollkommene Steiß-Fuß-Lage* (ca. 30 cm): 1 Fuß liegt auf gleicher Höhe neben dem Steiß, e. *Unvollkommene Fußlage* (ca. 25 cm): vorangehender Teil ist ein Fuß. (Ohne Abb. die sehr seltene Knielage, VT ein oder beide Knie)

gesprungen und der Muttermund entsprechend geöffnet, läßt sich der VT vaginal gut ertasten.

Bei BEL-Geburten wird der dickste Kindsteil (Kopf) zuletzt geboren, dies birgt folgende Risiken:

- **Gefahr eines akuten Sauerstoffmangels** für das Kind, sobald Steiß und Teile des Rumpfes geboren sind und der Kopf nicht schnell folgt.
Ursachen:
Die Gebärmutter ist jetzt zum größten Teil entleert und zieht sich über dem kindlichen Kopf zusammen. Dies bewirkt eine Minderdurchblutung der Plazenta durch Kompression der Blutgefäße.
Sobald der Kopf mit seinem größten Umfang ins kleine Becken eintritt, wird die neben dem Kopf zur Plazenta verlaufende Nabelschnur komprimiert, der Blutfluß vermindert. Zu erkennen ist der Kopfeintritt am Sichtbarwerden vom unteren Rand des vorderen Schulterblattes.

- **Protrahierter Geburtsverlauf.** Der Geburtsweg (MM, Vagina, BB) wird vom kleineren, weichen Steiß langsamer gedehnt als vom Kopf. Dies kann besonders nach vorzeitigem Blasensprung der Fall sein.

- **Nabelschnurvorfall** bei Blasensprung, wenn der Steiß das untere Uterinsegment ungenügend abdichtet.

- **Erschwerte Armentwicklung.** Wenn die Arme neben den Kopf hochschlagen, müssen sie sofort gelöst werden, damit der Kopf folgen kann.

- **Erschwerte Kopfentwicklung.** Ist der Umfang des vorangehenden Teils deutlich kleiner als der des nachfolgenden Kopfes (besonders bei voll- und unvollkommener Fußlage), wird der Muttermund ungenügend gedehnt. Passieren nun Steiß und Rumpf den nicht vollständig eröffneten MM (selten), kann der Kopf schwer folgen.

- **Plexusverletzungen** meist als Folge von unsachgemäßem Zug am Körper des Kindes.

- **Intrakranielle Blutungen** als Folge eines Geburtstraumas, z. B. durch hypoxämische Gefäßschädigung oder sehr selten durch Tentoriumriß (Einriß des Kleinhirnzeltes). Hirnblutungen können zu Hirnschäden oder zum Tode führen. Sie sind bei reifen BEL-Kindern selten, bei Frühgeborenen u. U. häufiger.

Geburtsmechanik der BEL
Der Weg des Kindes durch das mütterliche Becken wird in Abb. 5.6-22 gezeigt und kommentiert. Meist tritt der Steiß schräg ins kleine Bek-

ken ein und rückt so bis zum BB vor. Geburtshilflich relevant ist die Einstellung der Hüftbreite, diese steht im BE schräg, auf BB gerade (analog der Pfeilnaht bei SL). Vaginal kann der schräge Verlauf der Analfalte getastet werden, sie steht bei I. BEL im ersten schrägen Durchmesser (Dm), bei II. BEL im zweiten schrägen Dm (Abb. 5.6-21). Auf BB steht die Hüftbreite gerade, die Analfalte quer.

I. BEL   II. BEL

Abb. 5.6-21: Vaginaler Tastbefund einer reinen Steißlage (weiblich) beim Durchtritt durchs Becken, **I. BEL:** Analfalte steht im 1., Hüftbreite (rot) im 2. schrägen Durchmesser, **II. BEL:** Analfalte steht im 2., Hüftbreite im 1. schrägen Durchmesser. Die Stellung des Rückens wird durch das Tasten von kleinen Knochenspitzen (Steißbein, Mittelleiste des Kreuzbeins) bestimmt

Die Kurve (Knie) des Geburtsweges kann nun durch seitliches Abbiegen (Lateralflexion) der Wirbelsäule überwunden werden. Wenn die vordere Gesäßbacke sichtbar ist (oft mit bläulich verfärbtem Druckmal), stemmt sich die vordere Hüfte am Schambogen an und ist Drehpunkt für die nun über den Damm gleitende hintere Gesäßbacke und Hüfte. Ist auch die vordere Hüfte geboren, dreht sich der Rücken gerade, die Schultern können quer ins Becken eintreten.

Sind dann Schultern und Arme geboren, wird das Kind in Führungslinie zum Bauch der Mutter hin angehoben, damit sich der Nackenhaaransatz an die Symphyse anstemmen kann und der Kopf mit einem günstigeren funktionellen Umfang austritt.

Geburtsleitung der BEL

Etwa 60% aller Beckenendlagen sind *reine Steißlagen*. Die besondere Beinhaltung kann meist noch am Neugeborenen in den ersten Lebensstunden beobachtet werden. Reine Steißlagen sowie vollkommene und unvollkommene Steiß-Fuß-Lagen sind wegen ihres größeren Umfangs geburtshilflich günstiger als Fußlagen. Liegt ein Fuß vor, verursacht er häufig einen frühen Blasensprung und fällt vor den noch nicht vollständig eröffneten Muttermund. Er wird meist von der Frau in der Scheide gespürt und ist dort auch gut zu tasten.

> Die **häufigsten Fehler** bei Beckenendlagenentwicklung entstehen durch Unkenntnis, Angst und Ungeduld. Oberster Leitsatz lautet: Auch BEL-Geburten verlaufen spontan und brauchen meist wenig Unterstützung.

Erfahrene Hebammen und Ärzte achten besonders darauf, die Geburten *langsam* verlaufen zu lassen und nicht zu beschleunigen. Steht der Steiß auf Beckenboden und ist die kindliche Herzfrequenz regelmäßig, sollte die Frau selbst bei schwer unterdrückbarem Preßdrang die Wehen noch veratmen (hecheln), allenfalls ganz leicht mitschieben. Erst wenn der Steiß austritt, setzt die Gebärende ihre volle Kraft ein, um das Kind herauszudrücken. Sind Steiß und Rumpf geboren, müssen Arme und Kopf schnell folgen (max. 3–5 Min.), um einen akuten Sauerstoffmangel zu verhindern.

In vielen Kliniken sind bei einer vaginalen BEL-Geburt folgende Maßnahmen üblich:
- *venöser Zugang*, Narkosegerät bereitgestellt, *Anästhesie in Bereitschaft* (bei hochgeschlagenen Armen wird zur Armlösung evtl. eine Vollnarkose nötig, um den Beckenboden optimal zu entspannen)
- ausreichende *Analgesie* des Beckenbodens (Pudendusblockade, Periduralanästhesie)
- *Harnblase entleert* (mehr Platz!), bei Erstgebärenden Episiotomie, um für den nachfolgenden Kopf den Geburtsweg zu verkürzen, zu erweitern und zu begradigen.

Ist der Steiß auf BB, wird die Frau im Querbett gelagert. Das Kopfteil ist leicht schräg gestellt, wenn dabei der Rücken nicht gerade aufliegt, wird auch das Beckenteil leicht hochge-

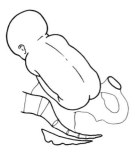

Eintritt des Steißes in den BE-Raum, Hüftbreite leicht schräg, Analfalte im 2. schrägen Dm

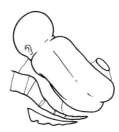

Erst auf BB stellt sich die Hüftbreite gerade, die Analfalte steht quer

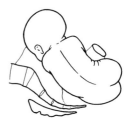

Vordere Gesäßbacke ist sichtbar, vordere Hüfte stemmt sich am Schambogen an, Lateralflexion der Lendenwirbel

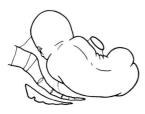

Der Steiß ist ganz geboren, Lateralflexion der Wirbelsäule nach vorne in Führungslinie

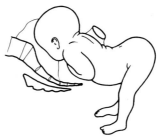

Rücken dreht sich nach vorn, Beine fallen heraus. Schultern gehen quer durch den BE (der untere Rand des Schulterblattes ist fast sichtbar)

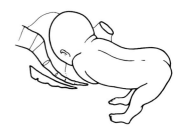

Kopf tritt quer durch den BE. Die Schultern können geboren werden, die Arme fallen heraus.

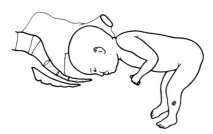

Pfeilnaht steht gerade, Stemmpunkt ist der Nackenhaaransatz. Durch Anheben des Kindes kann der Kopf mit günstigerem funktionalen Umfang austreten.

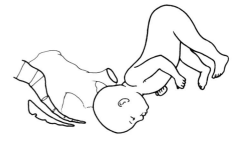

Kind wird nach vorn hochgehoben, nacheinander werden Kinn, Nase, Vorder- und Hinterhaupt über den Damm geboren.

Abb. 5.6-22: Geburtsmechanik der BEL am Beispiel einer II. reinen Steißlage (extended legs). Oft fallen die Beine etwas später heraus als oben abgebildet

stellt (Vermeidung einer Lendenlordose, da sonst stärkere Krümmung des Geburtsweges!).

Es ist auch gut möglich, eine BEL auf dem Gebärhocker oder im Vierfüßlerstand zu gebären. Im *Vierfüßlerstand* gleitet das Kind von selbst in die Führungslinie, ein Bracht-Handgriff braucht nur noch unterstützend eingesetzt zu werden. Dies wird deutlich, wenn die Geburtsmechanik Abb. 5.6-22 *„verkehrt herum"*, also auf dem Kopf stehend, betrachtet wird.

Beratung und Betreuung

Die Mutter/Eltern müssen an der Entscheidung „Spontangeburt oder Sektio" beteiligt werden, dazu sind Vor- und Nachteile beider Entbindungsformen ausführlich zu besprechen.

Schwierig ist es, wenn einer Frau bereits vom niedergelassenen Gynäkologen „sicherheitshalber" zum Kaiserschnitt geraten wurde, obwohl kein Anzeichen für ein Kopf-Becken-Mißverhältnis vorliegt. Entscheidet sie sich trotzdem zur Spontangeburt, bestehen bei ihr oft große Ängste vor Komplikationen. Ängste und Selbstzweifel an der eigenen Entscheidung können den Geburtsablauf negativ beeinflussen.

Bei solchen Geburten ist es besonders wichtig, daß die Frau/Eltern von Hebamme und Ärztin positiv unterstützt werden und die Betreuung in der Eröffnungsperiode normal gestaltet wird. Eine Atmosphäre von Sicherheit und Geborgenheit im Gebärzimmer ist dabei hilfreich. Alle Vorbereitungsarbeiten werden ruhig und frühzeitig erledigt, um das Ausbrechen von Hektik während der Austreibungsphase zu vermeiden.

Entscheidet sich die Mutter für eine Sektio, so wird diese Entscheidung genauso unterstützt. Gute Aufklärung über den Ablauf im Operationssaal und die ersten Wochenbettage gehören dazu. Ebenso die Information, daß sie keine Schuld an der BEL hat und ihr Entschluß zur Sektio kein „Versagen als Gebärende" darstellt (s. S. 564).

Entwicklung der BEL

Am häufigsten wird der *Bracht-Handgriff* (E. Bracht, Gynäkologe, Berlin 1882—1969) ausgeführt, da hiermit Arme und Kopf des Kindes spontan geboren werden können.

Es bestehen unterschiedliche Lehrmeinungen zur Terminologie: Einige Geburtshelfer bezeichnen eine BEL-Geburt mit **Bracht-Handgriff** als *assistierte Spontangeburt*, andere wählen die Bezeichnung **Manualhilfe nach Bracht** und ordnen sie den *vaginal-operativen BEL-Geburten* zu.

Bracht-Handgriff

Mit dem Handgriff nach Bracht können Arme, Schultern und Kopf des Kindes mit einer einzigen Bewegung entwickelt werden. Der Handgriff wird begonnen, sobald der Nabel geboren ist, oder erst bei Sichtbarwerden des vorderen Schulterblattwinkels (unterschiedliche Lehrmeinungen).

Zuerst wird der Steiß gürtelförmig umfaßt (Abb. 5.6-23), dazu werden die Finger im Bereich der Lendenwirbelsäule flach aufgelegt, während die Daumen die Oberschenkel gegen den Bauch des Kindes drücken.

(a) Der Geburtshelfer hebt das Kind langsam an (niemals ziehen, da Gefährdung der Halswirbelsäule!), während die Hebamme (bei Bedarf) mit einer Hand den Kopf des Kindes von außen ins Becken hineindrückt. Dann wird der Steiß mit kontinuierlichem unterstützenden Druck von oben, langsam und gleichmäßig in Führungslinie zum Bauch der Mutter bewegt, die Arme fallen heraus (b), die Schultern werden geboren.

Durch Schub von oben und Andrücken des Steißes in Richtung auf den Bauch der Mutter wird der Kopf entwickelt. Damit dieser nicht plötzlich herausschnellt (schneller Druckwechsel am Kopf, große Dammbelastung) wird er von den Unterarmen des Geburtshelfers gebremst (c), evtl. leistet eine dritte Person mit einer Hand Dammschutz.

Gelingt der Bracht-Handgriff nicht, muß sofort eine Manualhilfe zur Arm- und Kopfentwicklung ausgeführt werden.

Hier werden nur die *Armlösung nach Lövset* (J. Lövset, Gynäkologe, Bergen) und die *kombinierte Armlösung nach Bickenbach* (W. Bickenbach, Gynäkologe, München 1900—1974) vorgestellt.

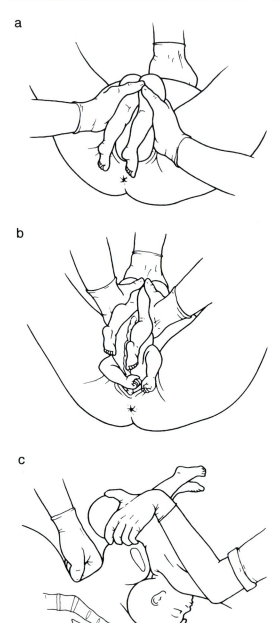

Armlösung nach Lövset

Entwicklung des hinteren Armes: Das Kind wird am Beckenring so umfaßt, daß die Daumen am oberen Gesäßrand liegen (Abb. 5.6-24a). Dann wird es symphysenwärts angehoben, um die hinten in der Kreuzbeinhöhle liegende Schulter vor den aufsteigenden Schambeinast zu bringen. Nun folgt eine 180°-Drehung des Kindes über seine Bauchseite, wobei es zunehmend gesenkt und zum Ende der Drehung nach hinten (abwärts) gelenkt wird. Dadurch kann der nach vorn kommende Arm unter der Symphyse herausfallen oder vom Rücken des Kindes her kommend mit 2 Fingern herausgestreift werden.

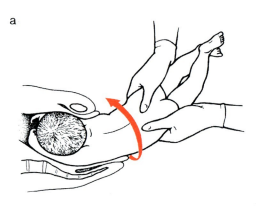

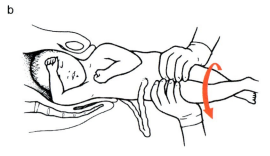

Abb. 5.6-23: Bracht-Handgriff zur Entwicklung von Armen, Schultern und Kopf in einer Bewegung. Voraussetzung ist ein angepaßt kräftiger Druck von oben über die Bauchdecke, **a.** Gürtelförmiges Umfassen des Steißes mit beiden Händen, **b.** Rotation um die Symphyse, **c.** Bremsen des Kopfaustrittes mit den Unterarmen

Abb. 5.6-24: Armlösung nach Lövset, a. Das Kind wird symphysenwärts angehoben, 180° über die Bauchseite gedreht und dabei gesenkt. Dadurch kommt die hinten stehende (linke) Schulter vor und **b.** der (linke) Arm frei. Anschließend wird der Handgriff zur Lösung des jetzt hinten stehenden Armes in Gegenrichtung wiederholt, um den anderen (rechten) Arm zu lösen

(b) Um den zweiten, jetzt hinten liegenden Arm zu entwickeln, wird der gleiche Handgriff in entgegengesetzter Richtung angewandt. Wieder wird das Kind schraubenförmig über seine Bauchseite um 180° gedreht.

Die „schraubenden" Drehbewegungen werden stets so ausgeführt, daß die Schulter des zu lösenden Armes diesen nach sich zieht (bei falscher Drehrichtung würde der Arm „blockieren"): Während der Drehung muß stets der kindliche Rücken nach vorn (symphysenwärts) zeigen!

Kombinierte Armlösung nach Bickenbach

Diese Methode kommt ohne Drehen des Kindes aus und ist eine schonende Kombination der *klassischen Armlösung* mit der *Armlösung nach Müller* (Abb. 5.6-25).

(a) **Entwicklung des hinteren Armes** aus der Kreuzbeinhöhle: Die Beine des Kindes werden mit der der Bauchseite des Kindes zugewandten Hand an den Knöcheln gefaßt und das Kind symphysenwärts angehoben. Der Rumpf wird dabei so weit es geht in die Schenkelbeuge der Frau gebracht. Dadurch wird ausreichend Platz in der Kreuzbeinhöhle geschaffen, um mit Zeige- und Mittelfinger entlang des kindlichen Rückens einzugehen, den Oberarm aufzusuchen, diesen mit beiden Fingern zu schienen und über die Brustseite des Kindes herauszustreifen.

(b) **Zur Entwicklung des vorderen Armes** wird jetzt der kindliche Körper gesenkt und nach hinten gezogen, bis die vordere Schulter unter der Symphyse sichtbar ist. Nun kann der vordere Arm in gleicher Weise und mit derselben Hand wie vorher der hintere Arm über die Brust herausgestreift werden.

Entwicklung des Kopfes

Die Entwicklung des Kopfes nach der Armlösung erfolgt entweder mit gezielter *Kristeller-Hilfe* von oben am kindlichen Kopf oder mit dem *Veit-Smellie-Handgriff* (G. von Veit, Gynäkologe, Bonn 1824–1903 und W. Smellie, Gynäkologe, London 1697–1763).

Der Veit-Smellie-Handgriff kann auch im Anschluß an den Bracht-Handgriff angewendet werden. Bei einer schwierigen Kopfentwicklung ist dies schonender für das Kind, da sich die Hebelkräfte auf Halswirbelsäule und Unterkiefer verteilen.

Veit-Smellie-Handgriff

Nach einer Armlösung steht der Rücken oft seitlich und der im Becken befindliche Kopf schräg. Um nun den Kopf schnell zu entwickeln, muß er in den geraden Durchmesser gebracht und gebeugt werden. Dazu wird die der Bauchseite des Kindes zugewandte Hand so zwischen die Extremitäten geschoben, daß das Kind auf dem Un-

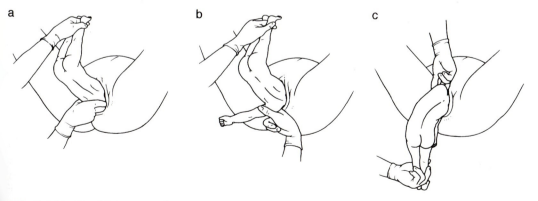

Abb. 5.6-25: Kombinierte Armlösung nach Bickenbach, a. Erst wird das Kind hochgehoben und b. der hintere Arm gelöst (ähnlich klassischer Armlösung), dann c. das Kind nach unten gezogen, um den vorderen Arm zu lösen

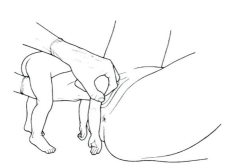 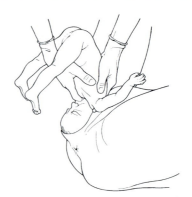

Abb. 5.6-26: Veit-Smellie-Handgriff zur Kopfentwicklung, **a.** Das Kind „reitet" auf einem Arm, der Zeigefinger im kindlichen Mund bringt den Kopf in Beugehaltung. Die andere Hand greift gabelförmig über die Schulter, **b.** Mit gleichmäßiger Zugkraft auf den Schultern wird durch langsames Anheben des „Reitarmes" der Kopf geboren (aus Pschyrembel/Dudenhausen: Praktische Geburtshilfe)

terarm „reitet" (Abb. 5.6-26). Der Oberkörper liegt in der Handfläche, der Zeigefinger geht in die Scheide ein, um den rechts (I. BEL) oder links (II. BEL) stehenden Mund aufzufinden und einzugehen. Mit dem im Munde befindlichen Finger kann jetzt der Kopf in den geraden Durchmesser gebracht und gebeugt werden.

Die andere, dem kindlichen Rücken zugewandte Hand greift gabelförmig über die Schulter und führt das Kind rasch nach hinten (abwärts), bis die Nackenhaargrenze sichtbar wird. Unter Beibehaltung der Zugkraft auf die Schultern wird nun der „Reitarm" ganz langsam angehoben, damit Kinn, Gesicht, Vorder- und Hinterhaupt langsam über den Damm treten können.

Extrem selten steht der kindliche *Rücken* nach der Armlösung hinten (*dorsoposterior*). In diesem Fall wird zur Kopfgeburt der **umgekehrte Veit-Smellie-Handgriff** angewandt (das Kind liegt dann mit dem Rücken auf der gabelförmig gehaltenen Hand und „reitet" rücklings auf dem Unterarm).

5.6.10 Querlage (QL)

Die seltene Querlage (etwa 1%) ist eine Lageanomalie. Sie wird bei Mehrgebärenden etwa 3mal häufiger beobachtet als bei Erstgebärenden. Die Querlage eines Kindes kann oft schon von außen an der runden bis querovalen Form des mütterlichen Bauches erkannt werden.

Die Diagnose erfolgt mit *Leopold-Handgriffen*:

- Uterusfundus steht auffallend tief, ca. 1–2 Querfinger über dem Nabel (*1. Handgriff*)
- auf beiden Seiten sind große Teile (Kopf und Steiß) zu tasten (*2. Handgriff*)
- Fehlen des vorangehenden Teils (*3. Handgriff*)
- kindliche Herztöne sind in näherer Umgebung des Nabels am deutlichsten hörbar.

Eine vaginale Untersuchung sollte nach Möglichkeit unterbleiben, da sie leicht einen Blasensprung provoziert. Die Diagnose wird mit *Ultraschalluntersuchung* gesichert, dabei kann auch die exakte Lage des Kindes bestimmt werden.

Die **Einteilung** orientiert sich an der Lage des Kopfes und der Stellung des Rückens:

Kopf links:	I. Querlage
Kopf rechts:	II. Querlage
Rücken vorne:	dorsoanteriore QL
Rücken hinten:	dorsoposteriore QL

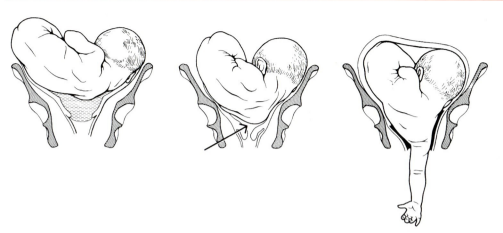

Abb. 5.6-27: **Gefahren der Querlage** (hier I. dorsoanteriore QL), **a.** Fruchtblase steht, noch keine akute Gefahr, **b.** Fruchtblase gesprungen, Gefahr von Schultereinkeilung (Pfeil), Nabelschnurvorfall, fetaler Hypoxie, Uterusruptur, **c.** Verschleppte Querlage mit Armvorfall und eingekeilter Schulter, höchste Gefahr der Hypoxie und Ruptur besonders des überdehnten unteren Uterinsegmentes! (aus Pschyrembel/Dudenhausen: Praktische Geburtshilfe)

Liegt der Kopf deutlich tiefer als der Steiß, handelt es sich um eine Schräglage (s. S. 175, Abb. 5.1-9).

In *frühen Schwangerschaftsmonaten* ist eine QL unbedenklich, das Kind dreht sich meist bald spontan zur Längslage. In der 35.–37. *SSW* kann die spontane Wendung des Kindes in Längslage durch Übungen und Moxen begünstigt werden (s. S. 159), danach besteht die Möglichkeit, das Kind in der Klinik aktiv von außen zu wenden (unter CTG-Kontrolle und Tokolyse).

Gelingt dies nicht, wird heute immer zur **abdominalen Schnittentbindung** geraten, denn eine innere Wendung und ganze Extraktion des Kindes bei vollständig geöffnetem Muttermund ist extrem gefährlich für Mutter (Uterusruptur) und Kind (Hypoxie, Verletzungen).

Die Frau sollte 2–3 Wochen vor dem errechneten Geburtstermin in eine Klinik eingewiesen werden, denn mit Wehenbeginn und Blasensprung geraten Mutter und Kind oft in akute Gefahr (Abb. 5.6-27). Außerdem besteht zum Schwangerschaftsende bei QL häufiger eine Plazentainsuffizienz. Die Störung der Hämodynamik wird wahrscheinlich durch die besondere Lage von Plazenta und Fet verursacht.

5.6.11 Mehrlingsgeburten

Christl Rosenberger

Die Entwicklung von Zwillingen und die Betreuung von Mehrlingsschwangerschaften werden im Kapitel Schwangerschaft auf S. 154 ff. dargestellt.

Für eine Mehrlingsgeburt mit mehr als 2 Kindern wird in der Regel die *operative Geburt* (Sectio) der vaginalen Geburt vorgezogen, ebenso bei einer zu erwartenden Frühgeburt von Zwillingen. Die häufig auftretende Plazentainsuffizienz (ungenügende Plazentaleistung) vor der 40. SSW kann durch regelmäßige CTG- und Ultraschallkontrollen erkannt werden. Besteht eine fetale Gefährdung eines oder beider Kinder, wird die Geburt vorzeitig eingeleitet. Bei unreifer Zervix wird meist mit Priming (Weichmachen) durch lokale Prostaglandingabe begonnen (s. S. 260).

Eine vaginale Geburt kann angestrebt werden, wenn:
- Sich der *1. Zwilling in Schädellage* befindet (Abb. 5.6-28)

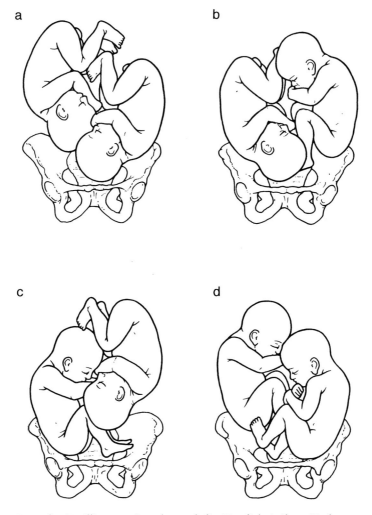

Abb. 5.6-28: **Lage der Zwillinge zueinander** und die Häufigkeit ihres Vorkommens, a. Beide Kinder in Kopflage (ca. 45%), **b, c.** Kopf- und Beckenendlage (ca. 35%), **d.** Beide Kinder in Beckenendlage (ca. 10%). Selten sind: Quer- und Kopflage (ca. 6%), Quer- und Beckenendlage (ca. 3%), beide Kinder in Querlage (ca. 1%)

- das Gestationalter *über der 32. SSW* oder das Schätzgewicht *über ca. 1800 g* liegt
- *weniger als 500 g* geschätzte Gewichtsdifferenz zwischen den Kindern besteht
- keine Hinweise auf *geburtsmechanische Probleme* vorliegen
- *keine*, auch bei Einlingen übliche, *Kontraindikationen* bestehen.

Bei Leitung einer vaginalen Zwillingsgeburt müssen einige typische, bei Gemini häufig vorkommende Regelwidrigkeiten berücksichtigt werden:

1. **Geburtsmechanische Anomalien:** Die Notwendigkeit einer günstigen Raumausnutzung im Uterus kann regelwidrige Lagen, Poleinstellungen, aber auch Haltungs- und Einstellungsanomalien des Kopfes begünstigen.

2. **Vorzeitiger Blasensprung:** Viele Zwillingsgeburten (ca. 35%) beginnen mit vorzeitigem Bla-

sensprung. Es besteht die Gefahr eines Nabelschnurvorfalls oder der Vorfall kleiner Körperteile, wenn der 1. Zwilling das untere Uterinsegment nicht genügend ausfüllt.

3. **Wehenschwäche:** Ursachen für *primäre Wehenschwäche* sind Überdehnung des Uterus und fehlender Druck auf die Zervix bei hochstehendem vorangehenden Kindsteil. Ursache einer *sekundären Wehenschwäche* ist die Ermüdung des überdehnten Uterus. Diese kann eine Uterusatonie in der Nachgeburtsperiode begünstigen.

4. **Lange Geburtsdauer:** Die Infektionsgefahr steigt an, es kann zu Drucksymptomen durch Kompression der Beckenorgane (Vulvaödem) und zur Erschöpfung der Mutter kommen.

5. **Erhöhte hypoxische Gefährdung der Kinder** wegen einer Plazentainsuffizienz oder verminderten Durchblutung der überdehnten Uteruswand. Das 2. Kind ist besonders nach Geburt des 1. Kindes gefährdet. Durch die sehr schnell eintretende Verkleinerung der Uteruswand und damit der Plazentahaftfläche kommt es zur *Plazentamangeldurchblutung*, außerdem besteht die Gefahr einer vorzeitigen Plazentalösung. Fehlender Gegendruck des 1. Kindes begünstigt die Ablösung der Plazenta (Plazenten), darum bleibt nur *wenig Zeit* für die gefahrlose Geburt des 2. Kindes.

Vorbereitung des Gebärzimmers

Personen: Zur Geburt sollten *2 Hebammen* und *2 Ärzte* anwesend sein, evtl. ist noch *ein Pädiater* hinzuzuziehen. Der *Anästhesist* muß informiert und rufbereit sein.

Apparate: 2 CTG-Geräte oder ein Spezialgerät für Zwillinge zur kontinuierlichen FHF-Registrierung (s. Gerätekapitel S. 483), 2 Absauggeräte, 2 Beatmungsmöglichkeiten sowie Narkoseapparat, Ultraschall- und Vakuumgerät.

Infusionen: Venösen Zugang der Frau evtl. mit Basisinfusion offenhalten. Oxytocininfusion vorbereiten.

Geburtstisch: 2 Geburtensets mit 2 Absaugkathetern und genügend Nabelklemmen (Plastik u. Metall). Zur Unterscheidung wird Zwilling A mit Einmalnabelklemmen an Kind und Plazenta abgenabelt, ebenso das Nabelschnurstück für die pH-Bestimmung, Zwilling B mit Bändchen oder vorläufig mit Metallklemmen. Zwei beschriftete Schalen für die Materialien zur Bestimmung des Nabelschnur-pH und je ein Röhrchen für das Nabelschnurblut, mit Zwilling A und B bezeichnet.

Ein Instrument zum Öffnen der Fruchtblase, Kopfelektrode sowie Forzeps und Vakuumset müssen bereitgelegt werden.

Reanimationsplätze: Pro Kind einen Platz vorbereiten und für Zwilling A und Zwilling B beschriften. Versorgung mit Sauerstoff und Wärme sowie Absaugmöglichkeit müssen für beide Kinder gewährleistet sein. Zur Erstreanimation sind 2 Ambubeutel mit passenden Ansatzstücken und Absaugkatheter bereitzulegen.

Geburtsleitung bei Gemini

Eine vaginale Zwillingsgeburt erfordert *interdisziplinäre Zusammenarbeit von Hebamme, Gynäkologe und Pädiater* und sollte grundsätzlich **in der Klinik** stattfinden.

Bei etwa 50% aller Zwillingsgeburten verläuft die vaginale Geburt normal. Sie erfolgt unter kontinuierlicher Herztonableitung beider Kinder.

Eine häufig auftretende *Wehenschwäche* wird vorsichtig behandelt. Durch äußere und innere Untersuchung sowie mit Ultraschall werden Lage und Haltung des vorangehenden Zwillings diagnostiziert.

Sehr selten ist die Komplikation der *Zwillingskollisionen* (Abb. 5.6-29). Ebenfalls selten sind miteinander *verwachsene Zwillinge*, die ein Geburtshindernis darstellen. Durch frühzeitige Diagnose und Entscheidung zur Sectio caesarea kann den

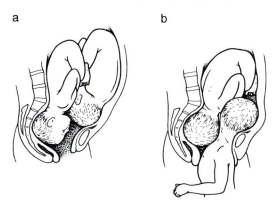

Abb. 5.6-29: Zwillingskollisionen, a. Beide Kinder in Kopflage, der Kopf des 2. Kindes ist vor dem Rumpf des 1. Kindes ins kleine Becken eingetreten, der 1. Zwilling kann nicht tiefertreten, b. Verhakung der Köpfe, das 1. Kind kann nicht aus Beckenendlage entwickelt werden, da der Kopf des 2. Kindes bereits ins kleine Becken eingetreten ist

Kindern die Gefahr der intrauterinen Hypoxie erspart werden.

Da bei der Geburt oft Manipulationen nötig sind (Episiotomie, Vakuum- bzw. Forzepsextraktion, Eingehen mit der Hand), sollte vorher eine wirksame *Schmerzerleichterung* mit der Frau vereinbart werden, z. B. Pudendus- oder Periduralanästhesie. Außerdem ist es von Vorteil, die Frau zur Geburt primär im *Querbett* zu lagern, um hastiges Umlagern zur Geburt des 2. Zwillings zu vermeiden.

Sofort nach Geburt des 1. Zwillings sollte eine Person beide Uteruskanten schienen, damit der 2. Zwilling in Längslage bleibt oder zu liegen kommt. Das Wehenmitel kann jetzt nach Bedarf per infusionem gegeben bzw. gesteigert werden. Kein i.v.-Bolus, denn zu hohe Oxytocingaben können den Muttermund verengen oder eine vorzeitige Plazentalösung verursachen!

Nach Abnabelung des 1. Zwillings (auch zur Plazenta) mit gekennzeichneten Nabelklemmen muß eine vaginale Untersuchung erfolgen, um das Eintreten des vorangehenden Kindsteiles ins kleine Becken zu überprüfen. Bei Unklarheiten ist die Sonographie erforderlich.

Sobald der Kopf, bzw. das Beckenende des nachfolgenden Kindes fest ins Becken eingetreten ist, wird die Fruchtblase eröffnet (*Amniotomie*).

Der anzustrebende Zeitabstand zwischen der Geburt des 1. und 2. Zwillings beträgt 5, max. 20 Minuten bzw. 3–8 Kontraktionen.

Voraussetzung für eine Spontangeburt sind ein physiologisches Herzfrequenzmuster des 2. Kindes und keine verstärkte Blutung (Verdacht auf vorzeitige Plazentalösung).

Liegt der 2. Zwilling in Querlage, kann eine äußere Wendung auf Kopf oder Steiß versucht werden. Gelingt dies nicht, wird in Vollnarkose eine innere Wendung auf den Fuß und ganze Extraktion oder gleich eine Sectio ausgeführt.

Bei jedem Hinweis auf **intrauterine Hypoxie** oder **vorzeitige Plazentalösung** muß die Geburt sofort operativ beendet werden, je nach Befund per Vakuum, Forzeps oder Sectio. Zu beachten ist, daß die Zervix zu einem Hindernis für die spontane Geburt des 2. Zwillings werden kann, da sich der Muttermund durch Tonuserhöhung nach Geburt des 1. Kindes verkleinert.

Leitung der Nachgeburtsperiode

Meist lösen sich die Plazenten beider Kinder erst nach Geburt des 2. Zwillings. Nachdem das 1. Kind den Uterus verlassen hat, kann jedoch durch Zunahme des Uterustonus eine Teillösung seiner Plazenta erfolgen. Selten wird die Plazenta des 1. Kindes schon vor Geburt des 2. Zwillings vollständig abgelöst und geboren.

Komplikationen für die Mutter ergeben sich meist durch Ermüdung des überdehnten Uterus. Der Ablösungsmechanismus ist verzögert, die Lösungsblutung meist verstärkt und eine Retention (Zurückbleiben) von Plazentateilen ist häufig. Es besteht über mehrere Stunden die Gefahr einer schweren *atonischen Nachblutung*.

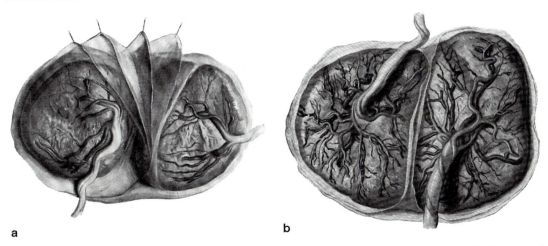

Abb. 5.6-30: a. Nachgeburt dichorisch-diamnioter Zwillinge mit getrennten Plazenten. Die Trennwand besteht aus 2 Amnien und 2 Chorien (eineiig oder zweieiig),
b. Nachgeburt monochorisch-diamnioter Zwillinge mit gemeinsamer Plazenta und 2 Amnionhäuten (fast immer eineiig) (aus Weibel: Lehrbuch der Frauenheilkunde)

Um diesen Komplikationen vorzubeugen, wird meist unmittelbar nach Geburt des 2. Zwillings der Mutter über 1–2 Stunden ein Wehenmittel (Infusion) gegeben. Es gehört zu den *Aufgaben der Hebamme*, den Höhenstand des Uterus (steht meist etwas höher als nach Einlingsgeburten), dessen Festigkeit und die vaginale Blutung post partum zu kontrollieren. Bei Vollständigkeitskontrolle der Plazenten sollte auf die *Anzahl der Eihäute* geachtet werden.

Diagnose der Ein- oder Zweieiigkeit:
Kinder mit unterschiedlichem Geschlecht müssen zweieiig sein. Viele Eltern gleichgeschlechtlicher Zwillinge möchten gerne wissen, ob ihre Kinder eineiig sind. Dies ist in einigen Fällen durch Betrachtung der Nachgeburt festzustellen:
Eineiigkeit besteht, wenn eine gemeinsame Plazenta und gemeinsame Eihäute vorhanden sind. Entweder sind die Zwillinge durch keine oder durch 2 Eihäute (2 Amnien) getrennt (Abb. 5.6-30b).
Ein- oder Zweieiigkeit besteht, wenn sich eine Plazenta mit 4 Eihäuten (2 Amnien, 2 Chorien) findet (Abb. 5.6-30a), ebenso bei zwei Einzelplazenten. Eine Bestimmung der kindlichen Blutgruppen aus Nabelschnurblut kann auch zur Klärung beitragen. Histochemische und gewebstypisierende Untersuchungen des Plazentagewebes führen mit hoher Wahrscheinlichkeit zur Diagnose der Eiigkeit der Kinder, sind aber sehr aufwendig.

5.6.12 Präeklampsie

Mareike Teich/Ulrike Harder

Die Beschreibung des Krankheitsbildes, der Ätiologie und Therapie einer Präeklampsie (ehm. EPH-Gestose) wird im Schwangerschaftskapitel auf S. 147 ff. ausführlich beschrieben.

Während der Geburt ist eine sorgfältige Überwachung und Behandlung von Mutter und Kind notwendig.
Bei leichter bis mittelschwerer Präeklampsie wird eine baldige vaginale Geburt angestrebt, günstigerweise mit Periduralanästhesie. Da das Kind durch Plazentainsuffizienz gefährdet ist, erfolgt die Geburt unter CTG-Dauerüberwachung. Die Indikation zur Sektio wird großzügig gestellt, bei schwerer Präeklampsie oder Eklampsie ist eine Notsektio angezeigt (s. S. 565).

Symptome
Während der Geburt muß auf folgende Symptome geachtet werden:

- **Hypertonie:** Blutdruck $\geq$ 140/90 oder: der systolische Wert liegt 30, der diastolische 15 mmHg über dem Ausgangswert zu Schwangerschaftsbeginn
- **Proteinurie:** über 3 g/l Eiweiß ist im Urin nachweisbar
- **Oligurie:** Urinmenge unter 400 ml/24 h
- **Ödeme:** aufgeschwemmtes Gesicht, generalisiert (Füße, Beine, Hände)
- **Zerebrale Störungen:** Kopfschmerzen, Sehstörungen, Augenflimmern, motorische Unruhe, Hyperreflexie
- **Oberbauchbeschwerden:** Magenschmerzen, Erbrechen, Übelkeit, Leberdruckschmerz.

Die Verschlimmerung eines oder mehrerer Symptome kann *Vorbote einer Eklampsie* (Krampfanfall) sein, dieser kann aber auch ohne vorherige Symptomatik auftreten.

Behandlung der Präklampsie:

- *antikonvulsive Therapie:* Verhinderung eines eklamptischen Anfalls durch zentrale Dämpfung
- *antihypertensive Therapie:* Blutdrucksenkung
- *Inganghalten und Steigerung der Diurese:* ausreichende Urinausscheidung und Ausschwemmung generalisierter Ödeme.

Eklampsie-Notfallkasten
Um im Notfall unnötige Wege zu vermeiden, sollte immer ein Eklampsie-Notfallkasten bereitstehen mit folgenden Inhalt:

- *Guedeltubus* (Pharyngealtubus) zum Freihalten der Atemwege
- *Reflexhammer:* Überprüfung eines gesteigerten oder medikamentös gedämpften Patellarsehnenreflexes am Knie
- *Intubationsbesteck:* Laryngoskop, Endotrachealtubus (verschiedene Größen), Beatmungsbeutel, Spritze zum Blocken der Tubusmanschette, Pflaster zur Tubusbefestigung
- Material zum Legen einer *Verweilkanüle*
- *zentraler Venenkatheter* zur Messung des zentralen Venendruckes (ZVD)
- *Medikamente:* Diazepam (Valium®) zur Unterbrechung eines Krampfanfalls; Hydralazin (Nepresol®) zur Blutdrucksenkung; Magnesium (Mg-5-Sulfat®, Magnorbin®) zur zentralen Dämpfung; Mannitol- oder Sorbitlösungen (osmotische Diuretika z. B. Osmafundin®) zur Steigerung der Nierendurchblutung, Urinproduktion und Entwässerung der Ödeme, evtl. Furosemid (Lasix®) als stark wirkendes Diuretikum; Atosil® zur präoperativen Sedierung und mehrere Ampullen NaCL 0,9%.

Hebammentätigkeiten
Vorbereitende Maßnahmen:

- Ruhiges abgedunkeltes Zimmer, Bett von allen Seiten zugänglich, Notfallkasten in Reichweite, CTG-Gerät mit leise gestellter FHF-Registrierung.
- Guedeltubus griffbereit im Wasserglas, Sedativum (z. B. 10 mg Valium®) aufgezogen in einer beschrifteten Spritze.
- Infusionen mit Infusionspumpe zur antikonvulsiven und antihypertensiven Therapie.
- Materialien zum Legen eines Blasenverweilkatheters und Urimeter (Urinbeutel mit feiner Meßskala).
- Blutdruckgerät zur kontinuierlichen RR-Kontrolle, evtl. zentraler Venenkatheter zum Messen des ZVD.
- Materialien zum Legen einer Periduralanästhesie.
- Überwachungsbogen zur engmaschigen Dokumentation.

Antepartale und postpartale Betreuung:

- alle Handlungen *ruhig und leise* ausführen
- *genaue Dokumentation* aller Meßdaten, Beobachtungen und verabreichten Medikamente (ärztliche Anordnungen vom Arzt dokumentieren lassen)
- *Frau zur Sektio vorbereiten* (Dauerkatheter, Op-Hemd, evtl. Rasur, Entfernung von Kontaktlinsen und Zahnprothesen)
- *Vitalzeichenkontrolle* (Blutdruck, Puls, Temperatur und Atmung), evtl. stündlich ZVD-Messung
- *Laborwerte* kontrollieren

- *Urinausscheidungen* stdl. messen (sollte nicht unter 30 ml/h sein), 24 Std.-Urin für eine quantitative Eiweißbestimmung sammeln
- *Infusionstherapie* (nach Anordnung)
- *Bilanzierung* der Einfuhr (Infusionen) und Ausfuhr (Urin) alle 8 Stunden
- *Beobachten der Frau* auf Zyanose und neurologische Symptome (motorische Unruhe, Kopfschmerzen, Augenflimmern)
- *Dauer CTG* zur sorgfältigen Überwachung der fetalen Herzfrequenz.

Bei jeder Verschlechterung des mütterlichen oder fetalen Zustandes muß unverzüglich der Arzt informiert werden!

Außerordentlich wichtig für die Betreuung von Frauen mit Präeklampsie ist die Beachtung ihrer emotionalen Bedürfnisse. Sie äußern Ängste um ihr eigenes und das Wohlbefinden ihres Kindes. Häufig entstehen Schuldgefühle bei der Frau, für ihr Kind nicht alles und das Beste getan zu haben. Hier ist eine gute Erklärung der Krankheit, moralische Unterstützung und Stärkung des Selbstwertgefühles der Frau durch die Hebamme notwendig. Die Mutter muß sicher sein, daß alle Maßnahmen zu ihrer Gesundheit und dem Wohlergehen des Kindes ergriffen werden.

Eklamptischer Anfall

Der Anfall verläuft in *2 Phasen*:

- Erst kontrahieren sich für etwa 15−20 Sek. alle Muskeln (*tonische Phase*)
- dann folgen rhythmische Zuckungen (*klonische Phase*) meist mit Atemstillstand.

Die Atmung setzt nach ca. 60 Sek. spontan mit tiefen schnarchenden Atemzügen wieder ein. Es folgt eine tiefe Bewußtlosigkeit.

Hebammentätigkeit

- Sofort Arzt informieren lassen.
- Unterbrechung des Krampfanfalls mit Valium® (10−20 mg i. v.) oder mit einer Initialdosis Magnesium (langsam i. v.) je nach ärztlicher Anordnung.
- Guedeltubus zum Ende der tonischen Phase einlegen, um Zungenbisse zu verhindern und die Atemwege freizuhalten. Patientin festhalten, zur Vermeidung von Verletzungen während der klonischen Phase (Schüttelkrampf).
- Wenn nötig O_2-Gabe über Maske bzw. Intubation und Beatmung.
- Alles zur Notsektio richten, Op-Team informieren.

HELLP-Syndrom

Eine seltene, lebensgefährliche Variante der Präeklampsie ist das von Weinstein 1982 definierte HELLP-Syndrom (s. Schwangerschaftskapitel S. 150).

Leitsymptome sind:

- beschleunigter Abbau von Erythrozyten
- niedrige Thrombozytenzahl
- erhöhte Leberenzymwerte
- Oberbauchschmerzen, Leberdruckschmerz.

Das HELLP-Syndrom erfordert die *sofortige Beendigung der Schwangerschaft*. Eine Sektio ist bei unreifem Geburtsbefund selten zu umgehen. Nach der Entbindung sollte die Frau auf einer Intensivstation überwacht werden, meist tritt baldige spontane Besserung ein.

Komplikationen bei Nichterkennung sind:

- *akute Plazentainsuffizienz* mit fetaler Gefährdung
- schwere *Gerinnungsstörung* mit atonischer Nachblutung
- *Leberschädigungen* (z. B. subkapsuläres Hämatom).

Beim HELLP-Syndrom gelten die gleichen Überwachungsmaßnahmen wie bei der Präklampsie. Zusätzlich muß auf Zeichen einer **Gerinnungsstörung** geachtet werden:

- Urin oder Stuhl mit Blutbeimengungen
- blutiges Sputum (Auswurf) bei Lungenödem oder pulmonaler Blutung
- Zeichen eines Blutverlustes: Bewußtseinsveränderungen, Luftnot, ansteigender Puls, absinkender RR.

Der Blutverlust während und nach der Geburt muß genau gemessen werden, die Betreuung erfolgt analog derjenigen bei Präeklampsie.

5.6.13 Diabetes mellitus

Krankeitsbild, Ätiologie und Therapie des Diabetes mellitus und des Gestationsdiabetes finden sich im Schwangerschaftskapitel auf S. 151 ff.

Eine Schwangere mit Diabetes mellitus hat bei optimaler Einstellung des Blutzuckers (BZ) kein wesentlich erhöhtes Geburtsrisiko. Ein spontaner Wehenbeginn in Terminnähe kann bei komplikationslosem Schwangerschaftsverlauf abgewartet werden. Eine Terminüberschreitung sollte wegen drohender Plazentainsuffizienz vermieden werden. Bei makrosomen (sehr großen) Kindern (Abb. 5.6.-31) muß mit einer erschwerten Schulterentwicklung gerechnet werden (s. S. 280 ff.). Die Indikation zur Sektio wird großzügiger gestellt.

Maßnahmen während der Geburt:

- *Insulingabe* (Alt-Insulin) entsprechend bisheriger Tagesdosis und aktuellem BZ-Wert.
- *Steuerung des Kohlehydratstoffwechsels* über normale Mahlzeiten und Zwischenmahlzeiten bzw. mit 5%iger *Glukose-Infusion* (6–12 g Glukose/h = 120–240 ml/h).
- 1–2stündliche *BZ-Kontrollen*, ein pathologischer Blutzucker wird korrigiert durch zusätzliche Glukose- oder Insulingabe.

Das Neugeborene wird zunächst wegen erhöhter Gefahr von Atemnotsyndrom, Hypoglykämie, Hypokalzämie und Hyperbilirubinämie als Risikokind eingestuft und sollte von einem Pädiater betreut werden.

Die erste BZ-Bestimmung kann aus dem Nabelschnurblut erfolgen, dann wird in den ersten Stunden regelmäßig der BZ bestimmt, er sollte nicht unter 40 mg/% absinken. Das Kind wird möglichst früh angelegt, anschließend erhält es

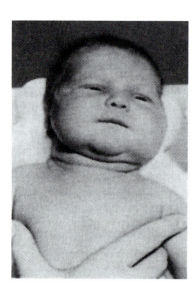
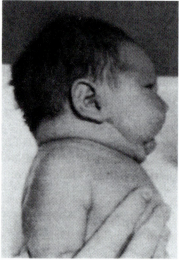

Abb. 5.6-31: Kind einer diabetischen Mutter (Riesenkind). Zweites Kind einer seit 4 Jahren insulinpflichtigen Diabetikerin. Geburtsgewicht: 4560 g, Länge: 57 cm (Foto des Zentralinstituts für Diabetes „Gerhard Katsch", Karlsburg).

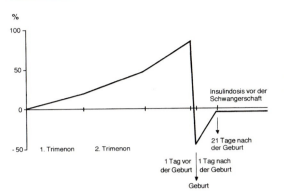

Abb. 5.6-32: **Insulinbedarf** während der Schwangerschaft und nach der Geburt

prophylaktisch ein Fläschchen mit 15–20 %iger Glukose.

Der Insulinbedarf der Mutter fällt nach der Entbindung stark ab (Abb. 5.6-32), eine Insulin-Neueinstellung ist deshalb erforderlich.

5.6.14 Polyhydramnion

Eine abnorm vermehrte Fruchtwassermenge wird *Polyhydramnion* oder kurz *Hydramnion* genannt, eine verminderte Fruchtwassermenge als *Oligohydramnion* bezeichnet.

Fruchtwassermenge zum Geburtstermin:	
unter 100 ml:	Oligohydramnion
100– 500 ml:	wenig
500–1000 ml:	normal
1500–2000 ml:	reichlich/viel
über 2000 ml:	Polyhydramnion

Ursachen
Warum es zu einer vermehrten Fruchtwassermenge kommt, ist oft nicht bekannt. Entweder wird zuviel Fruchtwasser produziert oder zu wenig resorbiert (z. B. wenn das Kind zu wenig trinkt). Ein Polyhydramnion kann als Begleiterscheinung auftreten bei:

— Rhesusunverträglichkeiten
— Diabetes
— Mehrlingsschwangerschaften
— fetalen Infektionen wie Zytomegalie, Toxoplasmose, Listeriose.

In ca. 30 % der Fälle hat das Kind Fehlbildungen wie:

— Verschluß der Speiseröhre (Ösophagusatresie)
— Lippen–Kiefer–Gaumenspalte
— Spaltbildung am Rücken (Spina bifida)
— Fehlen von Schädeldach und Hirnteilen, sog. Froschkopf (Anenzephalus)
— Herz- und Nierenschäden.

Angesichts dieser Pathologien haben betroffene Frauen oft große Angst, ein krankes Kind zu gebären. Glücklicherweise kommen aber über 50 % aller Neugeborenen nach Polyhydramnion gesund auf die Welt!

Symptome bei Polyhydramnie

— übermäßig gedehnter, kugelig runder Bauch, der Uterus ist druckempfindlich und prallhart
— Fundusstand höher als der Schwangerschaftswoche entsprechend (schnelle Zunahme des Bauchumfangs in der Schwangerschaft)
— Kind frei beweglich, schlecht durchzutastende Kindsteile
— kindliche Herztöne sind kaum hörbar und schwer abzuleiten.

Die **Diagnose** kann mittels Ultraschalluntersuchung früh gestellt werden, es finden sich deutlich vergrößerte Fruchtwasserareale.

Komplikationen bei Geburt

• *Primäre Wehenschwäche* durch Überdehnung des Uterus mit verzögerter Eröffnungsperiode.
• *Lageanomalie, Nabelschnurvorfall* bei Blasensprung.
• Vorzeitige *Plazentalösung* durch starken Abfall des intraminalen Druckes nach Blasensprung mit viel Fruchtwasserabgang.
• Atonische *Nachblutungen* bei Wehenschwäche.

Geburtsleitung

Eine Schwangere mit einem Polyhydramnion ist neben der psychischen Belastung (Sorge um die Gesundheit ihres Kindes) auch einer hohen physischen Belastung ausgesetzt. Besonders zum Geburtstermin haben viele Frauen Atembeschwerden, damit verbunden auch Schlafstörungen. Sie wünschen sich das Einsetzen der Wehen, haben aber auch Angst davor. Zuspruch, Zuhören und Einfühlungsvermögen der Hebamme können das Selbstwertgefühl und Besinnen auf eigene Kräfte stärken.

Solange die Fruchtblase geschlossen ist, wird meist ein *unterstützender Wehentropf* nötig sein. Evtl. kann das Wasser vom Arzt durch kontrollierte *Amniotomie* (Fruchtblaseneröffnung) mit einer feinen Kanüle langsam abgelassen werden, während die Hebamme das Köpfchen von außen in den Beckeneingang schiebt. Hierzu sind Spekula oder ein Amnioskop, sowie eine Kornzange zum Halten der Kanüle notwendig. Wenn möglich wird das Fruchtwasser in mehreren Portionen abgelassen (je 500–1000 ml), um einer vorzeitigen Plazentalösung vorzubeugen. Der Wehentropf muß nach der Amniotomie abgestellt werden!

5.6.15 Oligohydramnion

Eine stark verminderte Fruchtwassermenge wird als Oligohydramnion bezeichnet. Wenig Fruchtwasser bedeutet für das Kind mangelnde Beweglichkeit in der engen Amnionhöhle. Folgen der Oligohydramnie für das Kind können sein:

– Mangelentwicklung
– Schiefhals oder Hackenfuß (wegen Zwangshaltung in utero)
– Atemstörungen post partum (Lunge ist mangelhaft entwickelt wegen Thoraxkompression in utero).

Ursachen

– Fehlbildungen der Niere und ableitenden Harnwege
– Plazentainsuffizienz bei Wachstumsretardierung
– Plazentainsuffizienz bei Übertragung
– Plazentainsuffizienz bei Präklampsie
– vorzeitiger Blasensprung (evtl. unerkannt).

Symptome bei Oligohydramnie

– kleiner Bauchumfang und Symphysen-Fundus-Abstand
– Fundusstand niedriger als der SSW entsprechend
– Kindsteile von außen gut zu tasten, Kindsbewegungen für die Mutter schmerzhaft
– geringes fetales Wachstum.

Die **Diagnose** wird mittels Sonographie gestellt. Im Ultraschallbild finden sich nur noch kleinste Fruchtwasserareale, evtl. liegt der Rücken der Uteruswand direkt an.

Komplikationen bei Geburt

- *Pathologische FHF-Muster* bei Plazentainsuffizienz.
- Bei *Nabelschnurkompression* Dezelerationen im CTG (da die NS dem Wehendruck direkt ausgesetzt ist).
- Zusätzlich *grünes Fruchtwasser* (evtl. erbsbreiartig).
- *Anpassungsstörungen* des mangelentwickelten Neugeborenen.

5.6.16 Frühgeburt

Eine Frühgeburt ist eine Geburt **vor der vollendeten 37. SSW**. Bei internationalen Vergleichen wird auch ein **Geburtsgewicht unter 2500 g** als Frühgeburtskriterium verwendet.

Der Auslöser einer beginnenden Frühgeburt ist ebenso unklar, wie der einer termingerechten Geburt. Oxytocin, Östrogene, Progesteron und vor allem Prostaglandine spielen dabei eine Rolle (s. S. 167 ff.).

Leitung einer Frühgeburt

Ist eine drohende Frühgeburt nicht mehr aufzuhalten, oder sind schwangerschaftsverlängernde Maßnahmen auf Grund kindlicher bzw. mütterlicher Bedrohung (Plazentainsuffizienz bzw. Präeklampsie) nicht indiziert, muß mit der Mutter der *Entbindungsmodus* besprochen werden.

Ein unreifes Kind ist gegenüber Sauerstoffmangel, Geburtsverletzungen und Infektionen besonders empfindlich. Neben Lungenunreife (*Surfactantmangel*) ist die intrakranielle Blutung (*Hirnblutung*) die Hauptursache für bleibende kindliche Schäden und perinatale Mortalität. Eine **vaginale Geburt** wird nur versucht, wenn das Kind in Schädellage liegt, der Muttermund sich zügig öffnet und das CTG unauffällig ist. Die Indikation zur **Schnittentbindung** wird im Interesse des Kindes großzügiger gestellt.

Der Entbindungsort sollte möglichst eine Klinik mit Neugeborenen-Intensivstation sein, da ein längerer Transport im Inkubator für das Kind belastend ist. Darum ist die Verlegung einer Schwangeren mit drohender Frühgeburt (im Krankenwagen mit Hebammenbegleitung) in eine entsprechende Klinik zu erwägen (*In-utero*-Verlegung).

Maßnahmen bei einer Frühgeburt

- *Externe CTG-Dauerüberwachung.*
- *Fruchtblase möglichst nicht eröffnen*, um die geburtstraumatische Belastung zu vermindern.
- *Peridural- oder Pudendusanästhesie* zur Relaxation der Geburtswege; plazentagängige und atemdepressiv wirkenden Analgetika vermeiden.
- *Rechtzeitige Information eines Kinderarztes*, Vorbereitung des Neugeborenen-Reanimationsplatzes (s. S. 422).
- *Frühzeitige Episiotomie* und evtl. Spekulumentbindung zur Erweiterung des Beckenausgangs, um eine starke Kopfkompression zu vermeiden (Hirnblutungsgefahr).
- *Bei Geburtsstillstand oder drohender kindlicher Asphyxie* in der Austreibungsphase kann eine Forzepsentbindung mit Parallelzange erfolgen. Eine Vakuumextraktion wird vermieden, wegen der erhöhten Gefahr intrakranieller Blutungen.

Die Erstversorgung des Frühgeborenen ist auf S. 434 beschrieben. Pädiater, Kinderkrankenschwester, Hebamme, Geburtshelfer sollten sich bemühen, den Eltern nach der Erstversorgung einen körperlichen Kontakt zu ihrem Kind zu ermöglichen, bevor es auf die Neonatologie verlegt wird. Dies erleichtert den Eltern, einen Bezug zu ihrem Kind zu bekommen.

Wichtig: Das Kind darf dabei nicht auskühlen! Wird es mit einem vorgewärmten dicken Tuch bedeckt, kann es den ersten Hautkontakt mit seiner Mutter genießen.

5.6.17 Geburt eines toten Kindes

Clarissa Schwarz

In den letzten Jahren kommt es bei uns immer seltener vor, daß Kinder tot geboren werden: 1946 waren es in Deutschland ca. 25 von 1000 Kindern, 1982 noch 5, 1993 nur noch 3 Kinder.

Ursachen für den intrauterinen Fruchttod
Mögliche Ursachen für eine *Totgeburt* (engl. stillbirth, stille Geburt) im letzten Schwangerschaftsdrittel sind: kindliche Fehlbildungen, Plazentainsuffizienz, Nabelschnurkomplikationen, intrauterine Infektionen, Blutgruppenunverträglichkeit und unbekannte Ursachen.

Oftmals hat die schwangere Frau nach intrauterinem Fruchttod eine Vorahnung und kommt zur Untersuchung, z. B. weil sie keine Kindsbewegungen mehr spürt. Einige Frauen fühlen sich auch körperlich unwohl, sie frösteln, ihnen ist übel. Brust und Bauch können sich weicher anfühlen (mögliche Auswirkungen der veränderten hormonellen Situation und abnehmender Fruchtwassermenge).

Selbst wenn die Schwangere vorher ahnungslos war, die Zeit, in der die Hebamme Herztöne sucht, zunehmend nervöser wird und evtl. eine Kollegin um Hilfe bittet, vermittelt ihr, daß etwas nicht in Ordnung ist. Hier ist es Aufgabe der Hebamme, offen und ehrlich mit der Situation umzugehen, ohne eine nicht gesicherte Tatsache vorwegzunehmen, z. B.:

„Ich höre jetzt auf zu suchen und sage Frau Dr. A. Bescheid, sie kann eine Ultraschalluntersuchung machen."

Die Frau oder das Paar sollten dabei begleitet werden, damit sie sich nicht alleingelassen fühlen. Ist auf dem Ultraschallbild keine Herzaktion zu sehen, ist die Diagnose sicher. Das Kind ist tot. Dies wird den Eltern sofort mitgeteilt.

Erste Reaktionen der Eltern

Die ersten Reaktionen sind sehr unterschiedlich, und es erfordert sehr viel Fingerspitzengefühl, damit umzugehen. Manche Eltern haben sofort eine Menge Fragen, anderen fehlen völlig die Worte. Die Aussicht, Mutter und Vater zu werden, eine Geburt zu erleben, ohne ein Kind zu haben, ist ein Schock. Das ganze Leben, alle Vorstellungen werden durcheinandergewirbelt: Vorfreude, Liebe, und nun ist niemand da, der sie braucht. Dies gilt für Frauen, die dieses Kind zunächst nicht gewollt hatten, besonders. Sie sind zusätzlich einem Übermaß an Schuldgefühlen ausgeliefert.

Den Eltern Zeit geben

Nach der endgültigen Mitteilung besteht kein Grund zur Eile. Der Frau anzubieten, den Partner oder einen anderen Menschen zu verständigen (wenn sie allein gekommen ist), sollte genau so selbstverständlich sein, wie den Eltern zu signalisieren, daß Hebamme und Ärztin in der Nähe bleiben,

z. B.: „Wir lassen sie jetzt 10 Minuten alleine, dann besprechen wir alles weitere."

Diese Minuten können Hebamme und Ärztin nützen, um sich über das weitere Vorgehen abzustimmen. Auch sie sind mit eigenen Schockreaktionen konfrontiert, und fühlen sich erst einmal handlungsunfähig und hilflos. Nichts spricht dagegen, die Eltern spüren zu lassen, daß auch wir von ihrem Schicksal berührt und betroffen sind.

Bevor mit den Eltern weiteres besprochen wird, ist es notwendig zu erklären, daß das tote Kind keine Gefahr für die Mutter darstellt. Solange die Fruchtblase geschlossen ist, befindet sich das Kind in einer sterilen Umgebung, und es *verwest* nicht. Ohne Bakterien können keine Verwesungsprozesse einsetzen und keine Gerüche entstehen (Ausnahme: bei intrauteriner Infektion).

Mazeration

Innerhalb von Stunden nach dem Kindstod beginnt ein Auflösungsprozeß der Zellen (Autolyse), der **Mazeration** (lat. macerare = einweichen) genannt wird:

- *Mazeration 1. Grades:* Die Haut sieht weißlich aus, ist aufgeweicht und sehr leicht verletzbar. Ist das Fruchtwasser grün, sind meist Käseschmiere, Nabelschnur und Eihäute grünlich verfärbt.
- *Mazeration 2. Grades:* Nach 1–3 Tagen bildet die Haut Blasen, die sich abzulösen beginnen. Das Fruchtwasser ist rosa gefärbt (durch Auslaugen des Blutfarbstoffs).
- *Mazeration 3. Grades:* Nach ca. 3–4 Wochen sieht das Kind graubraun aus, das Fruchtwasser braun. Die Gelenke verlieren ihre Festigkeit, der Kopf verformt sich unregelmäßig durch Aufweichen der Knochenverbindungen, innere Organe lösen sich auf.

Geburtsleitung bei intrauterinem Fruchttod

Auch wenn 90% der toten Kinder innerhalb der nächsten 14 Tage spontan geboren würden, ist es heute üblich, nach der Diagnose die Geburt bald einzuleiten. Oft ist dies auch der Wunsch der Frau, die nicht länger ein totes Kind im Bauch haben und die Geburt schnell hinter sich bringen möchte. Sie ist jedoch nicht akut gefährdet (erst nach 3–5 Wochen wird in 25% der Fälle eine Gerinnungsstörung beschrieben).

Mit der Geburtseinleitung kann bis zum folgenden Tag abgewartet werden, wenn kein medizinischer Grund dagegen spricht. So haben die Eltern Zeit, sich an die traurige Nachricht zu gewöhnen; manche werden dankbar sein für das Angebot, noch einige Stunden bzw. die Nacht zu Hause zu verbringen. Zu betonen ist, daß mit einer **normalen Geburt** gerechnet werden kann.

Im allgemeinen wird wegen unreifer Zervix mit Prostaglandinen eingeleitet, lokal als Gel oder Tablette, wenn Wehen nur schwer anzuregen sind auch als Infusion (s. S. 457).

Schmerzerleichterung

Schmerzlinderung ist für die Frau, auch wenn sie ursprünglich eine möglichst natürliche Geburt angestrebt hatte, von großer Bedeutung. Unter den jetzigen Bedingungen ist sie selten bereit, mehr körperliche Schmerzen auf sich zu nehmen als unbedingt nötig. Günstig ist eine *Periduralanästhesie*.

Viele Hebammen haben noch gelernt, daß die Frau während und nach der Geburt sediert werden muß.

Häufig wurden mit den Worten „Wenn sie wieder aufwachen ist alles vorbei!" Opiatgaben und Durchtrittsnarkosen zur Schonung der Frau gegeben. Dies schonte eher das Klinikpersonal, nämlich vor den ersten Trauerreaktionen der Frau.

Heute ist bekannt, daß die weitere Verarbeitung dieses Erlebnisses durch medikamentöse Behinderung der ersten Trauerausbrüche eher erschwert wird.

Geburtsbegleitung

Während der Zeit der Wehen ist es wichtig, den Kontakt so offen und direkt wie möglich zu halten. Weiß die Hebamme selbst nicht, was sie sagen soll, ist es gut, still zu sein. Trostworte, obwohl gut gemeint, wirken eher peinlich und verletzend. Es gibt keinen Trost in dieser Situation. Einfach da zu sein wirkt wohltuend, Berührung und Körperkontakt können hilfreich sein; aber auch Raum zum Alleinsein ist notwendig, zumal auch wir diese Pausen brauchen. Wenn irgend möglich, sollte die Hebamme sich ausschließlich um diese Frau kümmern und nicht gleichzeitig noch andere Gebärende betreuen müssen.

Zur Geburt des Kindes kann sie sich weitgehend so verhalten wie sonst auch: Das Kind in Empfang nehmen, es abnabeln, abtrocknen und in ein Tuch hüllen. Sie ist den Eltern hier Vorbild. Wenn sie mit Selbstverständlichkeit, Respekt und ohne Scheu mit dem Kind umgeht, werden es die Eltern auch tun. Die Eltern vertrauen darauf, daß Hebammen und Ärzte wissen, was in einem solchen Fall zu tun ist. Dies setzt natürlich voraus, daß diese sich vorher mit der Situation beschäftigt haben und wissen, was wünschenswert und hilfreich sein kann. Wir sollten die Eltern in ihren Wünschen und Vorstellungen unterstützen, und ihnen beratend zur Seite stehen, ohne sie zu etwas überreden oder ihnen die Entscheidung abnehmen zu wollen.

Oft fällt es schwer, den Eltern ihr totes Kind zu überreichen, vor allem, wenn es Fehlbildungen hat, sehr klein oder mazeriert ist. Ein „**Moseskörbchen**" ist dabei eine große Hilfe. Dies ist ein ovales oder rundes Körbchen von knapp 60 cm, geflochten aus möglichst flexiblem Material und ausgebettet mit einem weichen Kissen. Liegt das Kind in ein Tuch gehüllt im Moseskörbchen, kann dieses den Eltern in den Arm gegeben oder auf einen Stuhl neben das Bett gestellt werden. So wird den Eltern die Möglichkeit gegeben, sich ganz allmählich an ihr totes Baby „heranzutasten" (Abb. 5.6-33).

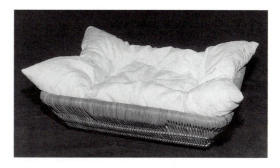

Abb. 5.6-33: Beispiel eines Moseskörbchens (Foto: S. Lamprecht)

Die Betreuung verwaister Mütter, der Trauerprozeß sowie die Themen Obduktion und Bestattung werden im Kapitel Wochenbett auf S. 366 ff. beschrieben.

Fotos und andere Erinnerungsstücke

Eine Haarlocke, das Namensbändchen, eine Karte mit den Daten und vielleicht einem Fußabdruck des Kindes oder das Tuch, worin es eingehüllt war, können den Eltern mitgegeben werden. Besonders, wenn das Kind nicht gelebt hat, kann es ihnen später noch helfen, sich anhand von „Beweisen" von seiner Existenz überzeugen zu können – vor allem zu einer Zeit, wenn der Trauerprozeß in eine schwierige Phase tritt. Diese Erinnerungsstücke sind eine Möglichkeit, Freunden und Verwandten, die das Kind nie gesehen haben, darüber zu berichten. Fotos haben dabei eine besondere Funktion.

Mit einer Sofortbildkamera können erste Aufnahmen bald nach der Geburt gemacht werden, möglichst mehrere: z. B. im Arm der Mutter, im Arm des Vaters, in ein Tuch gewickelt, unbekleidet ...

Wenn die Familie selbst noch Fotos macht, existieren Negative, von denen später noch Abzüge hergestellt werden können (Abb. 5.6-34).

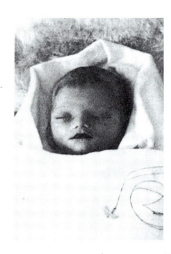

Abb. 5.6-34: Mantao, tot geboren am 13. Mai 1990 (Foto: G. Eufinger)

Beispiele und viele Anregungen enthält die Broschüre „Ein sehr wichtiges Bild" der Initiative Regenbogen (Anschrift s. S. 315). Dem Kind einen Namen geben und eine Namensurkunde ausstellen ist eine weitere Möglichkeit es „wirklich" werden zu lassen.

Solange das Kind noch lebt, kann es getauft werden. Für manche Eltern ist dies ein wichtiges, Trost spendendes Sakrament. Hierzu kann ein Pfarrer oder Priester gerufen werden, auch jeder getaufte Mensch darf eine **Nottaufe** vornehmen.

Ist das Kind bereits tot, kann es nicht mehr getauft werden, wir können nur die Eltern darin bestärken, daß es in Gottes Liebe geborgen ist.

Wie können Hebammen mit solchen Erfahrungen umgehen?

Wenn Geburt und Tod zusammenfallen, entsteht eine nur schwer faßbare Situation, die tief berührt und all jene Gefühle anspricht, die für uns ganz persönlich mit dem Tod verbunden sind: Die Angst vor dem eigenen Tod, die Angst, daß unsere eigenen Kinder sterben könnten, der Partner, die Eltern. Auch wir machen Trauerprozesse durch, von der Frage, *„warum muß das mir passieren"* über Versagens- und Schuldgefühle bis hin zum verletzten Selbstwertgefühl als Hebamme.

Zu wissen, daß es die eigene unverarbeitete Trauer ist, die uns den Schmerz der anderen so unaushaltbar erscheinen läßt, kann eine Hilfe sein, selbst einen Schritt weiter zu kommen. Dann können wir uns auch Ermutigung und Unterstützung holen z. B. im Gespräch mit einer Kollegin, durch Bücher, eine Supervisionsgruppe, ein Trauerseminar etc.

5.6.18 Geburt eines fehlgebildeten oder kranken Kindes

Hier ist wenig Allgemeingültiges zu sagen, da die Situation je nach Bedingung sehr unterschiedlich sein kann. Es gibt Fehlbildungen, die sofort behandelt werden müssen und solche ohne sofortige therapeutische Konsequenz.

Äußerlich sichtbare Fehlbildungen

Bei äußerlich sichtbaren Fehlbildungen handelt es sich am häufigsten um Fehlbildungen der Gliedmaßen, Spaltbildungen des Gesichts, Spina bifida, Fehlbildungen der Geschlechtsorgane.

Chromosomenanomalien (z. B. Trisomie 21) sind meist äußerlich sichtbar, die eigentliche Diagnose kann jedoch erst nach einer genetischen Untersuchung (aus dem Blut) gestellt werden.

Geht es dem Kind gut und sind keine sofortigen Maßnahmen notwendig, kann man sich zunächst so verhalten wie sonst auch. Sobald den Eltern etwas auffällt oder sie die unvermeidliche Frage stellen: „*Ist es gesund?*" – „*Ist alles dran?*" müssen wir wahrheitsgemäß antworten. Kurz und klar, was zu sehen ist, nicht mehr als wir im Moment wissen können. Spätestens bei der Neugeborenenuntersuchung werden die Eltern ausführlicher aufgeklärt.

Der weitere Verlauf hängt davon ab, ob eine sofortige Behandlung notwendig ist. Ist dies nicht der Fall, besteht die Hilfe der Hebamme vor allem darin, die vielen Fragen der Eltern bestmöglich zu beantworten. Es ist davon auszugehen, daß ähnliche Trauerprozesse einsetzen, wie sie für die Zeit nach dem Tod eines Kindes beschrieben sind, denn die Eltern müssen sich von ihrem Wunschbild eines gesunden Kindes verabschieden. Dies ist ein Trauerprozeß, mit dem Ziel, das Kind so zu akzeptieren, wie es ist.

Schuldgefühle entstehen: „Hätte ich in der Schwangerschaft dies getan oder jenes nicht..." Es kann beruhigend für die Frau sein, zu hören, daß dies zwar eine normale Reaktion ist, daß die Mutter aber fast nie Einfluß auf die Entstehung von Fehlbildungen hat.

Ist eine **sofortige Behandlung** notwendig, wie z.B. bei *Spaltbildungen der Wirbelsäule*, wird das Kind verlegt (s. S. 431). Wenn es der Zustand zuläßt, sollte das Kind den Eltern in den Arm gelegt werden, während der Kinderarzt mit ihnen spricht. Die Eltern erhalten Informationen, auf welche Station ihr Kind gebracht wird, und wann sie es besuchen können.

Ein Foto mit einer Sofortbildkamera gibt der Mutter die Möglichkeit, wenigstens das Bild ihres Kindes betrachten zu können. Auch Stillen ist für die Mutter ein wichtiges Thema, das besprochen werden muß (s. S. 356 ff.).

Äußerlich nicht erkennbare Fehlbildungen

Oft ist zunächst unklar, ob es sich um eine Anpassungsstörung, eine Sepsis oder eine angeborene Fehlbildung handelt und welche Konsequenzen sie hat. Bei äußerlich nicht erkennbaren Fehlbildungen handelt es sich hauptsächlich um Atresien des Magen-Darm-Trakts, Herz-, Gefäßfehlbildungen oder Fehlbildungen der inneren Organe, vor allem der Lunge.

Die Hebamme kann psychisch unterstützen, sie sollte da sein für Fragen der Eltern, ihre Hoffnungen, ihre Befürchtungen, ihre Angst vor einem Leben mit Krankheit, Behinderung vielleicht auch Tod. Die wichtigste Hilfe ist, zuhören zu können und Fragen ehrlich zu beantworten.

Vorgeburtlich bekannte Fehlbildung

Durch verbesserte Möglichkeiten der pränatalen Diagnostik kommt es zunehmend vor, daß Eltern bereits in der (frühen) Schwangerschaft erfahren, daß ihr Kind nicht gesund ist.

Bei der Geburt eines Kindes mit vorgeburtlich bekannter Fehlbildung ist entscheidend, ob die Fehlbildung behandelbar ist oder sich die Eltern mit dem Gedanken abfinden müssen, daß sie mit einem kranken oder behinderten Kind leben werden. Die Eltern hatten Zeit, sich darauf einzustellen, die Art der Geburt, die Erstversorgung und folgende Behandlungen oder Eingriffe konnten vorbereitet werden und bestimmen die Situation. Die Aufgabe der Hebamme beschränkt sich darauf, bereits getroffene Entscheidungen mitzutragen.

Nicht lebensfähiges Kind

Ein nicht lebensfähiges Kind zu erwarten, stellt uns Hebammen vor die Aufgabe, die Eltern bereits während der Schwangerschaft durch die Prozesse zu begleiten, die eine solche Information auslöst. Wir begegnen wieder den Trauerprozessen im Verabschieden vom Idealbild des gesunden Kindes. Bei der Geburt sind die Umstände ähnlich wie bei einer Totgeburt. Der große Unterschied besteht natürlich darin, daß das Kind bei der Geburt noch lebt und erst danach sterben wird. Die Eltern sollten die Entscheidung, ob und wann eingeleitet wird, selbst treffen können; manche entscheiden sich auch abzuwarten, bis die Geburt spontan beginnt.

Unsere Aufgabe besteht darin, die Menschen in der Entscheidung, die sie getroffen haben, zu unterstützen.

Viel Einfühlungsvermögen ist nötig beim Umgang mit dem geborenen Kind. Wollen es die Eltern gleich sehen? Vielleicht später? Wo soll es sterben? Möchten sie es überhaupt sehen? In jedem Fall ist es gut, ein Foto zu machen. Die Gefahr, daß die Eltern sonst mit der Vorstellung leben, ein Monster zur Welt gebracht zu haben, ist groß.

Behandeln wir das Baby selbstverständlich und respektvoll, werden die Eltern das auch tun. Einige wollen ihr sterbendes Kind bis zu seinem Tod bei sich haben, andere trauen sich dies nicht zu.

5.7 Notfälle in der Geburtshilfe

Ilse Steininger

Notfallmaßnahmen erfordern die Kenntnis des Alarmsystems, klare Absprachen der Aufgabenbereiche innerhalb des Notfallteams, die zuverlässige Bereitstellung von Medikamenten und Wartung von Notfallinstrumenten (s. S. 512).

- Die **Hebamme** erkennt Notfälle, stellt eine Diagnose, ergreift Notfallmaßnahmen, holt Hilfe herbei und überwacht den Zustand von Mutter und Kind. Bei lebensbedrohlichen Notfällen für Mutter oder Kind bereitet sie die notfallmäßige Geburtsbeendigung vor, führt ärztliche Verordnungen aus und erstellt eine genaue Dokumentation.

Notfallsituationen sind bedrohlich und lösen immer Ängste bei den betroffenen Personen aus. Die Hebamme vermittelt Sicherheit indem sie präsent ist, angemessen informiert sowie ruhig, schnell und sicher handelt. Nach der Geburt ist meist eine intensive Betreuung und Überwachung von Mutter und Kind nötig sowie die Förderung der Mutter-Vater-Kind-Beziehung.

- Die **Ärztin** sichert die Diagnose, legt das Procedere fest, führt es aus und organisiert bei Bedarf interdisziplinäre Hilfe, ordnet diagnostische und therapeutische Maßnahmen an und dokumentiert diese. Sie informiert das Paar über Indikation, Durchführung, Prognose und Resultat eines Eingriffes.

5.7.1 Schwere kindliche Bradykardie

Besteht ein länger als 3 Min. andauernder Abfall der FHF (fetale Herzfrequenz) < 90 spm, muß sofort versucht werden, die Ursache zu beheben eine baldige Geburt sollte angestrebt werden.

Ursachen der fetalen Bradykardie sind: *akute Blutdruckabfall* bei der Mutter, *ungenügende O_2-Transport* zum Kind wegen Durchblutungsstörungen in Plazenta und Nabelschnur, *akut fetale Blutungen*.

Aufgaben der Hebamme:

- Überwachung von *fetalen Herzaktionen* und *Kontraktionstätigkeit der Gebärmutter*
- Kontrolle der mütterlichen *Vitalzeichen*: RR, Puls, Atmung, Hautfarbe
- Beobachtung des *Verhaltens* und der *Schmerzäußerungen* der Frau

- Kontrolle der Menge und Farbe von *Fruchtwasser-* und *Blutabgängen* aus der Vagina.

Notfallmaßnahmen

Die Maßnahmen richten sich nach der Ursache der Bradykardie und nach dem Zustand des Kindes:

1. *Seitenlagerung* der Frau, evtl. Seitenwechsel, Kopftieflagerung
2. *Stoppen aller Wehenmittelverabreichungen*
3. *Vitalzeichenkontrolle* bei Mutter und Kind (CTG)
4. *Venösen Zugang* schaffen, evtl. *Volumengabe*
5. *Notfalltokolyse* i. v. mit 2 ml Stammlösung. *Stammlösung:* 5 ml Spritze mit 4 ml NaCl 0,9% + 1 ml Partusisten® intrapartal (25 μg Fenoterolhydrobromid).
Achtung: Bei vorzeitiger Plazentalösung ist eine Notfalltokolyse durch die Hebamme kontraindiziert (s. u.)
6. Evtl. fetale *Mikroblutuntersuchung*
7. Vorbereitungen zur *Geburtsbeendigung* und primären *Reanimation des Kindes*.

Normalisiert sich die fetale Herzfrequenz nicht, wird das Kind (bei MM vollständig, Kopfleitstelle ISP +2 cm, guten Wehen) per **Vakuumextraktion** oder **Forzeps** entwickelt. Anderenfalls muß sofort das Operations-, Anästhesie- und Neonatologieteam organisiert und eine **Notsektio** vorgenommen werden.

Die Vorbereitung einer Notsektio wird auf S. 565 beschrieben.

5.7.2 Nabelschnurvorfall

Ursache: Dichtet der vorangehende Teil (VT) des Kindes das untere Uterinsegment und den Muttermund ungenügend ab, kann bei Blasensprung eine Nabelschnurschlinge vor oder neben den VT geschwemmt werden (Abb. 5.7-1). Durch die Kompression der Nabelschnur wird die Blutzirkulation in den Nabelschnurgefäßen beeinträchtigt und das Kind gerät in einen akuten O_2-Mangelzustand.

> **Diagnose des Nabelschnurvorfalls:**
> - plötzliches *Absinken der FHF* mit dem Blasensprung
> - *Tasten der Nabelschnur* neben oder vor dem VT bei vaginaler Untersuchung
> - *sichtbare Nabelschnurschlinge* vor der Scheide.

Notfallmaßnahmen

1. Arzt alarmieren und extreme Beckenhochlagerung (Abb. 5.7-2)
2. Eingehen der Hand in die Scheide, falls nötig *Hochschieben* und *Hochhalten* des VT zur

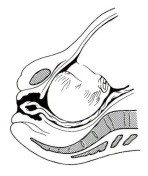
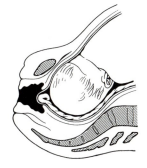

Abb. 5.7-1: **a. Nabelschnurvorfall** bei gesprungener Fruchtblase, **b.** Vorliegen der Nabelschnur bei intakter Fruchtblase (aus Pschyrembel/Dudenhausen: Praktische Geburtshilfe)

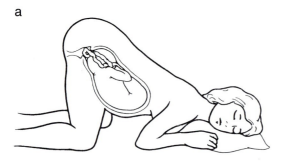

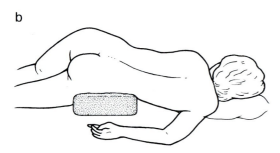

Abb. 5.7-2: **Beckenhochlagerung bei Nabelschnurvorfall: a.** Frau in Knie-Brustlage, Oberschenkel müssen senkrecht stehen. Der Druck wird von der Nabelschnur genommen, da das Kind Richtung Uterusfundus sinkt, **b.** Seitenlagerung, das Becken wird von einem großen Kissen angehoben

Entlastung der Nabelschnur bis zur Geburt. Wenn möglich mit der Hand die Pulsfrequenz in der Nabelschnur kontrollieren (dabei aber nicht den Blutfluß abdrücken)
3. *venöser Zugang*, Sektiovorbereitung veranlassen
4. *Notfalltokolyse* i. v. (s. o.)
5. *Harnblase* nicht katheterisieren, da eine volle Blase Wehen hemmt und das Tiefertreten des VT behindert. Die Ärztin muß vor Beginn der Operation auf den Füllungszustand der Harnblase hingewiesen werden.
6. Eine sichtbar vorgefallene Nabelschnurschlinge wird mit einem sauberen, *feuchtwarmen* Tuch umhüllt, damit die Blutzirkulation nicht durch Unterkühlung herabgesetzt wird.
7. Sollte eine sofortige vaginale Geburt nicht möglich sein, ist eine *Notsektio* angezeigt.

5.7.3 Akute Blutungen

Akut auftretende Blutungen verursachen lebensbedrohliche Situationen für Mutter und Kind. Bei starken Blutungen, vor und während der Geburt, muß eine sofortige Geburtsbeendigung sowie Stabilisierung des mütterlichen und kindlichen Kreislaufes angestrebt werden. Der Volumenmangelschock infolge hohen Blutverlustes ist eine schwere Komplikation (s. S. 313).

Blutungen in der Schwangerschaft, ihre Diagnostik und Therapie werden auf S. 136 ff. im Kapitel Schwangerschaft beschrieben.

Vorzeitige Plazentalösung

Definition der Abruptio bzw. Ablatio placentae: vollständige oder teilweise Ablösung der normal sitzenden Plazenta vor der Geburt des Kindes (s. Abb. 4.7-1 S. 137).

Als **Ursachen** kommen eine verminderte Haftung der Plazenta durch Gefäßveränderungen, sowie innere und äußere Traumen in Frage. Löst sich die Plazenta zu mehr als einem Drittel von der Haftfläche, treten schwere Komplikationen für Mutter und Kind auf.

Diagnose der vorzeitigen Plazentalösung:
- *Harter Uterus*: vorsichtiges Tasten der Gebärmutter, diese fühlt sich gespannt bis bretthart an (Dauerkontraktion)
- *Schmerzen*: Dauer- oder Berührungsschmerzen des Uterus
- *CTG*: steigender oder erhöhter Basaltonus im Tokogramm, schwere fetale Bradykardie oder fehlende kindliche Herzaktion im Kardiogramm
- *Schock*: schwere Schocksymptome bei der Frau, die in auffallender Diskrepanz zur äußerlichen Blutung stehen können. Bei zentraler vorzeitiger Lösung muß keine Blutung nach außen sichtbar sein.

Notfallmaßnahmen bis zum Eintreffen der Ärztin

1. *Vitalzeichenkontrollen* bei der Frau
2. *venösen Zugang* schaffen, Blutentnahmen für Gerinnungsstatus u. Routinelabor, Volumenersatz, Schockbekämpfung
3. kontinuierliche *CTG-Überwachung*
4. Legen eines *Blasenverweilkatheters*
5. Vorbereitung der Frau zur *Notsektio* bei lebensbedrohlichem Zustand für Mutter oder Kind
6. *Achtung:* Keine Tokolytika ohne Verordnung, da diese die Blutung verstärken können!

Ärztliche Aufgaben
1. Schockbekämpfung
2. evtl. sonographische Diagnosesicherung
3. präventive und/oder therapeutische Maßnahmen zur Gerinnungsstörung
4. Geburtsprocedere festlegen: Notfallsektio bei akut eintretendem Ereignis und lebendem Kind, evtl. Spontangeburt bei totem Kind und stabilem Zustand der Frau.

Placenta praevia

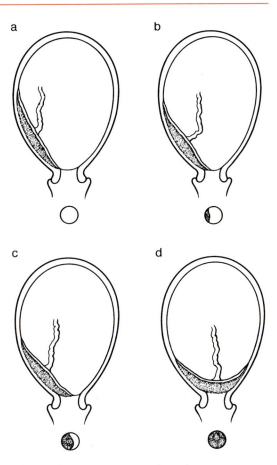

Abb. 5.7-3: **Stadien des tiefen Plazentasitzes** mit zugehörigem MM-Befund: a. Tiefer Sitz, b. Placenta praevia marginalis, c. Placenta praevia partialis, d. Placenta praevia totalis

Vier Stadien werden unterschieden:
a. Tiefer Sitz der Plazenta
b. Placenta praevia marginalis
c. Placenta praevia partialis
d. Placenta praevia totalis.

Das Stadium kann sich im Verlauf der Eröffnung verändern. Die Stadieneinteilung wird definiert bei einer Muttermundöffnung von 4–5 cm (Abb. 5.7-3).

Blutungsursache ist ein fortschreitendes Uteruswachstum oder das Einsetzen von Wehen, beides kann eine Flächenverschiebung zwischen unterem Uterinsegment und Plazentahaftstelle bewirken. Durch Ablösung von muttermundnahen Plazentazotten blutet es aus mütterlichen Gefäßen des unteren Uterinsegmentes. Es fließt somit mütterliches Blut.

Werden bei der Ablösung auch Plazentazotten verletzt, blutet es auch aus angerissenen fetalen Kapillaren der Plazenta. Es fließt dann kindliches und mütterliches Blut.

Diagnose der Plazenta praevia:

- *Blutungen*: anamnestisch wiederholt schmerzlose Blutungen im 3. Trimenon, jetzt akute Blutung *ohne Schmerzen*
- *Palpation*: Uterusfundus ist weich und schmerzfrei. Die Frau hat keine oder nur leichte Wehen, die Kindslage kann ertastet werden
- *Lage- und Einstellungsanomalien* sind häufiger

- *Kreislaufsituation* der Frau entspricht der äußerlich sichtbaren Blutung.

Achtung: Bei vaginaler Blutung *nie digital untersuchen*!

Notfallmaßnahmen bei akuter Blutung

1. *Vitalzeichenkontrollen* bei Mutter und Kind
2. *venösen Zugang schaffen*, Blutentnahmen, Volumen- und/oder Blutersatz, Schockbekämpfung
3. bei Wehen *Notfalltokolyse* i. v.
4. Vorbereitung zur *Notsectio* und Reanimation des Kindes.

Ärztliche Aufgaben

1. *Diagnosesicherung* mittels Ultraschall, bei unklarem Ultraschallbefund evtl. Spekula-Einstellung der Portio
2. Verordnungen zu *Tokolyse*, Blutentnahmen, Schockbekämpfung
3. Festlegen und Durchführen des Procederes, je nach Zustand von Frau und Kind, bei akuter Blutung *Notsektio*.

Nabelschnurgefäßriß

Definition: Einriß eines frei über der Eihaut verlaufenden fetalen Blutgefäßes, meist im Bereich des Muttermundes (z. B. bei velamentösem Nabelschnuransatz). Das Einreißen kann durch Blasensprung oder Amniotomie verursacht sein und eine akute fetale Blutung auslösen.

Diagnose des Nabelschnurgefäßrisses:

- *Zustand der Frau ist unverändert* gut, trotz starker vaginaler Blutung
- *helle, akute Blutung*, die gleichzeitig mit dem Blasensprung einsetzt
- *schwere variable Dezelerationen*, übergehend in eine schwere fetale Bradykardie.

Notfallmaßnahmen

1. *Alarmierung* der Ärztin, des Anästhesie-, Operations- und Neonatologieteams
2. Vorbereitung zur *sofortigen Geburtsbeendigung*, bei unvollständigem Muttermund unverzüglicher Transport in den Op!
3. Vorbereitung der *primären Reanimation* und des Blutvolumenersatzes für das Kind.

Wird das Kind nicht binnen weniger Minuten geboren, verblutet es!

5.7.4 Uterusruptur

Definition: Zerreißen der Gebärmutterwand. Eine Uterusruptur ist meistens im vorderen Abschnitt des unteren Uterinsegments lokalisiert.

Ursachen

- Narben am Uterus, z. B. nach Myomentfernung
- unsachgemäße Gabe von Oxytocin
- anhaltender Geburtsstillstand mit kräftigen Wehen, z. B. bei Kopf-Becken-Mißverhältnis
- Querlage, besonders nach Blasensprung.

Diagnose der Uterusruptur:

- *plötzlicher Wehenstop*, nach einem Wehensturm oder einer Dauerkontraktion
- *plötzlicher, heftiger Schmerz* an der Rupturstelle (meist Unterbauch)
- *Angstzustände* und abdominale Druckempfindlichkeit (darauf folgt evtl. Schmerzfreiheit)
- *schwere fetale Bradykardie* oder fehlende FHF
- *mütterliche Schocksymptome* aufgrund einer Blutung nach innen
- *äußerlich sichtbare Blutung* nur in ca. 25% der Fälle
- *Kind* ist evtl. dicht unter der Bauchdecke *zu tasten*

Eine **drohende Uterusruptur** kann erkannt werden am Hochsteigen der Bandl-Furche auf Nabelniveau und darüber (s. S. 171).

Notfallmaßnahmen

1. Schockbekämpfung, Vitalzeichenkontrollen bei Mutter und Kind
2. Vorbereitung zur Notfallsectio und Reanimation des Kindes
3. Diagnosesicherung, evtl. mittels Ultraschall.

Nach abdominaler Entwicklung des Kindes kann evtl. die Ruptur genäht werden, oft ist eine Entfernung des Uterus notwendig, um die Blutung zu stillen.

5.7.5 Schocksymptomatik bei der Mutter

Definition: Ein Schock ist eine akute Kreislaufstörung mit kritischer Verminderung des Herzminutenvolumens, sowie Störung der Durchblutung und damit des Stoffwechsels im Gewebe.

Eine verminderte Nierendurchblutung beim Schock führt zur Oligurie bzw. Anurie (verminderte bzw. fehlende Harnproduktion).

Lebensbedrohliche Komplikationen sind Atem- und Herzstillstand, sowie irreversible Schäden an Hirn, Nieren und Herz.

Der *Schweregrad eines Schockes* wird beurteilbar durch Berechnung des Schockindexes:

$$\frac{Puls}{Systolischer\ Blutdruck} = Schockindex$$

z.B. $\frac{Puls\ 60}{RR\ 120}$ = Schockindex 0,5

Schockindex:

Wert	Bewertung	Bedeutung
0,5	normal	Blutverlust < 10%
1	drohender Schock	Blutverlust < 20–30%
1,5	manifester Schock	Blutverlust > 30%

Alle Werte ≥ 1 sind überwachungs- und ggf. therapiebedürftig.

Hämorrhagischer Schock (Blutvolumenmangelschock)

Ursachen sind akute Blutungen vor, während und nach der Geburt, verbunden mit einem hohen Blutverlust.

Symptome: schneller Puls, niedriger Blutdruck, schnelle oberflächliche Atmung, blaßkalte und feuchte Haut, Zyanose (Blauverfärbung) der Lippen und Nagelbetten, Unruhe, Angst, Bewußtseinstrübung, Oligurie/Anurie.

Sofortmaßnahmen

1. Kopftieflagerung in Seitenlage
2. venöser Zugang, Blutentnahme zu Hb, HK, Blutgerinnungsstatus, BG und Rhesusfaktor, Kreuzblut für Blutkonserven
3. Volumen- bzw. Blutersatz: z.B. Ringerlaktat®, FFP (fresh frozen plasma), Erythrozytenkonzentrat
4. Blutungsursache beheben
5. O_2-Zufuhr; bei Bewußtlosigkeit Freimachen der Atemwege
6. Blasenverweilkatheter mit Stundenzähler zur Kontrolle der Harnproduktion (Nierenfunktionsparameter).

Kardiogener Schock

Ursache ist eine Verlegung der Blutstrombahn durch einen Embolus, z.B. nach Lungenembolie.

Symptome: Plötzlich auftretender Schmerz hinter dem Sternum oder in den Flanken, gestaute Halsvenen, Atemnot, oberflächliche schnelle schmerzhafte Atmung, beschleunigter Puls, tiefer Blutdruck, Todesangst, Bewußtlosigkeit, Atemstillstand, Herzstillstand.

Sofortmaßnahmen bis zum Eintreffen der Ärztin

- **Frau ist bei Bewußtsein, hat keine Schockzeichen:**

1. Alarmieren des Notfallteams
2. Oberkörperhochlagern zur Unterstützung der Atmung
3. Sauerstoffverabreichung über Maske
4. RR, Puls, Atmung, Hautfarbe kontrollieren
5. venösen Zugang schaffen, infundieren
6. Patientin nicht alleine lassen, Sicherheit geben, ruhig bleiben

7. Reanimationsgeräte und Notfallmedikamente richten.

- **Bei Schockzeichen zusätzlich:** Beine hochlagern, Volumensubstitution.

- **Bei Bewußtlosigkeit zusätzlich:** Flache Seitenlagerung, Freimachen und Freihalten der Atemwege.

- **Bei Atem- oder Herzstillstand zusätzlich:** Flache, harte Lagerung evtl. auf dem Boden und **Reanimation**:
  - *Atemwege freimachen* und *freihalten* durch max. Überstreckung des Kopfes, Halten des Unterkiefers, kräftiges Ziehen desselben nach vorne
  - *Atemspende* (respiratorische Wiederbelebung) durch Mund-zu-Mund- oder Mund-zu-Nase-Beatmung
  - *Herzmassage* (zirkulatorische Wiederbelebung) durch Drücken des Sternums (3–4 cm) senkrecht gegen Wirbelsäule (mechanische Kompression des Herzens).

Reanimationszyklus der allein agierenden Hebamme: Jeweils 2 Atemstößen folgen 15 Herzmassagestöße (wiederholen bis zum Eintreffen des Arztes).

Reanimationszyklus bei 2 agierenden Personen: 1 Atemstoß gefolgt von 5 Herzmassagestößen.

Anaphylaktischer Schock

Infolge allergischer Reaktionen, z.B., auf eine Bluttransfusion oder Medikamente, kommt es zu einer Antigen-Antikörper-Reaktion. Es werden Histamin und Bradykinin freigesetzt, die eine Gefäßerweiterung und eine erhöhte Durchlässigkeit der Gefäßwände bewirken. Das zirkulierende Plasmavolumen verschiebt sich in den Zwischenzellraum. Es entsteht ein relativer Volumenmangel in den Gefäßen. Gleichzeitig bewirkt das Anschwellen der Schleimhäute eine Verengung der Atemwege.

Symptome: juckende Hautausschläge, Ödeme (Gesicht, Lider, Kehlkopf), Erstickungserscheinungen, Schock.

Sofortmaßnahmen

1. Allergen sofort absetzen (sofern möglich)
2. Alarmierung des Notfallteams
3. Vitalzeichenkontrolle inkl. Atmung und Hautfarbe
4. Venenverweilkatheter legen, Volumenersatz mit NaCl 0,9%
5. bei Schock Kopftieflagerung in Seitenlage
6. Unterstützung der Atmung, ggf. frühzeitige Intubation und Beatmung
7. Legen eines Blasenverweilkatheters
8. Medikamente nach ärztlicher Verordnung (s. S. 467).

Verwendete und empfohlene Literatur

Alexander/Levy/Roch: Intrapartum care – a research-based approach. Midwifery practice, Macmillan 1992

Balaskas, J., Gordon, Y.: Water Birth. Thorsons Harper Collins Publisher, Hammersmith London 1992

Benett, V. R., Brown, L. K.: Myles Textbook for Midwives, 12th Edition, Churchill Livingstone, Edinburgh 1993

Bilek, K., K. Rothe (Hrsg.): Lehrbuch der Geburtshilfe für Hebammen, Johann Ambrosius Barth, Leipzig 1986

Begley, C. M.: A comparison of active and physiological management of third stage of labour, Midwifery 6 (1), 1990

Borell, U., Fernström, J.: Das weibliche Becken in Schwangerschaft und Geburt. In: Käser, O. et al (Hrsg.): Gynäkologie und Geburtshilfe, 2. Aufl., Band 2, Teil 1. Thieme Verlag, Stuttgart 1981

Bumm, E.: Grundriß zum Studium der Geburtshilfe, 13. Aufl., J. F. Bergmann Verlag, München, Wiesbaden 1921

Cunningham et al: Williams obstetrics, 18th Ed., Predice Hall, London 1989

Davis, E.: Hebammenhandbuch, Kösel Verlag, München 1992

Dick-Stopfkuchen/Brockerhoff: Primäre Neugeborenenreanimation, 2. Aufl, Springer Verlag, Berlin 1993

Dudenhausen, J. W.: Frauenheilkunde und Geburtshilfe, de Gruyter Verlag, Berlin 1994

Eldering, G., Selke, K.: Wassergeburt – eine mögliche Entbindungsform? Geburtshilfe u. Frauenheilkunde 56 (1996) Thieme Verlag Stuttgart

Enkin, M.: A guide to effective care in pregnancy and childbirth, Oxford University Press 1992

Enning, C.: Erlebnis Wassergeburt. vgs Verlagsgesellschaft, Köln 1995

Fischer, M. (Hrsg.): Kardiotokographie, 3. Aufl., Thieme Verlag, Stuttgart 1981

Friedberg, V., P. Brockerhoff: Geburtshilfe, 3. Aufl., Thieme Verlag, Stuttgart 1990

Gauge, S. M., Henderson, C.: CTG-Training, Thieme Verlag, Stuttgart 1996

Göschen, K.: Kardiotokographie-Praxis, 5. Aufl., Thieme Verlag, Stuttgart 1997

Hirsch, H. A.: Episiotomie und Dammriß, Thieme Verlag, Stuttgart 1989

Horschitz, H.: Die Kompetenz der Hebamme endet beim Auftreten einer Schulterdystokie. Deutsche Hebammenzeitung 3/1995, Staude Verlag Hannover

Lindenkamp, O.: Frühabnabelung oder Spätabnabelung? Gynäkologie 17 (1984), Springer Verlag Berlin

Lippens, F.: Hausgeburten – Eine Arbeitshilfe, E. Staude Verlag, Hannover 1994

Lottrop, H.: Gute Hoffnung – jähes Ende, Kösel Verlag, München 1991

Lutz, G., B. Künzer-Riebel (Hrsg.): Nur ein Hauch von Leben, Edition Kemper im Verlag Ernst Kaufmann, Lahr 1988

Martius, G.: Geburtshilflich perinatologische Operationen, Thieme Verlag, Stuttgart 1986

Martius, G., Lehrbuch der Geburtshilfe, 11. Aufl., Thieme Verlag, Stuttgart 1986

Myles, F. M.: Textbook for Midwives, 9th Edition, Churchill Livingstone, Edinburgh 1981

Napirala, S.: Water Birth, a midwife perspective. Bergin & Carrey, Westport USA 1994

Odent, M. u. Johnson, I.: Wir sind alle Kinder des Wassers. Kösel Verlag, München 1995

Pallenstein, C. J./Beller, F. K.: „Schulterdystokie" Seminar des Frauenarztes 1/1995

Pschyrembel, W., J. W. Dudenhausen: Praktische Geburtshilfe, 17. Aufl., de Gruyter Verlag, Berlin 1991

Pschyrembel: Klinisches Wörterbuch, 257. Auflage, de Gruyter Verlag, Berlin 1994

Quiel, V.: Prävention und Therapie geburtshilflicher Schulterdystokien. Die Hebamme 8/1996, Enke Verlag Stuttgart

„Regenbogen" Initiative – Glücklose Schwangerschaft e.V. c/o Barbara Künzer-Riebel, Burgstraße 6, 73614 Schorndorf

Robert, S.: Die Schulterdystokie. Deutsche Hebammenzeitung 3/91, Staude Verlag Hannover

Romney, M. L., H. Gordon: Is your enema really necessary? Br. Med. J. 1981/282 (Deutsche Veröffentlichung in der DHZ 6/90)

Schauf/Moffett/Moffett: Medizinische Physiologie (Hrsg. dt. Ausg.: E. Schubert), de Gruyter Verlag, Berlin 1993

Schmidt-Matthiesen, H.: Gynäkologie und Geburtshilfe, 6. Aufl., Schattauer Verlag, Stuttgart 1985

Silverton, L.: The art and science of midwifery. Prentice Hall, London 1993

Steffen, G.: Ist der routinemäßig prophylaktische Dammschnitt gerechtfertigt? 2. Aufl., Mabuse Verlag, Frankfurt 1992

Stegner, H.-E.: Gynäkologie und Geburtshilfe. 6. Aufl. Enke Verlag, Stuttgart 1996

Sweet, Betty R.: Mayes' Midwifery, 11th Edition, Baillière Tindall, London 1988

Ulsenheimer, K./Schlüter, U./Böcker, M. H./Bayer, M.: „Rechtliche Probleme in der Geburtshilfe und Gynäkologie", Enke Verlag, Stuttgart 1990

Wulf, K.-H., Schmidt-Matthiesen, H.: Klinik der Frauenheilkunde u. Geburtshilfe Band 7/I + II. 2. Aufl. Urban & Schwarzenberg, München 1990

Zimmermann, R., Huch, A.: Wassergeburt – wie sicher ist sie? Die Hebamme 6 (1993). Enke Verlag Stuttgart

6. Wochenbett

6.1 Gedanken zum Wochenbett

Sigrun Kahf

Die heutige Tabuisierung des Wochenbettes hat nicht immer stattgefunden. In der Vergangenheit nahm das Wochenbett einen großen Teil des Lebens der Frauen ein, oft den besten. Es war die einzige Lebensphase, in der Frauen Ruhe und Zeit hatten an sich selbst zu denken, und Pflege durch die Familie zu genießen.

Bis etwa 1950 war es üblich, Kinder zu Hause zu gebären. Dann kam der Umschwung und Geburten fanden zu 95% in den Kliniken statt. Damit verlagerte sich das Wochenbett aus dem häuslichen Bereich in die Kliniken. *Sitten* und *Gebräuche*, als Schutzzone für die Wöchnerin, gingen verloren.

Als in den 60iger Jahren das ungeborene Kind als Patient entdeckt wurde, reduzierte sich das Geschehen in Schwangerschaft, Geburt und Wochenbett auf die Sicherung des kindlichen Wohlergehens. Die Bedeutung des Wochenbetts ging vollends verloren.

Dazu kam ein neues Verständnis der Hygiene. Es galt, das Neugeborene vor der „infektiösen" Mutter zu schützen, die Lochien (Wochenfluß) wurden als hochinfektiös angesehen – ein Irrtum, der noch heute verbreitet ist! Das Wissen um die **Stillfähigkeit** der Frauen ging verloren, da immer verträglicher werdende Fertignahrungen auf den Markt kamen. Das größte Problem aber war und ist die Struktur der Krankenhäuser. **Zwei**, oft auch räumlich getrennte **Abteilungen**, versorgten Mutter und Kind. Der Mutter wurde die Fähigkeit abgesprochen, sich selbst um ihr Kind zu kümmern. Sie mußte selbst „gepflegt" werden und wurde dazu 5 oder sogar 10 Tage fest im Bett gehalten.

Langsam findet in den Kliniken ein Umdenken statt: Mutter und Kind werden wieder als Einheit gesehen. Es ergibt sich jedoch ein anderes Problem: auf Grund der Veränderungen durch das Gesundheitsstrukturgesetz wird sich der Aufenthalt der Frauen nach einer Geburt auf den Wochenstationen auf eine Dauer von etwa 3 Tagen einpendeln. Dann gehen die Frauen mit ihren Kindern nach Hause, was einerseits von Vorteil ist, die Familie ist nicht so lange getrennt und das neue Kind kann besser integriert werden, andererseits wird es an der fachgerechten Versorgung vieler Frauen und der Neugeborenen mangeln. **Jetzt ist Hebammenarbeit mehr denn je gefragt.**

Da die Betreuung der Frauen im Wochenbett zu den *vorbehaltenen Tätigkeiten der Hebamme* gehört, müssen Hebammen sich wieder auf das gesamte Spektrum ihres Berufes besinnen und dieses auch in den Kliniken ausüben! Gerade die ersten Tage nach der Geburt sind besonders wichtig für Mutter und Kind, es gilt Ruhe und Sicherheit im Umgang miteinander zu gewinnen.

Heute nimmt die Vorbereitung auf die verschiedenen Geburtsmöglichkeiten einen breiten Raum in den Köpfen der werdenden Eltern, Hebammen und Ärzte ein. Über die Zeit danach, das Wochenbett, werden sich leider keine bis wenige Gedanken gemacht.

Hebammen müssen engagiert nach neuen Möglichkeiten suchen, um werdenden Eltern für Schwangerschaft, Geburt, und besonders für die Zeit des Wochenbettes fachgerechte Unterstützung und Beistand zu leisten.

Die ursprüngliche **Aufgabe des Wochenbettes,** Schutzzone für Mutter und Kind zu sein und Fürsorge von Familie und Hebamme zu erhalten, muß gefördert werden.

6.1.1 Aufbau der Mutter-Kind-Beziehung

Christine Geist

Fast jede Mutter hat nach der Geburt ihres Kindes das Bedürfnis, ihr Kind zu streicheln, es ausgiebig zu betrachten und an die Brust zu nehmen. Diese sensible erste Phase der Kontaktaufnahme nennt man Bonding (s. S. 31). Im Idealfall haben die Eltern Zeit, diese Phase nach eigenen Wünschen zu gestalten und auf der Wochenstation mit Rooming-in fortzusetzen.

Leider ist bei manchen Geburtshelfern (Hebammen wie Ärzten) das Wissen um die Wichtigkeit dieser Phase nur wenig ausgeprägt. Dabei wäre die kurze Zeit der Zweisamkeit oder Dreisamkeit nach der Geburt ein hilfreicher Start ins Wochenbett. Mit kleinen organisatorischen Änderungen der Klinikroutine könnte der frühe Aufbau der Mutter-Kind-Beziehung sicher vielerorts verbessert werden.

Das **Wochenbett** ist nicht nur ein medizinisch und gesetzlich definierter Zeitraum, sondern hauptsächlich eine Phase der Umstellung, denn die Geburt eines Kindes bedeutet radikale **Veränderung des bisherigen Lebens:**

- eine Frau wird zum ersten Mal Mutter, eine Rolle, in die sie hineinwachsen muß
- der Beginn der Familie bei Erstgeborenen
- die neue Familienzusammensetzung bei Geschwisterkindern
- die Beziehung zum Partner wird neu definiert
- der Tages- und Nachtrhythmus ändert sich und orientiert sich überwiegend nach den Bedürfnissen des Kindes
- die Beendigung der Berufstätigkeit, wenn auch nur vorübergehend.

Frauen mit diesen Gedanken haben manchmal Probleme mit der Mutterrolle. Bei aller Freude empfinden sie auch die Einseitigkeit: „Entweder Kind oder Karriere"! Sie fühlen sich oft ausgegrenzt aus dem Kreis ehemaliger Kolleginnen, daraus resultiert Unzufriedenheit mit der häuslichen Situation.

Die Ankunft eines Kindes bedeutet also Einstellung auf eine neue Situation. Besonders die Mutter durchläuft dabei mehrere Phasen. Eine euphorische Stimmung nach der Geburt verdrängt zuerst das Geburtserlebnis nach dem Motto „ich habe es geschafft!" Glück, Stolz und große Erleichterung lassen viele Mütter die erste Nacht p.p. nicht schlafen. Hinzu kommt das Gefühl der neuen Verantwortung für ein Kind. Seine Äußerungen und Bewegungen werden beobachtet, ohne einordnen zu können, was diese bedeuten. Dieser Schrei klingt anders als vor einigen Stunden, warum verzieht es das Gesicht oder warum schläft es nicht, wann möchte es trinken?

Unsicherheit und Ängste bezüglich des Neugeborenen charakterisieren die erste Zeit des Kennenlernens und können die notwendige körperliche Ruhepause der Mutter empfindlich stören.

Ebenso problematisch kann ein verringertes Selbstwertgefühl der Mutter sein. Häufig stellen sich Frauen folgende Fragen: Schaffe ich es, mein Kind großzuziehen? Handle ich bei Krankheit richtig? Erkenne ich die Signale, die mir mein Kind gibt?

Nicht jede Frau erlebt diese Zeit des Kennenlernens positiv. Manche Frauen bauen Distanz zum Kind auf, brauchen Zeit zu realisieren, daß das Kind **jetzt** da ist, müssen es erst kennen- und liebenlernen. Diese Distanz verursacht evtl. ein schlechtes Gewissen: sind meine Empfindungen normal, bin ich keine „gute" Mutter? Gedanken um Veränderungen in der Partnerschaft stehen oft bei Erstgebärenden im Vordergrund. Viele Frauen stellen sich in dieser Zeit Fragen wie: Kommt er mit dem Alltag zurecht? Hilft mein Partner auch nachts, wenn das Kind schreit? Beteiligt er sich an der Betreuung des Kindes? Findet er mich noch/wieder attraktiv?

Das Wochenbett ist durch 5 Vorgänge gekennzeichnet. Alle Vorgänge laufen gleichzeitig ab und geschehen unabhängig vom Willen der Frau. Allein die Aufnahme der Mutter-Kind-Beziehung wird von der Frau bewußt erlebt und gestaltet.

Wer bei der Beratung und Betreuung einer Wöchnerin dies nicht berücksichtigt und Veränderungen, Stimmungsschwankungen oder unverständliche Reaktionen nur „auf die Hormone" schiebt, hat den wesentlichsten Vorgang des Wochenbettes nicht verstanden.

6.2 Physiologie des Wochenbettes mit Beratung der Mutter

6.2.1 Dauer und Definition

Medizinische Definition:

Das Puerperium (Wochenbett) umfaßt die Zeit von Geburt der vollständigen Plazenta bis 6 Wochen danach.

Gesetzliche Definition:

Das Wochenbett ist Teil des Mutterschutzes und dauert von Geburt der vollständigen Plazenta bis 8 Wochen danach. Bei einer Früh- oder Mehrlingsgeburt verlängert sich der Zeitraum auf 12 Wochen. Attestiert der Arzt eine Frühgeburt, verlängert sich der Mutterschutz zusätzlich um den Zeitraum der Schutzfrist, der vor der Geburt nicht genommen werden konnte (s. S. 604)

Im Wochenbett bilden sich schwangerschafts- und geburtsbedingte Veränderungen oder Verletzungen zurück, jedoch entspricht der endgültige Rückbildungszustand weder anatomisch noch funktionell ganz den Verhältnissen vor der Schwangerschaft.

Man unterscheidet zwischen dem *Frühwochenbett* vom 1.–10. Tag und dem *Spätwochenbett* ab 11. Tag. Die jeder Frau zustehende Hebammenhilfe wird zunehmend auch im Spätwochenbett wahrgenommen (s. S. 385).

Beratung der Mutter:

Information über Bundeserziehungsgeld, -urlaub und Kindergeld anbieten (s. S. 606). Auf die Säuglingsfürsorge hinweisen, z. B. sind Hilfen bei der Säuglingserstausstattung möglich. An die ärztliche Nachuntersuchung spätestens 6 Wochen p.p. denken. Die Rückbildungsvorgänge sind dann abgeschlossen.

Das Wochenbett ist durch 5 *Vorgänge* gekennzeichnet:

- Aufbau der *Mutter-Kind-Beziehung*
- Ingangkommen und Aufrechterhaltung der *Laktation*
- *Rückbildung* schwangerschafts- und geburtsbedingter Veränderungen
- *Wundheilung*
- *hormonelle Umstellung*.

6.2.2 Hormonelle Umstellung

Durch den plötzlichen Wegfall der von der Plazenta produzierten Hormone (Östrogen, Progesteron, HPL, HCG) treten Veränderungen im weiblichen Organismus auf. Die Serumkonzentration aller Hormone, besonders der Östrogene und Gestagene, nimmt rasch ab. Auch der Prolaktinspiegel sinkt zunächst, steigt aber durch

Tab. 6.2-1: Endokrine Umstellung und die Auswirkung auf die Wöchnerin (mod. nach U. Harder)

Hormon	Veränderungen	Auswirkungen
HCG + HPL →	wird schnell (bis 3 Tage) ausgeschieden →	– psychische Labilität – Förderung der Rückbildung
Oestrogene →	Absinken auf geringste Mengen →	– Stimmungsschwankung – Rückbildung des Uterus – nachlassende Hemmung der Hypophyse bewirkt Ausschüttung der Gonadotropine FSH und LH und die 1. Ovulation
Gestagene →	Absinken auf geringste Mengen →	– Zunahme von Peristaltik und Muskeltonus – sonst Wirkung wie Oestrogene
Prolaktin →	Absinken p.p. Anstieg beim Stillen →	– Milchbildung – Hemmung der 1. Ovulation bei regelmäßigem Stillen
Oxytocin →	Absinken p.p. Anstieg beim Stillen →	– Kontraktion und Rückbildung des Uterus – Kontraktion der Myoepithelzellen und dadurch Milchentleerung der Brustdrüse

den Saugreiz beim Stillen wieder an (s. S. 339 und Tab. 6.2-1). Der schnelle Hormonabfall p.p. ist Auslöser der Rückbildungsvorgänge.

6.2.3 Rückbildungsvorgänge
Extragenitale Rückbildung

Gewichtsverlust im Wochenbett
Mit der Geburt verliert die Frau etwa 6 kg durch Kind, Plazenta, Fruchtwasser und Blut. In der 1. Woche p.p. vermindert sich das Körpergewicht um 3–5 kg infolge erhöhter Diurese (Harnausscheidung) und durch extrarenale Ausscheidung (Transpiration), dazu noch ca. 1 kg durch Uterusinvolution. Der Gesamtgewichtsverlust bis zum Ende des Wochenbettes beträgt somit ca. 11–12 kg.

Beratung der Mutter:
Jede Frau möchte möglichst schnell wieder das Gewicht vor der Schwangerschaft, also eine Gewichtsreduktion, erreichen. Eine Reduktionsdiät in der Stillzeit ist jedoch nicht angebracht (s. S. 343).

Atmung
Die in der Gravidität (Schwangerschaft) vorhandene Brustatmung wird im Wochenbett wieder zur Bauch-Brust-Atmung.

Eine bei fast allen Frauen in der Spätschwangerschaft auftretende *Dyspnoe* (hier Kurzatmigkeit) verschwindet nach Geburt des Kindes durch die Vergrößerung des Atemvolumens.

Kreislauf
Die in der Schwangerschaft physiologisch auftretende Hydrämie (erhöhter Wassergehalt des Blutes) normalisiert sich nach 2–3 Wochen p.p. Sie bleibt kurzfristig in den ersten Wochenbetttagen erhalten, da das zirkulierende Blutvolumen die interstitielle Flüssigkeit (Gewebeflüssigkeit) wieder aufnimmt. Außerhalb der Schwangerschaft haben Frauen einen HK von 37–47 Vol.% (HK, Hämatokrit: Verhältnis der festen Blutbestandteile zum Blutplasma). Die Schwangerschaftshydrämie ist nur eine relative Blutverdünnung, da die festen Bestandteile (Erythrozyten, Leukozyten, Thrombozyten) fast konstant bleiben, während das Plasma an Menge zunimmt. Im Frühwochenbett erfolg

eine langsame Reduzierung des Blutplasmas um ca. 1,5 l.

Die physiologische Schwangerschaftsleukozytose (Vermehrung der Leukozytenzahl auf 12 000–20 000/mm³) bildet sich nach 14 Tagen auf den Ausgangswert von ca. 7000/mm³ zurück.

Die Thrombozytenzahl beträgt außerhalb der Schwangerschaft 150 000–450 000/mm³. Im frühen Wochenbett können Werte bis zu 500 000/mm³ gemessen werden. 2 Wochen p.p. sollten die Thrombozyten wieder prägravide Werte erreichen.

Herz

Das in der Schwangerschaft hochgedrängte Herz nimmt nach der Geburt des Kindes wieder seine ursprüngliche Lage ein. Der Blutdruck verändert sich im Wochenbett kaum, er ist eher niedriger als in der Schwangerschaft. Die Normwerte liegen um 100/60–135/85 mm Hg. Die Pulsfrequenz beträgt 60–80 spm (Schläge pro min.).

Ein Puls unter 60 spm wird als *Bradykardie* bezeichnet, tritt jedoch selten im Wochenbett auf. Eine erhöhte Pulsfrequenz ab 100 spm, *Tachykardie*, ist ein wichtiger Indikator für Regelwidrigkeiten, hauptsächlich in Verbindung mit einem Temperaturanstieg (s. S. 373).

Venöse Blutgefäßveränderungen

Besonders die Venen an den Beinen sowie im Anogenital- und Beckenbereich verringern in der Schwangerschaft den Tonus. Dies begünstigt *Varizenbildung* (Krampfadern) in der Gravidität und im Wochenbett. Bei der Geburt können sich vorhandene Hämorrhoiden während der Austreibungsperiode stark vergrößern. Durch die verminderte Blutzirkulation ist die *Thromboemboliegefahr* erhöht. Der Gefäßtonus steigt zwar an, aber der Ausgangszustand wird nicht vollständig wiedererlangt. Viele Frauen haben mit zunehmenden Schwangerschaften mehr oder weniger ausgeprägte Varizen (s. S. 541).

Beratung der Mutter:
Rückbildungsgymnastik wird in den meisten Entbindungskliniken von Krankengymnasten, im häuslichen Wochenbett von der Hebamme,

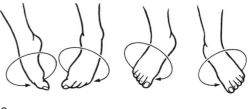

a

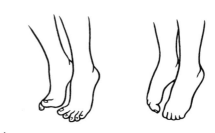

b

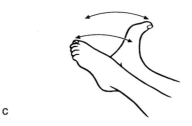

c

Abb. 6.2-1: Übungen zur Thromboseprophylaxe in Rückenlage (jeweils etwa 0,5 Min.), **a.** Füße im Knöchel auswärts und einwärts gegeneinander rollen, **b.** Zehen einkrallen und strecken – einkrallen – strecken, **c.** Abwechselnd rechte und linke Fußspitze nach oben ziehen und wieder durchdrücken

angeboten. Die Übungen sollen täglich unter Anleitung ausgeführt werden. Kreislauf und Muskeltonus werden aktiviert und somit einer Thrombose vorgebeugt. Ein Übungsbeispiel für den 1. Tag p.p. enthält Abb. 6.2-1. Die oft schmerzhaften Hämorrhoiden können durch Kühlung (Eisbeutel) gelindert werden. Eine fetthaltige Salbe sowie Sitzbäder mit Eichenrindenextrakt begünstigen die Rückbildung, ein Glyzerin Supp. erleichtert die Stuhlentleerung.

Darm

Hauptsächlich durch Progesteron kommt es zu einer Tonusabnahme der Darmmuskulatur in der Schwangerschaft. Begünstigt durch falsche Ernährung und evtl. durch Einnahme von Eisenpräparaten kann eine *Obstipation* (Stuhlverstopfung) entstehen.

Im Wochenbett ist jedoch eine „echte" Obstipation selten. Die Wöchnerin hatte meist ante partum einen Einlauf oder auch Durchfall und unter der Geburt kaum Nahrung zu sich genommen. Es ist normal, wenn sie in den ersten beiden Tagen keinen Stuhlgang hat. Zudem ruhen die Frauen nach den Anstrengungen der Geburt anfänglich viel, die fehlende Mobilisation vermindert die Darmperistaltik ebenfalls. Hinzu kommt Angst vor dem ersten Stuhlgang nach Rißverletzung oder Episiotomie. Rechtzeitige *Aufklärung* (der Schnitt ist woanders, die Naht wird nicht aufgehen) können diese Ängste beseitigen.

Die erste Defäkation (Stuhlentleerung) sollte spätestens am 3. Tag p.p. erfolgen, da sonst der Stuhl durch Wasserentzug fester wird. Durch Tonuszunahme der Muskulatur stellt sich die Darmperistaltik in 3–4 Wochen wieder auf den nichtschwangeren Zustand um.

Beratung der Mutter:
Die Eßgewohnheiten müssen durch die Hebamme erfragt werden, um eine sinnvolle Ernährungsberatung geben zu können. Schlackenreiche Kost (Salat, Rohgemüse, Vollkornprodukte, Leinsamen, Müsli mit Yoghurt etc.) regen die Darmtätigkeit an. Voraussetzung sind 2–3 l Flüssigkeit/Tag in Form von Kräutertee, Mineralwasser, ungesüßten Obstsäften, Suppen, Saucen und Obst. Trinkt die Wöchnerin zu wenig, werden die Speisereste im Darm eingedickt. Wenn trotz richtiger Ernährung und Mobilisation der Erfolg ausbleibt, kann er mit nicht blutgängigen Laxantien unterstützt werden (s. S. 463).

Harnblase

Die schwangerschaftsbedingte Tonusverminderung (Progesteronwirkung) von Harnleiter, -blase und -röhre bildet sich in etwa 3–4 Wochen zurück. Die Miktion (Harnentleerung) sollte im Frühwochenbett alle 3–4 Std. erfolgen, damit sich der Uterus zurückbilden kann. Bei postpartaler Harnverhaltung, reflektorisch bedingt und hervorgerufen durch Geburtsverletzungen (Quetschungen, Ödemisierung der Harnröhre), füllt sich die Blase übermäßig. Dies kann zur Fehlinterpretation des Uterushöhenstandes und zu Atonien führen.

Beratung der Mutter:
Die Wöchnerin sollte tagsüber alle 3–4 Stunden zur Toilette gehen, auch wenn sie keinen Harndrang verspürt. Die Urinmenge muß beobachtet werden, nur „einige Tröpfchen" reichen nicht aus, um die Harnblase zu entleeren (s. S. 375, 523).

Niere

Die glomeruläre Filtrationsrate beträgt in der Gravidität 145 ml/min (außerhalb 100 ml/min) und bleibt in der ersten Woche p.p. bestehen. Dadurch kommt es zu einer täglichen Urinausscheidung von bis zu 3000 ml. Nach 3–4 Wochen hat sich die Nierenfunktion wieder umgestellt.

Haut

Die vermehrte Hautpigmentierung an Gesicht, Mamillen und Anus verblaßt langsam im Wochenbett. Die *Linea fusca* wird wieder zur Linea alba. Die *Striae gravidarum* (Schwangerschaftstreifen) an Brust, Bauch, Hüften und Oberschenkel, welche durch hormonellen Einfluß (Kortisol) und die mechanische Dehnung des Bindegewebes der Subkutis ab dem 5. Schwangerschaftsmonat entstehen können, verändern sich im Wochenbett. Sie werden kleiner, heller und sehen wie gut verheilte Narben aus.

Weder durch Massage mit Öl noch durch Gymnastik sind die Striae zu verhindern, sie bleiben als weiße „Striche" bestehen (s. S. 94, 126).

Bauchmuskulatur

Durch die Ausdehnung des Uterus in der Schwangerschaft weichen häufig die beiden Mm. recti abdomini (geraden Bauchmuskeln) in der Mitte auseinander. Es entsteht die *Rektusdiastase* (rectus lat. = gerade, Diastase gr. = Auseinanderstehen). Abhängig von Parität und Konstitution (schwaches Bindegewebe) der Frau, ist die Rektusdiastase mehr oder weniger breit (ca. 1–4 Querfinger). Durch Tonuszunahme der Muskulatur und Training (s. u.) der Mm.

obliquii interni abdomini (innere schräge Bauchmuskeln) bildet sie sich langsam, aber manchmal nicht vollständig in 6 Monaten zurück.

Beratung der Mutter:

Da der Bauch sich nicht vorwölben soll, grundsätzlich über eine Seitendrehung aus dem Bett aufstehen und zum Stand kommen. Eine Übung zur Aktivierung der Bauchmuskulatur zeigt Abb. 6.2-2.

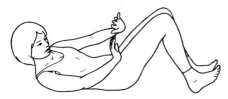

Abb. 6.2-2: Aktivierung der Bauchmuskulatur: Rückenlage, dann nacheinander Füße aufstellen und hochziehen, Beckenboden und Bauchmuskeln anspannen, Kopf und Schultern anheben und beide Arme diagonal zum rechten Fuß schieben, Position halten, dann Ablegen und Spannung lösen. Seitenwechsel

Alle Übungen für die Bauchmuskulatur sollten frühestens dann ausgeführt werden, wenn die Frau ihre Beckenbodenmuskulatur wieder aktiv kontrollieren kann.

Beckengürtel

Zwischen den Knochen des Beckengürtels (Kreuzbein und Hüftbeine) sind Knorpelverbindungen (Symphyse und Iliosakralgelenk), die in der Schwangerschaft eine geringe Auflockerung erfahren. Der Beckengürtel wird etwas weiter und bleibt auch so.

Die Wöchnerin bemerkt dies erst, wenn enge Röcke, die vor der Gravidität gepaßt haben, trotz altem Gewicht nun nicht mehr sitzen. Sie ist „breiter um die Hüften" geworden.

Genitale Rückbildung

Uterusinvolution

Die Involution des Uterus geschieht auffallend schnell, sie kann von der Hebamme leicht verfolgt werden, weil der *Uterushöhenstand* von außen tastbar ist. Kurz nach Geburt der Plazenta steht der Uterusfundus 2–3 Querfinger (QF) unterhalb des Nabels, um kurzfristig (innerhalb von 24 Std.) wieder in Nabelhöhe zu steigen.

Dieses „Größerwerden" erklärt sich durch Nachlassen der Uteruskontraktion, Straffung von Beckenboden und Scheide, evtl. durch eine gefüllte Harnblase.

Nach 24 Std. soll sich der Uterus täglich um 1 QF senken. Am 5. Tag p.p. ist er in der Mitte zwischen Nabel und Symphyse, am 10.–12. Tag p.p. von außen über der Symphyse nicht mehr tastbar.

Nach der Geburt wiegt der Uterus ca. 1000–1500 g, er ist ca. 19 cm lang und 12 cm breit (Abb. 6.2-3). Das Gewicht beträgt am Ende der 1. Woche 500 g, nach der 2. Woche 350 g und nach 6 Wochen 70–90 g (Abb. 6.2-4,5).

Lage des Uterus

Der Uterus ist im Wochenbett *anteflektiert*, d. h. die Uteruskörperachse liegt spitzwinklig zur Zervixachse nach vorne zum Bauchraum. Schlaffe und von der Schwangerschaft gedehnte Bänder können eine *Reflexion* des Uteruskörpers (nach hinten zur Kreuzbeinhöhle) nach 3–4 Tagen zur Folge haben, was mit einer Abflußbehinderung des Lochialsekretes (Wochenfluß) verbunden sein kann (s. S. 56 Abb. 3.3-2).

Beratung der Mutter:

Täglich ca. 2 × 30 Min. Bauchlage einnehmen, um die Uterusfehllage auszugleichen.

Formierung der Zervix

In den ersten 3 Tagen p.p. beginnen sich Zervix und Portio zu formieren. Nach 8–10 Tagen p.p. ist der innere Muttermund (MM) nur noch so weit geöffnet, daß die Lochien abfließen können. Der äußere MM ist für Fingerkuppe einlegbar, der Finger kann jedoch nicht mehr in den Zervikalkanal eingeführt werden (Abb. 6.2-5).

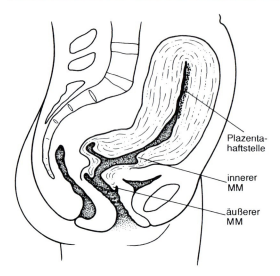

Abb. 6.2-3: Lage und Gewicht des Uterus p.p. 1000–1500 g, Fundusstand 1 Querfinger unter Nabel. Innerer und äußerer MM sind offen, die Scheide ist noch geweitet

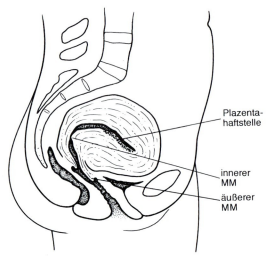

Abb. 6.2-4: Lage des Uterus Ende der 1. Woche p.p. 500 g, 5 Querfinger über Symphyse wird die Uterushinterwand getastet (unkorrekterweise in der Praxis Uterusfundus genannt). Der innere MM ist fast geschlossen

Die Portio einer *Nullipara* ist rund, der MM *grübchenförmig* zu tasten. Nach einer Geburt verformt sich der MM zu einem *queren Spalt*, erst jetzt kann man von Muttermundslippen sprechen.

Die Querspaltung gilt als wahrscheinliches Zeichen einer durchgemachten Schwangerschaft.

2 Hauptfaktoren sind für die Uterusinvolution verantwortlich:

- **Hormonelle Veränderung:** Nach Geburt der Plazenta endet die Stimulierung des Uterusmuskels durch Östrogen, Progesteron, HPL, HCG, welche in der Schwangerschaft wachstumsfördernd wirken.
- **Wochenbettwehen:** Es werden 3 Arten unterschieden: *Dauerkontraktion, Nachwehen* und *Reizwehen*.

Die **Dauerkontraktion** beginnt mit Geburt der Plazenta und dauert 4–5 Tage p.p.

Nachwehen sind rhythmische Kontraktionen, sie beginnen ca. 2–3 Std. p.p. und dauern etwa 48–72 Std. Sie sind der Dauerkontraktion „auf-

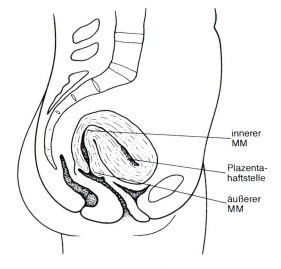

Abb. 6.2-5: Lage des Uterus Ende der 2. Woche p.p., 350 g, Uterus von außen nicht zu tasten. Die Zervix hat sich formiert, die Vaginalwände liegen fast wieder aneinander

gesetzt", d. h. sie treten zusätzlich auf. Erstgebärende spüren sie selten, bei Mehrgebärenden können sie große Schmerzen verursachen.

Reizwehen sind Kontraktionen, welche durch Reize wie Reiben am Uterus oder Wehenmittel ausgelöst werden.

Die durch das Stillen angeregten Wehen sind auch Reizwehen, werden jedoch als *Stillwehen* bezeichnet. Dabei wird vermehrt Oxytocin ausgeschüttet, was den Uterusmukelabbau bewirkt. Stillen fördert folglich die Uterusinvolution.

Wirkung der Wochenbettwehen:

- *Uterusischämie* (Minderdurchblutung des Gebärmuttermuskels)
- *Blutstillung und Verkleinerung der Plazentahaftstelle*
- *Abfluß des Lochialsekretes.*

Die uteroplazentaren Gefäße verlaufen quer zur Uterusmuskulatur. Dadurch werden bei Kontraktion dieser Muskulatur die Gefäße komprimiert und abgeschnürt (lebende Ligatur, s. S. 225). Es kommt zur Thrombenbildung auf den Gefäßen und somit zur Blutstillung. Durch Kompression und sehr geringe Blutversorgung des Muskels entsteht ein O_2-Mangel, welcher eine Autolyse der Zellen (Muskelzellauflösung) und Hypotrophie (Muskelzellverkleinerung) bewirkt.

Ob die Verkleinerung des Uterus durch Autolyse oder durch Hypotrophie verursacht wird, ist nicht eindeutig geklärt. Wahrscheinlich wirkt beides.

Die Ausstoßung des Lochialsekretes erfolgt mittels Muskelkontraktion des Uterus.

Vagina

Die Scheide ist p.p. überdehnt, ödematös und hat kleinste Einrisse. Sie regeneriert sich schnell und problemlos durch Abflachung des Vaginalepithels und Rückgang der Gewebsauflockerung innerhalb der ersten Woche. Nach 3–4 Wochen ist der Scheidentonus gut, auch die Rugae (Runzeln, Querfältelung der Vagina) formieren sich in dieser Zeit. Der prägravide Zustand wird nicht ganz erreicht. (Abb. 6.2-3,4,5)

Vulva

Nach der Geburt sind die Labien (Schamlippen) geöffnet. Durch Tonuszunahme schließt sich der Scheidenvorhof am 1. Tag p.p., die Labien liegen wieder aneinander.

Beckenboden

Bei der Geburt erfährt er Veränderungen und Verletzungen. Er ist ödematös, gedehnt und z. T. können Hämatome auftreten. Das perineale Gewebe heilt gut, es verbleiben jedoch Narben nach Rissen oder Episiotomie. Die Muskelspannung nimmt langsam wieder zu und sollte durch regelmäßige Rückbildungsgymnastik unterstützt werden.

Die Haltefunktion des Beckenbodens (BB) ist zur Verhinderung eines Descensus vaginae in späteren Jahren wichtig, denn dieser führt meist zur Harninkontinenz.

Beratung der Mutter:

Die Wöchnerin braucht Information über die Aufgabe des Beckenbodens (Halte- und Stützfunktion der darüberliegenden Organe). Gerade die BB-Gymnastik ist prophylaktisch wichtig und jederzeit „nebenher" durchführbar. 2 Übungen, beginnend am 2. Tag p.p.:

- *Darmschließmuskel* anspannen, bis 10 zählen und wieder lockerlassen. *Blasenschließmuskel* anspannen, bis 10 zählen und lockerlassen. Beim Üben nicht die Luft anhalten, sondern ruhig weiteratmen. Variante: Die Übung synchron zur Atmung durchführen, d.h. beim Einatmen locker lassen, beim Ausatmen anspannen, beim Einatmen lockern, usw.

Wenn diese beiden Muskeln „beherrscht" werden, zur nächsten Übung wechseln:

- *Rücken- oder Seitenlage*, Beine angebeugt: BB-Muskeln anspannen, „hochziehen" und halten, dann weiter anspannen und festhalten. Anschließend „etagenweise" abwärts: Muskelspannung lockern, festhalten, weiter lockern und ganz entspannen. Diese Übung wird auch „BB-Fahrstuhl" genannt.

6.2.4 Wundheilungsvorgänge

Epithelisierung

Die Epithelisierung (Wundheilung) der Geburtsverletzungen findet an der *Uterusinnenfläche* und dem *weichen Geburtsweg* statt, er besteht aus Zervix, Vagina, Perineum und Vulva. Hier entstehen bei jeder Geburt kleinste Einrisse, Schürfungen und Verletzungen. Diese heilen durch Verklebung und darauffolgende Granulation (hier: Neubildung) des Gewebes.

Größere Geburtsverletzungen wie Zervix-, Scheiden-, Damm-, Labienrisse und Episiotomie verheilen auffällig schnell nach fachgerechter operativer Versorgung.

Nicht zu sehen ist die große Wundfläche im gesamten *Uteruskavum* (Gebärmutterhöhle). Sie entsteht bei der Ablösung der Plazenta in der Decidua basalis spongiosa und zwar nicht nur an der Plazentahaftstelle, welche p.p. etwa 7×10 cm groß ist, sondern auch im Bereich der abgelösten Eihäute. Die Plazentahaftstelle ist im Gegensatz zur übrigen Uterusinnenfläche rauh, uneben und höckrig. Diese Unebenheit entsteht durch zurückgebliebene Reste der Decidua basalis spongiosa und die maximal komprimierten Uterusgefäße, die an ihren offenen Enden mit Thromben gefüllt sind (Abb. 6.2-6,7). Die ebenso verbliebenen Drüsenreste (Epithelinseln) bilden den Grundstock für das sich neu aufbauende Endometrium, wenn die überflüssigen Gewebsreste abgestoßen sind. Dies geschieht durch Enzyme und Leukozyten (Granulozyten, Phagozyten, Lymphozyten), die zahlreich über den Blutweg zur Wundfläche gelangen, sowie durch große Mengen Fibrin. Es bildet sich ein Wundschutzwall, der zusammen mit der Muskelkontraktion die große Wundfläche gegen pathologische Keime schützt. 2 Wochen p.p. ist die Plazentahaftfläche noch 3×4 cm groß, nach 3 Wochen beginnt die Proliferation (Aufbau) des Endometriums.

Die **Wundheilung** dauert insgesamt 4–6 Wochen und beinhaltet die folgenden parallel ablaufenden 4 Schritte:

- **Säuberung:** Einwanderung von Leukozyten, Gewebereste werden fermentativ verar-

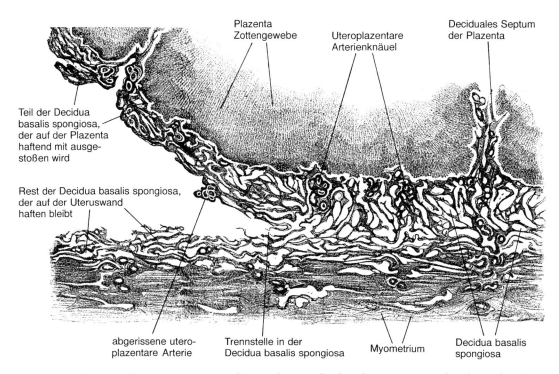

Abb. 6.2-6: Plazentaablösung, Trennung erfolgt in der Decidua basalis spongiosa (mikroskopischer Querschnitt nach Bumm)

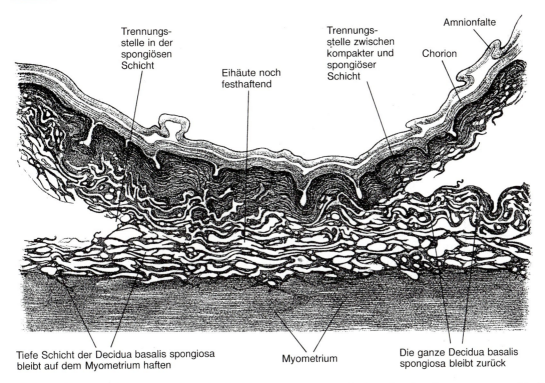

Abb. 6.2-7: **Eihautablösung:** Rechts oberflächliche Abtrennung, die Decidua basalis spongiosa verbleibt im Uterus. Links Abtrennung in tieferer Schicht: Es verbleiben nur Reste der Decidua basalis spongiosa im Uterus. Beide Lösungsarten kommen vor (mikroskopischer Querschnitt nach Bumm)

beitet, verflüssigt und als Lochien abtransportiert.
- **Wundschutzwall:** gebildet aus Leukozyten und Fibrin, in den Bindegewebssepten der Uteruswand, antibakterielle und antitoxische Wirkung.
- **Muskelkontraktion:** Verkleinerung der Wundfläche, Abfluß der Lochien, Schutz vor pathogenen Keimen.
- **Epithelisierung:** ausgehend von Drüsenresten (Epithelresten) bildet sich neues Endometrium.

Lochien

Die Lochien (gr. lochios, zur Geburt gehörend, Wochenfluß) sind ein wichtiges Zeichen der Wundheilung. An **Menge**, **Farbe**, **Geruch** und **Konsistenz** kann die Hebamme von außen den Heilungsprozeß verfolgen.

Bestandteile der Lochien sind hauptsächlich *verflüssigte Gewebsreste* der Decidua basalis spongiosa. Hinzu kommen *Blut* (Serum, Erythrozyten, Leukozyten), *Lymphe*, *Zervixschleim*, abgestoßenes *Vaginalepithel* und *Bakterien* (Streptokokken, E. coli, wenig Staphylokokken und andere Keime).

Bei fortschreitender Wundheilung verändern sich die Lochien in ihrer Zusammensetzung (Tab. 6.2-2). Aussehen und Menge können bei jeder Wöchnerin individuell verschieden sein.

Für die Beurteilung der Lochien sind zu berücksichtigen:

− zeitgerechte Rückbildung (Uterushöhenstand),

Tab. 6.2-2: Veränderungen von Uterus, Lochien, Uteruswunde

Zeit	Gewicht d. Uterus	Lochien Aussehen	Menge	Zusammensetzung	Uteruswunde
1.–3. Tg.	1000 g	Lochia rubra rein blutig, ab 2. Tag blutig-serös	1. Tg. reichlich ca. 300 ml 2.–3. Tg. weniger	Blut, Blutgerinnsel Lymphe	Blutstillung noch unvollkommen, Aufbau des Wundschutzwalls
4.–8. Tg.	500 g	Lochia fusca rötlich-bräunlich dünnflüssiger blutig-serös	rasch weniger gesamt ca. 100 ml	wenig Erythrozyten, viele Leukozyten, Lymphe, Gewebsreste, viel Deziduazellen, Bakterien	Blutstillung, da Gefäßverschluß durch Thromben u. Dauerkontraktion
9.–15. Tg.	350 g	Lochia flava gelblich, weiß	spärlich ca. 50 ml	reichlich verflüssigte Dezidualreste, Lymphe, Leukozyten	Abstoßung nekrotischer u. verflüssigter Zellen
16.–21. Tg.	250 g	Lochia alba weiß, klar	ausflußartig	Leukozyten, Zervixschleim	zunehmende Epithelisierung
4–6 Wo.	70–90 g				abgeschlossene Wundheilung Endometrium ist aufgebaut

- die Dauer der Geburt (Wehenschwäche),
- eine evtl. Infektion und
- eine Überdehnung des Uterus (Gemini, Makrosomie).

Beobachtungen im Wochenbett sind nie punktuell, sondern immer als Ganzes zu erfassen.

Beurteilungskriterien der Lochien

Menge

Bei einem dreistündlichen Vorlagenwechsel (2 normale oder 1 Wöchnerinnenbinde) sollte die Vorlagenmitte in den ersten 3 Tagen p.p. durchtränkt sein.

Um eine möglichst genaue Beurteilung abgeben zu können, muß die Hebamme bei jedem Wöchnerinnenbesuch nach der Wochenflußmenge fragen und die letzte Vorlage ansehen.

Viele Frauen benötigen ab dem 4./5. Wochenbettstag nur noch eine normale Vorlage pro Wechsel. Die Lochialmenge nimmt kontinuierlich ab, um in der Regel zwischen der 3. und 4. Woche p.p. zu versiegen. Die Gesamtmenge der Lochien wird mit 400–1000 ml angegeben!

Geruch

Lochien riechen fade, ähnlich dem Menstruationsblut. Fötide Lochien dagegen sind überriechend, sehr unangenehm, sie stinken regelrecht. Wer einmal fötide Lochien gerochen hat, wird diesen Geruch sofort als solchen wiedererkennen.

Farbe, Konsistenz

Am Tag nach der Geburt ist der Wochenfluß rein blutig (*Lochia rubra*). Die Blutmenge nimmt um den 2. Tag p.p. rasch ab und das blutigseröse Sekret wird heller und flüssiger (*Lochia fusca*). Diese Phase dauert recht lange, meist bis zum 8./9. Tag. Danach sind die Lochien gelblich (*Lochia flava*) und später weißlich-klar (*Lochia alba*) ähnlich einem leichten Ausfluß. Sporadische Blutbeimengungen innerhalb der ersten 10 Tage sind normal, spätere Blutungen sollten gynäkologisch abgeklärt werden.

Sind Lochien wirklich „hochinfektiös"?

Das aus dem Uteruskavum kommende Sekret enthält p.p. keine pathogenen Keime. Diese stammen aus der Vagina und finden im Lochialsekret einen idealen Nährboden zur Vermehrung. Wochenfluß ist deshalb nicht keimfrei, enthält aber keine hochpathogenen Keime. Bei regelmäßiger Intimhygiene ist die Keimverbreitung nicht anders als z.B. während der Menstruation.

Die Gebärmutterhöhle wird normalerweise nicht durch Keime infiziert (siehe Wundschutzwall), da das Sekret nach außen abfließt.

Hochinfektiöse Lochien scheinen ein deutsches Problem zu sein, im Ausland werden sie nicht beschrieben.

Beratung der Wöchnerin:

Veränderungen der Lochien erklären, leichte Blutbeimengungen bis zum 10. Tag p.p. brauchen nicht zu beunruhigen, bei Blutungen, die mehr als regelstark sind und länger als 24 Stunden andauern, sollte der Arzt aufgesucht werden. Die Menge des Wochenflusses ist in den ersten 5 Tagen p.p. etwa regelstark, foetide Lochien können auf eine Infektion hinweisen, deshalb sollte die Körpertemperatur täglich kontrolliert werden.

Nach jedem Vorlagenwechsel (6–8/Tag) das Bidet benutzen oder mit klarem warmen Wasser aus einer Spülkanne die Vulva abspülen, anschließend mit einer frischen Vorlage trocken tupfen. Immer eine neue Vorlage nehmen und wenn nötig Slip wechseln, Hände waschen und in der Klinik nach Rückkehr ins Zimmer die Hände desinfizieren. Nachthemd und Bettwäsche großzügig wechseln.

Trotz Ruhebedürftigkeit sollte die Frau nicht nur im Bett liegen. Täglich 2 × 30 Min. Bauchlage, Reiben am Uterus und regelmäßiges Anlegen des Kindes fördert die Uterusmuskelkontraktion und somit den Wochenfluß. Häufiger Vorlagenwechsel unterstützt die Wundheilung der Geburtsverletzungen am Damm, der immer trocken sein sollte.

Bei *Hämatomen, Ödemen, Schmerzen* ist Kälteanwendung hilfreich, bei klaffenden Wundrändern Sitzbäder. Diese physikalischen Maßnahmen werden auf S. 545 ff. erläutert. Die Heilung von Dammverletzungen kann auch durch Aufstreuen von Traubenzucker (auf Wundränder oder Vorlage) gefördert werden.

Die Erklärung hygienischer Maßnahmen ist besonders für die Zeit im Krankenhaus wichtig. Die Krankenhauskeime machen eine Händedesinfektion vor Berühren der Brust und des Kindes, sowie nach jedem Toilettengang und Vorlagenwechsel, notwendig. Zu Hause genügt das Händewaschen.

6.2.5 Rückkehr von Menstruation und Fertilität

Zu Beginn der Schwangerschaft produziert das Ovar Östrogene und Gestagene, später übernimmt dies die Plazenta. Während der Gravidität wirken Östrogene und Gestagene hemmend auf die gonadotropen Hormone (Gonaden = ausgebildete Geschlechtsdrüsen), die im HVL produziert werden:

- FSH (follikelstimulierendes Hormon),
- LH (luteinisierendes Hormon),
- Prolaktin (= *LTH* luteotropes Hormon).

Follikelreifung und Ovulation werden somit in der Gravidität unterdrückt.

Nach dem Wegfall der Plazentahormone (durch die Geburt des Mutterkuchens) und dem damit verbundenen Absinken der Östrogen- und Gestagenkonzentrationen im Blut wird langsam die Hemmung des HVL beendet. Er beginnt wie-

Tab. 6.2-3: Vorhandensein von Menstruation und Ovulation nach der Geburt (modifiziert nach P. Wagenbichler)

Stillende Mütter:	Nichtstillende Mütter:
nach 6 Wochen bei 15% aller Frauen nach 12 Wochen bei 45% aller Frauen nach 24 Wochen bei 85% aller Frauen	nach 6 Wochen bei 40% aller Frauen nach 12 Wochen bei 65% aller Frauen nach 24 Wochen bei 90% aller Frauen
Ca. 20% der stillenden Frauen haben einen Eisprung vor der ersten Blutung	Ca. 50% der nichtstillenden Frauen haben einen Eisprung vor der ersten Blutung.

der FSH und LH zu bilden, welche erneut die Ovarien stimulieren. Das Zusammenspiel von HVL und Ovarien ist also ausschlaggebend für die in Gang kommende Ovarialfunktion (Reifung der Follikel, Eisprung und Gelbkörperbildung s. S. 63). Der Beginn des ersten Ovulationszyklus p.p. ist von dieser Wechselbeziehung und vom Stillverhalten der Frau abhängig (Tab. 6.2-3). Die Ovarien können ihre volle Funktion 4–6 Wochen p.p. wieder aufnehmen, so daß die erste ovulatorische Blutung frühestens 6 Wochen p.p. auftritt.

Die erste Blutung p.p. kann auch eine anovulatorische Blutung sein, d. h. es hat kein Eisprung stattgefunden. Das Endometrium (Gebärmutterschleimhaut) wird zwar aufgebaut, die Blutung kommt durch einen relativen Östrogenmangel zustande (Abbruchblutung).

Eine *Laktationsamenorrhoe* liegt vor, wenn die Frau während der ganzen Stillzeit keine Blutung hat. Diese Form der Amenorrhoe (Ausbleiben der Regelblutung) ist durch Hyperprolaktinämie (vermehrte Prolaktinausschüttung beim Stillen) induziert. Erst wenn die Stillintervalle vergrößert werden und weniger Prolaktin im Blut ist, nimmt das Ovar seine Tätigkeit wieder auf.

Die *Fertilität* (Fruchtbarkeit) ist im Wochenbett für 3–6 Wochen herabgesetzt (differierende Literaturangaben). Abhängig von der Stilldauer (15 Min. pro Mahlzeit) und der Stillfrequenz (mindestens 6 mal in 24 Std.) besteht ein relativer Schutz vor einer erneuten Schwangerschaft. Da der erste Eisprung meist unbemerkt vor der ersten Menstruationsblutung stattfindet, kann eine Wöchnerin schon vor der ersten Regelblutung wieder schwanger werden.

Bei der notwendigen Kontrazeptionsberatung im klinischen sowie häuslichen Wochenbett sollte betont werden, daß Stillen allein kein sicherer Verhütungsschutz ist.

6.2.6 Weitere Beratungen

Stationsablauf

Die Vorstellung der Räume wie z. B. Bad mit WC/Bidet, Stillzimmer, Aufenthaltsräume, Dienst- und Sprechzimmer erleichtern der Wöchnerin die Eingewöhnung. Zur Erklärung des Stationsablaufes gehören Essens-, Besuchs- und Sprechzeiten, sowie Visite, Badezeiten des Kindes unter Anleitung einer Hebamme oder Kinderkrankenschwester und Termin der Kinderarztvisite. Diese Informationen machen den Arbeitsablauf transparenter und verbessern die Zusammenarbeit von Personal und Wöchnerin.

Entlassungsgespräch

Das Entlassungsgespräch sollte nicht kurz vor der Entlassung zwischen Tür und Angel stattfinden, sondern am Tag davor. Die Mutter ist weniger aufgeregt und kann die Informationen besser aufnehmen. Häufig ist das Entlassungsgespräch eine Zusammenfassung und Ergänzung der Beratungen, die während des Aufenthaltes auf der Wochenstation stattgefunden haben. Hierzu gehören:

Haushaltsführung: Hilfe von Familienmitgliedern annehmen (z. B. Einkaufen, Saubermachen), schweres Heben vermeiden, einfache Gerichte kochen, Besucher „einteilen" (wer zu Kaf-

Tab. 6.2-4: Beim Wochenbettbesuch werden folgende Kontrollen durchgeführt, aus hygienischen Gründen in der der Reihenfolge „*von oben nach unten*":

Mutter	Kind
• **Allgemeinbefinden:** Wie geht es Ihnen? Temperatur, Puls, Blutdruck • **Brust:** *mit den Augen:* Hautbeschaffenheit der Mamille, Areola, Gefäßzeichnung Hautfarbe, Druckstellen des BH *mit desinfizierten Händen:* Konsistenz im Vergleich zum Vortag Abtasten der Drüsensegmente und Achselhöhlen auf versprengtes Drüsengewebe • **Gebärmutter:** Uterushöhenstand, Konsistenz, Nachwehen, Schmerzen: Kanten- oder Leistenschmerz • **Wochenfluß:** Menge, Farbe, Geruch, Konsistenz • **Geburtsverletzungen:** Schürfungen, Naht oder Riß oder Episiotomie auf Rötung, Schwellung, Adaptation der Wundränder, Hämatome, Hämorrhoiden sowie Pflegezustand • **Beine:** Ödeme, Varizen	• **Gesamteindruck:** Hautfarbe, -spannung, -beschaffenheit u. -veränderungen, Atmung, Temperatur Tonus und Bewegung • **Kopf:** Schädelnähte, Fontanellen Geburtsverletzungen, Geburtsgeschwulst Kephalhämatom, VE-Forzepsmarkierungen, MBU-Stellen, Stauungen • **Brustdrüsen:** Rötung, Schwellung, Absonderung • **Nabel:** Farbe, Geruch, Mumifizierungsgrad • **Genitale/Windelbereich:** Hautzustand, Rötung, Wundsein, Mädchen: Ausfluß, Blutung – Junge: Hodenschwellung, Penisrötung • **Fragen an die Mutter:** Ausscheidung von Urin und Stuhl: Farbe, Häufigkeit, Geruch, Konsistenz Schlaf/Wachverhalten, wann, wie, wie lange • **Trinkverhalten:** Was, wie oft, wie lange, wieviel, Spucken.

fee und Kuchen kommen will, sollte diesen mitbringen und den Abwasch machen!). Bedürfnisse von Mutter und Kind berücksichtigen, z. B. Ruhe beim Stillen und Schlafpausen am Tage. Bei erhöhter Pflegebedürftigkeit wird von den Krankenkassen eine Haushaltshilfe bezahlt. Der behandelnde Arzt stellt die nötige Bescheinigung aus.

Körperpflege der Mutter: Täglich einmal duschen, dabei keine oder pH-neutrale Seife benutzen. Creme, Parfum und andere Pflegemittel nach Wunsch, jedoch müssen Brustwarze und Warzenhof ausgespart werden. Intimpflege: Nach Abheilen der Geburtsverletzungen kann gelegentlich ein Tampon benutzt werden, auf häufigen Wechsel ist zu achten.

Geschlechtsverkehr: Es gibt keine zeitliche Einschränkung, wenn man beachtet, daß Rißverletzungen und Episiotomie nach 8–10 Tagen, eine Sektionarbe nach ca. 3 Wochen verheilt sind. Anderslautende Beratungen, z. B. erst nach Versiegen des Wochenflusses, gehen an der Realität vorbei. Der Hinweis auf Verhütungsmittel (s. S. 48) ist selbstverständlich.

Besuch beim Gynäkologen: Abhängig vom Befinden der Mutter wird ein Besuch nach 6 Wochen p.p. empfohlen. Eine Inspektion der Brust, vaginale Untersuchung, Gewicht, Blut- und Urinkontrolle schließen das Wochenbett ab. Die Anwendung von Verhütungsmitteln wird besprochen.

Besuch beim Kinderarzt: Er sollte für die Eltern leicht erreichbar sein und Hausbesuche machen. Nach Frühentlassung wird auf die U2 (3.–10. Tag p.p.) und den Stoffwechsel-Screeningtest hingewiesen. Der Kinderarzt wird spätestens zur U3 (4–6 Wochen p.p.) aufgesucht.

332 6. Wochenbett

Erster Spaziergang mit dem Kind: Grundsätzlich kann jedes Kind an die frische Luft, wenn es der Jahreszeit entsprechend gekleidet ist. Es muß vor Zugluft und zu starker Sonnenbestrahlung geschützt werden. Volle Kaufhäuser, Hauptverkehrszeiten und große Menschenansammlungen

Wochenbettbetreuung: Frau _Elke Schwarz_ geb. _20.6.62_

Errechneter Termin _10.1.95_ Alter _32_ Para _I_ Blutgruppe _0 Rh pos_

Schwangerschaftsverlauf _Blutung 9. SSW, sonst komplikationslos_

Geburtsverlauf _11 Std. Dauer, grünliches FW, Spontangeburt_

Entbindungstag _13.1.95_ Zeit _16⁴⁴_ Damm _med. Epi._ Geschlecht _♂ Simon_

Gewicht _3850 g_ Länge _52_ Kopfumfang _34_ Apgar _9/10/10_ pH _7,29_

Datum	Fr. 14.1.	Sa 15.1.	So 16.1.	Mo 17.1.	Di 18.1.
Tag p.p.	1.	2.	3.	4.	5.
Temp. / Puls	37°/76	36⁸/72	37¹/76	36⁹	36⁸
Blutdruck	100/60	90/60	100/60	/	/
Mammae	weich	wärmer Mamillen gerötet	fest + heiß Mamillen besser	weicher/äußerer Quadrant knotig	nach dem Stillen weich
Uterus	fest 1 Qf↓ Nb.	2 Qf ↓ Nb	fest 2 Qf↓ Nb	4 ↓ Nb	3 ↑ Sym.
Lochien	blutig	hellrot	wässrig-rosa	wenig, bräunlich	dito
Stuhl	∅	∅ abends	ja	ja	ja
Damm	leicht geschwollen	unauffällig	heilt gut	dito	dito
Gewicht	3770 g	3720 g	3700 g	3720 g	3770 g
Trinkmenge	oft angelegt	7x angelegt 40 ml Tee	170 ml MM	stillt voll	dito
Erbrechen	spuckt viel	besser	∅	∅	∅
Stuhl	Mekonium ++	Übergangsstuhl	grün-gelb	dito	dito
Nabel	trocken	trocken	dito	mumifiziert	fast ab
Haut + Bilirubin	rosig	rosig, trocken z.Tl. gerötet	rosig, leicht ikterisch	ikterisch Bili 12,3	weniger gelb trocken
Besonderes + Beratung	Stillanleitung Intimhygiene Eispack für Epischwellung	Traubenzucker für Mamillen evtl. Mandelöl zur Sgl.-Hautpflege	Kühle Brustwickel nach Stillen Baby-Blues erklärt	Stillposition „Rückengriff" Warme Brustauflage vorm Stillen Info Milchstau	Ernährung im Wo-Bett Sgl. Pflege

Abb. 6.2-8: Dokumentationsbogen (Muster) für die Wochenbettbetreuung von Mutter und Kind

sind für die ersten Spaziergänge nicht geeignet, ebensowenig naßkalte Wetterlage, Smog und starker Frost.

Sport

Während der Zeit der Laktation sollte der Organismus nicht überfordert werden. Nach Einsetzen des hormonellen Regelkreises kann mit einem aufbauenden Trainingsprogramm für Breiten- und Leistungssport begonnen werden. Vor Beginn des Trainings sollten die Rückbildung des Genitales, die Funktionsfähigkeit des Beckenbodens sowie der Hb-Wert im Blut überprüft werden. Die Milchbildung ist bei Sportlerinnen mit ausgewogener Ernährung und ausreichender Flüssigkeitsaufnahme nicht herabgesetzt, Flüssigkeitsverlust durch Schwitzen wird vom Organismus durch geringere Urinsekretion teilweise ausgeglichen.

6.2.7 Regelmäßige Beobachtungen an Wöchnerin und Neugeborenem

Bei einem Wochenbettbesuch geschehen alle Untersuchungen an Mutter und Kind (Tab. 6.2-4) behutsam und zügig. Sie werden von der Hebamme verständlich erklärt und protokolliert. Abb. 6.2-8 stellt einen ausgefüllten *Wochenbett-Dokumentationsbogen* bis zum 6. Tag p.p. vor. Neben der *beratenden Tätigkeit* ist die *praktische Anleitung der Wöchnerin* die Hauptaufgabe der Hebamme in der Nachsorge.

6.3 Laktation und Stillen

Christine Geist

Entwicklung der Brust

Die Differenzierung der Brustdrüsenanlage geschieht bereits in der 7. Embryonalwoche. Die Drüsenanlage entsteht aus einer streifenförmigen Verdickung der Epidermis (Oberhaut), die als *Milchleiste* bezeichnet wird. Diese Verdickungen der Epidermis dringen in das darunterliegende Mesenchym (embryonales Bindegewebe) ein und es bilden sich etwa 18–24 Aussprossungen, von denen jede wiederum eine kleine Knospe erzeugt. Zum Ende der Schwangerschaft werden die epithelialen Zellstränge kanalisiert und bilden die Milchgänge. Die Endknospen entwickeln sich zu Sammelkanälchen und Azini[1].

Die Drüsenanlage erfolgt bei Mädchen und Jungen in gleicher (weiblicher) Form, die männliche Ausprägung wird später durch Androgene bewirkt.

- **1. Phase der Brustdrüsenentwicklung.** Die Brustdrüse ist ein hormonabhängiges Organ, dessen Aufgabe die Laktation (Milchbildung) ist. Im Alter von 9–13 Jahren beginnt sich die Drüsenanlage zu entwickeln, dieses Stadium wird *Thelarche*[2] genannt. Das im Hypophysenvorderlappen (HVL) gebildete follikelstimulierende Hormon (FSH) regt die Follikelbildung im Eierstock an. In den Follikeln wird das Östrogen gebildet. Dieses wirkt auf die Brustdrüse ein und ist für das Längenwachstum der Milchgänge verantwortlich (Abb. 6.3-1).

- **2. Phase der Brustdrüsenentwicklung.** Durch das Einsetzen des ovariellen Zyklus (Bildung des Gelbkörpers und damit Progesteron) beginnt die 2. Phase der Brustdrüsenentwicklung. Das Pro-

---

[1] Acinus (lat.) beerenförmiges Endstück seröser Drüsen.

[2] Thelarche (gr.) Entwicklung d. weibl. Brustdrüse in der Pubertät.

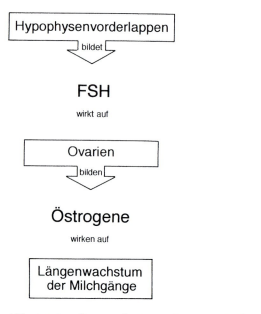

Abb. 6.3-1: Schematische Darstellung der 1. Phase der Brustdrüsenentwicklung

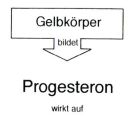

Abb. 6.3-2: Schematische Darstellung der 2. Phase der Brustdrüsenentwicklung

gesteron ist hauptverantwortlich für das Wachstum der Drüsensegmente mit den Azini. Etwa 1 1/2−2 Jahre nach Beginn der Menstruation ist die *Mammogenese*[3], d. h. Gewebsdifferenzierung und Wachstum außerhalb der Schwangerschaft, vorerst abgeschlossen (Abb. 6.3-2).

---

[3] Mamma (lat.) weibl. Brustdrüse, genese (gr.) Entstehung.

Veränderungen der Brustdrüse

Während der Sekretionsphase eines menstruellen Zyklus, in der Schwangerschaft und mit zunehmendem Alter erlebt eine Frau Gewichts- und Formveränderungen ihrer Brust.

Sekretionsphase: Progesteron bewirkt ein Ödem (Wassereinlagerung) und Gewebeauflokkerung und somit eine kurzfristige Vergrößerung der Brust.

Schwangerschaft: Unter Hormoneinfluß wachsen die Drüsensegmente und die Brust wird größer. Das Binde- und Fettgewebe wird mengenmäßig verdrängt. An der Haut können Striae (Streifen) entstehen.

Im *Klimakterium*[4] bilden sich die Drüsensegmente zurück, ebenso das Binde- und Fettgewebe. Durch Ptose (Senkung) des Drüsenkörpers entsteht ein vermehrter Zug auf die weniger elastische Haut und damit das Bild der schlaffen Brust (Abb. 6.3-3).

6.3.1 Anatomie der Brustdrüse

Die Brust der erwachsenen Frau liegt zwischen der *3. und 7. Rippe*, seitlich zwischen dem *Sternum* (Brustbein) und der *Axilla* (Achselhöhle). Sie liegt dem *M. pectoralis major* (große Brustmuskel) auf. Zwischen der Brust und dem Brustmuskel befindet sich ein Spalt, der retromammäre Raum, der eine leichte Verschiebbarkeit der Brust gestattet. Eine Brust wiegt ca. 100−300 g (Abb. 6.3-4).

Die **Mamille** (Brustwarze, Papilla mammaria), in die die Milchausführungsgänge münden, liegt in der Mitte der **Areola mammae** (Warzenhof). Mamille und Areola sind braun pigmentiert, in der Schwangerschaft nimmt die Pigmentierung zu. In der Mamille befindet sich der *M. sphincter papillae*. Dies ist ein schraubenförmig angelegtes Muskelfasernetz, welches in den Warzenhof ausstrahlt. Bei Berührung der Mamille kontrahieren sich die Muskelfasern und die Brustwarze stellt sich auf.

---

[4] Klimakterium (gr.) Wechseljahre der Frau.

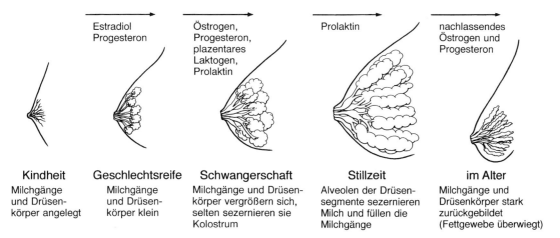

Abb. 6.3-3: Struktur der weiblichen Brust in unterschiedlichen Lebensabschnitten

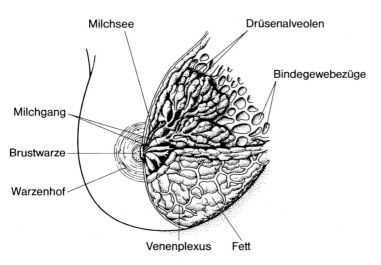

Abb. 6.3-4: Rechte weibliche Brustdrüse. Im unteren inneren Quadranten sind die Haut, im oberen inneren Quadranten Haut- und Fettgewebe entfernt

Die Areola hat einen Durchmesser von ca. 2−5 cm und ist leicht erhaben. Bei Erektion der Brustwarze wird der Warzenhof kleiner. In ihm münden Talg-, Schweiß- und die Montgomery-Drüsen. Alle 3 gehören zu den apokrinen Drüsen (Drüsen mit äußerer Sekretion). Die Talgdrüsen sondern Fett ab, das beim Saugakt des Kindes Lippen und Areola luftdicht abschließt. Das Fett dient auch als Hautschutz.

Die **Hauptbestandteile** der Brustdrüse sind **Drüsengewebe, Fettgewebe** und **Bindegewebe**. Das *Drüsenparenchym*[5] liegt eingebettet im Fett- und Bindegewebe. Es gibt 15−20 Drüsensegmente oder Drüsenlappen in jeder Brust. Die Drüsensegmente sind kleine Funktionseinheiten, die von den Cooper-Ligamenten (Bindegewebe-

---

[5] Parenchym (gr.) spez. Zellen eines Organs.

stränge) gestützt und im Unterhautfettgewebe verankert werden. Fett- und Bindegewebeanteile der Brust sind bei jeder Frau unterschiedlich und bestimmen Größe und äußere Form.

Die Größe der Brust hat keinen Einfluß auf die Stillfähigkeit.

Feinstruktur eines Drüsensegmentes

Die **Alveolen**[6] sind traubenförmige Bläschen, die innen mit milchbildendem Zylinderepithel ausgekleidet sind und der Milchbildung dienen. Außen sind die Alveolen und die Milchsammelkanälchen von den **Myoepithelzellen** (Korbzellen) umgeben. Dies sind sternförmige Muskelzellen, die sich durch Fortsätze miteinander verbinden. Durch Kontraktion dieser Muskeln wird

---
[6] alveolus (lat.): Kleine Mulde.

die Milch von den Alveolen in die Ausführungsgänge gepreßt.

Bestandteile eines Drüsensegmentes sind:
- *Alveolen* (vor der Laktationsphase Azini genannt)
- *Milchsammelkanälchen*, die sich verzweigen zum
- *Hauptmilchgang*, der sich unter der Areola zum
- *Milchsee* erweitert und mit dem
- *Ausführungsgang* in der Mamille mündet (Abb. 6.3-5).

Blut-, Nervenversorgung, Lymphsystem

Blutversorgung
Die Blutversorgung der Brust erfolgt hauptsächlich über den absteigenden Ast der Brustaorta,

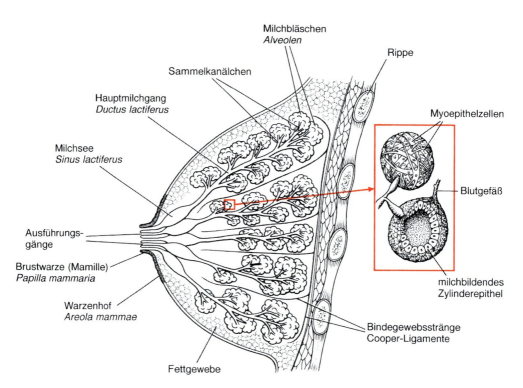

Abb. 6.3-5: Längsschnitt durch die weibliche Brustdrüse mit 2 vergrößerten Alveolen aus einem Drüsensegment

der Arterie unter dem Schlüsselbein und der Arterie in der Achselhöhle. Die Gefäße bilden untereinander ein Netz. Die Venen folgen dem Arterienverlauf. Sie bilden unter dem Warzenhof ein Venengeflecht (Plexus venosus areolaris). In der Schwangerschaft und der Stillzeit treten die Venen stärker hervor.

Nervenversorgung

Im Gegensatz zur restlichen Brust hat die Mamille viele sensible Nervenendigungen, welche zusammen mit den Muskeln zur Erektion der Mamille führen. Dies ist besonders beim Stillen wichtig.

Lymphsystem

Die Brustdrüse hat ein weit verzweigtes Lymphgefäßnetz. Die Lymphgefäße enden in den interlobären[7] Räumen zwischen den Drüsensegmenten. Die Lymphe wird hauptsächlich über die Lymphknoten der Achselhöhle abgeleitet.

6.3.2 Laktationsphysiologie

Hormonelle Beeinflussung des Brustdrüsengewebes

Nach der Konzeption (Befruchtung) wirken steigende Mengen von **Östrogenen** und **Progesteron**, welche zuerst im Ovar, dann in der Plazenta gebildet werden, auf die Brust ein. Sie wird größer und breiter, die Milchgänge werden vollständig kanalisiert, und es kommt zur diffusen Schwellung der Brust. An der Haut können bei ausgeprägter Brustvergrößerung blaurötliche *Striae* (Streifen) durch Dehnungseffekte entstehen. Das Binde- und Fettgewebe wird vom Drüsengewebe verdrängt.

> Der Aufbau der Brustdrüse während der Schwangerschaft wird im wesentlichen den *Östrogenen* und dem *Progesteron* zugeschrieben.

---

[7] Lobos (gr.) Lappen, inter (lat.) (da)zwischen.

Wirkung von humanen Plazentalaktogen (HPL), Prolaktin und Oxytocin

- **Das HPL** ist nur in der Schwangerschaft vorhanden und wird in der Plazenta gebildet. Es bewirkt die *Differenzierung des Epithels* in den Alveolen (Milchbläschen). Am Ende der Gravidität ist seine Blutserumkonzentration viel höher als die des Prolaktins. Das HPL *hemmt* dadurch, zusammen mit Östrogenen und Gestagenen, die *Prolaktinwirkung* (Abb. 6.3-6).

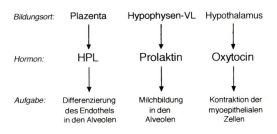

Abb. 6.3-6: Wirkung der Hormone auf die Brustdrüse

- **Das Prolaktin** wird im Hypophysenvorderlappen (HVL, Teil der Hirnanhangsdrüse) gebildet, seine Aufgabe ist die *Milchsynthese* in den Alveolen. Während der Schwangerschaft steigt der Prolaktinspiegel im Blutserum kontinuierlich an, er liegt am Geburtstermin ca. 10–20 mal höher als vor der Konzeption.

Prolaktin kann nach der Geburt voll wirksam werden und die Brustdrüse auf ihre Milchproduktion vorbereiten (*Laktogenese*), da mit dem Wegfall der Plazentahormone (HPL, HCG, Östrogene, Progesteron) auch der damit verbundene „Gegenspieler", das Prolactin-inhibiting-Hormon (PIH), eliminiert ist.

Neben der hormonellen Auslösung der Milchproduktion nach der Geburt spielt die Stimulierung der Mamille eine wichtige Rolle. Durch Saugen des Kindes steigt der Prolaktinspiegel, die Milchbildung (*Galaktogenese*) wird gefördert. Ohne diese Berührungsreize ist dieser Vorgang erschwert und verzögert.

Kann das Kind nicht an der Brust saugen, z. B. wegen Verlegung in ein Kinderkrankenhaus, können mit einer Milchpumpe regelmäßig Reize gesetzt werden. Dadurch wird die Milchbildung angeregt, wenn auch mühsamer und weniger ergiebig.

Die Aufrechterhaltung der Milchproduktion (*Galaktopoese*) ist also entscheidend vom Kind und dessen angeborenen Reflexen abhängig.

- **Oxytocin**, das im Hypophysenhinterlappen (HHL) gespeichert wird, wirkt nicht nur *wehenfördernd* unter der Geburt, sondern auch auf die *Myoepithelien* der Alveolen und Milchsammelkanälchen: Durch Kontraktion der Muskelzellen wird die Milch von den Alveolen über die Sammelkanälchen in die Hauptmilchgänge, die Milchseen und schließlich zu den Ausführungsgängen gepreßt. Diesen Transport der Milch zum Kind nennt man *Laktokinese*. Eine zusammenfassende Darstellung findet sich in Abb. 6.3-7.

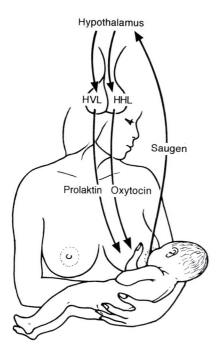

Abb. 6.3-7: Hormonale Reflexe durch den Saugreiz

Da folgende Begriffe leicht verwechselt werden, sind sie hier noch einmal aufgelistet:

Laktation	=	Milchbildung
Mammogenese	=	Entwicklung der Brustdrüse in der Pubertät
Laktogenese	=	Vorbereitung der Brustdrüse zur Milchproduktion in der Gravidität
Galaktogenese	=	Milchbildung nach Geburt der Plazenta
Galaktopoese	=	Aufrechterhaltung der Milchproduktion durch Saugen des Kindes
Laktokinese	=	Weg der Milch von den Alveolen zum Kind.

Stillreflexe

Kindliche Reflexe. Ein gesundes Neugeborenes, das weder von der Geburt noch von Medikamenten beeinträchtigt ist, hat die Fähigkeit, Nahrung zu suchen, zu saugen und zu schlucken.

- **Suchreflex**

Das Kind dreht seinen Kopf suchend von einer Seite zur anderen. Bei Berührung der Lippen öffnet es seinen Mund, evtl. beginnt es zu schmatzen.

- **Saugreflex**

Bietet ihm die Mutter ihre Brust (Mamille und Areola) an, wird durch den Berührungsreiz an Zunge oder Mundschleimhaut der Saugreflex ausgelöst. Er ist 30–60 Min. p.p. am stärksten und läßt dann für ca. 40 Stunden an Intensität nach.

- **Schluckreflex**

Hat sich in der Mundhöhle Milch angesammelt, wird der Schluckreflex ausgelöst. Das Neugeborene schluckt nicht nach jedem Saugen (s. S. 347).

Mütterliche Reflexe. Die 3 kindlichen Reflexe sind Grundlage für die folgenden 3 Reflexe der Mutter:

- **Warzenerektionsreflex**

Durch Lippenberührung und Saugen des Kindes kontrahieren sich die Muskeln um die Mamillen und richten sich auf. Somit kann das Kind die Brustwarze besser fassen und trinken. Thermische und mechanische Reize (Kälte, Reiben an der Brustwarze) haben den gleichen Effekt, bei Flachwarzen sind sie hilfreich vor dem Anlegen des Kindes.

- **Prolaktinreflex**

Der afferente (zuführende) Schenkel dieses Reflexes verläuft von der Mamille, welche mit vielen sensiblen Nervenendigungen ausgestattet ist, über Spinalnerven zum Hypothalamus. Von dort wird durch ein Releasing-Hormon (RH, Freisetzungshormon) der HVL zur Ausschüttung von Prolaktin angeregt. Das Prolaktin kommt über die Blutbahn zu seinem Erfolgsorgan, den Alveolen der Brustdrüse, in denen die Milch produziert wird. Aus diesem Kreislauf ergibt sich die folgende Konsequenz:

> Je öfter das Kind an der Brust saugt, desto mehr Prolaktin wird ausgeschüttet und desto mehr Milch wird produziert. Die Nachfrage regelt das Angebot.

Bekommt das Kind nun zwischendurch Flaschennahrung, saugt es weniger häufig an der Brust, folglich wird weniger Prolaktin ausgeschüttet und weniger Milch produziert. Der erste Schritt zum Abstillen ist getan!

Erwiesen ist, daß sich der Prolaktinspiegel im Serum verdoppelt, wenn das Kind bei einer Mahlzeit an beiden Brüsten saugt. Auch körperliche Nähe des Kindes (Sehen, Hören, Fühlen, Riechen) steigert die Prolaktinsekretion.

Mütter mit Rooming-in haben mehr und früher Milch als Frauen, die von ihren Kindern getrennt sind.

Streß, Ärger und Ängste wiederum bewirken eine Senkung des Prolaktinspiegels: Katecholamine (Streßhormone, z. B. Adrenalin, gefäßverengende Wirkung) hemmen die Prolaktinausschüttung. Vereinfacht ausgedrückt kann man sagen, daß die positive oder negative seelische und körperliche Verfassung einer stillenden Frau den Milchfluß fördern oder hemmen kann. Dies gilt gleichermaßen für den Prolaktin- und den Oxytocinreflex.

- **Milchflußreflex (MFR)**

(Synonyme: Let-Down-Reflex, Oxytocinreflex, milk-ejection-reflex, Milchspendereflex). Dieser Stillreflex ist vom Saugen des Kindes und als psychosomatischer Reflex in hohem Maße von der seelischen Verfassung der Mutter abhängig. Der Hypothalamus wird durch den Saugreiz stimuliert und regt den HHL zur Oxytocinausschüttung an. Das Oxytocin erreicht über die Blutbahn die Myoepithelien im Brustdrüsengewebe und bewirkt durch Muskelkontraktion den Transport der Milch (= Laktokinese).

Ohne den MFR würde das Kind nur ein Drittel der vorhandenen Milchmenge erhalten. Das Kind trinkt zuerst die Milchseen leer, diese Milch wird auch *Vordermilch* oder Vormilch genannt, was nicht mit der Vormilch = Kolostrum zu verwechseln ist. In dieser Zeit wird Oxytocin ausgeschüttet und die Milch, die sich noch in Sammelkanälchen und Alveolen befindet, nach „vorne" zum Kind transportiert. Diese sog. Spät- oder *Nachmilch* ist besonders fett und reich an fettlöslichen Vitaminen (Vit. A, E, K) und sättigt das Kind. Wird es nur kurzzeitig (unter 10 Min.) an beiden Brüsten angelegt, erhält das Kind zwar eine ausreichende Menge, aber nicht die nährstoffreichere Nachmilch. Solche Kinder haben kurze Stillintervalle und machen einen unzufriedenen Eindruck.

Zwischen der Auslösung des Prolaktinreflexes und des MFR liegen etwa 1–3 Min. Funktioniert der Reflex gut, so beginnt die Milch schon zu laufen, wenn die Mutter das Kind sieht, hört oder fühlt. Manchmal bekommt das Kind Probleme mit der Milchmenge, die ihm buchstäblich in den Mund spritzt und es kann sich verschlucken. Der MFR ist vorhanden, wenn das Kind an der ersten Brust saugt und die zweite Brust bereits Milch absondert. Viele Frauen merken ein Ziehen in der Brust.

Der MFR ist störanfällig. Besonders Erstgebärende benötigen hier die Unterstützung von Hebamme, Kinderkrankenschwester, Krankenschwester und Familie. Unsicherheit, Schmerz, Angst, Ärger und Trauer sind nur einige Hemmfaktoren. Es ist die Aufgabe des medizinischen

Personals durch Hilfestellung und Beratung die Psyche der Mutter zu festigen. Von besonderer Bedeutung ist, daß alle Beratenden die gleiche Meinung und Auffassung vertreten und von denselben Grundlagen ausgehen können. **Fortbildung zur Stillförderung ist dringend nötig.** Viele unterschiedliche Meinungen verunsichern die Wöchnerin und beeinträchtigen die Laktation.

Ein nur schwach ausgeprägter MFR kann von der Mutter durch Training verbessert werden, z. B. durch eingespielte Abläufe wie ein Glas Saft hinstellen, das gleiche Kissen im Sessel, Musik, die gleichen Worte zum Kind sprechen oder ähnliches.

Eine Blockierung des MFR (z. B. durch das Streßhormon Adrenalin) wird evtl. durch ein Oxytocinpräparat (Syntocinon-Nasenspray®) aufgehoben. Es sollte nur kurzzeitig benutzt werden.

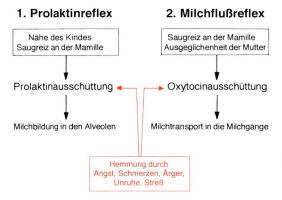

Abb. 6.3-8: Stillreflexe: fördernde und hemmende Faktoren bei der Laktation

Ein dauernd gestörter MFR kann zu einem Milchstau und, wenn nicht behandelt zu einer Mastitis führen (s. S. 363).

Erstes Anlegen

Da der Saugreflex des Kindes in den ersten 30–60 Min. p.p. am stärksten ausgeprägt ist, sollte die Hebamme diese Zeit nutzen und den Müttern ein Anlegen ermöglichen. Manche Frauen sind zu erschöpft, die Mehrzahl ist jedoch fähig zu stillen und tut dies gerne. Fällt der Hebamme eine ablehnende Haltung auf, sollte sie nach den Gründen suchen und über die Vorzüge des Stillens informieren. Bleibt die Mutter nach der Beratung bei der Ablehnung, muß die Einstellung akzeptiert werden.

Beim ersten Stillen im Kreißsaal sollte die Mutter liegen, um den Beckenboden weniger zu belasten, auch kann eine evtl. Dammnaht beim Sitzen Schmerzen bereiten. Das wichtigste beim Stillen ist eine bequeme, unverkrampfte Haltung von Mutter und Kind. Beide liegen Bauch an Bauch auf der Seite, der Mund des Kindes in Brustwarzenhöhe. Die Mutter zieht das Kind nahe an die Brust, wartet bis es den Mund öffnet und „sucht". Sie sollte sich und ihrem Kind Zeit geben, bis es die Brustwarze richtig im Mund hat und zu saugen beginnt. Zuviel Manipulation von mütterlicher Seite oder durch die Hebamme (streicheln, Kopf berühren) irritieren das Neugeborene, es hat Schwierigkeiten richtig „anzudokken". Ist das Kind optimal angelegt, muß die Nase nicht freigehalten werden (s. S. 347). Einwände der Mutter wie „da kommt noch keine Milch" können im Gespräch erklärend beseitigt werden. Beim ersten Anlegen geht es nicht nur um die Nahrungsaufnahme, sondern vielmehr um die Auslösung der Stillreflexe durch das Saugen des Kindes an der Brust und um den ersten direkten Kontakt zwischen Mutter und Kind.

Beratung der Mutter:
Die Brust sollte einmal am Tag (nicht vor jedem Stillen) mit lauwarmen Wasser ohne Seifenzusätze gewaschen werden. Nach dem Stillen können Muttermilch und kindlicher Speichel an der Brustwarze trocknen, da beides Immunglobuline enthält und der Milchzucker entzündungshemmend wirkt. Die Stilleinlagen (Zellstoff, Baumwolle, Wolle, Seide) müssen immer trocken sein, sie werden gewechselt, sobald sie feucht sind, spätestens nach jedem Anlegen. Zum Befestigen der Einlagen genügt ein Bustier oder BH. Bei großen, schweren Brüsten ist ein Still-BH sinnvoller, da er besser stützt. Er sollte aus Baumwolle und kochfest sein und 2 Nummern größer als normal gekauft werden.

Muttermilch

Muttermilch ist die optimale Ernährung für das Kind. Sie verändert in den ersten Wochen ihre Zusammensetzung (Tab. 6.3-1) und wird den Phasen entsprechend unterschiedlich benannt:

- *Kolostrum* (Vormilch) 1.–5. Tag p.p.
- *transitorische Milch* (Übergangsmilch) 6.–14. Tag p.p.
- *reife Frauenmilch* ab dem 15. Tag p.p.

Tab. 6.3-1: Zusammensetzung der Muttermilch im Vergleich zur Kuhmilch. EW = Eiweiß, F = Fett, KH = Kohlenhydrate, Min. = Mineralien

in 100 ml	EW g	F g	KH g	Min. g	kcal
Vormilch	2,7	1,9	5,3	0,33	65
Übergangsmilch	1,6	2,8	6,5	0,24	70
reife Frauenmilch	1,2	3,5	7,0	0,21	70
Kuhmilch	3,3	3,5	4,8	0,72	66

Reife Frauenmilch unterliegt nur im Fettgehalt geringen Schwankungen, je nach Eßgewohnheit der Frau.

Stillen nach Bedarf (ad libitum)

Das Kind trinkt nach Bedarf und bestimmt somit die Stillabstände, die in den ersten 8 Tagen 4 Std. nicht überschreiten sollten (7–8 Mahlzeiten/24 Std.)

Bei einer Mahlzeit werden beide Brüste angeboten und im Wechsel (re/li–li/re) angelegt. Damit ist die gleichmäßige Entleerung beider Brüste gewährleistet. Eine Brustmahlzeit dauert ca. 10–20 Min. pro Seite. Nach 2–4 Wochen hat sich die Milchproduktion so reguliert, daß manche Kinder bereits nach der ersten Brust satt sind und die zweite Brust verweigern. Diese wird dann bei der nächsten Mahlzeit zuerst angeboten.

Tägliche Milchmenge

Die folgenden Angaben sind nur Anhaltszahlen, da die Milchmenge bei jeder Frau verschieden ist. Am 1. Tag p.p. sondert die Brustdrüse etwa 20 ml Kolostrum ab, die Menge nimmt stetig zu und erreicht ca. am 4. Tag p.p. 100 ml. Danach rechnet man pro Tag mit einer Steigerung von 50 ml (beide Brüste). Etwa ab dem 11. Tag p.p. erreicht die Milchproduktion ihr Maximum von etwa 500–1000 ml pro Tag.

Eine stillende Frau benötigt zusätzliche Kalorien: Um 100 ml Muttermilch zu produzieren, braucht sie etwa 80 kcal = 320 Joule. Als *Faustregel* gilt: Die Menge Milch in ml, die abgegeben wird, muß in Kalorien zusätzlich zugeführt werden.

Beispiel: Stilleistung/Tag 500 ml = 500 kcal
täglicher Nahrungsbedarf = 2100 kcal
Bedarf einer stillenden Frau = 2600 kcal

Zusammensetzung der Muttermilch

Wasser

Muttermilch besteht zu 87% aus Wasser, in dem die anderen Stoffe gelöst sind. Der hohe Wassergehalt löscht den Durst des Kindes, so daß das Zufüttern von Tee in der Regel überflüssig ist.

Eiweiß (EW)

Reife Frauenmilch enthält etwa 1,2% EW, aufgeteilt in Nahrungseiweiß (alpha-Laktalbumin und Kasein) und andere Proteine (sog. imprägnierende Substanzen, wie z. B. Immunglobuline, Laktoferrin etc.). MM-EW wird fast vollständig resorbiert, d. h. die unreifen Nieren des Kindes werden nicht belastet. Das Verhältnis von alpha-Laktalbumin: Kasein = 65:35%. Kasein ist ein Molkeeiweiß, es gerinnt schnell im sauren Magenmilieu und ist schwerer verdaulich als alpha-Laktalbumin. Bei der Kuhmilch ist das Verhältnis beta-Laktalbumin: Kasein = 20:80%. Hieraus erklärt sich die schlechtere Verträglichkeit.

Ein gesundes, reifes Neugeborenes hat in den ersten Tagen die Fähigkeit, ganze EW-Moleküle durch die Dünndarmschleimhaut aufzunehmen. Diese Fähigkeit geht später verloren. Gibt man in den ersten Tagen p.p. Kuhmilchnahrung, so besteht die Gefahr der Sensibilisierung auf Fremdeiweiß.

Die Sensibilisierungsneigung wird durch das Füttern von Hydrolysaten, in einem besonderen Verfahren industriell hergestellte Säuglingsnahrung aus Kuhmilch, verringert (Hydrolyse: chem. Spaltung einer Verbindung durch Wasser, z. B. Eiweißkörper in Aminosäuren = Eiweißabbau).

Fett

Das Neugeborene erhält pro Tag und Kilogramm Körpergewicht ca. 5 g Fett durch die Muttermilch (MM) und deckt damit zu 50% seinen Energiebedarf. Die besondere Struktur der Triglyzeride wirkt begünstigend auf die Resorption des MM-Fettes (90%) und ist damit viel besser als die Resorption von Kuhmilchfett (70%). MM enthält eine hohe Konzentration von fettspaltenden Enzymen und Lipasen. Die Fettverdauung ist somit optimal.

Kohlenhydrate (KH)

Die Laktose (Milchzucker) ist das wichtigste KH der Muttermilch. Es gibt jedoch noch ca. 30 andere Zuckersorten, die aber eine untergeordnete Rolle spielen. Laktose fördert im Dickdarm das Wachstum von Laktobazillen, welche die Vermehrung pathogener (krankmachender) Keime verhindern, ein wesentlicher Grund, weshalb muttermilchernährte Kinder weniger an Dyspepsien (schwere Durchfälle) erkranken.

- **Mineralien, Spurenelemente, Vitamine** sind in notwendiger Konzentration vorhanden, sie werden vom Kind optimal resorbiert. Diskutiert wird jedoch über die Zufuhr von Vit. K+D (s. S. 415).

Schutzfaktoren der Muttermilch

Früher wurde den Müttern empfohlen, das Kolostrum zu verwerfen. Heute weiß man, daß gerade die erste Muttermilch wegen ihres hohen Schutzstoffgehaltes besonders wertvoll ist. Neben allen anderen wichtigen Gründen zum Stillen (s. S. 344) sind es gerade diese Schutzstoffe, die die Muttermilch einzigartig machen.

Auch in der *Kuhmilch* sind Schutzstoffe, die aber artspezifisch nur beim Kalb, nicht beim Menschen wirken. Mit der Muttermilch haben wir eine „artgerechte" Nahrung.

Die Konzentration der Schutzstoffe nimmt rasch ab. In reifer Frauenmilch befinden sich noch etwa 5–19% der ursprünglichen Menge. Da das Kind jetzt aber mehr Milch trinkt, nimmt es weiter genügend Antikörper zu sich. Nach 2–3 Mon. p.p. bildet das Kind selbst Schutzstoffe, profitiert aber weiterhin von den AK der Mutter.

- **IgA** (**Immunglobulin der Gruppe A**) ist nicht plazentagängig und deshalb nur bei gestillten Kindern im Stuhl nachweisbar. IgA ist zu 80% für die immunologische Abwehr zuständig und macht 50% des Gesamteiweißes in der MM aus. Es wirkt hauptsächlich als *sekretorisches IgA* in Sekreten des Intestinaltraktes (Darmtrakt), im Tracheobronchialtrakt (Atemtrakt) und ist in Nasensekret und Tränenflüssigkeit vorhanden. Seine Hauptaufgabe ist die Bindung von Mikroorganismen an der Oberfläche von Schleimhäuten. Die IgA-Konzentration der MM sinkt mit der steigenden Fähigkeit des Kindes, eigenes sekretorisches IgA zu bilden (etwa ab 2. Lebensmonat).

- **IgD** ist nicht plazentagängig. IgD ist in der Muttermilch vorhanden, seine Wirkung ist noch unbekannt.

- **IgE** ist nicht plazentagängig, es kommt im Serum und in Sekreten vor. Untersuchungen haben gezeigt, daß bei einem erhöhten IgE-Titer in Nabelschnurblut eine erhöhte Allergiedisposition wahrscheinlich ist. In der MM hat das sekretorische IgE ähnliche Bedeutung wie das sekretorische IgA.

- **IgG**. Da IgG plazentagängig ist, hat ein reifes Neugeborenes bei der Geburt den gleichen IgG-Titer wie die Mutter (Nestschutz). In der MM ist es nur in geringer Menge vorhanden, es wirkt infektionsverhütend (lokal begrenzt im Darm).

- **IgM** ist nicht plazentagängig und als Antikörper zur Abwehr wichtig, wird vorwiegend vom Organismus selbst gebildet und ist systemisch wirksam. Ein erhöhter IgM-Titer wird als Hinweis für eine intrauterine oder perinatal erworbene Infektion des Kindes gewertet. Mit der MM gelangen relativ geringe IgM-Mengen in den kindlichen Darm. Dort wirken sie wie das IgG als lokaler Schutz.
- **Leukozyten** (weiße Blutkörperchen) sind in der Muttermilch in großer Zahl vorhanden: 2000 Leukozyten in 1 ml Kolostrum und 1500 in 1 ml reifer Frauenmilch. Mit anderen Abwehrstoffen stellen die Leukozyten (Granulozyten, Makrophagen und Lymphozyten) einen wirksamen Schutz gegen das Eindringen von Fremdstoffen in die Schleimhäute dar. Ein Teil der B-Lymphozyten (Plasmazellen) bildet Immunglobulin.
- **Lysozym** ist ein biologisch hochaktives Protein, welches zusammen mit sekretorischem IgA Bakterien abtötet. Alexander Fleming (Bakteriologe 1888–1955) entdeckte dieses Enzym, das in der Muttermilch 300–400mal höher konzentriert ist als in Kuhmilch. Das Lysozym gehört zu den unspezifischen Abwehrstoffen.
- **Laktoferrin** hat einen bakteriostatischen Effekt, d. h. vorhandene Bakterien können sich nicht vermehren. Das Laktoferrin ist hauptsächlich wirksam gegen *Staphylokokken* und *Escherichia coli*. Es entzieht den Bakterien Eisen, das sie für den Stoffwechsel benötigen.

Seine Wirksamkeit ist sehr abhängig von der Eisensättigung, mit zunehmender Eisenzufuhr geht der antibakterielle Effekt verloren. Deshalb sollte man gesunden gestillten Kindern in den ersten 4–6 Lebensmonaten kein Eisen in Form von Obst, Gemüse oder Medikamenten zuführen.

- **Lactobacillus bifidus** ist ein physiologischer Keim, der bei gestillten Kindern in der Darmflora dominiert. Zum Wachstum benötigt er Substanzen, die in der MM, jedoch nicht in der Kuhmilch zu finden sind. Er produziert große Mengen Essig- und Milchsäure, die ein saures Milieu im Darm hervorrufen, ca. pH 5 (pH = pondus oder potentia hydrogenii). Bei Kuhmilch und sonstiger Nahrung liegt der pH-Wert im Darm bei 6–8. Das saure Milieu im Darm eines gestillten Kindes unterdrückt das Wachstum von E. coli, Pseudomonas, Klebsiellen und anderen Keimen. Die Infektionsgefahr für muttermilchernährte Kinder ist damit wesentlich geringer.

Beratung der Mutter

- **Ernährung**. Eine stillende Frau kann in Maßen essen und trinken, wozu sie Lust hat. Blähende Speisen, Zitrusfrüchte und säurehaltige Getränke können, müssen aber nicht, zu Reaktionen beim Kind führen.

Auch „Flaschenkinder" haben Blähungen und gelegentlich einen wunden Po. Die Mutter kann die genannten Speisen in kleinen Mengen essen und abwarten, wie ihr Kind reagiert.

Ausgewogene Kost setzt sich zusammen aus: Milchprodukten, Obst, Gemüse, Vollkornprodukten, Eier, Fisch und Fleisch. Einseitige Ernährung der Mutter führt nicht zu minderwertigerer Muttermilch (MM), wohl aber dazu, daß die Frau sich unnötig müde fühlt. 5 kleine Mahlzeiten sind besser verträglich als 3 große, dies gilt nicht nur für die Stillende. Von einer Diät zur Gewichtsreduktion ist abzuraten. Im Fettgewebe sind Rückstände gelagert, die bei Fettabbau (Gewichtsabnahme) frei werden und vermehrt in die MM gelangen. Dies gilt nur, wenn die Gewichtsabnahme unter das Ausgangsgewicht zu Beginn der Schwangerschaft geht. Nimmt die Frau in der Stillzeit nur soviel ab, wie sie an Fett in der Gravidität zugenommen hat, gelangen wenig Rückstände in die Muttermilch.

- Der **Flüssigkeitsbedarf** ist auf ca. 2–3 l/Tag gering erhöht (1–2 l/Tag sollte jeder trinken). Keine Stillende muß sich zur Flüssigkeitsaufnahme zwingen, helle Urinfarbe zeigt an, daß die Menge ausreicht. Der Rat „Trinken nach Bedarf" ist für die Menge, nicht jedoch für die Art des Getränkes gültig (siehe Alkohol, Kaffee etc.)

Es gibt kein Getränk, dem man einen Einfluß auf die Milchbildung nachweisen kann, auch dem Malzbier nicht. Die psychologische Wirkung bei mancher Stillenden, wenn sie Milchbildungstee trinkt, sollte unterstützt werden.

- **Wirkstoffe von Kaffee, Schwarztee und Alkohol** gehen sofort in die MM über und sollten nicht vor oder während des Stillens getrunken werden. 2–3 Tassen Tee oder Kaffee pro Tag sind nach dem Stillen erlaubt, ebenso ist gegen ein gelegentliches Glas Wein/Bier/Sekt nichts einzuwenden.

- **Nikotin:** Die Schadstoffe gelangen sofort in die MM, eine stillende Frau sollte nicht rauchen! Ist ihr dies nicht möglich, kann sie direkt nach dem Stillen rauchen. Für das Kind muß ein rauchfreies Zimmer vorhanden sein. Starken Raucherinnen (> 10 Zigaretten/Tag) kann zum Abstillen geraten werden, der Nutzen des Stillens muß dann gegenüber den Risiken der schadstoffbelasteten MM abgewogen werden. (Stillen gilt als höherwertig!)

- **Medikamente** gehen in die MM über, sie sollen grundsätzlich nie ohne ärztlichen Rat eingenommen werden (s. S. 456). Die Wöchnerin muß dem behandelnden Arzt mitteilen, daß sie stillt. In der Regel kann eine Frau die Medikamente, die sie in der Schwangerschaft eingenommen hat, auch in der Stillzeit weiternehmen.

6.3.3 Bedeutung des Stillens und Stilltechniken

Jule Friedrich

Seit Menschengedenken ist Stillen das erfolgreichste Mittel, um das Überleben und die Bedürfnisse des Säuglings zu sichern. Dennoch war und ist das Stillen zahlreichen *sozialen, religiösen* und *medizinischen* Einflüssen unterworfen. So durften Neugeborene im Mittelalter erst nach der Taufe das erste Mal an der Brust saugen, weil man fürchtete, daß das Kind die „Sünden" der Mutter mit aufnehmen würde. Es gab Tierammen, Ziegen oder Esel, wenn die Mutter nicht selbst stillen wollte oder konnte und keine menschliche Amme zur Verfügung stand. Im 18. Jahrhundert war das *Ammenwesen* vor allem in Frankreich so weit verbreitet, daß nur noch wenige Kinder der Ober- und Mittelschicht von der eigenen Mutter genährt wurden.

Mit der Entwicklung *künstlicher Säuglingsnahrung* gegen Ende des letzten Jahrhunderts nahm die Stillhäufigkeit rapide ab. Obwohl auch damals wie in den Jahrhunderten zuvor der Wert von Muttermilch bekannt war und nichtgestillte Kinder doppelt so häufig starben wie gestillte.

Die Existenz der Flaschennahrung ist nicht die einzige Ursache für den Rückgang des Stillens hierzulande. Die mit der *Institutionalisierung der Geburtshilfe* einhergegangene *Trennung von Mutter und Neugeborenem* sowie das *Stillen in regelmäßigen Zeitabständen* haben dazu ebenfalls beigetragen. Aggressive Vermarktungsstrategien der Babynahrungsmittelhersteller führten in den Ländern der Dritten Welt zur Substitution von Muttermilch durch Ersatznahrung und damit zu einer so hohen Säuglingssterblichkeit, daß die Weltgesundheitsorganisation (WHO) 1981 den „Internationalen Kodex zur Vermarktung von Muttermilchersatzprodukten" verabschiedete, der den Herstellern vor allem *Werbung für Kunstmilch* und Geschenke für Mütter und Gesundheitspersonal *verbietet*.

Deutschland hat diesen Kodex noch nicht ratifiziert, mußte aber eine abgeschwächte EU-Richtlinie umsetzen: Seit 1994 gibt es das Säuglingsnahrungswerbegesetz, das einen Kompromiß zwischen der Industrie und den Forderungen der stillfördernden Organisationen darstellt.

Stillen

Das Stillen bietet viele ernährungsphysiologische, entwicklungspsychologische, immunologische, antiallergische, kontrazeptive, ökonomische und ökologische Vorteile. Sie sind in zahlreichen Studien in den letzten Jahren erforscht worden, die in wissenschaftlicher Literatur und Ratgebern veröffentlicht wurden. Das Wissen um die Bedeutung des Stillens führt jedoch nicht dazu, daß Säuglinge **4–6 Monate voll gestillt** werden, wie es von WHO, Deutscher Gesellschaft für Kinderheilkunde und vielen anderen empfohlen wird.

Vielmehr stillen nach 3 Monaten nur noch etwa 25% der Frauen, obwohl fast alle damit beginnen und auch vorhaben, lange zu stillen.

Die Gründe, die zu vorzeitigem Teil- oder Abstillen führen, sind komplex. Durch Aufklärungsarbeit in Geburtsvorbereitungskursen, durch Unterstützung des ersten Stillens im Kreißsaal, ganzheitlicher Betreuung auf den Wochenstationen, sowie in der häuslichen Nachsorge können Hebammen einen wichtigen Beitrag zur Stillförderung leisten.

Stillen ist eine Kombination aus **Instinkten, Reflexen** und **Lernen**. Sind Mutter und Kind nicht sediert und läßt man sie nach der Geburt ungestört zusammen, nimmt jede Mutter ihr Neugeborenes in die Arme und jedes Neugeborene findet instinktiv innerhalb der ersten Stunde die Brust. Milchbildung und -ausschüttung unterliegen einer reflektorischen Steuerung, ebenso wie das Suchen, Saugen und Schlucken des Kindes.

Stillen ist wie *tanzen* lernen; wichtig sind Körperkontakt, die Liebe zueinander und den gemeinsamen Rhythmus finden. Am Anfang sind beide manchmal noch unbeholfen, doch wenn sie die Schritte können, werden sie eine Einheit.

Eine solche Einheit (Symbiose) während des Stillens zu erleben, ist für Mutter und Kind gleichermaßen befriedigend. Dabei muß jedes Mutter-Kind-Paar eine *individuelle Stillbeziehung* entwickeln. Die Frau gibt dem Kind die bestmögliche Nahrung, fühlt sich ihm nah und verbunden und erlebt dabei ihre Fähigkeit, unmittelbar die Bedürfnisse des Säuglings zu befriedigen. Sie fühlt sich kompetent und potent, wenn ihr Nachwuchs wächst und gedeiht und mit einem Ausdruck satter Zufriedenheit von der Brust „abfällt". Endorphine, die beim Stillen ausgeschüttet werden, bewirken eine psychische Ausgeglichenheit, die das Familienleben positiv beeinflußt.

Das Zustandekommen einer erfolgreichen Stillbeziehung ist von vielen *psychischen* und *äußeren* Faktoren abhängig und damit auch anfällig für Störungen.

Auf die Disposition, die eine Frau zum Stillen mitbringt hat das Betreuungspersonal keinen Einfluß.

– Welche Vorstellungen verbindet sie mit ihrer Rolle als Frau und Mutter?
– Hat sie Selbstvertrauen in die Fähigkeiten ihres Körpers, ihr Kind nicht nur in der Schwangerschaft, sondern auch nach der Geburt zu ernähren?
– Welche positiven oder negativen Vorbilder in ihrer nächsten familiären und sozialen Umgebung haben sie geprägt?
– Welches Körperbild hat die Frau, hat sie Angst, daß sich durch das Stillen die Brust verändert?
– Ist sie fähig, mit dem Kind eine so enge Bindung einzugehen, wie sie beim Stillen entsteht?
– Wie waren vorangegangene Stillerfahrungen, wenn es nicht ihr erstes Kind ist?

Sensibilität, Beobachtungsvermögen und Gesprächsbereitschaft seitens des Personals sind nötig, um Hindernisse zu erkennen, die oft trotz großer Anstrengungen und verbalem Stillwillen zum Scheitern führen.

Das Verhalten und die positive Einstellung des medizinischen Personals sowie der sozialen Umgebung der Frau (vorrangig Kindsvater und Großeltern) ist entscheidend für den **Stillerfolg**:

– Förderung des ersten Anlegens im Kreißsaal
– Möglichkeit und Befürwortung von 24 Stunden Rooming in
– Übereinstimmende Ratschläge von Hebammen, Kinderkrankenschwestern und Ärzten (z. B. bei Stillkrisen)
– Gute emotionale und praktische Unterstützung in der Wochenbettzeit.

Wenn die Bedingungen in den ersten Stunden und Tagen für das Stillen förderlich sind, kann auch eine ambivalent eingestellte Frau anfängliche Schwierigkeiten überwinden.

Ein Kind, das ein halbes Jahr voll gestillt wird, hat in dieser Zeit etwa *400–600 Stunden Hautkontakt* mit der Mutter. Damit wird eine frühe Mutter-Kind-Bindung gefördert, die so außerordentlich wichtig ist zur Entwicklung von *Urvertrauen und Sicherheit*. Die oralen Bedürfnisse des Kindes werden durch das Stillen ebenso befriedigt wie das Bedürfnis der Mutter, ihrem Kind Zärtlichkeit und körperliche Wärme zu geben. Neben diesen entwicklungspsychologischen Vorteilen hat Stillen auch *gesundheitsfördernde* und *prophylaktische* Wirkungen.

- **Vorteile für die Mutter.** Stillen ist billig und praktisch. Die Milch ist jederzeit in richtiger Zusammensetzung und Temperatur verfügbar. Durch das Saugen wird Oxytocin ausgeschüttet (s. S. 338), regelmäßiges Stillen begünstigt die Uterusinvolution. Das Risiko, an Brustkrebs zu erkranken, reduziert sich mit jedem Monat, den eine Frau stillt.

Seltenere Ovarial- und Zervixkrebsraten werden bei länger stillenden Frauen ebenfalls beschrieben.

- **Vorteile für das Kind.** Gestillte Kinder werden deutlich weniger krank. Schon in den ersten Tagen zeigt sich dies in bezug auf den Neugeborenenikterus. Das Kolostrum hat eine stark abführende Wirkung, dadurch wird Mekonium schneller ausgeschieden. Erhält das Kind zusätzlich Tee oder Glukoselösung, wird der Bedarf an Vormilch eingeschränkt und damit die Darmtätigkeit. Das nachgeburtlich anfallende Bilirubin wird langsamer ausgeschieden und die Gefahr der Rückresorption ist gegeben .

Das Saugen an der Brust ist ein differenzierter Vorgang, der sich positiv auf die *Kieferentwicklung* und *Zahnstellung* auswirkt.

Das IgA (s. S. 342), das den Magen ungespalten passiert und die kindliche Darmwand auskleidet, hat 2 Aufgaben: *Infektabwehr* und *Allergieprophylaxe*. Der Schutzfilm auf der Darmoberfläche setzt sich aus Abwehrstoffen zusammen, die die Mutter im Laufe ihres Lebens gebildet hat.

Während der Schwangerschaft wandern Lymphozyten (weiße Blutzellen, die im mütterlichen Darm Abwehrstoffe gegen Krankheitserreger gebildet haben) in die Brustdrüse und gehen, zusammen mit Makrophagen (Freßzellen) in die Milch über.

Die **erhebliche Zunahme von Allergien** macht eine genaue Anamnese in der Schwangerschaft erforderlich, um Kinder aus Atopikerfamilien (Atopie, gr., Ungewöhnlichkeit, Überempfindlichkeit) vor einer frühen Sensibilisierung mit Kuhmilcheiweiß zu schützen. Ausschließliches Stillen, ohne jede Zufütterung in den ersten 6 Monaten, sowie allergenarme Ernährung der Mutter sind keine Garantien, aber der größtmögliche Schutz vor einer allergischen Erkrankung des Kindes.

Mittelohrentzündungen, Darm- und Atemwegsinfektionen treten bei gestillten Kindern signifikant weniger auf. Der Infektionsschutz der Muttermilch hält über die Stillzeit hinaus an.

Neuere Untersuchungen haben ergeben, daß langkettige ungesättigte Fettsäuren in der Muttermilch für die **neurologische Entwicklung**, besonders bei Frühgeborenen, von Bedeutung sind.

Die Vorteile des Stillens für die Umwelt liegen in der Vermeidung von Abfall und Energieverbrauch.

Stilltechniken

Korrektes Anlegen und die *richtige Stillposition* spielen eine wichtige Rolle, um das Stillen erfolgreich zu beginnen, aufrechtzuerhalten und wunde Brustwarzen zu vermeiden. Ein gesundes Neugeborenes kennt die richtige Saugtechnik, wenn es nach der Geburt ununterbrochen auf dem Bauch der Mutter liegen kann, bis es bei den ersten Suchreflexen angelegt wird. Die U 1 kann auf dem Bauch der Mutter erfolgen, wiegen und messen sollte erst nach dem ersten Saugen stattfinden. Routinemäßiges Absaugen von Mund und Nase verändern das kindliche Verhalten und können zu einem gestörten Saugverhalten führen.

Grundregeln für das Anlegen in jeder Stillposition sind:

- Eine bequeme Haltung, unterstützt von Kissen, fördert die Entspannung und verhindert, daß das Kind von der Brustwarze abrutscht.
- Das kindliche Köpfchen so halten, daß die Finger geschlossen sind und nicht das Gesicht und der Nacken berührt werden, da dies den Suchreflex stören kann.
- Den Körper des Kindes der Mutter voll zuwenden (Bauch an Bauch), Ohr, Schulter und Hüfte sollen eine Linie bilden, ein zur Seite gedrehter Kopf oder abgewinkelter Hals erschweren das Schlucken.
- Das Baby zur Brust bringen, nicht die Brust zum Baby, da die Brust „angewachsen" ist.
- Mit der *Brustwarze die Mundregion des Babys streicheln* und warten, bis es den Mund weit aufmacht. Dann mit einer schnellen Armbewegung das Kind an die Brust ziehen und darauf achten, daß die Brustwarze und ein guter Teil des Warzenhofes (je nach Größe) in die Mundhöhle gelangen. Dabei sollte vom Warzenhof mehr oberhalb als unterhalb des Mundes zu sehen sein.
- Die Brust wird mit *4 Fingern* von unten gestützt, der Daumen liegt locker oben auf, ohne die Milchkanäle abzudrücken. Die Finger dürfen nicht zu nah am Warzenhof liegen (Abb. 6.3-9). In der Regel bekommt das Kind so genügend Luft, falls nicht, muß der Po noch dichter an den Körper der Mutter herangezogen werden.
- Wenn das Kind richtig angelegt ist, liegt die *Brustwarze am Übergang vom harten zum weichen Gaumen*, die Milchseen liegen zwischen Oberkiefer und der über dem Unterkiefer liegenden Zunge. Die Lippen stülpen sich nach außen gerollt um den Warzenhof. Das Kinn berührt die Brust und die Nase ist dicht an der Brust.

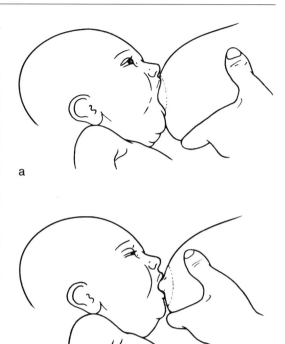

Abb. 6.3-9: **a.** *richtig*: Das Kind umfaßt mit den Lippen den Warzenvorhof, die Hand stützt die Brust, **b.** *falsch*: Das Kind hat nur die Warze im Mund zwischen den harten Zahnleisten. Es drückt die Milchkanäle zu, die Warze wird beschädigt

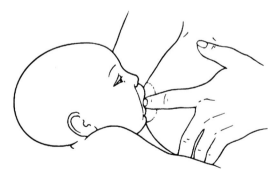

Abb. 6.3-10: Abnehmen des Kindes von der Brust: Vakuum wird mit Hilfe eines Fingers gelöst

Bei längerem Saugen entstehen *Milchbläschen auf den Lippen*, die weißlich aussehen, dem Kind aber keine Beschwerden machen. Im Mundwinkel ist oft der Zungenrand zu sehen.

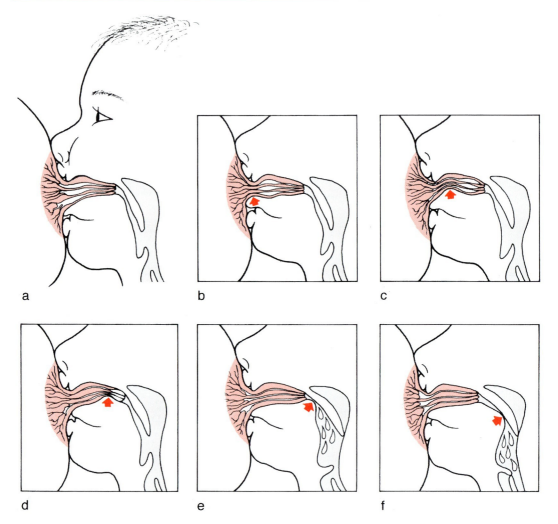

Abb. 6.3-11: Die Abb. zeigen einen kompletten Saugvorgang. Erläuterungen siehe Text

Das Kind bildet im Mund ein *Vakuum*, es saugt sich richtig fest. Die Abb. 6.3-11 zeigt einen kompletten Saugvorgang.

1. Die Zunge und der weiche Gaumen sind entspannt, der Nasen-Rachen-Raum ist frei zum Atmen. Die Milchseen befinden sich innerhalb des Mundes und sind gefüllt.
2. Die peristaltische Bewegung der Zunge beginnt an der Zungenspitze, die Milchkanäle werden durch das Anheben des Unterkiefers zusammengedrückt, und die Milch wird nach vorne in Richtung Brustwarze geschoben.
3. u. 4. Die Wellenbewegung der Zunge schiebt die Milch in den Milchseen weiter in Richtung Rachen, indem die Zunge gegen den harten Gaumen drückt.
5. Wenn die Druckwelle den weichen Gaumen erreicht, ziehen sich die Hebemuskeln zusammen und schließen damit die Nasenhöhle ab. Sobald sich genügend Milch im Schlund gesammelt hat, schluckt das Kind.
6. Am Zungengrund endet die Druckwelle. Durch das Eindrücken des Zungengrundes entsteht ein Unterdruck, gleichzeitig entspannt sich

der Unterkiefer, wodurch wieder Milch in die Milchseen nachströmt.

Ein Saugzyklus dauert 1−1,5 Sekunden.

Der „Saugvorgang" ist genauer gesagt ein „Melkvorgang" der Zunge. Durch den positiven Druck der Zunge gegen den Gaumen und den Druck innerhalb der Milchkanäle gelangt die Milch von der Brust zum Kind. Die Trinktechnik an der Flasche ist eine andere, eher vergleichbar mit dem Saugen an einem Strohhalm. Aus diesem Grund ist es so wichtig, einem Neugeborenen in den ersten Tagen und Wochen keine Flasche oder einen Schnuller zu geben. Wenn das Kind gut an der Brust saugt, verlernt es durch eine Flasche zwischendurch nicht das Stillen.

Soll das Kind von der Brust abgenommen werden, darf die Mamille nicht einfach herausgezogen werden, sondern das Vakuum muß mit Hilfe eines Fingers im Mundwinkel gelöst werden (Abb. 6.3-10).

Die Form der Brustwarze ist nicht entscheidend für den Stillerfolg, sie ist nur etwa ein Drittel dessen, was das Kind im Mund hat, der größere Teil ist Brustgewebe. Wichtig ist, daß an der Warze keine Reibung entsteht, die zu wunden Brustwarzen führt. Bevor die Mamillen wund werden, tun sie weh. Schmerzen sind immer ein Warnsignal und zeigen der Mutter, daß ihr Kind nicht korrekt angelegt ist (s. Abb. 6.3-9). Sie sollte dann das Kind von der Brust lösen und neu beginnen.

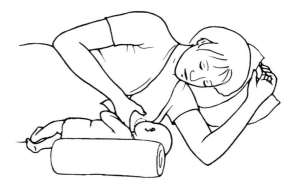

Abb. 6.3-12: Stillen im Liegen auf der Seite

Stillpositionen

Stillen im Liegen, seitlich (Abb. 6.3-12). In den ersten Wochenbettagen, nachts und wenn sich die Mutter ein wenig ausruhen will, ist das Stillen im Liegen zu empfehlen. Dabei liegen Mutter und Kind auf der Seite, Bauch an Bauch, so daß der kindliche Mund auf der Höhe der Brustwarze ist. Arm und Schulter der Mutter liegen flach auf der Unterlage, nur der Kopf wird von einem Kissen gestützt. Das Kind kann mit einer Rolle im Rücken gehalten werden.

Stillen im Sitzen (Abb. 6.3-13). Der „Wiegengriff" ist die übliche, auf vielen Bildern zu sehende Position. Der kindliche Kopf liegt in der Armbeuge, mehr zum Oberarm hin, die Hand stützt den Po. Das Kind ist mit dem Bauch der Mutter zugewandt und hat dadurch guten Körperkontakt. Der Arm der Mutter wird durch Kissen oder Armlehne gestützt, eine Fußbank trägt zur entspannten Haltung bei.

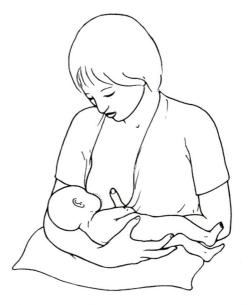

Abb. 6.3-13: Stillen im Sitzen mit Wiegengriff

Rückengriff im Sitzen (Abb. 6.3-14). Das Kind liegt unter dem Arm der Mutter, Hüfte an Hüfte, durch Kissen gestützt. Zum Anlegen beugt sich die Mutter vor, saugt das Kind, kann sie sich zurücklehnen. Diese Position ist Frauen mit großen Brüsten, nach einem Kaiserschnitt, wenn die Bauchnarbe empfindlich ist, zu empfehlen, beim Stillen von Zwillingen und um die äußeren, unteren Bereiche der Brust gut zu entleeren.

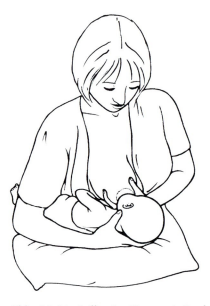

Abb. 6.3-14: Stillen im Sitzen mit Rückengriff

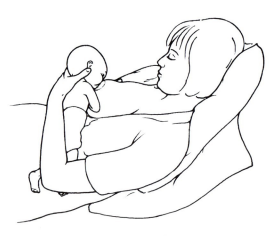

Abb. 6.3-15: Stillen in Rückenlage

Stillen in Rückenlage (Abb. 6.3-15). Direkt nach der Geburt, während der Versorgung des Dammes und in den ersten Tagen nach einer Sektio, wenn die Wöchnerin sich nicht drehen kann, liegt das Kind quer über dem Bauch, der Oberkörper der Mutter wird von Kissen gestützt leicht aufgerichtet.

6.3.4 Stillprobleme

Dorothea Tegethoff

Stillprobleme treten oft zu Beginn der Stillzeit auf und können eine unsichere Frau rasch entmutigen. Schon in der Schwangerenberatung müssen mögliche Stillprobleme und ihre Vorbeugung besprochen werden.

Probleme bei der Mutter

Der sog. **Milcheinschuß** tritt um den 3. Wochenbettstag auf und ist für viele Frauen sehr unangenehm. Die Brüste schwellen an, sie können schmerzen und stark gespannt sein. Die Brustwarzen verstreichen bei einigen Frauen so weit, daß das Kind sie kaum fassen und deswegen schlechter saugen kann. Es kann leichtes Fieber auftreten.

Ursache dieser Symptome sind die beginnende *Milchproduktion* und die damit einhergehende *starke Durchblutung der Brüste*. Da zugleich der Abfluß über Venen und Lymphbahnen behindert ist, kommt es zum *Ödem*.

Aus den prall gefüllten Milchgängen kann Milcheiweiß in das umliegende Gewebe eintreten und den Temperaturanstieg verursachen. Der noch untrainierte Milchflußreflex (MFR) kommt unter diesen Bedingungen nur schwer in Gang, was die Situation verschlechtert.

Der MFR kann durch Wärme (Rotlicht, heiße Kompressen, usw.) oder Brustmassage ausgelöst bzw. unterstützt werden.

Die Wärme wirkt gefäßerweiternd, was den Zustrom von Oxytocin erleichtert. Auch die Milchgänge werden durch Wärme weitgestellt. Die Milch fließt also leichter. Eine entspannte, stillfreundliche Atmosphäre fördert den MFR (s. S. 339). Ruhe für die Wöchnerin und regelmäßiges Anlegen sind wichtig. Die Brüste können durch sanftes Ausstreichen vor dem Anlegen entlastet werden, dann kann das Kind die Brustwarze besser fassen (beugt auch dem Wundwerden vor). Nach dem Anlegen wird die Brust mit Quarkwickeln oder Eisbeuteln gekühlt. Damit wird eine Gefäßverengung bewirkt, die die vermehrte Durchblutung reduziert. Beschwerden im Zusammenhang mit dem Milcheinschuß dauern selten länger als 24 Stunden.

> Die beste Vorbeugung ist *regelmäßiges Anlegen* in den ersten Lebenstagen.

Der MFR ist dann schon eingespielt und die Milch fließt besser. Zudem setzt die Milchproduktion nicht so schlagartig ein, sondern steigt kontinuierlicher an.

Hat eine Frau nach den ersten Tagen *zuviel Milch*, wird diese durch nur einseitiges Anlegen des Kindes reduziert. Zusätzlich kann die Mutter ihre Trinkmenge einschränken und *Salbeitee* trinken, der die Milchbildung hemmt.

Galaktorrhoe

Das Auslaufen der Milch, **Galaktorrhoe**, wird durch einen leicht auslösbaren MFR verursacht. Die Milch fließt z. B. bereits, wenn die Mutter nur an ihr Kind denkt. Vorsichtiger Druck mit dem Handballen auf die Mamille kann den Milchfluß stoppen. Benutzung und häufiger Wechsel von Stilleinlagen sind aus hygienischen Gründen wichtig, die Mamillen sollen trocken gehalten werden.

Meist tritt die Galaktorrhoe nur in den ersten Wochen der Stillzeit auf.

Milchstau

> Beim **Milchstau** ist der Abfluß aus den Brüsten oder aus einzelnen Milchgängen behindert, wobei *klassische Entzündungszeichen* auftreten: Beide Brüste können hart und druckschmerzhaft sein, oder es treten umgrenzte rote Flecken auf, unter denen Knoten, also gestaute Milchgänge, zu tasten sind. Eine Frau mit Milchstau hat grippeähnliche Allgemeinsymptome wie Fieber, Kopf- und Gliederschmerzen und fühlt sich abgeschlagen.

Ursache ist meist eine Störung des MFR durch psychische Faktoren wie Angst oder Anspannung. Auch mechanische Behinderungen (eng sitzender BH, ungünstige Stillhaltung) können einen Stau auslösen. Hat eine Frau mehr Milch, als das Kind trinkt, kann dies ebenfalls zu einem Milchstau führen.

Behandlung. Die Mutter soll Bettruhe einhalten und die Brust regelmäßig durch Anlegen des Kindes entleeren. Vor dem Stillen wird der MFR durch *Wärme, Massage* oder (im Extremfall) Oxytocin-Nasenspray ausgelöst, einzelne gestaute Milchgänge können beim Stillen ausgestrichen werden. Da jeweils die Seite der Brust am besten entleert wird, an der der Unterkiefer des Kindes „melkt", sind wechselnde Stillpositionen sinnvoll bzw. sollte das Kind so angelegt werden, daß der Unterkiefer zu der gestauten Stelle zeigt (Abb. 6.3-16). Nach dem Stillen wird die betroffene Stelle gekühlt.

Pumpen ist nicht günstig, die Brust kann durch Ausstreichen entlastet werden.

Bei frühzeitiger und konsequenter Behandlung dauert der Milchstau nicht länger als 1–2 Tage. Prolaktinhemmer oder Antibiotika sind nicht erforderlich. Jeder Milchstau kann in eine *Mastitis* übergehen. Es ist nicht einfach, das eine vom anderen abzugrenzen.

> Eine Faustregel lautet: Klingen die Symptome trotz Therapie nicht innerhalb von 24 Stunden deutlich ab, muß eine *infektiöse Mastitis* angenommen werden (s. S. 364).

Damit diese Komplikation vermieden wird, sollte jede stillende Mutter in der Lage sein, ei-

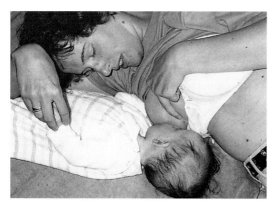 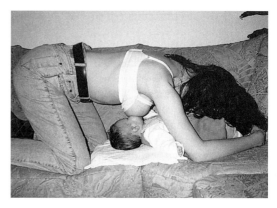

Abb. 6.3-16: Wechselnde Stillpositionen beim Milchstau: **a.** Stillen im Liegen, das Kind liegt vor dem Gesicht der Mutter, **b.** Stillen im Vier-Füßler-Stand, das Kind liegt unter dem Gesicht der Mutter, hier hilft zusätzlich die Schwerkraft, die Milch zum Fließen zu bringen (Photo: D. Tegethoff)

nen Milchstau sofort zu erkennen und erste Maßnahmen zu ergreifen, bis sie ihre Hebamme zuziehen kann. Die genaue Aufklärung über die Symptome des Milchstaus muß deshalb in den ersten Wochenbettagen erfolgen.

Milchmangel (selten)

Viele Frauen haben Angst, zuwenig Milch zu haben. Durch mangelnde Stillinformation deuten sie z. B. das Weichwerden der Brüste nach dem Milcheinschuß als Versiegen der Milch oder häufige Stillmahlzeiten als „Hungern" des Kindes. „Zuwenig Milch" kann auch die Schutzbehauptung einer Mutter sein, die eigentlich nicht stillen will.

Anzeichen für einen echten Milchmangel sind indes:

- *Gewichtsabnahme* des Neugeborenen um mehr als 10% seines Geburtsgewichtes, Gewichtsverlust nach dem 6. Lebenstag, schleppende oder fehlende Gewichtszunahme beim Säugling,
- *weniger als 5 nasse Windeln* am Tag, konzentrierter Urin, schlaffer Tonus, schlechter Hautturgor,
- wenige und kurze Stillmahlzeiten.

Behandlung

Ist die Gewichtsentwicklung des Kindes noch akzeptabel, kann auf Zufüttern zunächst verzichtet werden. Die **Milchmenge wird gesteigert**, indem das Kind häufiger, z. B. zweistündlich angelegt wird. Es muß ganz besonders auf korrektes Anlegen geachtet werden, da falsche Stilltechnik oft der Auslöser für ein Zurückgehen der Milchmenge ist. Gegebenenfalls wird das Kind auch nachts zum Trinken geweckt. Für die Stillmahlzeiten soll sich die Mutter Ruhe und Zeit nehmen.

Beim Stillen wird die Brust öfter gewechselt, so daß der Milchflußreflex optimal ausgenutzt wird. Wenn das Kind nicht so häufig trinken will, kann die Mutter zusätzlich pumpen. Um das Stillen möglichst wenig zu stören, füttert sie die abgepumpte Milch am besten mit einem Brusternährungsset (s. S. 355). Sie sollte mindestens 2 l am Tag trinken, z. B. Milchbildungstee aus Fenchel, Kümmel, Anis und Brennessel (selbst zu gleichen Teilen zusammengestellt oder fertig aus der Apotheke).

Alle diese Maßnahmen setzen großes Engagement der Mutter voraus. Erfolgreiches Weiterstillen trotz schleppender Gewichtszunahme erfordert Selbstsicherheit, Optimismus und eine wohlwollende Umgebung. Zugleich sind engmaschige Kontrollen durch Kinderärztin oder Hebamme unverzichtbar.

Gedeiht der Säugling dennoch schlecht, muß in Absprache mit der Kinderärztin zugefüttert werden (s. S. 443). Bevor die Hebamme einer Mutter zu künstlicher Säuglingsnahrung und Abstillen rät, müssen alle Vor- und Nachteile abgewogen und mit den Eltern besprochen werden. So ist z. B. zu erwägen, ob der gute Infektionsschutz oder die Allergieprophylaxe im Einzelfall das Problem der langsamen Gewichtszunahme ausgleichen.

Wunde Brustwarzen

Wunde Brustwarzen werden meist durch falsches Anlegen verursacht. Die sehr schmerzhaften Rhagaden (kleinste Einrisse in der Haut) entstehen am Übergang von der Mamille zur Areola oder an der Spitze der Brustwarze. Die Schmerzen können den *MFR hemmen* und einen *Milchstau* zur Folge haben. Außerdem können durch die Wunden Keime eindringen, die eine *Mastitis* verursachen.

Behandlung

Die wichtigste Maßnahme ist eine richtige Technik beim Anlegen. Zur Linderung der Schmerzen wird das Kind zuerst an die weniger betroffene Seite angelegt und die schmerzende Brustwarze mit einem Eiswürfel „vereist". Um langes Ansaugen des Kindes zu vermeiden, kann der MFR schon vor dem Anlegen ausgelöst werden (s. S. 340).

Damit die Brustwarzen zügig abheilen, müssen sie durch häufiges Wechseln der Stilleinlagen trocken gehalten werden. Viele Frauen finden Baumwolltaschentücher oder Einlagen aus Wolle und Seide angenehmer als Zellstoffeinlagen, da diese nicht an der Mamille festkleben. Wird die Mamille mit *Traubenzuckerpulver* bestäubt oder mit *Johanniskrautöl* abgetupft, unterstützt das die Heilung; beides kann auch vorbeugend angewandt werden.

Traubenzucker wird vor den Stillen mit der Stilleinlage entfernt. (Vorsicht, nicht reiben!)

Johanniskrautöl zieht vollständig in die Haut ein. Negative Auswirkungen auf das Kind sind nicht bekannt.

Eine ebenso einfache wir wirkungsvolle Hilfe ist das „Lufttrocknen" der Brustwarzen nach dem Stillen.

Muttermilchreste und Speichel des Kindes können auf den Mamillen antrocknen, sie bieten eine optimale Pflege der Haut.

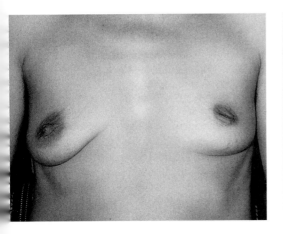
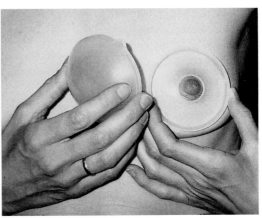

Abb. 6.3-17: **Hohlwarzen und Behandlung mit Brustschilden: a.** Die rechte Brustwarze ist unauffällig, die linke eine Hohlwarze, **b.** bei der selben Frau stellt sich die zuvor eingezogene Warze beim Aufsetzen des Brustschilds (Photos: D. Tegethoff)

Brusthütchen sollten nur im Notfall verwendet werden.

Werden die Brustwarzen später in der Stillzeit wund, so handelt es sich oft um *Soor* (Pilzinfektion durch Candida albicans). Die Mamillen der Mutter und die Mundhöhle des Kindes können (im Einvernehmen mit dem Kinderarzt) mit Natron, Myrrhen- oder Ratanhiatinktur behandelt werden.

Flach- oder Hohlwarzen
Flach- oder Hohlwarzen können in der Schwangerenvorsorge erkannt und behandelt werden. Sie entstehen durch Bindegewebeverklebungen im Bereich des Warzenhofs, nur ganz selten durch verkürzte Milchausführungsgänge. Durch das Tragen von Brustschilden können die Brustwarzen bei vielen betroffenen Frauen hervorgeholt werden (s. Abb. 6.3-17). In der Stillzeit wird die Warzenerektion durch Kältereiz oder Anpumpen vor dem Anlegen unterstützt.

Gelingt das Anlegen an einer Seite trotz aller Bemühungen nicht, dann kann die Frau einseitig stillen. Mit entsprechenden Maßnahmen (s. S. 361) kann auch eine einzelne Brust abgestillt werden. Da die Gefahr eines Milchstaus besteht, ist dieses Verfahren **nur für Ausnahmefälle** geeignet.

Probleme beim Kind

Saugverwirrung
Ein „hausgemachtes" Stillproblem bei vielen Kindern ist die Saugverwirrung. Sie kann durch *Flaschenfütterung* und durch Benutzung von *Saughütchen* ausgelöst werden.

An der Brust sind differenzierte Saug-, Kau- und Schluckbewegungen erforderlich (s. Abb. 6.3-10). Einmal an den Gummisauger gewöhnt, verlernen etwa 20% der Kinder das Trinken an der Brust, sie sind dann beim Anlegen unwillig und wehren sich. Die Mutter braucht viel Geduld und starke Nerven, um ihr Kind wieder an das Stillen zu gewöhnen. Nicht immer gelingt das, manche Frauen stillen darum vorzeitig ab.

Trinkfaulheit
Die sog. Trinkfaulheit mancher Kinder ist meist auf unangemessene Behandlung zurückzuführen. Vorgeschriebene Stillzeiten und Zufütterung verderben dem Säugling den Appetit. Rooming in und Stillen nach Bedarf des Kindes ist hier die Lösung.

Neugeborene mit **starker Gelbsucht** sind häufig zu müde und schläfrig, um zu trinken. Da sie besonders auf Flüssigkeits- und Kalorienzufuhr angewiesen sind, müssen sie häufig angelegt werden. Um dem Kind das Trinken an der Brust zu erleichtern, kann der MFR schon vor dem Stillen ausgelöst werden.

6.3.5 Hilfsmittel beim Stillen

Die verschiedenen Hilfsmittel beim Stillen sind von unterschiedlichem Nutzen. Die Hebamme muß die stillende Mutter über Anwendung, Vor- und Nachteile beraten.

Brustschilde (Warzenformer)

Brustschilde bestehen aus einer gewölbten Halbschale und einer Membran aus Silikon mit einem großen Loch für die Brustwarze, die obere Halbschale hat oft mehrere kleine Löcher zur besseren Luftzirkulation. (Abb. 6.3-17).

Indikationen: Zur *Behandlung von Flach- und Hohlwarzen* werden sie in der Schwangerschaft im BH getragen, zunächst nur minutenweise, später bis zu 8 Stunden täglich (z. B. über Nacht). Brustschilde richten die Brustwarze durch Druck auf den Warzenhof auf, deswegen dürfen sie in der Stillzeit nur einige Minuten vor dem Anlegen getragen werden. Längeres Tragen kann einen Milchstau verursachen.

Als *Schutz für die Brustwarze bei Wundsein* oder zum *Auffangen auslaufender Milch*. Die so gesammelte Milch ist nicht zum Verfüttern geeignet. Diese beiden Indikationen sind umstritten, da der Nutzen der Brustschilde oft geringer ist als der Schaden, den sie anrichten (**Milchstau, Verstärken der Galaktorrhoe**).

Brusternährungsset

Indikation: schwaches Kind, Mutter hat keine oder zuwenig Milch, z. B. kann ein Frühgeborenes oder sogar ein Adoptivkind so gestillt werden.

Das Brusternährungsset (Abb. 6.3-18) besteht aus einer Flasche, die der Mutter um den Hals gehängt wird, und dünnen Schläuchen, die von der Flasche zur Brust reichen. Hier werden sie

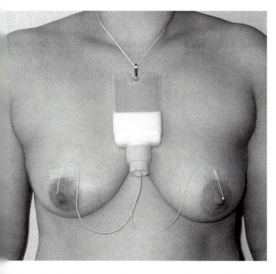

Abb. 6.3-18: Brusternährungsset (Photo U. Harder/A. Stiefel)

mit Pflaster so aufgeklebt, daß die Schlauchenden die Brustwarze leicht überragen. Saugt das Kind an der Brust, bekommt es über das Schlauchende die Milch aus der Flasche. **Stillen und Zufüttern geschehen also gleichzeitig.** Wird das Kind kräftiger bzw. hat die Mutter mehr Milch, kann die Zusatzfütterung durch Abklemmen der Schläuche reduziert werden. Der Einsatz dieser Stillhilfe erfordert viel Geduld und eine hohe Motivation der Mutter.

Milchpumpen

Indikation: Kind kann nicht angelegt werden, z. B. bei Verlegung in eine Kinderklinik. Milchpumpen setzen die Laktation in Gang bzw. erhalten sie.

Bei Handpumpen unterscheidet man *Ballonpumpen* (s. Abb. 6.3-23) und *Kolbenpumpen* (Abb. 6.3-19).

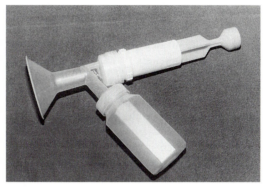

Abb. 6.3-19: Kolbenpumpe (Photo S. Lamprecht)

Die Handhabung von Ballonpumpen kann anstrengend sein, ihr Vakuum ist nicht sehr gut zu dosieren.

Einfacher anzuwenden sind Kolbenpumpen, sie sind außerdem leichter zu reinigen. Einige haben eine angeschraubte Trinkflasche, in die die Milch abfließt. Sie muß dann nicht über den unsterilen Ansaugtrichter abgegossen werden.

Muß die Frau über längere Zeit abpumpen, empfiehlt sich die Verwendung einer *elektrischen Pumpe*. Das Vakuum wird durch das Gerät auf- und abgebaut. Bei den meisten Pumpen kann die Saugstärke reguliert werden. Ein weicher Silikoneinsatz im Trichter der Pumpe schont das Brustgewebe und verhindert Schmerzen.

Einige Übung erfordert das gleichzeitige Abpumpen beider Brüste. Hierfür gibt es *Doppelpumpsysteme*. Der Vorteil dieser Methode liegt in der Zeitersparnis und der Erzeugung besonders hoher Prolaktinspiegel durch die beidseitige Stimulation.

Stillhütchen/Brusthütchen

Indikation: Schutz oder Schmerzlinderung bei wunden Brustwarzen, gelegentlich auch Hilfe zum Anlegen bei Flach- und Hohlwarzen. Sie sind geeignet, *kurzfristig Krisensituationen* beim Stillen zu *überbrücken*.

Stillhütchen bestehen aus Silikon, Latex oder Glas mit einem Gummisauger. Die „Krempe" des Hütchens wird auf die angefeuchtete Brust aufgesetzt, so daß die Brustwarze beim Ansaugen in die gelochte Spitze gezogen wird. Das Hütchen muß auf der Mitte der Mamille sitzen, damit es nicht scheuert.

Nachteile: Die Milch kann zurückgehen, weil die Hütchen den Hautkontakt und damit die Stimulation der Mamille verringern; das Kind kann eine Saugverwirrung bekommen und die Brust ohne Hütchen ganz ablehnen. Es muß dann mühsam wieder umgewöhnt werden (Latexhütchen können mm-weise zurückgeschnitten werden).

Saughütchen müssen nach jedem Gebrauch gereinigt und sterilisiert (z. B. ausgekocht) werden, andernfalls können sie Infektionen an den wunden Brustwarzen begünstigen.

6.3.6 Besondere Stillsituationen

In den folgenden Situationen haben Mutter und Kind durch spezielle Umstände körperliche und seelische Probleme zu überwinden. Die Erfordernisse des Kindes und die der Mutter müssen gegeneinander abgewogen werden. Volles Stillen ist wünschenswert, aber auch teilweises Stillen ist sinnvoll und verdient Anerkennung.

Kaiserschnitt

Mütter nach einem Kaiserschnitt können ebenso stillen wie Frauen nach einer Spontangeburt. Stillprobleme werden durch spätes Anlegen des Kindes oder gar Trennung von Mutter und Kind sowie durch fehlende praktische und psychische Unterstützung der Mutter verursacht. Das „Kaiserschnitt-Kind" kann und soll angelegt werden, sobald die Mutter nach der Op. wach ist, dies gilt unabhängig von der Art der Narkose.

Wegen der Bauchwunde ist Stillen im Liegen günstig (s. Abb. 6.3-15).

Die Mutter bedarf in den ersten Tagen der Hilfe beim Anlegen, das Stillen muß ihr so bequem und einfach wie möglich gemacht werden. Neben der Hebamme spielt der Vater des Kindes eine wichtige Rolle, ist er anwesend, kann schon frühzeitig mit Rooming-in begonnen werden. Frühe Mobilisierung ist günstig für den Stillerfolg. Ein geglückter Beginn der Stillzeit hilft der Mutter, eine mögliche Enttäuschung über die Kaiserschnittentbindung zu überwinden.

Frühgeburt

Je kleiner und unreifer ein Frühgeborenes ist desto problematischer ist das Stillen. Die erforderliche Intensivbehandlung und die Trinkschwäche machen das Anlegen oft unmöglich. Die Mutter kann zunächst nur abpumpen, 5mal 10–20 Min. jede Brust pro Tag. Die Muttermilch soll dem Frühgeborenen gefüttert werden denn sie ist den Bedürfnissen des Babys angepaßt; es profitiert besonders vom guten Infektionsschutz der Muttermilch. Der Übergang von Pumpen und Flaschenfütterung zum Stillen ist schwierig, ein Brusternährungsset kann helfen. Auch die Unterstützung des MFR ist für das saugschwache Kind eine Hilfe. Damit Frühgeborene sich an der Brust nicht verschlucken, werden sie in möglichst *aufrechter Haltung* angelegt. Mutter und Kind kommen leichter miteinander zurecht, wenn ihnen die *„Känguruhmethode"* ermöglicht wird.

Mehrlinge

Beim Stillen von Zwillingen treffen oft die zuvor genannten Situationen zusammen. Mit jedem weiteren Mehrling wird die Situation schwieriger. Eine ausreichende Milchproduktion für 2 oder mehr Kinder ist grundsätzlich möglich.

Oft kann zunächst nur ein Zwilling angelegt werden, das andere (trinkschwächere) Kind wird durch Abpumpen und Flaschen- bzw. Sondenfütterung versorgt. Solange nicht beide Kinder voll gestillt werden, muß eine praktikable und „gerechte" Zwischenlösung gefunden werden. Werden beide Kinder angelegt, entscheidet die Mutter zwischen getrenntem und gleichzeitigem Stillen. Getrenntes Stillen ermöglicht der Mutter intensivere Zuwendung zum einzelnen Kind. Gleichzeitiges Anlegen beider Kinder ist praktisch schwieriger durchzuführen, fördert aber die Milchbildung besonders gut (hoher Prolaktinspiegel!) und spart, wenn eine gewisse Routine gewonnen ist, viel Zeit (z. B. beide Kinder im „Rückengriff", s. Abb. 6.3-20).

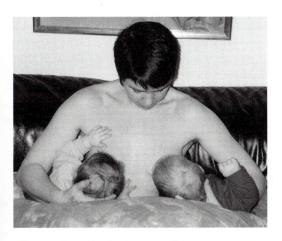

Abb. 6.3-20: Gleichzeitiges Stillen von zwei Kindern. Beide Kinder werden hier im Rückengriff gehalten und mit einem Kissen abgestützt. Diese Stillposition ist relativ leicht einzunehmen. Auch ältere Kinder (hier 8 Monate alt) können angelegt werden, ohne sich gegenseitig im Weg zu sein. Andere Stillpositionen sind jedoch auch möglich. (Photo D. Tegethoff)

Behindertes Kind

Besonderheiten beim Stillen eines behinderten Kindes sind die manchmal erforderliche Trennung von Mutter und Kind, der Schock, den die Eltern erleben und die Unsicherheit der betreuenden Personen. Die Eltern benötigen eine Beratung, die dem Einzelfall gerecht wird.

- **Lippen-Kiefer-Gaumen-Spalte**: Entscheidend für den Stillerfolg sind Ausprägung der Spalte und Behandlung. *Lippenspalten* sind kein Stillhindernis. Eine *Gaumenspalte* kann mit einer Trinkplatte abgedeckt werden, die ein erfahrener Kieferchirurg anpaßt.

Informationen dazu gibt die „Wolfgang-Rosenthal-Gesellschaft", Händelstr. 14, 35625 Hüttenberg.

Sollte das Anlegen nicht gelingen oder das Kind schlecht gedeihen, dann ist Abpumpen der Muttermilch und Fütterung durch Sonde oder Flasche mit großem Sauger sinnvoll. So kann die Zeit bis nach der operativen Behandlung der Spalte überbrückt werden. Danach ist Stillen oft problemlos möglich.

- **Down-Syndrom**: Kinder mit Down-Syndrom sind oft trinkschwach und haben insgesamt einen geringen Muskeltonus. Die Mutter muß den Stillrhythmus bestimmen, sonst trinkt das Kind zu selten. Stillen ist sehr von Vorteil wegen der relativ großen Zunge sowie Infektionsanfälligkeit dieser Säuglinge. Speziell für Kinder mit Down-Syndrom wurde der DanCer-Handgriff von der Krankenschwester S. C. Danner und dem Arzt E. R. Cerutti entwickelt (Abb. 6.3-21):

Die Brust und das Kinn des Kindes werden mit einer Hand von unten gehalten. Daumen und Zeigefinger liegen an den Wangen. Das Kind wird so an der Brust festgehalten und kann gleichzeitig zu Saug- und Schluckbewegungen angeregt werden.

Der DanCer-Handgriff kann auch bei anderen Behinderungen und Frühgeburten hilfreich sein.

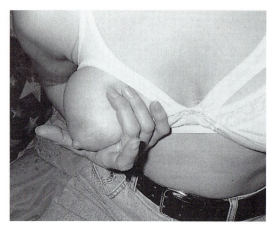 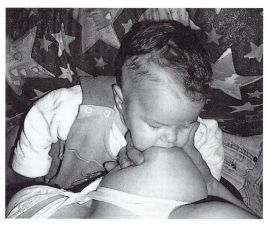

a   b

Abb. 6.3-21: DanCer-Handgriff: **a**. Die Brust wird von unten umfaßt, **b**. das Kinn des Kindes auf der einen Seite mit dem Daumen, auf der anderen mit Zeige- und Mittelfinger gehalten, Bild b aus Sicht der Mutter (Photo: D. Tegethoff)

6.3.7 Ausdrücken und Abpumpen von Muttermilch

Muttermilch wird aus der Brust ausgedrückt oder abgepumpt, um die **Laktation anzuregen** oder **Milch zu sammeln**, niemals jedoch um die Brüste „ganz leer" zu machen. Beim *Milchstau* oder beim *Abstillen* können die prallen Milchgänge durch Ausdrücken von etwas Milch entlastet werden (s. Abb. 6.3-22).

Nach Anleitung durch die Hebamme führt die Mutter Pumpen und Ausdrücken am besten selbst aus. Sie ist dadurch unabhängiger, und die Maßnahme ist angenehmer.

In der Regel kommt der Milchflußreflex beim Pumpen oder Ausdrücken schwerer in Gang als beim Anlegen des Kindes. Auch die abgepumpte Milchmenge ist geringer, als die, die durch Saugen des Babys erreicht werden könnte. Der enge Kontakt zwischen Mutter und Kind, insbesondere die Stimulation der Brustwarze durch den Mund des Säuglings, können durch die Pumpe nicht nachgeahmt werden.

- Das Fehlen dieser Zweisamkeit hemmt den MFR, der auf andere Art und Weise, z. B. durch **Brustmassage**, unterstützt werden muß. Dabei wird die Brust mit einer Hand von unten gehalten, die andere Hand massiert mit 2 oder 3 Fingern in kreisenden Bewegungen vom Ansatz der Brust zur Warze hin. Die Finger liegen fest auf der Haut und rutschen nicht hin und her. Auf diese Weise werden beide Brüste rundherum massiert und von der jeweils anderen Seite gestützt. Es gibt auch andere Methoden, die Brust zu massieren; entscheidend ist, daß die Frau die Massage bequem und entspannt durchführen kann.

- Zum **Ausdrücken** der Milch werden beide Daumen und je 2 oder 3 Finger an den Rand der Brustwarze gelegt und zum Körper hin gedrückt. So werden die Milchseen umfaßt. Nun werden die Daumen und Finger zusammengedrückt und vom Körper weggezogen, ohne dabei auf der Haut zu verrutschen. Durch diese Bewegung wird die Milch herausgedrückt. Die Position der Hände muß mehrmals wechseln, damit die Brust rundherum entleert wird. Die Milch kann bei gleicher Technik auch mit einer Hand ausgedrückt werden. Die zweite Hand bleibt frei zum Halten des Sammelgefäßes (Abb. 6.3-22).

- Beim **Abpumpen** der Milch (Abb. 6.3-23) muß darauf geachtet werden, daß der Ansaug-

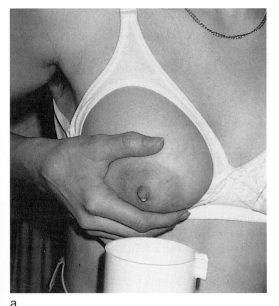
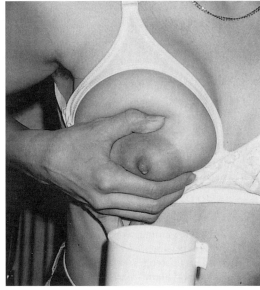
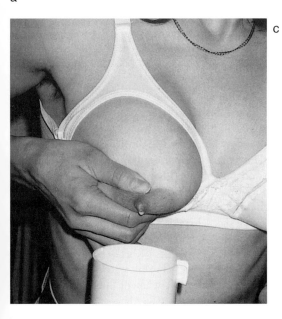

Abb. 6.3-22: **Ausdrücken der Muttermilch: a.** Umfassen der Brust am Rand des Warzenhofes, **b.** Zurückdrücken der Hand, **c.** Zusammendrücken und Vorziehen der Hand (Photos: D. Tegethoff)

trichter der Pumpe nicht zu eng ist und exakt auf der Mitte der Mamille aufgesetzt wird. Sonst kann die Brustwarze am Trichter scheuern und wund werden, das Pumpen wird schmerzhaft und der Milchflußreflex versagt. Ebenso wichtig ist die Stärke des Unterdrucks, denn das Vakuum soll die rhythmischen Saugbewegungen des Kindes möglichst nachahmen. Zu starker Unterdruck kann die Brustwarze verletzen.

Beim Pumpen wie beim Ausdrücken fließt die Milch zunächst nur tropfenweise. Um die Brust ausreichend zu entleeren, muß wenigstens die Dauer einer normalen Stillmahlzeit, also 10–15 Minuten pro Seite, kalkuliert werden.

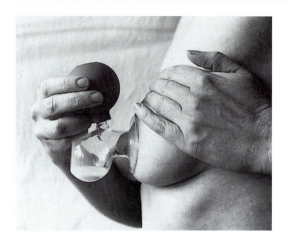

Abb. 6.3-23: Gewinnung von Muttermilch mit einer Ballonpumpe. Entweder wird mit dem Ballon gepumpt oder ein stetiges Vakuum an der Mamille erzeugt und per Hand ausgestrichen (Photo: U. Harder)

Wenn Milch für spätere Abwesenheit der Mutter gesammelt werden soll, ist es sinnvoll, während des Stillens die freie Seite auszudrücken oder abzupumpen. Wie beim gleichzeitigen Stillen von Zwillingen werden so besonders hohe Prolaktinspiegel erreicht. Außerdem kann der durch den Säugling ausgelöste Milchflußreflex ausgenutzt werden. Pumpen oder Ausdrücken während des Stillens sind einfach durchzuführen, wenn das Kind durch feste Kissen so sicher abgestützt wird, daß die Mutter beide Hände frei hat.

6.3.8 Aufbewahren der Muttermilch

Wenn Muttermilch aufbewahrt werden soll, muß die Mutter vor dem Sammeln ihre Hände und die Brust mit klarem Wasser waschen. Pumpe und Sammelgefäß werden sterilisiert.

Die Milch muß umgehend gekühlt oder eingefroren werden:

- Muttermilch ist im *Kühlschrank (4°C) 24 Stunden haltbar*
- in der *Tiefkühltruhe (−18°C) bis zu 6 Monaten.*

Eingefrorene Milch wird am schonendsten im Kühlschrank aufgetaut und muß dann zügig verwertet werden. Die Milch darf nicht wieder eingefroren werden, darum besser in *vielen kleinen Portionen* sammeln!

Zur Schonung der empfindlichen Inhaltsstoffe soll die Milch nicht über 37°C erwärmt werden, im Wasserbad oder im Flaschenwärmer läßt sich die Temperatur gut regeln.
Mikrowellengeräte sollen nie zur Milcherwärmung verwendet werden, da durch die ungleichmäßige Erwärmung eine Verbrühungsgefahr des Kindes besteht. Auch wird die Möglichkeit einer Eiweißstruktur-Veränderung durch Mikrowellen diskutiert.
Wird die Muttermilch transportiert, muß auf ununterbrochene Kühlung geachtet werden (Kühltasche!).

6.3.9 Abstillen

Sekundäres Abstillen
Mit diesem Begriff wird die Beendigung der bestehenden Laktation benannt. Bis zum Alter von 4 bis 6 Monaten kann ein Kind voll gestillt werden. Säfte, Milchnahrung oder Brei sind beim gesunden Kind überflüssig. Danach beginnt die Zufütterung und damit das Abstillen. Werden Stillmahlzeiten durch Beikost ersetzt, geht die Milch durch das seltenere Anlegen langsam zurück. Ein Milchstau ist bei allmählichem Abstillen nicht zu befürchten, wenn dem Körper genügend Zeit für die Umstellung gelassen wird. Wird das Kind schließlich gar nicht mehr angelegt, kann die Restmilch resorbiert werden.
Mutter und Kind bestimmen das Tempo des Abstillens, es kann mehrere Wochen oder Monate dauern.
Z. B. kann alle zwei bis vier Wochen eine Mahlzeit umgestellt werden. Sinnvollerweise wird mit der Umstellung einer Vormittagsmahlzeit begonnen. Evtl. auftretende Verdauungsbeschwerden des Kindes treten dann tagsüber auf und stören die Nachtruhe weniger.

Die Stillmahlzeiten früh morgens, abends und nachts fallen meist zuletzt weg, da dies für die Mutter am bequemsten ist. Auch Frauen, die schon wieder berufstätig sind, können so weiterstillen.

Manche Kinder wehren sich sehr gegen das Abstillen und können nur mit viel Geduld entwöhnt werden. Möchte eine Mutter zu einem bestimmten Zeitpunkt endgültig abgestillt haben, muß sie rechtzeitig vorher mit der Umstellung beginnen.

Stillen als Beruhigung für das Kind, z. B. beim abendlichen Einschlafen, ist beim Abstillen besonders zu berücksichtigen. Hier müssen die Eltern andere Formen der Zuwendung finden, um das Kind zu „stillen".

Wird dem Kind der Zeitpunkt für das Abstillen ganz überlassen, kann die Stillzeit bis ins Kleinkindalter dauern (Empfehlung der WHO: bis ins 2. Lebensjahr). Soziale und psychische Aspekte des Stillens überwiegen dann gegenüber der Nahrungsaufnahme; das Kind „stillt sich" nur noch gelegentlich.

Bereits im Wochenbett soll die *Hebamme* mit den Eltern über die Stilldauer und das Abstillen sprechen.

Auch nach dem Abstillen kann die Milchproduktion durch erneutes Anlegen wieder in Gang gebracht werden: *Relaktation* erfordert viel Einsatz von Mutter und Hebamme und ist nicht immer erfolgreich. Noch schwieriger ist die sog. *induzierte Laktation*, also das Stillen ohne eine vorhergegangene Schwangerschaft (z. B. Adoptivkind).

Abruptes Abstillen
Abruptes Abstillen ist möglichst zu vermeiden, da es für Mutter und Kind körperlich und psychisch sehr belastend sein kann. Sollte es doch einmal unumgänglich sein, wird die Milchproduktion durch folgende Maßnahmen beendet:

Maßnahmen zum Abstillen
- Kind nicht mehr anlegen
- Hochbinden und Kühlen der Brust durch Eis oder Quarkwickel
- Reduktion der Trinkmenge
- Trinken von Salbeitee

Medikamentöses Abstillen
Die Hemmung der Prolaktinsynthese durch *Bromocriptin* oder *Lisurid* (Pravidel®/Dopergin®) ist wegen ihrer erheblichen Nebenwirkungen auf Kreislauf und Psyche umstritten, zudem kann es nach ihrem Absetzen zu einem erneuten Milcheinschuß kommen (medikamentöses Abstillen muß durch die bereits genannten physikalischen Maßnahmen unterstützt werden).

Eine weitere Möglichkeit zum Abstillen bietet die *homöopathische Arznei Phytolacca* (s. S. 470).

Auch wenn beim Abstillen die Brust sehr prall wird, darf das Kind nicht mehr angelegt werden. Zur Entlastung kann etwas Milch ausgestrichen werden, bis die Beschwerden nachlassen. Alkoholgenuß muß wegen der eintretenden Gefäßerweiterung gemieden werden.

Primäres Abstillen
Die Laktation wird von vornherein unterdrückt, weil die Mutter nicht stillen will (unterschiedliche Gründe) oder kann (z. B. Totgeburt). Die Maßnahmen sind die gleichen wie beim sekundären und medikamentösen Abstillen.

6.3.10 Stillhindernisse

Stillhindernisse sind selten und z. T. vorübergehend. Ein Stillhindernis liegt vor, wenn durch besondere Umstände das Stillen für die Mutter oder für das Kind eine Gefahr oder eine Überforderung darstellt. Man unterscheidet **absolute** und **relative Stillhindernisse**: bei absoluten Stillhindernissen ist das Stillen unmöglich, bei relativen Stillhindernissen muß im Einzelfall einvernehmlich mit der Mutter geprüft werden, ob die Argumente gegen das Stillen so schwerwiegend sind bzw. ob die Stillsituation so ungünstig ist, daß auf das Stillen verzichtet werden sollte.

Bei vorübergehenden Stillhindernissen kann die Milch abgepumpt und verworfen werden, bis das Anlegen wieder möglich ist. Nach einer längeren Stillpause kann eine Relaktion erwogen werden.

Tab. 6.3-2 auf S. 362 führt beispielhaft absolute und relative Stillhindernisse auf.

Tab. 6.3-2: Absolute und relative Stillhindernisse von Mutter und Kind

	Mutter	Kind
absolute Stillhindernisse	– schwere Wochenbettkomplikationen (Intensivtherapie) – Infektionskrankheiten wie AIDS, Tuberkulose, Hepatitis B – Zytostatikatherapie – Drogenabhängigkeit	– Galaktosämie (Stoffwechselstörung mit Milchunverträglichkeit)
relative Stillhindernisse	– Herz, Nierenerkrankungen – psychische Erkrankungen – Krampfleiden – Infektionskrankheiten – Zustand nach Brustoperationen	– Frühgeburt – Mehrlingsgeburt – Behinderung (vgl. S. 356)

6.3.11 Rückstände in der Muttermilch

Wie die Schwangere soll auch die stillende Mutter auf eine ausgewogene, vollwertige **Ernährung** achten. Die Grundbestandteile der Muttermilch bleiben zwar von der aktuellen Ernährung der Mutter unbeeinflußt, für ausreichende Versorgung mit Mineralien und Vitaminen muß jedoch durch die Nahrung gesorgt werden. *Abmagerungskuren* während der Stillzeit sind unangebracht, mit dem *abgebauten Fettgewebe* werden gespeicherte Umweltgifte frei und gehen in die Muttermilch über.

Einige Kinder reagieren empfindlich auf die Kost der Mutter: z. B. mit Blähungen, wenn die Mutter *Hülsenfrüchte* oder *Kohl* ißt, oder mit Wundsein bei Genuß von *Zitrusfrüchten*. Allergische Hautreaktionen und Koliken treten gelegentlich auf, wenn die Mutter viel *Kuhmilch* trinkt, denn Kuhmilcheiweiß kann in die Muttermilch übergehen. Im Einzelfall hilft nur konsequentes Meiden der betreffenden Nahrungsmittel.

Medikamente sollen in der Stillzeit besonders streng indiziert sein. Das gilt auch für *Vitaminpräparate, pflanzliche Substanzen* und andere scheinbar harmlose Pharmaka. Jedes Mittel kann in die Muttermilch übergehen. Da die Stoffe mehr oder weniger schnell aus der Muttermilch abgebaut werden, muß ggf. eine angemessene Stillpause eingehalten werden. Manchmal genügt dafür schon die Nachtpause des Kindes, oft muß die Milch längere Zeit abgepumpt und verworfen werden.

Alkohol erreicht in der Muttermilch die gleiche Konzentration wie im Blut. Geringe Mengen kann die Frau direkt nach dem Stillen trinken, ein Teil des Alkohols wird dann bis zur nächsten Stillmahlzeit abgebaut. Alkoholgenuß als Entspannungshilfe beim Anlegen ist abzulehnen.

Stillende Mütter sollen nicht rauchen (oder passiv rauchen), denn **Nikotin** reichert sich schnell in der Muttermilch an, ebenso seine Abbauprodukte und andere Gifte aus dem Zigarettenrauch. Wenn die Mutter doch rauchen will, ist die Zeit direkt nach dem Stillen am wenigsten gefährlich.

Die Belastung der Muttermilch durch **Rückstände von landwirtschaftlichen und industriellen Giften** war in den vergangenen Jahren ein Thema, das viele Eltern verunsicherte und zu vorzeitigem Abstillen führte. Die nationale Stillkommission der Bundesrepublik Deutschland hat 1995 jedoch festgestellt, daß die Werte von Organochlorpestiziden, polychlorierten Biphenylen und Dioxinen in der Muttermilch erheblich gesunken sind.

Diese Rückstände stellen kein gesundheitliches Risiko für den Säugling dar.

Volles Stillen in den ersten 4–6 Monaten ist deshalb uneingeschränkt zu empfehlen. Auch darüber hinaus kann teilweise weitergestillt werden. Muttermilchuntersuchungen sollten auf begründete Ausnahmen (direkter Kontakt zu den betreffenden Chemikalien) beschränkt sein.

Jede Maßnahme dagegen, die die Anreicherung schädlicher Substanzen in der Nahrungskette (deren letztes Glied die Muttermilch ist) verringert, ist nach wie vor sinnvoll und notwendig.

6.3.12 Stillgruppen und Informationsmaterial

Stillgruppen können heute die Funktion der früheren Großfamilien erfüllen: Die Erfahrungen mit dem Stillen werden hier in persönlicher Atmosphäre von Frau zu Frau weitergegeben.

Kontakt zu Stillgruppen kann über folgende Anschriften geknüpft werden:
Arbeitsgemeinschaft freier Stillgruppen (AFS), Gertraudgasse 4, 97070 Würzburg
La Leche Liga (LLL) Deutschland, Postfach 65 00 96, 81214 München

Werdende Eltern können sich auch durch Bücher und Broschüren über das Stillen informieren. Die Hebamme muß sich einen Überblick über die verschiedenen Stillratgeber verschaffen, um den Eltern Literatur empfehlen zu können (s. S. 389). Die Stillbeauftragten der Hebammenverbände können dabei mit Listen geeigneter Lektüre sowohl für Eltern als auch für Fachfrauen helfen.

6.3.13 Mastitis puerperalis

Christine Geist

Die **Häufigkeit** der Brustdrüsenentzündung im Wochenbett wird mit 0,5–2,0% angegeben. Sie tritt meist zwischen dem 8. und 16. Tag oder um den 28. Tag p.p. auf. Erstgebärende sind häufiger betroffen als Mehrgebärende.

Nach Hausentbindungen und ambulanten Geburten kommt es seltener zu Mastitiden als nach Klinikentbindungen, da die Mutter keinen oder nur kurzzeitigen Kontakt mit Hospitalkeimen hat. In den ersten 3 Wochen spricht man von *Früh-*, danach von *Spätmastitis*.

Die Entzündung beginnt meist *einseitig* und bevorzugt in einem der *äußeren Quadranten* der Brust (Abb. 6.3-24). Dies könnte an der her-

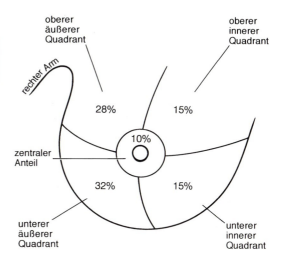

Abb. 6.3-24: Lokalisation der Mastitis nach der Häufigkeit (in Prozent)

kömmlichen Stillposition, dem Wiegegriff, liegen. Dabei liegt der Unterkiefer des Kindes dem inneren unteren Quadranten an und erzeugt dort die größte Saugwirkung. An den äußeren Quadranten kann somit eher ein Milchstau entstehen.

Der **Krankheitserreger** ist in 90–94% der *Staphylococcus aureus*.

Streptokokken, E. coli, Pneumokokken und Klebsiellen spielen eine untergeordnete Rolle.

Die **Übertragung** der Keime erfolgt über den Nasen-Rachen-Raum und die Hände von Mutter und Kind sowie überwiegend durch das Krankenhauspersonal. Staphylokokken sind „Krankenhauskeime" und überall zu finden z. B. an Betten, Türklinken, Nachttischen (Abb. 6.3-25). Die Händedesinfektion von Personal und Mut-

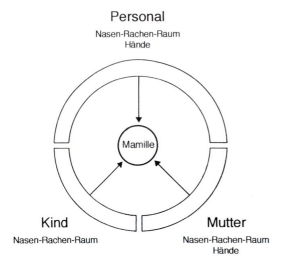

Abb. 6.3-25: Übertragungswege der Mastitis via Nasen-Rachen-Raum von Kind, Mutter, Personal. Über die Hände vom Personal und Mutter.

ter vor dem Stillen oder Berühren der Brust ist in der Klinik eine unumgängliche Hygienemaßnahme zur Prophylaxe der Mastitis. Bei einem grippalen Infekt ist das Tragen eines Mundschutzes zur Vermeidung von Tröpfcheninfektionen zu empfehlen.

Die sog. Schmierinfektion durch die *Lochien* spielt so gut wie keine Rolle, da diese kaum Staphylokokken enthalten.

Mastitisformen

Stauungsmastitis

Die Stauungsmastitis entsteht durch eine Behinderung des Milchflusses. Die Ursache können abgeknickte Milchgänge einer zu schweren Brust oder ein zu eng sitzender Büstenhalter sein. Auch eine mangelhafte Entleerung der Brust, z. B. bei zu kurzem Anlegen des Kindes und bei schwachem Milchflußreflex, kann zu einem Milchstau führen. Die Stauungsmastitis läßt sich von einer infektiösen Mastitis mittels eines bakteriologischen Abstrichs von Mamille und Muttermilch differenzieren (Erreger- und Resistenzbestimmung). Muttermilch ist nicht steril, sie enthält immer Keime, ist jedoch die Bakterienzahl höher als 10^3/ml und die Leukozytenzahl höher als 10^6/ml, handelt es sich um eine infektiöse Mastitis.

Infektiöse Mastitis

Man unterscheidet 2 Infektionswege:

- Die **interstitielle Mastitis** (Interstitium, lat.: = Zwischenraum, Zwischenzellgewebe aus Gefäßen, Nerven und Bindegewebe) entsteht durch Rhagaden, kleinste Gewebsdefekte an der Mamille oder der Areola. Sie sind Eintrittspforte für Staphylokokken, die sich über die Lymphgefäße flächenhaft ausbreiten. Bleiben die Keime dicht unter der Areola, kann sich ein subareolärer Abszeß bilden. Entwickelt sich die Infektion bis zur Pektoralisfaszie (kollagene Umhüllung des Brustmuskels), ist ein retromammärer Abszeß möglich (Abb. 6.3-26, rote Bezirke).

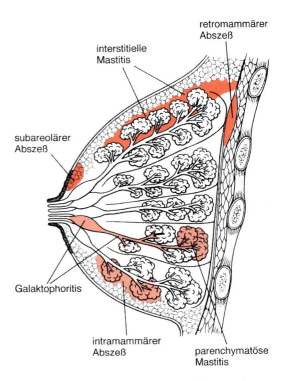

Abb. 6.3-26: Interstitielle (rot) und parenchymatöse (rosa) Mastitisformen

- Bei der **parenchymatösen Mastitis** (Parenchym = organspezifisches Gewebe) sind die offenen Milchgänge Eintrittspforte für Keime. Erst kommt es zur *Galaktophoritis* (Entzündung der Milchgänge), dann zur *Infektion des Drüsengewebes*, und bei Fortschreiten der Erkrankung zum *intramammären Abszeß* (Abb. 6.3-26, rosa Bezirke).

Dauert die interstitielle oder parenchymatöse Infektion an, geht eine Mastitisform in die andere über. Bildet sich durch die Infektion Eiter, muß die Milch abgepumpt und verworfen werden. Viele Kinder verweigern von sich aus die infizierte Muttermilch, da sie eine Geschmacksveränderung durch erhöhten Natriumgehalt aufweist.

Klinik

Symptome und **Verlauf** der Erkrankung werden von den Frauen sehr unterschiedlich erlebt.

Die klassischen Hauptsymptome einer Entzündung deuten auf eine Mastitis:

Schmerzen	(dolor)
Rötung	(rubor)
Schwellung	(tumor)
Fieber	(calor)

Als erstes Symptom wird von den meisten Frauen ein *Berührungsschmerz* angegeben, ohne daß eine Veränderung an der Brust zu sehen ist. Viele Frauen fühlen sich krank und „grippig", andere sind auch bei *Fieber* kaum beeinträchtigt. *Rötung* und *Schwellung* der infizierten Brust treten mit einer Latenz von bis zu 14 Stunden ein. Fieberanstieg über 38 °C und Schüttelfrost können folgen.

Therapie

Bei der Behandlung der Mastitis wird zwischen *Frühstadium* und *Spätstadium* unterschieden.

Die Stauungsmastitis wird wie eine infektiöse Mastitis im Frühstadium behandelt.

Therapie im Frühstadium: Physikalische Maßnahmen stehen im Vordergrund, um einen Rückgang der Überwärmung und eine gute Entleerung der Brust zu erreichen:

- **Warme Umschläge** vor dem Anlegen des Kindes oder dem Abpumpen bzw. Ausstreichen, unterstützen das Entleeren.

- **Kühlen** der Brust erfolgt nach dem Anlegen/Abpumpen. Gute Wirkung zeigen *Quarkwickel*: kalter Quark wird ca. 1 cm dick auf die Haut gestrichen, dabei Mamille und Areola ausgespart. Ein feuchtes Tuch verhindert das zu schnelle Austrocknen. Den Wickel wirken lassen, bis er erwärmt ist, dann abnehmen. Die Molke im Quark wirkt entzündungshemmend. Der Wickel kann beliebig oft und nach Befinden der Frau wiederholt werden.

  Eine andere Möglichkeit der Kühlung sind *feucht-kalte Umschläge*: eine Windel wird zu einem etwa 10 cm breiten Schal gelegt und in kaltem Wasser (evtl. mit Eiswürfeln) naß gemacht. Den Schal legt man um die erkrankte Brust und achtet darauf, daß die Areola und die Mamille nicht bedeckt werden. Dieser Umschlag wird solange erneuert, bis Spannung und Erwärmung nachlassen und Linderung eintritt.

  Weniger effektiv sind *Kühlelemente*, sie sind schlecht formbar und wirken nur auf einen kleinen Bereich. Kühlelemente müssen immer in ein Tuch gewickelt werden, sonst sind sie zu kalt!

> **Weiterstillen ist die beste Entleerungsmethode der Brust und verkürzt den Krankheitsverlauf.**

- **Bettruhe** ist unbedingt zu empfehlen und sollte der Mutter bis zum Abklingen der Symptome ermöglicht werden.

Die Gabe von *Prolaktinhemmern* (Pravidel®, s. S. 458) in niedriger Dosierung zur Verringerung der Milchmenge wird kontrovers diskutiert.

Sollte es 24 Stunden nach Behandlungsbeginn nicht zu einer deutlichen Besserung kommen (Fieberrückgang, Schmerzlinderung), beginnt eine hochdosierte *antibiotische Behandlung*, die gezielt auf Staphylokokken wirkt. Die physikalischen Maßnahmen werden fortgeführt.

Der Behandlungserfolg einer Mastitis hängt sehr von der Erfahrung der Behandelnden ab! Die enge Zusammenarbeit von Arzt und Hebamme sind hier für die Stillende und ihr Kind unerläßlich.

Therapie im Spätstadium: Hat sich ein mastitisches Infiltrat gebildet, so versucht man dieses durch *Wärme* (Umschläge: Technik wie beim feucht-kalten Wickel, Kurzwelle, Rotlicht) zu konzentrieren, d. h. zu einem Abszeß einzuschmelzen, um das infizierte Gebiet gegen das gesunde Gewebe abzugrenzen. Abszesse werden *chirurgisch* behandelt.

6.4 Spezielle Betreuung

Clarissa Schwarz

6.4.1 Betreuung verwaister Mütter

Der Begriff „*verwaiste Mütter*" geht auf die Initiative „*Regenbogen*" zurück, die 1983 von Betroffenen gegründet wurde, um Eltern zu unterstützen, deren Kind vor, während oder kurz nach der Geburt gestorben ist. Sie bieten Beratung und Vorträge für betroffene Eltern wie auch für Krankenhauspersonal an. Weitere Hinweise finden sich in der Schrift der Regenbogeninitiative (s. S. 389).

Der Terminus „*glücklose*" Schwangerschaft ist keine treffende Bezeichnung, denn die Mutter behält möglicherweise die Schwangerschaft wie auch die Geburt als positive Erfahrung in Erinnerung, die zu einer wichtigen Kraftquelle werden kann, vor allem wenn sie ein weiteres Kind erwartet.

Neben den schmerzhaften Nachwehen, der ungenügenden Rückbildung, dem Abstillen und der Dammpflege erfordert die Begleitung des beginnenden Trauerprozesses die ganze Aufmerksamkeit der Hebamme. Zunächst benötigen die verwaisten Eltern Unterstützung bei den anstehenden Entscheidungen, die u. a. die Begegnung mit dem Kind, die Namensgebung, die Obduktion und die Beerdigung betreffen.

Die Eltern unterstützen heißt, ihre Wünsche ernstzunehmen, ihre kulturellen und religiösen Hintergründe zu respektieren, auch wenn sie uns gelegentlich fremd erscheinen. Diese Entscheidungen beeinflussen den Trauerprozeß nachhaltig, dessen Verlauf für die körperliche wie auch die psychische Gesundheit der Trauernden von großer Bedeutung ist. Manche Eltern haben eine im anfänglichen Schock getroffene Entscheidung später bereut.

Personenstandsrecht, Obduktion

Nach dem **Personenstandsrecht** bekommen nur lebend geborene Kinder eine *Geburtsurkunde* und damit einen beurkundeten Namen. Totgeborene über 500 g erhalten nur eine *Sterbeurkunde* ohne Namen. Alle Eltern sollten ihr totes Kind benennen können, und nicht immer nur vom „toten Baby" sprechen müssen.

Für manche wird es ein Trost sein, dem Kind im Rahmen einer Taufe oder, wenn dies nicht mehr möglich ist, mit einem Segen einen Namen zu verleihen. Wir sollten sie fragen, ob sie Kontakt zu einem Pfarrer oder Priester wünschen, und diesen vermitteln. Manche Eltern hatten keinen Kontakt mehr zur Kirche, empfinden ihn aber jetzt als hilfreich.

Für eine **Obduktion** wird die Einwilligung der Eltern benötigt.

Dies gilt nicht für unklare Todesursachen, z. B plötzlichen Kindstod. Der Arzt ist dann verpflich tet, die Polizeibehörde zu benachrichtigen, die eine Obduktion anordnet und kriminalpolizeiliche Ermittlungen führt.

Manche Eltern sind gefühlsmäßig gegen eine Obduktion, weil ihnen dieser Gedanke unerträglich ist. Evtl. hilft die Vorstellung, daß es sich dabei um eine Operation handelt, wenn auch an einem toten Körper. Die daraus gewonnenen Informationen über die Todesursache können wichtig werden, um einzuschätzen, ob bei einem weiteren Kind eine Wiederholung zu erwarten ist. Auch die Klinik könnte ein Interesse daran haben.

Der Pathologe darf mit der Obduktion erst 12 Stunden nach Einlieferung beginnen. Da hierbei nur die Stunden von 6–18 Uhr relevant sind, kann die Obduktion innerhalb von ca. 24 Stunden widerrufen werden.

Abschied nehmen

Die **Realität begreifen** braucht Zeit. Es sollte möglich sein, das tote Baby noch einige Stunden bei der Mutter zu lassen, dann haben auch andere Angehörige (Geschwister, Großeltern) eine Chance, es zu sehen. Die ganze Familie kann so gemeinsam Abschied nehmen.

Fast alle Mütter betrachten ihr Neugeborenes in den ersten Tagen sehr ausgiebig. Eine verwaiste Mutter braucht ebensoviel Zeit, ihr totes Kind anzusehen, zu berühren und die Realität zu begreifen. Die Eltern sollten den Zeitpunkt der Trennung selbst bestimmen können. Meist haben sie dann einen gewissen inneren Frieden mit der Situation gefunden (Abb. 6.4-1).

Wollen die Eltern ihr totes Kind noch einmal sehen, ist dies in der Leichenhalle wie auch in der Pathologie möglich, wenn man sich vorher anmeldet.

Selbst nach der Obduktion kann das Kind noch angeschaut werden; die Schnitte sind vernäht wie nach einer Operation. Es empfiehlt sich, Windel, Hemdchen, Mützchen oder ein Tuch mitzunehmen, um das Kind anzuziehen, bevor es die Eltern sehen. Auch an den Fotoapparat sollte man denken. Kurz vor der Beisetzung kann das Kind noch einmal angeschaut werden, wenn der Bestatter informiert ist, der dann mit dem endgültigen Verschließen des Sarges wartet.

Bestattung

Die *Bestattung* ist ein wichtiger Schritt auf dem Weg der Trauer; ein sehr schmerzhafter, zugleich

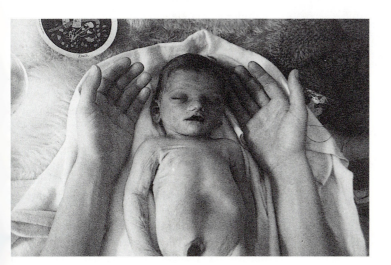

Abb. 6.4-1: „Dein Körper braucht meinen Körper nicht mehr. Brauchen mein Körper, meine Hände, Deinen Körper?" (Photo: G. Eufinger)

auch ein sehr heilsamer durch das Ritual der Verabschiedung und das Nennen des Namens. Die Vorstellung, daß der Körper der Erde zurückgegeben wird, hilft die Realität zu akzeptieren.

Der Bestattungstermin sollte nicht zu früh gewählt werden, damit die Mutter dabei sein kann. Es ist auch möglich, eine Trauerfeier später nachzuholen und dazu andere Menschen einzuladen; vor allem, wenn die Eltern beim Begräbnis alleine sein wollten.

Auf jeden Fall ist es gut für alle Betroffenen, einen *Ort für die Trauer* zu haben. Viele sind daran verzweifelt, daß sie nicht wußten, wo der Körper ihres Kindes geblieben ist (Abb. 6.4-2).

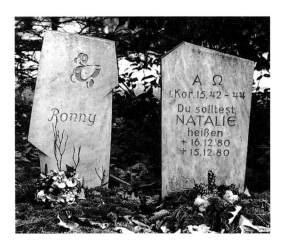

Abb. 6.4-2: Ort der Erinnerung

Bei all diesen Entscheidungen kann die Hebamme Unterstützung bieten, vielleicht auch einen Bestatter empfehlen, der den Eltern Raum zur Mitgestaltung läßt, soweit sie dies wünschen.

Viele Bestatter sind reine Geschäftsleute und überlassen den Eltern nur ungern Tätigkeiten, die sie in Rechnung stellen könnten.

Manche Eltern wollen ihr totes Kind selbst anziehen oder in ein Tuch einschlagen, es in den Sarg legen und ihm gewisse Dinge mitgeben. Auch Geschwisterkinder können einbezogen werden. Einige Väter wollen den Sarg selbst tragen. Andere überlassen gerne alles dem Bestatter und wählen nur Kleidung und Beigaben aus. Erlaubt sind alle Materialien, die einen natürlichen Zerfallsprozeß durchmachen.

Das **Bestattungsgesetz** ist Landesrecht. Dies bedeutet, daß es unterschiedliche Bestimmungen in den Bundesländern gibt bezüglich Leichenschau, Aufbewahrungsort, Behandlung und Beförderung von Leichen, Anforderungen an Särge, Bestattungsarten und Bestattungsorte. Vor allem die jeweiligen Fristen können sehr unterschiedlich sein.

Allgemeingültig ist: Der Körper eines Toten muß nach einer gewissen Zeit (in Hessen und Berlin nach 36 Stunden) an einen dafür genehmigten Ort gebracht werden. Dies ist häufig die Pathologie, auch wenn keine Obduktion vorgenommen wird. Der Körper muß auf einem Friedhof bestattet werden; das Begräbnis darf nicht früher als 48 Stunden nach Eintreten des Todes stattfinden.

Kinder, die als **Fehlgeburt** (< 500 g) gelten, müssen nicht bestattet werden, es ist aber auf Wunsch der Eltern möglich.

Der *Transport* darf nur in dafür genehmigten Fahrzeugen und in einem Sarg stattfinden. Ausnahmegenehmigungen kann die zuständige Polizeibehörde erteilen.

Die Möglichkeit einer *Erd-* oder *Feuerbestattung*, die Wahl des Friedhofs, der Grabstelle und die entsprechenden Kosten müssen mit dem zuständigen Bestatter bzw. Friedhofsamt besprochen werden. Manche Friedhöfe haben ein Gräberfeld für Totgeborene.

Finanzielle und gesetzliche Bedingungen gelten wie üblich, vorausgesetzt, das Kind ist lebend geboren. Mit der ausgestellten Geburtsurkunde kann Erziehungsgeld und Kindergeld beantragt werden. Die Mutter hat Anspruch auf Zahlung für den Monat, in dem das Kind gestorben ist. Auch wenn das Kind nur kurz gelebt hat, erhält die Mutter also für einen Monat Kinder- und Erziehungsgeld. Arbeitnehmerinnen steht der übliche Mutterschutz (8 bzw. 12 Wochen) und das Mutterschaftsgeld zu, auch wenn das Kind totgeboren ist. Frauen, die keinen Anspruch auf Krankengeld haben, erhalten kein Mutterschaftsgeld, sondern nur Entbindungsgeld als einmalige Pauschale. Die Krankenkassen zahlen kein Sterbegeld mehr. Eine Sozialarbeiterin kann zur Klärung der Ansprüche hilfreich sein.

Gilt das Kind als *Fehlgeburt*, steht der Mutter weder Mutterschutz noch Geld zu. Es ist in diesem Fall eine großzügige Krankschreibung durch den Arzt wünschenswert.

Die **stationäre Betreuung** sollte den Frauen günstige Bedingungen ermöglichen, z. B. ein Einzelzimmer, damit der Partner so oft und lang die beiden es wollen bleiben kann, auch über Nacht. Es sollte möglichst weit weg vom Kinderzimmer sein, damit die verwaiste Mutter keinen Müttern mit Baby begegnen muß; viele können Babygeschrei kaum ertragen.

Tränen und Wut sind Ausdruck eines gesunden Trauerprozesses und richten sich nicht gegen die Betreuer. Die Frau braucht besondere Zuwendung, damit sie sich nicht gemieden fühlt. Sie wird sehr viele Fragen haben. Spätestens bis zur Entlassung sollten diese soweit als möglich geklärt sein. Es ist gut, wenn die Eltern über die wichtigsten Merkmale des Trauerprozesses aufgeklärt werden.

Evtl. hilft hier auch die Broschüre der Initiative „Regenbogen" und Hinweise auf entsprechende Bücher (s. Literaturhinweise), wie auch Adressen von Betroffenen oder Selbsthilfegruppen.

Viele Mütter wollen so schnell wie möglich nach Hause, auch wenn sie keine ambulante Geburt geplant hatten. Dann sollte sich das Kreißsaalteam um eine Hebamme zur Nachbetreuung kümmern. Diese Wochenbettbesuche sind wie üblich abrechenbar.

6.4.2 Trauerprozeß

Eine Hebamme, die regelmäßig Hausbesuche bei einer verwaisten Mutter macht, hat eine Schlüsselposition was Außenkontakt, Kontinuität und Vertrauen anbelangt. Um diese schwere Aufgabe als eine wichtige und wertvolle Erfahrung in unser Leben zu integrieren, sind Informationen über den normalen Verlauf von Trauerprozessen erforderlich:

Meist werden **4 Gefühlsstadien** auf dem Weg der Trauer unterschieden; nicht jeder trauernde Mensch durchlebt sie in dieser Reihenfolge. Trauer ist etwas sehr persönliches und hat ihren ganz individuellen Verlauf.

Diese Trauerstadien entsprechen weitgehend den Phasen, die todkranke und sterbende Menschen durchleben wie sie Elisabeth Kübler-Ross in ihrem ersten, 1969 erschienenen Buch, beschrieben hat.

1. Schock und Nicht-wahrhaben-Wollen

Der Schock ist eine Erstreaktion auf die Nachricht, egal ob es sich um eine lebensbedrohliche Diagnose oder bereits um die Todesnachricht handelt. Dazu gehören auch Betäubungsgefühl, Lähmung, die scheinbare Abwesenheit von Gefühlen und das Nicht-Glauben-Können. Dieser Zustand kann von mehreren Stunden bis zu mehreren Wochen dauern.

Elisabeth Kübler-Ross spricht vom „Puffer", der sich zwischen den Menschen und sein Entsetzen schiebt und wohltuende Wirkung hat, da er Zeit gibt, dem Unglaublichen ins Auge zu sehen.

Weinenkönnen zeigt gewöhnlich das Ende dieses Stadiums an. Dämpfende Medikamente können eine Stagnation in dieser Phase bewirken.

2. Suchen und Wechselbad der Gefühle

Phasen des Grübelns und tiefster Depression wechseln sich ab mit intensivsten Gefühlen wie Wut, Haß, Neid, Verzweiflung, Sehnsucht, Zorn und nicht zuletzt Versagens- und Schuldgefühlen, die Verwirrung hinterlassen und auch große Angst auslösen können. Heilsam sind jetzt Begegnungen und Beschäftigung mit anderen Menschen, Büchern, Gott, der Natur. Dies alles kann 4–6 Monate dauern.

3. Desorientierung und Verwandlung

Dieses Stadium ist das schwerste; es kann monatelang dauern und zur Isolation führen. Der Familien- und Freundeskreis bietet jetzt nicht mehr viel Verständnis und Unterstützung. Viele Frauen ziehen sich zurück, weil sie sich in diesem Zustand niemandem zumuten wollen. Der innere Dauerstreß kann sich körperlich bemerkbar machen durch Kopfschmerzen, Schwindelgefühl, Zittern, Anfälligkeit für Infektionskrankheiten. Viele reagieren mit Eß- und Schlafstörungen, können sich nicht konzentrieren, sind nicht entscheidungsfähig und fühlen sich lustlos und depressiv. Es besteht die Gefahr, Erlösung bei Medikamenten oder Alkohol zu suchen und — vorübergehend — auch zu finden. Der Trauerprozeß wird dadurch unterbrochen und muß nach Absetzen der Drogen wieder an diesem Punkt einsetzen.

Eigene Bedürfnisse zu beachten ist wichtig und sich nicht an den Erwartungen anderer zu orientieren. Dazu gehören kreative Beschäftigung mit Farben, Formen, Musik, Bewegung usw.; Schreiben, Malen, Tanzen, jeder Ausdruck hilft, die Gefühle zu heilen.

Wer noch keinen Kontakt zu anderen Betroffenen gesucht hat, wird jetzt evtl. das Bedürfnis dazu verspüren. Auch Beten oder Meditieren können dazu beitragen, die abhandengekommene innere Ruhe wieder zu finden.

In diese Phase fällt der erste Jahrestag des Todes, der mit intensiven Schmerzgefühlen verbunden ist. Mit der Zeit wird der Trauerweg weniger steil und kann schließlich in das letzte Stadium übergehen.

4. Integration und neue Wirklichkeit

Das verlorene Kind ist nicht mehr verloren. Man entdeckt, daß die Liebe nicht mit dem Kind gestorben ist. Nun kann eine Phase der Erholung beginnen. Die Konzentrations- und Denkfähigkeit kehrt zurück, Schlaf- und Eßstörungen verschwinden.

Die Erfahrung durch den Tod dieses Kindes und die Trauer werden nie vergessen sein, aber sie kann jetzt ins Leben integriert werden. Es wird immer wieder Momente der Trauer geben, vor allem an Jahrestagen. Eine veränderte Haltung dem Tod und dem Leben gegenüber ist entstanden, man kann sich anderen Lebensaspekten wieder ohne Schuldgefühle zuwenden. Bei vielen Paaren entsteht Bereitschaft für ein weiteres Kind. Manche wenden sich auch Lebensaufgaben zu, die sie sich vor dieser Erfahrung nicht zugetraut hätten. Meist dauert es 1–2 Jahre bis dieser Zustand der Normalität eintreten kann.

Männer trauern anders als Frauen

Dies müssen die Eltern wissen, da Partnerschaften durch die Trauerbelastung in eine Krise geraten können. Diese kann zu einer Vertiefung der Beziehung oder zur Entfremdung und vielleicht Trennung führen, je nachdem, ob sich die Partner in ihren unterschiedlichen Trauerreaktionen akzeptieren können. Viele Männer haben Probleme, ihre Gefühle zu zeigen; es kann die Frauen zur Verzweiflung treiben, wie distanziert und gleichgültig sie sich zeigen. Die Männer dagegen können die Gefühlsausbrüche ihrer Partnerinnen oft nicht ertragen, vor allem nicht über längere Zeit. Unterstützung von außen wird beiden helfen, Geduld und Verständnis füreinander aufzubringen, um mit den entstehenden Mißverständnissen und Problemen konstruktiv umgehen zu können.

Im **Umgang mit Geschwisterkindern** ist Offenheit und Unbefangenheit das wichtigste. Da sie Unsicherheit und Halbwahrheiten spüren, kann man ihnen nichts vormachen.

Es ist Vorsicht bei Formulierungen geboten, da kleine Kinder alles wörtlich nehmen. Z. B. bei: „Mutter hat das Baby verloren" könnten Kinder darauf warten, daß sie es wiederfindet. „Gott hat es zu sich genommen, weil es so lieb war", kann zur Folge haben, daß sie nicht lieb sein wollen, um nicht das gleiche Risiko einzugehen.

Wichtig ist auch, ihnen zu versichern, daß sie den Tod nicht mitverschuldet haben. Ältere Kinder und Jugendliche haben manchmal große Schwierigkeiten, mit ihren Gefühlen zurechtzukommen. Außenstehende Erwachsene können evtl. eine größere Hilfe sein als die Eltern.

Pathologische Trauerreaktionen

Trauer ist keine Krankheit, sondern die natürliche Reaktion auf einen Verlust. Der natürliche Trauerprozeß ist heilsam und es ist wichtig, ihn in seinem Verlauf zu unterstützen. Zurückgehaltene, vermiedene, nicht ausgedrückte Trauer kann zu pathologischen Körperreaktionen führen wie chronischen Schmerzen, Atem-, Herz-, Verdauungsbeschwerden, Inappetenz und Schlafstörungen. Durch Schwächung des Immunsystems kann die Anfälligkeit für Infektionskrankheiten, Allergien und Krebserkrankungen gesteigert sein. Die Psyche leidet auch unter verdrängter Trauer; neben tiefen Depressionen können Selbstmordgefährdung, Unfallneigung und dauernde Angstgefühle entstehen bis hin zu Wahnbildern von dem verlorenen Kind. Auch übermäßiger Gebrauch von Alkohol, Nikotin, Medikamenten und Drogen bis zur Suchterkrankung kommen vor. Bei Zeichen von chronischer Trauer (länger als 1–2 Jahre), beim Gefühl des Steckenbleibens, wie auch bei anhaltenden Partnerproblemen können Hilfen in Form von Einzel-, Partner-, Familientherapie und Trauerseminaren (lebens-)notwendig werden.

6.4.3 Betreuung der Mutter eines fehlgebildeten oder kranken Neugeborenen

Da Neugeborene mit Fehlbildungen oder Krankheitssymptomen zumeist in eine Kinderklinik verlegt werden, geht es zunächst darum, den Kontakt zwischen Mutter und Kind so intensiv wie möglich zu gestalten. Eine frühe Mutter-Kind-Bindung ist für die geistige und körperliche Entwicklung des Neugeborenen von hohem Stellenwert:

Nach der Entlassung von der Neugeborenen-Intensivstation gediehen die Kinder wesentlich schlechter, deren Mütter nur wenig Zugang zu ihnen hatten, z. B. wenn sie ihre Babys nur durch die Scheibe sehen durften wegen der Infektionsgefahr. *M. H. Klaus* und *J. H. Kennell* beobachteten, daß Mütter, die die erste Zeit völlig von ihren Kindern getrennt wurden, zögernd und ungeschickt im Umgang waren und manchmal das Gefühl hatten, es sei nicht ihr Kind. Zeitweise vergaßen sie sogar, daß sie ein Kind haben und waren völlig überfordert mit seiner Versorgung. Dies kann zur Vernachlässigung bis hin zu Kindesmißhandlungen führen.

Sowohl für eine gesunde Entwicklung der Kinder, als auch für die psychische Gesundheit der Mütter ist der frühe Kontakt wichtig, dabei können Hebammen und Kinderkrankenschwestern während eines Klinikaufenthaltes des Kindes viel Unterstützung geben und Mut machen bei der Pflege des Kindes und beim Stillen.

> **Die Verabschiedung von den Lebensvorstellungen mit einem gesunden Kind** fällt den Eltern schwer. Ihr Kind ist anders als sie es erwartet hatten, bei der Verarbeitung machen sie ähnliche Stadien durch wie verwaiste Eltern.

Der wesentliche Unterschied besteht natürlich darin, daß das Kind lebt, Pflege und Zuwendung braucht:

1. Schock und Nicht-Wahrhaben-Wollen

Die Eltern brauchen Zeit, ihr Baby anzuschauen.

Interessant ist, daß viele Eltern die Erstinformation über mögliche Fehlbildungen in der Schwangerschaft erschreckender fanden als das Erlebnis, das Kind zum ersten Mal zu sehen. Die meisten waren beim Anblick des Kindes erleichtert, denn Vorstellungen und Phantasien waren bei weitem schlimmer, nun sehen die Eltern auch die liebenswerten Aspekte ihres Kindes.

2. Suchen und Wechselbad der Gefühle

Schuld- und Versagensgefühle stehen im Vordergrund, Haß und Wut gegen sich und andere, auch gegen das Baby, verwirren und machen Angst. Die Suche nach möglichen Ursachen und Hilfen kann zum „Ärzte-Abklappern" führen. Gleichzeitig durchlaufen die Eltern 2 gegensätzliche Prozesse: Bindung an das reale Baby, das Liebe, Pflege und Zuwendung braucht, und Sich-Gewöhnen an ein Leben mit behindertem Kind, welches noch von der Angst vor seinem frühen Tod geprägt sein kann.

3. Desorientierung und Verwandlung

Depressionen bestimmen diese Phase. Manche Mütter sind kaum zu den einfachsten Verrichtungen bei der Pflege des Kindes fähig, was vorher kein Problem war. Sie fühlen sich nur noch überfordert, leiden unter Gedächtnisstörungen und haben immer wieder die gleichen Fragen. Die Belastung der Partnerschaft kann zur ernsten Beziehungskrise führen, da beide unterschiedliche Entwicklungen in verschiedenem Tempo durchleben. Um dafür Verständnis aufzubauen, brauchen sie guten Kontakt zueinander, was meist an mangelnder Zeit füreinander scheitert.

Ganz allmählich setzt dann ein Prozeß des Sich-Abfindens mit der Realität ein. Ein Gefühl von Normalität und Alltag entwickelt sich; gleichzeitig lernen die Eltern mit der Unsicherheit der Zukunft zu leben, da Entwicklungsprognosen in den ersten Lebensmonaten nur vage gegeben werden können. Spätestens jetzt werden Selbsthilfegruppen oder Kontakt zu anderen Eltern, die durch ihr Vorbild Mut machen können, ausgesprochen wichtig.

4. Restabilisierung und neue Wirklichkeit

Die Eltern können sich nun der Verantwortung für die Probleme des Kindes stellen, die Mütter akzeptieren, daß sie keine Schuld an dem Zustand haben. Es stellt sich heraus, ob Zusammenleben im Alltag möglich und welche Unterstützung dazu notwendig ist, oder ob die Eltern andere Lösungen in Betracht ziehen.

Das Leben mit der Behinderung ist zwar immer wieder schmerzhaft, aber man ist in der Lage, sie ins Leben zu integrieren. Dadurch entsteht eine völlig veränderte Haltung dem Leben gegenüber. Wie bei anderen Krisensituationen gilt auch hier, daß eine erfolgreiche Bewältigung die Menschen in ihrer Fähigkeit bestärkt, auch in anderen Lebensbereichen schwierige Situationen zu meistern. Dies gilt natürlich auch für Hebammen!

6.5 Abweichungen vom normalen Wochenbettverlauf

Christine Geist/Edith Kimmerle

Zu den häufigsten Erkrankungen im Wochenbett zählen:

- Infektionen
- Blutungen
- Involutionsstörungen
- Wundheilungsstörungen
- Thrombo-embolische Erkrankungen
- Symphysenlockerung und -ruptur
- Steißbeinverletzungen

6.5.1 Infektionen im Wochenbett

Folgende Infektionen können im Wochenbett auftreten:

- *Endometritis* (Uterusschleimhautentzündung)
- *Endomyometritis* (Uterusschleimhaut- und Uterusmuskelentzündung)
- *untere Harnwegsinfektionen* (Urethritis, Zystitis)
- *obere Harnwegsinfektion* (Ureteritis, Pyelonephritis)
- *Mastitis puerperalis* (Brustdrüsenentzündung)
- *grippaler Infekt* (Erkältungskrankheiten).

Oft handelt es sich hierbei um nosokomiale (im Krankenhaus erworbene) Infektionen.

Fieber ist das Hauptsymptom jeder Infektion. Je nach Meßort (axillar, oral, rektal) wird die Fieberhöhe eingeteilt in subfebrile Temperaturen, mäßiges Fieber und hohes Fieber (s. Tab. 6.5-1).

Milcheinschuß und **Milchstau** können auch Ursache für Fieber im Wochenbett sein. Um eine Allgemeininfektion von lokalen Ereignissen (z. B. sog. Milcheinschuß) unterscheiden zu können, muß bei einer Temperaturerhöhung neben

Tab. 6.5-1: Einteilung der Fieberhöhe in Abhängigkeit vom Meßort (nach Juchli)

	axillar	oral	rektal
subfebrile Temperaturen	37,1–37,8 °C	37,4–38,1 °C	37,6–38,3 °C
mäßiges Fieber	37,9–38,4 °C	38,2–38,7 °C	38,4–38,9 °C
hohes Fieber	38,5–40,0 °C	38,8–40,3 °C	39,0–40,5 °C
sehr hohes Fieber	über 40,0 °C	über 40,3 °C	über 40,5 °C

der axillaren Messung auch die orale oder rektale Messung vorgenommen werden.

Der Milcheinschuß wird auf S. 351, Milchstau und Mastitis werden auf S. 363 ff. ausführlich beschrieben.

Die Häufigkeit von Infektionen im Wochenbett liegt zwischen 1 und 8%, sie zählen neben den Blutungen zu den häufigsten Ursachen der mütterlichen Mortalität. Begünstigende Faktoren für die Infektionen sind:

— Sectio caesarea
— Amnioninfektionssyndrom
— protrahierter Geburtsverlauf
— vaginal-operative Entbindung
— Katheterismus während und nach der Geburt
— gehäufte vaginale Untersuchungen mit anderen Faktoren gemeinsam, z. B. protrahierter Geburtsverlauf
— Anaemie (auch durch hohen Blutverlust)
— Abwehrschwäche des Organismus.

Je nach Ursache des Fiebers wird unterschieden:

Fieberhafter Prozeß im Wochenbett:
extragenitale Ursache (z. B. grippaler Infekt, Harnwegsinfekt, Thrombophlebitis)

Wochenbettfieber:
genitale Ursache (z. B. Endometritis, infizierte Dammnaht, Puerperalsepsis).

Puerperal- oder Wochenbettfieber

Die Infektion geht immer von Geburtswunden aus, entweder von Verletzungen des weichen Geburtsweges (unteres Uterinsegment, Zervixkanal, Scheide, Vulva) oder vom Endometrium (Schleimhautauskleidung der Gebärmutter)

Vom **Wochenbettfieber** wird gesprochen, wenn in den ersten 10 Wochenbettagen (ausgenommen die ersten 24 Std. p.p.) an 2 Tagen die oral gemessene Temperatur über 38 °C liegt. Charakteristisch ist ein Temperaturanstieg über 39 °C in den Abendstunden (ca. 20 Uhr). Die routinemäßigen Temperaturkontrollen auf einer Wochenstation finden in den Nachmittagsstunden (zwischen 15 und 16 Uhr) statt. Bei erhöhter Temperatur muß am Abend nachgemessen werden, um Temperaturspitzen zu erfassen.

Eine Puerperalinfektion kann sich weiter ausbreiten:

1. über die Schleimhaut zu einer Adnexitis (Eileiter und Eierstockentzündung) und Peritonitis (Bauchfellentzündung),
2. über den Lymphweg zu einer Endomyometritis (Uterusschleimhaut und -muskelentzündung) und Parametritis (Entzündung des Bindegeweberaumes neben dem Uterus),
3. über den Blutweg zu einer Puerperalsepsis (generalisierte Allgemeininfektion).

Endometritis/Endomyometritis puerperalis

Eine Entzündung des Endometriums ist die häufigste Ursache für Wochenbettfieber.

Je nach Schweregrad befallen die Keime hauptsächlich Deziduareste, dringen aber auch in die Schleimhaut ein. Der Leukozytenschutzwall kann die Bakterien nicht immer aufhalten, aus einer Endometritis wird die Endomyometritis.

Symptome, die nach Ausbreitung der Infektion auftreten:

— subfebrile Temperaturen, meist um den 3.–4. Tag

- foetide Lochien, evtl. zunehmend blutig
- Lochialstau, d. h. wenig Wochenfluß
- Subinvolutio uteri, großer, weicher Uterus
- Kantenschmerz, Druckschmerzen an den Seitenkanten des Uterus
- Allgemeinbefinden erst wenig gestört, bei bleibender Temperatur starke Beeinträchtigung
- Stirnkopfschmerz.

Therapie
- Kontraktionsmittel zur Unterstützung der Uterusinvolution evtl. in Verbindung mit Spasmolytika, die den Zervikalkanal weitstellen sollen
- feucht-warme Bauch-Wickel und Bettruhe
- Antibiotika bei anhaltendem Fieber und Kantenschmerz.

Hebammenaufgaben
Alle Beobachtungen müssen dem Arzt weitergegeben werden. Solange Fieber auftritt, nur zur Toilette aufstehen lassen, ausreichende Flüssigkeitszufuhr, auf Blasen- und Darmfunktion achten, Kind nach Bedarf anlegen.

6.5.2 Lochialstau

Den Lochialstau erkennt man daran, daß kein oder kaum Wochenfluß abgeht oder er fötide riecht (Lochiometra). Schon die Raumluft kann übelriechend sein, die Lochien sind es bestimmt.

Ursachen des Lochialstaues können sein:
- Muttermundkrampf
- Abflußbehinderung der Lochien bei Verlegung des inneren Muttermundes durch Koagel oder Eihautreste
- evtl. volle Harnblase und Rektum
- evtl. Retroflexio uteri.

Das Allgemeinbefinden ist leicht gestört, es kommt zu Stirnkopfschmerz und evtl. zu einer Temperaturerhöhung. Der Uterus ist wenig kontrahiert, größer als der Zeit entsprechend, und schlecht zu tasten (evtl. retroflektiert = nach hinten geneigt). Die Nachwehen können schmerzhaft sein.

Wird der Lochialstau nicht behandelt, kann sich daraus rasch eine Endometritis (Entzündung der Gebärmutterschleimhaut) entwickeln.

Hebammenaufgaben
Vaginale Untersuchung, um die Durchgängigkeit der Zervix zu sichern, Bauchlage, feuchte Wärme auf den Bauch, Gabe von Spasmolytika, danach Mobilisation der Frau, Uterusmassage und evtl. Kontraktionsmittel (Syntocinon-Spray, Oxytocin i. m.) geben. Stillen ist zur Förderung der Uteruskontraktion besonders wichtig. Blasen- und Darmfunktion beobachten, Dokumentation und Arztinformation.

6.5.3 Rückbildungsstörung des Uterus

Als **Subinvolutio uteri** wird die mangelhafte Rückbildung des Uterus post partum bezeichnet. Involutionsverzögerungen werden begünstigt durch:

- Überdehnung des Myometriums (Makrosomie, Polyhydramnion, Mehrlingsschwangerschaften),
- Uterusfehlbildungen (Uterus bicornis, Uterus subseptus),
- Mehrgebärende (schlaffe Uterusmuskulatur),
- lange Geburtsdauer/Wehenschwäche
- Geburt per Sectio
- manuelle Plazentalösung wegen Plazenta adhaerens
- allgemeine körperliche Erschöpfung
- volle Harnblase und Rektum.

Der Fundusstand ist höher als normal, die Zervix formiert sich langsamer, der Wochenfluß kann vermehrt und durch den mangelnden Gefäßverschluß bis über den 4. Tag hinaus blutig sein.

Es ist zwischen einer nicht krankhaften, langsameren Verkleinerung des Uterus und der pathologischen Subinvolution zu unterscheiden, die zu einem Lochialstau (bis zur Lochiometra = weicher, mit Wochenfluß gefüllter Uterus) und zur Infektion führen kann. (Umgekehrt ist dies auch möglich, erst die Infektion, dann der Lochialstau).

Um die Diagnose Involutionsstörung aussagekräftiger zu machen, sollten nicht nur der Höhenstand, sondern auch die Konsistenz und die gesamte Verkleinerung (Seiten) des Uterus mit einbezogen werden.

Hebammenaufgaben

Die Behandlung ist wie beim Lochialstau, eine vaginale Untersuchung ist nicht nötig. Wichtig sind regelmäßige Temperaturkontrollen, da das Infektionsrisiko erhöht ist. Zumindest in der Klinik wird der Arzt informiert, der mittels Ultraschall überprüft, ob das Uteruskavum leer ist.

6.5.4 Gestörte Wundheilung

Bei sekundär heilenden Scheiden- und Dammverletzungen, häufig nach Hämatomen, geht die Naht meist von innen nach außen auf, die Wundränder können ganz oder teilweise dehiszent (klaffend) sein. Mögliche Ursachen sind eine Infektion, eine fehlerhafte Nahttechnik oder eine Unverträglichkeit des Nahtmaterials.

Hebammenaufgaben

Für Ruhe sorgen, Wundränder reinigen und desinfizieren, Zucker zur besseren Granulation auf die Wunde streuen, mit Rotlicht bestrahlen. Sehr selten ist eine Sekundärnaht erforderlich, die klaffende Naht heilt „von unten" her (siehe auch S. 253 ff.).

6.5.5 Miktionsstörungen

Postpartale Harnverhaltung

Unvollständige Blasenentleerung oder vollständiges Zurückhalten des Urins bedingt durch eine Abflußbehinderung.

Mögliche **Ursachen** sind:

– reflektorischer Sphinkterkrampf (Schließmuskelkrampf) aus Angst vor Schmerzen, z. B. nach Episiotomie
– Brennen bei der Miktion, z. B. nach Labienschürfungen
– psychogener Faktor, z. B. mangelnde Sauberkeit der Toiletten oder Verletzung der Intimsphäre sowie Angst davor, das Kind alleine zu lassen
– Ödeme oder Druckschädigung im Bereich des Blasenhalses und der Urethra, möglich nach vaginaloperativen Entbindungen, protrahiertem Geburtsverlauf und makrosomem Kind
– Tonusverminderung der Harnblasenmuskulatur durch noch vermehrt wirkendes Progesteron.

Die **Folgen** können sein:

– Restharnbildung
– aufsteigende Infektion
– Überbeanspruchung des Blasenmuskels
– Bei vermehrtem Rückstau des Urins kann es zum Versagen des Schließmuskels und zum Harnträufeln (Überlaufblase) kommen.

Als Restharn wird die Menge Urin bezeichnet, die nach der Miktion per Katheterismus gewonnen wird. Normalerweise beträgt der Restharn 0–20 ml, die Toleranzgrenze liegt bei 100 ml.

Unwillkürlicher Harnabgang

Spontanes Wasserlassen, das nicht kontrolliert werden kann, infolge eines mangelhaften Tonus des Blasenschließmuskels.

Hebammenaufgaben

Aufklärung der Wöchnerin, daß Störungen bei Blasen- und Darmentleerung nach der Geburt häufig und meist vorübergehend sind. Wichtig ist der regelmäßige Toilettengang auch ohne Harndrang etwa alle 3–4 Stunden, um eine übervolle Blase zu vermeiden.

Die Miktion kann ausgelöst werden durch Klopfen auf die Blasengegend oder Abspülen des Genitals mit warmem Wasser (Bidet, Dusche, Toilette). Warmes Wasser entspannt, der Urin wird verdünnt und evtl. Brennen beim Wasserlassen entfällt. Die Frau ist möglichst alleine zu lassen, sie muß sicher sein, daß ihr Kind in der Zwischenzeit betreut wird und sie sich Zeit nehmen kann. Katheterismus erfolgt nur bei voller Blase und hochstehenden Uterus, wenn alle anderen Maßnahmen versagt haben.

6.5.6 Obstipation (verzögerte Kotentleerung)

Eine Stuhlverhaltung hat ihre Ursache meist in Angst vor Schmerzen und Verletzungen, insbesondere nach einer Episiotomie. Auch der herabgesetzte Darmmuskeltonus und eingedickter Stuhl durch großen Flüssigkeitsverlust führen zur Obstipation. Für eine verzögerte Kotentleerung können der Einlauf ante partum, wenig Bewegung und die veränderte Kost sowie sanitäre Bedingungen im Krankenhaus mitverantwortlich sein.

Hebammenaufgaben

Für Ingangkommen der regelmäßigen Stuhlentleerung sorgen, zu ballaststoffreichen Speisen und 2–3 l Flüssigkeitaufnahme pro Tag raten, der Nahrung Leinsamen oder Weizenkleie zufügen.

Beim Toilettengang kann die Frau durch leichten Gegendruck auf die Vulva (Vorlage in der Hand) den Narbenschmerz an der Episiotomie verringern und damit die Darmentleerung erleichtern. Ein Vaselinezäpfchen kann die Entleerung unterstützen, nur sehr selten muß nach dem 3. Tag mit Abführmitteln nachgeholfen werden (s. S. 463).

6.5.7 Blutungen

Postpartale Blutungen werden in 5–10% durch unvollständige Uterusentleerung verursacht (Tab. 6.5-2). Besonders hervorzuheben ist die Entstehung des **Plazentapolyps**. Verbliebene Plazentareste, die fest an der Uteruswand (Haftstelle) sitzen, werden von Leukozyten und Fibrin in vielen Schichten umhüllt, die Reste werden immer größer, es entsteht der Plazentapolyp. Er kann so lang werden, daß er in der Zervix, die meist gedehnt ist, sichtbar/tastbar wird. Ein Plazentapolyp geht immer mit einer Infektion und Blutung einher. Diese Blutungen treten häufig sehr stark und plötzlich auf, oft am Ende der 1.–2. Wochenbettwoche. Auch die mäßig starke Blutung in den ersten Wochenbettagen ist ernst zu nehmen, es kann sich um eine **Endometritis** oder **Atonie** (evtl. durch Wehenschwäche) handeln. Der Uterus steht hoch, ist weich, es gehen meist Blutkoagel ab.

Blutet es bei gut kontrahiertem Uterus, kann es sich um eine nicht erkannte **Rißwunde** handeln, eine Zervixeinstellung ist notwendig.

Im späten Wochenbett treten verstärkte Blutungen bei **Funktionsstörungen** der Gebärmutterschleimhaut auf.

Hebammenaufgaben

— grundsätzlich den Arzt informieren bzw. rufen lassen
— bei starken Blutungen evtl. Aortenkompression
— Uterus halten
— Harnblase entleeren
— Eisblase auf den Uterus, dahinter einen Sandsack, um das Höhersteigen des Uterus zu erschweren. Sandsack und Eisblase sollen jedoch die Kontrolle des Uterus nicht behindern
— Vitalfunktionen überwachen und alle Maßnahmen dokumentieren.

Die Vorlagen werden zur besseren Beurteilung des Gesamtblutverlustes zunächst aufgehoben. Die Kontraktionsmittelgabe (Oxytocin, Methergin, Prostaglandine i.m., i.v. oder per Tamponade) richtet sich nach dem Schweregrad der Blutung, ebenso die Art der Kreislaufstabilisierung (Infusionstherapie, sehr selten Blutersatz oder Blut) und geschieht auf Anordnung des Arztes. Im Hause der Wöchnerin wird die Hebamme die gleichen Erstmaßnahmen ergreifen. Bei der medikamentösen Therapie bleibt ihr nur

Tab. 6.5-2: Zeitpunkte, Stärke und Ursachen von Blutungen im Wochenbett

Wann?	Wie?	Warum?
nach der Geburt der Plazenta	stark bis mäßig-stark	Atonie des Uterus (Wehenschwäche), nicht erkannte Rißwunden, Plazentareste in utero
6–24 Std. p.p.	stark	Wehenschwäche (Uterus steht hoch, ist weich, Abgang v. Blutkoagel)
1.–5. Tag p.p.	mäßig-stark	Endometritis, Atonie des Uterus (Wehenschwäche)
Ende d. 1.–2. Woche p.p.	stark	unvollständige Uterusentleerung durch Plazentareste, Plazentapolypen, Eihautreste
Spätwochenbett	regelstark und mehr	Funktionstörungen des Endometriums

die i.m.-Gabe von Kontraktionsmitteln (z. B. Syntometrin®). Sie muß eine Klinikeinweisung veranlassen und die Frau dorthin begleiten.

Postpartale Hämatome nach Geburtsverletzungen

Sie können sich nach Spontangeburten und nach vaginal-operativen Geburten entwickeln. Hämatome entstehen durch Gefäßruptur, häufig unter dem M. levator ani, das umgebende Gewebe kann dabei intakt bleiben. Die Frau wird erst im Wochenbett vermehrt über Schmerzen im Genitalbereich klagen (es können auch Miktions- und Defäkationsbeschwerden auftreten). Das Ausmaß eines Hämatoms kann beträchtlich sein, liegt es im Bereich des Dammes, sieht man eine Rötung und Schwellung. Ist nichts zu sehen, wird der Arzt vorsichtig vaginal untersuchen und ggf. unter Narkose das Hämatom ausräumen.

6.5.8 Thrombophlebitis/Thrombose

Hauptsächlich 3 Veränderungen, auch als Virchow-Trias bekannt, lassen dieses Krankheitsbild entstehen:

- Gefäßwandveränderungen (Gefäßinnenwand = Intima)
- Zirkulationsstörungen des Blutflusses
- Blutveränderungen (vermehrte Gerinnungsneigung).

Prophylaxen, Entstehung und Behandlung von Thrombophlebitis und Thrombose siehe Kap. 10 S. 541 ff.

Bei der **Thrombophlebitis** handelt es sich um eine Entzündung der oberflächlichen Venen.

Symptome sind:
- Rötung der betroffenen Vene
- lokaler Druckschmerz
- lokale Überwärmung
- evtl. Beeinträchtigung des Allgemeinzustandes, Fieber.

Hebammenaufgaben
- kühlende, entzündungshemmende Umschläge (z. B. mit Alkohol oder Heparinsalbe)
- Anlegen von Kompressionsstrümpfen oder -verbänden
- Mobilisation und Fußgymnastik zur Förderung des venösen Rückstroms
- konsequente entstauende Lagerung der Beine
- Ausscheidung beachten.

Alle Maßnahmen geschehen in Absprache mit dem Arzt, meist erfolgt eine Krankenhauseinweisung.

Als **Thrombose** bezeichnet man eine Blutpfropfbildung, meist in den tiefen Becken- und

Beinvenen. Sie entsteht besonders häufig nach Operationen, längerer Immobilisation und infolge der gesteigerten Blutgerinnbarkeit in Schwangerschaft und Wochenbett.

Symptome sind:

- Schweregefühl in den Beinen
- Stauungsödem, Zyanose am betroffenen Bein
- unterschiedliche Beinumfänge (Differenz ca. 1,5 cm)
- Schmerzen im Unter- und/oder Oberschenkel.

Mittels einer Sonographie oder Phlebographie (Röntgenuntersuchung mit Kontrastmittel) wird die Thrombose nachgewiesen.

Therapie

- Einweisung ins Krankenhaus
- absolute Bettruhe für 7 bis 10 Tage
- Kompressionsverbände, täglich neu wickeln am kranken Bein
- Medikamente: Antikoagulantien
- evtl. Operation
- konsequente entstauende Lagerung.

6.5.9 Sectio caesarea

Bei der abdominalen Schnittentbindung werden die Bauchdecken und das untere Uterinsegment mittels Querschnitt eröffnet. Nach Entwicklung des Kindes und der Plazenta werden die einzelnen Schichten wieder vernäht.

Hebammenaufgaben

- Kontrolle der Vitalfunktionen, der Ausscheidung und einer Blutung aus dem Wundgebiet,
- Überwachung der Infusionstherapie und Drainagen,
- Mobilisation, Prophylaxen und Körperpflege.

Ausführliche Beschreibung der postoperativen Überwachung, psychische Situation der Mutter auf S. 565 ff.

Nach der Klinikentlassung (etwa zwischen dem 7. und 14. Tag) ist Hebammenhilfe nötig, um die Rückbildungsvorgänge zu überwachen (verzögerte Uterusinvolution), zur Förderung und Unterstützung des Stillens und um Sicherheit zu geben im Umgang mit dem Kind (s. S. 356).

6.5.10 Präeklampsie, HELLP-Syndrom

Das Krankheitsbild und die Behandlung werden im Schwangerschaftskapitel S. 147 ff. und im Geburtskapitel S. 297 beschrieben.

Hebammenaufgaben

Wenn eine Frau nach Krampfanfall oder HELLP-Symptomatik einige Tage auf der Intensivstation überwacht wird, sollte die Hebamme dafür sorgen, daß Mutter und Kind nicht völlig getrennt werden. Ob sich die Medikamentengabe oder der Zustand der Frau mit dem Stillen vereinbaren lassen, liegt im Entscheidungsbereich der Ärzte. Steht dem Stillen jedoch nichts im Wege, ist das in der Wochenbettbetreuung unerfahrene Intensivpflegepersonal sicher froh, Unterstützung zu haben.

Wenn nicht regelmäßig angelegt werden kann, ist der Einsatz einer Milchpumpe evtl. sinnvoll. (s. S. 355). Wichtig ist die psychologische Betreuung, die Vermittlerfunktion zwischen Kinderzimmer und Intensivstation und die kompetente Beurteilung der Wochenbettvorgänge. Hebammenhilfe nach der Klinikentlassung sollte unbedingt folgen.

6.5.11 Symphysenlockerung/ Symphysenruptur

Unter einer **Symphysenlockerung** versteht man die Läsion der Symphyse bzw. des Beckenrings durch funktinelle (Östrogen) und traumatische (enges Becken, vaginal-operative Entbindungen) Ereignisse. Die betroffenen Frauen äußern Schmerzen in der Symphysengegend, die sich bei Belastung verstärken, evtl. in den Oberschenkel

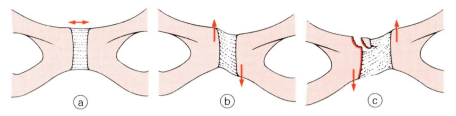

Abb. 6.5-1: Symphysenschäden
  a Symphysendehnung über 6 mm weit (Pfeil)
  b Symphysendehnung. Stufenbildung bei asymmetrischer Belastung (Pfeile)
  c Symphysenruptur. Stufenbildung und Knochenfragment als Zeichen der Ruptur (Pfeile)
  (aus: Frauenheilkunde und Geburtshilfe, J. W. Dudenhausen, H. P. G. Schneider, de Gruyter, Berlin 1994)

oder das Kreuzbein ausstrahlen. Sie können sich nicht auf die Seite legen, haben Gehbeschwerden, insbesondere beim Treppensteigen. Fast 50% der Frauen kennen diese Schwierigkeiten schon aus der Schwangerschaft.

Die Symptome der **Symphysenruptur** sind sehr ähnlich, evtl. verstärkt, der Unterschied zur Beckenringlockerung läßt sich nur durch eine Röntgenuntersuchung feststellen (Abb. 6.5-1). Bei der Ruptur stehen die sonst bindegewebig verbundenen Schambeine weit auseinander. Manchmal weisen die Schambeine eine unterschiedliche Höhe auf und sind verschoben.

Die **Therapie** ist bei beiden Krankheitsbildern gleich:
- keine Belastung, körperliche Schonung bis Bettruhe für ca. 2–3 Wochen
- Schmerzmittelgabe
- Hüftgürtel (mit Trochanterpelotten oder bei ausgeprägten Rupturen Fixierung des Beckenringes durch Schlaufenverband (mit beidseitigen Gewichten).

Hebammenaufgaben

Einhaltung der körperlichen Ruhe und Schonung anraten. Auf ausgewogene, kalziumreiche Kost achten. Blasen- und Darmfunktion beachten. Bei pflegerischen Tätigkeiten (Umlagerung) Hilfsperson hinzuholen. Psychische Betreuung und Hilfestellung beim Stillen sind besonders wichtig bei langwierigem Krankheitsverlauf.

6.5.12 Steißbeinverletzungen

Bei großem Kind oder vaginal-operativen Entbindungen kann ein in den Beckenausgangsraum einspringendes Steißbein verstaucht, angebrochen oder gebrochen werden (oft von der Frau bemerkt, aber in der Symptomatik nicht einzuordnen). Die Frau hat Schmerzen im Bereich des Steißbeins oder auch des Dammes, evtl. macht die Defäkation Probleme. Ein Schmerzmittel ist oft notwendig.

Hebammenaufgaben

Die psychische Betreuung ist wichtig, da der Heilungsprozeß länger dauern wird und kaum gefördert werden kann. Evtl. Kontakte mit Krankengymnasten vermitteln.

6.5.13 Baby-Blues und Wochenbettdepression

Gabriele Schippers

Neben den körperlichen und hormonellen Umstellungen ist das Wochenbett auch die Zeit des Hineinwachsens in die neue Rolle als Mutter. Mit dieser neuen Rolle sind oft radikale Veränderungen des bisherigen Lebens verbunden. Viele Frauen hören zumindest zeitweilig auf, in ihrem Beruf zu arbeiten und müssen sich nun in völlig neuen Lebensumständen zurechtfinden. Auch ihre Beziehung zum Partner hat sich für immer geändert. In dieser Zeit des Umbruchs kann es zu seelischen Konflikten kommen, die unterschiedliche Ausmaße annehmen. Es treten leichte Beeinträchtigungen auf wie der **Baby-Blues**, langwierige Belastungen wie **postnatale Depressionen** oder auch schwere psychische Störungen wie **Wochenbettpsychosen**.

Baby-Blues oder „Heultag"

Dies ist ein relativ harmloses und kurzlebiges Syndrom, unter dem etwa 80% der Wöchnerinnen leiden:

> Zwischen dem 3. und 15. Wochenbettag tritt ein zeitweiliger Verstimmungszustand mit Ängsten, Unruhe, vielem Weinen, Verletzlichkeit, Reizbarkeit und vorübergehenden Schlafstörungen auf.

Dieser Zustand hält manchmal nur wenige Stunden an, maximal dauert er etwa 1 Woche. **Ursachen** sind die großen Umstellungen im Körper der Frau und soziale Faktoren. Der Baby-Blues ist nicht therapiebedürftig. Die Frauen haben aber ein Recht darauf, einfühlsam und verständnisvoll behandelt zu werden. Die Aufforderung, sich zusammenzunehmen und sich über das gesunde Kind zu freuen, hilft nicht! Schonung der Betroffenen und Aufklärung ihres Partners über dieses vorübergehende Phänomen des Baby-Blues können hingegen hilfreich sein.

Wochenbettdepression

> **Definition.** „Die *postnatale, post partum Depression* oder *Wochenbettdepression* ist das, was zwischen dem Extrem der schweren Wochenbettpsychose mit dem Risiko des Selbstmordes oder Kindermordes und der trivialen Weinerlichkeit des *Baby-Blues* liegt. Sie kommt häufig vor (7–30% der Mütter), verläuft sehr viel weniger dramatisch als die Psychose und sehr viel schwerer als der Baby-Blues." (P. Romito)

Symptomatik

Der Beginn der Wochenbettdepression liegt meist zwischen dem 20. und 40. Tag nach der Geburt. Im Gegensatz zum dramatischen Anfang einer Wochenbettpsychose tritt die Depression langsam und schleichend in Erscheinung. Sie hat die klassischen Symptome eines depressiven Verstimmungszustandes, die leicht, gemäßigt oder auch schwerwiegend sein können. Im Unterschied zur Melancholie im Wochenbett (s. u.), ist das Befinden morgens besser als abends. Die Frauen leiden unter Energieverlust und unbegründeter Traurigkeit, Versagensängsten und Unzulänglichkeitsgefühlen. Sie verlieren alles Interesse an früheren Aktivitäten und Hobbys. Sie verspüren keinerlei sexuelle Wünsche. Ihre Gedanken konzentrieren sich auf das Gefühl, eine schlechte Mutter zu sein, unfähig ihr Kind genug oder überhaupt zu lieben. Manche entwickeln Verletzungsideen für sich selbst oder das Baby und leiden dann unter starken Schuldgefühlen. Vielfältige, aber vage körperliche Beschwerden ohne erhebbaren organischen Befund sind ein deutliches Warnsignal für Depressionen. Es treten auch Angstattacken mit Herzrasen, Zittern und Brustschmerzen auf. Ebenso kommt es zu Eßstörungen mit Appetitlosigkeit oder „Freßanfällen" und schweren Schlafstörungen.

Ursachen und Erklärungsmodelle

Bei den Ursachen für eine Wochenbettdepression kommen immer mehrere Faktoren zusammen. *Körperliche Ursachen* spielen genauso eine Rolle wie *psychische* und *soziale Faktoren*, Erwartungen der Frau und ihrer Umgebung an die Mutterrolle und das individuelle Geburtserlebnis.

- **Körperliche Ursachen.** Durch die plötzlichen, tiefgreifenden Veränderungen im Hormonsystem tritt eine erhöhte Störungsbereitschaft auf.

Allerdings fehlen bis heute eindeutig belegte Unterschiede in den Hormonwerten zwischen Frauen mit und ohne Depression.

- Welch große Rolle **psychosozialen Faktoren** zukommt, zeigt sich daran, daß auch 15% der nicht von Hormonumstellungen betroffenen Väter in den ersten Wochen und Monaten nach der Geburt unter Depressionen leiden. Typische Probleme der Männer sind Streßsymptome am Herz-Kreislauf-System oder auch Alkoholprobleme. Ebenso können sich bei Adoptiv- und Stiefeltern depressive Verstimmungszustände zeigen.

In manchen Kulturen treten Wochenbettdepressionen nicht auf, obwohl die körperlichen Prozesse post partum weltweit gleich ablaufen. Dort gibt es gesellschaftlich verbindliche Ausruhperioden für Mutter und Kind, deren Einhaltung bei uns verloren gegangen ist.

Vorbeugung und Hilfen durch die Hebamme

Ganz wichtig ist eine *Ansprechpartnerin für die Frau* in der Zeit der Schwangerschaft bis ins Wochenbett. Hebammen müssen bereit und fähig sein, Probleme anzusprechen und Hilfen anzubieten. Viele Frauen sprechen seelische Probleme in dieser Zeit nicht an, da das nicht ihren eigenen und gesellschaftlichen Erwartungen an Mütter entspricht. Deshalb sollten die Frauen erfahren, daß Wochenbettdepressionen relativ häufig auftreten, daß jede Frau davon betroffen sein kann und daß geholfen werden kann.

Außerdem sollen Hebammen bei den Frauen das Vertrauen in sich selbst und ihren Körper stärken. Unbefriedigende Geburtserlebnisse erhöhen die Depressionsneigung. Frauen, die gut auf die Geburt vorbereitet sind, können unter der Geburt eher die Kontrolle über sich und über das, was mit ihnen geschieht, behalten. Dabei ist es nicht wichtig, ob die Geburt ohne Schwierigkeiten verläuft, sondern ob die Mutter das Gefühl hat, an Entscheidungen beteiligt und ernst genommen zu werden. **Wann immer möglich, sollte die betreuende Hebamme in den ersten Wochenbettagen noch einmal die Geburt mit der Mutter durchsprechen.** Die Bestätigung, daß ein schwieriger Geburtsverlauf nicht durch sie verschuldet ist, ist eine wichtige Entlastung für die Frau.

Außerdem sollte die Hebamme schon in der Geburtsvorbereitung und Schwangerenvorsorge über die Belastungen in der ersten Zeit nach der Geburt sprechen. Sie kann realistisch schildern, wie körperlich erschöpft sich eine Frau gerade in der ersten Zeit fühlen kann. Ein kleines Kind beansprucht in den ersten Wochen etwa 6–8 Stunden täglich für Ernährung und Pflege, ohne die andere anfallende Arbeit im Haushalt. Wie sehr dies auch die Partnerschaft belastet, sollte angesprochen und vielleicht auch schon über Entlastungsmöglichkeiten nachgedacht werden. Postnatale Depressionen sind fast immer auch mit schlechten Beziehungen zum Partner verbunden!

Therapie

Bei leichten bis mäßigen Symptomen können Gespräche mit der Frau und ihrer Familie schon eine große Erleichterung bedeuten. Auch Mütter- oder Stillgruppen, in denen diese Probleme wirklich angesprochen werden, sind hilfreich. Ganz wichtig sind Hilfen, die die Mutter im Haushalt und bei der Kinderpflege entlasten, so daß sie auch Zeit für sich selbst hat, ohne dabei ein schlechtes Gewissen haben zu müssen. Die Frauen sollten darin unterstützt werden, Interessen und Aktivitäten außerhalb der Mutterrolle wieder aufzunehmen oder neu zu entwickeln. Körpertraining wie Schwimmen, Laufen oder Gymnastik wirkt positiv auf den Hormonhaushalt.

Bei anhaltenden und schweren Beschwerden ist die Hinzuziehung einer Psychiaterin oder Psychotherapeutin, die Erfahrung mit postnatalen Depressionen hat, erforderlich.

> Die **ärztliche oder psychotherapeutische Hilfe** ist z. B. nötig beim Äußern von:
>
> – Selbstmordgedanken,
> – anderen Symptomen einer depressiven Wochenbettpsychose (s. u.),
> – bei Unfähigkeit oder starkem Widerwillen mit dem Kind umzugehen,
> – schweren Ängsten und Panikattacken,
> – anhaltenden schweren Eß- und Schlafstörungen.

Manchmal ist eine Klinikeinweisung für einige Zeit nötig. Dabei sollten Mutter und Kind immer gemeinsam aufgenommen werden.

6.5.14 Wochenbettpsychosen

Bei 1–3 Müttern auf tausend Lebendgeburten kommt es nach der Geburt zu einer schweren, immer behandlungsbedürftigen psychiatrischen Erkrankung im Wochenbett: *postnatale Psychose, Puerperal-* oder *Postpartumpsychose, Wochenbett-* oder *Stillpsychose*. Der Beginn der Erkrankung liegt meist zwischen dem 4. und 10. Wochenbettag. Manchmal entwickelt sie sich aber auch schleichend aus einer postnatalen Depression.

Symptomatik
Diese **Psychosen** (Geistes-, Gemütskrankheiten) sind Erkrankungen, in denen die Beeinträchtigung der psychischen Funktionen ein so großes Ausmaß erreicht, daß es den Frauen nicht mehr möglich ist, den normalen Lebensanforderungen zu entsprechen. Ihr Realitätsbezug ist erheblich gestört. Diese Wochenbettpsychosen beginnen oft mit einem plötzlichen und dramatischen Geschehen.

Typische *Frühsymptome* im Wochenbett sind:
- schwere Schlaflosigkeit,
- plötzliche Umtriebigkeit,
- starke innere und äußere Unruhe,
- Verwirrtheit,
- scheinbare Abstumpfung und psychomotorische Erstarrung.

Stationäre Betreuung in einer psychiatrischen Fachabteilung ist fast immer unumgänglich. Idealerweise sollten Mutter und Kind gemeinsam aufgenommen werden.

Eine zeitweilige Trennung ist nur notwendig bei Eigen- oder Kindsgefährdung. Aber auch dann sollte die Mutter so weit wie möglich ihr Kind unter Aufsicht selbst versorgen dürfen.

65–75% der Frauen erkranken an **schizophrenen** oder **schizoaffektiven Psychosen** (auch Misch- oder Emotionspsychose genannt).
15–25% leiden unter **affektiven Psychosen** mit *melancholischen, manischen* oder *beiden Phasen*.
Bis 10% der Frauen erkranken an körperlich begründbaren Psychosen, d. h. vorübergehenden **organischen Psychosen**, z. B. bei hohem Fieber oder Infekten.

Trotz der Schwere dieser psychischen Erkrankungen sind die Heilungschancen gut.

In fast allen Fällen erholen sich die Mütter innerhalb einiger Monate und haben dann gute Beziehungen zu ihren Kindern. Allerdings erkranken viele Frauen später wieder.

In Langzeituntersuchungen zeigt sich, daß etwa 50–60% der Patientinnen noch etwa 5 weitere Krankheitsepisoden durchlaufen. Nach weiteren Geburten erkranken etwa 25% von ihnen noch einmal, ein weiteres Viertel der Frauen erkrankt erstmals wieder in den Wechseljahren. Etwa jede vierte dieser betroffenen Frauen hat auch außerhalb der Krankheitsepisoden psychische Veränderungen leichterer Ausprägung. Sie leiden z. B. unter Störungen im Gefühlsleben oder haben Konzentrationsstörungen.

Der Langzeitausgang ist damit psychiatrisch gesehen günstig. Den betroffenen Frauen sollte deshalb auch nicht pauschal von weiteren Schwangerschaften abgeraten werden, sondern sie sollten zusammen mit ihren Familien über das Rezidivrisiko im späteren Leben und im Wochenbett aufgeklärt werden.

Schizophrene Psychosen im Wochenbett

Definition
Schizophrenie (wörtlich Spaltungsirresein) ist eine Psychose mit tiefgehender Persönlichkeitsstörung und charakteristischen Veränderungen des Denkens, Gefühls und Antriebs.

Das **Denken** ist zerfahren, bizarr und alogisch. Die **Gefühle** sind instabil und ambivalent. Gegensätzliche Gefühle und Gedanken stehen gleichzeitig und gleichwertig nebeneinander. Die Patientinnen können gleichzeitig lachen und weinen oder ihr Kind lieben und ablehnen, ohne daß sie diese Gegensätze bemerken oder für sich klären können. Bei den **Antriebsstörungen** kommt es zur Ich-Versunkenheit und Verlust der Realitätsbeziehungen (Autismus). Die Betroffenen wirken abwesend und von ihrer Umwelt isoliert, es ist ganz schwer, an sie heranzukommen.

Neben diesen Grundstörungen kann es zu **akzessorischen** (zusätzlichen) **Symptomen** kommen, die oft nur vorübergehend auftreten:

— Wahnvorstellungen,
— Halluzinationen und
— katatone (starre) Störungen.

Der *Wahn* ist eine Fehlbeurteilung der Realität, an der die Kranke unbeirrbar festhält. In den Wahninhalten der Wochenbettpsychosen geht es oft um eine Bedrohung ihrer Beziehung zu ihrem Kind von außen.
Halluzinationen sind Sinneswahrnehmungen ohne physikalische oder physiologische Reize. Sie treten in allen Sinnesbereichen auf, besonders aber im akustischen und optischen Bereich. Die Frauen hören z. B. Stimmen, die sie beschimpfen oder ihnen auch befehlen, ihrem Kind etwas anzutun.
Katatone Symptome sind Störungen der Motorik und des Antriebs, wie die Katalepsie. Dabei kommt es zu bizarren, über lange Zeit eingehaltenen Körperhaltungen und Bewegungsverharren. Außerdem treten Stupor (völlige Bewegungslosigkeit) und Stereotypien wie automatenhaftes, zweckloses Wiederholen von Worten, Sätzen oder Bewegungsvorgängen wie Klatschen, Kopfnicken, Grimassieren und Reiben der Hände auf. Plötzliche, wilde *Erregungszustände* mit großer Verletzungsgefahr sind möglich.

Affektive Psychosen im Wochenbett

Definition
Psychische Krankheiten, bei denen eine ausgeprägte Affektstörung (Störung im Gefühlserleben) vorliegt. Auch kommt es in den phasisch auftretenden Krankheitsepisoden zu Wahnerleben und -ideen, gestörter Selbsteinschätzung und Verhaltensstörungen.

• Bei der ersten Form der Affektpsychosen, der **Melancholie** oder **endogenen Depression** ist das Gefühlsleben insgesamt blockiert. Die Betroffenen fühlen sich versteinert, leer und gleichgültig. Häufig ist ihre Aktivität total herabgesetzt. Der *Antrieb* ist gelähmt, die Patientinnen sind teilnahmslos und bewegen sich kaum. Im schwersten Fall tritt ein depressiver *Stupor* auf. Bei quälender innerer Unruhe zeigen sich aber auch unproduktive, hektische Bewegungen wie unstetes „Auf der Stelle treten" (*Agitiertheit*). Das formale Denken ist einförmig und unproduktiv, ohne daß die intellektuellen Funktionen oder das Bewußtsein gestört sind. Als inhaltliche Denkstörung kann es auch bei der Melancholie zum *Wahn* kommen. Themen sind u. a. Angst vor Schuld, schwerer Erkrankung, Versagen und Wertlosigkeit.

Morgens fühlen sich die Kranken besonders schlecht, abends geht es ihnen etwas besser. Typisch sind:

— *ständige Müdigkeit*,
— *Schlaf- und Appetitlosigkeit*
— *Verstopfung*.

> Alle depressiv Erkrankten sind stark *selbstmordgefährdet*. 25—30% von ihnen nehmen sich irgendwann das Leben.

• Die zweite Form der affektiven Psychose ist die **Manie**. In manischen Phasen kehren sich die Symptome um: Die Betroffenen sind ausgelassen, witzig und fröhlich, aber auch gereizt, anspruchsvoll, streitsüchtig und aggressiv, ohne daß all diese Stimmungslagen mit ihren realen augenblicklichen Verhältnissen in Einklang stehen. Ihr Denken ist ideenflüchtig, sie reden viel und ohne Pausen (Logorrhoe). Gedächtnis und Denkfähigkeit sind erhalten, ihr Bewußtsein ist klar. Im inhaltlichen Denken ist ihre Urteilsfähigkeit allerdings stark beeinträchtigt. Es kommt zu Selbstüberschätzungen und Größenideen, die aber meist nicht lange anhalten. Affekt und Antrieb sind gesteigert, die Handlungen völlig unkontrolliert und die sozialen Folgen deshalb oft gravierend. Die Patientinnen haben einen großen Bewegungsdrang und sind ebenso schlaf- und appetitlos wie Depressive, leiden aber nicht darunter. Ihre gesteigerte Lebhaftigkeit kann sich bis zu fast unkontrollierbarer Erregung steigern.

Melancholien (in 65% der Fälle) und Manien (5%) können als *monopolare* (einzelne) *phasische Erkrankungen* auftreten. Es gibt aber auch in 30% der Fälle *bipolare manisch-depressive Erkrankungen*, **Zyklothymien**, bei denen beide Formen sich abwechseln: Manische und depressive Phasen liegen dabei entweder direkt hintereinander oder es kommt zu längeren Pausen zwischen beiden Phasen.

Schizoaffektive Psychosen im Wochenbett

Definition
Diese Psychosen, auch *Misch-* oder *Emotionspsychosen*, sind Erkrankungen mit schizophrenen und affektpsychotischen Merkmalen. Die Frauen zeigen manische und depressive Symptome neben schizophrener Zerfahrenheit des Denkens, Katatonien, Halluzinationen und Wahnvorstellungen.

Therapie der Wochenbettpsychosen

Die **medikamentöse Therapie** richtet sich nach den Symptomen. Bei überwiegend schizophrenen und manischen Zustandsbildern wird mit *Neuroleptika* behandelt, bei depressiven Symptomen mit *Antidepressiva*. Bei unzureichendem Effekt dieser Therapien wird auch *Elektrokrampftherapie* empfohlen. Nach Abklingen der akuten Krankheitszustände sollte mit einer **psychotherapeutischen Behandlung** der aktuellen Konflikte und Belastungen begonnen werden, bei der auch die Familie mit einbezogen wird. Die durchschnittliche Verweildauer in der Fachklinik beträgt 2 Monate. Nach Ausheilung sollte die Patientin aber noch 3 Monate nachbetreut werden.

6.6 Häusliches Wochenbett

Susanna Roth

Das häusliche Wochenbett beginnt mit der Abfahrt der Hebamme nach einer Hausgeburt bzw. mit Ankunft der Wöchnerin zu Hause (nach Klinikgeburt).

Von **ambulanter Geburt** wird gesprochen, wenn die Mutter die Klinik ohne stationären Aufenthalt frühestens 2 Stunden, meist 4–8 Std. post partum verläßt. Nach einer Geburt zu Hause, in einem Geburtshaus oder einer Praxis, führt in der Regel die entbindende Hebamme auch die Nachsorge durch (s. S. 386).

Bei einer Klinikgeburt ist das eher selten der Fall, hier sucht sich die Frau in ihrer Schwangerschaft eine Hebamme für das Wochenbett. Sobald sich eine Hebamme bereit erklärt hat, für den angegebenen Zeitraum die Nachsorge zu übernehmen, wird ein Vorbesuch im Hause der Schwangeren vereinbart. Für diesen Termin sollten sich alle Beteiligten genügend Zeit nehmen. Die Schwangere fühlt sich in ihren eigenen Räumen selbstbewußter und ist meist offener als in der Praxis. Der Hebamme ermöglicht dieser Besuch einen Einblick in häusliches und familiäres Umfeld der Schwangeren. Sie kann besser auf die individuellen Umstände eingehen und beraten. Dabei sollten Wünsche und Erwartungshaltungen der Schwangeren an die Zeit des Wochenbettes, an sich selber, ihr Kind und ihre Umgebung angesprochen werden. Stichpunktartige Notizen über den Gesprächsinhalt dienen der eigenen Dokumentation.

Bezüglich der Wochenbettplanung sind folgende Themen zu besprechen:

- Haushaltshilfe, Auswahl eines Kinderarztes,
- Wochenbettzimmer und Besucher,
- Betreuung nach ambulanter oder Klinikgeburt,
- Hebammenhilfe, Nachsorge durch Hebammen,
- Wochenbettasche, „Wochenbettpackung".

6.6.1 Haushaltshilfe

Das häusliche Wochenbett hat seine Tradition in der Großfamilie, in der Mutter und Kind in einem Haushalt mit mehreren Familienmitgliedern versorgt werden. Derzeit ist die Kleinfamilie die häufigste Form des Zusammenlebens in unserer westlichen Welt. Somit sind die Familien, die sich für ein Wochenbett zu Hause entscheiden, auf **Hilfe von außen** durch Verwandte, Freunde, Nachbarn oder auf professionelle Kräfte angewiesen.

Die Hebamme muß den Eltern im Vorgespräch klarmachen, wie *notwendig Ruhe und Erholung und ein gut funktionierender Haushalt* in dieser besonderen Zeit ist.

Diese Tatsache wird besonders von Erstgebärenden unterschätzt. Erfahrungen zeigen, daß viele Ursachen für Brustentzündungen, Stillschwierigkeiten, Heilungsstörungen und unruhige Kinder in einer Überbelastung von Mutter oder Vater liegen. Eine Haushaltshilfe kann bei den gesetzlichen Krankenkassen beantragt werden.

Die Versicherte sollte im Laufe ihrer Schwangerschaft bei der jeweiligen **Krankenkasse** Informationen einholen und Anträge einreichen. **Private Krankenversicherungen** verfahren je nach Vertragsbedingungen.

Kinderarzt. Die Eltern müssen möglichst noch vor der Geburt einen Kinderarzt finden, der die U2 zu Hause oder in der Praxis vornimmt.

6.6.2 Wochenbettzimmer und Besucher

Die Ruhebedürftigkeit von Mutter und Kind kann nicht genug betont werden. Es ist anzuraten, Besucher in den ersten 10 Tagen sorgsam auszuwählen und nicht lange bleiben zu lassen. Die Mutter sollte sich zum Stillen zurückziehen.

6.6.3 Betreuung nach der Geburt

Ambulante Geburt

Nach einer regelrecht verlaufenen Geburt erlebt sich die Mutter sehr wach und euphorisch. Das klingt mit den Stunden langsam ab. Daher sind 2 Stunden post partum ein günstiger Zeitpunkt, um nach Hause zu fahren. Die Entbundene profitiert noch von den Energien der Geburt. Nicht immer ist dieser Zeitpunkt einzuhalten.

Sind die Eltern und ihr Kind zu Hause angekommen, findet der erste Wochenbettbesuch innerhalb von 14 Stunden statt. Die Eltern erleben sich daheim verantwortlicher und eigenständiger. Notwendige medizinische Hinweise erhält die Hebamme aus dem Mutterpaß und dem gelben Kinderheft, einem Begleitschreiben sowie der Mutter. Neben den täglichen *Körperkontrollen* (s. S. 331) und *pflegerischen Anleitungen* kommen häufig folgende Themen im Wochenbett zur Sprache:

- erlebter Geburtsverlauf
- neues Körperempfinden
- Beckenbodentraining

- Rolle des Partners
- Ratschläge der Großelterngeneration (was gilt heute noch?)
- ältere Geschwister
- Verhütung in der Stillzeit
- Stillen (Stillplatz, Stillhäufigkeit, Stilltechnik)
- Blähungen des Kindes
- Prophylaxen und Impfungen für das Kind
- Tragetechniken
- Übergang von der Berufstätigkeit zur Mutterrolle
- Neuorientierung des sozialen Umfeldes.

Durch Zuhören und durch die Weitergabe von möglichst vielseitigen Informationen kann die Hebamme die Eltern unterstützen, eigene Lösungswege zu entwickeln. Die Hebamme sollte auch als Multiplikatorin fungieren und Hinweise geben können auf:

- Rückbildungsgruppen
- Stillgruppen
- Müttertreffpunkte
- Krabbelgruppen
- andere Beratungsstellen.

Hilfe zur Selbsthilfe ist ein zentrales Thema in der Nachsorge, sie stärkt das Selbstwertgefühl und die innere Sicherheit aller Beteiligten.

Klinikgeburt

Nach einem mehrtägigen Aufenthalt auf der Wochenstation beginnt nun zu Hause eine Zeit der Eingewöhnung. Es gilt zu überdenken, welche Regeln von der Klinik zu Hause gültig sind. Das Selbstwertgefühl von Erstgebärenden erleidet häufig in der Klinik einen Einbruch. Hinzu kommt eine Art Wiederholung der ersten 3 postpartalen Tage: am 1. Tag große Freude und Euphorie, am 3. Tag Stimmungstief. Es ist Aufgabe der Hebamme, darauf hinzuweisen, daß die Zeit des Wochenbettes nicht zu Ende ist, und Alltagspflichten von der Wöchnerin noch nicht voll übernommen werden können.

6.6.4 Hebammenhilfe: Umfang, zeitliche Begrenzung

Für Vorgespräche zum Wochenbett wird mindestens ein Hausbesuch bei der Schwangeren vereinbart. Für weitere Beratungs- bzw. Vorsorgetermine ist ein extra dafür vorgesehener Praxisraum empfehlenswert. Hierfür sind die Privaträume der Hebamme weniger geeignet, denn Vermischung von Privatem und Beruflichem belastet die Hebamme und mindert ihre Objektivität.

Die Zeit der Bereitschaft zur *Nachsorge* beginnt ca. 3 Wochen vor dem E.T. und kann bis über 2 Wochen nach dem E.T. gehen.

Diese Variable muß die Hebamme bei Abwesenheit und Urlaubsterminplanung miteinkalkulieren und Kolleginnen zur Vertretung nennen.

Tägliches Arbeitspensum

Für die Kalkulation des täglichen Arbeitspensums sollte die Hebamme berücksichtigen:

- An Wochenenden und Feiertagen müssen auch Wochenbettbesuche gemacht werden, das verlängert die Arbeitswoche auf 7 Tage.
- Wie groß ist das Einzugsgebiet, wie weit wohnen die Wöchnerinnen voneinander entfernt, wie lang sind die Fahrzeiten?
- Wieviel Erstgebärende (längere Besuchsdauer), wieviel Mehrgebärende? Ein Wochenbettbesuch dauert ca. 1 Stunde, die zusätzlicher telefonischen Beratungen kosten mehr Zeit als man denkt.
- Organisatorisches muß erledigt werden z. B. Wochenbettpackungen, Arzneimittel und Praxisbedarf aus der Apotheke holen und Bestellungen aufgeben; Wochenbettasche auffüllen und aktualisieren.
- Schriftliche Arbeiten fallen an, z. B. Dokumentationen und Rechnungen schreiben.
- Die unvorhersehbaren Geburtstermine verursachen immer „Stoß- und Wartezeiten".

Nach der **Hebammenhilfe-Gebührenverordnung** (HebGV, s. S. 589) führt die Hebamme 1? Tage p.p. täglich einen Wochenbettbesuch durch. Bei einem 2. Wochenbettbesuch am gleichen Tag innerhalb der ersten 10 Tage ist der Grund auf der Gebührenrechnung anzugeben. Ebenso bei Wochenbettbesuchen nach dem 10. Tag, welche bis 8 Wochen p.p. aber nur max. 8mal berechnungsfähig sind. Als Gründe (ohne ärztliche Anordnung), werden nur folgende **Indikationslagen** anerkannt:

– Verzögerte Abheilung des Nabels und schwere Stillstörungen,
– verzögerte Rückbildung, Sekundärnaht oder Dammriß 3. Grades,
– Beratung, Anleitung der Mutter zur Versorgung des Säuglings nach stationärer Behandlung des kranken Säuglings.

Besonders Erstgebärende benötigen eher eine Betreuung über den 10. Tag hinaus. Häufig ersuchen die Eltern zwischen der 4. und 6. Woche p.p. nochmal um Hebammenhilfe.

Wochenbettbesuche sind auch dann wichtig, wenn die Mutter als Begleitung ihres Kindes in der Kinderklinik im Mutter-Kind-Zimmer mit aufgenommen wird. Da sich die Kinderkrankenschwestern und Ärzte hauptsächlich um das Kind kümmern, kommt die Wöchnerin bezüglich ihrer eigenen Gesundung meist zu kurz. Die **Vergütung** hierfür ist kein Problem, wenn die Kinderklinik nicht der Entbindungsabteilung angeschlossen ist oder die Geburt woanders stattfand.

Wochenbettbesuche nach einer ambulanten Fehl- und Frühgeburt liegen ebenfalls im Aufgabenbereich der Hebamme. Die bayerische Privatgebührenverordnung z. B. hat dazu eine eigene Leistungsgebührenziffer. Bis jetzt handhaben die Krankenkassen dies regional noch unterschiedlich.

6.6.5 Organisation der Hebammennachsorge

Die Hebammennachsorge umfaßt:

- *Anmeldung* beim Gesundheitsamt bzw. Amtsarzt entweder schriftlich oder persönlich, mit Vorlage der Anerkennung zur Führung der Berufsbezeichnung. Tätigkeitsbereich angeben und Adresse mit Telefonnummer und eventuellen Telefonsprechzeiten hinterlassen.
- Eine *Liste aller Nachsorgehebammen* in der Region beim Landesverband des BDH oder BfHD anfordern. So kann der Austausch mit Kolleginnen organisiert werden.
- *Versicherungen* für freiberufliche Hebammen abschließen (s. S. 609).
- *Nebentätigkeitsbescheinigung* beim Arbeitgeber einholen, wenn ein festes Anstellungsverhältnis besteht.
- *Geschäftskonto* einrichten, sämtliche Belege sammeln, Rechnungsbuch über alle Einnahmen und Ausgaben führen.
- *Formulare* besorgen:
  – „Hebammentagebuchblätter" für das jeweilige Bundesland,
  – „Nachsorgedokumentationsbögen",
  – „Bescheinigung zur Aushändigung einer Wochenbettpackung" (dient als Rezept bei der Apotheke),
  – Hebammenrechnungsformulare (erhältlich beim Elwin Staude Verlag),
  – Stillprotokolle,
  – gültige Berufsordnung beim Landesverband,
  – Hebammenzeitung abonnieren, um u. a. über Gebührenverordnungen und Gesetzesänderungen informiert zu sein,
  – Anschaffung der Bücher: „Das Krankenkassengebührenrecht der Hebamme" von Horschitz und „Das Hebammengesetz" von Horschitz/Kurtenbach.
- *Weitere Utensilien:* Kartei-, Visitenkarten, Stempel, Adreßbuch zusammenstellen.
- Evtl. einen 2. *Telefonanschluß* beantragen, er erleichtert den Versuch, Privat- und Berufsleben zu trennen. Telefonsprechzeiten anbieten, empfehlenswert ist ein Anrufbeantworter.
- Eintragung in das amtliche *Branchenfernsprechbuch* unter Rubrik „Hebamme" (kostenlos).
- *Wochenbettasche* zusammenstellen und eine *Apotheke* zur Zusammenarbeit suchen.
- Kontakte herstellen und *Adressen hinterlassen* bei: Müttersberatungsstellen, Familienbil-

dungsstätten, Kliniken mit ambulanten Geburten, Kinder-, Frauenärzte.
- *Kontakt mit Kolleginnen* pflegen für Erfahrungsaustausch, Zusammenarbeit und Vertretungen. Dies dient dem Abbau von Konkurrenzverhalten.

6.6.6 Wochenbett-Tasche

Die Wochenbett-Tasche sollte enthalten:

- Blutdruckapparat und Stethoskop
- Babywaage (Federwaage mit Wiegebeutel)
- Ikterometer zur Kontrolle des NG-Ikterus
- Fieberthermometer, Kindernagelschere
- Höllenstein-Ätzstift für den Nabel
- 50 ml Alkohol 70% zum Desinfizieren vor Guthrietest, Anti-D-Prophylaxe und zur Nabelpflege (80%)
- Einmallanzetten zur Blutentnahme, Guthrie-Test-Karten
- Einmalspritze 2 ml und Kanüle 0,90 × 40 mm, Syntocinon® und Methergin® Ampullen
- Dextro-neonat-Fläschchen oder ein Paket Traubenzucker
- Einmalhandschuhe, Händedesinfektionsmittel
- 1 Paar Brustschalen zur Behandlung von wunden Brustwarzen oder 2 kleine Plastiksiebe (mit abgeschnittenen Griffen)
- Heil- und Wundsalbe
- Informationsmaterial über Stillgruppen, Beratungsstellen, Selbsthilfegruppen, usw.
- Adreßbuch, Stempel, Telefonkarte, Stadtplan
- div. individuell zusammengestellte Hausmittel.

6.6.7 Wochenbettpackung

Ein guter Kontakt zur Apotheke hilft bei der Zusammenstellung der Wochenbettpackung. Die **Kosten** der Packung für eine *ambulante Geburt* sollte 80,– DM, die für eine *Hausgeburt* ca. 120,– DM nicht überschreiten. Der Inhalt liegt im persönlichen Ermessen der Hebamme. Als **Rezept** dient die „Bescheinigung zur Aushändigung einer Wochenbettpackung", sie wird auf den Namen der Schwangeren ausgestellt.

Die Schwangere selbst oder die Hebamme holt damit die Packung ohne Unkostenbeitrag ab. Bei Privatversicherten wird das Rezept bezahlt und anschließend der Hebammenrechnung beigefügt. Die Wochenbettpackung sollte enthalten (**Klinikgeburt**):

- 20 Kompressen 5 × 5 cm
- nicht sterilisierte Einmalhandschuhe
- Wund- und Heilsalbe
- Traubenzucker und Johanniskrautöl (z. B. für Brustwarzen)
- 80%iger Alkohol zur Nabeldesinfektion
- Sitzbadzusätze, z. B. Calendula, Kamille, Eichenrinde, Kaliumpermanganat

Für eine **Hausgeburt** sind weitere Utensilien erforderlich (s. S. 254 ff.).

Verwendete und empfohlene Literatur

Akré, J.: Die physiologischen Grundlagen der Säuglingernährung, WHO, Hrgs. Arbeitsgemeinschaft Freier Stillgruppen, Karlsruhe 1994

Arbeitsgemeinschaft freier Stillgruppen AFS, Stillen und Stillprobleme. 1. Auflage, 1993, Enke Verlag, Stuttgart

Brökelmann, J., Akut-Entscheidungen in Gynäkologie und Geburtshilfe, 1989. Thieme Verlag, Stuttgart

Bundesministerium für Gesundheit, Stillen und Muttermilchernährung. Bonn 1992

Erfolgreiches Stillen, Royal College of Midwives, 2. Aufl. 1991, HGH-Schriftenreihe Nr. 5 (erhältlich bei der Hebammengemeinschaftshilfe Hannover)

Gros, R., Die weibliche Brust, 1. Auflage, 1987. de Gruyter Verlag, Berlin, New York

Henschel, D. with Inch, S.: Breastfeeding, A Guide for Midwives, Books for Midwives Press, 1996

Klaus, Marshall, H. und Kennel, John, H., Mutter-Kind-Bindung. Über die Folgen einer frühen Trennung, 1983, Kösel-Verlag, München

Kübler-Ross, E., Interviews mit Sterbenden. Kreuz-Verlag, Stuttgart, Berlin 1969

Kyank, H., Schwarz, R., Frenzel, J. Geburtshilfe. 5. Auflage, 1987, Thieme Verlag, Leipzig

Leidenberger, A., Klinische Endokrinologie für Frauenärzte. 1. Auflage, 1992, Springer Verlag, Berlin

Lothrop, H., Gute Hoffnung — jähes Ende. Kösel Verlag, München 1991

Peters, F., Flick-Filiés, D., Ebel, S., Die Händedesinfektion ist ein zentraler Schritt in der Prophylaxe der puerperalen Mastitis. Zeitschrift: Die Hebamme, Heft 6/1993, Seite 19 ff

Pschyrembel, W., Dudenhausen, J. W., Praktische Geburtshilfe. 16. Auflage 1989, de Gruyter Verlag, Berlin

Regenbogen-Initiative. Broschürenversand: Birgit Scharnowski-Huda, Glatzer Str. 16, 37139 Adelebsen, Tel.: 05506-76212

Renfrew, M., Fisher, C., Arms, S., Bestfeeding: Getting Breastfeeding right for you. Berkeley 1990

Romito, P., Unhappiness after Childbirth. In Chalmers, I., Enkin, M., Keirse, M.: Effektive Care in Pregnancy and Childbirth Oxford, New York, Toronto: Oxford University Press 1989

Schneider, J., Kaulhausen, H., Lehrbuch der Gynäkologie und Geburtsmedizin. 1. Auflage, 1986, Kohlhammer Verlag, Stuttgart, Berlin

Schriftenreihe Gesundheit des Bundeskanzleramtes, Stillen — Ein guter Beginn. Band 10, Wien

Schriftenreihe der Bundesvereinigung Lebenshilfe e.V., Raiffeisenstr. 18, 35043 Marburg/Lahn

Stillen — Schutz, Förderung und Unterstützung, Die besondere Rolle des Gesundheitspersonals, WHO/UNICEF, Hrsg. Aktionsgruppe Babynahrung, Aachen 1990

Storm, W., Muttermilchernährung und Ikterus des Neugeborenen. 9. Jg., 1990, Nr. 2

7. Neugeborenes und Säugling

7.1 Anatomie und Physiologie

Andrea Stiefel

7.1.1 Fetaler Kreislauf

Der **fetale Kreislauf** weist *Besonderheiten* im Vergleich zu dem des Neugeborenen auf. Drei „Kurzschlüsse" gewährleisten einen schnellen Transport sauerstoffreichen Blutes zu den Organen Herz, Gehirn, Nieren (Abb. 7.1-1).

1. Ductus venosus Arantii[1] (ductus, lat.: Gang, Kanal):
Sauerstoffreiches Blut aus der Plazenta gelangt durch die Nabelvene in den Körper des Feten. Durch den Ductus venosus wird der größte Teil, unter Umgehung der Leber, direkt in die Vena cava inferior (untere Hohlvene) umgeleitet und fließt in den rechten Vorhof des Herzens. Das restliche Blut vermischt sich mit Blut aus der Vena portae (Pfortader) und durchströmt die Leber.

2. Foramen ovale (ovales Fenster):
Das Foramen ovale besteht aus 2 dünnen Häuten: Septum[2] primum und Septum secundum, die eine Öffnung in der Trennwand zwischen rechtem und linkem Vorhof bilden. Der Hauptstrom des Blutes gelangt durch dieses „Fenster" direkt aus dem rechten in den linken Vorhof des Herzens, von dort in die linke Herzkammer.

Diese pumpt es in die Aorta ascendens (aufsteigende Hauptschlagader) und versorgt so zuerst über die Aortae coronariae (arterielle Herzkranzgefäße) und Aorta carotis (Kopfschlagader) Herzmuskulatur und Gehirn mit sauerstoffreichem Blut. Ein geringer Anteil sauerstoffreichen Blutes mischt sich im rechten Vorhof mit sauerstoffarmem Blut aus dem Kopf- und Armbereich, welches über die Vena cava superior (obere Hohlvene) einfließt. Vom rechten Vorhof gelangt es in die rechte Kammer und wird in den Truncus[3] pulmonalis (Stamm der Lungenarterien) gepumpt. Die Hauptmenge dieses Blutes (90%) erreicht über den dritten Kurzschluß die Aorta descendens (absteigende Schlagader).

3. Ductus arteriosus Botalli (Arteriengang):
Er verbindet den Stamm der Lungenarterie mit dem Aortenbogen. Der hohe Gefäßwiderstand in der Lunge bewirkt, daß sie nur von der für Wachstum und Reifung notwendigen Blutmenge durchflossen wird (Atemfunktion übernimmt die Plazenta). Abgehend von den 2 Beckenarterien gelangt das sauerstoffarme, schlackenreiche Blut über die beiden Nabelarterien in die Plazenta zur Wiederaufbereitung.

> Die Sauerstoffsättigung in den Nabelarterien beträgt nur 58% gegenüber 80% in der Nabelvene.

---

[1] Aranzio: Anatom, Bologna 1530–1589.
[2] Septum, lat.: Scheidewand, Trennwand.
[3] truncus, lat.: Stamm, Rumpf.

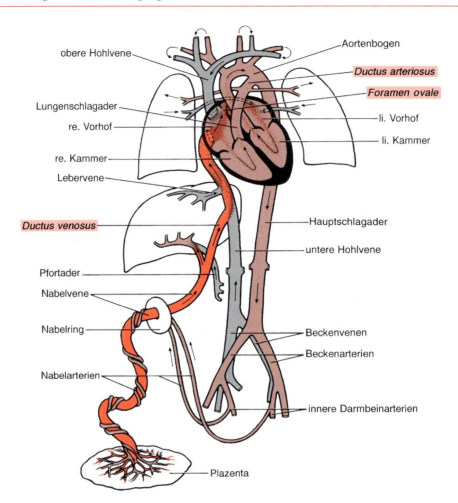

Abb. 7.1-1: Fetaler Kreislauf: sauerstoffreiches Blut (rot), sauerstoffarmes Blut (grau), Mischblut (rot/grau). Der Pfeil gibt die Fließrichtung des Blutes an

7.1.2 Kreislauf des Neugeborenen

Umstellung und Adaptation post partum

Intrauterin wurde das Kind ausschließlich über den Plazentakreislauf mit Sauerstoff versorgt. Mit Einsetzen der Lungenatmung und Wegfall der Plazentafunktion beginnt beim Neugeborenen ein getrennter Körper- und Lungenkreislauf. Die Kurzschlüsse des fetalen Kreislaufs werden nicht mehr benötigt, sie verschließen sich (Abb. 7.1-2).

- **Vena umbilicalis** (Nabelvene) und **Arteriae umbilicales** (Nabelarterien): Kurz nach Kollabieren der Nabelarterien (wenige Minuten nach der Geburt) versiegt auch der Blutstrom in der Nabelvene. Dies bedeutet, daß nach der Geburt noch zusätzliches Blut zum Kind gelangen kann, bevor der Plazentakreislauf ganz endet (ca. 1–4,5% des kindlichen Gewichtes). Dies macht man sich bei der Spätabnabelung zunutze (s. S. 220). Nach dem Verschluß verödet die Nabelvene zum bindegewebigen *Ligamentum teres*[4]

---

[4] teres, lat.: länglichrund.

hepatis (rundes Leberband). Ein funktioneller Verschluß der Nabelarterien tritt wenige Minuten post partum durch Kontraktion der glatten Muskulatur in den Gefäßwänden ein, der anatomische in den ersten Lebenswochen. Die Nabelarterien veröden zum *Ligamentum umbilicale mediale* (mittleres Nabelschnurband).

- **Ductus venosus:**

verschließt sich gleichzeitig mit der Nabelvene und wird zum *Ligamentum venosum* (Venenband), welches wie die anderen Ligamente keine spezifische Funktion hat.

- **Foramen ovale:**

Die plötzliche Belüftung der Lungen bewirkt eine drastische Abnahme des pulmonalen Gefäßwiderstandes. Sofort fließt viel Blut aus der rechten Herzkammer über die Lungenarterien zur Lunge. Das sauerstoffangereicherte Blut strömt durch die Lungenvenen zurück in den linken Vorhof, dadurch steigt hier der Druck an und preßt das Foramen ovale zu. Die Beendigung des plazentaren Kreislaufes läßt kein Blut mehr durch die Nabelvene fließen. Der Blutdruck in der Vena cava und damit im rechten Vorhof sinkt und unterstützt den durch Blutdrucksteigerung im linken Vorhof eingeleiteten Verschluß des Foramen ovale. Das Septum primum preßt sich beim ersten Atemzug des Kindes gegen das Septum secundum. Das andauernde Aneinanderpressen läßt die Septen miteinander verschmelzen, nach 3–12 Monaten sind sie meist fest verwachsen.

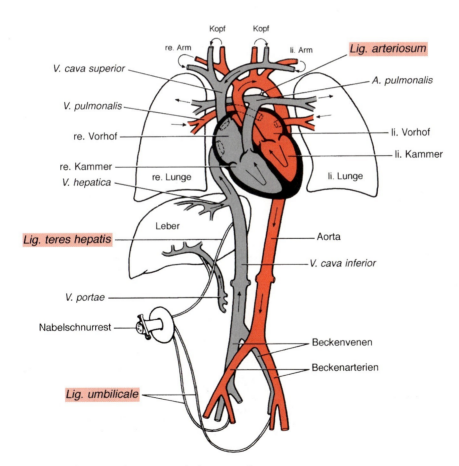

Abb. 7.1-2: Kreislauf des Neugeborenen nach der Umstellung post partum

- **Ductus arteriosus:**
Infolge einer erhöhten Sauerstoffspannung des Blutes nach der Geburt kontrahiert sich die Wandmuskulatur des Ductus arteriosus. Nach 10–15 Stunden ist er funktionell, nach etwa 4–8 Wochen anatomisch verschlossen, er verödet zum *Ligamentum arteriosum* (Arterienband).

Herz und Blutdruck

Lage des Herzens:
In den ersten 4 Lebensjahren befindet sich die Herzspitze (tiefster Punkt des Herzens) in Höhe des 4. Interkostalraumes (Zwischenrippenraum), links seitlich der Medioklavikularlinie, (MCL = Senkrechte von der Mitte des Schlüsselbeines abwärts), später im tieferen 5. Zwischenrippenraum auf Höhe der MCL, also mehr zur Mitte.

Herzfrequenz, Puls:
Die *Normalfrequenz* des Neugeborenen beträgt etwa 100–140 Schläge pro Minute (spm). Im Alter von 6 Monaten sinkt sie langsam ab auf ca. 110 spm, mit 1 Jahr auf ca. 100 spm.

Blutdruck:
Der systolische Blutdruck entwickelt sich ebenfalls in Abhängigkeit vom Alter, steigt im Gegensatz zur Herzfrequenz jedoch an. *Normalwerte* liegen beim Neugeborenen zwischen 60–80 mmHg systolisch und ca. 35 mmHg diastolisch.

Blut

Erythropoese (Blutbildung):
Intrauterin werden Erythroblasten[5] (kernhaltige Zellen, die durch Teilung und Reifung zu roten Blutkörperchen werden) in Leber, Milz und ab 7. Schwangerschaftsmonat im Knochenmark gebildet. Nach der Geburt findet die Erythropoese fast ausschließlich im Knochenmark statt.

Das **Hämoglobin** (roter Blutfarbstoff) des Neugeborenen besteht zu 82% aus *HbF* (F = fetal) und zu 18% aus *HbA* (A = adult = erwachsen). *HbF* ist gekennzeichnet durch erhöhte Sauerstoffaffinität, die intrauterin die Sauerstoffaufnahme des Kindes begünstigt, post partum aber nicht mehr notwendig ist. *HbF* wird abgebaut und bis zum 6. Lebensmonat weitgehend durch *HbA* ersetzt (nur noch 6% gegenüber 82% p.p.).

Im 1. und 2. Lebensjahr wird häufig eine *hypochrome*[6] *Anämie* (Eisenmangel) beobachtet. Ursache ist eine Erschöpfung der bei der Geburt vorhandenen Eisenvorräte. Dieser Eisenmangel gesunder Säuglinge kann durch die Nahrung ausgeglichen werden.

Normwerte des kindlichen Blutes werden auf S. 529 angegeben; das *Blutvolumen* beträgt beim *Neugeborenen* 80–110 ml/kg Körpergewicht, beim *Säugling* 75–90 ml/kg Körpergewicht.

Lunge und Atmung

Im Verlauf der fetalen Entwicklung bilden bestimmte Zellen der Lunge Flüssigkeit, die die Alveolen füllt. Bei Geburt wird der Thorax komprimiert und ein Drittel der Flüssigkeit aus den Atemwegen gepreßt.

Dieser Kompression folgt die postpartale Dekompression und damit das Ansaugen von Luft, die Alveolen entfalten sich. **Surfactant** (Gemisch aus Phospholipiden, hauptsächlich Lezithine) vermindert beim reifen Neugeborenen die Oberflächenspannung der Lungenbläschen, erleichtert deren Entfaltung und verhindert einen Kollaps der Alveolen während der Ausatmung. Auslöser des ersten Atemzuges sind vorwiegend sensorische Reize wie Kälte, Helligkeit, Berührungen. Verbliebene intraalveoläre Flüssigkeit wird über Lymphwege und Pulmonalgefäße aufge-

---

[5] blastos, gr.: Sproß.

[6] chroma, gr.: Farbe.

nommen. Wachstum und Reifung der Lunge sind bei Geburt noch nicht abgeschlossen.

Die endgültige Ausreifung der Alveolen vollzieht sich bis zum 8. Lebensjahr. Die Lunge ist somit ein „Spätentwickler".

Atembewegungen vollzieht der Fetus bereits ab der 11. SSW. Sie sind wichtig für ein normales Lungenwachstum.

Die Atemfrequenz beträgt beim Neugeborenen etwa *40 Atemzüge pro Minute*, sie sinkt mit zunehmendem Alter.

Atemmechanik: In den ersten Jahren atmen die Kinder mit Hilfe der *Zwerchfell-* oder *Bauchatmung*, der Bauch wölbt sich vor. Ab dem 7. Lebensjahr überwiegt die *Rippen-* oder *Brustkorbatmung*.

Atemsteuerung erfolgt über das Atem- und Kreislaufzentrum in der Medulla oblongata (verlängertes Rückenmark).

7.1.3 Magen-Darm-Trakt, Leber, Niere

Der **Magen** des Neugeborenen und Säuglings liegt im ersten Lebensjahr in transversaler (querverlaufender) Richtung. Mit zunehmendem Alter geht er in die senkrechte Lage über.

Der Unterrand der **Leber** ist ca. 2 cm unterhalb des Rippenbogenrandes im Bereich der Medioklavikularlinie zu tasten. Die Leber des Neugeborenen ist groß (4–5% des Körpergewichtes) im Vergleich zu der des Jugendlichen und Erwachsenen (2%). Verschiedene Stoffwechselfunktionen der Leber sind zum Zeitpunkt der Geburt nicht voll ausgereift, erst nach 2–3 Monaten erreicht sie ihre volle Leistungsfähigkeit. Die Zufuhr von Nährstoffen über die Pfortader regt zahlreiche Stoffwechselfunktionen an (Kohlenhydrat, Fett, Eiweiß) und beschleunigt sie.

Während des ersten Lebensjahres ist die **Niere** noch unreif, ihre Konzentrations- und Filterleistung vermindert (s. S. 403).

Nervensystem

Die Hirnentwicklung ist zum Zeitpunkt der Geburt noch nicht abgeschlossen. Das Stützgewebe des Zentralnervensystems und die Fortsätze der Nervenzellen proliferieren bis ins erste Lebens-

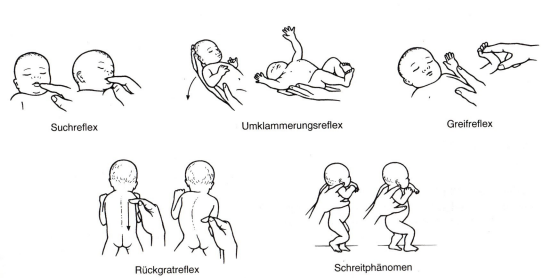

Abb. 7.1-3: Frühkindliche Reflexe (Modifiziert nach Pschyrembel, Klinisches Wörterbuch 1990)

jahr. Die Ausbildung des Rückenmarks dauert bis in das 10. Lebensjahr, dabei steigt zunehmend die Nervenleitgeschwindigkeit. Die Primitivreflexe des Neugeborenen (Abb. 7.1-3) verschwinden im Laufe des ersten Jahres. Mit der Entwicklung des ZNS (Zentralnervensystem) werden sie durch komplexere Reaktionen wie Gleichgewicht, Aufstellen, Stützen abgelöst.

Die Durchlässigkeit der Barriere zwischen Blut und Hirn (Blut-Hirn-Schranke) ist noch groß, neurotoxische (nervenschädigende) Substanzen können sie durchdringen. Sie wird jedoch täglich stabiler.

7.1.4 Skelett und Knochenaufbau

Die Proportionen des Körpers ändern sich im Laufe der Kindheit. Neugeborene haben einen relativ großen Kopf (¼ der Körperlänge), langen Rumpf und verhältnismäßig kurze Beine. In den ersten Lebensjahren des Kindes wachsen dagegen die Extremitäten schneller als Kopf und Rumpf.

Die Skelettreifung erfolgt durch *Ossifikation* (Verknöcherung). Sie verläuft in den verschiedenen Knochen unterschiedlich schnell, entweder als *desmale Ossifikation* (direkte Umwandlung des Bindegewebes durch knochenbildende Zellen, ausgehend von den Knochenkernen) oder *chondrale Ossifikation* (Knochenbildung über eine knorpelige Zwischenstufe). So bestehen beim kindlichen Skelett noch knorpelige Verbindungen zwischen einzelnen Knochen, die im Erwachsenenalter verknöchert sind.

Knöcherner Schädel

Der Schädel wird unterteilt in *Neurocranium* (Hirnschädel) und *Viscerocranium* (Gesichtsschädel) (Abb. 7.1-4). Der **Hirnschädel**, aus *Calvaria* (Schädeldach oder Kalotte) und *Basis cranii* (Schädelbasis) zusammengesetzt, bildet die Hülle für das Gehirn, der **Gesichtsschädel** beherbergt Seh- und Riechorgan, Gehör, obere Teile der Atemwege. Beim Neugeborenen ist das Verhältnis Hirnschädel zu Gesichtsschädel 8 : 1 überproportional, was sich durch das relativ große Gehirn und die noch unvollständige Ausbildung des Kauapparates erklärt.

Die Schädelknochen des Kindes sind durch bindegewebige **Suturen** (Nähte) miteinander verbunden:

- **Sutura sagittalis** (Pfeilnaht) verläuft zwischen den beiden Scheitelbeinen
- **Sutura coronaris** (Kranznaht) zwischen Stirn und den beiden Scheitelbeinen
- **Sutura frontalis** (Stirnnaht) zwischen den beiden Stirnbeinen
- **Sutura lambdoidea** (Lambdanaht) zwischen den Scheitelbeinen und dem Hinterhauptsbein (Abb. 7.1-5).

Die Schädelnähte, die unter und nach der Geburt als kleine Vertiefungen am Kopf tastbar sind, können nach 6–7 Monaten nicht mehr gefühlt werden. Endgültig verknöchern sie erst im Erwachsenenalter (zwischen 30. und 50. Lebensjahr).

Als **Fonticuli** (Fontanellen = frz. kleine Quellen) werden die 6 Knochenlücken am kindlichen Kopf bezeichnet:

- **Fonticulus anterior** (Stirnfontanelle oder große Fontanelle) begrenzt durch Pfeilnaht, Stirnnaht und die beiden Schenkel der Kranznaht. Vierzipflig, in Form einer Raute, mißt sie etwa 1,5–2,5 cm in der Diagonalen.
- **Fonticulus posterior** (Hinterhaupts- oder kleine Fontanelle), dreizipflig, ist die Vereinigung von Pfeilnaht und beiden Schenkeln der Lambdanaht.
- **Fonticulus sphenoidalis** (Keilbeinfontanelle) zwischen Stirnbein, Scheitelbein und großem Keilbeinflügel, auf beiden Seiten des Schädels vorhanden.
- **Fonticulus mastoideus** (hintere Seitenfontanelle) zwischen Schläfenbein, Scheitelbein und großem Keilbeinflügel, ebenfalls beidseitig (Abb. 7.1-4).

Die Knochenlücken verkleinern sich kontinuierlich. Zuerst verschließt sich die kleine Fontanelle (1.–3. Monat), dann die Seitenfontanellen (12.–18. Monat) und zuletzt die große Fontanelle.

7.1 Anatomie und Physiologie 397

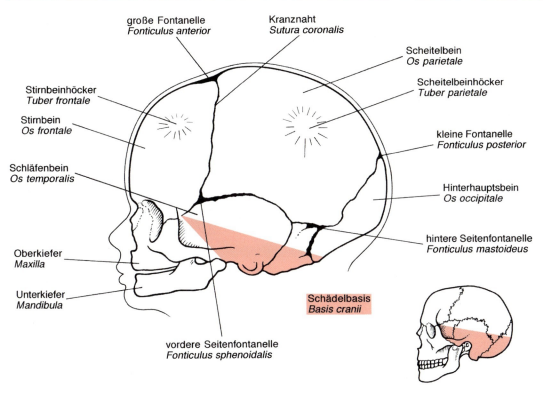

Abb. 7.1-4: Schädel eines reifen Neugeborenen im Vergleich zum Erwachsenenschädel (rot = Schädelbasis)

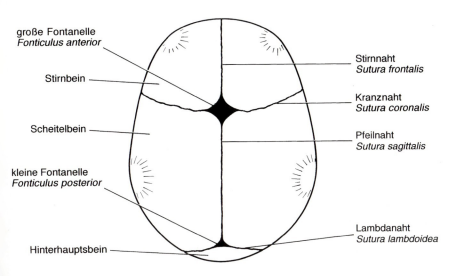

Abb. 7.1-5: Schädelnähte und Fontanellen am kindlichen Kopf

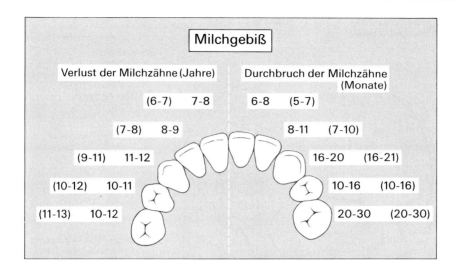

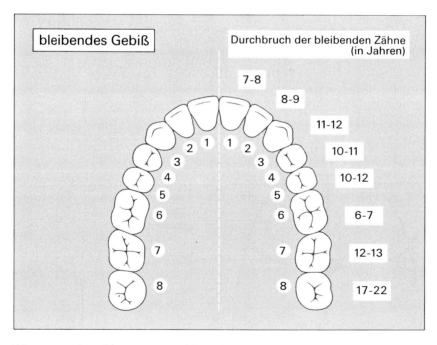

Abb. 7.1-6: Altersabhängige Entwicklung der Milchzähne (oben) und bleibenden Zähne (unten). Die Werte in Klammern geben Verlust und Durchbruch der Milchzähne im Unterkiefer an (aus M. Gahr (Hrsg.): Pädiatrie. de Gruyter, Berlin 1993)

Dentition (Zahnentwicklung)

Der **Zahndurchbruch** beginnt meist im 6.–8. Lebensmonat und verläuft beim gesunden Kind in fast konstanter Reihenfolge (Abb. 7.1–6, s. S. 398). Im Alter von zweieinhalb Jahren sind nahezu alle Milchzähne sichtbar. Das **bleibende Gebiß** ersetzt die Milchzähne etwa ab dem 6. Lebensjahr.

7.2 Besonderheiten der frühen Neugeborenenperiode

Heike Polleit

7.2.1 Anpassung

Die Neugeborenenperiode umfaßt die Zeit der Anpassung an das extrauterine Leben. Sie erstreckt sich vom **1.–28. Lebenstag**:

- *frühe* NG-Periode: 1.–7. Tag
- *späte* NG-Periode: 8.–28. Tag

Unter Anpassung oder Adaptation versteht man die Aufnahme und Regulation der Körperfunktionen, die vorher der mütterliche Organismus über die Plazenta geleistet hat: Atmung, Stoffwechsel, Nahrungsaufnahme, Verdauung, Ausscheidung, Aufrechterhalten der Körpertemperatur und Infektabwehr. Die Organsysteme des NG sind unterschiedlich schnell in der Lage, ihre Aufgaben optimal zu übernehmen. Sie reifen nach. Viele der in der frühen Neugeborenenperiode auftretenden Phänomene sind Ausdruck dieser Organreifungsprozesse. Sie haben keinen Krankheitswert, werden aber sorgfältig beobachtet.

7.2.2 Magen-Darm-Funktion

Der **Magen** hat am 1. Lebenstag ein Fassungsvermögen von etwa *10 ml pro Mahlzeit* und paßt sich dem wachsenden Nahrungsangebot an. Die Menge des Kolostrums (Vormilch) und dessen Übergang zur reifen Frauenmilch entspricht exakt den Bedürfnissen des NG. Die sich entfaltenden Verdauungsfunktionen (Saugen, Schlucken, Enzymausreifung, Peristaltik, Keimbesiedlung) werden nicht nur durch Inhaltsstoffe des Kolostrums (z. B. legt sich Immunglobulin A wie ein Schutzfilm über die Darmschleimhaut), sondern auch durch seine geringe Menge vor Überlastung geschützt. Bei Ernährung mit Muttermilchersatz wird die Trinkmenge in den ersten 2 Tagen langsam gesteigert. Der noch verminderte Magentonus erlaubt dem Kind z. B, zu viel aufgenommene, flüssigkeitsreiche Vordermilch wieder auszuspucken, um der nährstoffreicheren, sättigenden Hintermilch „Platz zu machen" und verhindert damit die Überdehnung der Magenmuskulatur.

Wenn das Saugbedürfnis des *Flaschenkindes* größer ist als sein Nahrungsbedarf, sollte es auf andere Weise befriedigt werden, z. B. mit einem Schnuller oder Saugen am Finger der Mutter.

In den ersten 2 Lebenstagen spucken NG häufig intrauterin geschlucktes Fruchtwasser (FW). Hat das Kind bei Geburt mütterliches Blut geschluckt, ist das FW mit roten oder bräunlichen Schlieren durchsetzt. Ein FW-gefüllter Magen kann das Saugbedürfnis verringern. Damit hochgewürgtes FW (ebenso Nahrung) nicht aspiriert (eingeatmet) wird, lagert man NG stets auf der Seite (Seiten abwechseln, Rückenrolle).

Der **Darm** ist vor der ersten Nahrungsaufnahme noch keimfrei und zum Zeitpunkt der Geburt mit Mekonium (gr. = Mohnsaft) gefüllt. Mekonium besteht aus Mucopolysacchariden (besonders fest verbundene Zucker), abgeschilferten Epithelzellen, eingedickter Galle, verschluckten Lanugohaaren und Vernix caseosa. Wegen seiner zähen Konsistenz wird es „Kindspech" genannt, denn „es klebt wie Pech" und ist von der Haut schwer abzuwaschen. Mekonium wird in den ersten 48 h in größerer Menge abgesetzt (ca. 50–100 g).

Mit Aufnahme von Nahrung wird der Darm von Verdauungskeimen besiedelt, es entsteht die Darmflora. Muttermilch erzeugt Bifidusflora (mit Lactobacillus bifidus), Muttermilchersatz die Besiedlung mit Escherichia coli-Bakterien, wie bei Erwachsenen.

Der **Stuhl** verändert sich abhängig von der zugeführten Nahrung:
Mekonium: grünschwarz, klebrig, zäh, geruchlos
Übergangsstuhl: grüngelb mit weißen Einsprengseln, cremig, weich, milder Geruch
Muttermilchstuhl: goldgelb, cremig, weich, typischer, angenehmer Geruch, wird unterschiedlich häufig entleert (1mal wöchentlich bis mehrmals täglich), variierend von Kind zu Kind und ist abhängig von der Menge der aufgenommenen Nahrung.
Neugeborenenstuhl bei Flaschenernährung: braungelb, cremig bis pastig, strenger Geruch, sollte täglich erfolgen.

Hebammenaufgaben

- Information der Mutter/Eltern über die Veränderungen von Muttermilch und Kindsstuhl
- Information zum Nahrungsaufbau bei Flaschenernährung
- Beobachtung von Verdauung und Ausscheidung.

7.2.3 Leberfunktion und -stoffwechsel

Die **Leber** ist noch unreif hinsichtlich ihrer Enzymsysteme (z. B. Transportfunktionen), Stoffwechselfunktionen und Speicherkapazität. Vitamin-K-Mangelblutung und Hyperbilirubinmie können als Folgen dieser Leberunreife auftreten.

Vitamin-K-Mangel

Vit. K (fettlöslich) ist wie jedes Vitamin eine essentielle (unentbehrliche) Substanz und muß dem Körper vollständig oder in seinen Bausteinen zugeführt werden. Es wird mit der Nahrung aufgenommen (Vit. K_1) oder von Darmbakterien gebildet (Vit. K_2), durch Gallensäuren resorbiert und in der Leber gespeichert. Dort dient es der Synthese vier verschiedener Blutgerinnungsfaktoren, die unter dem Begriff *Prothrombinkomplex* zusammengefaßt sind.

Vorkommen, Zufuhr, Bildung, Resorption und Speicherung von Vit. K sind in den ersten Lebenstagen noch vermindert. Die Speicherkapazität der NG-Leber ist gering, der Darm wenig keimbesiedelt und Muttermilch enthält verglichen mit Kuhmilch wenig Vit. K. Eine Vit.-K-Mangelblutung tritt meist am 2.–3. Lebenstag auf, kann aber bei gestillten Kindern (Ersatznahrung ist „vitaminisiert") noch bis in den 3. Lebensmonat vorkommen. Frühgeborene, gefährdete und kranke NG sind häufiger betroffen. Die Vit.-K-Mangelblutung (Morbus hämorrhagicus neonatorum) äußert sich als: Melaena neonatorum (blutiger Stuhl nach Darmblutung), Nabelblutung, weiter einblutendes Geburtshämatom, Organblutung, Gehirnblutung (50 %!). Die Prothrombinzeit ist verlängert, der Quickwert (Gerinnungsparameter) < 70 % (Normwert: 100 %).

Spuckt ein NG Blut, handelt es sich meist um verschlucktes mütterliches Blut, das es bei der Geburt oder aus blutigen Brustwarzen aufgenommen hat.

Therapie: 2 mg Vit. K pro kg Körpergewicht als orale, s. c. oder i. m. Gabe, je nach Schweregrad der Blutung und Allgemeinzustand.

Prophylaxe: s. S. 415.

Hebammenaufgaben

- Eigene Fortbildung zum jeweils neuesten wissenschaftlichen Erkenntnisstand
- sachliche Informationsweitergabe an die Mutter/Eltern zur Entscheidungshilfe
- ggf. Verabreichung von Vitamin K
- gezielte Beobachtung des NG, bei Blutungsverdacht Kinderärztin hinzuziehen.

Hyperbilirubinämie

Hyperbilirubinämie ist eine Erhöhung der Bilirubinkonzentration im Blut.

Bilirubin entsteht, wenn Erythrozyten (rote Blutkörperchen) abgebaut werden.

Zum Ende der Schwangerschaft bildet das Ungeborene vermehrt Erythrozyten, um die erhöhte Sauerstoffbindungsfähigkeit des fetalen Hämoglobins (HbF) mit einem entsprechend höheren Hämoglobingehalt zu kompensieren. Nach der Geburt hämolysieren (zerfallen) die nicht mehr benötigten, fetalen Erythrozyten. Bestandteile des Hämoglobins werden zu *freiem Bilirubin*, welches sich mit Eiweißen zu fettlöslichem *indirekten Bilirubin* verbindet. In der Leberzelle wird es mit Hilfe des Enzyms Glucuronyltransferase weiter gebunden, d. h. zu wasserlöslichem *direkten Bilirubin* konjugiert. Direktes Bilirubin wird über weitere Umbauschritte zu *Urobilinogen* reduziert und als Gallenfarbstoff über den Darm ausgeschieden. Etwa 20% resorbiert die Darmschleimhaut. Fällt mehr Bilirubin an, als die Leber verstoffwechseln kann, erhöht sich die Konzentration des indirekten Bilirubins. Es lagert sich aufgrund seiner fettlöslichen Eigenschaft im Unterhautfettgewebe ab und sorgt für die *Gelbfärbung der Haut (Ikterus)*.

Übersteigt die Konzentration einen bestimmten Wert (bezogen auf Alter, Reifegrad, Gewicht und Allgemeinzustand des Kindes), kann eine Bilirubinenzephalopathie (**Kernikterus**) entstehen: Bilirubin überwindet die Blut-Hirnschranke und kann Nervenzellen schädigen.

Faktoren, die eine Hyperbilirubinämie begünstigen:

- Die *große Anzahl zerfallender Erythrozyten* (Abbau von HbF, Resorption geburtstraumatischer Hämatome) führt zu erhöhtem Anfall freien Bilirubins. Der physiologisch niedrige Gehalt an Bluteiweiß mit geringer Bindungsfähigkeit verhindert ausreichende Umwandlung von freiem in indirektes Bilirubin.
- Die *Leberunreife* (Enzymmangel) behindert den Umbau von indirektem zu direktem Bilirubin.
- Die *Darmunreife* (unvollständige Keimbesiedlung, durchlässige Darmschleimhaut) und geringe Muttermilchaufnahme sorgen bei langsamer Darmpassage für hohe Rückresorption.

Hyperbilirubinämie bei NG wird unterschieden in:

- Physiologischer Neugeborenenikterus
- Icterus praecox (verfrüht in den ersten 24 h)
- Icterus gravis (schwerwiegend)
- Icterus prolongatus (verlängert > 10 Tage)

(s. Abb. 7.2-1)

„Muttermilchikterus" bezeichnet einen verzögert einsetzenden, prolongierten Ikterus. Seine Genese ist ungeklärt. Es wird angenommen, daß

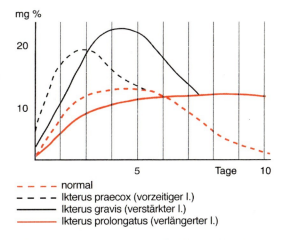

Abb. 7.2-1: Verlaufsformen des Ikterus bei Neugeborenen (aus St. Illing: Das gesunde und das kranke Neugeborene. Enke 1993)

der hohe Gehalt an freien Fettsäuren in der Muttermilch die Eiweißanbindung des Bilirubins mindert oder mütterliche Hormone die Glucuronidierung hemmen.

Handlungsbedarf bei physiologischem Neugeborenenikterus

Nahezu alle NG werden mehr oder weniger gelb. Der physiologische Neugeborenenikterus beginnt am 2.–4. Lebenstag, erreicht am 5.–6. Tag sein Maximum und wird nach dem 7.–10. Tag mit zunehmender Organreife und ausreichendem Angebot an MM unerheblich. Die Hebamme diagnostiziert den Ikterus zunächst am nackten Kind. Die Gelbfärbung wird an Körperteilen mit reichlich Unterhautfettgewebe sichtbar. Sind bevorzugte Stellen wie Bauch, Gesicht, Skleren (Augenweiß), Speckpölsterchen an Armen und Beinen deutlich gelb und verhält sich das NG schläfrig bei andauerndem Gewichtsverlust, ist eine kapilläre Blutentnahme zur Bestimmung des Gesamtbilirubingehalts angeraten.

Die Überprüfung mittels transkutaner Messung (durch die Haut) mit einem Bili-Meter oder durch Vergleich der Hautfarbe mit den Nuancen eines speziellen Glaspatels ergeben keine genauen Werte. Beide sind jedoch gute Hilfsmittel, um zu entscheiden, wann Blut abgenommen wird.

Vorgehen bei nicht therapiepflichtigem NG-Ikterus

- *Häufiges Stillen* zur ausreichenden Eiweiß- und Flüssigkeitszufuhr (Kind notfalls wecken!)
- *stoffwechselstabilisierende Maßnahmen* ergreifen: Ruhe für Mutter und Kind, Temperaturschwankungen vermeiden, Kind warmhalten (Mütze, Schaffell, evtl. Wollauflagen auf die Leber), eventuell Gabe geeigneter homöopathischer Mittel, indirekte Sonnenbestrahlung, z.B. Spazierengehen, etc.

Phototherapie

Bestrahlung mit sichtbarem Licht des Spektralbereichs 410–530 nm. Durch Einwirken von Licht dieser Wellenlänge wird direktes Bilirubin in der Haut in sog. *Photobilirubin* gespalten, eine für das Gehirn nichttoxische Substanz, die ohne weitere Glucuronidierung ausgeschieden werden kann. Die Phototherapie ist nur bei bereits vorhandenem Hautikterus wirksam und als Prophylaxe ungeeignet.

Die Richtwerte zur Induktion einer Phototherapie werden in der pädiatrischen Fachliteratur unterschiedlich diskutiert. Die Arbeitsgemeinschaft der Berliner Neonatologen orientiert sich z. B. an den Empfehlungen der American Academy of Pediatrics von 1994. Danach werden **gesunde, reife Neugeborene ohne Hämolyse** wie folgt behandelt:

- In den ersten 48 Lebensstunden gelten Bilirubinwerte > 15 mg/dl (260 mol/l) als krankheitsverdächtig und bedürfen stationärer Abklärung in einer Kinderklinik.
- Am 3. Lebenstag wird ab einem Gesamtserumbilirubinwert von 18 mg/dl (310 mol/l) eine Phototherapie durchgeführt.
- Ab dem 4. Lebenstag wird ab einem Gesamtserumbilirubin von 20 mg/dl (340 mol/l) eine Phototherapie durchgeführt.
- Bei einem Gesamtserumbilirubin von > 25 mg/dl (430 mol/l), das trotz Phototherapie über 4–6 Stunden nicht stinkt, wird die Blutaustauschtransfusion empfohlen, ab einem Gesamtserumbilirubin von 30 mg/dl (510 mol/l) ist sie obligatorisch.
- Zum Ausschluß eines krankheitsbedingten Ikterus muß vor jeder Phototherapie:

– eine Anamnese erhoben werden (familiäre Disposition)
– eine klinische Untersuchung erfolgen (Erbrechen, Stuhlfarbe, Gewichtsverlust, Sepsiszeichen, Lebervergrößerung, Hämatome etc.)
– eine Blutuntersuchung durchgeführt werden (Blutgruppe und Rhesusfaktor von Mutter und Kind, direkter Coombstest, bei AB0-Konstellation: Untersuchung auf irreguläre

Antikörper, CRP, kleines Blutbild, Differentialblutbild.

Die Grenzwerte zwischen physiologischem und pathologischem Ikterus differieren. Für Risikofälle wie

− Frühgeborene
− Kinder nach Asphyxie unter der Geburt
− hypotherme Neugeborene
− schwer erkrankte Kinder

gelten **niedrigere Grenzwerte** als für gesunde, reife Neugeborene.

Wichtig ist in jedem Fall, einen gefährlich raschen Anstieg zu erkennen und die Ursachen des Ikterus abzuklären.

Hebammenaufgaben

- Gründliche Anamnese, bezogen auf ikterusbegünstigende Faktoren
- Beobachtung des NG im Verlauf der ersten Lebenstage auf Hautfarbe, Gewichtsveränderungen, Trink-, Schlaf- und Wachverhalten
- Empfehlung geeigneter Prophylaxen (s. o.)
- Veranlassen oder ggf. Durchführen der Serumbilirubinbestimmung
- Veranlassen oder Durchführen der Phototherapie (in Absprache mit der Kinderärztin)
- Begleiten, Informieren und Unterstützen der Mutter/Eltern während der Phototherapie
- Da ein NG-Ikterus meist zeitgleich mit dem „Milcheinschuß" auftritt, richtet sich ihre besondere Aufmerksamkeit auf Stillberatung und -hilfe.

Hyperbilirubinämie des gefährdeten NG

Ein besonders hohes Risiko, an einer Hyperbilirubinämie zu erkranken und Schäden davonzutragen, haben gefährdete und kranke NG:

− Frühgeborene (allgemeine Unreife)
− Diabetikerinnenkinder (verminderte Glucoronidierungsfähigkeit)
− Neugeborene mit anatomischen Defekten des Verdauungstraktes (z. B. Gallengangsverschluß)
− Infektion oder Sepsis
− Grunderkrankungen (z. B. Hypothyreose, Galaktosämie).

Auch eine **Hypoxie mit Azidose** kann eine Hyperbilirubinämie begünstigen, denn die Verschiebung des Blutmetabolismus vermindert die Eiweißbindungsfähigkeit und erhöht die Durchlässigkeit biologischer Membranen.

Kinder mit M. *haemolyticus neonatorum* können aufgrund ihrer immunologisch verursachten Hämolyse (wegen Blutgruppen-, seltener wegen Rhesus-Unverträglichkeit) eine Anämie sowie Hyperbilirubinämie entwickeln.

Bei schweren Verläufen wird eine Blutaustauschtransfusion vorgenommen.

Hebammenaufgaben

- **Schwangerschaft**: bei Verdacht festgestellter intrauteriner Rh-Erythroblastose (Nachweis durch Bilirubin im FW) ist sie Ansprechpartnerin der Mutter/Eltern im Rahmen der Vorsorge
- **Geburt**: Vorbereitung und Assistenz der Erstversorgung/Verlegung des NG in eine Kinderklinik
- **Wochenbett**: Betreuung der Mutter bei verlegtem Kind.

7.2.4 Niere

Das Ungeborene läßt regelmäßig Urin ins Fruchtwasser. Harnpflichtige Substanzen werden jedoch über die Plazenta und nicht über die fetale Niere ausgeschieden. Bei NG sind Nierendurchblutung, Filtrationsrate der Nierenkörperchen und Fähigkeit zur Harnkonzentration noch erheblich vermindert. Die Ausreifung der Niere ist erst im 2. Lebensjahr abgeschlossen.

NG und Säuglinge brauchen etwa doppelt so viel Flüssigkeit wie Erwachsene, um die gleiche Menge harnpflichtiger Substanzen auszuscheiden. Wasserbedarf und -umsatz (täglich 10–

20% des Körpergewichts) liegen 3−4 mal höher. Bei der Zubereitung von Muttermilchersatz ist das angegebene Wasser-Pulver-Mischungsverhältnis einzuhalten. Zusätzlich zugeführte Nähr- und Mineralstoffe bei entsprechend geringerer Flüssigkeitszufuhr belasten die kindliche Niere. In 24 Stunden sind 10−20 Miktionen (Harnentleerungen) zu beobachten. Die erste Miktion sollte innerhalb von 48 h p. p. erfolgen.

Während der ersten Tage findet sich in der nassen Windel manchmal ein *orange-rosa-roter Fleck*, das harmlose *Ziegelmehlsediment* (s. S. 525).

Hebammenaufgaben

- Beobachten des NG: Urinausscheidung mindestens 5 nasse Windeln pro Tag, Haut glatt, große Fontanelle im Niveau, Kind erscheint insgesamt zufrieden
- Beratung der Mutter: Das Kind löscht beim Stillen seinen Durst durch Trinken der Vordermilch, selten braucht es zusätzlich Wasser oder Tee
- ggf. Anleitung zur korrekten Zubereitung von Muttermilchersatz.

7.2.5 Geschlechtsorgane

Vor der Geburt wurden die zum Kind übergetretenen mütterlichen Hormone durch die Plazenta wieder „entsorgt" und von der mütterlichen Leber abgebaut. Post partum muß der neugeborene Organismus verbliebene mütterliche Hormone selbst verstoffwechseln. Da die Leber noch unreif ist, kreisen mütterliche Geschlechtshormone im kindlichen Blut. Bei beiden Geschlechtern kann dies eine Brustdrüsenschwellung mit vormilchähnlicher Sekretion („*Hexenmilch*") bewirken. Sie beginnt etwa am 3. Tag und kann mehrere Wochen andauern. (Evtl. Abpolstern mit Watte oder Heilwolle, Kühlen mit Quark. Nicht ausdrücken!)

- **Mädchen:**
In den ersten Lebenstagen sind manchmal eine Schwellung der großen Schamlippen, Klitorisvergrößerung und weißlicher oder rötlicher Ausfluß aus der Scheide zu beobachten. Letzteres ist eine menstruationsähnliche Abbruchblutung proliferierter Gebärmutterschleimhaut. Die durch den Einfluß mütterlicher Östrogene vergrößerte NG-Gebärmutter verkleinert sich nach Absinken des Hormonspiegels auf ihre normale Größe.

- **Jungen:**
Beim Neugeborenen ist die *Vorhaut* noch *mit der Eichel* verklebt. Jeder Versuch, die Vorhaut hinter die Eichel zurückzuschieben, birgt die Gefahr einer Verletzung mit Narbenbildung und kann eine echte Vorhautverengung verursachen!

Kryptorchismus (Hodenhochstand):
Bei 2−4% der männlichen Neugeborenen sind ein oder beide Hoden noch nicht aus der Bauchhöhle in den Hodensack deszendiert (heruntergewandert). Der Descensus testes erfolgt i. d. R. spontan bis zum 2. Lebensjahr. Danach wird ein verbleibender Hochstand operiert (Gefahr von Unfruchtbarkeit infolge Überwärmung der Hoden).

Hydrozele (Wasserbruch):
Ansammlung wäßriger Flüssigkeit im Hodensack (weich bis prall, rötlich schimmernd, schmerzunempfindlich). Man wartet die spontane Rückbildung ab, wenn die Hydrozele nicht mit einem Leistenbruch o. ä. einhergeht.

7.2.6 Nabel

Der Nabel trocknet bei hygienischer Pflege (s. S. 441) in den ersten 2 Tagen ein, so daß Klemme oder Bändchen gelöst werden kann, mumifiziert weiter und fällt meist am 5.−10. Tag ab. Aus der entstandenen Nabelwunde kann bis zum endgültigen Wundverschluß Wundsekret oder tröpfchenweise Blut abgesondert werden. Näßt der Nabel noch 1−2 Wochen nach Abfallen des Nabelrestes, muß beim Kinderarzt eine diagnostische Abklärung erfolgen.

Hautnabel:
von Haut überzogener Ansatz der Nabelschnur. Nach Abfallen des Nabelrestes wird die Haut in den Nabelgrund gezogen.

7.2 Besonderheiten der frühen Neugeborenenperiode

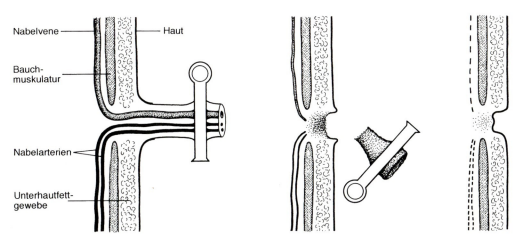

Abb. 7.2-2: Darstellung der an der Nabelheilung beteiligten anatomischen Strukturen (Medianschnitt)

Nabelgranulom:
überschießendes Granulationsgewebe kann mit Silbernitrat (Höllenstein) verätzt werden.

Nabelgangrän:
faulige, stinkende Zersetzung des Nabelschnurrestes, heilt nach konsequentem Trockenhalten und Reinigen mit 80% Alkohol (s. S. 441).

Die Nabelheilung ist abgeschlossen, wenn sich der als Aussparung der Linea alba (Verflechtungslinie der Bauchmuskelsehnen) angelegte Nabelring bindegewebig verschlossen hat. An diesem Prozeß sind Haut, Unterhaut, Gefäßreste der Nabelschnur und Muskelhaut beteiligt, nicht aber das Unterhautfettgewebe, was zur Bildung der typischen Nabelgrube führt (Abb. 7.2-2).

Hebammenaufgaben

- Anleitung der Mutter/Eltern zur Nabelpflege
- tägliche Kontrolle der Nabelheilung.

7.2.7 Haut

Bei der Geburt ist die Haut des reifen NG noch von einer dünnen, kaum sichtbaren Schicht Vernix caseosa (Käseschmiere) überzogen. Diese hat bakterizide Eigenschaften und bietet Schutz, solange die Haut noch nicht mit den physiologischen Hautkeimen (vorherrschend Staphylococcus aureus) besiedelt ist. Zunächst weist die NG-Haut einen neutralen pH-Wert auf, der mit Abschluß der Keimbesiedlung nach etwa 1 Woche eine saure Reaktion zeigt. Die Hautfarbe ist je nach Aktivität rosig bis rot, schlafende Kinder sind blasser. Vor allem polyglobule NG (Hämatokrit und Erythrozytenzahl erhöht) neigen aufgrund verminderter Durchblutung kapillärer Gefäße zu bläulichen, kalten Händen und Füßen. Bei diesen Kindern kann das gelegentliche Auftreten eines *blauen Munddreiecks* bei Anstrengung (Saugen, Schreien) toleriert werden.

Ein guter Hautturgor (Hautspannung) läßt die Haut glatt erscheinen, bei Flüssigkeitsmangel bleiben Hautfalten stehen. In den ersten Lebenstagen können folgende **vorübergehende Erscheinungen** auftreten:

- **Abschuppen der Haut** (Desquamatio neonatorum):

Besonders bei untergewichtigen, reifen und bei übertragenen NG schuppt sich die obere Hautschicht stark ab (s. S. 435).

- **Lanugohaare** (Flaumbehaarung des Ungeborenen):

Auch bei Reifgeborenen finden sich manchmal noch Reste auf Oberarmen, Schultern und Ohren; sie fallen in der Neugeborenenperiode aus.

- **Fingernägel:**
Bei reifen NG ist der obere Fingernagelrand z. T. noch mit der Nagelhaut verwachsen. Überstehende Ecken sollten wegen Verletzungsgefahr (eingerissene Nägel können zu Nagelbettentzündung mit Abszeßbildung führen) in den ersten 3–4 Wochen nicht geschnitten werden. Nagelüberstände schilfern in den ersten Tagen ab. Wenn sich das Kind kratzt, werden die Ärmel über die Hände gezogen oder die Finger mit fetthaltiger Creme (z. B. Ringelblumensalbe) eingecremt.

- **Petechien** (kleine Hautblutungen):
Sie sind isolierte Gefäßschäden infolge des starken Drucks bei der Geburt, z. B. subkonjunktivale Blutungen in der Augenbindehaut. Sie werden in kurzer Zeit resorbiert.

- **Neugeborenenexanthem:**
Unterschiedlich ausgedehnter Hautausschlag mit roten, unregelmäßigen, etwas erhabenen Flecken (oft mit zentraler Pustel sterilen Inhalts), der im Gesicht und am Körper auftritt und meist spontan abheilt.

- **Neugeborenenakne** (Acne neonatorum):
Sie ist eine pubertätsähnliche Schwangerschaftsreaktion auf verbliebene mütterliche Hormone, sie betrifft häufig nur die Talgdrüsen der Wangen.

- **Milien** (Talgzysten):
Sie zeigen sich als winzige weiße Pünktchen im Gesicht; es sind verstopfte Poren, die sich nach einiger Zeit öffnen.

- **„Storchenbiß"** (Naevus Unna-Politzer):
Kleineres, rotes Muttermal (Hautgefäßfehlbildung), meist im Stirn- und Nackenbereich, verblaßt im Kleinkindalter durch Dickerwerden der Haut.

- **„Mongolenfleck"** (Überpigmentierung):
Dieser fragwürdige Begriff bezeichnet eine dunkle, graubraune bis bläuliche, über der Steißregion gelegene Hautstelle. Er ist typisch für Kinder dunkleren Teints und verblaßt im Kleinkindalter.

- **Ödeme** (Wassereinlagerungen im Gewebe):
Sie zeigen sich als Schwellungen an Augenlidern, Genitalien, Hand- und Fußrücken. Mit zunehmender Stabilisierung des Stoffwechsels werden sie nach einigen Tagen ausgeschwemmt.

Hebammenaufgaben

- Anleitung der Mutter/Eltern zur Haut- und Körperpflege des Kindes
- Erklärung von Hauterscheinungen
- tägliche Beobachtung der Haut.

7.2.8 Temperaturregulation

Die normale Körpertemperatur beträgt 36,5–37,5 °C. NG erzeugen Wärme noch nicht durch Muskelzittern, sondern durch chemische Spaltprozesse, die Energie verbrauchen (Glukose, Sauerstoff). Sie sind nicht in der Lage, den Temperaturhaushalt in dem Maße zu regulieren, wie ältere Kinder oder Erwachsene. Sie kühlen leicht aus, bzw. überhitzen schnell. Statt Überwärmung mit Schwitzen auszugleichen, steigt ihre Körpertemperatur. Auch Flüssigkeitsmangel kann eine Temperaturerhöhung (Durstfieber) erzeugen. NG brauchen eine temperaturstabile Umgebung und sind nahe dem Körper der Mutter am besten aufgehoben. Ehe man ausgekühlte Kinder wärmer anzieht oder zudeckt, muß ihnen Wärme zugeführt werden (Körperwärme, Wärmflasche, Wärmebett). In den ersten Tagen sind Temperaturkontrollen sinnvoll, um auf Temperaturschwankungen zu reagieren und Infektionszeichen nicht zu übersehen.

Hebammenaufgaben

- Beratung der Mutter/Eltern hinsichtlich des Wärmebedürfnisses von NG
- Anleitung zu Temperaturkontrollen.

7.2.9 Gewicht

Nahezu jedes NG nimmt in den ersten Lebenstagen an Gewicht ab. Es verliert vor allem Flüssigkeit durch Mekonium- und Urinentleerung,

Abatmen und Verdunsten (perspiratio insensibilis) sowie Ödemausschwemmung.

> Beim gesunden, reifen, normalgewichtigen NG gilt ein **Gewichtsverlust von bis zu 10%** als physiologisch. Am 14. Tag p. p. sollte es sein Geburtsgewicht wieder erreicht haben.

Die meisten Kinder nehmen weniger ab und erreichen schneller wieder ihr Geburtsgewicht. Die Anhaltszahlen dürfen in Ausnahmefällen (unter Ausschluß akuter Gefährdung oder Belastung des NG) auch unterschritten werden. Es ist sinnvoller, eine Stillbeziehung langfristig zu stützen, als durch voreiliges Zufüttern das Vertrauen der Mutter in ihre Stillfähigkeit zu stören. Die Betreuung durch die Hebamme ist in einem solchen Fall erst beendet, wenn das Kind zunimmt!

Hebammenaufgaben

- Aufklärung der Mutter/Eltern über die zu erwartende Gewichtsentwicklung
- gelassene, optimistische Stillunterstützung
- gezielte Beobachtung des NG: Wie oft trinkt es, wie lange, wieviel (Stillprotokoll s. S. 332), wie ist der Allgemeinzustand: Hautbeschaffenheit, Einnässen, Stuhlgang, Ikterus, Zufriedenheit des Kindes?

7.3 Versorgung des gesunden Neugeborenen

Andrea Hübel/Andrea Stiefel

7.3.1 Erstversorgung

Hierunter fallen alle Maßnahmen, die direkt nach der Geburt des Kindes erforderlich sind. Die Reihenfolge der Durchführung richtet sich nach dem Zustand des Kindes und differiert nach Klinik und Hebamme. **Erstversorgung** eines unauffälligen, gesunden Neugeborenen umfaßt:

- **Abtrocknen** des Kindes, um Auskühlen zu vermeiden,
- **Absaugen** der oberen Luftwege falls nötig
- **Abnabelung** vorläufig oder endgültig (s. S. 219)
- Entnahme von **Nabelarterien- und Nabelvenenblut zur Blutgasanalyse**, ggf. für weitere Untersuchungen (Blutgruppenbestimmung)
- gleichzeitige **Beobachtung** des Vitalitätszustandes des Neugeborenen (s. S. 408).

Während dieser Maßnahmen oder kurz danach Kind auf Bauch/Brust der Mutter legen und in vorgewärmte Tücher (Handtuch, Molton) einhüllen.

Umgang mit dem Neugeborenen

Häufig schließt sich an die Erstuntersuchung die weitere Versorgung (Wiegen, Messen, Waschen, Anziehen) unmittelbar an. Besser ist jedoch, das Kind zunächst bei der Mutter zu lassen, damit sich beide „kennenlernen". Die Adaptation an die neue Umgebung fällt leichter, das Neugeborene kann den Zeitpunkt des ersten Anlegens durch eigene Äußerungen, wie Suchen mit dem Mund oder Saugen an den Fingern signalisieren.

Günstig ist auch, die Eltern den Zeitpunkt der ersten Kontaktaufnahme selber wählen zu lassen. Sie können entscheiden, wann und wie sie ihr Kind berühren, hochnehmen, streicheln, ganz nach eigenem Empfinden. Voraussetzung dafür ist ein vitales, unauffälliges Neugeborenes.

Waschen, Baden, Anziehen

Das Kind kann vor oder nach Untersuchung und Feststellung von Maßen und Gewicht gebadet bzw. gewaschen werden.

Um einen *Wärmeverlust* des Neugeborenen zu vermeiden, muß der Bade- oder Wickelplatz warm und frei von Zugluft sein. Vorgewärmte Handtücher und Kinderwäsche werden bereitgelegt. Die Wassertemperatur sollte 37 °C betragen, Badezusätze sind unnötig. Das Bad dient dem Wohlbefinden, weniger der Reinigung. *Blut- und Sekretreste* am kindlichen Kopf lassen sich, durch das Wasser aufgeweicht, gut entfernen. Verbleibende Reste können vorsichtig mit einem feinen Kamm entfernt werden (nach Gebrauch säubern und desinfizieren). Anschließend werden Haare und Kopf sorgfältig *abgetrocknet*, ebenso der Körper, besonders die Hautfalten an Hals, Armen, Beinen und im Genitalbereich. Dem Neugeborenen wird nun die bereits vorgewärmte Wäsche angezogen, und es erhält ein Namensbändchen, falls dies nicht schon am Entbindungsbett vorgenommen wurde.

Baden und Anziehen kann auch der *Vater* unter Anleitung der Hebamme übernehmen und damit erste Kontakte zu seinem Kind knüpfen.

7.3.2 Vitalitätszustand

Hierfür hat sich die Zustandsbewertung nach dem **Apgar-Schema** bewährt.

5 einfach zu beschreibende Parameter, *Herztätigkeit*, *Atmung*, *Muskeltonus*, *Reizbeantwortung* und *Hautfarbe* werden mit den Ziffern 0 = schlecht, 1 = bedenklich, 2 = gut bewertet. Das Ergebnis wird zusammengezählt. Eine Bewertung erfolgt 1, 5, und 10 Minuten post partum und muß dokumentiert werden (Tab. 7.3-1).

1. Die **Herzfrequenz** Neugeborener variiert postpartal stark und hängt ebenso wie die Atemfrequenz von äußeren Einflüssen ab. Jeder Reiz (laute Geräusche etc.) wird in der Regel mit einem Frequenzanstieg beantwortet.
Normale Herzfrequenz: 100–140 spm.
Pathologische Erscheinungen: (s. S. 422).

2. Der **erste Atemzug** sollte innerhalb 20 Sekunden post partum erfolgen. Die einsetzende Atmung des Neugeborenen ist zunächst diskontinuierlich (Pendelatmung) und von geringer Frequenz (ca. 15 Atemzüge/Min.). Spätestens nach 90 Sekunden wird sie frequenter (40–60 Atemzüge/Min.). In der Ausatemphase schreien viele Neugeborene, auch Husten und Niesen sind normale Reaktionen auf die veränderte Umgebung. Die Atmung wird von zahlreichen äußeren Reizen, meist im Sinne einer Frequenzsteigerung beeinflußt.
Pathologische Erscheinungen:
Tachypnoe: über 60 Atemzüge/Min.,
Dyspnoe (erschwerte Atmung): Einsatz der Atemhilfsmuskulatur. Bei der Inspiration kommt es zu Einsenkungen am Thorax (zwischen den Rippen = interkostal, am Brustbein = sternal, im Oberbauchbereich = epigastrisch), evtl. auch Nasenflügeln, expiratorisches Stöhnen (grunting, knorksen = stöhnender Laut in der Ausatemphase).

3. Der **Muskeltonus** ist erhöht (hyperton), die Reflexe gesteigert und das Neugeborene bewegt sich meist sehr lebhaft. In Rückenlage werden die Beine in Hüft- und Kniegelenk gebeugt gehalten, die Oberarme leicht vom Körper abgespreizt, mit angewinkelten Unterarmen. Die Hände sind zur Faust geballt.
Pathologische Erscheinungen:
Bewegungsarmut bis Verlust aktiver Beweglichkeit, hypotone (schlaffe) Muskulatur, Streckhaltung der Extremitäten, asymmetrische Spontanbewegungen, Krämpfe.

4. **Reflexe:** Direkt nach der Geburt zeigt ein gesundes Neugeborenes ein ausgeprägtes Reflexverhalten. Laute Geräusche, Berührungen, helles Licht veranlassen das Kind zu Abwehrreaktionen wie Schreien, heftigen Armbewegungen, Wegdrehen des Köpfchens.
Pathologisches Erscheinungen:
Verminderte Reaktion oder nicht vorhandenes Reagieren auf Impulse, leichtes Verziehen des Gesichts (grimassieren).

5. Die **Hautfarbe** ist direkt p. p. oft bläulichrosa, innerhalb 1 Minute sollte sie an Kopf, Rumpf, Beinen und Armen rosig bis rot sein.

Tab. 7.3-1: **Apgar-Schema**, Parameter und Bewertung

Kriterien	0 Punkte	1 Punkt	2 Punkte	1 Min.	5 Min.	10 Min.
Herzfrequenz	nicht hörbar	< 100 spm	> 100 spm			
Atmung	keine	unregelmäßig, flach, langsam	regelmäßig, schreiend			
Muskeltonus	schlaff	träge, wenig Bewegungen	aktiv, voller Beugetonus			
Reflexerregung	keine Reaktion	vermind. Reaktion, Grimasse	Schrei, Abwehr			
Hautfarbe	zyanotisch oder blaß	Körper rosig, Extremitäten blau	rosig			
Gesamtpunkte:						
Bewertung:	APGAR	Bezeichnung des klinischen Zustandes				
	9–10	optimal lebensfrisch				
	7–8	noch lebensfrisch				
	5–6	leichter Depressionszustand				
	3–4	mittelgradiger Depressionszustand				
	0–2	schwerer Depressionszustand				

Hände und Füße können noch einige Zeit eine bläuliche Färbung aufweisen, eine wesentliche Bedeutung hat dieser Befund nicht, da es sich um eine *lokale Zyanose* (nicht kardial, pulmonal oder zerebral bedingt) handelt, die bei herabgesetztem venösen Rückstrom auftritt.

Pathologische Erscheinungen:
Blässe bei Neugeborenen ist stets bedrohlich und Zeichen für schwere Asphyxie, stärkere fetale oder neonatale Blutungen, Unterkühlung.

Die **Bestimmung des pH-Wertes** aus Nabelarterienblut gibt Auskunft über den Säure-Basen-Haushalt und stellt ein zusätzliches Kriterium zur Erfassung des Vitalitätszustandes von Neugeborenen dar (Tab. 7.3-2).

Tab. 7.3-2: pH-Werte und Säure-Basen-Haushalt bei Neugeborenen

pH	Bezeichnung der Azidität
≥ 7,30	Normazidität
7,29–7,20	gering bis mittelgradig erhöhte Azidität
7,19–7,10	leichte bis mittelgradige Azidose
7,09–7,00	fortgeschrittene Azidose
< 7,00	schwere Azidose

7.3.3 Klassifikation der Neugeborenen

Die Entwicklung zum reifen Neugeborenen (NG) erfordert eine bestimmte Schwangerschaftsdauer (Tragzeit) und eine ungestörte plazentare Funktion. Abweichungen von der normalen Tragzeit, sowie Störungen des intrauterinen Stoffwechsels, die sich bei Geburt durch Unter- oder Übergewicht des Kindes zeigen, sind wesentliche Kriterien für die Klassifikation Neugeborener.

Jedes Kind wird also nach seinem Schwangerschaftsalter und nach seinem Geburtsgewicht eingruppiert (s. S. 434).

Normalgewichtige, reife Kinder haben die besten Voraussetzungen für Geburt, postnatale Anpassungsphase und weitere Entwicklung.

Da die Schwangerschaftsdauer nicht immer exakt zu errechnen ist, kann das Gestationsalter oft nur nach sichtbaren Reifezeichen am geborenen Kind (*Reifeschemata*) bestimmt werden.

7.3.4 Meßbare und sichtbare Reifezeichen

3 Maße sind dokumentationspflichtig: **Gewicht, Länge und Kopfumfang**. Sie gelten (nach einer Empfehlung der WHO) als bei der Geburt erhoben, wenn sie innerhalb der ersten Lebensstunde gemessen werden, bevor der physiologische Gewichtsverlust beginnt.

- Das **Geburtsgewicht** wird in der Regel auf 10 g auf- oder abgerundet. Größere Genauigkeit ist bei „runden" Gewichten zu fordern (z. B. 2000 g, 3500 g), da für Vitalstatistiken 500 Gramm-Gewichtsklassen gebildet werden.

Allein die Änderung der Grenze für Kinder mit niedrigem Geburtsgewicht von 2500 g auf 2499 g senkt deren Häufigkeit von 7 auf 6 %).

- **Körperlänge** ist die Distanz zwischen Scheitel und Fußsohle. Wichtig ist, die Kinder nicht an den Füßen hängend zu messen. Extreme Streckung der Hüftgelenke kann die Gelenkkapseln schädigen und eine Hüftdysplasie verursachen. Die Körperlänge wird schonend für das Kind mit dem Bandmaß oder der Meßmulde ermittelt. Ebenso wird der **fronto-occipitale Kopfumfang** (Hutmaß, Abb. 7.3-1). mit dem Bandmaß abgenommen.

7.3.5 Reifeschemata

Die Reifebestimmung erfolgt anhand der geburtshilflichen Daten (Gewicht, Länge, Kopfumfang) sowie morphologischer und neurologischer Kriterien.

Morphologisch (die äußere Gestalt betreffend): *Leicht zugängliche körperliche Merkmale* werden untersucht und je nach Ausprägung bestimmten Gestationswochen zugeordnet und mit Punktziffern versehen. Die Sicherheit der Bestimmung erhöht sich, je mehr Merkmale einer Beurteilung unterzogen werden. Die Punktsumme ergibt einen sog. morphologischen Reifeindex, ausgedrückt in Gestationswochen, z. B. nach Petrussa (Tab. 7.3-3).

Neurologisch (das Nervensystem betreffend): Hier erfolgt die Reifebestimmung anhand des *Tonus-* und *Reflexverhaltens*.

Die Problematik dieser Klassifikation besteht in ihrer Störanfälligkeit durch perinatale Erkrankungen, Anpassungsschwierigkeiten, äußere Reize (Kälte), besondere Stoffwechselsituationen (Hypoglykämie) und medikamentöse Einflüsse (Sedativa).

7.3.6 Fehlbildungsdiagnostik

Susanna Wagner/Andrea Stiefel

Obwohl angeborene Fehlbildungen selten sind, muß jedes Kind im Rahmen der Erstversorgung sorgfältig und systematisch untersucht werden. Diese erste Untersuchung (U_1) wird von Hebamme oder Ärztin in den ersten 2 Stunden p. p. durchgeführt.

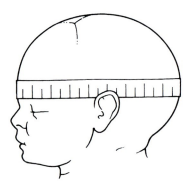

Abb. 7.3-1 Circumferentia fronto-occipitalis = großer Kopfumfang (Hutmaß)

Tab. 7.3-3: Reifeschema nach **Petrussa**

Merkmal	Wertepunkte			Summe
	0	1	2	
Ohr	„formlos" weich	äußerer Rand nur oben umgeschlagen	volle Form fest	
Brust	roter Punkt	Warzenhof eben erkennbar	Warzenhof Ø > 5 mm	
Haut	dünn, rot, glasig	rot oder ödematös	rosig	
Sohlenfalten	distal 1–2	distale Hälfte	bis Ferse	
Hoden Große Labien	in der Leiste kaum vorhanden	halb deszendiert auf Höhe der kleinen Labien	im Skrotum überdecken kleine Labien	

Reifealter in SSW: 30 + Punktesumme

Kopf

Der Kopf wird abgetastet und beschaut. Festzuhalten sind das Caput succedaneum (Geburtsgeschwulst) und das Kephalhämatom (Kopfblutgeschwulst siehe S. 427), auffällige Kopfformen, Hämatome (blaue Flecken), Inzisionsstellen und andere Verletzungen wie z. B. Vakuum- und Zangenmarkierungen. Die *große Fontanelle* (etwa 2,5 mal 1,5 cm) ist offen, weich und nicht gespannt.

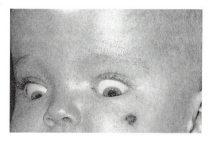

Abb. 7.3-2: Sonnenuntergangsphänomen (aus Pschyrembel: Klinisches Wörterbuch. de Gruyter 1994)

Augen:
Überprüft wird der Wachheitsgrad des Neugeborenen. Form und Größe der *Pupillen* werden betrachtet. Auffällig sind *Strabismus* (ständiges Schielen), *Nystagmus* (Augenzittern), das *Sonnenuntergangsphänomen* (Abb. 7.3-2) und Augenfehlbildungen wie z. B. ein *Katarakt* (Trübung der Linse). Das Augenweiß darf nach der Geburt nicht gelb sein, Sklerenblutungen (Blutung in die Augenlederhaut) lösen sich meist innerhalb weniger Tage von selbst auf.

Ohren:
Untersucht werden Sitz, Form und Festigkeit der Ohren, sowie die Anlage des Gehörganges.

Nase:
Sehr enge Nasenlöcher oder eine schiefe Nasenscheidewand (Abb. 7.3-3) führen zum typischen *Schniefen des Neugeborenen*. Der Pädiater kann die Nasenscheidewand wieder aufrichten, eine Fixierung ist meist nicht nötig. Diese einfache Methode erspart dem Kind spätere chirurgische Korrekturen. Die *Choanalatresie* (knöcherner oder membranöser Verschluß der hinteren Nasenöffnung) kommt meist einseitig vor; ist sie doppelseitig, muß die Mundatmung durch einen Rachentubus sichergestellt werden.

Mund:
Der Gaumen wird mit dem Finger abgetastet, um so eine gedeckte *Kiefer-Gaumen-Spalte* aus-

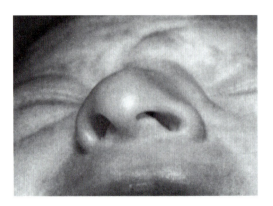

Abb. 7.3-3: Geburtsbedingte Dislokation des Nasenseptums (aus Zitelli, Davis: Farbatlas pädiatrischer Krankheitsbilder. Thieme 1989)

zuschließen, die auch ohne zusätzliche Lippenspalte vorkommt. Ein verkürztes Zungenbändchen an der Unterseite der Zunge stellt häufig eine Stillschwierigkeit (wunde Mamillen) dar und kann durch einen kleinen Eingriff durchtrennt werden. Der *Saugreflex* wird durch leichten Druck auf den Gaumen getestet. Fehlt er und liegt zugleich eine *Makroglossie* (große Zunge) vor, besteht der Verdacht einer Gehirnfehlbildung.

Hals

Ursachen einer einseitigen Kopfhaltung sind entweder der muskulöse oder der knöcherne *Schiefhals* (Knochenverschmelzungen mehrerer Halswirbel).

Ein *Neugeborenenstruma* (Drüsenschwellung am Hals) ist sehr selten, kann aber in schweren Fällen zur lebensbedrohlichen Atembehinderung führen.

Lymphangiome (erweiterte Lymphgefäße) finden sich meist im Hals-, Achsel-, Mediastinal- und Brustwandbereich.

Die Abklärung der *Ösophagusatresie* (angeborener Verschluß der Speiseröhre mit oder ohne Verbindung zur Luftröhre) erfolgt vor der ersten Nahrungsaufnahme durch Sondieren des Magens mit einem Einmalabsauger. Erste Hinweise hierfür sind eine anhaltende Zyanose und Heraufwürgen von schaumigem Speichel.

Die **Claviculae** (Schlüsselbeine) können bei erschwerter Schulterentwicklung brechen und stellen die *häufigste Geburtsverletzung* dar.

Bauch

Der Betrachtung der Brust und des Bauches auf auffällige Auswölbungen, Einziehungen oder Spaltbildungen folgt das Abtasten der Leber (bis 2,5 cm unter dem re. Rippenbogen) und der Milz (im li. Oberbauch unter dem Zwerchfell). In der Nabelschnur sollten *3 Gefäße* (1 Vene, 2 Arterien) sein.

Eine *singuläre Nabelarterie* ist oft kombiniert mit Herz- und Gefäßfehlbildungen.

Eine *Nabelhernie* (Nabelbruch, fehlender Verschluß des Ringmuskels) mit einem Durchmesser bis zu 1,5 cm macht dem Kind kaum Beschwerden und bildet sich mit zunehmender Stärke des Ringmuskels zurück.

Nur 1 von 4000 Kinder hat eine schwere Fehlbildung der Bauchdecke. Bei der *Omphalozele* (s. Abb. 7.4-9) liegen die Baucheingeweide innerhalb der Nabelschnurhaut. Sie wird wie die *Gastrochisis* (freiliegende Baucheingeweide neben dem Nabel) meist in der Schwangerschaft durch Ultraschall festgestellt. Die Hebamme deckt den Bauchinhalt steril ab und sorgt für Wärmezufuhr bis zur Verlegung in die Kinderklinik.

Zu den schwerwiegendsten Spaltbildungen am Unterbauch gehört die *Blasenekstrophie* (Spaltblase). Die Blase ist vorne offen, zusätzlich besteht eine Spaltung von Bauchwand, Symphyse, Klitoris, Penis (Epispadie = obere Harnröhrenspaltung).

Genitalien

Jungen:
Die *Hydrocele paratestis* ist eine Flüssigkeitsansammlung im Skrotum (Hodensack) und bildet sich spontan zurück. Bei einem *Kryptorchismus* sind einer oder beide Hoden nicht im Skrotum tastbar. Sie können fehlen, in der Bauchhöhle, inguinal (in der Leistenbeuge) oder hoch im Skrotum sein, eine Kontrolle ist nötig. Komplikationsreich ist die *Hodentorsion* (Achsendrehung). Das Kind schreit vor Schmerzen, die Hoden sind gerötet und geschwollen. Um die Nekrotisierung des Gewebes zu verhindern, muß innerhalb von 4 Stunden operiert werden.

Eine *Phimose* (Vorhautverengung) ist bei Neugeborenen nicht relevant, die Vorhaut darf bei der Erstuntersuchung auf keinen Fall zurückgeschoben werden. Gelegentlich wird eine *Hypospadie* (untere Harnröhrenspaltung) festgestellt. Harnwegsanomalien sind durch pränatale Ultraschalluntersuchungen meist bekannt.

Mädchen:
Fehlbildungen der Vulva sind *Synechie* (Verwachsung der kleinen Schamlippen) und *Hydrokolpos* (Ansammlung von Vaginal- und Zervixsekret durch Scheiden- oder Hymenalverschluß).

Hinweise auf *intersexuelles Geschlecht* (Zwitterbildung) sind Klitorisvergrößerung bei sonst normalem weiblichen Genitale und ein sehr enger Scheideneingang oder kleine Öffnungen an der Penisbasis. Eine Geschlechtszuordnung erfolgt später durch chromosomale und endokrinologische Untersuchungen.

Fehlen der Analöffnung wird als *Analatresie* bezeichnet, sie ist oft mit einer *Rektumatresie* (Mastdarmverschluß) verbunden.

Rücken

Die *Spina bifida* ist die häufigste Spaltung der Wirbelsäule. Unter diesen Oberbegriff fallen die *Spina bifida occulta* (Spaltwirbel unter der verschlossenen Haut), die *Meningozele* (Spaltbildung mit Austritt der Rückenmarkshäute) oder *Myelomeningozele* (Spaltbildung mit Austritt von Rückenmark und dessen Häuten, s. S. 431). Hinweise auf eine Spina bifida occulta sind Haarbüschel, Feuermale, kleine Grübchen oder Kanäle in der Sakralregion. Myelomeningozelen sind oft mit neurologischen Defekten, Fehlbildungen wie Herzfehler, Blasenektopie und einem Hydrozephalus verbunden.

Arme und Beine

Fehlbildungen der Extremitäten können sehr verschieden sein. Während bei der *Amelie* Gliedmaßen fehlen, sind sie bei der *Mikromelie* verkürzt. Das Vorhandensein von überzähligen Fingern oder Zehen wird als *Polydaktylie* (Abb. 7.3-4) bezeichnet, bei der *Syndaktylie* (Abb. 7.3-5) verwachsen Finger oder Zehen miteinander.

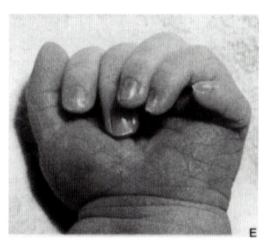

Abb. 7.3-4: Polydaktylie der Hand (6 Finger) (aus Zitelli, Davis: Farbatlas pädiatrischer Krankheitsbilder. Thieme 1989)

Vierfingerfurche, Kurz- und Langfingrigkeit sind oft Hinweise für chromosomale Fehlbildungen.

Überprüft wird zunächst der *Reflexstatus* (s. S. 395). Angeborene Nerven- oder Muskelerkrankungen zeigen sich in extremer Beugung

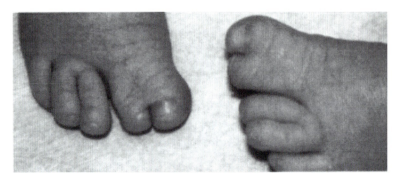

Abb. 7.3-5: Syndaktylie der Füße, bindegewebige Verwachsung der 1. und 2. Zehe (aus Zitelli, Davis: Farbatlas pädiatrischer Krankheitsbilder. Thieme 1989)

bzw. Streckung der Extremitäten oder dem Fehlen von Bewegungen. In Bauchlage kann das gesunde Neugeborene den Kopf auf die Seite drehen. Schlaffes Kopffallen oder verkrampftes Überstrecken mit überkreuzten Beinen sind verdächtig.

Häufig diagnostizierte Fußanomalien wie *Kletterfuß* und *Sichelfuß* bilden sich unter fachgerechter Massage meistens zurück. *Klumpfüße* oder *Hackenfüße* sind Fehlbildungen, die in den ersten Wochen orthopädisch behandelt werden müssen (s. S. 433). Einschränkungen in der Beweglichkeit der Hüfte, unterschiedlich lange Oberschenkel sowie Faltenasymmetrie am Gesäß und den Oberschenkeln weisen auf eine *Hüftgelenksdysplasie* hin.

Eine *Hüftluxation* (ausgekegelte Hüfte) ist sehr selten.

Herz, Kreislauf, Atmung und Haut

Unnötige Handhabungen unmittelbar nach der Geburt stören die Anpassung des Neugeborenen. Noch während das Kind bei der Mutter warm gehalten wird, kann die Atmung und Hautfarbe beobachtet werden. Mit einem vorgewärmten Stethoskop werden sowohl die *Herzfrequenz* als auch die *Belüftung der Lunge* auskultiert. Die Haut ist bzgl. Farbe, Turgor und Gefäßzeichnung zu überprüfen.

7.3.7 Prophylaxen

Andrea Stiefel/Josepha Rodriguez

Gonoblennorrhoe-Prophylaxe nach Credé
Ein Gonokokkenbefall der Zervix und Vagina (Erkrankung = Gonorrhoe, Tripper) kann nach vaginaler Entbindung zu schwerer kindlicher Augenentzündung und unbehandelt zur Erblindung (Blennorrhoe) führen. Wird dem Neugeborenen p. p. 1 Tropfen 1 %iges Argentum nitricum (Silbernitrat) in jedes Auge getropft, werden vorhandene Gonokokken abgetötet.

Die Prophylaxe mit Silbernitrat deckt ein breites Erregerspektrum ab, wie dies mit anderen angewendeten Mitteln (z. B. Antibiotika) bisher noch nicht möglich ist. Es erfaßt nicht nur die Gonokokken, sondern auch andere in der Scheide vorkommende Bakterien, die ebenfalls schwerwiegende Augenentzündungen beim Kind hervorrufen können. Silbernitrat brennt in den Augen und kann eine Reizung der Bindehaut (Konjunktivitis) erzeugen.

Anwendung: Die Hebamme spreizt mit zwei Fingern oder Tupfern das Auge des Kindes leicht auf und gibt einen Tropfen in den Bindehautsack. Das Auge wird kurz offengehalten, bis die Lösung milchig ist. Überschüssiges Silbernitrat, das nach Verabreichung aus dem Auge herausläuft, wird sofort abgetupft, da es die Haut reizt und dunkel verfärbt. Nie mit dem Tupfer im Auge herumwischen!

Die Gonoblennorrhoe-Prophylaxe wird kontrovers diskutiert und ist seit 1986 nicht mehr gesetzliche Pflicht. Die Eltern sollten über die Prophylaxe informiert werden und entscheiden dann, ob sie angewendet werden soll. Ein Zervixabstrich in den letzten Wochen vor der Entbindung bietet nur Sicherheit, wenn nach dem Zeitpunkt der Untersuchung kein sexueller Kontakt mehr erfolgt. Sinnvollerweise sollte dabei nicht nur auf Gonokokken untersucht werden, sondern auch andere Bakterien miterfaßt werden.

Blutungsprophylaxe mit Vitamin K

Vitamin K ist zur Synthese bestimmter Blutgerinnungsfaktoren unentbehrlich. Um einer Vitamin K-Mangelblutung vorzubeugen, wird eine orale Prophylaxe für alle gesunden Neugeborenen empfohlen.

Dosierung: 2 mg Vitamin K oral zur U1, U2, U3. Die Gabe wird im gelben Kinderuntersuchungsheft dokumentiert.

Das Vitamin K (Konakion®, erhältlich als Ampulle oder Glasfläschen mit Dosierpipette) wird mit dem Löffel oder einer kleinen Spritze/Pipette verabreicht. Günstig ist es, vorher den Saugreflex des Kindes zu stimulieren, da es dann den Mund öffnet und der Löffel leichter angenommen wird.

Vor Gabe der Vitamin K-Blutungsprophylaxe müssen die Eltern aufgeklärt werden und ihr Einverständnis vorliegen.

Nach schweren vaginal-operativen Geburten, schwieriger Entwicklung bei Kaiserschnitt, Frühgeburt oder wenn eine orale Gabe nicht möglich ist, sollte Vitamin K intramuskulär oder subkutan gespritzt werden (1 mg). Unbedingt notwendig ist die Gabe von Vitamin K nach mütterlicher Dauermedikation mit Antiepileptika.

Kinder, die ausschließlich gestillt werden, erhalten über die Muttermilch weniger Vitamin K (0,3 mg/100 ml) als Flaschenkinder, da künstlicher Nahrung Vitamin K zugesetzt wird (3–6 mg/100 ml). Sie sind dadurch gefährdeter im Hinblick auf eine Vitamin K-Mangelblutung.

Symptome des Vitamin K-Mangels sind: Blutungen in Haut, Schleimhäuten und Eingeweiden, intrakranielle Blutungen, häufig mit tödlichem Ausgang.

Rachitisprophylaxe mit Vitamin D

Vitamin D fördert die Resorption von Calcium und Phosphat aus dem Darm. Es wird aus der Nahrung in Vorstufen aufgenommen, die durch UV-Strahlung in der Haut in Vitamin D umgewandelt werden. Vitamin D-Mangel führt zu Störungen des Knochenaufbaus (mangelhafte Verknöcherung der Knorpelsubstanz) und dadurch zu typischen Knochenverformungen im Thorax-, Becken-, und Beinbereich, bekannt als Rachitis oder „englische Krankheit".

Dosierung: Da in Wintermonaten und Übergangszeit in Nordeuropa die Haut nur wenig der Sonne ausgesetzt wird, sollten dem Säugling täglich 500 I.E. Vitamin D oral zugeführt werden (Vigantol®, Vigantoletten®). Vitamin D wird im ersten Lebensjahr und im darauffolgenden Winter verabreicht.

Begonnen wird beim gesunden Kind ab dem 6.–10. Lebenstag. Frühgeborene erhalten 1000 I.E., meist bis zum eigentlichen errechneten Geburtstermin, nach ärztlicher Anordnung zum Teil auch länger.

Anwendung: Die Tablette kann direkt in den Mund gelegt werden (Zunge, Wangentasche), danach wird gestillt oder Flüssigkeit angeboten. Sie zerfällt schnell, so daß sich das Kind nicht daran verschlucken kann. Eine weitere Möglichkeit der Applikation ist das Auflösen der Tablette mit etwas Wasser/Tee auf einem Löffel, der dem Kind dann angeboten wird. Auf keinen Fall sollte die Tablette in eine Tee- oder Milchflasche gegeben werden, da oft Reste in der Flasche bleiben. Eine exakte Dosierung ist so nicht möglich.

Eine Überdosierung von Vitamin D führt zur Vitamin D-Hypervitaminose (Entkalkung der Knochen).

Kariesprophylaxe mit Fluor

Eine zusätzliche Fluoridgabe (0,25 mg) meist zusammen mit Vitamin D (D-Fluoretten®, Fluor-Vigantoletten®) kann zu einer Verbesserung der

Zahnfestigkeit führen (unterschiedliche Lehrmeinungen). Fluor wird nicht nur im Zahnschmelz, sondern auch in den Knochen abgelagert, wo es den Phosphoranteil verdrängt. Aus diesem Grund ist diese Prophylaxe zu überdenken, zumal sie eine sorgfältige Zahnpflege nicht ersetzt. Die Eltern sollten von der Hebamme beraten werden, daß mit folgenden Maßnahmen Karies vermieden werden kann:

- rohkostreiche, zuckerarme Ernährung
- kein süßer Tee, Kakao, Fruchtsaft
- keine gesüßten Tees oder Schnuller zum Trösten und Schlafen, da auch ein ständiges Umspülen der Zähne Karies fördern kann
- Ablutschen von Schnullern und Flaschensaugern durch die Mutter zur Säuberung vermeiden, da mütterliche Kariesbakterien in den Mund des Kindes gelangen
- so früh wie möglich Zahnpflege mit fluorierter Zahncreme
- regelmäßige Kontrolle der Zähne beim Zahnarzt.

Für Fluor wird eine Gabe bis zum 6. Lebensjahr empfohlen.

7.3.8 Vorsorgeuntersuchungen und Screening

Andrea Stiefel

Sie dienen der Früherkennung von Anomalien, Entwicklungs- und Stoffwechselstörungen.

Die erste Neugeborenenuntersuchung oder U 1 wird von Ärztin oder Hebamme kurz nach der Geburt durchgeführt, die 2. Vorsorgeuntersuchung (U 2) zwischen 3. und 10. Lebenstag ist Aufgabe des Pädiaters. Insgesamt sind in Deutschland für jedes Kind neun Vorsorgeuntersuchungen vorgesehen (Zeitraum: Tag der Geburt bis 5. Lebensjahr). Sie werden in einem Begleitheft (sogenanntes „gelbes Heft") dokumentiert, das den Eltern ausgehändigt wird. (Abb. 7.3–6) Die Untersuchungen sind für die Eltern kostenlos.

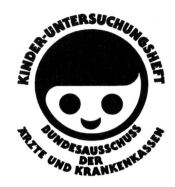

Abb. 7.3-6: Vorderseite des gelben Kinderuntersuchungsheftes

Screening

Zur Vorsorge gehören auch Screening-Tests als flächendeckende Methode zur Früherkennung von Stoffwechselerkrankung. Werden die Erkrankungen frühzeitig erkannt, können schwere geistige und körperliche Entwicklungsstörungen durch entsprechende Diät oder medikamentöse

Behandlung vermieden werden. Die betroffenen Neugeborenen sind in den ersten Lebenstagen meist unauffällig, so daß eine eventuelle Erkrankung ohne Screening zunächst nicht diagnostiziert werden kann.

Bezahlt werden die Untersuchungen von Krankenkassen und Bundesländern.

Untersuchte Erkrankungen:

1. Hypothyreose (Schilddrüsenunterfunktion)

Häufigkeit: 1:4.000

Ursachen:

Fehlende Schilddrüsenanlage oder Störung der Wanderung der Drüsenanlage vom Zungengrund zum Schildknorpel während der Embryonalentwicklung. Ebenso können genetische Defekte in der Hormonsynthese verantwortlich sein. Abhängig von der Größe der Anlagestörung entwickelt sich die Hypothyreose unterschiedlich schnell.

Eine zu frühe Abnahme (< 48 Stunden p. p.) kann falsche Untersuchungsergebnisse erzeugen, da Geburtsstress des Kindes und postpartale Anpassung die Schilddrüse stark beanspruchen.

Therapie:

Tägliche Gabe von Schilddrüsenhormonen, um Wachsstumsstörungen und geistige Retardierung zu vermeiden. Beginn so früh wie möglich (erste Lebenswochen).

2. Phenylketonurie (PKU auch Hyperphenylalaninämie)

Häufigkeit: 1:10.000
         1: 6.600 (unterschiedliche Literaturangaben)

Ursachen/Symptome:

Aufgrund eines erblichen Stoffwechseldefektes (Mangel an Phenylalanin Hydroxylase) reichert sich die Aminosäure Phenylalanin im Blut an.

Phenylalanin gelangt dabei sowohl aus der Nahrung als auch aus körpereigenem Eiweiß ins Blut. Ohne Behandlung führt die Erkrankung zu geistiger Retardierung, Krampfneigung, Mikrozephalie. Ein Erkennungsmerkmal ist ein mäuseartiger Geruch des Urins.

Therapie:

Behandlungsbeginn im ersten Lebensmonat. Phenylalaninarme Diät und Substitution von Aminosäuren erfolgt meist lebenslang, verbunden mit regelmäßigen Kontrollen des Phenylalanin-Blutspiegels.

Frauen mit PKU müssen in der Schwangerschaft engmaschig kontrolliert werden und streng Diät halten, da sonst die Gefahr einer intrauterinen Schädigung des Kindes besteht.

3. Galaktosämie

Häufigkeit: 1:50.000

Ursachen/Symptome:

Verwertungsstörung der mit der Milchnahrung (auch Muttermilch) zugeführten Galaktose. Galaktose ist ein Bestandteil des Milchzuckers. Bereits in den ersten Lebenstagen treten Hypoglykämien (Unterzuckerung) auf, Krampfanfälle und ein verlängerter Neugeborenenikterus. Weitere Folgen sind Leber- und Hirnschäden oder Erblinden.

Therapie:

Lebenslange galaktosefreie Diät. Die Kinder dürfen nicht gestillt werden.

4. Adrenogenitales Syndrom (AGS)

Häufigkeit: 1:10.000

Ursachen/Symptome:

Störung im Hormonsystem, die zu einer vermehrten Bildung von Androgenen führt. Dies bewirkt eine unterschiedlich deutliche Virilisierung (Vermännlichung) des äußeren Genitale beim Mädchen. Ovarien, Tuben, Uterus und Vagina sind aber normal ausgebildet. Bei stark ausgeprägtem AGS ist die richtige Geschlechtszuordnung oft schwierig.

Knaben zeigen häufig nur eine leichte Penisvergrößerung sowie eine stärkere Pigmentierung des Genitales. Oft tritt bei dieser Erkankung ein starker Salzverlust auf, der unbehandelt lebensbedrohlich werden kann.

Therapie:

Behandlung bei allen Formen des AGS mit Kortisol (Hydrocortison 3× täglich). Orale Gabe von Kochsalzlösung bei Kleinkindern und bei erhöhtem Salzverlust (Schwitzen, Durchfall, Erbrechen).

5. Ahornsirupkrankheit (Leuzinose)
Häufigkeit: 1:200.000
Ursache/Symptome:

Defekt im Aminosäurestoffwechsel. Starke Vermehrung der Aminosäuren Leuzin, Isoleuzin, Valin und ihrer Alpha-Ketosäuren in Blut und Urin. In der frühen Neugeborenenperiode zeigen sich bereits Trinkschwäche, Muskelhyper- oder -hypotonie, Krampfanfälle, zentrale Atemstörungen bis zum Koma. Die Kinder riechen nach Ahornsirup (auch als Maggi-Geruch beschrieben), daher der Name der Erkrankung.

Therapie:

Unbehandelt führt die Krankheit zum Tod, behandelt werden kann sie mit einer Spezialdiät (ähnlich der PKU), die lebenslang erfolgen muß.

6. Biotinidase-Mangel
Häufigkeit: 1:60.000
Ursache/Symptome:

Erbliche Stoffwechselanomalie mit nicht meßbarer Biotinidaseaktivität. Diese Erkrankung führt etwa ab dem 3. Lebensmonat zu Lethargie, verminderter Muskelspannung, Funktionsstörungen des Kleinhirns (gestörte Bewegungskoordination), Haarausfall und Schwerhörigkeit.

Therapie:
Gabe von Biotin (Vitamin H).

7. Zystinurie
Häufigkeit: 1:5.000−6.000
1:10.000 (unterschiedliche Literaturangaben)

Ursachen/Symptome:

Erbliche Störung des Transportes dibasischer Aminosäuren (Lysin, Arginin, Ornithin) und von Zystin.
Durch die höhere Ausscheidung über die Nieren und die geringe Löslichkeit von Zystin können sich Nierensteine bilden.

Therapie:
Reichlich Flüssigkeitszufuhr (mehrere Liter pro Tag), um den Urin zu verdünnen. Im Notfall Gabe von D-Penicillinamin (bindet Zystin zum besser löslichen Disulfid).

Die Durchführung des Tests auf PKU, Hypothyreose und Galaktosämie sind in allen deutschen Bundesländern obligatorisch. Welche Erkrankungen im Screening erfaßt werden, entscheidet eine Ärztekammer des Landes. Biotinidase wird vielfach mitgetestet, Untersuchungen auf Ahornsiruperkrankung, Zystinurie sind noch nicht in allen Screeninglaboratorien Standard.

Testmethoden

Im täglichen Sprachgebrauch wird das Neugeborenenscreening meist als „Guthrie-Test" bezeichnet. Das ist unkorrekt, denn der Guthrie-Test ist nur der mikrobiologische Hemmtest zum Nachweis der PKU:

Kapillar gewonnenes Blut aus der Ferse des Neugeborenen wird auf ein geeignetes Filterpapier getropft (Guthrie-Testkarte), getrocknet und versandt. Im Labor wird das blutgetränkte Filterpapier ausgestanzt und auf eine mit Bakteriensporen (bacillus subtilis) beimpfte Agarplatte gesetzt. Das Bakterienwachstum wird durch einen Zusatz gehemmt und erfolgt nur, wenn der Phenylalaningehalt der Blutprobe erhöht ist.

Moderne photometrische Testverfahren erlauben die Erfassung von Phenylalanin in deutlich geringerer Konzentration als mit dem Guthrie-Test.

Abnahmezeitpunkt

Viele der beschriebenen Erkrankungen können durch moderne Laboranalysen heute schon zu einem früheren Zeitpunkt als dem 5. Lebenstag bestimmt werden. Dies ist von Bedeutung, da immer mehr Kliniken die Wöchnerinnen bereits am 3. Tag postpartum entlassen und das Neugeborenenscreening somit früher abnehmen als bisher üblich. Vielfach wird den Eltern eine Kontrolluntersuchung empfohlen (PKU und Galaktosämie), da am 3. Tag die Ernährung mit

Milch noch nicht ausreichend sein kann. Die Notwendigkeit einer Wiederholung des Tests divergiert von Labor zu Labor. Die Hebamme muß sich beim zuständigen Labor informieren.

Die Blutentnahme im Krankenhaus dient der rechtlichen Absicherung, da befürchtet wird, daß ein Teil der Kinder durch das Netz des Screenings rutschen, falls die Eltern nach Entlassung keinen Kinderarzt aufsuchen oder nicht von einer Hebamme nachbetreut werden. Durch diese vom Gesetzgeber nicht beachtete Problematik werden viele Neugeborene einer unnötigen und unangenehmen doppelten Blutentnahme unterzogen, die höhere Kosten verursacht (Arztbesuch, Labordiagnostik).

Im Schadensfall haftet der Klinikarzt, bei Hausgeburten die Hebamme, bei ambulanten Geburten der betreuende Kinderarzt. Es besteht nicht nur die Verpflichtung zur Abnahme des Screenings, der Einsender (Hebamme, Kinderarzt, Klinik) ist verantwortlich, daß der Test tatsächlich vorgenommen wurde. Bei positivem Ergebnis wird sofort der Einsender, in einigen Bundesländern auch die Eltern unverzüglich vom Laborarzt informiert. Der Einsender erhält in jedem Fall (auch im negativen) eine Befundmitteilung. Trifft keine Mitteilung ein, darf nicht automatisch von einem negativen Befund ausgegangen werden, der Einsender muß dann beim Screeninglabor nachfragen.

Abnahme des Screenings

Benötigte Materialien:

– Guthrie-Testkarte
– Blutkapillare
– Urinröhrchen
– Einmalurinbeutel zum Ankleben
– sterile Wattetupfer
– Punktionslanzette
– 70% Isopropanol zur Hautdesinfektion
– Einmalhandschuhe zum Eigenschutz
– ein kleines Pflaster.

Urinproben werden nicht von allen Screeninglaboratorien benötigt. Die Uringewinnung erfolgt in der Regel mittels eines angeklebten Urinauffangbeutels.

Vorbereitung zur Blutentnahme:
- Informationen der Eltern; die Mutter kann das Kind beruhigen, ggf. stillen um es zu trösten.
- Die Haut im Bereich der Ferse sollte warm und gut durchblutet sein. Feuchte Wärme (Kompresse 5 min. bei 40 °C) steigert die Durchblutung um die Hälfte und erleichert den Blutfluß nach der Punktion.

Reiben oder das Auftragen durchblutungsfördernder Salben hilft wenig; Salbe kann die Probe verunreinigen (falsche Werte).

- Reinigung und Desinfektion der Haut mit 70% Isopropanol, danach mit sterilem Tupfer trockenwischen (Veränderung des Blutes). Jodhaltige Desinfektionsmittel nicht verwenden, sie verfälschen die Bestimmung der Schilddrüsenhormone.

Durchführung:
- Sichere Fixierung des Fußes mit der Hand (Abb. 7.3-7a), da die Kinder sich meist heftig bewegen.
- Punktion der Fersenhaut mit einer geeigneten Lanzette seitlich des Calcaneus (Fersenbein), nicht tiefer als 2,4 mm bei normalgewichtigem Neugeborenen (Abb. 7.3-7b). Wird die Haut

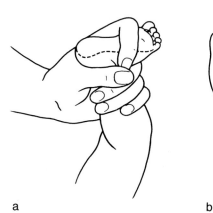

Abb. 7.3-7a und b: a. Halten des kindlichen Fußes bei Kapillarblutabnahme. Zwischen Fußrücken und Schienbein liegen ein oder mehrere Finger.
b. Punktionsstellen an der Fußsohle rechts und links des Calcaneus (schraffiert gekennzeichnet)

bei Punktion stark eingedrückt, verkürzt sich der Abstand zum Knochen, es besteht Verletzungsgefahr des Korpel- und Knochengewebes. Aus Verletzungen und Infektionen des Knochengewebes können Wachstumsstörungen des Fersenbeinknochens resultieren. Wegen des Infektionsrisikos sollte ein Stichkanal nie zweimal benutzt werden.

richtig   falsch

Abb. 7.3-8: Vollständiges Durchtränken jeder gepunkteten Kreismarkierung auf der Testkarte mit jeweils nur einem dicken Blutstropfen.

- Ersten Blutstropfen mit sterilem Tupfer abwischen und verwerfen (Desinfektionsmittelrückstände, Austritt von Gewebsflüssigkeit). Nachfolgende Tropfen zügig durch leichte Berührung auf das Filterpapier auftragen. Jeder Tropfen sollte die Kreise auf der Testkarte vollständig ausfüllen. (Abb. 7.3-8). Noch genauer kann mit einer Pipette aufgetragen werden (je 25 µl je Tropfen). Mehrfaches oder beidseitiges Auftragen auf die gleiche Stelle, ebenso zu kleine Blutmengen können die Ergebnisse verfälschen. Beim sogenannen „Melken" der Ferse wird Blut mit austretender Gewebsflüssigkeit verdünnt, eine weitere Möglichkeit für Analysefehler.

Danach Füllen des beiliegenden Kapillarröhrchens (ca. 2/3 Füllung reicht).

- Kurzes Komprimieren der Punktionsstelle, falls noch Blut austritt, anschließend mit einem kleinen Pflaster abdecken.
- Entsorgung der benötigten Materialien.

Umgang mit dem Untersuchungsmaterial:
- Testkarte nach Blutentnahme vor direkter Sonneneinstrahlung und Heizquellen schützen (Veränderung der Bluteiweißstoffe).
- Testkarten lange genug an der Luft trocknen, nicht in Folien und Plastiktüten verpacken. Feuchtigkeit und Wärme sind ideale Nährboden für Bakterien (Zersetzung der Testsubstanz).

- Lange Lagerung und Sammeln von Proben über einige Tage vermeiden. Möglichst am Entnahmetag ins Labor senden (schnelle Ergebnisse sind wichtig).
- Genaues Ausfüllen der Testkarte sowie Begleitscheine:
  - vollständiger Name, Geburtsdatum des Kindes
  - Abnahmedatum der Probe
  - Anschrift der Eltern/Klinik/Hebamme/Kinderarzt
  - medizinische Maßnahmen (Blutaustausch, Antibiotikagabe)
  - Ernährungszustand (Besonderheiten).

Die Testsets können durch Hebammen, Kinderärzte oder Kliniken kostenlos von den jeweiligen Screeninglaboratorien bezogen werden.

7.3.9 Weitere Untersuchungen

In den ersten Lebenstagen können neben den Vorsorgeuntersuchungen und dem Neugeborenenscreening noch andere Untersuchungen nötig sein.

- **Blutzuckerkontrollen:**
  - bei hyper- oder hypotrophen Neugeborenen (s. S. 435 ff.)
  - auffallender Zittrigkeit
  - nach anstrengender Geburt und pH-Wert unter 7,20
  - Hypothermie (Untertemperatur)
  - Frühgeburt.

Der erste Blutzuckerwert wird meist eine Stunde postpartum aus Kapillarblut bestimmt (Entnahme aus der Ferse), ist er niedrig (< 40 mg%) kann nach der ersten Stillmahlzeit noch Glukose (10–15%) gefüttert werden. Eine zweite Kontrolle erfolgt eine Stunde nach Glukosegabe (bei unauffälligem Kind). Die Häufigkeit weiterer Kontrollen hängt vom Zustand des Neugeborenen und von den hausüblichen Schemata ab.

- **Coombstest:** Antiglobulintest aus Nabelvenenblut. Bei RH-negativen Müttern gehört er zur Routine.
- **Bilirubinbestimmung, Blutbild, CRP** und andere Blutwerte je nach ärztlicher Indikation und Diagnose.
- **Ultraschalluntersuchungen:** Hüftsonographie, Untersuchungen des Schädels nach vaginal-operativen Entbindungen eventuell Oberbauchsonographie sind in vielen Kliniken Routineuntersuchungen, in anderen werden sie nur nach Indikation durchgeführt.

7.4 Versorgung gefährdeter und kranker Neugeborener

Heike Polleit

7.4.1 Risikofaktoren

Die Wahrscheinlichkeit, daß ein Kind vor, während oder nach der Geburt erkrankt oder stirbt, erhöht sich statistisch mit dem Auftreten von Risikofaktoren.

Risikofaktoren in der Schwangerschaft:

- Anamnestische Risiken, z. B.
  - mütterliche Grunderkrankungen
  - in der SchS erworbene mütterliche Erkrankungen
  - problematische familiäre, soziale oder psychische Ausgangssituation der Frau.
- Abweichungen vom normalen Schwangerschaftsverlauf, z. B.:
  - vorzeitige Wehen
  - diagnostizierte Fehlbildung des Kindes
  - Mangelentwicklung des Kindes
  - Oligo-/Polyhydramnion
  - Beckenendlage
  - Plazenta praevia
  - Übertragung (> 41/6 SSW).

Risikofaktoren während der Geburt:

- Mangelhafte Überwachung und Betreuung von Mutter und Kind.
- Abweichungen vom normalen Geburtsverlauf, z. B.:
  - Geburtseinleitung
  - lange Geburtsdauer
  - Fieber der Mutter
  - pathologisches CTG
  - grünes oder fötides (stinkendes) Fruchtwasser,
  - Einstellungsanomalie
  - Schulterdystokie
  - schwierige Entwicklung des Kindes aus BEL
  - Frühgeburt
  - operative Geburtsbeendigung.

Risikofaktoren unmittelbar nach der Geburt:

- 5-Minuten-Apgar < 7
- Nabelarterien-pH-Wert < 7,15
- respiratorische Anpassungsstörungen
- Fehlbildungen
- erhebliche Geburtsverletzungen
- unter- oder übergewichtiges Kind.

> Liegen Risikofaktoren vor, muß die Hebamme mit Komplikationen rechnen und organisatorisch darauf eingestellt sein, eine situationsangepaßte Erstversorgung durchzuführen oder dabei zu assistieren.

Ausschlaggebend für weiteres Handeln ist der klinische Zustand des NG, der anhand der Parameter Herzfrequenz, Atmung, Körpertemperatur, Hautfarbe, Tonus, Gesamteindruck beurteilt wird.

Als **gefährdet** gelten NG mit Risikoanamnese. Sie werden sorgfältig beobachtet.

Als **krank** gelten NG, die ohne Behandlung Schäden davontragen oder sterben würden.

7.4.2 Beobachtungen

Vitalzeichenkontrolle

- **Herzfrequenz:**

Der Ruhepuls des Neugeborenen beträgt 100–140 spm. Eine Herzfrequenz < 80 spm wird als *Bradykardie* bezeichnet, eine Frequenz > 140 spm als *Tachykardie*. Mit einem angewärmten Säuglingsstethoskop werden die Herzschläge im Bereich des Brustbeins eine ganze Minute ausgezählt.

- **Atmung:**

Normalwerte 40–60 Atemzüge/min in Ruhe. Durch Auflegen der Finger oder Hand auf den Thorax oder Rücken des NG werden eine Minute die Atembewegungen (Heben oder Senken des Thorax) ausgezählt. Man beobachtet, ob das NG beim Einatmen die Nasenflügel bläht (Nasenflügeln), die Thoraxmuskulatur unter das Niveau des Rippenbogens einzieht oder beim Ausatmen stöhnende Geräusche erzeugt (Knorksen). Diese Symptome entstehen beim Versuch, eine ungenügende Sauerstoffversorgung zu kompensieren.

- **Temperatur:**

Normalwerte (rektal) 36,5–37,5 °C. Üblicherweise wird bei gesunden Neugeborenen die Temperatur rektal gemessen. Schonender ist die axillare Temperaturkontrolle mit einem Digitalthermometer (Meßdauer ca. 2 Min.) oder der Einsatz eines Ohrthermometers.

Allgemeinbefinden

Hautfarbe, Muskeltonus und Gesamteindruck des NG müssen beobachtet und die erhobenen Befunde (mit genauer Uhrzeit) in einem Verlaufsprotokoll dokumentiert werden. Auffälligkeiten und Verschlechterungen sind der Ärztin mitzuteilen. Die Mutter (Eltern) wird über die Gründe einer intensivierten Beobachtung informiert. Die Beobachtung gefährdeter NG ist ebenso möglich, während die Mutter das Kind bei sich hat. Droht eine Verlegung, ist dies vielleicht für lange Zeit die letzte Gelegenheit zum innigen Kontakt.

Untersuchungen mit der in Bogota (Kolumbien) aus Mangel an Inkubatoren entwickelten *„Känguruhmethode"* (ein nur mit einer Windel bekleidetes Frühgeborenes wird der Mutter/Pflegeperson auf die nackte Brust gebunden) ergaben, daß sich unmittelbarer Hautkontakt stabilisierend auf Atmung und Kreislauf auswirkt.

7.4.3 Reanimation in der Klinik

Vorbereitung des Reanimationsplatzes

Benötigte Geräte, Instrumente, Materialien

- Wärmelampe mit Lichtquelle
- Absaugvorrichtung mit Auffangbehälter, Absaugkatheter verschiedener Stärke (CH 4–8), Verbindungsschläuche und Adapter
- Sauerstoffquelle, Beatmungsbeutel mit PEEP-Ventil, Neugeborenen- und Frühgeborenenmasken, Verbindungsschläuche und Adapter
- Kinderlaryngoskop, gerader Laryngoskopspatel, Magillzange für Säuglinge, Intubationstubi verschiedener Stärke (innerer Durchmesser = ID 2,0–3,5) und Adapter (Abb. 7.4-1)
- Säuglingsstethoskop, Thermometer, Blutzuckerteststäbchen, Magensonden, Alufolie, Nabelkatheterset
- Perfusor mit Systemen, Perfusorspritzen
- evtl. Überwachungsmonitor, Klebeelektroden
- Spritzen, Kanülen, Butterfly, Lanzetten, Schere, Skalpelle, Ampullensägen, Blutgaskapillare, Hautdesinfektionsmittel, Pflaster, Abwurfbehälter u. a.

Benötigte Medikamente

- Glukose 5 %, 10 % (10 ml Ampullen)
- NaCl 0,9 % als Infusion
- Natriumbikarbonat
- Calciumgluconat
- Morphinantagonist (z. B. Narcanti® neonatal)

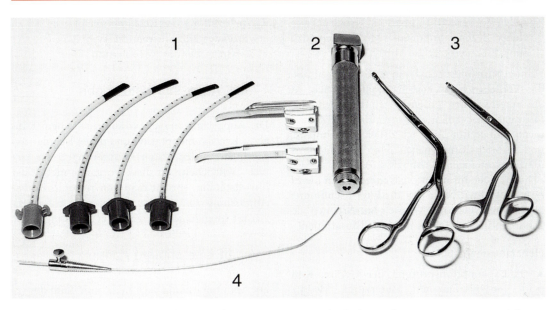

Abb. 7.4-1: Intubationsbesteck für Neugeborene: (1) Nasotrachealtubi Größe 2,0/2,5/3,0/3,5 mit Adapter (von re. nach li.), (2) Laryngoskop mit Spatel Größe 0 und 1; (3) Magillzangen, (4) Führungssonde (Photo: M. Kerkmann)

- Adrenalin (z. B. Suprarenin®)
- relaxierendes Medikament (z. B. Luminal®)
- Vitamin-K-Präparat (z. B. Konakion®)
- Plasmaproteinlösung (z. B. Humanalbumin).

Überwachungs- und Reanimationsgeräte für Neugeborene sowie Überprüfung und Wartung ausführlich auf S. 508 ff.

Vorbereitung der Reanimation

- Wärmelampe einschalten
- Türen schließen
- Raumtemperatur erhöhen
- Luftbewegung vermeiden
- Alufolie und mehrere weiche Tücher vorwärmen
- Instrumente bereitlegen und vorwärmen
- Medikamente und Infusionslösung aus dem Kühlschrank holen und im Wasserbad anwärmen
- Pflasterstreifen zurechtschneiden (0,5 × 8 cm, zum Fixieren von Tubus, Magensonde etc.).

Vorgehensweise bei der Reanimation

- Abtrocknen und Warmhalten
- Absaugen, Herzfrequenz feststellen
- zunächst: O_2-Dusche oder Maskenbeatmung

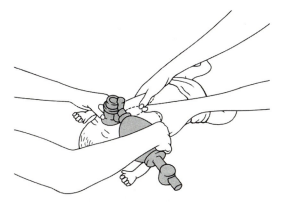

Abb. 7.4-2: Maskenbeatmung und Herzmassage bei primärer Reanimation (aus M. Amato: Manual der Neonatologie. Thieme 1992)

— falls erforderlich: Intubation, Nabelvenenkatheter legen, Volumen- Medikamentenzufuhr, Herzmassage (s. Abb. 7.4-2).

Im geburtshilflichen Team muß Einigkeit über das Vorgehen herrschen. Es empfiehlt sich, für die verschiedenen potentiell eintretenden Notfallsituationen Abläufe zu formulieren, Medikamentenzubereitungen schriftlich festzuhalten und in Stichworten neben dem Reanimationsplatz auszuhängen (s. Abb. 7.4-3).

Eine rasche Informationsweitergabe an die Eltern ist wichtig. Nichts ist für Eltern schlimmer, als das schweigsame Vor-sich-hin-Arbeiten des geburtshilflichen Teams in Notfallsituationen!

Hebammenaufgaben

- täglich Funktionsprüfung der Geräte, Kontrolle von Instrumenten, Materialien, Medikamenten
- Vorbereitung des Reanimationsplatzes bei zu erwartender Notfallsituation
- Assistenz bei der Reanimation.

7.4.4 Anpassungsstörungen

Die Anpassung an das extrauterine Leben (Lungen-, Kreislaufadaptation und deren Regulation) geschieht in den ersten Minuten nach der Geburt. Vollziehen sich diese Vorgänge nicht oder unvollständig, spricht man von *respiratorischer Anpassungsstörung*. Sie äußert sich in insuffizienter (ungenügender, gestörter) Atmung.

Verlängerte primäre Apnoe

Die Spontanatmung setzt nicht innerhalb der ersten 1–2 Min. ein.

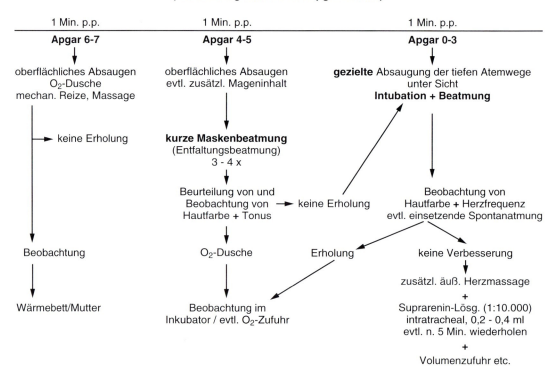

Abb. 7.4-3: Reanimationsschema für Neugeborene (Dr. W. Rhode, Frauenklinik Berlin Neukölln)

Ursachen können sein:
- ungenügender Atemreiz
- Atemdepression durch Medikamente
- Mekoniumaspiration
- gestörte Lungenentfaltung

Solange die Nabelschnur pulsiert, das Kind rosig ist und sich spontan bewegt, genügt es, durch Stimulation den Atemreiz zu verstärken (Mutter auffordern, ihr Kind zu berühren, sanftes Frottieren des Rückens und Druck im Bereich des Kreuzbeins). Sind Zeichen einer akuten Sauerstoffmangelsituation erkennbar (Apgar < 7), wird reanimiert.

Atemnotsyndrom

Der Begriff faßt die Symptome insuffizienter Atmung zusammen, wie sie auch bei Infektion, Herz- oder Lungenerkrankung zu beobachten sind:

- Tachypnoe (> 60 Atemzüge/min in Ruhe) und Thoraxeinziehung beim Einatmen
- Stöhnen/Knorksen beim Ausatmen und Nasenflügeln
- Apnoen (Atemunterbrechung > 20 sec) und Zyanose (Blauverfärbung der Haut)
- Bradykardie, Tachykardie
- marmorierte oder blasse Haut.

Anpassungsstörungen können sich in den ersten 24 h spontan bessern bzw. verschwinden oder lebensbedrohlich werden. Die Vitalzeichen werden zunächst engmaschig (viertel- bis halbstündlich) kontrolliert, außerdem Blutgase, -bild und Differentialblutbild. Hilfreich ist eine Ruhephase im warmen Inkubator für das NG. Es kann dabei gut beobachtet werden. Ein 37 °C warmes Erholungsbad und unmittelbarer Hautkontakt mit der Mutter („känguruhen") können den Kreislauf stabilisieren. Bei Verschlechterung ist pädiatrische Weiterbehandlung notwendig.

7.4.5 Infektionen

Infektionen in der frühen Neugeborenenperiode (bis 7. Tag p.p.) können lebensbedrohlich sein, da die Abwehrsysteme unreif sind. Aus einer lokalen Infektion kann innerhalb von Stunden eine **Sepsis** (Überschwemmung des Organismus mit Erregern über den Blutweg) werden. Bereits bei Sepsisverdacht, noch vor Identifikation der Erreger, wird antibiotisch therapiert.

Die **Symptome der Frühsepsis** (bis 7. Tag p.p.) sind unspezifisch, was eine Diagnose erschwert:

- graublasse, marmorierte Hautfarbe
- schlaffer Tonus, Untertemperatur, Temperaturschwankungen
- Tachykardie, Bradykardie, Ateminsuffizienz
- Krampfbereitschaft, Trinkunlust, geblähter Bauch, kein Stuhlabgang
- Blutungsneigung (Gerinnungsstörung)
- Hyperbilirubinämie.

Die **Spätsepsis** (> 7. Tag p.p.) zeigt sich als Infektion eines bestimmten Organs. Die Symptomatik entspricht dann dem Krankheitsbild, z.B. einer Hirnhaut- oder Lungenentzündung.

Unter der Geburt erworbene Infektionen

Die Erreger stammen entweder aus dem Geburtskanal (z.B. Escherichia coli, Enterobacter, Staphylococcus aureus) oder sind Keime, mit denen die Mutter zwar infiziert ist, die aber nicht zu symptomatischer Erkrankung führten (z.B. Steptokokken, Chlamydien, Herpes simplex-Viren) und deshalb vorher oft nicht bekannt sind.

Kind:
Infektionszeichen im Blutbild sind Leukozytenanstieg/-abfall und Thrombozytenabfall. Das Differentialblutbild weist eine Erhöhung der Granulozyten und die sog. Linksverschiebung (Erhöhung der Frühformen weißer Blutkörperchen) auf. CRP (C-reaktives Protein) steigt über 1 mg/dl. Die Blutgase verschieben sich (BE niedrig, PCO_2 erhöht), Gerinnungsparameter können erniedrigt sein.

Blutkultur und Abstriche (z.B. von Nasen-Rachen-Raum, Ohr, Nabelrest, Augen, Plazenta,

Eihäuten) dienen dem Nachweis spezifischer Erreger, histologische (feingewebliche) Untersuchungen (Eihäute, Plazenta) dem Nachweis von Entzündungsprozessen.

Mutter:
Hilfreich bei der Behandlung des Kindes ist eine gründliche Anamnese der Mutter bzgl. der Infektionsparameter (Blutbild, CRP, Abstriche, Urinuntersuchung).

Das **Amnioninfektionssyndrom** ist eine unspezifische Infektion der Fruchthöhle während Schwangerschaft oder Geburt (s. S. 262).

Therapie:
- schnelle Geburtsbeendigung
- antibiotische Behandlung.

Aus pädiatrischer Sicht ist eine Antibiotikatherapie **vor** der Geburt umstritten, da sie die Infektionssymptomatik beim Kind p. p. verwischt.

Hebammenaufgaben

- Beobachtung des NG auf Infektionszeichen
- Überwachung bei Infektions-/Sepsisverdacht
- Durchführung von Abstrichen und Vorbereitung der Blutuntersuchungen
- Schutz des NG vor zusätzlichen Belastungen: wenn Kreislauf und Atmung stabil, Kind zur Mutter geben, bzw. wärmestabile Umgebung.

Lokale Infektionen in den ersten Lebenstagen

Augenbindehautentzündung

- Sie kann auftreten als Irritation des Auges nach Credé-Prophylaxe. Das verklebte Auge wird mit sauberem Tuch und klarem Wasser von außen nach innen gesäubert.

- Die eitrige Bindehautentzündung entsteht durch Erreger aus dem Geburtskanal, Krankenhauskeime, etc. Sie wird mit geeigneter Augensalbe (-tropfen) nach ärztlicher Anordnung behandelt.

Nabelentzündung
- Infektion des schlecht versorgten Nabelrests: Nässender, schmieriger Nabelschnurrest, roter Hof auf der Bauchhaut und fötider (stinkender) Geruch.

Maßnahmen: 3 × täglich Reinigung mit 70% Alkohol, ggf. Calendulatinktur oder Nabelpuder.

Bei fortgeschrittener Infektion pädiatrische Abklärung und Pflege nach ärztlicher Anordnung.

„**Schnupfen**" äußert sich

- als Naselaufen und Ausniesen von Fruchtwasser oder Schwellung der Nasenschleimhäute

- als Virusinfektion durch Ansteckung bei erkälteten Angehörigen, Pflegepersonen (sehr selten). Er kann zunächst mit isotoner Kochsalzlösung oder Muttermilch behandelt werden (alle 4 h 1 Tropfen in die Nase geben, hält die Schleimhäute feucht), falls keine Besserung eintritt, alle 6−8 h Nasentropfen.

7.4.6 Geburtsverletzungen

Verletzungen unter der Geburt entstehen durch Einwirken mechanischer Kräfte im Geburtsverlauf als Folge ungünstiger intrapartal herrschender Druckverhältnisse oder können bei Hilfeleistungen durch Ärztinnen oder Hebammen zugefügt werden.

- **Caput succedaneum** (Geburtsgeschwulst) (Abb. 7.4-4):

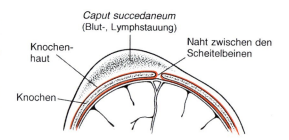

Abb. 7.4-4: Caput succedaneum

Schwellung der Kopfhaut: Ödematöse, gallertartige, weiche, weiß-blau schimmernde Blut-Lymph-Stauung zwischen Haut und Knochenhaut. Es breitet sich über die Begrenzung der Schädelnähte aus (manchmal mit kleinen Hauteinblutungen) und wird spontan innerhalb der ersten 48 h resorbiert.

- **Kephalhämatom** (Abb. 7.4-5):

entsteht durch Gefäßrisse zwischen Knochen und Periost (Knochenhaut). Es bildet sich ein prall-elastischer Bluterguß, der auf den Bereich eines Schädelknochens begrenzt bleibt und im Gegensatz zum Caput succedaneum die Schädelnähte nicht überlappt. Eine Therapie ist nicht erforderlich, wichtig sind behutsamer Umgang und Lagerung auf dem Hämatom abgewandten Seite, sowie genaue Beobachtung, ob es sich vergrößert (Blutungsneigung). Das Kephalhämatom wird in den ersten 6 Lebenswochen langsam resorbiert.

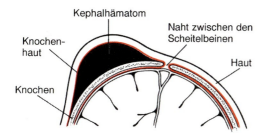

Abb. 7.4-5: Kephalhämatom

- **Stauungsverletzungen nach BEL:**

ödematöse Schwellung von Schamlippen/Vulva bzw. Penis/Hoden, bis zu tief rotblauen Blutergüssen mit kleinen Hautrissen und pergamentartiger Ablösung der oberen Hautschicht, sowie Gesäßhämatome können auftreten. Das NG wird druckfrei gewickelt, die Haut mit geeigneter Salbe gepflegt.

Der Muskeltonus der Beine kann schlaffer sein und die Haut bläulich verfärbt. Wird das gestaute Bein druckfrei gelagert, evtl. mit Heparin- oder Arnikasalbe eingerieben und zur Tonusanregung sanft massiert, normalisiert es sich in einigen Tagen.

- **Klavikulafraktur** (Schlüsselbeinbruch):

tritt nach schwerer Schulterentwicklung oder spontan bei großem Kind auf, meist an der symphysenwärts gelegenen (vorderen) Schulter. Beim Abtasten gibt das gebrochene Schlüsselbein nach. Der Oberarm wird nach lockerem Anwinkeln an den Thorax ruhiggestellt: z.B. großen Strampler anziehen und Hand durch seitlichen Armausschnitt auf die Brust legen. Kind auf der gesunden Seite lagern. Die Fraktur heilt spontan in 1–2 Wochen.

- **Faszialisparese** (Gesichtsnervenlähmung):

entsteht durch starken Druck auf periphere Nervenenden im Bereich vor dem Ohr, z.B. bei vaginaloperativen Entbindungen. Die gesamte Mimik vollzieht sich nur auf der unverletzten Seite, auf der verletzten ist der Lidschluß unvollständig. Das Auge wird vor Austrocknen mit geeigneter Salbe geschützt. Meist erfolgt eine spontane Besserung nach 4–6 Wochen.

- **Plexuslähmung** (Plexus = Nervenverflechtungspunkt):

Die *obere Armlähmung* (nach Erb-Duchenne, Abb. 7.4-6) kann nach Armlösung bei BEL, energischer Schulterlösung nach Schulterdystokie oder dem Versuch, der Außenrotation des Kopfes nachzuhelfen, auftreten. Der Arm hängt schlaff herab, die Hand ist nach innen gedreht, die Finger können vom Kind bewegt werden. Das NG wird zunächst so gelagert, daß die fehlenden Bewegungsmöglichkeiten gefördert werden. Oberarm z.B. mit gerollter Windel abstützen, Ellenbogen locker anwinkeln, Hand nach außen drehen. Die Fixierung mit nach oben abgewinkeltem Arm ist umstritten. Später wird der Arm geschient und krankengymnastisch behandelt. Die Lähmung kann vollständig heilen, oder der Arm bleibt bewegungseingeschränkt.

Unterarmlähmung (nach Klumpke): Die Ursachen sind die gleichen wie bei Oberarmlähmung. Die Schulter wird bewegt, der Unterarm hängt herab, die Hand ist in Pfötchenstellung, die Finger können nicht bewegt werden. Es wird keine spezielle Erstversorgung vorgenommen. Später wird der Arm geschient und kranken-

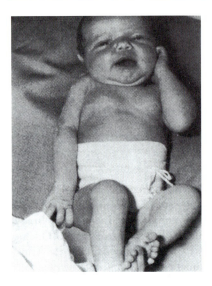

Abb. 7.4-6: Obere Armlähmung (nach Erb-Duchenne) rechts

gymnastisch weiterbehandelt, er bleibt häufig bewegungseingeschränkt.

- **Epiphysenlösung/-lockerung** des Oberarms: Eine schwierige Armlösung aus BEL kann die Lockerung oder Lösung der Epiphyse (Gelenkende der Röhrenknochen) des Oberarms verursachen. Die Symptomatik ähnelt der der Oberarmlähmung, das Kind empfindet jedoch Schmerzen. Es wird zunächst wie bei der Oberarmlähmung gelagert, eine endgültige Diagnosestellung erfolgt durch Röntgen. Der Arm wird ruhiggestellt, er heilt entweder vollständig oder unter Beeinträchtigung des Knochenwachstums.

- **Punktionsverletzungen:**

Durch intrauterine Herzfrequenzableitung mit Kopfhautelektrode oder Mikroblutentnahmen werden zusätzliche Eintrittspforten für Keime geschaffen. Sie können nachbluten. Bei sauberer Umgebung (Luft dranlassen, kein Pflaster!) verheilen sie rasch, gelegentlich mit Narbenbildung. Abszesse können nach Infektion der Punktionsstelle entstehen.

- **Verletzungen durch Zangengeburt** entstehen durch Druckmarken an den Greifstellen der Zangenlöffel. Wurde der Knochen durch den Druck nach innen gewölbt erfolgt eine chirurgische Korrektur. Spontanheilung ist die Regel.

- **Verletzungen durch Saugglockengeburt** setzen VE-Marken, die dem Caput succedaneum ähneln, selten bildet sich ein Kephalhämatom (z. B. durch abruptes Lösen der Glocke). Die Kopfhaut kann aufgeplatzt sein und sezernieren (Wundsekret). Das Kind wird behutsam behandelt, ggf. auf ein Reinigungsbad verzichten. Die Schwellung klingt nach 2–4 Tagen ab.

NG nach Zangen- oder Saugglockengeburt haben in den ersten Tagen deutlich „Kopfschmerzen", sind berührungsempfindlich, weinen mehr und sind weniger saugfreudig.

- **Verletzungen nach Kaiserschnitt:**

Durch zu tiefes Ansetzen des Skalpells bei Durchtrennen des unteren Uterinsegments wird die Haut des Kindes angeritzt. Bei tieferen Schnitten können die Wundränder mit einem strammen Pflaster aneinandergelegt werden, ggf. sind einige Stiche Hautnaht mit feinem Nahtmaterial nötig. Die Verletzungen heilen in der Regel schnell.

7.4.7 Fehlbildungen

Etwa 2–3% aller Kinder werden mit Fehlbildungen unterschiedlicher Ausprägungen und Schweregrade geboren. Einige Fehlbildungen verlangen nach der Geburt eine spezielle Erstversorgung.

Down-Syndrom

Das **Chromosom 21** tritt dreifach auf.
Vorkommen: 1 : 650 Geburten. (s. Abb. 7.4-7)

Die Kinder haben häufig ein „flaches" Gesicht, schräggestellte Lidachsen, tief angesetzte, wenig modellierte Ohren, eine große Zunge, kurze Finger und eine Vierfingerfurche in der

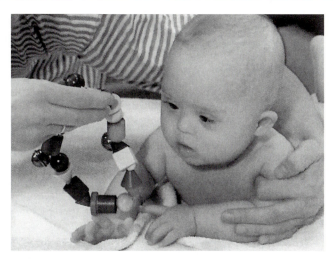

Abb. 7.4-7: Säugling mit Down-Syndrom (aus: So wie Du bist. Broschüre der Selbsthilfegruppe für Menschen mit Down-Syndrom. Bezugsadresse: Röntgenstr. 24 91058 Erlangen)

Handfläche. Der Muskeltonus ist schlaff bei überbeweglichen Gelenken. Zwischen großem und zweitem Zeh findet sich eine „Sandalenlücke". 30% der Kinder haben weitere Fehlbildungen, vor allem Herzfehler. Die Ausprägung des Down-Syndroms ist individuell verschieden. Die Fähigkeiten der Kinder wurden oft unterschätzt. Durch gute medizinische Vorsorge und gezielte Förderung erreichen sie ein viel höheres Entwicklungsniveau als früher in Betracht gezogen wurde.

Erstversorgung: Organfehlbildungen ausschließen.

Lippen-Kiefer-Gaumenspalte (LKG)

Die LKG ist eine *Hemmungsfehlbildung*: vorzeitiger Stillstand der Entwicklung paariger Organe aus ungeklärter Ursache. Bei der LKG bleibt die Verschmelzung der beiden Gesichtshälftenfortsätze aus oder ist gestört.
Vorkommen: 1 : 2000 Geburten. (s. Abb. 7.4-8)
  Sie kann in verschiedener Ausprägung von der kaum sichtbaren einseitigen Einkerbung der Oberlippe, bis zur kompletten beidseitigen Spaltung von Lippe, Kiefer und Gaumen vorliegen.

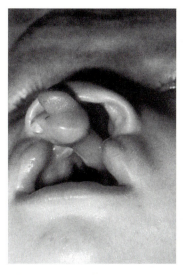

Abb. 7.4-8: Kind mit Lippen-Kiefer-Gaumenspalte (aus K.-H. Niessen: Pädiatrie, 4. Aufl. Chapman & Hall, Weinheim 1996)

Erstversorgung:
- Bauchlage, damit die Zunge nicht in die Spalte nach hinten fällt und die Atemwege verlegt.
- Anpassung einer Gaumenplatte in den ersten 72 h, die das Trinken (Stillen oder Flasche mit Spezialsauger) ermöglicht.

— Stufenweise operative Korrekturen im 4. Monat bis 3. Jahr.

Ösophagusatresie

Vorkommen: 1 : 4000 Geburten.

In 90% der Fälle besteht ein Verschluß der Speiseröhre mit Fistel (Verbindungsgang) zur Luftröhre, wodurch Nahrung in die Lunge gelangt und eine Lungenentzündung verursachen kann. Das NG zeigt vermehrtes Speicheln, Würgen und Husten, beim Trinken Erbrechen und Zyanose. Bei Verdacht auf Ösophagusatresie wird die Speiseröhre sondiert und ihre Durchgängigkeit überprüft.

Erstversorgung:

— Nahrungskarenz
— Oberkörper erhöht lagern
— Mund- und Rachenraum absaugen.

Nach Röntgendiagnose umgehend operative Korrektur.

Herzfehler

Je nach Art und Schweregrad werden Herzfehler oft erst in den ersten Lebenstagen erkannt. Sie fallen auf durch:

— anhaltende Tachy- oder Bradykardie
— Zyanose
— Lebervergrößerung
— Ödeme
— abgeschwächte oder fehlende Pulse
— Trinkschwäche
— schnelle Ermüdung
— Herzgeräusche.

Erstversorgung:

— Intensive Beobachtung
— Vitalzeichenkontrolle
— EKG
— Röntgen.

Nach pädiatrischer und kardiologischer Abklärung operative oder konservative Behandlung.

Omphalozele

Nabelschnurbruch. *Vorkommen:* 1 : 3500 Geburten (s. Abb. 7.4-9).

Bauchwanddefekt mit Ausstülpung eines Bruchsacks, der von Nabelschnurhaut überzogen wird und mit verlagerten Eingeweiden gefüllt sein kann.

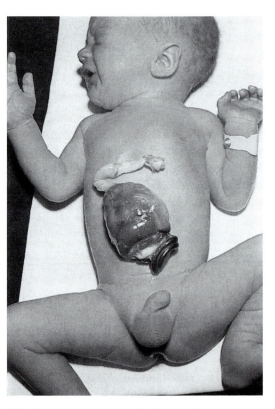

Abb. 7.4-9: Omphalozele bei einem Neugeborenen (Quelle wie 7.4-8)

Erstversorgung:

— Trockene sterile Abdeckung
— Seitenlagerung, um Gefäßabknicken zu vermeiden

- offene Magenablaufsonde
- Vitalzeichenkontrolle
- Warmhalten
- umgehend Operation.

Bei größeren Defekten wird die Bauchdecke chirurgisch erweitert und die Eingeweide schrittweise reponiert.

Spina bifida

Vorkommen: 1 : 2000 Geburten (Abb. 7.4-10).

Bezeichnung für verschiedene Formen der Wirbelsäulenspaltbildung. Je nach Schweregrad und Sitz der betroffenen Wirbel treten z. B. Lähmungen der Beine, des Beckenbodens auf.

- **Spina bifida occulta:** Offener Wirbelbogen. Keine Ausstülpung der Hirnhäute. Kann äußerlich unter einem Leberfleck oder einer behaarten Stelle verborgen sein.
- **Meningozele:** Ausstülpung der Hirnhäute mit Bruchsack.
- **Meningomyelozele:** Ausstülpung der Hirnhäute und des Rückenmarks mit Bruchsack oder offenliegendes Rückenmark.

Erstversorgung:
- Trockene sterile Abdeckung
- Bauch- oder Seitenlage
- Vitalzeichenkontrolle.

Analatresie

Analverschluß. *Vorkommen:* 1 : 1500 Geburten.

Die Afteröffnung fehlt oder man spürt einen Widerstand bei rektaler Temperaturkontrolle. Häufig treten Fisteln ober- oder unterhalb der fehlenden Analöffnung auf. Symptomatisch ist *ausbleibender Mekoniumabgang* in den ersten 2 Tagen.

Erstversorgung:
- Trockene sterile Abdeckung der Fisteln
- Abklärung weiterer Atresien.

Umgehend Operation wegen der Gefahr von Darmnekrosen.

Hüftgelenksdysplasie

Vorkommen: 1 : 200 Geburten (Abb. 7.4-11).

Die Hüftgelenkspfanne ist zu flach, beim Spreizen/Beugen besteht daher die Gefahr der Luxation (Auskugeln) des Gelenkkopfes. Sie tritt in unterschiedlichen Schweregraden auf und kann schlimmstenfalls als *vollständige Hüftluxation* vorliegen. Die Hüftgelenksdysplasie ist erkennbar an asymmetrischen Oberschenkel- und Gesäßfalten.

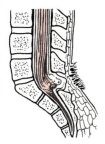 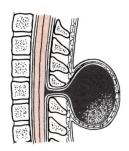 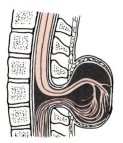 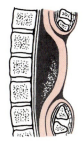

Spina bifida occulta (unter behaarter Stelle) | Meningozele (liquorgefüllter Bruchsack) | Meningomyelozele (Rückenmark im Bruchsack) | Meningomyelozele (offenliegendes Rückenmark)

Abb. 7.4-10: Formen der Spina bifida (sog. Spaltwirbel)

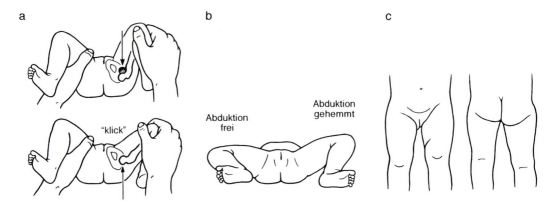

Abb. 7.4-11: **a.** Ortolani-Zeichen: Zurückschnappen („klicken") des Hüftkopfes in die Hüftgelenkspfanne beim Abspreizen. (Kann den Hüftkopf schädigen, wird nur noch selten angewandt); **b.** Abduktionshemmung (Abspreizhemmung) als Erkennungszeichen einer Hüftdysplasie; **c.** Asymmetrische Oberschenkelfalten bei Hüftdysplasie

Erstversorgung:
Breit wickeln. Diagnosestellung mit Ultraschall. Orthopädische Weiterbehandlung.

Hand- und Fußfehlbildungen, Fußfehlhaltungen

Handfehlbildungen

Vorkommen: 1 : 1500 Geburten.

Fehlende, überzählige oder zusammengewachsene Finger (s. S. 413). Wegen Störungen der frühen Extremitätenentwicklung (z. B. durch Strahlen oder Medikamente) oder lagebedingt durch Abschnürung und daraus resultierender Wachstumsbehinderung.

Erstversorgung:
Keine. Später funktionsunterstützende und kosmetische Operationen.

Fußfehlbildungen/-haltungen

- **Klumpfuß** (Abb. 7.4-12). Entwicklungshemmung der Wadenmuskulatur, die lagebedingt, genetisch bedingt, nach Nervenlähmung oder Infektion auftreten kann. Häufige Begleiterscheinung einer Spina bifida.

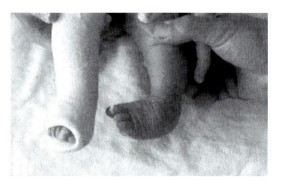

Abb. 7.4-12: Klumpfuß, Korrektur durch Gipsverband (aus M. Gahr: Pädiatrie. de Gruyter 1993)

Erstversorgung:
Ausschluß einer Spina bifida. Umgehend orthopädische Behandlung, beginnend mit Gipsverband zur Stellungskorrektur.

- **Sichelfuß** (Abb. 7.4-13b): Genetisch bedingte Fehlbildung.

Erstversorgung:
Umgehend orthopädische Behandlung, beginnend mit Gipsverband.

- **Hackenfuß** (Abb. 7.4-13a): Lagebedingte Fehlhaltung, die durch gezielte Fußgymnastik rasch behoben wird.

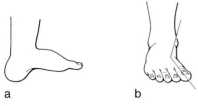

Abb. 7.4-13: a. Hackenfuß, b. Sichelfuß (aus Pschyrembel: Klinisches Wörterbuch. de Gruyter 1994)

Viele NG halten ihre Füße lagebedingt nach innen gedreht. Durch Bestreichen der äußeren Fußkante und des vorderen Fußballens können zur Stärkung der Muskulatur die Zehengreif- und Streckreflexe ausgelöst werden.

7.4.8 Frühgeborene

Die allgemeingültigen Definitionen beziehen sich auf *Schwangerschaftsalter* (SSW gerechnet vom 1. Tag der letzten Menses) *und Geburtsgewicht.*

WHO-Definition zum Schwangerschaftsalter:

- **frühgeboren** (pre-term): < vollendete 37. SSW
- **reifgeboren** (at-term): 1. Tag der 38. SSW bis vollendete 42. SSW
- **übertragen** (post-term): > 42. SSW

WHO-Definition zum Geburtsgewicht:

- der SSW entsprechend untergewichtig: **hypotroph**.

  Synonyme: mangelgeboren, retardiert, small for date (SFD), small for gestational age (SGA), intrauterine growth retardation (IUGR).

- der SSW entsprechend normalgewichtig: **eutroph**.

- der SSW entsprechend übergewichtig: **hypertroph**.

  Synonyme: large for date (LFD), large for gestational age (LGA), „Riesenkind".

In vielen Teilen der Welt ist das Schwangerschaftsalter aus Mangel an Vorsorge nicht genau zu ermitteln. Deshalb gibt es aus Gründen der statistischen Vergleichbarkeit eine davon unabhängige Einteilung:

- low birth weight infants: < 2500 g
- very low birth weight infants: < 1500 g
- very very low birth weight infants: < 1000 g

Der Gewichtsentwicklung werden Normkurven zugrundegelegt. Die Angaben erfolgen in Perzentilen (Abb. 7.4-14).

Perzentilen sind Häufigkeitsangaben bezogen auf ein definiertes Kollektiv. Normwerte leiten sich von der 50. Perzentile ab, d.h., daß z.B. 50% aller mitteleuropäischen NG am errechneten Termin etwa 3400 g wiegen. Abweichungen nach oben und unten werden toleriert, solange sie innerhalb eines bestimmten Bereichs liegen (Standardabweichung).

Die Toleranzgrenze für das Geburtsgewicht nach unten ist die 10., nach oben die 90. Perzentile. Die Gruppe der Frühgeborenen wird entsprechend eingeteilt in:

- **hypotrophe Frühgeborene** (< 10. Perzentile), z.B. nach Präeklampsie
- **eutrophe Frühgeborene** (10.–90. Perzentile), z.B. nach vorzeitigem Blasensprung
- **hypertrophe Frühgeborene** (> 90. Perzentile), z.B. diabetische Mutter.

Die **Probleme Frühgeborener** (etwa 7% aller Geburten in Europa) resultieren aus der anatomischen und funktionellen Unreife ihrer Organe, insbesondere von Lunge, Gehirn und ZNS. Je früher ein Kind geboren wird und je untergewichtiger es in Bezug auf sein Schwangerschaftsalter ist, desto größer ist das Risiko von Sterblichkeit und bleibender Schädigung. Frühgeborene neigen zu:

- Wärmeverlust
- Sauerstoffmangelzuständen und Infektionen
- Stoffwechselentgleisungen, z.B. Hypoglykämie (Unterzuckerung)
- Hypokalzämie (Abfall des Kalziumspiegels)
- insuffizienter Atmung und Beatmungsfolgeschäden
- Hirnblutungen und Hyperbilirubinämie.

Die Prognose wird verschlechtert, wenn die Mutter pränatal erkrankt ist, die Geburt patho-

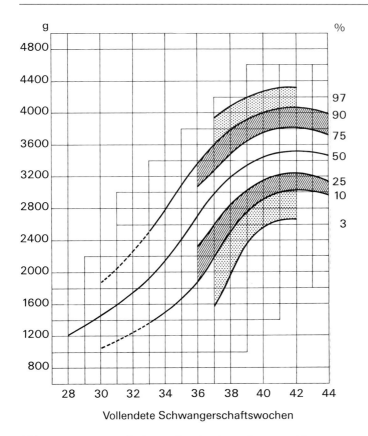

Abb. 7.4-14: Perzentilenkurve für die Gewichtsentwicklung von Jungen und Mädchen in Mitteleuropa (aus M. Gahr: Pädiatrie. de Gruyter 1993)

logisch verläuft und die Erstversorgung mangelhaft war. Droht eine Frühgeburt, sollte sie sorgfältig vorbereitet werden. Die Schwangere wird, wenn möglich, zur Geburt in ein Perinatalzentrum gebracht. Die intrauterine Verlegung erspart den belastenden Inkubatortransport und verhindert eine räumliche Trennung von Mutter und Kind. Ist eine Verlegung nicht mehr möglich, wird rechtzeitig eine Kinderärztin benachrichtigt und die Geburt, falls vertretbar, bis zu deren Eintreffen verzögert.

Für eine regelrechte **Erstversorgung** gelten *zwei Grundsätze*:

1. **Keine Unterbrechung der Wärmekette:**
Die Sterblichkeit Frühgeborener steht in direktem Zusammenhang mit *Unterkühlung*. Diese erhöht Sauerstoffverbrauch und Energieumsatz, verursacht metabolische Azidosen, begünstigt Hirnblutungen, Infektionen und provoziert Apnoen.

2. „**minimal handling**":
Je kleiner das Frühgeborene, desto größer sind Gefäßzerbrechlichkeit und Blutungsneigung. Alle unnötigen Manipulationen sollten vermieden, notwendige koordiniert werden.

Hebammenaufgaben

- Reanimationsplatz vorbereiten (s. S. 422)
- langes Abnabeln (Möglichkeit zur Nabelvenenkatheterisierung erhalten)
- sofort abtrocknen und unter der Wärmelampe in weiche vorgewärmte Tücher und Folie hüllen

- Assistenz bei der Reanimation
- Überwachung (Dokumentation!) bis zur Verlegung auf die Säuglingsstation oder Kinderklinik
- Nachsorge der Wöchnerin bei verlegtem Kind und nach Entlassung aus der Kinderklinik.

7.4.9 Hypotrophe Reifgeborene

Nach **WHO**: Untergewichtige NG mit einem Gewicht < 3. Perzentile (40. SSW < 2500 g). Allerdings zeigen europäische NG, deren Gewicht unterhalb der 10. Perzentile liegt (40. SSW < 2800 g) schon deutlich Zeichen **intrauteriner Mangelentwicklung**:

- niedriges Gewicht bei altersentsprechenden Maßen oder niedriges Gewicht bei verminderten Maßen (frühes Einsetzen der Mangelversorgung!)
- fehlende Käseschmiere
- blasse, trockene, faltige, schuppende Haut
- wenig Fettgewebe
- schlaffer Hautturgor
- greisenhafter, „besorgter" Gesichtsausdruck mit wachem Blick
- große Fontanelle eingesunken (Wasserverlust)
- Nägel, Nabelschnuransatz, Eihäute gelb verfärbt durch länger zurückliegenden Mekoniumabgang (Abb. 7.4-15).

Die Glykogenreserven der Leber sind vermindert, Hämatokrit und Erythrozytenzahl aufgrund des Wasserverlusts erhöht (Polyglobulie). Die Plazenta ist klein, überaltert, verkalkt, kann Fibrinniederschläge, Infarkte und alte retroplazentare Hämatome aufweisen.

Nach der chronischen Mangelversorgung in der Schwangerschaft haben hypotrophe NG wenig Reserven, die dem einsetzenden Stoffwechsel zur Verfügung stehen. Sie neigen zu Wärmeverlust, Hypoglykämie, Hypokalzämie, Zyanose und Hyperbilirubinämie. Hypoglykämie und Hypokalzämie erhöhen die Erregbarkeit der neuronalen Reizleitung (und somit

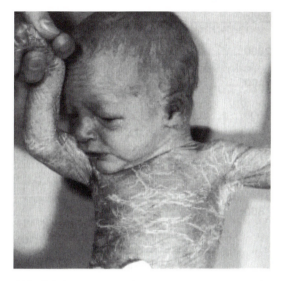

Abb. 7.4-15: Hypotrophes NG (aus C. Simon: Klinische Pädiatrie. Schattauer 1986)

die Krampfbereitschaft), die Kinder werden zittrig.

Die Gewichtsabnahme in den ersten Tagen ist aufgrund der sowieso erschöpften Flüssigkeitsvorräte nur gering. Hypotrophen NG muß verstärkt Flüssigkeit und Energie zugeführt werden, um Entgleisungen des Stoffwechsels vorzubeugen.

Die Entscheidung, ein hypotrophes reifes NG in eine Kinderklinik zu verlegen, sollte ausschließlich vom klinischen Zustand des Kindes abhängen. Solange eine Betreuung durch Hebamme oder Kinderkrankenschwester gewährleistet ist, müssen Mutter und Kind nicht getrennt werden.

Hebammenaufgaben

- bei mekoniumhaltigem FW Kind absaugen
- Wärmezufuhr gewährleisten durch Körperwärme, Wärmflasche, Wärmebett, Mütze, Socken, Handschuhe (Temperaturkontrollen)
- frühzeitig und häufig anlegen (2–3stündlich). Zusätzlich 10% Glukoselösung oder Tee mit Traubenzucker nachfüttern
- auf Zittrigkeit achten, Blutzuckerkontrollen.

7.4.10 Hypertrophe Reifgeborene

Übergewichtige NG mit einem Gewicht > 97. Perzentile (40. SSW > 4300 g). Sehr oft liegen eine genetische Disposition und eine familiäre Häufung vor. Gefährdet sind NG, deren Hypertrophie (auch: Makrosomie) auf einen manifesten oder latenten Diabetes der Mutter zurückzuführen ist (Fetopathia diabetica, 2−3 : 1000 Geburten). Sie haben dicke Wangen, rote bis violette Gesichtsfarbe und einen großen, gedrungenen Körper. Durch das größenbedingte Mißverhältnis treten gehäuft Geburtsverletzungen auf. Die Leber ist aufgrund der erhöhten Speicherleistung vergrößert zu tasten. Sie neigen p. p. zu Hypoglykämie, da die Insulinproduktion noch auf das mütterliche Glukoseüberangebot eingestellt ist und der verbliebene Blutzucker rasch verbraucht wird, sowie zu Hypokalzämie und respiratorischer Atemstörung. Die Fehlbildungsrate ist mit 6−18% erhöht. Weil ein Gestationsdiabetes oft erst retrospektiv, aufgrund eines erhöhten Geburtsgewichts diagnostiziert wird, gelten vorsorglich alle NG > 4000 g als gefährdet und werden entsprechend beobachtet. Kinder manifester Diabetikerinnen werden bis zur Stabilisierung des Stoffwechsels und zur Abklärung von Fehlbildungen pädiatrisch betreut.

Hebammenaufgaben

- Inspektion auf Geburtsverletzungen
- Vitalzeichenkontrolle, Blutzuckerkontrolle
- frühzeitiges, häufiges Anlegen unterstützen, Gaben von 10% Glukose/Tee mit Traubenzucker
- Beobachtung auf Zittrigkeit

7.5 Umgang mit Neugeborenen und Säuglingen

Antje Schoppa-Remm

Im Rahmen der Wochenbettbetreuung zeigt die Hebamme der Mutter den Umgang mit ihrem Kind, leitet sie beim Wickeln, Baden und der Nabelversorgung an und beantwortet viele Fragen bezüglich der häuslichen Versorgung.

7.5.1 Heben, Wickeln, Lagerung, Anfassen, Tragen

Zum richtigen Umgang mit Neugeborenen werden im folgenden *wichtige Handgriffe* vorgestellt:

- **Anheben:**
Der Oberkörper des Neugeborenen wird mit beiden Händen umfaßt, das Kind leicht zur Seite gerollt und angehoben. Auf diese Weise kann es seinen Kopf selbst halten, die Nacken- und Schultermuskulatur wird gestärkt.

- **Wickeln:**
Zum Öffnen und Schließen der Kleidung wird das Neugeborene ohne es hochzuheben auf dem Wickeltisch hin- und hergerollt. So können Knöpfe, Bändchen und Träger am Rücken bequem erreicht werden. Zum Anheben des Gesäßes die Beine des Kindes nicht an den Füßen hochziehen, sondern hüftschonend mit einem speziellen Handgriff arbeiten (Abb. 7.5-1).

- **Lagerung:**
In den ersten 1−2 Lebenstagen empfiehlt sich die *Bauch-* oder *Seitenlage*, um einer Aspiration von Fruchtwasser vorzubeugen. Danach sollte das Neugeborene in wechselnder Seitenlage schlafen, mit einer Rückenrolle zum Abstützen (Abb. 7.5-2). Nach 3−4 Wochen ist die *Rückenlage* zu empfehlen, in die sich der Säugling natürlicherweise dreht.

Von der *Bauchlage* ist abzuraten, da sie mit dem *plötzlichen Kindstod* in Verbindung gebracht wird. Unter Aufsicht und im Wachzustand kann de

7.5 Umgang mit Neugeborenen und Säuglingen 437

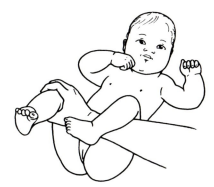

Abb. 7.5-1: Hüftschonendes Hochheben des Unterkörpers beim Wickeln. Die rechte Hand umgreift den rechten Oberschenkel des Kindes (oder li. Hand li. Oberschenkel) und läßt das andere Bein über dem Unterarm „reiten"

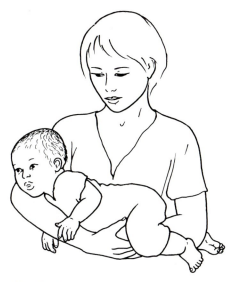

Abb. 7.5-3: „Fliegergriff"

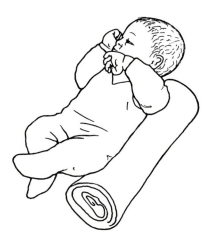

Abb. 7.5-2: Seitenlage mit Stoffrolle (Handtuch, Windel)

Säugling jedoch zeitweise auf den Bauch gelegt werden.

- **Anfassen und Tragen:**
Neugeborene und Säuglinge werden gerne fest angefaßt und gehalten, da sie dadurch ein Gefühl von Sicherheit vermittelt bekommen. Beim Tragen müssen Kopf und Rücken abgestützt werden. Gerne werden sie zum Beispiel an oder über der Schulter liegend, oder bäuchlings auf dem Unterarm im „Fliegergriff" gehalten. Diese Position ist besonders bei Blähungen empfehlenswert (Abb. 7.5-3).

7.5.2 Lagerstätten

- **Wiege:** Die Wiege sollte mit einer festen Matratze aus Stroh, Roßhaar oder Seegras ausgestattet sein, auf die nach Bedarf ein Lammfell gelegt werden kann. Als Bettdecke eignet sich eine leichte Wolldecke oder ein Daunenfederkissen. Bei allergiegefährdeten Kindern sollten weder Fell noch Daunen, sondern spezielle Synthetikdecken verwendet werden. Ein leichter Stoffhimmel über der Wiege schafft ein Geborgenheitsgefühl, besonders in hellen Räumen.

- **Korb:** Statt Wiege kann in den ersten Wochen auch ein Wäschekorb benutzt werden. Dieser ist einfach in jedes Zimmer mitzunehmen. Wenn er mit 2 Seilen sachgemäß an der Decke angebracht wird, kann das Kind sanft geschaukelt werden.

- **Bett:** Kinderbetten können, entsprechend ausgepolstert, von Anfang an benutzt werden. Um die Liegefläche etwas zu verkleinern, werden z. B. aufgerollte Badelaken als Kopf- und Seitenbegrenzung verwendet. Neugeborene lieben es „höhlenartig".

- **Familienbett:** Während der Stillzeit kann der Säugling auch im Bett der Eltern/Mutter mitschlafen, ohne daß die Familie Gefahr läuft, das Kind zu ‚verwöhnen'. Oft ersparen sich die Eltern dadurch unruhige und durchwachte Nächte, da das Neugeborene intuitiv die größtmögliche Nähe zur Mutter sucht.

- **Wippe:** Die Wippe sollte als Aufenthaltsort immer nur kurzfristig genutzt werden (max. eine halbe Stunde), da sie den Säugling in eine Zwangshaltung bringt und seine motorische Entwicklung behindert.
- **Tragetasche:** Die Tragetasche muß leicht zu transportieren sein und ersetzt bei einer Fahrt mit dem Auto nicht die sichere Baby-Schale.
- **Tuch:** Das Tragen im Tuch ist für den Säugling die behaglichste und vertrauteste Form gehalten und transportiert zu werden, da es seine Bedürfnisse nach Körperkontakt, Wärme und Bewegung befriedigt. Hierfür gibt es verschiedene Techniken. In den ersten 4 Wochen wird der Säugling in einer „Wiege", das heißt fast waagerecht, vor dem Körper getragen. Später kann er in aufrechter Haltung fest vor den Körper oder auf den Rücken gebunden werden.

7.5.3 Raumausstattung/Bekleidung

- **Wickeltisch:** Der Wickeltisch muß hoch genug sein, um entspannt arbeiten zu können. Über der Wickeleinheit sollte ein Wärmestrahler befestigt sein. Die optimale Raumtemperatur für den nackten Säugling beträgt 28 °C. Die zum Wickeln notwendige Ausstattung muß sich in greifbarer Nähe befinden. Dies spart Zeit, vermeidet Auskühlung, und das Kind liegt nicht unbeaufsichtigt auf dem Wickeltisch während die benötigten Utensilien geholt werden. Zur Pflege des Säuglings genügen klares Wasser, Waschlappen, Öl (z. B. Olivenöl) und eine Wundsalbe (z. B. Ringelblumensalbe). 2 große Plastikeimer mit Deckeln stehen zur Entsorgung von Windeln und Schmutzwäsche bereit.
- **Schlafplatz:** Der Schlafplatz sollte sich an einem hellen, nicht zugigen Ort befinden. Der Raum sollte nicht überheizt sein und regelmäßig gelüftet werden. Es ist sinnvoller, das Neugeborene warm einzupacken (s. Bekleidung), als es der trockenen Heizungsluft und zu warmen Räumen auszusetzen (auch hier wird ein Zusammenhang mit dem plötzlichen Kindstod vermutet). Ein normaler Geräuschpegel stört den Säugling beim Schlafen nicht, er fühlt sich im Gegenteil nicht alleingelassen. Zur Gewöhnung an einen Tag-Nacht-Rhythmus sollte nachts das Licht gelöscht werden.

Babyphone in unmittelbarer Nähe des Kindes sind zu vermeiden, da sie Elektrosmog verursachen, der für das Entstehen verschiedener Erkrankungen verantwortlich gemacht wird: Defekte im Immunsystem, erhöhtes Krebsrisiko, plötzlicher Kindstod.

- **Bekleidung:** Die Kleidung des Neugeborenen besteht nur aus Naturfasern (Wolle, Seide, Baumwolle). Strampler, dünne Jäckchen und Hemdchen müssen einfach zu öffnen und zu schließen sein. Modischer „Schnick-Schnack" wie zum Beispiel Hosen ohne Träger oder Jeans mit Metallschnallen sind unpraktisch und unbequem für den Säugling. Mehrere dünne Schichten übereinander getragen wärmen besser als eine dicke. Anfangs sollte das Neugeborene stets ein dünnes Seiden- oder Baumwollmützchen tragen (der spärlich behaarte, unbekleidete Kopf gibt viel Wärme ab) und zusätzlich in eine Decke aus Naturfasern (die herkömmlichen Babydecken sind fast ausschließlich aus Synthetikfasern und können einen gefährlichen Hitzestau verursachen!) zur Stabilisierung seiner Körpertemperatur gehüllt werden.

7.5.4 Körperreinigung

Christine Bludau

Die tägliche Körperreinigung des Neugeborenen beschränkt sich auf das Waschen von Gesicht, Hautfalten und Windelbereich mit *klarem Wasser* und Waschlappen von oben nach unten. Badezusätze sind überflüssig.

Gesicht

- **Augen:**

Findet sich angetrocknetes oder feuchtes Sekret, wird eine vorsichtige Reinigung von außen nach innen mit klarem Wasser oder 0,9% NaCl-Lösung vorgenommen.

- **Ohren:**

Es wird nur die äußere Ohrmuschel gereinigt, die Reinigung des Gehörganges mit Wattestäbchen ist nicht nur unnötig, sondern auch gefährlich.

- **Nase:**

Zähes Sekret wird mit zusammengedrehten, evtl. angefeuchteten Papiertaschentücherecken entfernt, da Neugeborene Nasenatmer sind. Auch hier sind Wattestäbchen gefährlich!

- **Mund:**

Treten im Mund nicht wegwischbare Beläge an den Wangeninnenseiten auf, ist ein *Soorbefall* anzunehmen. Für diese Pilzerkrankung gibt es verschiedene Behandlungsarten, das Antimykotikum Nystatin oder schleimhautstabilisierende Pinselungen mit einem getränkten Watteträger (z. B. Ratanhia-Myrrhen-Tinktur 50% verdünnt, in der Apotheke zubereiten lassen). Zeigt sich keine Besserung, sollte das Kind dem Arzt vorgestellt werden. Bei Soorbefall des Mundes sollte auch der Afterbereich auf Soor (punktförmige, nässende Knötchen) untersucht werden. Der Pilz wandert durch den Darmtrakt in die Analregion und ist auch im Stuhl nachweisbar.

Hautfalten, Windelbereich

- **Hautfalten:**

Tägliche Inspektion auf Hauteffloreszenzen: Pikkel, wunde gerötete Stellen, Veränderungen, die z. B. durch Haut-auf-Haut-Kontakte entstehen können, u. a.

- **Hals:**

Entfernen von Milchresten und abgeschilferten Hautzellen.

- **Achseln und Leisten:**

Entfernen klebriger Beläge aus Hautabschilferungen und Pflegeprodukten.

- **Hände und Füße:**

Hier bilden sich in den Beugestellen bei sehr trockener Haut oft Hautrisse. Die Haut kann z. B. mit Ringelblumensalbe oder Mandelöl geschmeidig gehalten werden.

- **Windelbereich:**

Bei Mädchen wird von der Vulva in Richtung After gereinigt, da sonst Darmkeime in Urethra oder Vagina verschleppt werden können. Falls Schleim oder Ausfluß aus der Scheide tritt, wird dieser nur äußerlich abgetupft. Nach dem Waschen ist die Haut gut abzutrocknen, bei bereits geröteter Haut bietet sich lauwarmes Fönen an. Der Abstand sollte mindestens 20 cm betragen und die niedrigste Wärmestufe gewählt werden. Um zu vermeiden, daß ein Urinstrahl in den Fön gelangt, liegt das Kind auf dem Bauch.

Ein stark verschmutzter Po läßt sich gut mit einem Öl-Wasser-Gemisch säubern.

> Praktischer ist die sog. **Babydusche**: Das Kind liegt bäuchlings auf einer Hand, wobei die Finger unter dem Brustkorb liegen, der Daumen umfaßt den Oberarm. Der Po kann so direkt unter den 37 °C warmen Wasserstrahl gehalten werden. So fällt das bei gereizter Haut unangenehme Reiben mit dem Waschlappen weg.

Reinigungsbad

Höchstens ein- bis zweimal pro Woche ist ein **Ganzkörperbad** zu empfehlen, es sei denn, das Baby badet ausgesprochen gern. Mag es nicht baden, wird es nur gewaschen. Die Wassertemperatur sollte 37 °C betragen, da das Kind sonst auskühlt. Praktisch ist die Benutzung von Plastikbadewannen mit einem Ausguß am Boden oder eines Waschbeckens, wenn sich das Kind

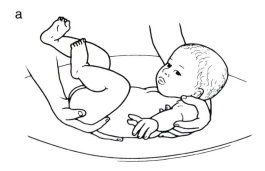
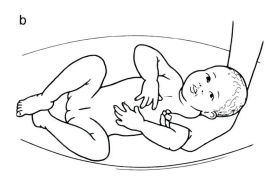
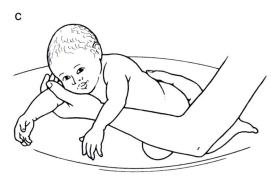

Abb. 7.5-4: a. Hineinheben des Kindes in das Badewasser, **b.** Halten des Kindes in Rückenlage, **c.** Halten des Kindes zur Reinigung von Rücken und Gesäß

darin gut ausstrecken kann. Die Raumtemperatur liegt bei 28 °C.

Ablauf (Abb.7.5-4): Zunächst liegt das Kind mit dem Nacken auf dem Handgelenk des haltenden Armes, Daumen und Zeigefinger umfassen den linken Oberarm, die andere Hand wäscht. Um dem Kind Rücken und Po waschen zu können, wird es vorsichtig auf den Bauch gedreht. Dazu wird die rechte Hand auf die Brust gelegt, das Gesicht des Kindes auf die Seite gedreht und vom Handballen gestützt; Daumen und Zeigefinger umfassen den linken Arm. Das Gesicht des Kindes sollte immer oberhalb des Wassers sein, der Körper im Wasser. Zum Herausheben wird das Kind wieder in Rückenlage gedreht.

Badezusätze sind nicht nötig, oder nur in Maßen zu verwenden. Kostengünstig und sowieso im Haushalt vorhanden sind Sahne, Vollmilch oder Salz, wovon ein Eßlöffel pro Bad zugesetzt werden kann. Kleie, Kamille- oder ölhaltige Bäder sind auch empfehlenswert.

7.5.5 Körperpflege

Die Haut des Neugeborenen hat nach Abschluß der Keimbesiedlung (nach ca. 1 Woche) den pH-Wert 5,5, was einem intakten Säureschutzmantel entspricht. Der massive Einsatz von Cremes, Öl, Milch, Lotion etc. stört das physiologische Hautmilieu und kann durch Duft- und Konservierungsstoffe *allergen* wirken. Beim Waschen mit klarem Wasser bleibt der Rückfettungsmechanismus intakt. Ist die Haut trocken, kann mit Pflanzenöl (Sonnenblumen-, Mandel-, Olivenöl etc.) gepflegt werden, was auch im Vergleich zu den im Handel erhältlichen Babylotionen kostengünstiger ist.

Bei der Auswahl eines Babyöls sollte auf die Inhaltsstoffe geachtet werden, die sich auf Pflanzenöle beschränken sollten. Leider gibt es immer noch mineralölhaltige Produkte, die mit feinsten Mineralkristallen die Poren verstopfen und die Haut austrocknen können.

Salben und **Pasten** werden nur im Windelbereich verwendet, um die wunde Haut durch Abdecken vor Urin und Stuhl zu schützen. Ist die Haut intakt und werden die Windeln regelmäßig gewechselt, sind sie überflüssig. Bei Wundsein helfen Heilsalben (Panthenol-, Calendulacreme), Traubenzucker, Muttermilch und abdeckende

Zinkpasten. Die *Alternativen* zu Salben sind **Luftbad oder Bestrahlung** mit Rotlicht (zweimal täglich in Bauchlage, 1–2 min, Abstand 1,5 m). Ein wunder Po bedarf einer konsequenten Behandlung, da eine *Superinfektion* droht (Soor).

Windelsoor tritt am Anus als punktförmige nässende Knötchen mit Schuppenkranz auf. Der Po wird zuerst nur mit Öl (z. B. Sonnenblumenöl) gereinigt, danach ein ätherisches Öl (z. B. 10% Lavendelöl) aufgetragen und mit einer abdeckenden Paste (z. B. Zinkpaste) eingecremt.

Plastikfolien zum Windelfixieren sollten weggelassen werden, da sie eine feuchtwarme Kammer bilden, besser sind Schafwollhosen.

Eine Gesichtscreme kann bei trockener Haut oder vor dem Spaziergang, besonders im Winter, verwendet werden, sie sollte ohne Konservierungsstoffe und unparfumiert sein. Die Benutzung von Puder ist lediglich bei Hitzepickeln auf Bauch und Rücken sinnvoll. Puder darf nicht in die Atemwege gelangen, da sonst Husten ausgelöst wird.

Das früher häufig empfohlene Pudern der Hautfalten wird heute vermieden, da Puder leicht verklebt, scheuert und Wundsein verursacht.

7.5.6 Nabelpflege

Ziel der Nabelpflege ist eine schnelle Mumifikation des Nabelrestes durch hygienisches Trockenhalten. Da der Nabelschnurrest Eintrittspforte für Keime sein kann, wird er nur mit sauberen, desinfizierten Händen berührt. Verschiedene Methoden der Nabelpflege werden angewandt:

Offene Nabelpflege bietet den Vorteil guter Luftzirkulation, dadurch heilt der Nabelschnurrest schneller ab. Er sollte immer außerhalb der Windel liegen, trocken und sauber sein. Sekrete, Borken oder Puderreste können mit lauwarmem Wasser entfernt werden, danach wird der Bereich mit einem sauberen Tuch (Kompresse, Tupfer) sorgfältig abgetrocknet. Ein Bad ist jederzeit möglich, vorausgesetzt der Nabelschnurrest, oder später der Nabelgrund werden sehr gründlich getrocknet.

- **Reinigung mit Alkohol** (80% aus der Apotheke) **oder Calendulaessenz**: Wattestäbchen einmal in die Flüssigkeit tauchen und ringförmig um den Nabelschnuransatz säubern, neues Wattestäbchen nehmen.

- **Pudern** (z. B. Arnikapuder) des Nabelschnurrestes ist nicht zwingend notwendig, kann die Mumifikation aber beschleunigen. Wird Puder angewandt, muß der Nabelschnurrest und nach Abfallen des Nabels auch der Nabelgrund gereinigt werden, bevor neuer Puder aufgetragen wird. Das Überhäuten des Nabelgrundes dauert ca. 3–5 Tage.

Nabelbinde oder **Fixierschlauch** mit steriler Kompresse werden nur noch vereinzelt angewendet. Sie müssen regelmäßig nach Durchfeuchtung (Urin, Stuhl) erneuert werden, da sonst eine feuchte Kammer entsteht und der Nabelschnurrest nicht abheilen und austrocknen kann.

Rötungen, Schwellungen der Bauchhaut im Bereich des Hautnabels oder fötide riechender, schmieriger Nabelschnurrest weisen auf eine Entzündung hin und müssen pädiatrisch abgeklärt werden.

7.5.7 Wickeltechniken

Ina Mailänder

Windeln sollen Urin und Stuhl aufnehmen und einen relativen Nässe- und Wärmeschutz bieten. Die nasse Windel stört den Säugling nicht, solange sie noch warm ist und das Kind nicht unter Wundsein leidet.

> Die Windeln werden (zu jeder Mahlzeit) ca. **5–7mal täglich** gewechselt, und nur Kinder, die wund sind, müssen nachts gewickelt werden. Die wirkungsvollste Maßnahme gegen Wundsein ist **Luft- und Wärmezufuhr** an die wunden Stellen.

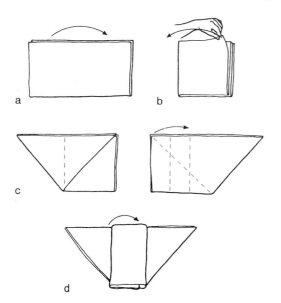

Abb. 7.5-5: Viereckwindel als Dreieck mit Einlage, a. Die Windel zu einem Quadrat zweimal falten, b. Oberen offenen Zipfel nach links ziehen, bis ein Dreieck entsteht, c. Das Ganze wenden (Dreieck liegt unten), das obenliegende Quadrat zweimal zur Mitte hin als Einlage falten, d. Bei häufigem Stuhlgang kommt auf die Einlage noch eine Vlieseinlage

Dabei sollte zusätzlich eine Wickeltechnik gewählt werden, die den Luftaustausch begünstigt und bei der das Kind nicht auskühlt, z.B. Stoffwindeln mit Wollvlieseinlage und Schafwollhose.

Wolle hat die Eigenschaft, 30% ihres Gewichts an Feuchtigkeit aufnehmen zu können, ohne sich feucht anzufühlen.

Es gibt verschiedene Möglichkeiten, ein Kind zu wickeln. Praktisch und einfach zu handhaben sind *Einwegwindeln*, besonders für unterwegs. Sie sind jedoch für das Hautklima ungünstiger (Luftabschluß), teurer und ökologisch umstritten (Herstellung, Entsorgung). Mittlerweile gibt es waschbare Fertigwindeln, die genauso leicht

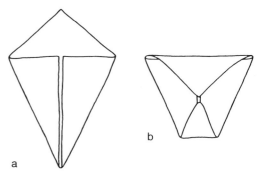

Abb. 7.5-6: Viereckwindel als Drachen, a. Die Windel wie einen Drachen falten, den oberen Zipfel darüberlegen, b. Unteren Zipfel auf passende Länge umschlagen

anzulegen sind. Sie bestehen innen aus Baumwollvlies, außen aus Nylon mit einem Klettverschluß.

Ein **Windelpaket** baut sich von innen nach außen aus 3 Teilen auf, die miteinander kombiniert werden:

- **Windeleinlage:** Vlieseinlage aus Zellstoff oder dünnes Vlies zur einfachen Entfernung des Stuhls (Tissue), Bourretteseiden- oder Wollvlieseinlage bei Wundsein oder einfach eine als Längsstreifen gefaltete Mullwindel.
- **Stoffwindel:** Viereckwindel (Baumwolle) als Dreieck oder Drachen gefaltet, Binde- oder Strickwindel, Baumwollwindelhose mit Klettverschluß ohne Nylon (Abb. 7.5-5, 6, 7).
- **Nässe-, Wärmeschutz:** Wickelfolie (mit Höschen darüber), Plastik-, Mikrofaserhose oder Schafwollhose (gestrickt, gewalkt), Baumwollwindelhose mit Nylon.

Jede Wickeltechnik muß die Knie freilassen und ausreichende Beweglichkeit der Beine in den Hüftgelenken erlauben, um die Entwicklung der Hüftpfanne nicht zu behindern.

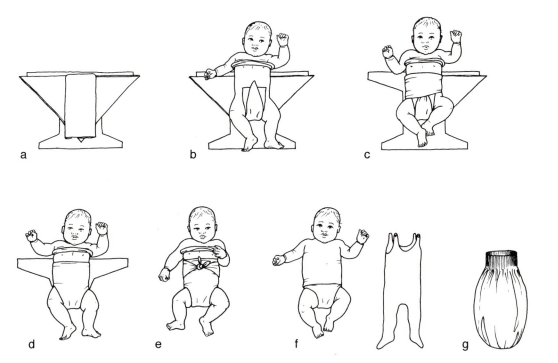

Abb. 7.5-7: Wickeln mit Viereckwindel und Wickelfolie, **a.** Gefaltete Windel auf eine Wickelfolie legen, **b.** Das Kind mit hochgezogenem Oberteil darauflegen und mittleren Zipfel der Windel über Gesäß und Bauch nach oben klappen, **c.** Beide Seitenzipfel nacheinander um den Rumpf führen und seitlich einstecken, **d.** Mittelstück der Wickelfolie zwischen den Beinen hochführen und die vorderen Seitenteile nach hinten um den Rumpf legen, **e.** Hintere Seitenteile nach vorne auf dem Bauch mit einem leichten Knoten verknüpfen, **f.** Das Oberteil über die Windel streifen und eine Strampelhose oder **g.** „Pucksäckchen" überziehen

7.6 Ernährung des Neugeborenen und Säuglings

Heike Polleit

Es ist unbestritten, daß Stillen die ernährungsphysiologischen und psychischen Bedürfnisse von Neugeborenen und Säuglingen optimal befriedigt. Das Thema Stillen ist in Kapitel 6 auf Seite 333 ff. ausführlich beschrieben. Das folgende Kapitel behandelt die Ernährung von Neugeborenen und Säuglingen mit Muttermilchersatznahrung.

7.6.1 Flüssigkeitssubstitution

Die Frage, ob es notwendig ist NG in den ersten Lebenstagen zusätzlich zum Stillen Flüssigkeit zuzuführen, wird unter den in der Wochenbettbetreuung tätigen Berufsgruppen sehr kontrovers diskutiert. Zusammenfassend kann als

Richtlinie gelten: die Gabe zusätzlicher Flüssigkeit *muß nicht prophylaktisch* geschehen, sondern ist z. B. sinnvoll bei:

— Übertragungszeichen und Flüssigkeitsdefizit
— Polyglobulie
— Hypoglykämie
— Durstfieber
— ärztlicher Indikation.

Flüssigkeit wird generell nur noch nach dem Anlegen an beiden Brüsten angeboten. Bei Neugeborenen benutzt man Tasse, Becher oder Löffel, um eine Saugverwirrung zu vermeiden. Bei brustsicheren älteren Kindern ist die Gabe mittels Flasche und Sauger möglich. Gefüttert wird zimmertemperiert: abgekochtes Wasser (zur Säuglingsernährung geeignet, wenn Gehalt von Nitrat < 10 mg/l, Natrium < 20 mg/l, Fluorid < 1,5 mg/l) oder 5% Glukoselösung.

Höherprozentige Glukose- oder Maltodextrinlösung (15%, 25%) ist eher als Medikament zu betrachten, das einen akut niedrigen Blutzucker stabilisieren kann oder durch seine abführende Wirkung Mekoniumabgang beschleunigt.

Instanttees enthalten als Trägersubstanz ein Kohlenhydrat (z.B. Maltose = Malzzucker), was durch die irreführende Aufschrift „nicht süß" verschleiert wird. Das Füttern von sog. *Energiesupplementen* ist meist überflüssig.

7.6.2 Muttermilchersatznahrung

Der Maßstab zur Beurteilung einer Ersatznahrung ist Muttermilch (MM) in ihrer quantitativen und qualitativen Zusammensetzung. Kuhmilch muß aufbereitet werden, ehe sie zur Säuglingsernährung geeignet ist (Tab. 7.6-1, 2).

Richtlinien

1979 wurde von der Ernährungskommission der Deutschen Gesellschaft für Kinderheilkunde die Zusammensetzung industriell gefertigter Säuglingsnahrungen genau festgelegt. Kontrolliert durch das Lebensmittel- und Bedarfsgegenständegesetz, der Verordnung über diätetische Lebensmittel und weiteren Rechtsverordnungen (z. B. zur Nährmittelwertkennzeichnung) galt die Einteilung:

Tab. 7.6-1: Muttermilch und Kuhmilch im Vergleich (Durchschnittswerte)

Qualitative Analyse	MM	Kuhmilch
Eiweiß Lactalbumin: Kaseinverhältnis[1]	66% : 33% Lactoferrin[2]- Lysozym —	20% : 80% — — Lactoglobulin[3]
Fett	ungesättigte[4] Fettsäuren: 53% Lipase[5]	ungesättigte Fettsäuren: 30% Lipase wird bei der Aufbereitung zerstört
Kohlenhydrate	Lactose Lactase[6]	Lactose Lactase wird bei der Aufbereitung zerstört

[1] *Lactalbumin*: feines, leichter verdauliches Eiweiß. *Kasein*: grobes, ausflockendes Eiweiß
[2] *Lactoferrin* und *Lysozym* sind Proteine zur Unterstützung der Eisenresorption und Infektionsabwehr
[3] wahrscheinlich das *allergene Protein*
[4] *ungesättigte Fettsäuren* sind unentbehrlich für den Zellmembranaufbau
[5] *Enzym* zur Fettspaltung
[6] *Enzym* zur Kohlenhydratspaltung

a) Adaptierte Nahrungen
b) Teiladaptierte Nahrungen
c) Folgenahrungen.

Mit der Angleichung an den europäischen Markt wurden von der Kommission der Europäischen Gemeinschaft neue Richtlinien verabschiedet. Die Klassifikation industriell gefertigter Säuglings-Nahrungen lautet sei 1. 6. 1994 wie folgt:

a) **Säuglingsanfangsnahrungen:**
Alle auf Kuhmilch- oder Sojaproteinbasis hergestellten Nahrungen, die vor dem 4. Monat gegeben werden können. Damit werden adaptierte und teiladaptierte Nahrungen unter einen Begriff zusammengefaßt.
b) **Säuglingsmilchnahrungen:**
Wie a), nur ausschließlich auf Kuhmilchbasis.
c) **Folgenahrungen:**
Alle auf Kuhmilch- oder Sojaproteinbasis hergestellten Nahrungen, die nach dem 4. Monat gegeben werden können.
d) **Folgemilchen:**
Wie c) nur ausschließlich auf Kuhmilchbasis.

Teiladaptiert und adaptiert entfielen als Deklarationen im bisherigen Sinne. Adaptiert bezieht sich seitdem nur auf den Eiweißkomplex. Die Auswahl und Empfehlung ist seitdem schwieriger geworden. Der beratenden Hebamme bleibt nichts anders übrig, als die Inhaltsstoffe der Muttermilch exakt zu kennen und jede Nahrung im Einzelfall damit zu vergleichen. Aufschluß über die genaue Zusammensetzung der einzelnen Produkte sind über die Firmen oder die „Grüne Liste" (siehe Literaturliste am Ende des Kapitels) zu erhalten.

Industriell gefertigte Säuglingsnahrung

- **Säuglingsanfangsnahrung** ist der Muttermilch (MM) in ihrer Zusammensetzung quantitativ und soweit möglich qualitativ angeglichen (Tab. 7.6-2). Das Laktalbumin-Kaseinverhältnis entspricht mit 60:40 ungefähr dem von MM. Die Kuhmilchfette wurden ausgetauscht und in Form linolsäurehaltiger Pflanzenöle zugesetzt (gesättigte zu ungesättigten Fettsäuren im Verhältnis 1:1).

Als einziges Kohlehydrat ist Lactose zugelassen, die Milch ist ausreichend vitaminisiert.

Säuglingsanfangsnahrung ist für die Ernährung vom ersten Tag an geeignet und wird wie MM entsprechend schnell verdaut (schnelle Resorption von Lactose, das Kind schläft nicht früher durch als ein Stillkind).

Ernährungsaufbau:
Nach der Geburt zunächst 2–3 Gaben 5% Glukoselösung/abgekochtes Wasser, danach ein 1:1 Gemisch aus 10 ml Glukose/Tee und 10 ml Säuglingsanfangsnahrung, wovon das Neugeborene soviel trinkt, wie es mag. Bei guter Akzeptanz können die folgenden Mahlzeiten vollständig aus Säuglingsanfangsnahrung bestehen, zusätzliche Flüssigkeit ist nicht erforderlich.

Säuglingsanfangsnahrung kann in den ersten vier bis sechs Monaten verabreicht werden.

- **Folgenahrung** ist quantitativ dem Fett- und Eiweißgehalt der MM angeglichen (Lactalbumin-Kaseinverhältnis ist nicht zwingend verändert). Der Kohlehydratanteil ist gleich hoch wie bei Säuglingsanfangsnahrung, aber in anderer Zu-

Tab. 7.6-2: Muttermilch, industriell veränderte Milch und Kuhmilch im Vergleich (Durchschnittswerte)

Inhaltsstoffe/100 ml	MM	Säuglingsanfangs-nahrung	Folgenahrung	Kuhmilch
Eiweiß	1,2%	1,7%	1,9%	3,3%
Fett	3,5%	3,6%	3,8%	3,8%
Kohlenhydrate	7,0%	7,5%	8,1%	4,7%
Mineralstoffe	0,2%	0,3%	0,4%	0,7%
kcal	67	67	72	66

sammensetzung. Neben Lactose als erstem Kohlehydrat sind Fructose, Sacharose und Honig zugesetzt. Ebenfalls beigefügte Stärke kann der Säugling erst ab dem 4. Lebensmonat verdauen, da die stärkespaltenden Enzyme Amylase und Trypsin noch nicht ausreichend zur Verfügung stehen. Unverdaute Stärke weilt länger im Darm und suggeriert einen höheren Sättigungsgrad, der durch die etwas sämige Konsistenz noch verstärkt wird. Insgesamt ist Folgemilch höherkalorisch und birgt die Gefahr der Überernährung.

Der Mineralstoffgehalt liegt höher, deshalb sollte die Fertignahrung nur mit der angegebenen Menge Wasser aufgelöst werden und nicht mit weniger Flüssigkeit, um einer Nierenüberbelastung vorzubeugen. Folgenahrung ist ausreichend vitaminisiert. Aufgrund ihrer Zusammensetzung ist sie erst für Kinder ab 4. Monat geeignet.

- **Hypoallergene Nahrung** (HA-Nahrung) gibt es als Säuglingsanfangsnahrung und als Folgenahrung. Ihre Eiweiße sind durch Wärmebehandlung und Enzymspaltung (Hydrolyse) in kleinere Moleküle aufgespalten. Der kindliche Organismus erkennt diese Eiweißbruchstücke nicht als „fremd", womit die Möglichkeit einer Allergisierung erheblich verringert, aber keinesfalls ausgeschlossen wird. Eine Restmenge intakter Eiweiße bleibt nachweisbar, daher nicht geeignet bei diagnostizierter Milcheiweißunverträglichkeit.

- **Heilnahrung** entspricht in ihrer Zusammensetzung speziellen Erfordernissen z. B.:

— höherkalorische, fettreduzierte oder vollhydrolysierte Frühgeborenennahrung
— Nahrung auf Sojaproteinbasis bei Milchzuckerunverträglichkeit
— Aufbaunahrung nach Erkrankungen des Magen-Darm-Traktes.

Selbst zubereitete Milch

Diese Milch kann nur die Qualität einer Folgemilch erreichen und ist nur bedingt zu empfehlen.

Bevorzugt eine Mutter jedoch Nahrungsmittel aus kontrolliert biologischem Anbau, kann ihr die Zubereitung einer **Halbmilch** erläutert werden, die durch Kohlenhydrate und Keimöl ergänzt wird (ab 6. Woche Zusatz von Vitamin C + A durch Obstsäfte und Karottenpüree). Die Selbstzubereitung erfordert genaue Einhaltung der Zutatenmengen und absolut hygienisches Vorgehen.

Rezeptur (Tab. 7.6-3): Milch 1 : 1 mit Wasser verdünnen, mit dem Zucker und der Stärke aufkochen, danach Öl mit dem Schneebesen einrühren, Saft und Karottenbrei erst unmittelbar vor dem Füttern in die warme Milch geben (Vitaminerhalt!), vor der Mahlzeit entsprechende Menge entnehmen, im Wasserbad auf Körpertemperatur erwärmen und füttern, Milchreste verwerfen. Die

Tab. 7.6-3: Rezeptur für die Selbstherstellung von Säuglingsmilchnahrung. Halbmilch mit Zusatz von Kohlenhydraten und Öl nach *Droese* und *Stolley*

Gesamt-menge (g)	Milch[1] (g)	Wasser (g)	Stärke[2] (2,5%) (g)	Zucker oder Milchzucker (4%) (g)	Öl[3] (1,5%) (g)	Karotten-püree[4] (g)	Obstsaft[5] (g)
400	200	200	10	16	6	10	40
600	300	280	15	24	9	15	70
800	400	380	20	32	12	20	90

aus: Der Kinderarzt, 22. Jg. (1991) Nr. 7, S. 1218 (Zeitschrift)

[1] *Vollmilch*, 3,5% Fett, pasteurisiert und homogenisiert
[2] zunächst *Maisstärke* oder *Reisschleim*, ab 5. Monat *Vollkornprodukte*
[3] kaltgepreßte *Keimöle*
[4] **nur** aus kontrolliert biologischem Anbau oder aus dem Gläschen
[5] ab der 6. Woche

Milch kann jeweils für einen Tag vorgekocht werden, wenn sie sofort wieder abgekühlt und im Kühlschrank portioniert bei max. 4 °C aufbewahrt wird. Die Ernährungskommission der Deutschen Gesellschaft für Kinderheilkunde empfiehlt die Verwendung von 3,5% pasteurisierter Vollmilch und hält Rohmilch, Vorzugsmilch (Keimbelastung, hohe Allergenität) und teilentrahmte H-Milch (fettreduziert, daher zu geringe Nährstoffdichte) für ungeeignet, während einige Vertreterinnen der Vollwerternährung Rohmilch als „naturbelassen" den Vorzug geben.

Kostformen aufgrund Ernährungsgewohnheiten aus philosophischen, ethischen, religiösen oder gesundheitspräventiven Gründen (z. B. vegane Kost, Sonnenkost, Makrobiotik, Ernährung nach Bruker/Gutjahr, Schnitzer etc.) sind zur Säuglingsernährung ungeeignet.

7.6.3 Zwiemilchernährung: Stillen und Zufüttern

Es gibt wenig gute Gründe, einer Mutter, die stillen möchte, zum Zufüttern zu raten. Frühes Zufüttern fördert die allergische Sensibilisierung des Kindes und hemmt den Stillerfolg. Der Brust wird von einem nach Nahrungsergänzung satten Kind kein zu erhöhender Bedarf signalisiert (*Zufüttern stillt ab!*). Der Mutter wird suggeriert: „Du bist nicht in der Lage, für dein Kind zu sorgen …".

Mögliche **Indikation zum Zufüttern** sind: Wunsch der Mutter, Icterus praecox, Mutter nimmt vorübergehend stillkontraindizierte Medikamente (pumpt ab und verwirft die Milch), stark untergewichtige reife NG, Frühgeborene und gefährdete NG vor dem sog. „Milcheinschuß", frühe Gewichtsabnahme über 10%.

In diesen Fällen sollte, nach dem Anlegen an beiden Brüsten, nachgefüttert werden: *hypoallergene Nahrung*, wenn das Stillen weiterhin angestrebt wird oder *Säuglingsanfangsnahrung*, wenn die Mutter mittelfristig abstillen will und keine Allergieanamnese vorliegt.

Vom Zufüttern als Mittel der „Krisenintervention" bei sehr unruhigem Kind und überforderter Mutter ist abzuraten. Die Probleme werden nur kurzfristig weggeschoben, der Stillerfolg leidet häufig im Nachhinein. Wichtiger sind Maßnahmen, die positiv auf die Frau wirken wie:

Ruhe, Rückkehr in die häusliche Umgebung, häufiges Anlegen, ausreichendes Trinken der Mutter, Ausschalten von Streßfaktoren, evtl. Oxytocin-Nasenspray (fördert Milchfluß), geeignete homöopathische Mittel, aufklärendes Gespräch mit den die Mutter umsorgenden Personen (Vater, Großmutter).

7.6.4 Hinweise zur Flaschenernährung

Aufbereitung der Hilfsmittel:
Alle Hilfsmittel, die bei der Zubereitung in direkten Kontakt mit der Nahrung kommen (Flaschen, Sauger, Schneebesen etc.), müssen keimfrei sein. Im Haushalt bietet sich die *Heißsterilisation* durch Auskochen (10 Min. in sprudelndem Wasser) oder Dampfbad (spezielle Sterilisationsgeräte für Flaschen und Sauger) an.

Die Sauger müssen vorher mit Salz gereinigt werden, um alle Milchreste (ideales Nährmedium für Keime!) zu entfernen.

Zubereitung:
Beim Zubereiten ist unbedingt die angegebene Dosierung einzuhalten: Meßlöffel mit dem Messerrücken glattstreichen, abgekochte Wassermenge an der Flaschenskala nachprüfen (Verdunstung!). Es kann die Tagestrinkmenge (nach Abkühlen sofort in den Kühlschrank) oder jede Mahlzeit einzeln zubereitet werden, die *Trinktemperatur beträgt 37 °C*. Milch und Brei nie zweimal aufwärmen!

Aufbewahrung:
Im *Kühlschrank*: portionierte Tagesration bei 4 °C 24 h haltbar. Im *Gefrierschrank*: sofort nach Zubereitung eingefroren 6 Monate haltbar, nur einmal auftauen (Keimbesiedlung, Vitaminverlust, steigender Nitratgehalt). Die Nachtmahlzeit

kann, frisch zubereitet, auf Trinktemperatur abgekühlt (in einer vorher kochend heiß ausgespülten Thermoskanne) neben dem Bett stehend warmgehalten werden.

Füttern:

Auch beim Füttern mit der Flasche erhält das Kind ungeteilte Aufmerksamkeit und liebevolle Zuwendung. Man nimmt es dazu in den Arm, den Kopf leicht erhöht und hält die Flasche so, daß der Sauger stets gefüllt ist und keine Luft geschluckt werden kann. Ab und zu wird die Flasche zum Bäuerchen machen abgesetzt.

Die **Saugerlochgröße** wird so gewählt, daß höchstens *1 Tropfen/Sekunde* bei umgedrehter Flasche herausläuft und das Kind mindestens *10 Min.* an einer Mahlzeit trinkt.

7.6.5 Tagestrinkmenge bei Flaschenfütterung

Für die ersten 8–10 Tage kann man die Trinkmenge nach der sog. *Finckelsteinregel* berechnen (Tab. 7.6-4): Danach steigert sich der Bedarf solange, bis täglich die Menge getrunken wird, die einem Sechstel des kindlichen Gewichts entspricht (z. B. 3600 g : 6 = 600 ml in 24 Stunden).

Dieses Verhältnis wird bis zum 4. Monat beibehalten, dann reduziert sich die Tagestrinkmenge auf $\frac{1}{7}$ des Körpergewichts.

Dieses sind selbstverständlich nur Richtwerte.

Tab. 7.6-4: Trinkmengenberechnung nach **Finckelstein**

Tagestrinkmenge = (Lebenstag − 1) × 60 ml
Menge/Mahlzeit = (Lebenstag − 1) × 60 ml : 6

1. Tag = (1-1) × 60 ml : 6 = 0 ml
2. Tag = (2-1) × 60 ml : 6 = 10 ml/Mahlzeit
...
7. Tag = (7-1) × 60 ml : 6 = 60 ml/Mahlzeit

7.6.6 Beikost

Mit der Beikost beginnt man im 5.–6. Monat (frühestens im 4. Monat bei selbstzubereiteter Anfangsnahrung) zu einem Zeitpunkt, an dem das Kind von sich aus Interesse für den Löffel und das Geschehen am Familientisch zeigt.

Alle 2–4 Wochen (Gewöhnungszeit) wird eine *Brust/Flaschenmahlzeit* nach der anderen *durch Breimahlzeit* ersetzt in der Reihenfolge: 1. Gemüsebrei, 2. Obstzwiebackbrei, 3. Getreidemilchbrei (Abb. 7.6-1). Püriertes Fleisch kann ab dem 6.–8. Monat gegeben werden, die Eisenversorgung ist aber auch bei ausgewogener Getreide-Gemüse-Milchzufuhr gewährleistet.

Weiterführende Literatur dazu im Anhang.

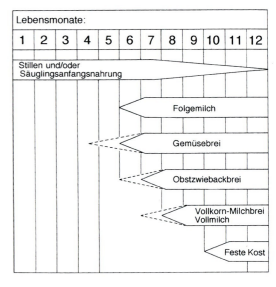

Abb. 7.6-1: Empfehlenswerter Beikostaufbau. Säuglingsanfangsnahrung und Beikostbeginn. Die gestrichelten Linien zeigen den früheren Beikostbeginn bei selbstzubereiteter Säuglingsanfangsnahrung (s. S. 446)

7.7 Entwicklung des Säuglings im 1. Lebensjahr

Ina Mailänder

Als Säugling wird das Kind im 1. Lebensjahr bezeichnet, ab dem 2. gilt es als Kleinkind. Seine Entwicklung wird beeinflußt von den Bedingungen, unter denen es aufwächst. Am wichtigsten ist die *Bindung zu* mindestens *einer konstanten Bezugsperson*, die das Kind in seinen elementaren Bedürfnissen nach Nahrung, Körperkontakt, Wärme, Schlaf und Zuwendung ernst nimmt und nicht über längere Zeit abwesend ist. Über diese Zuneigungsperson(en), über Fürsorge und Befriedigung seiner Bedürfnisse entwickelt das Kind im ersten Lebensjahr Vertrauen in seine Umwelt und in sich selbst.

7.7.1 Größe und Gewicht

Ein Säugling wächst im ersten Jahr ca. 25 cm (50% der Geburtsgröße). Sein Gewicht hat sich nach etwa 5 Monaten verdoppelt (früh- und mangelgeborene Kinder nach 4 Mon.) und nach einem Jahr verdreifacht. Neben einer relativ gleichmäßigen Gewichtszunahme (150–200 g/Wo. bis 5. Mon., danach ca. 100 g/Wo., Tab. 7.7-1) gibt es **Wachstumsphasen**: Typische Zeiträume, in denen ein Mehrbedarf an Nahrung auffällt, sind der *6.–10. Lebenstag*, die *6. Woche* und *Ende des 3. Monats*.

Tab. 7.7-1: Anhaltszahlen zur Gewichtsentwicklung im 1. Lebensjahr

1.Jahr	pro Woche	pro Monat
1. Quartal	200 g	800 g
2. Quartal	150 g	600 g
3. Quartal	100 g	400 g
4. Quartal	80 g	320 g

7.7.2 Schlaf- und Wachverhalten

Beim Neugeborenen verteilen sich Schlaf- und Wachperioden über den ganzen Tag, sie pendeln sich nach einigen Tagen bis Wochen auf einen Rhythmus ein (etwa 3–4stündlich). Kindern, die sofort einen Nachtrhythmus miterleben (24-Std.-Rooming in, zu Hause), fällt es leichter, einen Tag-Nacht-Zyklus zu erlernen, als Kindern, die nachts in beleuchteten, geschäftigen Räumen schlafen (Kinderklinik, Säuglingszimmer). Durchschlafen, d.h. eine Nachtruhe von ca. 8–10 Std. einhalten, können die meisten Säuglinge erst nach mehreren Monaten.

Ein Neugeborenes schläft ca. 16 Std. innerhalb eines Tages, ein 1jähriges Kind noch etwa 12 Std.

7.7.3 Sinne und Wahrnehmungen

Neugeborene können sehen, hören, riechen, schmecken und empfinden Berührung, Positionsveränderung und Schmerz. Gesichter werden bevorzugt gegenüber anderen Stimuli (bunte Bilder, Spielzeug). Der optimale Sehabstand beträgt 20–30 cm. Obwohl Neugeborene gut hören, zeigen sie eine *Reaktion* erst bei 80 dB (Einjährige ab 40 dB, Vierjährige ab 10 dB). Der Frequenzbereich menschlicher Sprache und Geräusche höherer Frequenzen werden bevorzugt.

7.7.4 Motorik

Der grob- und feinmotorischen Entwicklung wird große Bedeutung für die allgemeine Entwicklung eines Kindes beigemessen („Begreifen

Tab. 7.7-2: Entwicklungstabelle (modifiziert nach Flehmig und Pikler): BL = Bauchlage, RL = Rückenlage, ↓ = verschwindet, ● = 50%

Alter													
Monate	1	2	3	4	5	6	7	8	9	10	11	12	
Wochen	1 2 3 4 5	6 7 8 9	10 11 12 13	14 15 16 17	18 19 20 21	22 23 24 25	26 27 28 29	30 31 32 33	34 35 36 37	38 39 40 41	42 43 44 45	46 47 48 49	50 51 52

Sozialer Kontakt

- Betrachtet Gesicht
- Erwidert Lächeln
- Lächelt spontan
- Zeigt freudige Erwartung beim Aufnehmen
- Widersteht der Wegnahme des Spielzeugs
- Unterscheidet fremde von vertrauten Gesichtern
- Anfangs Scheu bei Fremden
- Spielt verstecken
- Trinkt aus der Tasse
- Macht Wünsche deutlich (ohne Schreien)
- Klatscht in die Hände / Winkt

Geistige Entwicklung

- Kann die Stimme der Mutter innerhalb der ersten 12 Stunden von anderen unterscheiden
- Erkennt die Mutter am Geruch
- Untersucht mit den Augen eine neue Umgebung
- Interesse am Essen anderer
- Löffelsensible Phase
- Reagiert, wenn es gerufen wird
- Versteht „Nein"
- Sucht/Findet verstecktes Spielzeug (Objektpermanenz)

Biologische Entwicklung

- Greif-, Schrei-, Such-, Schluckreflex, Saugreaktion ↓
- Erster Zahn
- Greifreflex plantar ↓ Fünf Zähne

Feinmotorik

- Folgt mit Augen zu Mittellinie
- Gleichseitige Bewegungen (Kopf in Mitte)
- Folgt mit Augen über die Mittellinie
- Folgt mit Augen 180°
- Hände zusammen
- Betastet Hände und Füße (RL)
- Ergreift Klapper
- Übt Handbewegungen
- Langt nach Spielzeug
- Betrachtet Rosinen
- Nimmt sitzend zwei Klötzchen
- Greift nach Rosine
- Greift nach Klötzchen
- Gibt Klötzchen von einer Hand in die andere
- Greift zu / Läßt fallen
- Daumen-Finger-Griff
- Schlägt zwei Klötzchen zusammen
- Pinzettengriff

7.7 Entwicklung des Säuglings im 1. Lebensjahr

Alter

Monate	1	2	3	4	5	6	7	8	9	10	11	12
Wochen	1 2 3 4	5 6 7 8	9 10 11 12	13 14 15 16	17 18 19 20	21 22 23 24	25 26 27 28	29 30 31 32	33 34 35 36	37 38 39 40	41 42 43 44	45 46 47 48 49 50 51 52

Sprache

- Reagiert auf Glocke
- Lauscht merklich
- Wendet sich nach Stimme / ungewohnten Geräuschen
- Vokallaute a, ä, ähä
- Gurrlaute errrhe
- rrr-Ketten
- Lacht
- Quietscht
- Doppellaute da-da, ba-ba, ma-ma
- Blasreiblaute
- Juchzt
- Imitiert Sprachlaute, „plaudert"
- Flüstert
- Deutliche Silbenketten bei wechselnder Lautstärke und Tonhöhe
- „Papa" oder „Mama" gerichtet

Grobmotorik

- Hebt Kopf in BL
- Hält Kopf im Sitzen
- Hebt Kopf in BL 45°
- Hochgezogen zum Sitzen (Kopfkontrolle)
- Hebt Kopf in BL bis 90°
- Oberkörper in BL auf Arme gestützt
- Dreht sich um
- Beine tragen etwas Körpergewicht
- Sitzt ohne Hilfe
- Steht mit Festhalten
- Läuft an Möbeln entlang
- Zieht sich hoch zum Stehen
- Setzt sich auf
- Steht kurze Zeit

SELBSTÄNDIGE ENTWICKLUNG AUS EIGENER INITIATIVE

- Zunehmend freie Bewegungen von Kopf, Armen und Beinen in RL
- Strampelt
- Dreht den Kopf
- Spielt mit Händen und Füßen in der Luft
- Dreht sich auf die Seite
- Dreht sich auf den Bauch
- Verbringt Tage auf dem Bauch liegend
- Streckt sich
- Rollt sich
- Kriecht auf dem Bauch
- Kriecht auf allen Vieren
- Setzt sich auf
- Erhebt sich in die Vertikale
- Steht auf

durch Greifen"). Wichtiger als das Erreichen bestimmter „Meilensteine" zu vorgegebenen Zeitpunkten ist die Qualität der Bewegung (Symmetrie, Tonus etc.) und die Möglichkeit, Bewegungen ausreichend lange üben zu dürfen. Das bedeutet z. B. für das Aufrichten: Kinder nicht mit Hilfsmitteln zum Spielen in Sitzposition bringen, bevor sie sich nicht selbständig aufsetzen können. Die Rückenlage (RL) wird als Ausgangslage empfohlen. Das Kind ist mobiler, hat Hände und Füße zum Bewegen, Tasten und Anschauen frei und auch der Kopf hat größeren Bewegungsspielraum als in der Bauchlage (BL). So trainiert es ausgiebig Rumpf- und Nackenmuskulatur, ohne zusätzlich Gleichgewicht halten zu müssen. Nachdem es gelernt hat, sich vom Rücken auf die Seite zu drehen (etwa 4.–6. Monat), legt sich das Kind häufiger in BL.

Abb. 7.7-1 zeigt anschaulich den Verlauf des Sich-Aufsetzens.

7.7.5 Sozialverhalten

Ein reifes und gesundes Neugeborenes ist mit einem Verhaltensrepertoire ausgestattet, das ihm die überlebenswichtige Zuwendung eines Erwachsenen sichert. Sein Aussehen und Verhalten hat für Erwachsene Signalcharakter. Das Kind „belohnt" sie mit seinen Handlungen (z. B. Beobachten des Gesichts, Lächeln, Verfolgen mit den Augen, Reaktionen auf Sprache und Sprachrhythmus, Anschmiegen, Sich-Beruhigen-Lassen usw.). In ständiger **Wechselwirkung** lernen das Kind und seine soziale Umwelt den Umgang miteinander.

Im **1. Lebensjahr** kann es durch die Befriedigung seiner Bedürfnisse nicht „verwöhnt" werden.

Drehen aus Rückenlage in Bauchlage. Wälzen und Rollen, sowie Aufstützen.

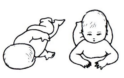

Entwicklungsverlauf vom Kriechen auf dem Bauch zum Krabbeln auf Knien und Händen.

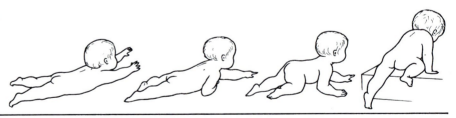

Entwicklungsverlauf vom Aufstützen zum Sich-Aufsetzen.

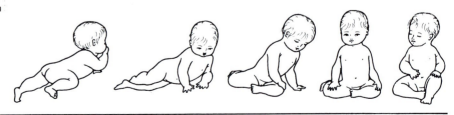

Abb. 7.7-1: Verlauf der selbständigen Bewegungsentwicklung aus eigener Initiative (nach Pikler)

Bewußtes *Gedächtnis* und *Warten-Können* entwickeln sich erst langsam während der ersten 2 Lebensjahre.

7.7.6 Entwicklungstabellen

Entwicklungstabellen sollen als Orientierung dienen und im Rahmen der Früherkennungsuntersuchungen Abweichungen aufzeigen (mögliche Hinweise auf zerebrale Schädigung). Das Gehirn kann in diesem Alter Ausfälle oft noch kompensieren. Auf dieser Erkenntnis basiert die Forderung nach Früherkennung und Behandlung (Frühförderung) vor dem 5. Lebensmonat.

Entwicklungstabellen stellen damit auch Normen auf und setzen Kinder und Eltern unter Leistungsdruck.

> Bei der Forderung nach Früherkennung und Frühförderung muß immer die Frage gestellt werden: Dient sie dem Kind als Unterstützung zur **Erweiterung seiner individuellen Fähigkeiten** oder soll es angepaßt werden an eine normierte, ihm nicht gemäße Welt?

Die Literaturangaben über erstes Auftreten einer Fähigkeit oder Handlung sind sehr unterschiedlich. Tab. 7.7-2 (s. S. 450) berücksichtigt die Übereinstimmungen und führt die grobmotorische Entwicklung aus eigener Initiative gesondert auf.

Verwendete und empfohlene Literatur

Amato, M. (Hrsg.): Manual der Neonatologie, Thieme, Stuttgart 1992
Baerlocher, K.: Aktuelle Aspekte der Säuglingsernährung, in: Pädiatrie und Päderlogie, 26 (1991), 5–12, Berlin: Springer 1991
Berg, D. (Hrsg.): Schwangerschaftsberatung und Perinatologie, 3. Aufl. Thieme, Stuttgart 1988
Betke, K., Lampert, F., Riegel, K. (Hrsg.) Elementare Pädiatrie. 4. Aufl. Thieme, Stuttgart 1991
Bilek, K., K. Rothe, K. E. Ruckhäberle, L. Schlegel: Lehrbuch der Geburtshilfe für Hebammen, Verlag J. Ambrosius Bath, Leipzig 1985
Damman, R. (Hrsg.): Ökotest Ratgeber Kleinkinder, vollst. über. Neuausgabe Hamburg: Rowohlt 1992
Deutscher, S.: Das Wickelbuch, Rapunzel-Verlag, Ludwigsburg 1990
Ernährungskommission der Deutschen Gesellschaft für Kinderheilkunde, Ratschläge für Eltern zur Säuglingsernährung, in: Der Kinderarzt, 7 (1991)
Flehmig, I.: Normale Entwicklung des Säuglings und ihre Abweichungen: Früherkennung und Frühbehandlung, 4. Aufl. Thieme, Stuttgart 1990
Gahr, M. (Hrsg.): Lehrbuch der Pädiatrie, de Gruyter Verlag, Berlin, New York 1993
GEO Wissen: Kindheit und Jugend. Heft Nr. 2 Hamburg: Gruner u. Jahr 1993/9
Goebel, W., M. Gloeckler: Kindersprechstunde. 1. u. 2. Aufl., Urachhaus, Stuttgart 1984
Graf, F. P.: Homöopathie für Hebammen und Geburtshelfer, in: Das Neugeborene, 3. Aufl. E. Staude Verlag, Hannover 1992
Grüne Liste Bundesverband der diätetischen Lebensmittelindustrie e. V., 1989, Bad Homburg: ECV Editio Cantor 1989
Harnack von, G.-A., Heimann (Hrsg.): Kinderheilkunde, 8. Aufl. Springer, Berlin, Heidelberg 1990
Haupt, H.: Das Neugeborene, Thieme, Stuttgart 1971
Illig, St.: Das gesunde und das kranke Neugeborene. Bücherei der Hebamme. Hrsg. G. Martius, Band 2, Enke 1993
Jones, S.: Schreiende Babys – schlaflose Nächte. Maier, Ravensburg 1988
Klaus, M. H.: Neugeboren: Das Wunder der ersten Lebenswochen. Kösel, München 1988
Kitzinger, S.: Wenn mein Baby weint. Kösel, München 1990
Klaus, M. H., J. H. Kenell: Mutter-Kind-Bindung, dtv, München 1987
Koletzko, B.: Milchnahrungen für gesunde reifgeborene Säuglinge, in: Monatsschrift Kinderheilkunde, 140 (1992) F71–F81
Kommission der Europäischen Gemeinschaften, Amtsblatt: Richtlinie der Komission über Säuglingsanfangsernährung und Folgenahrung, 4. 7. 1991
Langmickel, D., H. Gunschera: IX. Bremer Perinatologisches Fortbildungsseminar, hrsg. v. Milupa 1985

Lothrop, H.: Gute Hoffnung — jähes Ende. Kösel, München 1991
Martius, G.: Hebammenlehrbuch, 6. Aufl. Thieme, Stuttgart 1995
Moore, K. L.: Embryologie, 2. Aufl. Schattauer, Stuttgart 1985
Niessen, K.-H. (Hrsg.): Pädiatrie Kurzlehrbuch, 4. Aufl. Chapman u. Hall, Weinheim 1996
Obladen, M. (Hrsg.): Neugeborenenintensivpflege, 4. Aufl. Springer, Berlin 1989, S. 60
Oerter, R., L. Montada: Entwicklungspsychologie. 4. Aufl. Urban u. Schwarzenberg, München 1986
Palitzsch, D. (Hrsg.): Pädiatrie, 3. Aufl. Enke Verlag, Stuttgart 1990
Pschyrembel, W., J. W. Dudenhausen: Praktische Geburtshilfe, 18. Aufl. de Gruyter, Berlin 1994
Pikler, E.: Laßt mir Zeit: Die selbständige Bewegungsentwicklung des Kindes bis zum freien Gehen. Pflaum, München 1988
Pikler, E.: Friedliche Babys — zufriedene Mütter. 2. Aufl. Herder, Freiburg i. Brg. 1982
Püschel, W.-W.: Pädiatrieskript für Hebammen, erw. Fassung, Selbstverlag, Gießen 1989

Riegel, K., in: G. Martius: Hebammenlehrbuch, 4. Aufl. Thieme, Stuttgart 1983, S. 533, 554
Rohen, J. W.: Funktionelle Anatomie des Menschen, 5. Aufl. Schattauer, Stuttgart 1987
Rossi, E.: Pädiatrie, 2. Aufl. Thieme, Stuttgart 1989
Schlesinger, H. (Hrsg.): Ernährung der stillenden Mutter und Beikost für das gestillte Kind, in: Informationsbroschüren
Schmidt, R. F., G. Thews (Hrsg.): Physiologie des Menschen, 27. Aufl. Springer, Berlin 1987
Schmid, R. (Hrsg.): Eltern Selbsthilfegruppen, Schmidt/Römhild 1992
Schulte, F. J., J. Spranger: Lehrbuch der Kinderheilkunde, 26. Aufl. Gustav-Fischer Verlag, Stuttgart, Jena 1988
Schwarz, R.: Gynäkologie und Geburtshilfe, 5. Aufl. Verlag Volk und Gesundheit, Berlin 1989
Sichtermann, B.: Leben mit einem Neugeborenen, einm. Sonderausg. Frankfurt a. M.: Fischer 1993
Simon, C.: Klinische Pädiatrie, 5. Aufl. Schattauer, Stuttgart 1986, S. 11
Waldeyer, A., A. Mayet (Hrsg.): Anatomie des Menschen Bd. 1, 14. Aufl. de Gruyter, Berlin 1980

8. Medikamente in Geburtshilfe und Neonatologie

8.1 Allgemeine Arzneimittellehre

Josepha Rodriguez

Die **Pharmakologie** (Arzneimittellehre) gibt Auskunft über Stoffe, die Krankheiten verhüten, lindern oder heilen können oder zur Diagnosefindung beitragen. Ihr Ursprung ist die Heilkräuterlehre.

Drogen sind Arzneimittel, die direkt aus der belebten oder unbelebten Natur gewonnen werden. Chemische Reinsubstanzen werden entweder aus Drogen isoliert oder halbsynthetisch, d. h. durch chemische Abwandlung natürlich vorkommender Verbindungen hergestellt oder vollsynthetisch aufgebaut. Solche Reinsubstanzen garantieren eine genaue Angabe des Wirkstoffgehaltes in g, mg oder µg.

Ist eine gewichtsmäßige Bestimmung nicht möglich, wird der Wirkstoff durch Vergleich mit einem international einheitlichen Standardpräparat in I.E. (internationale Einheiten) bzw. I.U. (international units) angegeben.

Die Wirkstoffangabe braucht man für die Dosierung (gewünschte Wirkstoffmenge pro Gabe) der Medikamente.

Fabrikmäßig hergestellte Arzneimittel haben stets gleiche Zusammensetzung und tragen einen gesetzlich geschützten Namen (® = registriertes Warenzeichen).

Erklärung spezieller Begriffe:

Pharmakodynamik ist die Lehre von der Wirkung eines Arzneimittels auf den Organismus, z. B. schmerzlindernd, fiebersenkend etc.

Pharmakokinetik ist die Lehre von der Wirkung des Organismus auf ein Arzneimittel. Sie beschreibt Vorgänge wie Aufnahme und Verteilung im Körper, Eiweißbindung und Ausscheidung der Pharmaka.

Toxikologie beschäftigt sich mit der Wirkung von Giften auf den Organismus. Erkennung, Behandlung und Verhütung von Vergiftungen sind das Ziel dieses Fachgebietes.

Noxe steht als Begriff für Krankheitsursache oder für Schädlichkeit.

8.1.1 Darreichungsform und -art, Applikation

Heilmittel können in verschiedener Form zubereitet und verabreicht werden: Salben, Tinkturen, Tropfen, Säfte, Tabletten, Kapseln, Zäpfchen, Aerosole und Lösungen. Je nach Bedarf werden sie *lokal* oder *systemisch* angewendet.

- **Lokale Anwendung:** Das Medikament wird als Salbe, Tropfen, Zäpfchen direkt zum Wirkort gebracht, z. B.: Haut, Augen, Vagina.

- **Systemische Anwendung:** Die meisten inneren Organe können nur systemisch, also über den Gesamtorganismus erreicht werden. Dazu wird das Medikament an einen Ort gebracht, von dem es in den Blutkreislauf aufgenommen werden kann (z. B. als Tablette im Magen-Darm-Trakt oder als Injektion in den Muskel). Über den Blutweg gelangt es zum Wirkort. Manche Medikamente lassen sich nur durch Spritzen oder Infusionen applizieren, weil sie bei der Magen-Darm-Passage zerstört oder nicht resorbiert (aufgenommen) werden.

- Der **Wirkungseintritt** ist abhängig von der *Applikationsart*: bei direkter Gabe ins Blut (i.v. *Injektion*) oder Einatmung (*Inhalation*) von Aerosolen tritt die Wirkung am schnellsten ein. Bestimmte Stoffe im Medikament können die Resorption beschleunigen oder verlangsamen (z. B. Depotpräparate).

- **Lagerung:** Medikamente sind unterschiedlich empfindlich gegen Licht und Wärme, dies ist bei ihrer Lagerung zu beachten, ebenso das **Verfallsdatum**.

- **Dosierung:** Einnahmeart, Einzeldosis, Menge und Einnahmeintervall werden vom Arzt individuell festgelegt. Dosierungsvorschläge findet man im Beipackzettel der Arzneimittel. Dokumentiert werden neben dem Präparat dessen:
  - Dosis (g, mg, IE),
  - Art und Anzahl (Tbl., ml, Tr., Supp.),
  - Einnahmeintervall (ml/h, 2stdl., 3 × tgl., 1−0−1).

8.1.2 Medikamentenwirkung

Abhängig von Molekülgröße, Fett- oder Wasserlöslichkeit, Eiweißbindung und elektrischer Ladung, verteilen sich die Medikamente unterschiedlich im Körper. Einige reichern sich bevorzugt in bestimmten Geweben an, andere gelangen überall hin. Viele Medikamente erreichen das Kind über die Plazenta oder die Muttermilch.

Elimination. Medikamente werden als körperfremde Substanzen vom Organismus eliminiert, sie werden entweder direkt am Wirkort abgebaut oder zum Abbau bzw. zur Ausscheidung abtransportiert. Dies geschieht unterschiedlich schnell und bedingt die **Wirkdauer** eines Stoffes. Diese wird als **Halbwertzeit** (Zeit, in der die Konzentration eines Pharmakons auf die Hälfte des Anfangswertes sinkt) angegeben.

Die **Wirkdauer bzw. Halbwertzeit** eines Medikamentes bestimmt die Zeitintervalle seiner Applikation. Die meisten Medikamente oder ihre Abbauprodukte werden über die Nieren ausgeschieden oder in der Leber abgebaut und mit der Galle in den Darm abgegeben. Ist durch Erkrankung dieser Ausscheidungsorgane die Elimination gestört, verlängert sich die Wirkdauer und es kommt u. U. zur **Kumulation** (Anreicherung im Organismus) mit der Gefahr der Überdosierung. Zur Kumulation neigen auch Medikamente, die sehr langsam abgebaut oder ausgeschieden werden.

Als **Antidot** bezeichnet man ein Medikament, das die Wirkung eines anderen Medikamentes aufhebt.

Verabreichungsdauer. Abhängig von Krankheit und Situation werden Medikamente unterschiedlich lange verabreicht, meist bis zum Abklingen der Symptome, bzw. bis zum Verschwinden der Erkrankung ohne Rezidiv (Wiederkehr). Kann keine Heilung erzielt werden, muß das Medikament unter Umständen dauerhaft gegeben werden (z. B. Antiepileptika). Dies kann auch zur Prävention (Verhinderung einer drohenden Erkrankung) nötig sein.

8.1.3 Medikamentenverträglichkeit

Ein Medikament kann selten das erkrankte Organ oder Organsystem isoliert erreichen. Muß es dem Gesamtorganismus zugeführt werden, führt dies oft an anderer Stelle zu **Nebenwirkungen**.

In der Schwangerschaft ist der Einsatz von Arzneimitteln besonders sorgfältig zu erwägen, da hier 2 Organismen eng zusammenhängen. Es stellt sich die Frage, ob Mutter oder Kind oder beide behandelt werden müssen. Das Medikament darf den Fortbestand der Schwangerschaft sowie die gesunde Entwicklung des Kindes nicht gefährden. Wirkung und Nebenwirkungen können bei Mutter und Kind verschieden sein.

Die Embryonalperiode ist als Organentwicklungsphase Medikamenten gegenüber besonders empfindlich (s. S. 80).

Medikamente, die Fehlbildungen beim Kind erzeugen, sind **Teratogene**. Diese und Medikamente, die zu Entwicklungsstörungen beim Kind führen, sind für die Dauer oder eine bestimmte Zeit der Schwangerschaft kontraindiziert. Unter der Geburt können Pharmaka die Adaptation (Anpassung) des Neugeborenen an seine neue Lebenssituation behindern.

Vor jeder Medikamentengabe muß nach **Allergien** gefragt werden. Substanzen, die häufiger allergische Reaktionen hervorrufen, sollten nicht, oder erst nach einer *Testdosis* verabreicht werden.

8.2 Medikamente in der Geburtshilfe

8.2.1 Uterotonika (kontraktionsfördernde Medikamente)

Zu den Uterotonika zählen die *Prostaglandine* das *Oxytocin* und die *Mutterkornalkaloide*.

Prostaglandine (PG)

Prostaglandine sind an vielen Stoffwechselprozessen beteiligt und kommen in fast allen Geweben vor. Im Uterus werden PG-E und PG-F gebildet.

Gegen Ende der Schwangerschaft bewirken Prostaglandine in der Zervix eine Auflockerung (Reifung) und damit die Möglichkeit der Zervixdehnung und -eröffnung. An der Uterusmuskulatur wirken sie wehenfördernd, sowohl Wehenbeginn als auch Fortdauer der Wehentätigkeit sind PG-abhängig. PG-E wird in der Geburtshilfe zur Zervixreifung und Wehenauslösung eingesetzt.

Sehr viel stärker wirksam sind synthetische PG wie Gemeprost Vaginalzäpfchen (Cergem®) oder Sulproston Infusionslösung (Nalador®). Sie dürfen **nur** bei nicht lebensfähigem Kind angewendet werden.

Indikationen:
- *Abortauslösung* bei fehlgebildetem oder totem Feten. Anwendung: Lokal zur Zervixreifung und i.v. zur Wehenauslösung.

- *Geburtseinleitung am Termin* bei unreifer Zervix, z. B. bei Schwangerschaftsrisiken, Übertragung oder vorzeitigem Blasensprung ohne nachfolgenden Wehenbeginn.

PG-E wird dazu als Gel in den Zervixkanal appliziert oder als Vaginalzäpfchen an die Portio gebracht. Da die Resorption des PG-E individuell verschieden und nicht steuerbar ist, darf es nur unter stationärer Beobachtung und häufigen CTG-Kontrollen angewandt werden (s. S. 260).

- *Postpartale Atonie*. Dinoproston (Minprostin E2®) oder Sulproston (Nalador®) werden als Dauertropfinfusion verabreicht.

Kontraindikationen:
Pathologisches CTG, Placenta praevia, vorzeitige Plazentalösung.

Anwendungsbeschränkungen:
Vorausgegangene Uterusoperationen, Asthma bronchiale, fieberhafte Infektionen, erhöhter Augeninnendruck.

Nebenwirkungen:
Übelkeit, Erbrechen, Durchfall, Kopfschmerzen, Schwindel, hyperaktive Wehentätigkeit, Dauerkontraktionen.

Oxytocin

Oxytocin ist ein Hormon, das im Hypothalamus gebildet, im Hinterlappen der Hirnanhangsdrüse gespeichert und von dort zu den Erfolgsorganen Uterus und Brust transportiert wird. Es erregt die Uterusmuskulatur und führt zu Kontraktionen. In der Brust bewirkt es die Milchentleerung.

Oxytocin wird heute als Reinsubstanz chemisch hergestellt und in I.E. angeboten. Es kann i.m., i.v., als Nasenspray und Lutschtablette (Pitocin®) verabreicht werden.

Indikationen und Applikationsformen:
- *Wehenbelastungstest* (OBT): Spray, Infusion
- *Geburtseinleitung* bei reifer Zervix: Infusion
- *Wehenunterstützung* bei Wehenschwäche: Infusion, bei leichter Wehenschwäche: Lutschtablette
- aktive Leitung der *Nachgeburtsperiode:* i.v.
- *Blutungen* in der Plazentaperiode, Plazentalösungsstörungen, postpartale Atonie: i.m., i.v., Infusion
- *verzögerte Uterusrückbildung, Milchstau*: Spray

Nebenwirkungen:
Oxytocin zeigt als körpereigenes Hormon in üblicher Dosierung keine Nebenwirkungen. Bei *hohen Dosierungen* können Übelkeit, Erbrechen, Tachykardie, Hypertonie, in seltenen Fällen eine Wasserretention auftreten.

Ein Wehentropf mit 6 I.E. Oxytocin in 500 ml Infusionslösung kann bis zu 80 ml/h (= 16 m I.E./min) gesteigert werden (mI.E. = Milli I.E. = Tausendstel Internationale Einheit). Laut Rote Liste® 1996 „sollte die Grenze von 16 mI.E./min nur kurzfristig überschritten werden, da nicht mit letzter Sicherheit ausgeschlossen werden kann, daß bei länger dauernder höherer Dosis bei Kindern eine Hyperbilirubinämie gefördert wird. Ferner kommt es bei forcierter Wehentätigkeit sehr häufig zu kindlichen retinalen Blutungen."

Eine mögliche Überstimulation des Uterus und die damit verbundene kindliche Gefährdung macht während der Oxytocingabe immer eine kontinuierliche CTG-Kontrolle notwendig!

Mutterkornalkaloide

Mutterkornalkaloide werden aus dem von einem Getreidepilz befallenen Roggenkorn (Mutterkorn = *Secale cornutum*) gewonnen und führen am Uterus zur Dauerkontraktion. Am bekanntesten ist das Methylergometrin (Methergin®).

Indikationen:
Als klassisches Mittel zur Therapie der Uterusatonie p.p. wird es heute zunehmend durch Prostaglandine verdrängt. Geeignet ist es zur Unterstützung der Uterusrückbildung nach Spätaborten oder Totgeburten.

Nebenwirkungen:
Blutdrucksteigerung, Übelkeit, Kopfschmerzen. Methergin kann die Milchbildung hemmen und tritt in die Muttermilch über (daher bei stillenden Müttern ungeeignet).

Kontraindikation:
Hypertonie.

8.2.2 Laktationshemmung

Die wichtigsten Methoden zur Laktationshemmung (Abstillen) sind die physikalischen Maßnahmen (s. S. 361), auch Salbeitee verringert die Milchbildung. Diese Maßnahmen sind gut verträglich und reichen oft aus, eine zusätzliche *medikamentöse* Laktationshemmung sollte wegen ihrer unangenehmen Nebenwirkungen wohl überdacht werden.

Medikamentöses Abstillen:
Mutterkornalkaloide zeigen dopaminagonistische Wirkung und blockieren damit die Synthese und Abgabe von Prolaktin. Zum Abstillen stehen 3 verschiedene Dopamin-Agonisten zur Verfügung:

- **Bromocriptin** (Pravidel®, Kirim®) 2,5 mg/Tbl.
- **Lisurid** (Dopergin®) 0,2 mg/Tbl.
- **Cabergolin** (Dostinex®) 0,5 mg/Tbl.

Dosierung:
Bromocriptin und Lisurid: 2 × tägl. 1 Tbl. für 14 Tage zum primären Abstillen (Einnahmebeginn innerhalb 24 Std. post partum) und zum sekundären Abstillen.

Cabergolin: 2 Tbl. als Einzeldosis zum primären Abstillen oder am 1. Tag 1 Tbl., am 2. Tag 2 × ½ Tbl. zum sekundären Abstillen.

Nebenwirkungen:
Hypotonie, Kopfschmerzen, Schwindel, Übelkeit, Erbrechen (Dostinex® zeigt die geringsten Nebenwirkungen).

Kontraindikationen:
Leberinsuffizienz, koronare Herzkrankheit, psychotische Erkrankungen, Präeklampsie.

8.2.3 Tokolytika (wehenhemmende Medikamente)

Als wehenhemmende Mittel werden Beta-2-Sympathomimetika eingesetzt. Sie bewirken durch Stimulation von $β_2$-Rezeptoren eine Verminderung von freiem Calzium im Zytoplasma und dadurch eine Erschlaffung der glatten Muskelzellen.

Das bewährteste Tokolytikum ist **Fenoterol** (**Partusisten®**). Da Fenoterol schnell im Körper abgebaut wird (Halbwertszeit 22 Min.), ist eine sichere Wehenhemmung nur durch Dauertropfinfusion zu erreichen. Bei der *oralen Tokolyse* muß die Tabletteneinnahme in kurzen Zeitabständen erfolgen, bezüglich ihrer Wirksamkeit bestehen unterschiedliche Lehrmeinungen. Ist eine schnelle Wehenhemmung notwendig, eine i. v. Gabe jedoch nicht möglich (z. B. Notfalltransport), kann Fenoterol als Inhalationsaerosol (**Berotec®-Spray** 0,5%) verabreicht werden (5–10 Hübe).

Als weiteres Beta-2-Sympathomimetikum ist **Ritodrin** (**Pre Par®**) im Handel. Es ist dem Fenoterol strukturell sehr ähnlich und zeigt vergleichbare Wirkung und Nebenwirkungen.

Indikationen:
Vorzeitige Wehen, Blutung bei Placenta praevia, Wehensturm, diskoordinierte Wehen, Dauerkontraktionen, fetaler O_2-Mangel.

Nebenwirkungen:
Herzklopfen, Zittrigkeit, Schwitzen, Unruhe, verminderte Glukosetoleranz (Diabetikerin!).

Eine bessere Verträglichkeit und Wirkungsergänzung wird bei gleichzeitiger Gabe von Magnesium angenommen. Eine *Herzfrequenzerhöhung* kann anfänglich auch beim Feten beobachtet werden, nach einiger Zeit tritt meist ein Gewöhnungseffekt und damit eine Normalisierung ein. Negative Auswirkungen auf das Kind konnten auch in Langzeitstudien nicht festgestellt werden.

In Kombination mit Kortikosteroiden zur fetalen Lungenreifeförderung ist bei hochdosierter i.v. Applikation vereinzelt ein Lungenödem (Überwässerung der Lunge) beobachtet worden, darum ist eine genaue klinische Überwachung der Frau erforderlich: Flüssigkeitsbeschränkung, Ein- und Ausfuhrkontrollen.

Kontraindikationen:
Schwere Herzerkrankungen, Amnioninfektionssyndrom.

8.2.4 Antihypotonika (blutdrucksteigernde Medikamente)

Hypotonie (zu niedriger Blutdruck) ist behandlungsbedürftig, wenn Symptome wie Schwindel, Müdigkeit und Ohnmachtsneigung auftreten. Zur Therapie gilt **Dihydroergotamin** (Dihydergot®, DET MS®) nach der 16. SSW als unbedenklich. Obwohl den Mutterkornalkaloiden verwandt, zeigt es bei oraler Gabe keine uterustonisierende Wirkung und ist gut verträglich. Die parenterale Gabe ist kontraindiziert.

Etilefrin (**Effortil®**) sollte in der Schwangerschaft nicht verwendet werden, da eine reduzierte Uterusdurchblutung beobachtet wurde.

8.2.5 Antihypertensiva (blutdrucksenkende Medikamente)

Die Behandlung des arteriellen **Hypertonus** (zu hoher Blutdruck) ist besonders im Rahmen der **Präeklampsie** von Bedeutung.

Beta-1-Rezeptoren-Blocker (Beloc®, Prent®)

Beta-1-Blocker sind plazentagängig; embryo- oder fetotoxische Eigenschaften sind nicht bekannt.

Sie werden nach oraler Gabe vollständig resorbiert und eignen sich zur oralen Langzeittherapie (Halbwertzeit: 4 Std.), gelegentlich beobachtet man eine leichte fetale Herzfrequenzsenkung. Werden bei vorzeitiger Wehentätigkeit gleichzeitig Beta-2-Mimetika und Beta-1-Blocker gegeben, behindern diese sich nicht, Blutdrucksenkung und Tokolyse sind unvermindert wirksam.

Nebenwirkungen:
Beeinflussung des Blutzuckers (Diabetikerin), Mundtrockenheit, Magen-Darm-Störungen, Lustlosigkeit.

Kontraindikation:
Asthma bronchiale.

Alphamethyldopa (Presinol®)

Alphamethyldopa wird im Körper zum wirksamen Alphamethylnoradrenalin umgewandelt, das durch Verdrängung von Noradrenalin in der Peripherie gefäßerweiternd wirkt, ohne die Herzfunktion zu beeinflussen. Es ist plazentagängig und geht in die Muttermilch über. Presinol® kann als Langzeittherapeutikum nach der 20. SSW oral eingesetzt werden. Die Wirkung beginnt 60–90 Min. nach Einnahme (auch bei parenteraler Zufuhr) und hält ca. 8–10 Std. an.

Nebenwirkungen:
Mundtrockenheit, herabgesetztes Reaktionsvermögen, Lustlosigkeit. Als seltene Überempfindlichkeitsreaktion kann bei Mutter und Kind eine hämolytische Anämie auftreten.

Kontraindikationen:
Schwere Depression (Anamnese), akute Lebererkrankungen (HELLP-Syndrom).

Dihydralazin (Nepresol®)

Dihydralazin ist das klassische und *besterforschte Antihypertonikum in der Schwangerschaft* und eignet sich besonders bei hypertonen Krisen. Es wirkt direkt entspannend auf die Gefäßmuskulatur und zeigt daher einen schnellen Wirkungseintritt. Günstig ist auch die Zunahme der uterinen Durchblutung.

Nepresol® wirkt sicher und schnell, um Überdosierungen zu vermeiden (starker Blutdruckabfall mit Kollaps), wird es bevorzugt als Dauertropfinfusion gegeben. Zur oralen Langzeittherapie eignet es sich weniger.

Nebenwirkungen:
Wasser- und Natriumeinlagerung, Herzklopfen, Hautrötung.

Kontraindikation:
Schwere Herzerkrankung.

Kontraindizierte Antihypertensiva. Für die Schwangerschaft ungeeignet oder kontraindiziert sind: *Diazoxid, Clonidin, Reserpin, ACE-Hemmer, Nitroprussid-Natrium, Propranolol* (*Nifedipin* bis zur 16. SSW).

8.2.6 Antibiotika, Chemotherapeutika

Antibiotika und Chemotherapeutika können Mikroorganismen wie Bakterien, bakterienähnliche Organismen, Pilze, sowie Parasiten und Tumorzellen schädigen oder zerstören. Antibiotika wurden ursprünglich aus Pilzen gewonnen. Chemotherapeutika werden nur synthetisch hergestellt.

Indizierte Präparate

- **Penizilline** und seine Derivate (Abkömmlinge) sind die ältesten und nach wie vor gebräuchlichsten Antibiotika (Isocillin®, Amoxypen®, Baypen®), da sie sehr viele verschiedene Bakterien abtöten (*breites Wirkungsspektrum*). Sie sind gut verträglich und zeigen keine negativen Wirkungen auf Embryo oder Feten.

Bei bekannter Penizillinallergie sind sie kontraindiziert.

> Penizilline können in der **gesamten Schwangerschaft** und beim **Neugeborenen** eingesetzt werden. Sie sind im Fruchtwasser und im kindlichen Blut nachweisbar.

- **Cephalosporine** (Ceporexin®, Spizef®) haben ein ähnliches Wirkspektrum wie Penizilline und können ebenfalls in der gesamten Schwangerschaft gegeben werden. Auch sie sind im kindlichen Blut und im Fruchtwasser in bakterienabtötender Konzentration nachweisbar.

Sie stehen als Ersatz bei Penizillinallergie zur Verfügung. Wegen der Ähnlichkeit sollte eine Kreuzallergie ausgeschlossen werden.

- **Makrolid-Antibiotika:**
Erythromyzin (Erythrozin®) wird bei Infektionen bakterienähnlicher Mikroorganismen (Chlamydien, Ureaplasmen) gegeben, da diese wegen fehlender Zellwand von Penizillinen und Cephalosporinen nicht erfaßt werden. Es ist gut verträglich und kann in der gesamten Schwangerschaft und beim Neugeborenen eingesetzt werden.

Bei Penizillinallergie steht es zur Bekämpfung grampositiver Keime und der Lues zur Verfügung.

- **Spiramycin** (Rovamyzine®) ist das Mittel der Wahl bei *Toxoplasmose* in der Schwangerschaft bis zur 20. SSW.

- **Nitrofurantoin** (Furadantin®) ist ein *Harnwegsantiseptikum* mit breitem Wirkspiegel. Es darf im 1. und 2. Schwangerschaftsdrittel eingesetzt werden, in Nähe des Entbindungstermins jedoch nicht, da es beim Neugeborenen zur hämolytischen Anämie führen kann.

- **Metronidazol** (Clont®, Arilin®) ist zur lokalen Behandlung der Vagina in der gesammten Schwangerschaft unbedenklich einsetzbar. Eine orale oder intravenöse Therapie sollte nur bei dringender Notwendigkeit erfolgen. Metronidazol ist milchgängig, Nebenwirkungen für den Säugling sind jedoch nicht bekannt.

- **Clindamycin** (Sobelin®) und **Lincomycin** (Albiotic®) sind wegen der größeren Nebenwirkungen (Diarrhoe) nur als Reservemedikamente anzusehen und nur gezielt bei Infektionen mit *anaeroben Bakterien* einzusetzen.

Da Antibiotika die Vaginalflora (Döderlein-Bakterien) zerstören, sollte während der Antibiotikagabe und bis zu 5 Tagen danach das vaginale Säuremilieu durch entsprechende Zäpfchen (Vagiflor®, Döderlein med.®) erhalten werden.

Kontraindizierte Präparate. Folgende Medikamente sind in der Schwangerschaft zu meiden:

- **Tetrazykline** (z.B. Doxycyclin®) werden während des Wachstums in *Zähne* und *Knochen* eingelagert und führen zu Wachstumshemmung und Zahnverfärbung.
- **Aminoglykoside** (Gentamycin, Kanamycin, Streptomycin) führen zu Schäden des Gehörs (*ototoxisch*).
- **Chloramphenicol** kann beim Kind *kummulieren* und schwere Nebenwirkungen zeigen. Beim Neugeborenen führt es zum *Grey-Syndrom*, einem Krankheitsbild, das meist tödlich endet.
- **Sulfonamide** und *Co-Trimoxazol* hemmen die Synthese der Folsäure und wirken im Tierversuch teratogen. Folsäuremangel kann Neuralrohrdefekte (Spina bifida) verursachen. Bei Behandlung gegen Ende der Schwangerschaft kann ein Kernikterus auftreten. Bei dringender Notwendigkeit (z.B. Toxoplasmose) werden sie im 2. Schwangerschaftsdrittel eingesetzt.

8.2.7 Weitere Chemotherapeutika

- **Antimykotika** (pilzwachstumshemmende Mittel). Pilzinfektionen treten beim gesunden Menschen nur lokal auf und werden mit Salben oder Zäpfchen behandelt. Bei der Schwangeren steht die vaginale Candidainfektion (Soor) im Vordergrund, die mit Clotrimazol (Canesten®) oder Miconazol (Daktar®) als Salbe oder Vaginalzäpfchen behandelt werden kann. Bei Soorbefall von Mundhöhle oder Darmschleimhaut kann Nystatin (Moronal®) eingesetzt werden, auch beim Säugling.

- **Anthelminthika (Wurmmittel).** Bei geringem Wurmbefall (meist Oxyuren) kann zunächst das alte Hausmittel: 3× tägl. frischer Knoblauch für 5 Tage versucht werden. Darüber hinaus sind die am besten verträglichen Mittel gegen:
  - *Nematodeninfektionen* (Oxyuren, Askariden): Mebendazol (Vermox®), Pyrontel (Helmex®),
  - *Bandwürmer*: Niclosamid (Yomesan®).

  Da sie nicht aus dem Darm resorbiert werden, können sie in der Schwangerschaft eingenommen werden.

- **Antiparasitika (Läusemittel).** Kopf-, Filzläuse und Krätzmilben (Skabies) sind Parasiten, die lokal behandelt werden. Daher können die gebräuchlichen Mittel verabreicht werden.
  - *Kopf- und Filzläuse:* Pyrethrum (Goldgeist forte®), Allethrin (Jacutin N®).
  - *Skabies*: Lindan (Jacutin®), Benzylbenzoat (Antiscabiosum Mago®).

8.2.8 Malariaprophylaxe, Tuberkulose

- **Malariatherapie und Prophylaxe.** Chloroquin (Resochin®) kann in der Schwangerschaft bis 500 mg pro Woche zur Malariaprophylaxe eingenommen werden. Bei höherer Dosierung (mehr als 1 g pro Woche) wurden Frühaborte sowie Augen- und Ohrenschäden beim Neugeborenen beobachtet.

  In Malariagebieten mit Resistenzen gegen Chloroquin wird zusätzlich Proguanil (Paludrin®) empfohlen.

  Bei akuter Malariaerkrankung ist die Gefährdung für Mutter und Kind hoch. Ein mögliches embryotoxisches Risiko tritt daher in den Hintergrund. Unbedenkliche Medikamente sind: Methoquin (Lariam®), Pyrimethamin (Daraprim®).

- **Tuberkulose.** Die Tb wird mit einer Kombination mehrerer Medikamente behandelt (Kombinationstherapie). Mittel der Wahl sind: Isoniazid (INH), Ethambutol und Rifampicin.

  INH muß in der Schwangerschaft zusammen mit Vitamin B_6 (Pyridoxin) gegeben werden. Ethambutol ist in der gesamten Schwangerschaft einsetzbar. Rifampizin sollte man erst nach dem 1. Schwangerschaftsdrittel verwenden.

8.2.9 Magen-Darm-Medikamente

Antazida (säurebindende Mittel)
Sodbrennen tritt in der Schwangerschaft häufiger auf, bedingt durch die Herabsetzung der Muskelspannung von Kardia (Mageneingang) und Ösophagus (Speiseröhre). *Gut säurebindend* wirken zerkaute Haselnüsse, Mandeln und Milch. Reicht dies nicht aus, oder ist ein Ulkus (Magen- oder Zwölffingerdarmgeschwür) aus der Vorgeschichte bekannt, können Antazida gegeben werden.

Unbedenklich im 2. und 3. Trimenon erscheinen: Aluminiumphosphat (Phosphalugel®), Magnesiumverbindungen (z. B. Gelusil®), Sucralfat (Ulcogant®) speziell bei bestehendem Ulkusleiden.

Antiemetika (Mittel gegen Erbrechen)
Übelkeit und morgendliches Erbrechen sind zu Beginn der Schwangerschaft häufig. Ein Keks oder trockenes Brot vor dem Aufstehen sowie kleinere Mahlzeiten über den Tag verteilt können helfen. Nur das übermäßige Erbrechen (*Hyperemesis gravidarum*), das zu Elektrolytstörungen führt, muß mit Antiemetika behandelt werden. Mittel der Wahl sind Antihistaminika: Meclozin (Bonamine®) und Dimenhydrinat (Vomex A®). Bei schweren Formen der Hyperemesis sind Psychopharmaka aus der Phenotiazinreihe (Prometacin: Atosil®) gut antiemetisch wirksam.

Meteorismus (Blähungen)
Blähungen sind mit Kümmel-, Anis- oder Pfefferminztee wirksam zu behandeln. Auch Dimethylpolysiloxan (Sab simplex®, Lefax®) kann in der Schwangerschaft und beim Neugeborenen angewendet werden.

Laxantien (Abführmittel)
Darmanregende Medikamente werden bei Obstipation (Verstopfung) und nach Geburtsverletzungen des Anus (DR III) eingesetzt. Sie verflüssigen den Stuhl und regen die Darmtätigkeit an.

Bei Frauen, die wegen vorzeitiger Wehentätigkeit liegen müssen, sollte frühzeitig mit entsprechender Kost (s. S. 124) einer Obstipation vorgebeugt werden. Sind Laxantien notwendig, ist vorsichtige Dosierung wichtig, da eine zu heftige Darmperistaltik Wehen auslösen kann.

Laxantien in der Schwangerschaft
- *Weizenkleie*, *Leinsamen* morgens oder abends verzehren, dazu viel trinken.
- *Sennoside*, Extrakte aus Sennesblättern oder -früchten (Agiolax®, Liquidepur®) werden als Dragees, Tees oder Säfte angeboten.
- *Milchzucker* (Laktulose) muß mit viel Flüssigkeit eingenommen werden, er wird nicht resorbiert.
- *Salinische* (salzhaltige) *Abführmittel* wie Natriumsulfat (Glaubersalz) und Magnesiumsulfat (Bittersalz) dürfen angewendet werden.
- *Rektalzäpfchen* (Glycerol®, Lecicarbon®) sind bei hartem Stuhl sowie Stuhlgangsbeschwerden wegen Hämorrhoiden oder Analfissuren geeignet.

Kontraindiziert sind Extrakte aus Aloe, da sie plazentagängig sind.

Laxantien zur Wehenanregung und Geburtseinleitung
- *Rizinusöl* ist ein altbewährtes Mittel, der unangenehme Geschmack kann mit Nuß-, Mandelmus oder Fruchtmark überdeckt werden (3 Eßl. Rizinusöl + 2 Eßl. Nußmus + 1 Tasse Kirschsaft). Bei wehenbereitem Uterus tritt die laxierende Wirkung zugunsten der wehenanregenden Wirkung in den Hintergrund. Wirkungseintritt nach ca. 1–2 Stunden.
- Die wehenunterstützende Wirkung des *Klistiers* (Einlauf) konnte in einer Forschungsarbeit englischer Hebammen nicht nachgewiesen werden.

Laxantien im Wochenbett
- *Laktulose* (Bifiteral®) und *Natriumpicosulfat* (Dulkolax® NP-Tropfen, Laxoberal® Tabletten oder Tropfen) werden nicht resorbiert, sie erscheinen daher nicht in der Muttermilch und zeigen keine Durchfälle beim Neugeborenen.

Antidiarrhoika (Durchfallmittel)
Durchfall kann wehenfördernd wirken und ist wegen des schnellen Wasser- und Elektrolytverlustes besonders in der Schwangerschaft therapiebedürftig. Neben Flüssigkeits- und Elektrolytersatz sind infektiöse Ursachen zu ermitteln und mit entsprechenden Antibiotika zu behandeln. Bei akuten, schweren Durchfällen kann Loperamid (Imodium®) zur Hemmung der Darmmotilität eingesetzt werden, da es kaum resorbiert wird.

8.2.10 Vitamine, Mineralien, Spurenelemente

Sie werden dem Körper bei ausgewogener Ernährung auch in der Schwangerschaft ausreichend zugeführt (s. S. 120 ff.).

Eisen
Eine Ausnahme macht das Eisen, es wird vom Kind zur Blutbildung in größerer Menge gebraucht. Dazu werden die Eisenvorräte der Mutter genutzt, was bei ihr zur *Anämie* (Blutarmut) führen kann. Deshalb sind Hb-Kontrollen notwendig.

> Eine **Anämie** (*Hb unter 11,2 g/dl*) sollte durch orale Zufuhr von zweiwertigem Eisen behandelt werden. Empfohlen wird 100–200 mg 2wertiges Eisen pro Tag.

Magnesium
Magnesium setzt in erhöhter Dosierung den Muskeltonus (Muskelspannung) herab.

Indikationen in der Schwangerschaft:
- *Vorzeitige Wehentätigkeit:* Mg kann zusammen mit Tokolytika oral oder per Infusion gegeben werden.

- **Präeklampsie:** Mg wirkt krampflösend, setzt die Krampfbereitschaft herab und wird per Infusion ggf. parallel mit Antihypertensiva gegeben. Um Überdosierungen zu vermeiden, müssen bei der Patientin Reflexe und Atemzüge pro Minute geprüft werden. *Antidot:* Calciumglukonat.

Jodid

Jodid wird zur Vermeidung einer schwangerschaftsbedingten Struma (Schilddrüsenvergrößerung) empfohlen. Dosis: 100 µg täglich.

8.2.11 Antikoagulantien (gerinnungshemmende Medikamente)

Zur Thromboseprophylaxe und bei akuten bzw. chronischen thrombembolischen Prozessen werden Antikoagulantien in Schwangerschaft und Wochenbett eingesetzt.

Heparin

Heparin (Liquemin®) ist ein körpereigener Stoff, der in den Gewebemastzellen gebildet wird und für die Blutgerinnung wichtige Enzyme hemmt. Da es aus dem Magen-Darm-Trakt kaum resorbiert wird, muß es s.c., i.m. oder i.v. appliziert werden. Es ist nicht plazentagängig, die Halbwertzeit beträgt 6 Std.

Indikationen in der Schwangerschaft und im Wochenbett:
- *Akuttherapie* bei Thrombose, Embolie: Gabe hochdosiert per Infusor (1000 I.E./h)
- *Dauertherapie* z. B. bei Herzklappenersatz: Gabe niedrigdosiert s.c. (2× tgl. 7500 I.E.)
- *Prophylaxe.* Bei anamnestischen Thrombembolien, strenger Bettruhe: Gabe niedrigdosiert s.c. (2× tgl. 7500 I.E.)

Kontraindikation: Blutungen.
Antidot: Protaminsulfat.

8.2.12 Schmerzmittel

Zur medikamentösen Erleichterung des Wehenschmerzes werden Analgetika eingesetzt. Zur Erleichterung der Muttermundseröffnung sind Spasmolytika hilfreich. Die intensive Betreuung der Gebärenden ist jedoch die effektivste und sicherste Schmerzerleichterung.

Analgetika (schmerzlindernde Medikamente)

- **Paracetamol** (Tablette, Zäpfchen) ist ein bewährtes und in der gesamten Schwangerschaft verträgliches Analgetikum, das auch antipyretisch (fiebersenkend) wirkt. Bei Infekten, Kopf- und Zahnschmerzen ist es das Mittel der Wahl. Beim Säugling wird es zur Fiebersenkung eingesetzt.

- **Acetylsalicylsäure** (ASS, Aspirin®) ist wohl das bekannteste Analgetikum mit fiebersenkender Eigenschaft. Es zeigt keine negativen Wirkungen auf den Embryo oder Feten, ist jedoch schlechter magenverträglich als Paracetamol.

Da ASS die Thrombozytenaggregation (Thrombozytenhaftung) vermindert, wird es auch zur Thromboseprophylaxe eingesetzt. Diesen Effekt macht man sich zunutze bei Schwangerschaften mit beginnender oder anamnestischer Plazentainsuffizienz.

Es konnte gezeigt werden, daß die Hemmung der Thrombozytenaggregation die Kapillardurchblutung verbessert und damit der Ausbildung einer schweren Plazentainsuffizienz vorbeugt. Hierzu reicht die tägliche Gabe geringer Dosen (100 mg) ASS, so daß Nebenwirkungen kaum beobachtet werden. In Nähe des Geburtstermines sollte ASS wegen der Gefahr verstärkter Blutungen nicht gegeben werden.

Kontraindikationen: Thrombozytopenie (HELLP-Syndrom), Magen-Darm-Ulzera (Geschwüre), Blutungen, Plazenta praevia.

Nicht eingenommen werden sollten in der Schwangerschaft Pyrazolonderivate (Pyramidon®, Novalgin®), Indometacin (Amuno®) und Mischpräparate (Gelonida®, Spalt®).

- **Opiate** sind zentral wirksame, starke Analgetika, die wegen Suchtgefahr nur kurzzeitig bei sehr starken Schmerzen oder im Finalstadium von Krebserkrankungen eingesetzt werden.

Wegen seiner guten schmerzlindernden und entspannenden Wirkung wird/wurde der Opiatabkömmling **Pethidin** (Dolantin®) gern zur Wehenerleichterung gegeben. Da er beim Neugeborenen zur Atemdepression führen kann, besonders wenn zwischen Gabe und Geburt weniger als 2 Std. liegen, sollte Pethidin nicht oder nur in der frühen Eröffnungsphase angewendet werden. Andere Opiate sind wegen ihrer vergleichsweise stärkeren Nebenwirkungen kontraindiziert.

Zur **Geburtsleitung beim toten Kind** kann Pethidin (Dolantin®) in Kombination mit einem Spasmolytikum als Dauertropf angeboten werden. Eine zu starke Sedierung wird durch individuelle Dosierung vermieden.

Spasmolytika (krampflösende Medikamente)

Spasmolytika (Spasmex®, Buscopan®) können unter der Geburt bei rigidem Muttermund als Rektalzäpfchen verabreicht werden. Die i.v. Gabe sollte man vermeiden, da sie zu kindlicher Herzfrequenzerhöhung führen kann, was die Beurteilbarkeit des CTG einschränkt. Beim Muttermundspasmus in der Plazentaperiode ist die i.v. Gabe indiziert.

Mischpräparate (Buscopan plus®, Spasmo-Cibalgin S®) sind in der Geburtshilfe grundsätzlich zu meiden.

8.2.13 Sedativa (Beruhigungsmittel)

Nervöse Reizzustände oder Schlafstörungen sind zwar unangenehm, aber in der Regel keine Krankheiten. Deshalb sollten sie in der Schwangerschaft nicht medikamentös behandelt werden. Natürliche, unbedenkliche Mittel wie Kräutertees aus Hopfen, Melisse oder Baldrian sind hilfreich. Bei medikamentenbedingter Übererregbarkeit und Schlafstörungen (z. B. Tokolyse mit Beta-Mimetika) kann ein niedrigdosiertes Barbiturat (Luminalette®) die Tokolyse unterstützen.

Barbiturate (Luminal®), **Benzodiazepine** (Valium®), und **H1-Antihistaminika** (Atosil®), führen bei längerer Anwendung zur Atemdepression und zu Entzugserscheinungen beim Neugeborenen. Eine embryotoxische Wirkung kann man bei hoher Dosierung nicht ausschließen. Daher sollten diese Medikamente nur bei Krampfleiden (Epilepsie) oder Psychosen (Depressionen) unter fachärztlicher Betreuung verabreicht werden.

8.2.14 Anästhetika (Betäubungsmittel)

Lokalanästhesie
Lokalanästhetika sind Mittel, die an ihrem Wirkort die Schmerzleitung unterbinden. Sie werden deshalb direkt an den Ort gegeben, der schmerzfrei gemacht werden soll. Als **Nebenwirkung** führen sie zu einer Gefäßerweiterung, weshalb sie oft zusammen mit gefäßverengenden Mitteln (Adrenalin, Noradrenalin) appliziert werden, dies soll den Abtransport vom Wirkort verlangsamen. Eine intravenöse Gabe muß streng vermieden werden!

Leitungsanästhesie
Lokalanästhetika werden auch für die Leitungsanästhesie eingesetzt, z. B. plaziert man sie in Nähe der aufsteigenden Schmerzfasern im Wirbelkanal (Periduralanästhesie s. S. 245) oder an einen bestimmten Nerven (Pudendusanästhesie s. S. 244).

Da Lokalanästhetika nach ihrer Resorption auf das Kind übergehen und zu Anpassungsschwierigkeiten nach der Geburt führen können, wird für die Leitungsanästhesie unter der Geburt *Bupivacain (Carbostesin®)* gewählt, da es die höchste Eiweißbindung (95%) und damit schlechteste Plazentapassage zeigt.

Zur **Infiltrationsanästhesie** bei Riß- oder Schnittverletzungen nach der Geburt können *Lidocain (Xylocain®)* oder *Mepivacain (Scandi-*

cain®) verwendet werden, da sie wesentlich preiswerter sind. Bei oberflächlichen Verletzungen reicht meist ein Spray (Xylocain®-Pumpspray) aus.

Allgemeinanästhesie

Zur Allgemeinanästhesie (Narkose) stehen Inhalationsnarkotika (Enfluran, Halothan, Lachgas) und Injektionsnarkotika (Tiopental, Etomidate u. a.) zur Verfügung. Beim Kaiserschnitt muß die Narkose bis zur Entwicklung des Kindes möglichst flach gehalten werden, damit das Kind nicht durch Narkotika beeinträchtigt wird. Danach wird die Narkose vertieft. Ein geplanter Kaiserschnitt kann auch in Leitungsanästhesie (Periduralanästhesie) erfolgen.

8.2.15 Infusionen, Diuretika

Infusionen

Elektrolytlösungen (BAS®, Ringer®, Jonosteril®, Sterofundin®) dienen dem Flüssigkeits- und Elektrolytersatz oder als Trägerlösung für Medikamente. Je nach Bedarf stehen sie in verschiedenen Konzentrationen zur Verfügung.

Volumenersatzlösungen dienen der Prophylaxe und Therapie des Volumenmangelschocks. Hochmolekulare Dextrane: Dextran 60 (Macrodex®) und Dextran 40 (Rheomacrodex®), Gelatinelösungen (Gelifundol®) und Hydroxyäthylstärke (Plasmasteril®) binden Wasser im Gefäßsystem. Da anaphylaktische (allergische) Reaktionen vorkommen, muß vor der Infusion eine Testdosis gegeben werden.

Polyhydroxyäthylstärke (Elohäst®, HAES steril®) wird bei Hämokonzentration (Bluteindikkung) zur *Hämodilution* (Blutverdünnung) eingesetzt.

Diuretika (harntreibende Mittel)

Bei Schwangeren werden Diuretika kaum, und meist nur unter intensivmedizinischer Betreuung verabreicht.

Zur Behandlung der Ödeme bei Präklampsie sind sie nicht geeignet, weil sie das Plasmavolumen vermindern. Da das Krankheitsbild meist mit einer Bluteindickung einhergeht, würden Diuretika zur Verschlechterung der Mikrozirkulation und damit zur Plazentainsuffizienz beitragen.

Läßt bei Präklampsie die Harnproduktion nach, gibt man Humanalbuminlösungen per Infusion.

Diuretika werden u. a. bei Vergiftungen, Hirnödem, Nierenversagen, Lungenödem und Herzinsuffizienz eingesetzt. Man unterscheidet:
— **osmotische Diuretika** (Mannit®, Sorbit®), die in der Niere filtriert, aber nicht rückresorbiert werden und so Wasser mit sich ziehen,
— **Saluretika** (Lasix®), die durch vermehrte Salzausscheidung entwässern und
— **Aldosteronantagonisten** (Aldactone®), die durch Verdrängung des Hormons Aldosteron wirken.

8.2.16 Insuline

Insulin ist ein körpereigenes Hormon, das in den B-Zellen der Langerhans-Inseln (Bauchspeicheldrüse) gebildet wird. Es ist notwendig zur Einschleusung von Glukose aus dem Blut in die Körperzellen. Beim Diabetes mellitus fehlt Insulin und muß dem Körper parenteral zugeführt werden, meist wird es s.c. gespritzt. Insulin wird heute synthetisch hergestellt, wir unterscheiden *Altinsulin* von *Depotinsulin* (Verzögerungsinsulin).

- **Altinsulin** wird schnell resorbiert (Wirkungseintritt nach ca. 1/2 Std., Wirkmaximum nach ca. 2 Std.). Es kann auch direkt i.v. gegeben werden.
- **Depotinsulin** ist an einen Stoff gebunden, der das Insulin aus dem subkutanen Fettgewebe erst nach und nach zur Resorption freigibt. Es darf nur s.c. appliziert werden.

Die schwangere Diabetikerin kombiniert in der Regel Depot- und Altinsulin, indem sie Depotinsulin in einer abendlichen und morgendlichen Dosis und Altinsulin zu den Hauptmahlzeiten spritzt. Die Dosis wird durch häufige Blutzuckerkontrollen ermittelt. Wichtig ist die Einhaltung der **Diabetesdiät**.

Bei schwer einzustellendem Diabetes gibt es die Möglichkeit, Insulin kontinuierlich über eine *Insulinpumpe* s.c. zuzuführen.

Unter der Geburt erhält die Diabetikerin Altinsulin und 5%ige Glukose über 2 getrennte Infusionen i.v. (s. S. 300).

Orale Antidiabetika sind in der Schwangerschaft kontraindiziert.

8.2.17 Herzglykoside

Digitoxin (Digimerk®), gewonnen aus dem Fingerhut (Digitalis purpurea) und sein Stoffwechselprodukt **Digoxin** (Novodigal®) sind die ältesten und potentesten herzstärkenden Medikamente. Sie werden zur Behandlung der Herzinsuffizienz und bei tachykarden Herzrhythmusstörungen auch beim Feten eingesetzt. Bei sehr langer Halbwertszeit neigen sie zur Kumulation. Sie sind plazentagängig und im fetalen Plasma in ähnlicher Konzentration wie bei der Mutter nachzuweisen.

Nebenwirkungen wie Übelkeit, Erbrechen und Farbensehen zeigen eine Überdosierung an.

Antidot: Phenytoin.

8.2.18 Glukokortikoide

Kortisol und **Kortison** werden als körpereigene Hormone in der Nebennierenrinde gebildet. Pharmakologisch hergestellte **Glukokortikoide** sind sehr viel stärker wirksam und können Entzündungsprozesse sowie allergische Reaktionen hemmen.

- **Lungenreifeförderung.** Glukokortikoide sind plazentagängig. Zur Lungenreifeförderung des Feten gibt man 4 × in 12stdl. Abstand 4 mg Betamethasonphosphat (Celestan solubile®) i.m., oder 2 × in 24stdl. Abstand 8 mg.

Um den Wirkungseintritt zu ermöglichen, muß die Geburt für mindestens 24 Std. verzögert werden. Ist eine schnelle Schwangerschaftsbeendigung notwendig, kann die Lungenreifung nicht durchgeführt werden, eine einmalige Gabe kurz vor der Entbindung ist sinnlos. Die Stimulation reicht ca. 7–10 Tage, danach muß sie ggf. wiederholt werden. Da fetale Lungenzellen frühestens ab der 25. SSW Surfactant bilden können und ihre Eigenproduktion ab der 35. SSW ausreicht, ist die Lungenreifeförderung zwischen 25. und 35. SSW sinnvoll.

Ambroxol (Mucosolvan®) wird ebenfalls zur Lungenreifeförderung eingesetzt, hat sich aber als nicht so effektiv erwiesen, da es hauptsächlich die Surfactantausschüttung fördert.

- **Allergie** (Überempfindlichkeitsreaktion) und **Anaphylaxie** (akute allergische Allgemeinreaktion) werden mit einer hochdosierten Glukokortikoid i.v.-Gabe behandelt. Bei Hautreaktionen werden Kortikoidsalben verabreicht, bei bronchospastischer Ausprägung sind kortikoidhaltige Aerosole hilfreich.

Nebenwirkungen: Infektanfälligkeit, Stimmungsschwankungen, Blutzuckererhöhung, Knochenabbau.

Kontraindikationen: Magen-Darm-Geschwüre, Virusinfekte, 1. Schwangerschaftsdrittel (relativ).

8.3 Grundlagen der Homöopathie

Ulrike Harder

Viele Hebammen empfehlen und verwenden homöopathische Arzneimittel für Frauen mit Schwangerschaftsbeschwerden, bei Problemen im Wochenbett, sowie zur Erleichterung der Geburt.

Homöopathie und ihre Anfänge

Begründer der Homöopathie war der Arzt, Chemiker und Pharmakologe **Samuel Hahnemann** (1755–1843).

Bei der Übersetzung der Heilmittellehre des Schotten William Cullen stieß Hahnemann 1790 auf die Behauptung, Chinarinde sei wegen ihrer adstringierenden (zusammenziehenden) Bitterstoffe bei der Behandlung von Wechselfieber (z. B. Malaria) wirksam. Hahnemann zweifelte diese Aussage an und unternahm einen Selbstversuch mit Chinarinde. Nach Einnahme der Rinde stellten sich bei ihm Symptome ein, die denen des Wechselfiebers ähnlich waren. Nach einiger Zeit verschwanden die Symptome, um sich wieder einzustellen, sobald er die Einnahme wiederholte.

Angeregt durch das schon bei Hippokrates und Paracelsus erwähnte Ähnlichkeitsprinzip stellte Hahnemann folgende Hypothese auf:

> Ein Stoff, der beim Gesunden typische Symptome erzeugt, vermag diejenigen Krankheiten zu heilen, welche genau diese Symptome beim Kranken hervorrufen.

In den folgenden Jahren führte Hahnemann *Arzneimittelprüfungen* mit den verschiedensten Substanzen durch. Es waren Einfachblindversuche mit großen Gruppen Gesunder, wobei die Testpersonen jedes auftretende Symptom, sei es geistiger, seelischer oder körperlicher Art, genau aufzeichneten. Durch Vergleichen der Symptomenreihen mit der Symptomatik von Krankheiten erhielt er Arzneimittel für eine große Anzahl von Krankheitserscheinungen. Ihre erfolgreiche Anwendung bestätigte Hahnemanns Hypothese. Er formulierte das Ähnlichkeitsgesetz der Homöopathie: **Similia similibus curentur**, d. h. „Ähnliches werde durch Ähnliches geheilt".

Hier steht die *Homöopathie* (gr.: homoios = ähnlich, pathos = Leiden) im Widerspruch zur

- **Allopathie**, die Krankheiten mit „Gegensätzlichem" bekämpft (z. B. Antibiotikatherapie), und zur
- **Isopathie**, die „Gleiches" anwendet (z. B. Impfungen).

Potenzierung. In seiner ärztlichen Praxis erzielte Hahnemann mit seinen nach dem Ähnlichkeitsgesetz gewählten Arzneien gute Heilungserfolge, doch oft verursachten die Mittel nach der Einnahme zunächst eine Verschlimmerung der Krankheitssymptome.

Hahnemann verringerte daraufhin die Dosis, indem er die Arzneien verdünnte. Dadurch nahmen die Nebenwirkungen ab, aber auch die erwünschte Heilwirkung. Nun kam er auf die geniale Idee, den Verdünnungsvorgang mit heftigen Schüttelschlägen zu begleiten. Verdünnte und verschüttelte Arzneien erwiesen sich in der Praxis als wesentlich milder und, selbst in hohen Verdünnungen, als heilkräftiger. Hahnemann nannte das von ihm entwickelte normierte Verdünnen und Verschütteln von Substanzen *potenzieren* (lat.: potentia = Kraft, Wirksamkeit).

Das **potenzierte Mittel** vermag auch bei der Arzneimittelprüfung am gesunden Menschen eine weit größere Zahl von Krankheitssymptomen zu verursachen als der grobe Arzneistoff. Seine arzneiliche Kraft ist stärker und die Bandbreite seiner Anwendungsmöglichkeiten größer. Selbst bis dahin für nicht arzneilich gehaltene Stoffe können durch Potenzierung Heilwirkung entfalten. Substanzen aus dem gesamten Mineral-, Pflanzen- und Tierreich finden in der Homöopathie Anwendung.

Potenzierung einer Arznei

1 Teil einer flüssigen Ausgangssubstanz oder Urtinktur wird mit 100 Teilen 40%igen Alkohols (Trägersubstanz) durch 10 kräftige, abwärtsgeführte Schüttelschläge vermischt. So entsteht die erste **Centesimalpotenz** (1 + 100), die C 1 genannt wird.

Die nächsthöhere Potenz C 2 wird aus einem Teil C 1 und 100 Teilen Trägersubstanz auf gleiche Weise verschüttelt. So kann schrittweise jede beliebig hohe Potenz hergestellt werden.

Feste und wasserunlösliche Stoffe werden zunächst durch Verreibung mit Milchzucker (Trägersubstanz) potenziert und ab C 3 mit 40%igem Alkohol weiterverarbeitet.

Arzneien können auch in **Dezimalpotenzen** (1 + 9 = D 1), hergestellt werden. Diese D-Potenzen wirken etwas anders als C-Potenzen und können öfter verabreicht werden. Klassische Homöopathen verwenden außerdem die von Hahnemann später entwickelten Q- bzw. LM-Potenzen (1 : 50 000), die noch milder wirken und vorwiegend bei chronischen Krankheiten eingesetzt werden.

Die Arzneistoffe werden rezeptiert und verabreicht als:

Dilutio = dil. (flüssig)
Trituratio = trit. (trocken, Pulver)
Tabuletta = tabl. (Tablette)
Globuli = glob. (Streukügelchen).

Wirkungsweise und Anwendung homöopathischer Medikamente

Krankheit wird von Hahnemann als Störung der Lebenskraft definiert. Durch Einnahme des richtig gewählten ähnlichsten Mittels (Simillimum), wird im Kranken eine der seinen ähnliche (Kunst-)Krankheit erzeugt. Diese überstimmt die ursprüngliche Krankheit und regt den Organismus zur Selbstheilung an (Resonanzprinzip). Es handelt sich hier um eine medikamentöse Regulationstherapie, die in krankhafte Prozesse steuernd eingreift.

Sie steht im Gegensatz zu anderen medikamentösen Therapien wie
– **Substitution** (Ersatz fehlender Stoffe),
– **Kompensation** (Ausgleich und Unterstützung defekter Systeme) und
– **Suppression** (Unterdrückung krankhafter Reaktionen).

Wie findet man nun das Medikament, welches die Resonanz und damit die Heilwirkung gewährleistet? Sorgfältig werden Stimmung, Empfindungen, Beschwerden usw. der Kranken erfragt und beobachtet und dann mit den Symptomenreihen von Medikamenten verglichen, die diese in *Arzneimittelprüfungen* erzeugt haben. Das Mittel mit dem ähnlichsten Symptomenkomplex ist das Heilmittel (s. u.).

Bei der homöopathischen Anwendung von Arzneimitteln geht es nicht darum, Symptome zu unterdrücken oder zu „beseitigen", sondern die darunterliegende Störung der Vitalität zu heilen. Die Gesamtheit der Symptome in jedem einzelnen Fall zeigt den Weg zum Arzneimittel, das die von Hahnemann geforderte „sanfte, schnelle und dauerhafte Wiederherstellung der Gesundheit" bewirkt.

Bei Überdosierung mit dem Simillimum kann es zur Verschlimmerung bestehender Symptome kommen (*Erstverschlimmerung*).

Die falsch gewählte Arznei heilt nicht die Krankheit, sondern lindert oder unterdrückt nur ihre Symptome (*Palliativwirkung*). Sie kann auch Nebenwirkungen (*Arzneimittelkrankheit*) erzeugen.

Klassische Homöopathen lehnen Routinebehandlung und Prophylaxe mit homöopathischen Arzneien ab, da hier mit der Verschreibung nicht die Gesamtheit der bestehenden Symptome des einzelnen Kranken berücksichtigt wird.

Anwendung durch Hebammen

Homöopathie ist eine schonende Therapiemöglichkeit in Schwangerschaft, Geburt und Wochenbett. Richtig angewandt treten keine

Nebenwirkungen auf, die Beschwerden können durch eine bzw. wenige Arzneimittelgaben gelindert, die Patientin geheilt werden.

In der Geburtshilfe findet sich eine verhältnismäßig kleine Gruppe von Beschwerden und Symptomen, darum ist die Anzahl der anzuwendenden homöopathischen Mittel überschaubar.

Erlernen von Homöopathie

Homöopathie kann nicht nur aus Büchern oder an einem Wochenende erlernt werden. Als Einstieg eignen sich Seminare, wie sie z. B. in der Hebammenzeitung angeboten werden. Für ein richtiges Verständnis ist der Besuch von weiteren Lehrgängen an Instituten, die klassische Homöopathie lehren, zu empfehlen. Wichtig ist auch der Erfahrungsaustausch mit homöopathisch praktizierenden Hebammen und Ärzten.

Anleitungen für die Praxis sind zu finden in der Schriftenreihe von F. P. Graf und dem Handbuch von W. A. Yingling. **Repertorium** (Symptomenverzeichnis) und **Materia Medica** (Arzneimittellehre) sind wichtige Hilfsmittel für die Auffindung der richtigen Arzneien (s. Literaturverzeichnis, S. 473).

Mittelfindung für ein akutes Problem am Beispiel Mastitis puerperalis:

Etwa 15 Arzneimittel sind für eine Mastitisbehandlung geeignet. Um die richtige Arznei für den Einzelfall zu finden, bedarf es der gründlichen Kenntnis ihrer Leitsymptome. Im folgenden werden 3 der Arzneien vorgestellt, um zu veranschaulichen, nach welchen Symptomen die Mittelwahl (Vergleich der Symptome der Frau mit den Leitsymptomen der Arzneien) erfolgen kann. Es werden nicht immer alle Symptome bei jeder Frau auftreten.

Nach der Einnahme kann es u. U. zu einer kurzfristigen Verschlimmerung (Erstverschlimmerung) der Symptome kommen.

Typische Symptome von Phytolacca (Kermesbeere):

- Knoten in der Brust, entzündlich und hart, die Haut darüber gerötet bis tief rot, der Rest der Brust ist weich.
- Beim Stillen ein durchschießender Schmerz von der Brust in den Rücken.
- Milch sieht bläulich aus.
- Schwellung von Achsel- und Halslymphknoten.
- Hohes Fieber mit heftigen Kopf- und Rückenschmerzen, u. U. steifer Hals.
- Wundes, schmerzhaftes Zerschlagenheitsgefühl am ganzen Körper (fühlt sich wie „durchgeprügelt").
- Eingesunkenes blasses Gesicht mit bläulichen Augenringen.
- Rote Zungenspitze.
- Frau ist sehr unruhig und erschöpft.
- Bewegung verschlechtert.
- Beschwerden ausgelöst durch starke Angst, Streß, Streit, Erkältung oder kaltes Wetter.

Typische Symptome von Bryonia (Zaunrübe):

- Die Brust ist im ganzen hart und schwer wie ein Stein.
- Brust ist heiß, blaß oder leicht gerötet und gespannt.
- Jede kleinste Bewegung und Berührung schmerzt, selbst vom Luftholen tut die Brust weh.
- Schmerzen sind scharf und stechend.
- Linke Brust ist häufiger betroffen.
- Die Frau stützt die Brust mit den Händen, um Erschütterungen zu vermeiden.
- Schmerzen verschlimmern sich gegen 21 Uhr.
- Heftige Kopfschmerzen, als ob der Kopf zerspringen würde.
- Trockenheit der Haut und Schleimhäute; rissige, aufgesprungene Lippen.
- Große Unruhe, die Frau ist überreizt, will allein sein, am liebsten allein im abgedunkelten Zimmer liegen.
- „Alles ist zu viel", erträgt keine Fragen.
- Extremer Durst, Verlangen nach viel kaltem Wasser.
- Jegliche Wärme verschlechtert.

Typische Symptome von Belladonna (Tollkirsche):

- Starke Schwellung der Brust.
- Brust ist heiß und tiefrot.
- Einige Milchgänge sind verstopft, harte Bereiche sind tastbar.

- Klopfende pulsierende Schmerzen.
- Extrem empfindlich gegen Berührung.
- Rotes, heißes Gesicht, aber kalte Extremitäten.
- Klopfender Karotispuls.
- Sehr schneller Beginn der Beschwerden.
- Heftiger Verlauf mit hohen Fieberschüben.
- Verschlechterung vor Mitternacht.
- Extreme Reizbarkeit, wird leicht ärgerlich und wütend.
- Plötzlicher Wechsel von Stimmungen.
- Extrem empfindlich gegen Geräusche, grelles Licht, Berührung, Erschütterung, Luftzug, Kälte, Gerüche.
- Verlangen nach Einsamkeit und Ruhe.

8.4 Impfungen

Josepha Rodriguez

Impfungen sollen vor Infektionskrankheiten schützen (Immunisierung), die mit Medikamenten nicht oder nicht ausreichend behandelt werden können. Im Vordergrund stehen Viruserkrankungen und deren Komplikationen sowie Erkrankungen, die durch bakterielle Toxine (Gifte) verursacht werden. Grundsätzlich muß zwischen *aktiver* und *passiver* Immunisierung unterschieden werden.

- Bei **aktiver Immunisierung** werden abgeschwächte Keime (Lebendimpfung), tote Keime, Keimbestandteile oder ein Toxin (Keimgift) in nicht infektiöser Menge in den menschlichen Körper gebracht (s.c., i.m. oder oral). Dadurch wird eine Antikörperbildung angeregt.

> In der Schwangerschaft sollten möglichst keine aktiven Impfungen durchgeführt werden, es sei denn, sie sind zum Schutz der Mutter und damit des Kindes unumgänglich.

- Unter **passiver Immunisierung** versteht man die Verabreichung spezifischer, konzentrierter Antikörperseren, wenn Verdacht besteht, daß sich die zu impfende Person mit einer für sie oder für das Kind gefährlichen Infektionskrankheit angesteckt hat oder anstecken könnte. Die passive Impfung muß prophylaktisch oder in der Inkubationszeit (vor Ausbruch der Krankheit) erfolgen. Um eine allergische Reaktion zu vermeiden, sollten nur homologe (arteigene) Seren benutzt werden.

Indikationen

- **Schwangerschaft**: s. Tab. 8.4-1.

- **Wochenbett**: Hatte die Schwangere keine ausreichende Immunität gegen Röteln, wird ihr die aktive Rötelnimmunisierung im Wochenbett angeraten, damit sie bei folgenden Schwangerschaften geschützt ist.

- **Neugeborene** werden **nicht aktiv** immunisiert, da IgG plazentagängig ist und so das Kind in den ersten Lebensmonaten durch mütterliche Antikörper geschützt ist. Dieser sog. *Nestschutz* verhindert den Impferfolg.

Eine Ausnahme macht die **BCG-Impfung** gegen Tuberkulose. Sie wird bei Tb-Erkrankung in der Familie oder Rückkehr in ein Land mit hoher Tb-Durchseuchung in der 1. Lebenswoche durchgeführt.

Eine **passive** Immunisierung des Neugeborenen muß erfolgen bei mütterlichen Infektionserkrankungen während oder kurz nach der Entbindung (z. B. bei *Masern, Mumps, Windpocken*).

Bei chronischer oder aktiver *Hepatitis B* der Mutter sollte beim Neugeborenen neben der passiven gleichzeitig eine aktive Immunisierung durchgeführt werden (*passiv-aktiv Impfung*). Das Nabelschnurblut sollte auf HBsAg (Erregereiweiß) untersucht werden.

Tab. 8.4-1: Passive Immunisierung in der Schwangerschaft

Indikationen	Serum	Applikationszeit
Rh-Inkompatibilität	Anti-D-Serum	bei Blutungen, in der 28. SSW, post partum innerhalb 72 Std., nach Fehlgeburt und Fruchtwasserpunktion.
Tetanus	spezifisches Immunglobulin	äußere Verletzungen, aktive Impfung vor mehr als 10 Jahren
Röteln	spezifisches Immunglobulin	Rö-Titer $\leq$ 1:16, Verd. auf Infektion bis zur 16. SSW
Windpocken	spezifisches Immunglobulin	Titer $\leq$ 1:16, Infektion vor der 20. SS oder zum Geb.-Termin
Tollwut	spezifisches Immunglobulin	Verd. auf Kontakt mit erkranktem Tier
Reise in Länder mit niedrigem Hygienestandard	Gammaglobuline	kurz vor Antritt der Reise

Tab. 8.4-2: Impfplan für Kinder (Empfehlungen)

bis 6. Lebenswoche	BCG-Impfung gegen Tuberkulose (nur bei besonderer Indikation)
4. Lebensmonat DT braucht nur 1 Wiederholung DPT braucht 2 Wiederholungen	1. Impfung gegen Diphterie und Tetanus (DT) 1. Polio-Schluckimpfung gegen Kinderlähmung oder: 1. Impfung Diphterie, Pertussis, Tetanus (DPT) 1. Polio-Schluckimpfung
5. Lebensmonat	2. Impfung Diphterie, Pertussis, Tetanus (DPT)
6. Lebensmonat	2. Impfung Diphterie und Tetanus (DT) 2. Polio-Schluckimpfung oder 3. Impfung Diphterie, Pertussis, Tetanus (DPT) 2. Polio-Schluckimpfung
ab 15. Lebensmonat	Impfung gegen Masern, Mumps, evtl. Röteln
18. Lebensmonat	3. Impfung Diphterie und Tetanus (DT) 3. Polio-Schluckimpfung oder 4. Impfung Diphterie, Pertussis, Tetanus (DPT) 3. Polio-Schluckimpfung
6.–7. Lebensjahr	Auffrischimpfung Tetanus und Diphterie (Td = verringerte Dosis)
10. Lebensjahr	Auffrischimpfung gegen Polio
11.–15. Lebensjahr	Röteln-Impfung für alle Mädchen

Auffrischung gegen Polio ist alle 5–10 Jahre, gegen Tetanus alle 8–10 Jahre notwendig.

Impfungen des Säuglings und Kleinkindes

In den ersten 2 Lebensjahren reift das Immunsystem bis zu seiner vollständigen Entwicklung. Daher verlaufen Infektionskrankheiten beim Säugling oft heftig und erfassen u. U. mehrere Organe. Auch Impfkomplikationen (Fieber, Ausschlag, Allergien) treten bei Säuglingen häufiger auf. Generell sollte ein Kind vor jeder Impfung 6 Wochen infektfrei sein.

In Deutschland besteht keine Impfpflicht! Gegen folgende Krankheiten wird eine Impfung empfohlen (Tab. 8.4-2):

- **Diphtherie** (bakterielle Erkrankung von Rachen und Kehlkopf): Bakterientoxin führt zu Schwellung und Belägen mit Erstickungsgefahr. Vor Einführung der Impfung häufigste Ursache für Säuglingstod.

- **Tetanus** (Wundstarrkrampf): bakterielle Erkrankung, Bakterientoxin führt zu Krämpfen und Lähmungen (auch der Atemmuskulatur). Erreger lebt in der Erde, Infektion über äußerliche Wunden (z. B. Nabel, häufigste Ursache für Neugeborenentod in der Dritten Welt).

- **Polio** (Kinderlähmung): Viruserkrankung, führt zu oft irreparablen Lähmungen besonders der Extremitäten.

- **Pertussis** (Keuchhusten): bakterielle Erkrankung der oberen Luftwege, Erregertoxin führt zu schweren Hustenanfällen mit Erbrechen; kann beim Säugling zu Erstickungsanfällen mit O_2-Mangel sowie zur Aspiration von Erbrochenem führen. Eine antibiotische Behandlung ist nur in der Inkubationszeit erfolgreich.

- **Masern** (Viruserkrankung): Gefürchtete Komplikation ist die Masernenzephalitis, die in 1 : 1000 Masernfällen auftritt und dann in 15% tödlich endet oder Spätschäden setzt (Intelligenzdefekte, Krampfleiden, spastische Lähmungen).

- **Mumps** (Viruserkrankung der Ohrspeicheldrüse): Komplikationen sind Bauchspeicheldrüsenentzündung, Hoden- bzw. Eierstockentzündung mit Gefahr der Sterilität.

- **Röteln** (Viruserkrankung): Komplikationen selten. Gefahr von Embryopathie bei Infektion werdender Mütter im ersten Schwangerschaftsdrittel.

Verwendete und empfohlene Literatur

Bittner U., Jäckle R., Scholz C., Unter Umständen, Über den Umgang mit Medikamenten in der Schwangerschaft, Kiepenheuer und Witsch 1984

Dudenhausen J. W., Praxis der Perinatalmedizin, Georg Thieme Verlag 1984

Enders G., Infektionen und Impfungen in der Schwangerschaft, Verlag Urban und Schwarzenberg 1988

Kleinebrecht/Fränz/Windorfer: Arzneimittel in Schwangerschaft und Stillzeit, 3. Auflg., Wissenschaftliche Verlags-GmbH, Stuttgart 1990

Spielmann H., Steinhoff R., Taschenbuch der Arzneimittelverordnung in Schwangerschaft und Stillzeit, Gustav Fischer Verlag 1990

Boericke, W. Homöopathische Mittel und ihre Wirkungen (Materia Medica) Verlag Grundlagen und Praxis, Leer 1993

Graf, F. P. Homöopathie für Hebammen und Geburtshelfer Band 1–6, Elwin Staude Verlag, Hannover 1988–1993

Kent's Repertorium der homöopathischen Arzneimittel, 1.–3. Band. 13. Auflg., Haug Verlag, Heidelberg 1993

Köhler, G. Lehrbuch der Homöopathie Band 1, Grundlagen und Anwendung. 4. Aufl., Hippokrates Verlag, Stuttgart 1989

Yingling, W. A. Handbuch der Geburtshilfe, O.-Verlag Berg 1985.

9. Instrumente und Geräte in der Geburtshilfe

9.1 Medizingeräteverordnung (Med. GV)

Andrea Stiefel

9.1.1 Aufgabe der Hebamme

In allen Arbeitsbereichen der Hebammen werden medizinisch-technische Geräte eingesetzt.

Unkritische und unsachgemäße Handhabung können für Mutter und Kind erhebliche Gesundheitsschädigungen nach sich ziehen und der Hebamme daraus strafrechtliche Konsequenzen erwachsen.

Beispiel:
Eine unzureichend gewartete Infusionspumpe infundiert eine wesentlich geringere Tropfenzahl, als auf dem Display eingegeben. Die diensthabende Hebamme überzeugt sich nicht von der richtigen Funktion des Gerätes und schließt eine Infusion mit Insulin bei einer schwangeren Diabetikerin an. Die notwendige Insulindosierung wird deutlich unterschritten, die Patientin fällt in ein diabetisches Koma. Nach ihrer Genesung verklagt sie die Hebamme und verlangt Schmerzensgeld.

Jede Hebamme muß daher ihre Handlungsverantwortung kennen und sich über die Sicherheitsbestimmungen im Umgang mit medizinischen Geräten und Technik informieren.

9.1.2 Sicherheit medizinisch-technischer Geräte

Medizinische Geräte unterliegen, wie andere technische Geräte, Sicherheitsregelungen. Maßgebend sind die Deutsche Industrienorm (DIN), verschiedene Unfallverhütungsvorschriften und die Eichordnung (Meßgenauigkeit).

Mit zunehmender Anzahl und Differenzierung medizinisch-technischer Geräte wurde eine spezielle Gesetzgebung notwendig.

Die **Medizingeräteverordnung** (Med.GV), verabschiedet am 14. Januar 1985, wird seit dem 1. Januar 1986 bundesweit angewendet und ist heute Grundlage für den Einsatz aller medizinisch-technischer Geräte. Sie gilt für:

- Hersteller, Lieferanten und Importeure,
- Betreiber (Krankenhaus, Hebammen- oder Arztpraxis),
- Anwender (Hebamme, Krankenschwester, Arzt).

Die Einhaltung notwendiger Sicherheitskontrollen überwacht das Gewerbeaufsichtsamt, welches TÜV (Technischer Überwachungsverein) und DEKRA (Deutscher Kraftfahrzeugüberwachungsverein) damit betraut.

9.1.3 Einteilung der Geräte

Da unterschiedliche Sicherheitserfordernisse bestehen, werden die Geräte in 4 Gruppen unterteilt (Tab. 9.1-1). Die Med.GV schließt mit Gruppe 4 alle medizinisch-pflegerischen Hilfsmittel mit ein, dadurch betrifft sie nicht nur Klinikpersonal, sondern auch die freiberuflich tätige Hebamme.

Tab. 9.1-1: Einteilung medizinisch-technischer Geräte und Sicherheitserfordernisse in 4 Gruppen (Auswahl)

Gruppe 1	Gruppe 2	Gruppe 3	Gruppe 4
• Infusionspumpen • Perfusoren • Inkubatoren • Inhalationsnarkosegeräte und andere energetisch betriebene med.-techn. Geräte, die in der Anlage zu § 2 Nr. 1 MedGV aufgeführt sind.	Alle energetisch betriebenen medizinisch-technischen Implantate (z. B. Herzschrittmacher).	• Absauggeräte • Wärmelampen • Inhalationsgeräte • Patientenlifter • Energetisch betriebene Betten (z. B. Entbindungsbett) und alle energetisch betriebenen Geräte, die nicht in Anlage zu § 2 aufgeführt sind.	• Blutdruckgeräte • Thermometer • Nicht energetische Betten • Sämtliche Einmalartikel (z. B. Spritzen, und Kanülen).

9.1.4 Verantwortung für den Geräteeinsatz

Die Med.GV spricht 3 wesentliche Verantwortungsträger an (Abb. 9.1-1). Jeder hat eigenverantwortlich in seinem Bereich dafür Sorge zu tragen, daß die Bestimmungen der Med.GV eingehalten werden:

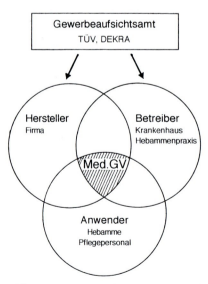

Abb. 9.1-1: Die Medizingeräteverordnung (Med. GV) betrifft Hersteller, Betreiber und Anwender medizinisch-technischer Geräte.

Der **Hersteller** muß Sorge tragen, daß:
- ein einwandfreies Produkt hergestellt wird,
- Bedienungsanleitungen nach Vorgabe der Med.GV abgefaßt werden und allgemein verständlich sind,
- vorgeschriebene Funktionsprüfungen des Gerätes am Betriebsort von ihm vorgenommen werden,
- eine Ersteinweisung für die verantwortlichen Anwender durch den Hersteller erfolgt.

Der **Betreiber**, der ein Gerät erwirbt, um es in seinem Betrieb oder seiner Praxis einzusetzen, muß den folgenden Betreiberpflichten nachkommen:
- Sicherstellung, daß alle medizinisch-technischen Geräte nur von Personen bedient werden, die aufgrund ihrer Ausbildung, Kenntnisse und praktischen Erfahrungen die Gewähr für eine sachgerechte Handhabung bieten,
- bei Geräten der Gruppen 1 und 3 Sicherstellung von Funktionsprüfungen und Einweisungen der Geräteverantwortlichen durch den Hersteller,
- Führung eines Gerätebuches, sowie Aufbewahrung von Gebrauchsanweisungen für Geräte der Gruppe 1.

Die Anwenderin, die das Gerät bedient und mit ihm arbeitet, unterliegt ähnlichen Verpflichtungen:

- Führen von Begleitkarten bei Geräten der Gruppe 2
- bestimmungsgemäße Verwendung aller Geräte (z. B. keine Aufbewahrung von Lebensmitteln im Medikamentenkühlschrank),
- Funktionssicherheit und ordnungsgemäßen Zustand aller Geräte vor jeder Benutzung überprüfen,
- Teilnahme an Einweisungen, Aufbewahrung aller Gebrauchsanweisungen.

Die Umsetzung verschiedener Paragraphen der Med.GV legt der Gesetzgeber in die Hand des Betreibers und gewährt ihm dadurch einen Freiraum bezüglich der Durchführung. So wird keine spezielle Ausbildung für Personen gefordert, die sicherheitstechnische Kontrollen bei Geräten der Gruppe 1 durchführen, der Betreiber hat freie Hand bei der Auswahl dieser Kräfte. Im **Kreißsaalbereich** können dies sein:

- *Leitende Hebamme* oder deren Vertretung,
- Hebamme, die zur *Gerätebeauftragten* berufen wurde,
- *Gerätewartungsservice* des Herstellers (über Wartungsverträge).

9.1.5 Führen eines Gerätebuches

Für medizinisch-technische Geräte der Gruppe 1 muß vom Betreiber ein Gerätebuch geführt werden. Er kann auch auf andere Dokumentationsformen zurückgreifen, sofern sie die für das Gerätebuch geltenden Anforderungen in gleicher Weise erfüllen und dem Anwender jederzeit zugänglich sind.

In das Gerätebuch sind nach § 13 Abs. 2 einzutragen:

- *Zeitpunkt der Funktionsprüfung* vor der erstmaligen Inbetriebnahme des Gerätes
- *Zeitpunkt der Einweisung* sowie die Namen aller eingewiesenen Personen
- *Zeitpunkt der Durchführung* vorgeschriebener, sicherheitstechnischer Kontrollen und Instandhaltungsmaßnahmen sowie Name der Person oder Firma, die die Maßnahme durchgeführt hat
- *Zeitpunkt, Art und Folgen von Funktionsstörungen.*

Der zuständigen Behörde muß auf Anfrage jederzeit Einsicht in die Gerätebücher gewährt werden.

Führen Funktionsstörungen oder Ausfälle der Geräte der Gruppen 1 und 3 zur Schädigung von Personen, ist der Betreiber verpflichtet, dies der zuständigen Behörde unverzüglich anzuzeigen.

9.2 Überwachung von Schwangerschaft und Geburt

9.2.1 Herztonüberwachung

Die Entdeckung der fetalen Herztonüberwachung wird dem Genfer Chirurgen Mayor zugeschrieben. 1818 berichtete er darüber anläßlich einer Sitzung der Akademie der Wissenschaften in Paris. Von der damaligen Auskultation bis zu heutigen Formen der Herztonableitung gab es verschiedene Versuche, fetale Herztöne hör- und sichtbar zu machen.

Hörrohr oder geburtshilfliches Stethoskop

Der französische Gynäkologe Adolphe Pinard (1844–1934) modifizierte das beim Erwachsenen übliche Hörrohr aus Holz oder Metall für die Geburtshilfe. Es war lange Zeit das einzige Instrument zur Überwachung der kindlichen Herzfrequenz unter der Geburt.

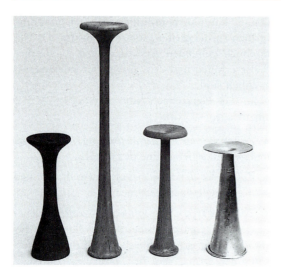

Abb. 9.2-1: Verschiedene Modelle des Herztonhörrohrs nach Pinard (Photo: U. Harder)

Trotz moderner Technik muß das Hören der Herztöne mit Hörrohr auch heute noch beherrscht werden, da technische Geräte versagen können (Abb. 9.2-1).
Ab der 18.–20. SSW sind die fetalen Herztöne durch die Bauchdecke hörbar, am besten in der Mittellinie oberhalb der Symphyse. Im späteren Verlauf der Schwangerschaft werden sie am deutlichsten über dem kindlichen Rücken wahrgenommen (vorher Lage des Rückens mit Leopold-Handgriffen feststellen).

Vorgehensweise: Die Hebamme setzt das Hörrohr auf den Bauch der Frau, drückt es mit dem Ohr leicht an und läßt es während des Hörens los, um Störgeräusche zu vermeiden. Die Herztöne werden 15–60 Sekunden ausgezählt.

Die fetale Herzfrequenz ist durch einen kurzen Doppelschlag charakterisiert und liegt mit 110–150 Schlägen pro Minute deutlich über dem mütterlichen Puls (60–80). Bei Tachykardie der Mutter (z. B. Fieber) oder Bradykardie der kindlichen Herztöne, ist eine mütterliche Pulskontrolle angezeigt, um sicherzustellen, daß wirklich die Herztöne des Kindes abgeleitet werden.

Gegen Ende der Schwangerschaft sind auch andere Geräusche wahrnehmbar: schabende *Nabelschnurgeräusche*, klopfende, pochende *Kindsbewegungen*, gluckernde *Darmgeräusche* der Mutter, *mütterlicher Puls* in der Gebärmutterschlagader.

Fetalpulsdetektor (Dopton)

Fetalpulsdetektoren sind kleine, batteriebetriebene Taschengeräte zur kurzfristigen Kontrolle bzw. zum akustischen Nachweis des fetalen Herzschlages (z. B. in der Schwangerenvorsorge). Eine Aufnahmesonde (Transducer) ist mit einem regulierbaren Lautsprecher verbunden (Abb. 9.2-2). Die Geräte arbeiten entweder mit Ultraschall-Doppler-Verfahren, oder einem Spezialmikrophon, das die vom Kind ausgehenden Geräusche aufnimmt. Eine Aufzeichnung der Herzfrequenz ist nur über einen gesondert angebrachten Bandrekorder möglich.

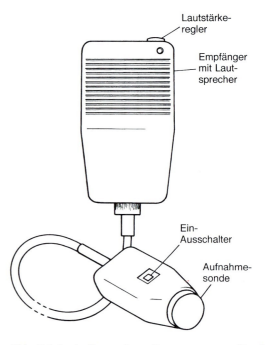

Abb. 9.2-2: Aufbau eines Doptongerätes (Fetalpulsdetektor)

9.2.2 Herzfrequenz- und Wehenüberwachung

Im Gegensatz zur stichprobenartigen Kontrolle der Herztöne mit Hörrohr oder Dopton zeichnet das Kardiotokogramm (Cardio-Toko-Gramm = CTG) kontinuierlich die *Herzfrequenz* und synchron dazu die *Wehentätigkeit* auf.

Kardiographie, Überwachung der kindlichen Herzfrequenz

Registrierungsprinzip
Die fetale Herzfrequenz (FHF) ist die Zahl der kindlichen Herzschläge während einer Minute (Abkürzung: spm = Schläge pro Minute). Der Zeitabstand zwischen den einzelnen Schlägen (Periodendauer) kann sich ändern, oder konstant sein. Mit Hilfe moderner Technik wird jedes einzelne Intervall zwischen 2 Herzschlägen gemessen und daraus die Minutenfrequenz errechnet. Diese instatante (sofortige) Hochrechnung wird digital, oder in Kurvenform wiedergegeben und als beat-to-beat (Schlag-zu-Schlag) Registrierung bezeichnet.

Die Erfassung und Verarbeitung unterschiedlicher kindlicher Signale erfordert verschiedene Registrierverfahren (Tab. 9.2-1).

Triggerung (engl. einen Vorgang auslösen): Nach Unterdrückung von Störsignalen wird das eingehende Rohsignal verstärkt und durch einen elektrischen Impuls ersetzt. Dieser Umwandlungsvorgang wird als Triggerung bezeichnet. Die Triggerimpulse werden vom Gerät überprüft, Störungen ausgeschaltet und „unlogische" Impulse, die dem vorgegebenen Erwartungsspektrum nicht entsprechen, ignoriert. Reale Meßwerte werden über einen bestimmten Zeitraum (3 sec) gehalten und dienen als Bezugswert für den nächsten akzeptablen Impuls. Sie werden über einen im Apparat integrierten Schreiber aufgezeichnet und als Herzfrequenzkurve dargestellt. Gehen über längere Zeit keine geeigneten Werte ein, wird die Registrierung unterbrochen, der Schreibstift hebt vom Papier ab (pen-lift). Arrhythmische Herztöne oder Extrasystolen werden aus diesem Grunde nicht aufgezeichnet.

Durch viele Störimpulse entsteht eine ungleichmäßige, unterbrochene *Jitterkurve* (engl.: jitter = unruhig, nervös), die kaum verwertbar ist und eine nicht vorhandene Oszillation vortäuschen kann. Sie tritt bei modernen Geräten kaum noch auf.

> Die fetale Herzfrequenz kann **extern** (von außen durch die *Bauchdecke der Mutter*) oder **intern** (über eine am *kindlichen Kopf* angebrachte Elektrode) abgeleitet werden.

Externe Herzfrequenzableitung
Im Klinikbetrieb findet überwiegend die Ultrasonokardiographie Verwendung, die mit dem Ultraschall-Doppler-Verfahren arbeitet (Christian Doppler, Physiker, Wien 1803–1853) (s. S. 492).

Vom Gerät wird ein Impuls ausgesandt, der vom Kind verändert und zurückgegeben wird (Abb. 9.2-3).

Tab. 9.2-1: Kindliche „Herzsignale" und ihre Registriermöglichkeit

Rohsignal		Registrierung
Herzschall	→	Phonokardiographie
elektrische Aktionspotentiale (fetales EKG)	→	Elektrokardiographie
mechanische Herztätigkeit (z. B. Bewegung der Herzklappen)	→	Ultrasonokardiographie

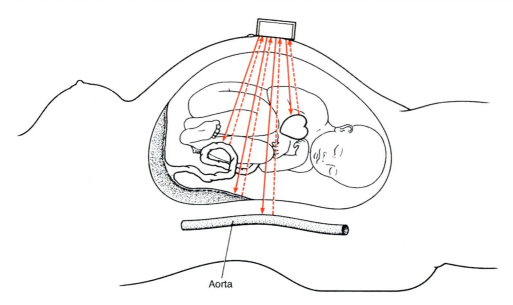

Abb. 9.2-3: Ultrasonokardiographie: Es werden schematisch alle Grenzflächen gezeigt, von denen Doppler-Ultraschall-Signale empfangen und reflektiert werden können. Durchgezogene Linie = ausgesandter Schall, gestrichelte Linie = reflektierter Schall (Modifiziert nach Fischer W.-M.)

Anlegen des Aufnehmers (Transducer):
Zunächst bestimmt die Hebamme die Kindslage durch Leopold-Handgriffe und hört die Herztöne mit dem Pinard-Hörrohr. Danach legt sich die Schwangere auf eine Seite, oder setzt sich in einen bequemen Stuhl, zur Vermeidung eines Vena-cava-Kompressions-Syndroms.

Auf die Kontaktfläche des Aufnehmers wird ein wenig Gel aufgetragen. Es dient als Kontaktmedium zwischen Haut und Aufnehmer und ermöglicht die Weiterleitung der Schallwellen. Zuviel Gel begünstigt ein Abrutschen des Transducers und ist für die Frau unangenehm (naß). An Stelle des Gels kann auch Öl verwendet werden, es ist aber nach Benutzung mit fettlösendem Reinigungsmittel vom Transducer zu entfernen, da es das Material angreift.

Der Aufnehmer wird langsam auf dem Unterbauch der Frau hin und her bewegt, bis die fetalen Herztöne im Lautsprecher gut hörbar sind und die *Signalqualitätsanzeige* gleichmäßig leuchtet.

Die Anzeige kann in *3 Farben* erscheinen:
- *grün:* optimales Signal
- *gelb:* Signal noch akzeptabel, Kind liegt im Schallbereich. Bei längerem Aufleuchten den Aufnehmer neu plazieren
- *rot:* Signal kann nicht verarbeitet und nicht aufgezeichnet werden. Unbedingt neu einstellen.

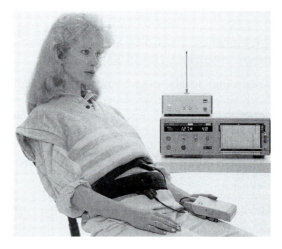

Abb. 9.2-4: Ultraschall-Telemetriesystem mit Sendegerät und Empfangsstation (CTG-Gerät) (aus Hewlett-Packard: CTG-Handbuch 1992)

Liefert der Transducer eine gute Signalqualität, wird er mit 2 Gummigurten, oder einem elastischen Textilschlauch am Bauch fixiert. Er kann an ein feststehendes CTG-Gerät angeschlossen werden, oder an eine Telemetrieeinrichtung, die drahtlose Übertragung der Werte ermöglicht. Letztere besteht aus einem kleinen batteriebetriebenen, transportablen Sender, den sich die Schwangere umhängt, sowie der Empfangsstation (CTG). Die Frau wird nicht in ihrer Bewegungsfreiheit eingeschränkt, Herzfrequenz und Wehentätigkeit können trotzdem gut überwacht werden (Abb. 9.2-4).

Häufige Probleme bei externer Ableitung zeigt Tab. 9.2-2.

Tab. 9.2-2: Störungen der externen Ableitung der fetalen Herzfrequenz (FHF) und ihre Ursachen

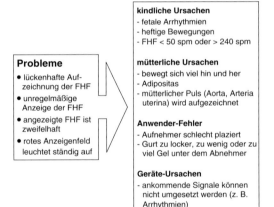

Interne Herzfrequenzableitung

Die **direkte fetale Elektrokardiographie** (direktes ECG) liefert die *beste Signalqualität zur Aufzeichnung der kindlichen Herzfrequenz*. Hierzu wird eine Schraub-, Clip- oder Klebeelektrode transvaginal am vorangehenden Teil des Kindes (Kopf, Steiß) angebracht.

Voraussetzungen sind eine *offene Fruchtblase* und eine *Muttermundsweite* von etwa *2 cm*. Die Elektrode darf nicht an Gesicht, Fontanellen oder Genitale des Feten befestigt werden.

Legen der Elektrode:

Die Patientin liegt im Entbindungsbett, wie zur vaginalen Untersuchung. Mit einem schmalen Gurt wird der Aufnehmer des direkten ECG so am Oberschenkel der Frau befestigt, daß nach dem Anlegen am Kabel der Skalpelektrode keine Zugspannung entsteht, die das Kind verletzen könnte. Da Schraub- und Clipelektrode mit ihrer feinen Metallspitze in die kindliche Kopfhaut (Epidermis) eindringen, muß zur Vermeidung von Infektionen unter aseptischen Bedingungen gearbeitet werden (Vulva desinfizieren, Elektrode steril entnehmen).

Zwei untersuchende Finger liegen am Kopf des Kindes, Applikator (Einführhilfe) mit Elektrode wird vorsichtig von der anderen Hand zwischen den Fingern vorgeschoben, bis er am Kopf anliegt. Die Spitze der Elektrode ist noch im Applikator, so daß keine Verletzung der Vagina auftreten kann. Nach richtiger Plazierung wird die Elektrode vorgeschoben (meist durch 45° Drehung des Handgriffs nach links) und mit einer Drehung um 180° im Uhrzeigersinn an der Kopfhaut angebracht. Die Einführhilfe sollte nun entfernt und beide Elektrodenkabel mit dem Aufnehmer am Oberschenkel der Mutter verbunden werden (Abb. 9.2-5). Tritt kein ECG-Signal auf, oder wird es falsch verarbeitet, können folgende **Störungen** vorliegen:

— schlechter Anschluß des Elektrodenkabels an den Aufnehmer
— Spiralelektrode hat sich vom kindlichen Kopf gelöst.

Nach der Geburt des Kopfes wird die Schraubelektrode ohne Zug durch Drehung gegen den Uhrzeigersinn entfernt.

Wegen der heute sehr guten externen Ableitungsqualität wird das direkte ECG seltener eingesetzt.

Indikationen für direktes ECG:

— Adipositas (ungenügende Ableitung bei dicker Bauchdecke)
— Gemini (schlechte Ableitung des 1. Zwillings)
— fetale Arrhythmien (keine externe Darstellung möglich).

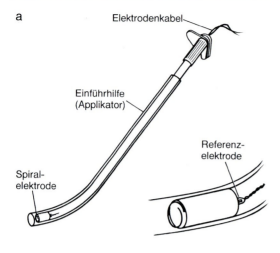

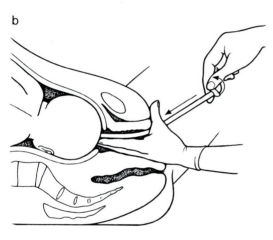

Abb. 9.2-5: **a.** Spiralelektrode für direktes ECG, **b.** Befestigen einer Spiralelektrode am kindlichen Kopf

Herzfrequenzüberwachung von Zwillingen

Für die Zwillingsüberwachung stehen diese Methoden zur Verfügung:

- ein Zwilling wird per Ultraschall extern, der andere mit direktem ECG intern kontrolliert oder
- die Herzfrequenzen beider Kinder werden mittels Ultraschall abgeleitet.

Es wurden spezielle CTG-Geräte entwickelt, die in der Lage sind, die Herzfrequenzen beider Zwillinge abzuleiten und als parallele Kurven aufzuzeichnen (Abb. 9.2-6). In diesem Fall verläuft die Herzfrequenzkurve des 2. Zwillings um 20 spm versetzt auf dem Papierstreifen. Hat der 2. Zwilling also eine Herzfrequenz von 145 spm, so wird sie als 125 spm aufgezeichnet. Dies muß bei der CTG-Beurteilung unbedingt beachtet werden. Steht ein CTG mit dieser Ausstattung nicht zur Verfügung, müssen 2 Geräte verwendet werden.

Tokographie, Überwachung der Wehentätigkeit

Die Hebamme tastet die Wehen oder registriert sie apparativ. Die Tokographie ermöglicht eine fortlaufende graphische Darstellung der Uterusaktivität durch *externe* oder *interne* Ableitung.

Der Aufbau einer Kontraktion, Wehentypen, Alvarez-Wellen und Braxton-Hicks-Kontraktionen werden im Geburtskapitel auf S. 173 ff. beschrieben.

Externe Tokographie

Auf dem mütterlichen Abdomen wird ein druckempfindlicher Wehenaufnehmer mit einem elastischen Gurt befestigt. Der Taststift des Aufnehmers registriert die Verhärtung und Aufrichtung des Uterus in der Wehe und überträgt sie mit Hilfe eines elektrischen Meßgerätes auf den Schreiber.

Optimale Anlegepunkte für den Wehenaufnehmer:

- oben rechts im Fundusbereich, da die Erregungswelle einer Kontraktion meist im rechten Tubenwinkel beginnt
- Mittellinie des Bauches, oberhalb des Nabels, da hier durch Rektusdiastase (Auseinanderweichen der geraden Bauchmuskeln) bei vielen Frauen der Kontakt zur Uterusmuskulatur am besten ist
- höchster Punkt im Fundusbereich, denn hier richtet sich der Uterus in der Wehe am stärksten auf.

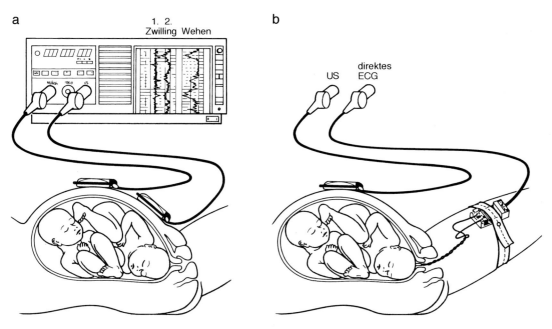

Abb. 9.2-6: a. Position der Aufnehmer bei Ultraschall-Zwillingsüberwachung. Zusätzlich wird noch der Wehenaufnehmer angelegt (nicht abgebildet). Bei Verwendung von 2 CTG-Geräten müssen 2 Wehenaufnehmer benutzt werden, b. Kombination von ECG (1. Zwilling) und Ultraschall (2. Zwilling) zur Herztonableitung

Die externe Wehenableitung läßt keine exakten Aussagen über die tatsächliche Wehenstärke und den Basaltonus zu. Sie wird beeinflußt durch: Bauchdecken (Adipositas), Position des Aufnehmers auf dem Abdomen, Straffheit des Anlegegurtes und Atembewegungen der Mutter.

Verläßlich wiedergegeben werden:

- *Wehenform* und *Häufigkeit* der Kontraktionen
- *Zuordnung der Uterusaktivität* zu wehenbedingten Veränderungen der kindlichen Herzfrequenz
- *Kindsbewegungen*.

Interne Tokographie

Die intrauterine Druckmessung kann nur *nach Blasensprung* bzw. Amniotomie durchgeführt werden und ist vorwiegend *ärztliche Tätigkeit*.

Legen einer intrauterinen Druckmessung:
Ein dünner, flexibler Katheter (Polyäthylen) wird mittels eines Applikators vorsichtig in die Amnionhöhle, zwischen vorangehendem Kindsteil und Uteruswand eingeführt. Falls der Katheter auf Widerstand stößt, darf er nicht weiter vorgeschoben werden, daraus können Verletzungen von Uterus und Plazenta resultieren. Eine Markierung gibt an, wie weit er eingeführt werden sollte. Danach wird er per Spritze mit steriler Flüssigkeit (z. B. Aqua dest.) aufgefüllt. Der in der Wehe ausgeübte Druck auf die Flüssigkeit wird gemessen und zu einem Druckaufnehmer geleitet, der am CTG-Gerät angeschlossen ist (Abb. 9.2-7). Da die angebotenen Systeme variieren, muß die genaue Meßanordnung der jeweiligen Herstellerbeschreibung entnommen werden. Praktischer in der Anwendung, aber kostenintensiver, sind Einmalkatheter mit integriertem Druckaufnehmer, die ohne Flüssigkeit arbeiten.

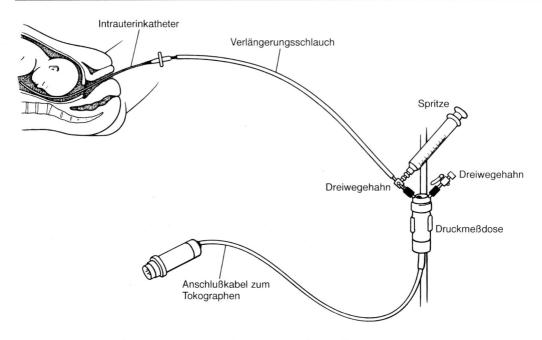

Abb. 9.2-7: Prinzip der intrauterinen Druckmessung (nach Göschen)

Da die interne Ableitung das Risiko einer intrauterinen Infektion erhöht (vor allem bei längerer Anwendung >6 Stunden), sollte die Indikation streng gestellt werden.

Indikationen zur internen Tokographie:

– angestrebte vaginale Entbindung in Periduralanästhesie, nach vorausgegangener Sectio caesarea oder anderer Uterusoperation
– protrahierter Geburtsverlauf, Verdacht auf hypertone Wehenstörung.

Der **Vorteil** der internen Tokographie liegt in der Genauigkeit der Meßwerte: Uterusaktivität und Basaltonus können exakt (in mm Hg) angegeben werden.

Ausstattung, Wartung und Pflege

Beim Kauf eines Kardiotokographiegerätes sind neben einem günstigen *Anschaffungspreis* auch folgende Aspekte zu beachten:
- **Kundenservice:** *Wartungsverträge* sollten Geräteeinführung, Wartungsintervalle, Laufzeit, Sonderkosten, Ansprechpartner vor Ort und zügigen Austausch defekter Aufnehmer/Geräte beinhalten.
- **Geräteausstattung:** Sie ist abhängig davon, ob das CTG-Gerät im Klinikbetrieb oder einer Praxis (Hebamme, Ärztin) genutzt werden soll.

Klinik: neuester Standard, Anschlüsse für interne und externe Herzton- und Wehenableitung, Geminiüberwachung, Telemetrie, Markierungsmöglichkeiten per Knopf oder Strichcode-Lesestift, Testmöglichkeiten, automatische Datum- und Zeitschreibung, stabile Aufnehmer und Kabel, mütterliches EKG, Kompatibilität mit EDV-Anlage zur Überwachung und Datenspeicherung.

Hebammen-Praxis: Kompaktbauweise mit Minimum an Zubehör, transportabel, Netzanschluß (evtl. zusätzlich aufladbarer Akku), übersichtliche Gebrauchsanweisung, ggf. wasserdichter Transducer zur Verwendung in der Badewanne, preiswertes Zubehör wie Papier, Gurte, Elektroden, Kontaktgel etc.

- **Pflege und Reinigung:** die Geräte sollten leicht zu reinigen sein, ohne Aufbauten, die Staub anziehen. Die Aufnehmer müssen nach jedem Anlegen abgewischt und sorgfältig verstaut werden, um sie vor Schäden zu bewahren. Nur vom Hersteller empfohlene Reinigungsmittel verwenden.

9.2.3 CTG-Nomenklatur

Ulrike Harder/Regula Hauser

Die CTG-Interpretation muß jede Hebamme beherrschen! Die dazu notwendigen Beurteilungskriterien und Fachausdrücke werden nachfolgend vorgestellt (nach Hammacher, Fischer und Göschen).

Die fetale Herzfrequenz (FHF) wird nach 3 Kriterien beurteilt:

- *Langfristige FHF-Veränderungen* sind länger dauernde Änderungen der Basalfrequenz. Bezeichnet werden sie als Tachykardie (Beschleunigung der FHF länger als 10 min) und Bradykardie (Verlangsamung länger als 3 min).
- *Mittelfristige FHF-Veränderungen* sind kürzer dauernde Änderungen der Basalfrequenz. Bezeichnet werden sie als Akzeleration (Beschleunigung der FHF kürzer als 10 min) und Dezeleration (Verlangsamung kürzer als 3 min).
- *Kurzfristige FHF-Veränderungen* sind die raschen Tempovariationen von Herzschlag zu Herzschlag. Beurteilt werden Oszillationsamplitude (Bandbreite) und Oszillationsfrequenz (Makrofluktuation).

Langfristige FHF-Veränderungen

Als **Basalfrequenz** oder **Baseline** wird der über einen längeren Zeitraum beobachtete konstante Mittelwert der Herzfrequenz bezeichnet. Er wird in Schlägen pro Minute (spm) angegeben (Abb. 9.2-8).

Normokardie	– Basalfrequenz 110–150 spm
Tachykardie	– Basalfrequenz-Anstieg länger als 10 min
leichte:	FHF > 150 spm,
schwere:	FHF > 170 spm
Bradykardie	– Basalfrequenz-Abfall länger als 3 min
leichte:	FHF < 110 spm,
schwere:	FHF < 90 spm

Normokardie wird unterschiedlich definiert:

- einige Autoren geben eine Basalfrequenz von 110–150 spm an, wie es die FIGO (Federation

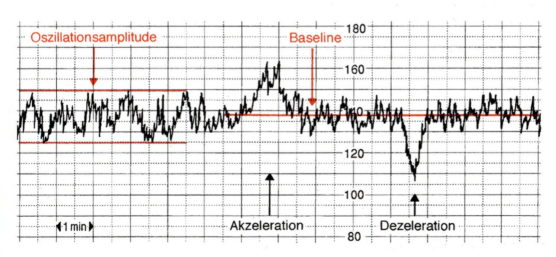

Abb. 9.2-8: Baseline (Basalfrequenz) bezeichnet den Mittelwert der FHF über einen längeren Zeitraum, hier etwa 138 spm. Die Oszillationsamplitude (Bandbreite) grenzt die Höhe der Oszillationsausschläge ein, sie beträgt hier 25 spm

Internationale de Gynécologie et d'Obstétrique) empfiehlt,
- andere Autoren bleiben bei der früher üblichen Basalfrequenz von 120–160 als Normalwert für den klinischen Gebrauch.

In diesem Buch finden die Empfehlungen der FIGO Anwendung.

Tachykardie

Eine längere Erhöhung der Basalfrequenz über 150 spm muß immer ernst genommen werden. Je nach *Ursache* ist ihre Auswirkung auf die Geburt:

prognostisch günstig: nach Medikamentengabe (z.B. Partusisten), bei Streß der Frau, wenn keine Ursache ersichtlich ist (paroxysmale = anfallsweise Tachykardie)

prognostisch unklar: Fieber der Mutter (Verdacht auf Amnioninfektionssyndrom), Störungen der Reizleitung im fetalen Herzen (AV-Block, Extrasystolen, Heterotropie)

prognostisch ungünstig: fetale Hypoxämie (niedriger O_2-Gehalt im arteriellen Blut) z.B. durch Plazentainsuffizienz oder fetale Anämie, Amnioninfektionssyndrom, nach vorzeitigem Blasensprung, bei protrahiertem Geburtsverlauf und bei beginnender vorzeitiger Plazentalösung.

Dauert die Tachykardie an, so ist mit einer persistierenden *Hypoxämie* zu rechnen, die in eine *Hypoxie* (niedriger O_2-Gehalt im Körpergewebe) übergehen kann!

Bradykardie

Eine länger als 3 min dauernde Verlangsamung der kindlichen Herzfrequenz unter 110 spm ist immer ein Alarmsignal. Je nach *Ursache* wird sie bewertet:

prognostisch günstig: Vena-cava-Kompressionssyndrom, Dauerkontraktion, erhöhter Vagotonus des Feten (essentielle Bradykardie)

prognostisch ungünstig: akute mütterliche Hypovolämie (Blutvolumenmangel) oder Anämie, vorzeitige Plazentalösung, Nabelschnurkompression, uteroplazentare Minderdurchblutung, Vitium cordis (fetaler Herzfehler mit Reizleitungsstörung), persistierende Azidose (Abfall des arteriellen pH-Wertes).

Liegt eine **terminale Bradykardie** vor, d.h. die Bradykardie tritt als Folge von vorherigen pathologischen kurz- und mittelfristigen FHF-Veränderungen auf, besteht akute *hypoxische Gefährdung* des Feten!

Der Begriff **terminale Bradykardie** wird ebenfalls für eine anhaltende Bradykardie am Ende der Austreibungsperiode verwendet.

Mittelfristige FHF-Veränderungen

Diese sind, wie auch die langfristigen, an einer Zu- oder Abnahme der fetalen Herzfrequenz erkennbar. Sie werden definiert als:

Akzeleration	– Beschleunigung der FHF über Basalfrequenz-Niveau bis zu 10 min
Dezeleration	– Verlangsamung der FHF unter Basalfrequenz-Niveau bis zu 3 min

Akzelerationen

- **Sporadische Akzelerationen** sind kurze Herzfrequenzbeschleunigungen bis zu 10 min Dauer. Sie stehen im Zusammenhang mit Kindsbewegungen und Berührungsreizen wie Palpatation der Bauchdecke oder vaginaler Untersuchung.

Da sie eine physiologische kindliche Reaktion auf Streß darstellen, sind sie ein günstiges Zeichen im CTG.

- **Periodische Akzelerationen** sind wiederholt auftretende FHF-Beschleunigungen, die bei mindestens 3 aufeinanderfolgenden Wehen auftreten.

Ursache kann eine wehensynchrone uteroplazentare Minderdurchblutung oder eine Nabelschnurkompression sein.

Periodische Akzelerationen sind ein günstiges Zeichen dafür, daß das fetale Kreislaufsystem den vorübergehenden Sauerstoffmangel bei jeder Wehe durch schnelleren Herzschlag kompensiert. Reicht diese Kompensation nicht mehr aus, können periodische Akzelerationen über stetige Basalfrequenzerhöhungen in eine Tachykardie übergehen.

Dezelerationen

Sporadische Dezelerationen

Sporadische Dezelerationen treten unabhängig von Wehen auf (Abb. 9.2-9). Es gibt 2 Arten:

- **Dip 0** (**Spikes**) sind ein kurzes Wegtauchen (engl. to dip = eintauchen) der FHF bis zu 30 sec Dauer.

Ursachen sind Kindsbewegungen, die zu einer kurzfristigen Nabelschnurkompression führen, oder rhythmische Zwerchfellkontraktionen bei fetalem Singultus (Schluckauf). Gehäuft auftretende Dip 0 können ein früher Hinweis auf eine Nabelschnurumschlingung sein.

- **Prolongierte Dezelerationen** dauern länger als 2 min und haben ein definiertes auslösendes Ereignis. Wegen ihrer Form werden diese Dezelerationen als „wannenförmig" bezeichnet, der Übergang zu einer Bradykardie (länger als 3 min) ist fließend.

Ursachen können sein:

- eine Dauerkontraktion des Uterus
- ein akuter mütterlicher Blutdruckabfall, bedingt durch Vena-cava-Kompressionssyndrom oder Epiduralanästhesie
- eine vollständige Nabelschnurkompression (z. B. bei Nabelschnurvorfall).

Periodische Dezelerationen

Periodische Dezelerationen stehen immer im Zusammenhang mit einer Wehe. Das Kurvenbild kann dabei gleichförmig oder ungleichförmig sein. *3 Arten* werden unterschieden (Abb. 9.2-10):

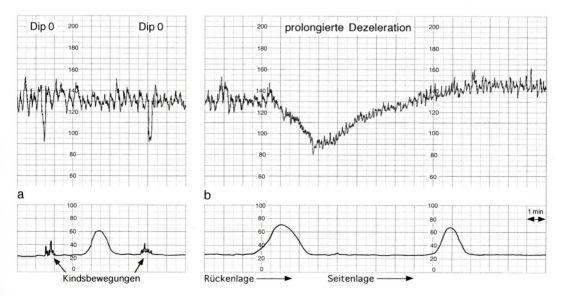

Abb. 9.2-9: Sporadische Dezelerationen im CTG: a. Dip 0, hier als Reaktion auf Kindsbewegungen, **b.** Prolongierte Dezeleration, hier ausgelöst durch Vena-cava-Kompression während einer verlängerten Wehe (die abgebildete Dezeleration dauert ca. 6 min, es liegt noch keine Bradykardie vor, da die FHF kürzer als 3 min unter 110 spm absinkt)

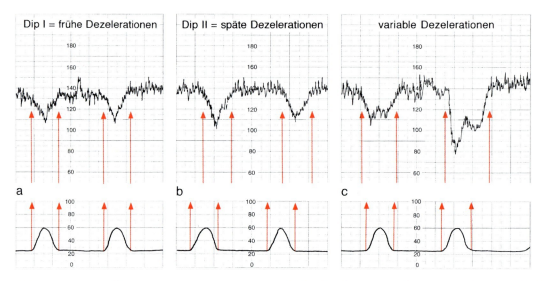

Abb. 9.2-10: **Periodische Dezelerationen im CTG: a.** Frühe Dezelerationen (Dip I) verlaufen spiegelbildlich zur Wehenkurve, **b.** Späte Dezelerationen (Dip II) verlaufen zeitlich versetzt zur Wehenkurve, **c.** Variable Dezelerationen können bei jeder Wehe eine andere Form zeigen, ihr zeitlicher Bezug zur Wehe wechselt

- **Frühe Dezelerationen oder Dip I** sind an einer spiegelbildlich zur Wehenkurve verlaufenden Herzfrequenzkurve zu erkennen. Die FHF fällt mit Wehenbeginn ab und kehrt bis Wehenende zur Basalfrequenz zurück. Bei einem Dip I verlangsamt sich die FHF meist um weniger als 30 spm, selten sinkt sie unter 100 spm ab.

Ursache ist eine verstärkte Kompression des Kopfes während der Wehen. Frühe Dezelerationen treten darum oft in der Austreibungsperiode auf. Die Kopfkompression bewirkt eine zerebrale Durchblutungsstörung, welche das Sympathikuszentrum beeinträchtigt und so zur Verlangsamung der FHF führt. Sobald der Druck auf den Kopf nachläßt, nimmt der Sympathikus seine Funktion wieder auf und die FHF kehrt zum Wehenende auf die Basalfrequenz zurück.

Da frühe Dezelerationen durch eine nur kurzfristige lokale Hypoxämie ausgelöst werden, führen sie in der Regel nicht zur fetalen Azidose.

- **Späte Dezelerationen oder Dip II** sind an einer zur Wehenkurve phasenverschobenen Herzfrequenzkurve zu erkennen. Die Dezelerationen sind gleichförmig und treten in Bezug zur Wehe mit einer Verzögerungszeit (*lag time*) auf.

Ursache später Dezelerationen ist immer eine ungenügende Sauerstoffversorgung des Feten, bedingt durch plazentare Mangeldurchblutung. Diese kann ausgelöst werden durch Plazentainsuffizienz, uterine Hyperaktivität, vorzeitige Plazentalösung oder fetale Blutungen.

Zur Abschätzung der hypoxischen Gefährdung des Kindes kann eine Mikroblutuntersuchung (MBU) vorgenommen werden, um den pH-Wert im fetalen Blut zu bestimmen (Technik der MBU s. S. 495).

- **Variable Dezelerationen** haben meist bei jeder Wehe eine andere Form. Häufig sind sie eine

Abb. 9.2-11: **Zusatzkriterien zur Beurteilung variabler Dezelerationen** (nach Fischer W. M.). In der linken Spalte finden sich die prognostisch günstiger zu bewertenden FHF-Muster, in der rechten Spalte die prognostisch ungünstigen

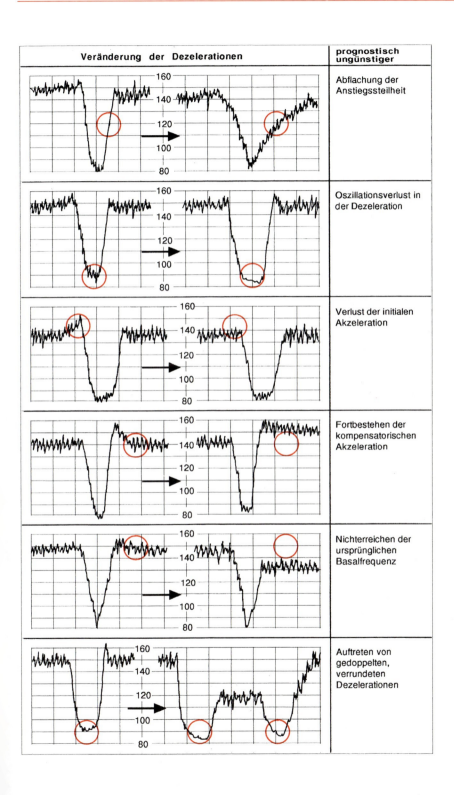

Kombination von frühen und späten Dezelerationen. Ihr Tiefpunkt kann vor, während oder nach der Wehenspitze (Akme) liegen. Variable Dezelerationen zeigen meist einen schnellen Frequenzabfall, der oft unter 100 spm absinkt.

Ursache ist eine plazentare Durchblutungsstörung oder eine Kompression der Nabelschnur. Wird der venöse Blutstrom zum Kind gedrosselt, bekommt das fetale Herz zu wenig O_2-haltiges Blut. Dies führt erst zu einer initialen Akzeleration, dann zum Absinken der FHF. Eine fehlende initiale Akzeleration wird als ungünstiges Zeichen gewertet.

Zusatzkriterien: Zur Beurteilung der klinischen Bedeutung von variablen Dezelerationen wird das FHF-Muster vor, während und nach der Dezeleration anhand zusätzlicher Kriterien bewertet. Alle Zusatzkriterien sind in Abb. 9.2-11 dargestellt.

Je nach *Schweregrad* werden variable Dezelerationen unterteilt in:

leicht: entweder sinkt die FHF nicht tiefer als 80 spm (dauerunabhängig) ab, oder die Dauer der Dezeleration ist kürzer als 30 sec (frequenzunabhängig)

mittelschwer: FHF verlangsamt sich bis auf 70 spm und dauert 30–60 sec

schwer: FHF verlangsamt sich unter 70 spm und dauert länger als 60 sec.

Kurzfristige FHF-Veränderungen

Unter physiologischen Bedingungen wechselt die Länge des Intervalls zwischen 2 Herzschlägen von Schlag zu Schlag: Mal nimmt sie mehrere Schläge lang kontinuierlich zu, dann findet eine Umkehr statt, und sie nimmt über mehrere Schläge kontinuierlich ab, u.s.w. Diese *Mikrofluktuation* (beat-to-beat-variation) kann im vergrößerten CTG-Ausschnitt an den kleinen Punkten erkannt werden (Abb. 9.2-12). Wären alle Intervalle zwischen den Herzschlägen gleichlang, so wäre die FHF-Kurve eine Gerade.

Die Fluktuation der FHF um einen Mittelwert (Floatingline) wird **Oszillation** genannt.

Die Oszillation wird *nach 2 Kriterien beurteilt:*

- Oszillationsfrequenz
- Oszillationsamplitude

• **Oszillationsfrequenz oder Makrofluktuation:** Physiologisch finden sich pro Minute > 3 *Gipfelpunkte* (obere Umkehrpunkte) von schneller zu langsamer werdender Herzfrequenz. Dies entspricht > 6 *Nulldurchgängen* durch die *Floatingline* (Schnittpunkte durch eine gedachte Mittellinie) (Abb. 9.2-12).

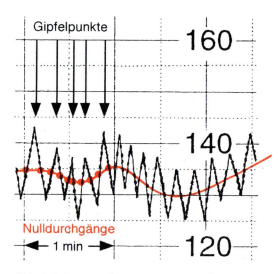

Abb. 9.2-12: Kurzfristige FHF-Veränderungen im stark vergrößerten CTG-Ausschnitt. Die Oszillationsfrequenz wird pro min in Gipfelpunkten (hier 5) angegeben oder mit der Anzahl der Nulldurchgänge (hier 10 Punkte) durch die Floatingline (rot)

• **Oszillationsamplitude oder Bandbreite** bezeichnet die durchschnittliche Höhe der Oszillationsausschläge. Je nach Bandbreite werden *4 Oszillationstypen* unterschieden (Abb. 9.2-13):

Oszillationstypen:

• **saltatorisch** (Bandbreite über 25 spm): Zeichen für ein funktionstüchtiges Herz-Kreislauf-System, welches sich im Zustand der Kompensation befin-

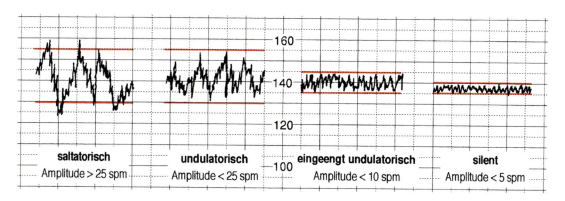

Abb. 9.2-13: Oszillationstypen nach Hammacher. Veränderungen der Oszillationsamplitude bzw. Bandbreite bestimmen den Typus

det (z. B. bei starken Kindsbewegungen, Nabelschnurkomplikationen, erhöhtem Kopfdruck). Die Kompensation kann viel Energie verbrauchen, deshalb wird bei saltatorischem FHF-Muster eine baldige CTG-Kontrolle empfohlen.

- **undulatorisch** (Bandbreite 10–25 spm): Ausdruck eines intrauterinen Wohlbefindens des Kindes, Normalbefund.
- **eingeengt undulatorisch** (Bandbreite 5–10 spm): Kann einen Schlafzustand des Kindes anzeigen (bis zu 40 min) oder durch Medikamente (z. B. Pethidin) hervorgerufen sein. Auch ein Sauerstoffmangel verursacht eine Einengung der Oszillationsamplitude!
- **silent** (Bandbreite unter 5 spm): Auch dies kann einen Ruhezustand des Kindes anzeigen. Man versucht, mit einem Weckreiz (Lageänderung der Mutter, Betasten des Kindes von außen) eine Reaktion des Kindes (Akzeleration) hervorzurufen. Gelingt dies nicht, muß eine andere Ursache vorliegen: z. B. Medikamentenwirkung, Hypoxie oder zerebrale bzw. kardiale Fehlbildungen.

> Anhaltender Sauerstoffmangel bewirkt neben silenter Bandbreite meist auch eine Abnahme der Oszillationsfrequenz (Gipfelpunkte).
> Dieses FHF-Muster (besonders in Kombination mit Tachykardie und Dezelerationen) ist Zeichen einer gefährlichen Hypoxie, die zu fetalen Schädigungen und intrauterinem Fruchttod führen kann!

Eine gute CTG-Interpretation muß in der Praxis geübt werden, zusätzlich empfiehlt sich das Studium spezieller Kardiotokographie-Bücher (s. S. 513, Literatur).

9.2.4 Ultraschallgeräte

Andrea Stiefel

Physikalische Aspekte des Ultraschalls

Der hörbare Schall umfaßt Frequenzen bis ca. 16 Kilohertz (1 KHz = 1000 Schwingungen/sec), der diagnostische Ultraschall Frequenzen zwischen 1–15 Megahertz (1 MHz = 1 Million Schwingungen/sec). Im gynäkologisch-geburtshilflichen Bereich werden Frequenzen zwischen 3,5–7,5 MHz angewendet.

Schallwellen breiten sich in Wasser viermal schneller aus als in der Luft. Im menschlichen Gewebe ist die Schallgeschwindigkeit in allen Weichteilen fast gleich, in Knochen sehr hoch und im Lungengewebe sehr niedrig (lufthaltig).

Ein Ultraschallwellenbündel verhält sich ähnlich einem Lichtbündel. Trifft es auf eine Grenzschicht, so wird je nach Dichteunterschied der beiden Medien ein Teil des Schalls reflektiert, der Rest gebrochen. Beim Durchlaufen des Gewebes nimmt die Intensität des Ultraschalls ab, da die Schallwellen auf 2 Arten abgeschwächt werden:

- Ein Teil der Energie wird in Wärme umgewandelt.
- Der gebündelte Strahl läuft räumlich auseinander (Divergenz).

Funktionsprinzip
Wichtigster Teil des US-Gerätes ist der Schallkopf. Schallgeber ist meist ein piezo-elektrischer Kristall. Er wird für kurze Zeit mit hochfrequenter Spannung zum Schwingen angeregt (Impulsechoverfahren). Die reflektierten Schallwellen versetzen ihn in sehr viel schwächere Schwingungen, wodurch an der Oberfläche Spannungsveränderungen auftreten. Diese werden verstärkt und im Rechner des Gerätes weiterverarbeitet. Die Zeitdifferenz zwischen ausgesandtem Impuls und eingehendem Echo ist proportional zum zurückgelegten Weg und somit zur Tiefe der reflektierten Schicht.

A-Mode-Darstellung (A = Amplitude): Hier wird die Echoamplitude in Abhängigkeit von der Zeitverzögerung zwischen Impuls und Echo auf dem Bildschirm sichtbar gemacht.

B-Mode-Darstellung (B = brightness = Helligkeit): Die Amplituden des A-Modes werden in Punkte unterschiedlicher Helligkeit umgerechnet. Beide Methoden arbeiten nur mit einem Schallwellenbündel. Werden mehrere Ultraschallwandler parallel nebeneinander zur Impulsabgabe angeregt, so entsteht eine flächige Abbildung (*Schnittbild = B-Scan*) durch Nebeneinandersetzen der B-Mode-Linien. Ein Schnittbild entsteht ebenfalls, wenn nur ein Ultraschallelement (Transducer) mechanisch über den Körper bewegt wird und dabei mehrere parallele Echolinien aufzeichnet.

Doppler-Schallkopf: Er arbeitet im Gegensatz zum Impulsechoverfahren mit Dauerschall. Ein kontinuierliches Hochfrequenzsignal wird ausgesandt und die Frequenzverschiebung durch sich bewegende Grenzflächen gemessen (Doppler-Effekt, Abb. 9.2-14). Die Doppler-Sonographie findet z. B. Anwendung bei *Wachstumsretardierung* und Verdacht auf *Plazentainsuffizienz* um den Blutfluß (Flow) in kindlichen, mütterlichen und plazentaren Gefäßen zu messen. Besonders beachtet wird der Flow in Nabelarterien, fetaler Aorta und im Gehirn.

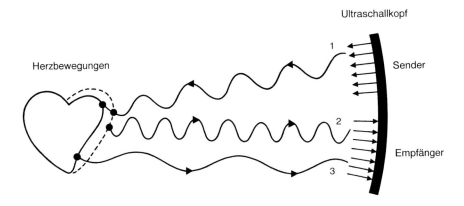

Abb. 9.2-14: Doppler-Effekt: Ein mit konstanter Frequenz ausgesandtes Schallbündel (1) wird von einer beweglichen Grenzfläche (hier Herzwand) reflektiert. Bewegt sich die Herzwand zum Empfänger hin, erhöht sich die zurückgegebene Frequenz (2) bewegt sie sich weg, wird die Frequenz erniedrigt (3). Der Frequenzunterschied ermöglicht die Erfassung der fetalen Herzfrequenz (Modifiziert nach Fischer W.-M.)

Bedeutung des Ultraschalls

Er ist heute die am häufigsten eingesetzte technische Untersuchungsmethode in der Schwangerschaft. Ultraschall liefert wichtige Daten über Schwangerschaftsalter und kindliches Wachstum.

Leider tritt oft das Sammeln von Daten mit Hilfe immer komplexerer technischer Geräte in den Vordergrund, die zwischenmenschliche Beziehung wird vernachlässigt.

Viele Schwangere bewerten Ultraschalluntersuchungen als informativ und beruhigend, wenn sie adäquat aufgeklärt und miteinbezogen werden. Beunruhigung und Ablehnung resultieren meist aus zu häufiger Anwendung und psychischer Belastung der Mutter durch unklare Messungen und Aussagen (Kind angeblich zu groß, zu klein, dadurch ständig verschobene Entbindungstermine etc.) sowie Unsicherheit des Untersuchers.

Sicherheitsaspekte

In Deutschland wurde eine **dreimalige sonographische Untersuchung** in der Schwangerschaft als obligatorisches Screening eingeführt: Sie wird im Mutterpaß dokumentiert und sollte etwa in der 10., 20., und 30. SSW erfolgen.

Mögliche **Auswirkungen von Ultraschallenergie** könnten durch Erwärmung oder Kavitation (Hohlraumbildung, z. B. Bläschenbildung im Gewebe) entstehen.

Sie wurden in bisherigen Studien nicht nachgewiesen, allerdings liegen kaum Ergebnisse über die Auswirkung heutiger Geräte vor, die mit höherer Energieleistung arbeiten.

Verschiedene Sicherheitsgremien empfehlen:
- Ultraschallzeit so kurz wie möglich halten
- fetale Messungen mit der kleinstmöglichen Energieleistung
- keine lange Beschallung fetaler Knochen um eine lokale Überhitzung der Knochenoberfläche zu vermeiden
- ausreichende Erfahrung des Untersuchers
- Verzicht auf Routine-Doppler-Untersuchungen in der gesamten Schwangerschaft bzw. nur bei spezieller Indikation, wegen der hohen Schallintensität
- Abschalten der Farbcodierung, oder kurze, fraktionierte Untersuchung
- Kennzeichnung der Geräte: mit Leistungsbegrenzung für fetale Messungen (besonders wenn die Geräte von mehreren Fachdisziplinen benutzt werden).

Gerätetypen und Schallköpfe

Linearscanner: Es entsteht ein rechteckiges Schnittbild mit guter Bildqualität. Pro Sekunde erhält man ungefähr 25 Bilder, die eine Bewegungsdarstellung in Echtzeitverarbeitung (Real-time-Scan) ermöglichen. Dies wird erreicht durch eine Vielzahl von Elementen (>64), die in Linie angeordnet hintereinander weitergeschaltet werden.

Sector-Scanner: Er enthält einen oder mehrere rotierende oder pendelnde Ultraschallwandler, die einen Kreisausschnitt abdecken und ein kegelförmiges Bildformat von hoher Qualität erzeugen.

Vaginalsonde: Sie ist ein verkleinerter Sector-Scanner. Uterus und Adnexe können durch die Vagina aus unmittelbarer Nähe betrachtet werden, wodurch eine bessere Auflösung der im Ultraschallbild dargestellten Strukturen erreicht wird.

Eine gefüllte Harnblase ist hier im Gegensatz zur abdominalen Sonographie unnötig.

Aufgabengebiete des Ultraschalls

Bestimmung des Gestationsalters in der Frühschwangerschaft: Mit *Vaginalsonographie* kann ab der 5. SSW post menstruationem (p.m.) bereits eine Fruchthöhle nachgewiesen werden. Aus 3 Meßwerten berechnet sich der mittlere Fruchthöhlendurchmesser. Anhand einer Normwerttabelle wird daraus das durchschnittliche Schwangerschaftsalter ermittelt.

> Ab 6.–7. SSW p.m. ist der Embryo sichtbar und die Scheitel-Steißlänge (SSL) meßbar. Diese Messung läßt die sichersten Rückschlüsse auf das Gestationsalter zu.

Kontrolle des fetalen Wachstums:
Verschiedene Körperteile werden sonographisch vermessen, mit Normwerttabellen verglichen und daraus Gewichtsschätzungen abgeleitet. Abweichungen von ±200 g sind miteinzubeziehen. Ab 2. Trimenon werden *biparietaler Kopfdurchmesser* (BPD, BIP), *abdomino-transversaler Durchmesser* (ATD, meist Thoraxdurchmesser genannt) und *Femurlänge* (Länge des Oberschenkelknochens) bei jeder Untersuchung gemessen. Normkurven finden sich in jedem Mutterpaß.

Wachstumsstörungen:
Beim Vergleich mit Normdaten lassen sich Abweichungen schnell feststellen, vorausgesetzt das Gestationsalter ist gesichert. Wachstumsretardierungen können durch Fehlbildungen, *genetische Veränderungen* und *Noxen* wie Alkohol, Nikotin hervorgerufen werden (proportionierte Mangelentwicklung). Eine plazentare Mangelversorgung ab dem 3. Trimenon verursacht vermindertes Wachstum des Thorax im Gegensatz zum Kopf (*disproportionierte Mangelentwicklung*).

Makrosomie (sehr großes, dickes Kind) wird bei schlecht eingestelltem *Diabetes mellitus* beobachtet, hier wächst der Rumpf stärker als der Kopf.

Fehlbildungsdiagnostik:
Verschiedene Fehlbildungen lassen sich heute bereits im 2. Trimenon diagnostizieren. Voraussetzung sind jedoch qualitativ gute Geräte und Erfahrung des Untersuchers.

Bei entsprechendem Verdacht sollte die Frauenärztin die Schwangere zur Abklärung an Institutionen verweisen, die weiterführende Kenntnisse besitzen und eine aus der Diagnose resultierende Behandlung des Kindes sicherstellen können.

Sonographisch erkennbar sind z.B. Fehlbildungen an:
- *Kopf* (Anenzephalus, Hydrozephalus)
- *Wirbelsäule* und *Skelett* (Spina bifida, Zwergwuchs)
- *Thorax* (Herzfehlbildungen, Zwerchfellhernie)
- *Magen-Darm-Trakt* (Gastroschisis, Omphalozele)
- *Urogenitalsystem* (Potter-Syndrom)

Diagnose der gestörten Gravidität:
Möglich ist die sonographische Sicherung von *Windeiern, Blasenmolen, Aborten, extrauteriner Schwangerschaft, intrauterinem Fruchttod*, wie auch *vorzeitige Plazentalösung* mit Ausbildung eines retroplazentaren Hämatoms und vorzeitige *Reifungsprozesse der Plazenta*, die auf eine eingeschränkte Funktion schließen lassen.

9.2.5 Amnioskopie

Durch ein Amnioskop (Abb. 9.2-15) wird der untere Eipol bzw. die Vorblase betrachtet, zur Bestimmung von: *Fruchtwasserfarbe, Vernixgehalt*, evtl. *Menge des Vorwassers*. Grünes Fruchtwasser deutet auf eine hypoxische Gefährdung des Kindes hin. Zeitpunkt und Fortbestehen des Sauerstoffmangels können jedoch durch Amnioskopie nicht bestimmt werden. Sie ist deshalb nur ein zusätzliches Verfahren im Rahmen aller Überwachungsmethoden.

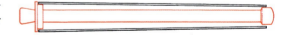

Abb. 9.2-15: Amnioskop nach Saling mit innenliegendem Obturator (rot)

Benötigte Instrumente und Zubehör:
- 1 Kaltlichtlampe mit Klemmansatz
- verschiedene Amnioskope mit Obturatoren (Durchmesser 12, 14, 16 mm)

- 1 Paar sterile Handschuhe
- 1 Tupferhalter bzw. Kornzange
- kleine Tupfer oder Präpariertupfer.

Durchführung:

Die Schwangere nimmt auf dem gynäkologischen Untersuchungsstuhl Platz. Zuerst werden vaginal die Muttermundsweite und Position der Portio getastet, mit der anderen Hand das Amnioskop (samt darin steckendem Obturator) langsam in die Scheide eingeführt, bis der Obturator am unteren Eipol liegt. Nun wird der Obturator entfernt, die angeschaltete Kaltlichtlampe an das Amnioskop geklemmt und das Fruchtwasser betrachtet. Häufig behindert Zervikalschleim die Sicht auf die Vorblase. In diesem Fall muß der Vorgang wiederholt oder der Schleim mit Tupfern vorsichtig entfernt werden.

Sind Farbe und Menge des Vorwassers festgestellt, wird das Amnioskop zurückgezogen, die Lichtquelle ausgeschaltet. Die Frau kann sich aufsetzen, wird über den Befund informiert und das weitere Vorgehen mit ihr besprochen.

9.2.6 Fetalblutanalyse (FBA) oder Mikroblutuntersuchung (MBU)

Bei der fetalen Blutgasanalyse wird eine kleine Blutprobe aus dem vorangehenden Teil (Kopf, Steiß) des Kindes entnommen und der pH-Wert bestimmt. Dieser aktuelle Wert (pH akt.) veranschaulicht die momentane Situation des kindlichen Säure-Basen-Haushalts (normal: pH akt. ≥7,25). Eine kurzfristige Störung der Sauerstoffversorgung des Kindes wird als *respiratorische Azidose* bezeichnet. Dabei sinkt der pH-Wert ab, der pCO_2 (Kohlensäurepartialdruck) im Blut steigt an. Ein anhaltender Sauerstoffmangel führt zur *metabolischen Azidose* (Auftreten saurer Stoffwechselprodukte im Blut, Abnahme von Bikarbonat). Beide Aziditätsformen können durch pH-Messung erfaßt werden.

Moderne Blutgasanalysegeräte messen automatisch neben dem aktuellen pH-Wert auch pCO_2, CO_2, Standardbikarbonat und Base excess (BE) sowie die Sauerstoffsättigung des Blutes. Anhand dieser Parameter läßt sich eine genaue Aussage über den Säure-Basen-Haushalt und die Art der Azidose treffen.

Verschiedene Untersuchungen haben übereinstimmend gezeigt, daß der **pH-Wert** unter der Geburt physiologischerweise langsam absinkt. Normwerte betragen für die Eröffnungsperiode pH 7,33, für die Austreibungsphase pH 7,28 (Angaben variieren s. S. 263).

Indikationen zur FBA:
Da pathologische Veränderungen der kindlichen Herzfrequenz allein keine Aussage über die tatsächliche hypoxische Gefährdung zulassen, ist bei *folgenden Abweichungen eine Fetalblutanalyse indiziert*:
– Anhaltende Tachykardie,
– Bradykardie,
– variable Dezelerationen,
– späte Dezelerationen,
– sinusoidaler Verlauf der FHF.

Benötigte Instrumente und Zubehör:
- 1 Blutentnahmekapillare, heparinisiert mit angeschlossenem Silikonschlauch
- 1 konisches Rohr mit Obturator je nach Muttermundsweite, ähnlich dem Amnioskop, aber mit 15, 20 bzw. 33 mm Durchmesser oder Spekula
- 1 Klingenhalter und Inzisionsklingen
- 1 Tupferzange, Präpariertupfer, kleine Tupfer
- steriles Paraffinöl, sterile Handschuhe
- Kaltlichtlampe mit Anklemmvorrichtung, Transformator.

Vorbedingungen sind: offene Fruchtblase, erreichbarer vorangehender Teil, ausreichende Muttermundsweite (mindestens 2 cm).

Vorgehen (Abb. 9.2-16):
Bevor die Patientin gelagert wird, müssen alle Vorbereitungen abgeschlossen sein, d. h. Klinge und Tupfer einspannen, Blutentnahmekapillare bereitlegen, auf einen gesonderten Tupfer steriles Paraffinöl auftragen, alle anderen Instrumente griffbereit anordnen. Nach Lagerung der Frau in Steinschnitt- oder Seitenlage:

- Desinfektion des äußeren Genitalbereiches
- Einstellen des vorangehenden Teils mit MBU-Rohr oder ab 8 cm Muttermundsweite mit Spekula

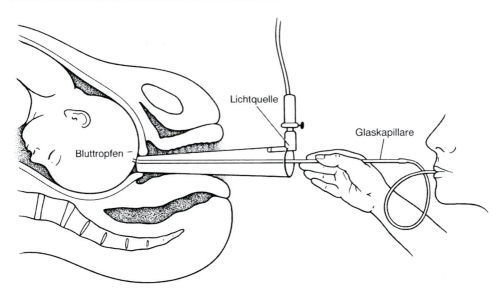

Abb. 9.2-16: Fetalblutentnahme aus dem kindlichen Kopf (Modifiziert nach Goeschen K.)

- Entfernung des Obturators und Anklemmen der Beleuchtungsvorrichtung
- Säuberung und Trocknen der kindlichen Kopfhaut mit Tupfern
- Auftragen eines Fettfilmes (Paraffinöl) auf die Inzisionsstelle mit einem Tupfer, um ein Zerfließen des Blutstropfens zu vermeiden
- Stichinzision mit 2 mm langer Klinge
- Ansaugen des austretenden Blutes in die Kapillare, möglichst ohne Luftbeimengung
- rasche Messung des pH-Wertes.

Wiederholung der MBU:
Liegt der Wert im präpathologischen oder pathologischen Bereich, ist u. U. eine baldige Wiederholung angezeigt, um abzuklären, ob sich der fetale Zustand gebessert oder verschlechtert hat. Die Häufigkeit weiterer Blutentnahmen wird unterschiedlich gehandhabt und ist situationsabhängig.

Aufgaben der Hebamme sind Vorbereitung und Assistenz der MBU und häufig die Messung des pH-Wertes.

9.3 Instrumente und Zubehör für die Geburt

Rosa Maria Schilling

9.3.1 Normale Geburt

Nabelbesteck

Angestellte und freiberufliche Hebammen arbeiten mit einem Instrumentenset, das als *Nabelbesteck* bezeichnet wird (Abb. 9.3-1), die Scheren können unterschiedlich geformt sein (Abb. 9.3-2).

Inhalt des Nabelsets:
- Nabel- und Episiotomieschere
- chirurgische und anatomische Klemme oder 2 anatomische Klemmen
- sterile Tupfer und Tücher.

9.3 Instrumente und Zubehör für die Geburt

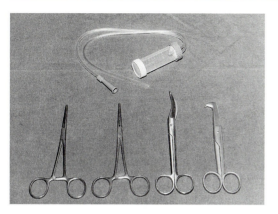

Abb. 9.3-1: Nabelset: (von li. nach re.) 2 Peanklemmen (anatomische oder stumpfe Klemmen), Episiotomieschere, Nabelschere; oben im Bild Absaugkatheter (Photo: S. Lamprecht)

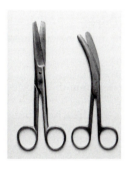

Abb. 9.3-2: Andere Form der Episiotomieschere (li.) und Nabelschere (re.)

Absaugkatheter, Nabelklemme nach Hollister (Plastik) und Handschuhe werden kurz vor der Geburt, unter Beachtung der Sterilität, dazugelegt. Häufig wird eine sterile Schüssel mit Schleimhautdesinfektionsmittel und Vorlagen oder nur mit warmem Wasser zum Abwaschen vorbereitet.

Die Frau wird abgewaschen und der Geburtsbereich steril abgedeckt. Danach werden die Instrumente in der Reihenfolge der Benutzung auf dem Geburtentisch oder -wagen geordnet.

Die *Episiotomieschere* muß sehr scharf sein und wird deshalb immer im Schutz der Hebammenfinger benutzt.

Der Knopf am Ende der unteren Branche dient dem Schutz des kindlichen Kopfes. Die beiden *Metallklemmen* verwendet man zum Abnabeln, die scharfe (chirurgische) Klemme dient bei sichtbarer, stehender Fruchtblase zur Blaseneröffnung. Die *Nabelklemme* nach Hollister wird mancherorts als erste Klemme zum Unterbinden der Nabelschnur genutzt, einmal verschlossen, kann sie nur noch mit einer Spezialzange geöffnet werden. Die *Nabelschere* zum Durchtrennen der Nabelschnur ist gebogen oder vorne mit 2 „Hörnern" versehen, um ein Wegrutschen beim Durchschneiden zu verhindern.

Der Inhalt des Hebammenkoffers für die Hausgeburt wird auf S. 256 beschrieben.

Nahtset und Nahtmaterialien

In den meisten Kliniken liegt die Versorgung von Rissen und Episiotomien im Verantwortungsbereich des Arztes. Die Hebamme bereitet vor oder instrumentiert. Freiberuflich tätige Hebammen nähen Risse oder Dammschnitt vorwiegend selbständig, abhängig von der jeweiligen Berufsordnung des Bundeslandes.

Inhalt des Nahtsets (kann variieren):
- 20 ml Spritze, Infiltrationskanüle
- breite Specula
- Klemmen nach Backhaus (fixieren die Tücher)
- Tampon bzw. großer Tupfer
- 2 anatomische, 2 chirurgische Klemmen, 2 Kornzangen
- 1 chirurgische und 1 anatomische Pinzette (s. Abb. 9.3-3)
- 2 Nadelhalter nach Hegar (20 cm, 25 cm)
- 1 mittelgroße Schere nach Cooper
- viele sterile Tupfer
- atraumatisches Nahtmaterial verschiedener Stärke (Tab. 9.3-1).

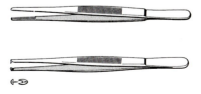

Abb. 9.3-3: Anatomische (oben) und chirurgische (unten) Pinzette

Tab. 9.3-1: Chirurgisches Nahtmaterial (Auswahl)

Herkunft der Rohstoffe	Re- bzw. absorbierbar		unresorbierbar	
	Rohstoff	Bezeichnung Handelsname (Beispiele)	Rohstoff	Bezeichnung Handelsname (Beispiele)
nativ pflanzlich			Zellulose	Zwirn
nativ tierisch	Kollagen	Catgut	Fibroin	NC-Seide
	Kollagen	Chrom-Catgut	Fibroin	Perma-Seide
	Polyglykolsäure	Dexon	Polyamid	Supramid
	Polyglykolsäure	Vicryl	Polyamid	Suturamid
			Polyäthylenterephthalat	Mirafil
			Polyesterfiber	Mersilene

Die Hebamme lagert die Frau, desinfiziert das äußere Genitale und deckt die Frau mit sterilen Tüchern ab. Der Instrumentiertisch wird entsprechend des Ablaufs geordnet. Die Hebamme legt Spritze und Kanüle zum Infiltrieren, Specula zur Kontrolle von Rißverletzungen und in Kornzangen eingespannte Tupfer zum Abtupfen des Operationsfeldes bereit. Ein Tampon in der Vagina verhindert Nachlaufen des Blutes und ermöglicht bessere Sicht auf das Operationsfeld.

Der *Verschluß der Episiotomie* kann durch verschiedene Nahttechniken (Einzelknopfnaht, fortlaufende Naht) erfolgen (s. S. 250 ff.).

9.3.2 Zervixeinstellung und Curettage

Indikationen für eine Zervixeinstellung sind:
- vorangegangene vaginal-operative Entbindung oder Konisation
- erfolgte Cerclage oder frühzeitiger totaler Muttermundverschluß.

Indikationen für eine Curettage:
- unklare stärkere Nachblutung
- atonischer Uterus
- unvollständige Plazenta, manuelle Plazentalösung.

Für Zervixeinstellung und Curettage bedarf der Arzt einer Assistenz durch Hebamme oder Hebammenschülerin.

Instrumentarium für die Zervixeinstellung und Curettage (Abb. 9.3-4):
- 3–4 breite Specula nach Doyen
- 4 Stieltupfer (Kornzangen mit eingespannten Tupfern)
- 4 Muttermundsklemmen gefenstert
- 2–3 stumpfe Curetten nach Bumm in verschiedenen Größen
- Nahtset.

Durchführung:
Der Operateur entfaltet mit den Specula die Scheide und stellt die vordere Muttermundslippe ein.

Die Hebamme kann, mit sterilen Handschuhen bekleidet, das Halten des oberen und unteren Speculums übernehmen. Der gesamte Muttermundsaum wird im Uhrzeigersinn begutachtet, indem er immer im Wechsel mit 2 Muttermundfaßzangen gefaßt und mit vorbereiteten Stieltupfern blutfrei getupft wird. Ein bei der Inspektion entdeckter Riß wird sofort mit Einzelknopfnaht versorgt.

Bei einer **Curettage** (Ausschabung) ist der Beginn ähnlich. Nachdem die vordere Muttermundslippe mit Muttermundsklemmen gefaßt ist, wird das vordere Speculum entfernt. Eine Hand des Operateurs oder der Hebamme stützt von außen den Fundus uteri, damit beim Hochschieben der Curette eine deutliche obere Begrenzung des Cavum uteri zu spüren ist. Dies ist wichtig, um eine

9.3 Instrumente und Zubehör für die Geburt

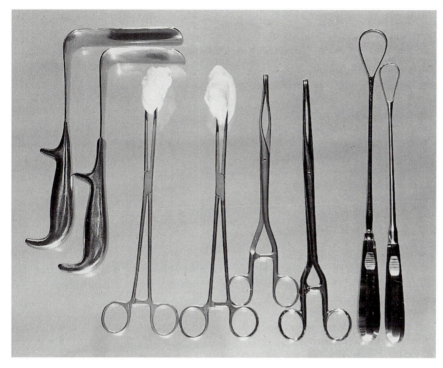

Abb. 9.3-4: Zervixeinstellung und Curettage (von li. nach re.): 2 breite Specula, 2 Tupferträger (Kornzangen), 2 Muttermundklemmen, 2 Curetten nach Bumm

Perforation des Uterus mit der Curette zu vermeiden. Das Cavum uteri wird nun vorsichtig streifenförmig curettiert.

9.3.3 Vaginal-operative Entbindung

Ein vaginaler operativer Eingriff wird nur nach strenger Indikationsstellung vom Arzt vorgenommen. In einigen europäischen Ländern ist auch die Hebamme befugt, vaginal-operative Entbindungen auszuführen.

Die **Aufgabe der Hebamme** besteht in:
- Aufklärung und Anleitung der Frau (gemeinsam mit dem Arzt)
- Lagerung im Querbett und desinfizieren der Vulva
- Abdecken mit sterilen Tüchern, evtl. Harnblasenentleerung mittels Katheter
- Vorbereiten und Überprüfen des Instrumentariums, Assistenz.

Vor Beginn des Eingriffs ist meist eine *Anästhesie* (Leitungs- oder Lokalanästhesie) angezeigt, häufig eine *Episiotomie*.

Entstehungsgeschichte des Instrumentariums

Zu Beginn des 17. Jahrhunderts entwickelte der in England ansässige Franzose Peter Chamberlen die **Geburtszange**. Die Mitglieder der Arztfamilie Chamberlen hielten ihre Erfindung lange Zeit im Verborgenen. Sie wurde später in die Niederlande verkauft und unter der Bezeichnung „Roonhuyzen-Hebel" bekannt. 1815 entdeckte man in Testament und Familienpapieren der Chamberlens noch andere Entwürfe geburtshilflicher Instrumente u. a. vier weitere Zangenmodelle. Alle waren gefenstert, mit gekreuzten

Löffeln und wiesen Ähnlichkeiten zu heutigen Instrumenten auf.

Zu Beginn des 18. Jahrhunderts stellte der flämische Chirurg Jan Palfyn eine Zange vor, „les mains de Palfyn" (die Hände des Palfyn). Sie bestand aus 2 Hebeln, die parallel nebeneinander angelegt wurden. Die Handgriffe wurden durch eine Kette bzw. ein Band miteinander verbunden, die Löffel waren nicht gefenstert.

Mitte des 18. Jahrhunderts stand England, bis in das 19. Jahrhundert Frankreich, im Mittelpunkt der Geburtshilfe. In beiden Ländern wurde die Technik der Zangenentbindung vervollkommnet und bessere Instrumente konstruiert. Von den über 200 bisher entwickelten Zangenmodellen finden heute nur bestimmte Modelle im deutschsprachigen Raum Anwendung.

Auch die **Saugglocke** hat eine über 100jährige Historie. Anfängliche Versuche mit großen Extraktoren aus Gummi oder Metall scheiterten. Erst 1953 gelang es dem Schweden Malmström die Saugglocke vorteilhaft anzuwenden. Er verwandte flache Metallnäpfe, die mittels Erzeugung von Unterdruck (Vakuum) an der Kopfschwarte des Kindes haften. Dadurch entsteht eine künstliche Geburtsgeschwulst, die gutes Festhalten gewährleistet und Zug am kindlichen Kopf ermöglicht.

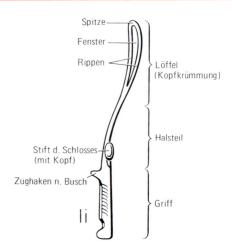

Abb. 9.3-5: Aufbau eines Zangenlöffels (aus Pschyrembel/Dudenhausen: Praktische Geburtshilfe, 18. Aufl. de Gruyter 1994)

Forzeps und Löffel

Geburtshilfliche Forzeps (Zangen) bestehen aus rechtem und linkem Blatt (auch Branche oder Löffel) (Abb. 9.3-5). Die Löffel sind geschlossen oder gefenstert, es schließen sich Halsteil mit Schloß oder Stift, Zughaken und Griff an, die verschieden gestaltet sein können. Alle Zangenmodelle haben eine Kopfkrümmung, die sich dem biparietalen Kopfdurchmesser anpaßt, einige Modelle weisen zusätzlich eine Beckenkrümmung auf:

- Die **Zange nach Naegele** (Abb. 9.3-6) hat eine Kopf- und Beckenkrümmung. Sie besitzt ein Stiftschloß, Stift und Knopf befinden sich am linken Blatt, der Ausschnitt rechts. Die Zangengriffe sind leicht gerippt, damit die Hand nicht abgleitet.

- Die **Zange nach Kjelland** (Abb. 9.3-7) zeigt keine Beckenkrümmung. Sie kann infolgedessen unabhängig von der Einstellung des Kopfes immer

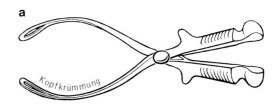

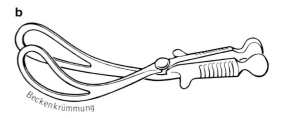

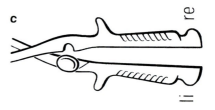

Abb. 9.3-6: Naegele-Zange mit Kopf- (**a**) und Beckenkrümmung (**b**) sowie Stiftschloß (**c**) (Quelle wie 9.3-5)

9.3 Instrumente und Zubehör für die Geburt

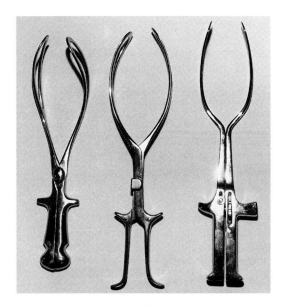

Abb. 9.3-7: Zangenmodelle (von li. nach re.): Naegele-, Kjelland- und Shutezange

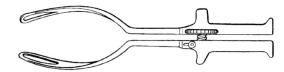

Abb. 9.3-8: Shute-Parallelzange

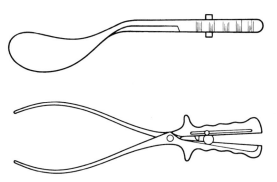

Abb. 9.3-9: Bamberger Divergenzzange

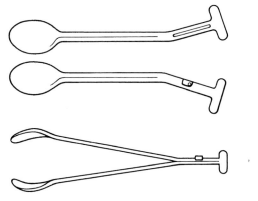

Abb. 9.3-10: Geburtslöffel nach Saling

im biparietalen Durchmesser angelegt werden. Sie besitzt ein Gleitschloß zur Verschiebung der Blätter in Längsrichtung.

- Bei der **Zange nach Shute** (Abb. 9.3-8) überkreuzen sich die Löffel nicht, deshalb wird sie als *Parallelzange* bezeichnet. Die Löffel lassen sich im Schloß fixieren; somit wird eine Druckübertragung auf den kindlichen Kopf vermieden. Diese Zange wird zur Geburtsbeendigung bei Frühgeborenen verwendet, da die Zangenlöffel wie ein schützender Käfig den Austritt des Kopfes begleiten.

- Die **Bamberger Divergenzzange** (Abb. 9.3-9) stellt eine Weiterentwicklung der Shute-Zange dar, ist aber leichter und kürzer. Dadurch ist sie schonender zu handhaben. Die Blätter verlaufen parallel und können mit Hilfe eines Schiebers im rechten Griff fixiert werden.

- Die **Geburtslöffel nach Saling** (Abb. 9.3-10) bestehen aus 2 V-förmig angeordneten Blättern mit einem Gleitschloß am unteren Ende. Die Löffel sind nicht gefenstert. Da Zug- und Rotationsmöglichkeiten der Löffel eingeschränkt sind, können sie nur eingesetzt werden, wenn der Kopf des Kindes auf Beckenboden steht und die Pfeilnaht gerade ist.

Anreichen und Anlegen der Zange (Abb. 9.3-11, 12): Die Hebamme legt dem Operator die Zange geschlossen und vollständig vor, so daß er sich vom ordnungsgemäßen Zustand des Instruments überzeugen kann. Sein weiteres Vorgehen erfolgt in folgenden Schritten:

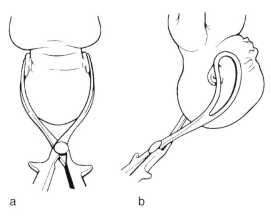

a b

Abb. 9.3-11: Angelegte Zange, Ansicht von vorne (**a**), von der Seite (**b**) (aus Pschyrembel/Dudenhausen, Praktische Geburtshilfe, 18. Aufl., de Gruyter 1994)

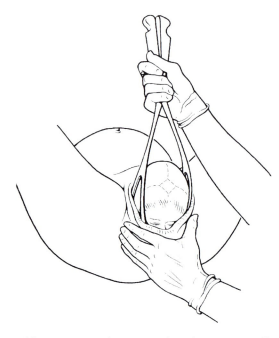

Abb. 9.3-12: Kopfaustritt: Heben der Zangengriffe und Dammschutz (Quelle wie Abb. 9.3-11)

- Hinhalten der geschlossenen Zange vor die gelagerte Frau zum gedanklichen Nachvollziehen der Geburtsmechanik
- Öffnen der Zange und Einführen des linken Löffels
- Anlegen des zweiten, rechten Löffels und Schließen der Zange
- Nachtasten, um Verletzungen zu vermeiden
- Probezug und nachfolgende Extraktion.

Vakuumextraktor und Zubehör

Der Vakuumextraktor besteht aus:
- *Vakuumpumpe*: früher Vakuumerzeugung mittels Handpumpe, heute elektrisch betrieben
- *Schlauchsystem*: Silikon- oder Gummischläuche
- *Saugglocken*: verschiedene Größen und Materialien, *Metall*: 30, 40, 50 mm Durchmesser und *Silikon*: 50, 60 mm Durchmesser (Abb. 9.3-13).

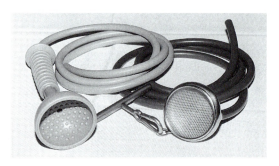

Abb. 9.3-13: Von links nach rechts: Silikonvakuumglocke, Metallvakuumglocke (Photo: S. Lamprecht)

Wirkungsweise des Gerätes:

Das von Motor und Pumpe erzeugte Vakuum wirkt direkt (oder über einen 2. Schlauch) auf den Sekretglasverschluß und wird von hier über den Ansatzschlauch zur Saugglocke geleitet. Das Vakuum ist mittels Fußregler stufenlos einstellbar, ein Regulierventil ermöglicht eine Festlegung des gewünschten Endvakuums. Die Sogstärke wird am Vakuummeter (ähnlich einem Manometer) angezeigt.

Technik und Fehler der Vakuumextraktion

Die Vakuumextraktion erfolgt schrittweise:
- Einführen der Glocke und Anlegen an den kindlichen Kopf

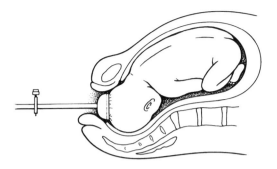

Abb. 9.3-14: Vakuumextraktion, die Zugrichtung muß stets der Beckenführungslinie entsprechen

- Ansaugen durch Erzeugung eines Unterdruckes von 0,2 kg/cm^2
- vorsichtiges Nachtasten zur Kontrolle des Glockensitzes
- langsames Herstellen eines Vakuums von 0,6−0,8 kg/cm^2 über die Dauer von 2−3 Min. (kann je nach Klinik variieren)
- Extraktion des Kindes durch Zug in Beckenführungslinie
- Ablösen der Glocke vom kindlichen Kopf durch langsame Reduzierung des Unterdruckes, um starke intrazerebrale Druckschwankungen (im Gehirn) zu vermeiden.

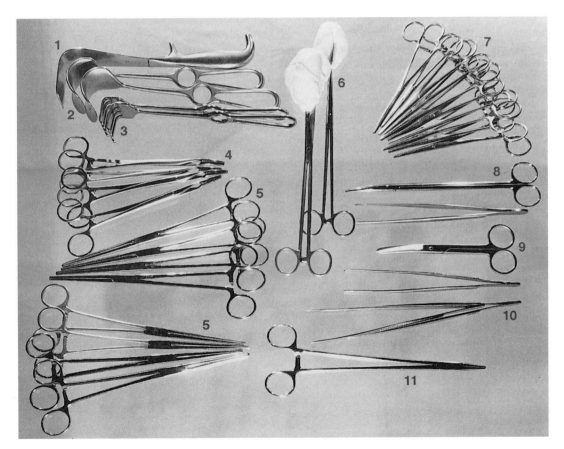

Abb. 9.3-15: Sectioset: (**1**) Doyen-Spekulum (Blasenhaken), (**2**) Fritsch-Bauchdeckenhaken, (**3**) Israel-Wundhaken, (**4**) Mikulicz-Klemmen, (**5**) lange anatomische und chirurgische Klemmen, (**6**) Kornzangen, (**7**) Kocherklemmen, (**8**) Präparierschere, (**9**) Cooper-Schere, (**10**) lange anatomische und chirurgische Pinzetten, (**11**) Hegar-Nadelhalter (Skalpelle heute meist Einmalartikel)

Die Aufgaben der Hebamme umfassen:

- **Überprüfung des Instrumentariums:** Netzschalter einstecken, Regulierventil schließen, Einstellung des Fußpedals prüfen, Pumpe testen durch Anlegen eines Fingers am Schlauchende, Glocke überprüfen (Materialfehler, Kette locker).
- *Kurzzeituhr* stellen und das Ende des *Saugglockenschlauches* mit dem Geräteschlauch *verbinden*.

Häufige Fehler bei Vakuumextraktionen:

- *Verkanten der Metallglocke* bewirkt einen Druckabfall, der ein Abreißen der Saugglocke zur Folge hat.
- Wahl einer *zu kleinen Glocke* oder zu *schnelles Ansaugen* (geringe Haftung am Kopf) können ebenfalls ein Ablösen verursachen.
- Zug an der Glocke erfolgt *nicht wehensynchron* und *nicht in Führungslinie* (der Kopf folgt nicht).

Im Vergleich zur Zange beansprucht die Saugglocke keinen zusätzlichen Raum, die Traumatisierung von mütterlicher Vulva und Vagina ist somit geringer.

9.3.4 Instrumentenset zur Sectio caesarea, Kaiserschnitt

Im Laufe der Jahrhunderte wurden verschiedene Operationsmethoden entwickelt, um Kinder auf abdominalem Wege zur Welt zu bringen. So war zuerst der *Seiten-* oder *Flankenschnitt* üblich, abgelöst vom *korporalen Längsschnitt* (Mittellinie des Bauches von der Symphyse bis zum Nabel). Die heute gebräuchlichste Form ist der **suprasymphysäre Querschnitt** (oberhalb der Symphyse, dicht unterhalb des Schamhaaransatzes).

Die Aufgaben der Hebamme umfassen:

- Betreuung und Vorbereitung der Frau vor der Operation
- Beobachtung des Operationsverlaufes, um rechtzeitig das Neugeborene entgegenzunehmen
- Instrumentieren (in einigen Kliniken anstelle der Op.-Schwester).

Die **Kenntnis des Instrumentensets** ist für die Hebamme unumgänglich, auch wenn die Zusammenstellung variieren kann. Meist sind die in Abb. 9.3-15, 16 dargestellten Instrumente enthalten.

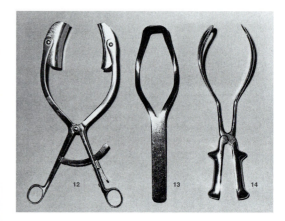

Abb. 9.3-16: Sektioset: (**12**) Collin-Bauchdeckenhalter und zur Entwicklung des Kopfes, (**13**) Sellheim-Löffel oder (**14**) kurze Zange

Weiteres Zubehör: Nahtmaterial, Hautklammern, Tupfer, Bauchtücher, Abdecktücher und Beinlinge, sterile Op.-Handschuhe, sterile Kittel, bipolare oder monopolare Koagulierer, steriler Wundverband, Abwaschschälchen für Hautdesinfektion, sterilisierter Absaugerschlauch.

9.4 Instrumentenpflege

Renate Warbanov

Chirurgische Instrumente sind aus hochwertigen Metallen gefertigte Präzisionsinstrumente und bedürfen, um lange und exakt funktionsfähig zu bleiben, einer fachgerechten Aufbereitung und Pflege. Um Beschädigungen zu vermeiden, werden sie nicht „abgeworfen", sondern abgelegt. Chirurgische Instrumente sollten möglichst gleich nach dem Gebrauch einer Reinigung zugeführt werden, um unnötiges Antrocknen von Rückständen zu verhindern.

Desinfektion:
Bevor die Reinigung von Instrumenten erfolgen kann, muß eine Desinfektion durchgeführt werden. Am geeignetsten sind kombinierte Desinfektions- und Reinigungsmittel, die speziell für die Instrumentenaufbereitung entwickelt wurden. Um den gewünschten Effekt zu erzielen, müssen die Lösungen entsprechend den Herstellerangaben zubereitet, die angegebene Konzentration und Einwirkzeit eingehalten werden. Verweilen Instrumente länger als notwendig in den Lösungen, wird das Material belastet, die Korrosionsgefahr erhöht sich. *Desinfektions- und Reinigungslösungen* sollten immer mit kaltem Wasser angesetzt werden.

Bei Verwendung von heißem Wasser kommt es zu Verdunstung, die einerseits eine Veränderung der Konzentration, andererseits Gesundheitsschäden durch Einatmen von Dämpfen zur Folge haben kann.

Die Instrumente müssen locker, mit geöffneten Branchen und Schlössern bzw. auseinandergenommen in die Lösung eingelegt werden und vollständig mit Flüssigkeit bedeckt sein.

Reinigung:
Nach der Einwirkzeit werden die Instrumente mit weichen Tüchern oder Bürsten gereinigt und gründlich mit Wasser gespült, denn Rückstände von Desinfektions- und Reinigungsmitteln schädigen die Instrumentenoberfläche. Genauso wichtig ist sorgfältiges Trocknen, besonders korrosionsgefährdet sind Schlösser und bewegliche Verbindungen.

Häufig wird auch eine *andere Methode* angewandt: Die Instrumente werden nach Gebrauch ohne Reinigung geöffnet in einen trockenen Container gelegt und von der Zentralsterilisation ein bis zweimal pro Tag abgeholt. Dort durchlaufen die Container eine Waschstraße, die Instrumente können desinfiziert und gereinigt, im Anschluß sterilisiert werden. Instrumentenpflege und Kontrolle entfällt dadurch jedoch nicht.

Instrumentenpflege:
Vor der Verpackung in Sets und dem Sterilisieren, sollten sie auf Beschädigungen und Funktionsfähigkeit geprüft werden.

Es empfiehlt sich außerdem, die Instrumente mit Pflegemitteln zu behandeln. Bewährt haben sich Präparate auf Paraffinölbasis. Instrumente mit Rasterverschluß dürfen immer nur in die erste Zacke einrasten, um Verluste der Spannkraft beim Sterilisieren zu vermeiden.

Man unterscheidet **2 Sterilisationsverfahren** chirurgischer Instrumente:

- **Heißluftsterilisation:**
Notwendig ist eine Temperatur von $180°-200°$, wobei die Betriebszeit je nach Art und Menge des Sterilisiergutes gewählt wird. Mögliche Sterilgutverpackungen sind verschweißte Zellophanfolie und Metallkästen.

- **Dampfsterilisation:**
Sie erfolgt im Autoklaven durch gemeinsame Wirkung von Temperatur und Dampfüberdruck in genau vorgeschriebenem Zeitraum ($121°C$ Temperatur, $1,3 kp/m^2$ Druck in 20 Min.). Mögliche Sterilgutverpackungen sind Instrumentencontainer mit Spezialfiltern aus Fließpapier oder textilem Gewebe, Fließpapier, Metalltrommeln mit textilem Filter oder Op.-Tücher vierlagig verwendet.

Lagerung:
Nach der Sterilisation ist das Sterilgut trocken und am besten in geschlossenen Schränken oder Behältern aufzubewahren, da seine Haltbarkeit von der Verpackungsart und Lagerung abhängig ist.

Bei geschützter Lagerung bleibt die Sterilität wie folgt erhalten:

- 2fach in Fließpapier gepackt: 6 Monate
- 4fach in Op.-Tücher gepackt: 7 Tage
- Container mit Spezialfilter: 6 Monate
- in Folie verschweißt: 6 Monate

9.5 Instrumentieren

Nach Lagerung der Frau für einen operativen Eingriff ist es Aufgabe der instrumentierenden bzw. assistierenden Hebamme, das Operationsgebiet zu desinfizieren und steril abzudecken.

Auf dem steril vorbereiteten Instrumentiertisch werden die erforderlichen Instrumente übersichtlich und dem Vorgehen entsprechend sinnvoll geordnet. Der Ablauf des operativen Eingriffs muß vertraut, eine gute Sicht auf das Operationsgebiet gewährleistet sein, damit der nächste Schritt bereits vorausgesehen und dem Operateur das richtige Instrument ohne Zeitverzug angereicht werden kann.

Um ihm ein sicheres Zufassen zu ermöglichen, werden die Instrumente mit leichtem Druck in die Hand gegeben.

Scharfe, spitze Instrumente werden immer geschlossen angereicht, und zwar so, daß der scharfe Teil durch die hohle Hand der Instrumentierenden umschlossen ist. Ein Skalpell wird kurz hinter der Schneide von oben gefaßt, der Griff dem Operateur von unten in die Hand gegeben.

Zum Verschluß von Operationswunden wird heute vorwiegend atraumatisches Nahtmaterial verwendet. Dies sind Einzelfäden mit einer angeschweißten Nadel in sterilen Einzelverpackungen.

9.6 Infusionsapparate

Marianne Kerkmann

Mit Hilfe eines Infusionsapparates kann eine bestimmte Menge einer Infusionsflüssigkeit bzw. eines Medikamentes in einer festgelegten Zeitspanne dosiert und kontinuierlich dem Blutkreislauf zugeführt werden:

- zur präzisen Dosierung hochwirksamer Medikamente
- wenn Kleinstmengen konstant und sicher infundiert werden sollen
- um in einer vorgegebenen Zeit eine festgelegte Menge zu verabreichen
- bei intraarteriellen Infusionen.

9.6.1 Bauarten

Man unterscheidet folgende Infusionsapparate:

- Infusionsregler für die Schwerkraftinfusion
- Infusionspumpen

- Tropfenzahl-regelnde Infusionspumpen
- Volumen-errechnende Infusionspumpen
- Volumen-gesteuerte Infusionspumpen
• Infusionsspritzenpumpen.

Infusionsregler sind mechanisierte Schlauchklemmen, die über einen Tropfensensor die Dosierung unter Ausnutzung der Schwerkraft regeln (Fördergenauigkeit von ca. ±20%). Sie haben keinen eigenen Förderantrieb, die Infusionsgeschwindigkeit wird in Tr./min angegeben.

Infusionspumpen erzielen eine genauere Dosierung, neben einem photoelektrischen Tropfenzähler besitzen sie einen eigenen, elektrisch betriebenen Förderantrieb.

Die *volumengesteuerte Infusionspumpe* hat sich allgemein durchgesetzt, da sie eine bessere Dosiergenauigkeit (unter ±5%) erreicht. Die Infusionsgeschwindigkeit wird in ml/h angegeben.

Infusionsspritzenpumpen pressen den Inhalt einer Spritze mit vorgegebener Geschwindigkeit in das Blutgefäß.

Sie werden vor allem für *kleinere Infusionsmengen* verwandt (z. B. in der Pädiatrie oder bei intraarteriellen Infusionen).

Das Angebot an Infusionspumpen ist reichhaltig. Grundsätzliche Forderungen an ein Gerät sind konstante Pumpleistung und sicheres Alarmsystem mit automatischer Abschaltung. Die neuesten Geräte verfügen über eine automatische Selbstüberprüfung und eine mechanische Durchflußsperre, die beim Öffnen von Pumpenventil und noch offener Rollenklemme die Infusion durch Abklemmen des Schlauches unterbricht.

9.6.2 Gefahren

Eine **Blockade der Infusionszufuhr** entsteht durch:

• Verschluß im Infusionssystem z. B. bei geschlossener Rollenklemme oder abgeknicktem Schlauch

• nicht fixierte Injektionsspritze
• falsch eingelegtes Infusionsbesteck
• Gerätedefekte.

Zu **falscher Infusionsförderrate** führen:
• Fehler bei der Berechnung der Infusionsmenge
• falsche Eingabe der Infusionsrate
• Verwendung ungeeigneter Infusionsbestecke oder Spritzen
• Gerätedefekte.

Weitere Gefahren können sein:
• *Medikamentenbolus* nach Wiederherstellung eines zuvor unterbrochenen Infusionsflusses oder nach Öffnen des Pumpenventils, wenn die Rollenklemme der Infusionsleitung nicht geschlossen ist
• bei paravenös liegendem Zugang *Druckinfusion ins Gewebe* (evtl. mit späteren Gewebenekrosen)
• *Lungenödem*, wenn zu rasch oder zu hohe Flüssigkeitsmengen infundiert werden
• *Embolie*, wenn durch unsachgemäß eingelegtem Besteck oder Leckagen im Infusionsbesteck hinter der Luftüberwachung des Gerätes Luft eingeschleust wird
• *Blutung* durch gelöste Verbindung zwischen Verweilkanüle und Besteck oder Bruch des Bestecks
• bei Kombination von Schwerkraftinfusion und Infusionspumpe an *einer* Verweilkanüle (Parallelinfusion) besteht die Gefahr der „*Transfusion*" von einer Flasche zur anderen.

Die Anwendung von Parallelinfusionen ist unzulässig, da sie zu einer Häufung der oben genannten Gefahren führt (z. B. Luftinfusion). Auch der zusätzliche Einsatz von Rückschlagventilen und Infusionsreglern an der Schwerkraftinfusion und von Geräten zur patientennahen Druck- bzw. Flußüberwachung bieten keine absolute Sicherheit und können die personelle Überwachung nicht vollständig ersetzen (Mosel 1992, 1993; BMG 1993).

9.6.3 Sicherheitsmaßnahmen

Vor Inbetriebnahme des Gerätes muß die Hebamme:

- die Infusionspumpe auf äußere Unversehrtheit hin überprüfen (z. B. Kabelisolierschäden)

- nachsehen, wann die nächste sicherheitstechnische Kontrolle dieses Gerätes ansteht (Prüfplakette). Kein Gerät benutzen, dessen Prüftermin abgelaufen ist

- für sichere Befestigung bzw. Stand (5füßiger Infusionsständer) sorgen

- nur für den Gerätetyp zugelassene Infusionsbestecke verwenden

- Infusionsbesteck ohne Luftblasen füllen und den richtigen Tropfenkammerspiegel einstellen.

Bei Inbetriebnahme des Gerätes:

- Infusionsbesteck nach Angaben des Herstellers sachgemäß anbringen (Fließrichtung beachten) und Belüftungsventil öffnen

- Selbstcheck starten (wenn das Gerät damit ausgerüstet ist) bzw. Funktionsüberprüfung nach Herstellerangaben durchführen

- Infusionsschlauch mit der Verweilkanüle fest verbinden, am Arm der Patientin fixieren und vor Abknicken sichern

- Förderrate korrekt eingeben und gegen Verstellen sichern.

Während der Infusion:
- regelmäßige Kontrolle des Gerätes, der Einstellwerte, des Flüssigkeitsspiegels in der Infusionsflasche sowie Lage und Fixierung des Bestecks.

9.6.4 Reinigung, Wartung, sicherheitstechnische Kontrollen

Reinigung:
Das Gerät wird regelmäßig, spätestens nach jedem Einsatz am Patienten gereinigt. Die Reinigungsvorschriften des Herstellers müssen eingehalten und nur zulässige Reinigungs- und Desinfektionsmittel angewendet werden. Während der Reinigung: Gerät ausschalten und Netzstecker ziehen!

Die **Wartung** des Gerätes ist nach den in der Gebrauchsanweisung festgelegten Angaben des Herstellers vorzunehmen.

Infusionsapparate werden der Gruppe I der Medizingeräteverordnung zugerechnet und dürfen nur von eingewiesenen Personen eingesetzt und unter regelmäßiger Kontrolle des Personals betrieben werden.

Sicherheitstechnische Überprüfungen sind in der Bauartzulassung festgelegt. Sie werden in der Regel alle 6–12 Monate gefordert. Es empfiehlt sich, einen Wartungsvertrag mit der Herstellerfirma abzuschließen. Durchgeführte Arbeiten sind im Gerätebuch zu dokumentieren.

9.7 Reanimations- und Überwachungsgeräte

9.7.1 Reanimationsplatz für Neugeborene im Kreißsaal

Voraussetzung für die Erstversorgung eines frühgeborenen oder kranken Neugeborenen ist neben einem geschulten Team ein sorgfältig gewarteter und gut ausgerüsteter Reanimationsplatz (Reanimation s. S. 422).

Betriebsbereitschaft

Der Reanimationsplatz muß *jeden Tag* auf seine Betriebsbereitschaft hin überprüft werden:

- Stethoskop griffbereit?
- Beatmungsgerät mit sauberen Masken und Schläuchen versehen? Beatmungsbeutel am Gerät?

- Beatmungsgerät an die zentrale Gasversorgung angeschlossen bzw. Gasflaschen aufgefüllt?
- Reanimationstisch am Stromnetz angeschlossen?
- Absaugvorrichtung sauber und intakt?
- Intubationsbesteck vollständig, funktioniert das Licht am Laryngoskop? (Abb. 7.4-1, S. 423)
- Einmalmaterialien aufgefüllt?
- Inkubator vorgewärmt?
- Nabelkatheterset vollständig? Das Set beinhaltet die folgenden Materialien:

1 anatomische, 2 chirurgische Pinzetten
1 feine, gebogene, 1 feine, gerade Schere
2 gerade Moskitoklemmen
2 feine, chirurgische, 2 feine anatomische Pinzetten
2 Doppelknopfsonden, 1 Metallmeßstab, 1 Nadelhalter
1 Lochtuch sowie sterile Abdecktücher, atraumatisches Nahtmaterial, 2 Nabelkatheter, Desinfektionslösung, sterile Kittel und sterile Handschuhe, Mundschutz.

Wartung, Reinigung und Desinfektion

Die Flächen der Geräte und des Reanimationsplatzes werden täglich bzw. nach Gebrauch mit einem *aldehydfreien Desinfektionsmittel* gereinigt. Bitte Dosieranweisung des Herstellers und Einwirkzeit beachten! Nach Gebrauch ist das Einmalmaterial zu entsorgen, Schläuche, Masken und Absauggefäße müssen ausgewechselt werden. Sie werden entweder vollständig bedeckt, ohne Luftblasen in Desinfektionsmittellösung gelegt und nach entsprechender Einwirkzeit gründlich gespült und getrocknet oder nach Reinigung thermisch keimfrei gemacht. Anschließend müssen sie staubgeschützt verpackt und gelagert werden. Instrumente des Nabelkathetersets werden desinfiziert, gereinigt und sterilisiert, ebenso die Spatel des Laryngoskops und die Magill-Zangen. Der Griff des Laryngoskops wird mit Desinfektionsmittel abgewischt.

Beatmungsgeräte für das Neugeborene

Sie werden bei fehlender oder unzureichender Eigenatmung des Kindes eingesetzt. Für Neugeborene wurden spezielle Beatmungsgeräte entwickelt, die entweder für kurzen (*Entfaltungsbeatmung*) oder längeren Betrieb (*Langzeitbeatmung*) geeignet sind.

Für Handbeatmung steht ein **Beatmungsbeutel** zur Verfügung. Er sollte mit Sauerstoffanschluß, Überdruckbegrenzungsventil und ggf. **PEEP**-Ventil (PEEP = positive endexspiratory pressure = Ausatmung erfolgt gegen einen Überdruck) ausgerüstet sein. Durch Zusammendrücken des Beutels wird die darin enthaltene Luft über ein Ventil in die Lunge des Neugeborenen gepreßt. Der Beatmungsdruck kann durch die Anzahl der den Beutel komprimierenden Finger verändert werden. Ein Überdruckbegrenzungsventil verhindert eine Lungenschädigung durch zu hohe Spitzendrücke.

Der **Neugeborenenrespirator** ist ein elektrisch betriebenes Beatmungsgerät (Gruppe 1 Med.GV). Um Bedienungsfehlern vorzubeugen, ist es ratsam, in einer Entbindungsabteilung mit einheitlichen Gerätetypen zu arbeiten, die einfach in der Handhabung sind. Die meisten im Kreißsaal verwendeten Geräte sind für Langzeitbeatmung nicht geeignet. Sie sollten folgende Möglichkeiten bieten:

- Durchführung einer kontrollierten Beatmung **IPPV** (intermittend positive pressure ventilation) und **CPAP**-Atmung (continuous positive airway pressure),
- Frequenz, Inspirationsdruck und positiver endexspiratorischer Druck (PEEP) sollten kontrollierbar sein und die Inspiration manuell ausgelöst werden können (Blähdruck).

Um die Sauerstoffkonzentration im Beatmungsgas von wahlweise 21% bis 100% einzustellen, ist ein Zusatzgerät und Druckluftanschluß nötig.

Sauerstoffmeßgeräte

Am Respirator muß zur kontinuierlichen Messung der *inspiratorischen Sauerstoffkonzentration* ein mit oberer und unterer Warngrenze ausgerüstetes Sauerstoffmeßgerät vorhanden sein. Dieses Gerät ist täglich nach Herstellerangaben zu kalibrieren.

Zur Beurteilung der **Sauerstoffsättigung im kindlichen Blut** stehen neben der klinischen Diagnostik 3 *Untersuchungsmöglichkeiten* zur Verfügung:

- **Blutgasanalyse** (s. S. 263, 495)

- **Kontinuierliche transkutane O_2- und CO_2-Partialdruckmessung:**
Sie wird vor allem in der pädiatrischen Intensivpflege angewandt, da sie sehr zuverlässig hypoxische (zuwenig Sauerstoff) und hyperoxische (zuviel Sauerstoff) Zustände erkennt. Die Messung ist stark abhängig von der Hautdurchblutung und daher für die ersten Lebensstunden wenig geeignet. Die ersten Ergebnisse erhält man frühestens 10–15 Min. nach Anlegen der Sonde.

- **Pulsoxymetrie:**
Mit Hilfe dieses Verfahrens kann zuverlässig, kontinuierlich und nicht invasiv die Sauerstoffsättigung des Hämoglobins bereits einige Sekunden nach Anlegen festgestellt werden. Ein hypoxischer Zustand wird schnell erkannt, das Gerät zeigt außerdem die periphere Pulsfrequenz an. Für Neugeborene sind spezielle Klebesensoren entwickelt worden, die an Vorfuß, Großzehe oder Hand des Kindes angebracht werden können (Abb. 9.7-1).

Nicht geeignet ist die Pulsoxymetrie zur Erkennung hyperoxischer Zustände, die eine Retinopathie (Erkrankung der Netzhaut) verursachen können. Dies gelingt nur mit transkutaner O_2- und CO_2-Partialdruckmessung.

Blutdruckmeßgerät, EKG-Monitor

Neugeborene mit Atemnotsyndrom und Asphyxie haben oftmals einen niedrigen Blutdruck (Hypotension). Eine kontinuierliche **Blutdrucküberwachung** im Kreißsaal ist mit der oszillometrischen Messung möglich. Hier werden die vom Arterienpuls ausgehenden Oszillationen (Schwingungen) mit einer Extremitätenmanschette (z. B. Oberarm) erfaßt und systolischer,

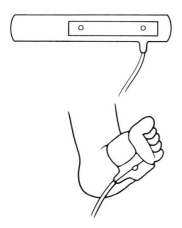

Abb. 9.7-1: Klebesensoren für die Pulsoxymetrie, am Vorfuß angebracht. Lichtsender (Fußrücken) und Lichtempfänger (Fußsohle) müssen sich genau gegenüberliegen, das Haftband darf nicht zu straff angelegt werden (Behinderung der Blutzirkulation)

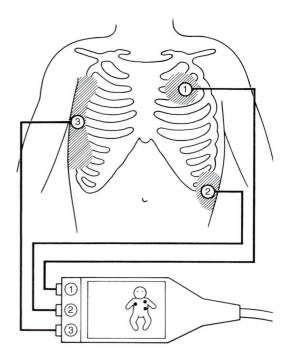

Abb. 9.7-2: Plazierung der Elektroden beim Neugeborenen

diastolischer und mittlerer arterieller Druck sowie die Pulsfrequenz gemessen, digital angezeigt und dokumentiert. Meßintervalle und Alarmgrenzen sind wählbar, die Handhabung ist einfach, Meßwerte liegen sofort vor. Allerdings läßt die Meßgenauigkeit bei sehr hohem oder sehr niedrigem Blutdruck nach.

Der **EKG-Monitor** dient der kontinuierlichen Überwachung der *Herzfrequenz* post partum und zum Erkennen von *Herzrhythmusstörungen*. Die Darstellung erfolgt auf einem Monitor. Zur Ableitung werden Klebeelektroden an 3 festgelegten Punkten des Brustkorbes angelegt (Abb. 9.7-2). Akustischer und optischer Alarm wird bei Über- oder Unterschreiten der eingestellten Grenzwerte ausgelöst.

9.7.2 Inkubator, Wärmebett, Apnoemonitor

Inkubator

Für Frühgeborene oder Neugeborene in schlechtem Allgemeinzustand sollte immer ein sauberer, funktionstüchtiger Inkubator bereitstehen. Kinder können im Inkubator optimal beobachtet werden, da sie auf Grund der Wärme nur mit einer Windel „bekleidet" sind. Medizinische Eingriffe wie Beatmen, Röntgen, Absaugen sind ebenfalls möglich.

Die gewünschte **Lufttemperatur** kann im Inkubator eingestellt und konstant gehalten werden. Dies geschieht entweder über ein Thermometer, das die Hauttemperatur des Kindes mißt und die Inkubatortemperatur über einen Regelkreis entsprechend anpaßt (Servosteuerung), oder über einen Temperaturregler im Innenraum, der die Heizquelle entsprechend an- oder abschaltet. Niemals zusätzliche Heizquellen einsetzen, es besteht Überhitzungsgefahr des Kindes.

Eine exakte **Klimatisierung** des Inkubators ist durch Frischluftzufuhr über einen Bakterienfilter (Infektionsschutz) und durch Anfeuchten über einen eingebauten Wasserbehälter möglich. Kondensation sollte vermieden und nur destilliertes, sterilisiertes Wasser verwendet werden.

Die **Sauerstoffkonzentration** im Inkubator wird nach ärztlicher Anordnung eingestellt, ihre Überwachung erfolgt mit einem gesonderten Meßgerät.

Der Transport eines Kindes innerhalb eines Klinikums oder zur nächsten Kinderklinik erfolgt am besten in einem **Transportinkubator**, der mit Heizung, Sauerstoffversorgung, Beatmungsgerät, Monitor, netzunabhängiger Stromversorgung und schwingungsgedämpfter Trage ausgestattet ist.

Funktionsüberprüfung:
Viele Inkubatoren sind mit einem Geräte-Selbsttest ausgestattet. Dennoch muß sich der Anwender gemäß S. 6 Abs. 4 MedGV von der Funktionssicherheit des Gerätes überzeugen (z. B. visuelle Inspektion des Gerätes und der Kabel) und die Betriebsbereitschaft gemäß den Herstellerangaben überprüfen.

Reinigung und Wartung:
Der Inkubator muß nach jeder Benutzung mit einem aldehydfreien Desinfektionsmittel gereinigt und desinfiziert werden. Die Desinfektion erfolgt nach den zur Zeit geltenden Hygienerichtlinien und den Herstellerangaben. Nach Desinfektion und Zusammenbau muß der Inkubator eingeschaltet und für einige Stunden in Betrieb gehalten werden, damit Desinfektionsmittelreste verdunsten können. Der Wasserbehälter wird erst kurz vor Gebrauch mit destilliertem und sterilisiertem Wasser gefüllt, sonst ist er ein idealer Nährboden für Keime. Der Bakterienfilter ist am Raumlufteinlaß nach Vorschrift zu wechseln und mit Datum der Inbetriebnahme zu versehen.

Inkubatoren sind der Gruppe I der Med.GV zugeordnet und mindestens einmal jährlich sicherheitstechnisch zu überprüfen (Bauartzulassung beachten). Es empfiehlt sich auch hier, einen Wartungsvertrag mit der Herstellerfirma abzuschließen.

Wärmebett

Neugeborene mit instabiler Wärmeregulation benötigen ein Wärmebett. Im Gegensatz zum Inkubator hat ein Wärmebett *kein eigenes Luft-*

umwälzsystem. Die Temperatur der Matratzenheizung kann von 29° bis 39°C eingestellt und konstant gehalten werden, die Temperatur auf der Liegefläche darf 30° nicht überschreiten. Da die Aufheizphase eine Stunde beträgt, bleiben die Betten in Bereitschaft eingeschaltet. Kinder müssen im Wärmebett zugedeckt werden, da die Umgebungsluft nur unzureichend erwärmt wird.

Für **Reinigung und Desinfektion** gelten dieselben Richtlinien wie für Inkubatoren. Wärmebetten sind der Gruppe 3 Med.GV zugeordnet. Nach jedem Einsatz sind sie gemäß der Betriebsanleitung zu reinigen und zu desinfizieren.

Apnoe-Monitor

Der Apnoe-Monitor registriert über Sensormatte oder Bauchsensor Phasen des Atemstillstandes und gibt Alarm, wenn die Atempause des Kindes zu lange ist. Um dem plötzlichen Kindstod vorzubeugen, werden diese Geräte auch zur häuslichen Überwachung angeboten. Ihre Zuverlässigkeit ist umstritten. Die Eltern sollten zudem in einfachen Wiederbelebungsmaßnahmen unterwiesen werden.

9.7.3 Reanimations- und Überwachungsgeräte für Erwachsene

Ein Kreißsaal ist kein Intensivpflegeplatz, aber für Notfälle oder notwendige Narkosen muß die entsprechende Geräteausstattung vorhanden sein.

Narkosebeatmungsgerät

Dieses Gerät ermöglicht die heute am häufigsten durchgeführte Kombinationsnarkose. Die Narkose beginnt mit i.v.-Gabe eines Narkotikums, anschließend wird ein kurzzeitig wirkendes Muskelrelaxans gegeben. Nach Einführen eines Endotrachealtubus in die Luftröhre wird das Narkosegerät angeschlossen. Beatmung und Narkosetiefe werden mit einem Lachgas-Sauerstoff-Gemisch durchgeführt bzw. gesteuert. Das Narkosegerät ist entweder fahrbar (für mehrere Entbindungsräume), oder an einer Wand fest installiert. Es wird aus Gasflaschen gespeist oder besitzt Steckkupplungen für die zentrale Gasversorgung der Klinik. Sauerstoff, Lachgas und Druckluft werden dann aus den Wandanschlüssen entnommen.

Die Steckkupplungen sind unterschiedlich konstruiert und besitzen einen Farbcode, so daß Verwechslungen der Gase nicht möglich sind:

- Sauerstoff – blau
- Druckluft – gelb
- Lachgas – grau.

Zum Aufbewahren des Narkosezubehörs eignet sich ein Narkosewagen mit Arbeitsfläche und genügend Schubladen für Medikamente, Intubationsbestecke, Spritzen, Kanülen usw.

Blutdruckmeßgerät, Pulsoxymetrie

Zur Erleichterung der kontinuierlichen Blutdruckmessung bietet sich die **oszillometrische Blutdruckmessung** an. Die Blutdruckmanschette wird wie beim Riva-Rocci-Apparat (s. S. 519) am Oberarm angelegt (auf markierte Pfeilrichtung achten). Das Gerät bläst die Manschette automatisch auf, bis keine Oszillation mehr erfaßt wird. Dann wird die Luft langsam aus der Manschette abgelassen, bis die ersten Oszillationen registriert werden (systolischer Druck) oder keine mehr vorhanden sind (diastolischer Druck). Das Oszillationsmaximum stellt den mittleren arteriellen Druck dar. Die Meßintervalle sind wählbar, die Werte werden digital angezeigt. Beim Über- oder Unterschreiten eingestellter Werte wird akustischer Alarm ausgelöst. Ein **EKG-Monitoring** ist bei jeder Narkose obligat.

Pulsoxymetrie (s. S. 509)
Bei Erwachsenen sind die Klippelektroden einfach und schnell am Finger anzubringen. Nach Abnahme dieser Elektrode muß das Gerät sofort ausgeschaltet werden, da sonst die Sensoren durchbrennen.

Notfallkoffer

Eine Grundausrüstung für Notfälle kann in einem *Notfallkoffer* zusammengestellt werden. Dieser Koffer muß gut sichtbar und für Klinikpersonal erreichbar deponiert werden. Eine Überprüfung erfolgt nach Gebrauch oder alle 6 Monate, z. B. um abgelaufene Medikamente auszutauschen. Anschließend wird der Koffer verplombt.

Defibrillator

Er muß für den *kardialen Notfall* zur Verfügung stehen. Das Gerät bietet die Möglichkeit zur Defibrillation bei Kammerflimmern und bei Asystolie. Man unterscheidet *externe* Defibrillation und *interne* (am freiliegenden Herzen während einer Operation).

Bei der **externen Defibrillation** werden 2 Elektroden mit ausreichend Kontaktgel bestrichen (sonst Verbrennungsgefahr), auf den Thorax gedrückt und ein Gleichstromimpuls von 50–400 Joule abgegeben. Das ungeordnete Flimmern oder Flattern der Herzmuskelfasern wird unterbrochen und in eine geregelte, spontane Aktion überführt.

Der Defibrillator darf nur von einem Arzt oder unter seiner Aufsicht betrieben werden.

Achtung: Während des Stromstoßes darf weder Kontakt zum Patienten noch zum Patientenbett bestehen!

Es bedarf klarer Absprache innerhalb einer Klinik darüber, wer für die Reinigung, Wartung und Desinfektion der Überwachungs- und Reanimationsgeräte zuständig ist. Die Verantwortung sollte bei *einer* Abteilung liegen, z. B. der Anästhesie.

Verwendete und empfohlene Literatur

Bundesministerium für Gesundheit, „Hinweise zur Anwendung von Parallelinfusionen" 215-43723-4/4 S 6 vom 17. 2. 1993

Fischer, W.-M., Kardiotokographie. 3. Auflage, 1981, Thieme Verlag, Stuttgart

Goeschen, K., Kardiotokographie – Praxis. 5. Auflage 1997, Thieme Verlag, Stuttgart

Hewlett-Packard, CTG-Handbuch und Handbuch: Konfigurierbare Monitore, 1992. Vertrieb. Technomed, Helga Mussmann, Sonnenstr. 10 B 67227 Frankenthal

Kindler, M., Schumacher, W., Medizinische Gerätekunde: Infusionspumpen, Zeitschrift „Die Schwester/Der Pfleger". 7/1988 S. 554

Med.GV. Gerätelexikon. Herausgeber: emtec e.V., Institut für wissenschaftliche Beratung und Fortbildung in der Medizintechnik, Berlin

Mosel, von der, H., „Medizintechnik für Pflegekräfte" Bibliomed Verlag, Melsungen 1992

Mosel, von der, H., „Kommentar zu den Hinweisen zur Anwendung von Parallelinfusionen", Die Schwester/Der Pfleger. 9/1993 S. 799

Mosel, von der, H., „Medizinische Gerätekunde: Säuglings-Inkubator", Die Schwester/Der Pfleger. 10/1989 S. 812

Obladen, M., „Neugeborenenintensivpflege". Springer-Verlag, Berlin 1989

10. Spezielle und pflegerische Aufgaben der Hebamme

10.1 Wahrnehmung und (Kranken-)Beobachtung

Gisela Kriegerowski-Schröteler

Ein Schwerpunkt der Hebammentätigkeit ist die sorgfältige Beobachtung der von ihr betreuten Schwangeren, Gebärenden und Wöchnerinnen. Ziele dieser Beobachtungsarbeit sind, Abweichungen vom „Normalen" frühzeitig zu erkennen, um entsprechend handeln zu können. Auch zur guten psychischen Betreuung der Frau ist es notwendig, ihre Bewußtseinslage, ihre psychische Verfassung und ihre Bedürfnisse rasch und sicher zu erkennen, um entsprechend reagieren zu können.

Krankenbeobachtung ist *einfach*, wenn es um Überwachung meßbarer Körperfunktionen, wie z. B. Blutdruck oder Körpertemperatur geht. *Schwieriger* wird es, wenn das Befinden der Patientin durch Rückschlüsse aus ihrem Verhalten beurteilt werden soll.

Die Aussage: *„Die Frau hat starke Schmerzen"*, leitet sich aus der Wahrnehmung verschiedener Symptome her, wie Stöhnen, zusammengekrümmte Haltung, Bemerkungen der Frau selbst. Diese Symptome sind nicht meßbar, können aber in diesem Fall noch relativ gut eingeschätzt werden.

Die Aussage: *„Die Frau ist sehr verspannt"*, ist schwieriger zu begründen, da hier die Symptome weniger eindeutig, versteckter sind und in der Regel eine entsprechende Äußerung der Patientin als direkter Hinweis fehlt.

Das Wahrnehmen von Zeichen, Signalen, Symptomen und das anschließende Bewerten bzw. Interpretieren dieser Information mit nachfolgender Reaktion läuft bei jedem von uns tagtäglich viele Male ab.

Beispiel dafür ist der Autofahrer, der unbewußt immer wieder die Verkehrslage registriert, neu einschätzt und entsprechend dieser Einschätzung automatisch mit Bremsen, Gas geben, Anhalten, usw. reagiert.

Ähnliches gilt auch bei jedem Kontakt zwischen Menschen. Jeder sendet eine Fülle von Signalen und Informationen über sich selbst aus, die vom anderen aufgenommen und interpretiert werden und auf die er reagiert.

> Hebammen müssen ihre Wahrnehmungs- und Interpretationsfähigkeit im Umgang mit Schwangeren, Gebärenden und Wöchnerinnen im besonderen Maße entwickeln und schulen.

Bei genauerer Betrachtung werden hierbei einige Schwierigkeiten deutlich:

- Wahrnehmung ist niemals völlig **objektiv** und sachlich. Sie ist immer geprägt durch den Wahrnehmenden selbst. So werden 2 Menschen die gleiche Situation oder Person nie gleich wahrnehmen, sondern aufgrund ihrer unterschiedlichen Lebenserfahrung, Einstellung und Stimmung dieselben Signale gar nicht oder verschieden wahrnehmen und interpretieren.
- Auch die *Wahrnehmungsmöglichkeit des einzelnen variiert*. Sie ist u. a. von der eigenen psychischen Verfassung, der momentanen Arbeitsbelastung, von dem, was gerade vorher erlebt wurde, abhängig. Außerdem neigen wir dazu,

an einmal getroffenen Beurteilungen festzuhalten und sind dann kaum mehr in der Lage, neu hinzukommende Informationen objektiv zu bewerten und unsere Meinung zu korrigieren.

Diese **Subjektivität** bei der Krankenbeobachtung läßt sich nicht ganz ausräumen, mit Sicherheit aber vermindern. Wichtig ist es, sich der Tatsache bewußt zu sein, daß die eigene Wahrnehmung in hohem Maße beeinflußbar und dadurch fehlerhaft sein kann. Es kommt darauf an, sich selbst zur konzentrierten, aufmerksamen, unvoreingenommenen und zugewandten Beobachtungshaltung zu erziehen und offen für weitere Signale und Informationen zu bleiben. Eine einmal gefaßte Meinung muß öfter überprüft werden und, wenn Beobachtungen gemacht werden, die nicht in das bisherige Bild passen, muß man in der Lage sein, sich selbst zu korrigieren.

Dies bedeutet aber *nicht*, daß man sich davor hüten sollte, sich überhaupt eine feste Meinung oder Hypothesen zu bilden. Jedoch schützen Wachheit, Flexibilität und das Hinterfragen der eigenen Position vor falschen Rückschlüssen und Fehlern bei der medizinischen und psychischen Betreuung. Durch ein waches Interesse an der Beobachtung der Menschen, mit denen wir umgehen, wird die Sensibilität der Hebamme für versteckte Informationen und Signale wachsen und ihr Urteilsvermögen zunehmend sicherer. Es entwickelt sich **Einfühlungsvermögen**, das mit sicherem Instinkt, gutem Gespür, „sechstem Sinn" oder einfach mit Menschenkenntnis umschrieben wird.

Der erste Eindruck

Bei der Kontaktaufnahme mit einer Patientin, die zur Einschätzung der Frau und deren Situation führen soll, ist der erste Eindruck häufig von ausschlaggebender Bedeutung. Er setzt sich aus vielen, an der Frau wahrgenommenen Merkmalen zusammen, die in den ersten Minuten der Begegnung registriert werden. Diese Merkmale werden aufgrund unserer Lebenserfahrung mit bestimmten Kriterien (Fragestellungen) untersucht und führen zur ersten Beurteilung der Person und ihrer momentanen Situation. Dieser sehr komplexe Prozeß ist nicht in allen Einzelheiten nachvollziehbar. Auch lassen sich die Eigenschaften und Merkmale, die an einer Person wahrgenommen werden, nicht vollständig und abschließend benennen. Sie sind zu vielfältig und stehen untereinander in komplizierter Wechselwirkung.

Elemente des ersten Eindrucks

Mitbestimmend für den ersten Eindruck sind verschiedene Elemente der menschlichen Gestalt: *äußeres Erscheinungsbild, Mimik, Gestik, Stimme, Sprache, Bewegung, Verhalten, Bewußtseinslage.*

Weitere, die erste Einschätzung beeinflussende Faktoren, sind die *Begleitpersonen*, das mitgebrachte *Gepäck*, die Art des *Händedruckes* und vieles mehr.

Zur eigenen Bewußtmachung sollen hier die wichtigsten Merkmale, die den ersten Eindruck bestimmen, zusammen mit einigen Fragestellungen zur Beobachtung und Beschreibung aufgeführt werden:

- **Alter:** sehr jung, durchschnittlich, alt (bezogen auf das häufigste Gebäralter)?
- **Größe/Konstitution:** klein, normal groß, groß – zart, feminin – kräftig, knochig?
- **Ernährungszustand:** mager, normalgewichtig, dick, aufgeschwemmt?
- **Bauchumfang:** klein, wie zum Geburtstermin, übermäßig groß?
- **Kleidung/Frisur/Brille:** gepflegt – ungepflegt, ärmlich – teuer, modisch – betont individuell, kindlich, alternativ?
- **Haltung:** offen – abwehrend, entspannt – verkrampft, locker – steif, aufrecht – gebeugt?
- **Bewegung/Gang:** sicher – unsicher, flink – schwerfällig, locker – steif, bedächtig – hastig, harmonisch – unkontrolliert?

- **Mimik:** fröhlich — traurig, entspannt — schmerzverzerrt, fragend, ängstlich, erschrocken?
- **Gestik:** lebhaft — wenig, übertrieben — eingeschränkt, ineinander verkrampfte Hände, verschränkte Arme?
- **Stimme:** laut — leise, klar — belegt, hoch — tief, aufgeregt — ruhig, stotternd — gleichmäßig, monoton — akzentuiert?
- **Sprache:** gesprächig — einsilbig, verständlich — schwer bzw. unverständlich, Wortwahl, Ausdrucksweise, Akzent?
- **Verhalten:** zurückhaltend — aufdringlich, selbstbewußt — schüchtern, zugänglich — abweisend, gelassen — unruhig, konzentriert — abwesend?
- **Bewußtseinslage:** wach — schläfrig, benommen — ansprechbar, normale Reaktionen — verlangsamte, bzw. unverständliche Reaktionen?

10.2 Beobachtung von Körperfunktionen

Martha Halbach

Voraussetzungen für die Beobachtung sind theoretische Kenntnisse der Physiologie und die Fähigkeit, Zusammenhänge zu erkennen.

10.2.1 Vitalwerte

Vitalwerte sind *Puls*, *Blutdruck*, *Körpertemperatur* und *Atmung*. Sie hängen eng zusammen.

Puls

Als Puls wird der Anstoß der vom Herzen kommenden Blutwelle an die Arterienwände bezeichnet. Überall dort, wo eine Arterie gegen einen Knochen oder Muskel gedrückt werden kann, ist er gut zu fühlen. Üblich ist die Messung an der Daumenseite des Handgelenkes (*A. radialis*). Andere Meßorte sind: Schläfe (*A. temporalis*), Hals (*A. carotis*), Schlüsselbein (*A. subclavia*), Kniekehle (*A. poplitea*), Fußrücken (*A. dorsalis pedis*) und beim Neugeborenen an der großen Fontanelle (Abb. 10.2-1).

Pulsfrequenz

Pulsfrequenz ist die Anzahl der Herzschläge pro Min. (spm). Die *normale Pulsfrequenz* beträgt:

- 110–150 spm bei Ungeborenen
- 100–140 spm bei Neugeborenen
- 100–120 spm bei Säuglingen und Kleinkindern
- 90–100 spm bei Kindern bis zu 10 Jahren
- 60–80 spm bei Erwachsenen
- 70–90 spm bei Schwangeren.

Eine *Tachykardie* ist ein beschleunigter Puls über den höchsten, eine *Bradykardie* ein verlangsamter Puls unter dem tiefsten Normwert.

Physiologisch ist bei körperlicher Anstrengung oder seelischer Erregung eine Tachykardie, während des Schlafes eine Bradykardie.

Kaffee-, Nikotinkonsum und bestimmte Medikamente (z. B. Partusisten®) erhöhen die Pulsfrequenz, ebenso Blutverlust, Schock, gesteigerter Stoffwechsel (Fieber, Hyperthyreose) und bestimmte Herzkrankheiten.

Eine paroxysmale Tachykardie (anfallsweises Herzrasen) kann über Minuten bis Tage andauern.

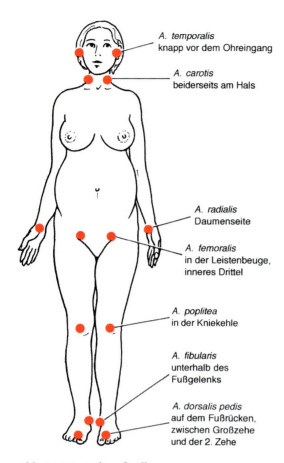

Abb. 10.2-1: Pulsmeßstellen

Eine Bradykardie kann Symptom für erhöhten Hirndruck, Hypothyreose (Schilddrüsenunterfunktion), Vergiftungen sowie Erregungsleitungsstörungen des Herzens sein.

Pulsrhythmus

Beim Gesunden folgen die Herzschläge und damit die Pulswellen regelmäßig und in etwa gleichlangen Zeitabständen. Eine unregelmäßige Schlagfolge wird als *Arrhythmie* bezeichnet:

1. *respiratorische Arrhythmie:* Der Puls ist physiologischerweise bei der Einatmung schneller als bei der Ausatmung. Diese Arrhythmieform ist bei Jugendlichen und vegetativ labilen Menschen häufig verstärkt anzutreffen und harmlos

2. *extrasystolische Arrhythmie:* Herzschläge, die außerhalb des Grundrhythmus vereinzelt oder gehäuft auftreten (z. B. durch Nikotin- oder Kaffeeabusus)

3. *Bigeminusarrhythmie* = Zwillingspuls: Jeder Systole (Herzschlag) folgt eine Extrasystole

4. *absolute Arrhythmie:* Vollkommen unregelmäßige Pulsfolge, die über kurze oder längere Zeit andauern kann.

Bei allen Formen der Arrhythmie muß die Pulsfrequenz 1 Minute lang ausgezählt werden.

Pulsqualität

Pulsqualität kann durch Spannung (Druck) und Füllung der Arterien beschrieben werden. *Spannung* wird durch den Widerstand beurteilt, den der Puls dem Versuch, ihn zu unterdrücken, entgegensetzt: entweder harter Puls (Hypertonie) oder weicher, leicht unterdrückbarer Puls (Hypotonie, Fieber, Blutverlust, Schock). Die *Füllung* des Pulses gibt Auskunft über das Schlagvolumen: entweder gut gefüllter (großer) oder schlecht gefüllter (kleiner) Puls.

Ein kleiner, schneller, weicher Puls (z. B. bei großem Blutverlust) wird auch als *fadenförmig*, ein großer, harter, extrem langsamer (z. B. bei erhöhtem Hirndruck) als *Druckpuls* bezeichnet, ein sehr harter mit gleichzeitigem Anstieg des Blutdrucks (bei Eklampsie) heißt *Drahtpuls*.

Die Beobachtung und Bezeichnungen für die Pulsqualität muß immer wieder unter Kontrolle geübt werden.

Pulsrhythmus und -qualität sind abhängig von:
− Schlagvolumen (Auswurfmenge pro Herzschlag)
− Elastizität der Gefäße
− Herzfunktion.

Bei ungenügender Herzleistung kann nicht jeder Herzschlag als Puls getastet werden, da die Druckwelle zu schwach ist. Herzschlag und Puls haben dann eine unterschiedliche Frequenz, es besteht ein *Pulsdefizit*.

Blutdruck

Mit Blutdruck ist allgemein der arterielle Blutdruck gemeint. Dabei werden 2 Werte erfaßt:
- der *systolische Druck* (Maximaldruck in den Arterien während der Systole = Zusammenziehung des Herzens) und
- der *diastolische Druck* (Minimaldruck in den Arterien während der Diastole = Erschlaffung des Herzens).

Bei jeder Systole werden ca. 60–90 ml Blut (= Schlagvolumen) in die Aorta gepumpt. Aufgrund der Elastizität der Aorta wird der hohe Anfangsdruck ausgeglichen (Windkesselfunktion). Es kommt zu einem kontinuierlichen Blutfluß (Abb. 10.2-2).

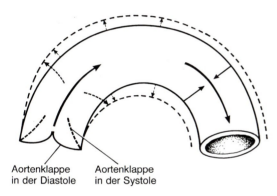

Aortenklappe in der Diastole   Aortenklappe in der Systole

Abb. 10.2-2: Windkesselfunktion. Die elastischen Gefäßwände der Aorta erweitern sich in der Systole (gestrichelte Linie) und nehmen Blut auf. In der Diastole ziehen sie sich wieder zurück und treiben das Blut weiter in die Peripherie (durchgezogene Linie)

Die Höhe des Blutdrucks ist abhängig von der Leistung des Herzens, dem Füllungszustand der Gefäße und dem Widerstand der Gefäßwände.

Normale Blutdruckwerte sind:
- 60/40 mmHg Neugeborenes
- 90/60 mmHg Kinder
- 110–140 mmHg Systole zu 50–90 mmHg Diastole Erwachsene
- 135/85 mmHg Schwangere.

Die Differenz zwischen systolischem und diastolischem Druck heißt *Amplitude*, sie beträgt beim gesunden Erwachsenen 40 bis 60 mmHg.

Veränderungen der Blutdruckwerte

Hypertonie:
Blutdruckerhöhung, über den höchsten Normwert. Es gibt Menschen, die anlagebedingt (essentiell) einen erhöhten oder erniedrigten Blutdruck haben. Analog zum Puls kann auch der Blutdruck durch körperliche Anstrengung oder Emotionen (Adrenalin) erhöht sein. Sklerotische Gefäßveränderungen, Adipositas, Nierenerkrankungen, Diabetes mellitus und Schwangerschaft können zur Hypertonie führen.

Hypotonie:
erniedrigter Blutdruck, unter Normwert, kann bedingt sein durch Nachlassen der Herzkraft, plötzliche Erweiterung der peripheren Gefäße (z. B. PDA), Zentralisation des Kreislaufs (z. B. Schock) oder durch großen Volumenverlust (z. B. Blutung). Eine *orthostatische Hypotonie* entsteht bei manchen Menschen (Jugendlichen, älteren Menschen, Frauen p. p.) nach längerer Ruhe.

Symptome sind „Ohrensausen", Schwindel, Schweißausbruch, Kreislaufkollaps (Schock). Ursache ist Mangeldurchblutung des Gehirns, da das Blut in die Peripherie „versackt".

Die *Technik der Blutdruckmessung* geht auf den italienischen Pädiater Riva Rocci (1863–1937) zurück. Seine Initialen (RR) wurden allgemeingültige Abkürzung für die Blutdruckmessung.

Der RR-Wert wird in mmHg Quecksilbersäule (Hg: Hydrargyrum = Quecksilber) oder in kPa (Kilo-Pascal) angegeben: 1 mmHg = 0,1338 kPa.

Obligatorische RR-Kontrollen in der Geburtshilfe:
- bei jeder Schwangerenvorsorgeuntersuchung
- bei Aufnahme in der Entbindungsabteilung
- während und nach der Geburt

- vor dem ersten Aufstehen post partum
- bei Blut- oder Flüssigkeitsverlusten und Fieber
- bei Präeklampsie und HELLP-Syndrom
- vor, während und nach einer Peridualanästhesie
- bei Medikamentengaben, die den Blutdruck beeinflussen (z. B. Partusisten®, Prostaglandin).

Bei jeder Abweichung vom Normalwert muß in kürzeren Zeitabständen kontrolliert werden (¼–½stündlich und nach ärztlicher Anordnung).

Die Bestimmung des **mittleren arteriellen Drucks** (MAD) wird als Möglichkeit gesehen, RR-Risiken bereits in der Frühschwangerschaft zu ermitteln.

Für die Bestimmung des MAD gibt es 2 Formeln:

(1) 1× syst. RR + 2× diast. RR : 3 = MAD
   Beispiel RR 110/70:
   110 + 140 : 3 = 83,3 mmHg MAD
(2) diast. RR + ⅓ der RR-Amplitude = MAD
   Beispiel RR 110/70:
   70 + 13.33 = 83,33 mmHg MAD

Körpertemperatur

Der menschliche Körper ist mit allen Funktionen auf Konstanz des pH-Wertes, des Wasser-, Elektrolyt- und Hormonhaushaltes und der Körpertemperatur angewiesen (*Homöostase*). Für eine gleichbleibende Körpertemperatur sind Regulationsmechanismen der Temperaturzentren im Hypothalamus (Teil des Zwischenhirns) und Endhirn verantwortlich. Normalerweise besteht ein Gleichgewicht zwischen Wärmebildung und -abgabe. Wärme entsteht fortlaufend durch die chemischen Stoffwechselvorgänge in den Zellen. Ca. 90% der Wärmeabgabe erfolgt über die Haut (Körperoberfläche), durch Strahlung und Verdunstung (s. S. 532). Je größer die Körperoberfläche im Vergleich zur Körpermasse, desto schneller erfolgt eine Wärmeabgabe (Auskühlungsgefahr beim Neugeborenen). Auch durch Atmung und Ausscheidungen gibt der Körper Wärme ab.

Bereiche der Körpertemperatur werden unterschieden:

- **Körperkern** (Bereich, der mindestens Gehirn und die großen Bauchorgane umfaßt, sich aber ausdehnen kann), mit einer konstanten Temperatur von 37–37,5 °C und die
- **Körperschale** mit wechselnden, meist niedrigeren Temperaturen. Eine Vergrößerung des Körperkernbereichs (gesteigerte Wärmeabgabe) bedeutet gleichzeitiges Dünnerwerden der Körperschale (Abb. 10.2-3).

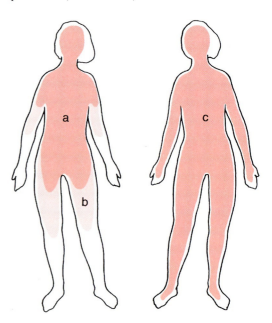

Abb. 10.2-3: Ausdehnung der Körperkerntemperatur (rot), **a.** minimale, **b.** mittlere, **c.** maximale Ausdehnung; gleichzeitige Abnahme der Körperschalendicke (hell)

Temperaturmessung

Je weiter der Meßort vom Körperkern entfernt ist, desto niedriger ist die Temperatur und desto länger die Meßdauer (Tab. 10.2-1).

Eine zum gleichen Zeitpunkt durchgeführte axillare und rektale Messung kann zur Diagnostizierung eines lokalen, evtl. entzündlichen Geschehens im Abdomen (z. B. Appendizitis) oder in der Brust

10.2 Beobachtung von Körperfunktionen

Tab. 10.2-1: Normaltemperaturen in Abhängigkeit von Meßort und -zeit

Meßort		Meßzeit (Min.)	Temperatur (°C)
axillar	[in der Achselhöhle]	7–10	36,1–36,9
oral sublingual buccal	[im Mund] [unter der Zunge] [in der Wangentasche]	5	36,4–37,2
rektal	[im Mastdarm]	3–4	36,6–37,4

(z. B. sog. Milcheinschuß) hilfreich sein. Der Temperaturunterschied axillar/rektal kann dann ca. 0,5 °C betragen.

Temperaturveränderungen

- **Tagesrhythmische Temperaturschwankungen:** Innerhalb 24 Stunden schwankt die Temperatur um 0,5 °C. Um 16–18 Uhr ist sie am höchsten, morgens zwischen 4 und 6 Uhr am niedrigsten.
- **Periodische Temperaturveränderungen:** Durch den thermogenetischen Effekt des Progesterons steigt die Temperatur im weiblichen Zyklus nach der Ovulation um ca. 0,3 °C–0,6 °C an und fällt mit der Menstruation wieder ab. Tritt eine Schwangerschaft ein, bleibt die Temperatur bis zu 12 Wochen erhöht, dann erfolgt eine Normalisierung, wahrscheinlich durch den Gewöhnungseffekt der Temperaturzentren.
- **Hypothermie** (Untertemperatur): Die axillare Temperatur liegt konstant unter 36 °C, z. B. bei Schock, nach Blutverlust, Kollaps und Hypothyreose.
- **Hyperthermie** (erhöhte Temperatur): Die axillare Temperatur ist über 37 °C, bzw. 37,4 °C rektal, z. B. Stoffwechselerhöhung bei körperlicher Arbeit oder emotionaler Erregung.

Atmung (Respiration)

Durch Ventilation (Belüftung) der Lungen wird in den Alveolen das Hämoglobin der Erythrozyten mit O_2 beladen und CO_2 abgegeben. Die Steuerung der Atmung erfolgt unwillkürlich durch das Atemzentrum in der Medulla oblongata (verlängertes Rückenmark). Ein Anstieg der CO_2-Konzentration im Blut löst den Impuls zum Atemzug aus. Die Atmung ist aber auch willkürlich beeinflußbar, daher sollte das Auszählen der Atemzüge bei einer Patientin unauffällig erfolgen. Das Zwerchfell (Diaphragma) und die Zwischenrippenmuskulatur (Interkostalmuskulatur) bestimmen die Atembewegungen. Bei normaler Atmung (*Eupnoe*) heben und senken sich beide Thoraxseiten symmetrisch, sie ist ruhig, regelmäßig, erfolgt ohne Anstrengung oder Beschwerden, ist geräusch- und geruchlos. Bei erschwerter Atmung (*Dyspnoe*) wird die Atemhilfsmuskulatur (Brust-, Oberarm-, Hals-, Rücken- und Bauchmuskulatur) mit eingesetzt.

Atemfrequenz und Atemtiefe (-qualität)

Ein Atemzug besteht aus Einatmung (*Inspiration*), Ausatmung (*Exspiration*) und darauffolgender Pause. Das Atemzugvolumen liegt beim Erwachsenen in Ruhe bei ca. 500 ml/Atemzug. Unterschiedliche Atemvolumina s. Abb. 10.2-4. Die Atemzüge folgen einander in gleichmäßigem Rhythmus, Tiefe und altersabhängiger Frequenz (Tab. 10.2-2).

Atemfrequenz und Atemtiefe (Atemqualität) stehen in unmittelbarer Beziehung zueinander. Eine beschleunigte Frequenz (*Tachypnoe*) hat eine Abflachung, eine verlangsamte Frequenz (*Bradypnoe*) eine Vertiefung des Atemzugvolumens zur Folge.

- **Tachypnoe** bei Stoffwechselsteigerung (Anstrengung, Fieber, Hyperthyreose), bei Veränderungen des Schlagvolumens des Herzens (Herz-

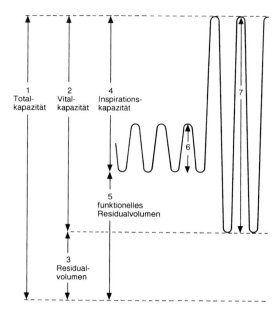

Abb. 10.2-4: Atemvolumina, 1 Totalkapazität, 2 Vitalkapazität (max. Einatmung), 3 Residualvolumen (Rest, der nach max. Ausatmung in der Lunge verbleibt), 4 Inspirationskapazität (Volumen, das nach normaler Ausatmung eingeatmet werden kann), 5 funktionelle Residualkapazität (Rest, der nach normaler Ausatmung in der Lunge verbleibt), 6 Atemzugvolumen bei normaler Atmung, 7 bei Anstrengung

Tab. 10.2-2: Atemfrequenz in Abhängigkeit vom Alter

Alter	Atemzüge/Min.
Neugeborene	40−50
Säuglinge, Kleinkinder	30−40
Kinder	ca. 25
Erwachsene	16−20

insuffizienz, Anämie) und bei Reduzierung der Atemfläche (Atelektasen, Lungenödem, -emphysem oder -embolie).

- **Bradypnoe** bei Beeinträchtigung des Atemzentrums (z. B. Opiatvergiftungen).

- **Apnoe** (Atemstillstand): Sistieren der Atmung für 10−20 Sek. bei psychischer Erregung oder durch Unreife des Atemzentrums bei Neugeborenen.

- **Hypoventilation** ist eine oberflächliche Atmung (Schonatmung), die Lungen sind wenig belüftet (z. B. nach Bauchoperation wegen Schmerzen); dadurch Hypoxämie (Abfall des pO_2 Sauerstoffpartialdruckes) und Hyperkapnie (Anstieg des pCO_2 Kohlendioxidpartialdruckes) im arteriellen Blut.

- **Hyperventilation** ist eine übermäßig gesteigerte Atmung. Es wird soviel CO_2 abgeatmet, daß im Blut eine *Alkalose* (Störung des Säure-Basen-Haushaltes) entsteht, in deren Folge Symptome einer Hypokalzämie (neuromuskuläre Übererregbarkeit = Tetanie) auftreten können.

Symptome sind krampfartige „Pfötchenstellung" der Hände, weißes Munddreieck im verzerrten Gesicht, evtl. Übelkeit.

Die *Ursache* ist meist psychogen, z. B. Angst und Schmerz während der Geburt. Atmet die Gebärende die eigene Atemluft wieder ein (Atmen in eine Plastiktüte oder -handschuh) steigt der pCO_2 im Blut an, die Symptome verschwinden.

- **Dyspnoe** (**Atemstörung**): Sie kann als erschwerte Einatmung mit *Stridor* (langgezogenes Pfeifen) bei Verlegung der oberen Luftwege auftreten oder als erschwerte Ausatmung mit Stridor bei spastischer Einengung der Bronchien. Die *erschwerte Respiration* (Ein- und Ausatmung) mit Stridor tritt bei Minderleistung des Herzens und Sauerstoffdefizit auf. Häufiges Zeichen der Atemnot ist die Nasenflügelatmung, es bewegen sich bei jedem Atemzug die Nasenflügel mit: Bei Neugeborenen ist das ein Hinweis auf eine Anpassungsstörung/Atemmangelsituation.

- **Orthopnoe** (Atemnot in Ruhe): Schwerste Form der Atemnot, der Patient hat Todesangst (bei Herz- und Lungenerkrankungen, nach großem Blutverlust).

Bei Beobachtung aller Dyspnoeformen müssen Hautfarbe (Zyanose), Gesichtsausdruck,

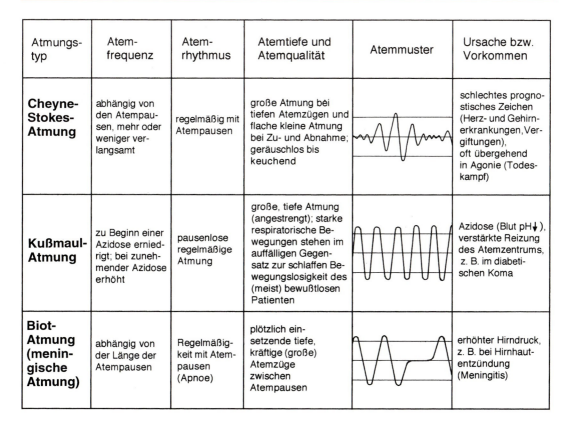

Abb. 10.2-5: Abweichungen von der normalen Atmung: Cheyne-Stokes-, Kußmaul- und Biot-Atmung

Körperhaltung, Einsatz der Atemhilfemuskulatur, Atemgeräusche und die Kreislaufsituation mit bewertet werden. *Pathologische Atemtypen* zeigt Abb. 10.2-5.

10.2.2 Beobachtung von Körperausscheidungen

Urin (Harn)

An der Harnausscheidung sind beteiligt: Nieren, Blase, Stoffwechselorgane, Kreislaufsystem (Herz, Blut, Gefäße), Nerven und Hormondrüsen. Durch Beobachtung folgender Kriterien lassen sich Veränderungen (Erkrankungen) dieser Organe erkennen: Farbe, Menge, Geruch, pH-Wert, spezifisches Gewicht, Beimengungen (Tab. 10.2-3,4).,

Miktionsstörungen (Störungen der Blasenentleerung)

- **Pollakisurie:** Häufige Entleerung von kleinen Urinmengen (bei Blasenentzündung, Aufregung, Nervosität, Reizblase). Im 1. Trimenon der Schwangerschaft durch den raumverdrängenden, wachsenden Uterus im kleinen Becken, im 3. Trimenon durch Tiefertreten des vorangehenden Teiles.

- **Algurie** oder **Strangurie:** Schmerzhafte Harnentleerung (bei Blasensteinen, Entzündung der Blasenschleimhaut).

- **Dysurie:** Erschwertes Wasserlassen wegen narbiger Verengung der Urethra, Ödem der Urethra (nach protrahierter oder vaginal-operativer Geburt) oder mangelhaftem Tonus der Blasenmuskulatur (nach Operation, Geburt, Periduralanästhesie).

Tab. 10.2-3: Urinparameter mit normalem und pathologischem Befund

Parameter	Normale Befunde	Pathologische Befunde
Farbe und Durchsichtigkeit	**durchsichtig, hell-, stroh-, dunkelgelb** (je nach Konzentration) **rot** nach Rote Bete **gelb** nach Vitamin B und einigen Abführmitteln **braungrün** nach Bärentraubenblättertee (steht Urin länger, tritt Trübung und Flockung ein)	**rot** durch Blut **bierbraun**, brauner Schüttelschaum durch Urobilin (Bilirubin)
Menge	Erwachsene 1,5–2 l/24 Std. (nach Trinkmenge) Neugeb.: 1. Tag 20–50 ml 3.–10. Tag 100–200 ml Sgl. bis 3 Monate: 240–450 ml	**Polyurie** > 2000 ml/24 Std. **Oligurie** < 400–500 ml/24 Std. < 30 ml/Std. **Anurie** < 100 ml/24 Std. < 5 ml/Std.
Geruch	neutral, nach langem Stehenlassen durch Zersetzung: stechend, nach Ammoniak	stinkend, faulig bei eitrigen oder malignen Prozessen sauer, (obstartig) bei Azidose = Ketonurie z. B. bei diabetischer Azidose
pH-Wert	ca. 6,5 (zwischen 4,7 und 7,0) stark eiweißreiche Kost: sauer rein vegetarische Kost: alkalisch	deutlich < 4,7 bei Azidose und Zerfall körpereigenen Eiweißes (maligne Prozesse) > 7 häufig bei Harnweginfekten (Abbauprodukte von Bakterien) > 7 bei Alkalose
spezifisches Gewicht	Normalwerte: 1015–1025 (Konzentrations- und Verdünnungsfähigkeit der Niere liegt zwischen 1001 und 1040)	keine Konzentrationsfähigkeit (spez. Gew. < 1001) **hohes spez. Gew.:** bei Diabetes (trotz reichl. Trinkens und Ausscheidens) bei Einlagerung von Wasser im Gewebe (Ödeme)

- **Harnretention:** Harnverhaltung wegen Spasmen im Blasenhalsbereich, Verletzungen der Urethra oder psychisch (Schamgefühl, Angst vor Schmerzen, z. B. nach Vulva- und Dammverletzung).
- **Residualharn** (Restharn): Kann die Blase nur unvollständig entleert werden, bleibt Restharn (tolerierbar bis max. 100 ml) in der Blase zurück, und es besteht die Gefahr der Harnweginfektion durch Harnrückstau.
- **Nykturie:** Vermehrtes nächtliches Wasserlassen, wenn in Ruhe die Nieren besser durchblutet werden und (aus hochgelagerten Beinen) die Ödeme ausgeschwemmt werden (häufig bei Herzinsuffizienz).

Tab. 10.2-4: Beimengungen im normalen und pathologischen Urin

Normale Befunde	Pathologische Befunde
Salze (Elektrolyte): Natrium, Kalium, Kalzium, Phosphate, Sulphate	Zucker
Eiweiß: < 0,5 g/l/24 Std.	Azeton (Ketonkörper)
Harnstoff: 2–4% (Abbauprodukt des Eiweißes)	Blut (Hämaturie)
Harnsäure: (Abbauprodukt von Purinen*)	Leukozyten (Leukozyturie)
Kreatinin: (Abbauprodukt des Muskelstoffwechsels)	Bakterien (Bakteriurie)
Epithelien von den äußeren Geschlechtsorganen	Epithelien der oberen Harnwege (Harnleiter und Nieren)
Schleim: aus Blase, Harnröhre, evtl. aus der Vagina	Eiter
Vitamine	Nieren- oder Blasensteine
Hormone	

Urobilinogen: < 4 mg/d.
   Bei längerem Stehenlassen Umwandlung in Urobilin
	Urobilinogen: > 4 mg/d
	   vermehrt bei Erkrankungen der Leber (vermehrte Galleproduktion) bei mit Hämolyse einhergehenden Erkrankungen,
	   fehlt bei völligem Gallengangverschluß

Zylinder:** nach körperlicher Anstrengung/hyaline (durchsichtige) Zylinder bei Neugeborenen und Säuglingen	Zylinder: Aus Erythrozyten, Leukozyten oder Eiweiß bei Nierenerkrankungen
Ziegelmehlsediment: Oxalate*** + Uroethrin (durch oxidativen Abbau des Hämoglobins bei Neugeb.)	Ziegelmehlsediment: bei Fieber, Nierenerkrankungen und Koma diabetikum

* Purine sind z. B. Bausteine für Nucleinsäure
** walzenförmige (zylindrische) Ausgüsse der unteren Abschnitte der Nierenkanälchen
*** Oxalate sind Salze der Oxalsäure, z. B. Calciumoxalate

- **Harninkontinenz:** Unwillkürlicher Urinabgang, z.B. beim Nachlassen der Gewebefestigkeit (Beckenbodenschwäche) und Deszensus von Uterus und Vagina.

Stuhl (Fäzes, Kot, Exkremente)

Stuhl, als Ausscheidungsprodukt des Darmes, sammelt sich im Rektum (Enddarm), führt dort zu Stuhldrang und wird willkürlich entleert. Gesteuert wird die Defäkation (Darmentleerung) durch nervale Reize. Abhängig von Ernährung und individuellen Gewohnheiten sind Stuhlentleerungen 1–2mal täglich bis alle 2–3 Tage normal.
Bestandteile des Stuhls: ca. 75% Wasser, 10% unverdauliche Nahrungsbestandteile, 7% Darmepithelien, Salze, Schleim, 8% Bakterien. Die *Farbe* ist durch den Sterkobilingehalt (Galleabbauprodukt) hell- bis dunkelbraun. Die *pH-Reaktion* ist mit 7–8 alkalisch.

Normaler Stuhl ist eine geformte Masse, die der Form des Enddarmlumens entspricht.

Veränderungen des Stuhls

Farbe: Veränderungen durch Nahrungsmittel wie Spinat (grün), Rote Bete (rotbraun) sowie Eisenpräparate (schwarz), aber auch durch Krankheiten:

- grauweiß, lehmfarben bei Fehlen des Gallenfarbstoffes (Gallengangsverschluß), Hepatitis
- rotbraun durch Blutungen im Dickdarmbereich
- hellrote Auflagen bei Blutungen im Enddarm, z.B. aus Hämorrhoiden

– schwarze Verfärbung (Teerstuhl) durch angedautes Blut bei Melaena (Blutungen des Magen-Darm-Traktes).

Geruch: Fäulnis- und Gärungsprozesse im Darm verursachen den Fäkaliengeruch. Bei eiweißreicher Kost entsteht ein fauliger, bei kohlenhydratreicher Kost ein säuerlicher Geruch.

Beimengungen: Nach ungenügendem Kauen können dem Stuhl Nahrungsreste (Linsen, Maiskörner) beigemengt sein. Andere sichtbare Beimengungen sind: Schleimauflagerung bei Reizungen und Entzündungen der Dickdarmschleimhaut (z. B. Colitis ulcerosa, M. Crohn, Pankreatitis) blutig-eitriger Schleim bei Darmtumoren und Parasiten wie:

– Madenwürmer (Oxyuren 2–12 mm lang)
– Spulwürmer (Askariden 15–20 cm lang)
– Bandwurm (Tänien 3–10 m lang mit einem 1–2 mm langen Kopfteil. Sie gehen meistens als fingergliedlange Teile ab).

Defäkationsstörungen

(Störungen der Stuhlentleerung):

• **Diarrhoe** (Durchfall): dünner, wäßriger Stuhl und häufige Entleerungen mit oft kolikartigen Schmerzen. Dies kann verursacht sein durch Infektionen (z. B. Salmonellen), entzündliche akute Darmerkrankungen oder nervös bedingte Reize (Lampenfieber, Prüfungsangst). Eine Diarrhoe kann zu erheblichem Flüssigkeitsverlust mit Elektrolytmangel führen.

• **Obstipation** (Verstopfung): trockener, harter Stuhl bei verzögerter, seltener und erschwerter Stuhlentleerung, häufig begleitet von Völle- und Druckgefühl, Appetitlosigkeit und Kopfschmerzen.

Die *Ursachen* können sehr verschieden sein: z. B. Tonusverminderung des Darmes während der Schwangerschaft (Progesteronwirkung), häufige Unterdrückung des Entleerungsreflexes (z. B. Zeitnot, Hektik, Schmerzen), falsche Ernährungsgewohnheiten (ballaststoffarm), Flüssigkeits- und Bewegungsmangel, Stoffwechselstörungen (Diabetes mellitus, Hypothyreose).

• **Stuhlinkontinenz** (unwillkürlicher Abgang von Stuhl): Insuffizienz des M. sphincter ani (z. B. nach schlecht versorgtem DR III°), Rektum-Scheiden-Fistel, Lähmung.

Vaginale Ausscheidungen

Zu unterscheiden sind zyklusabhängige und -unabhängige Ausscheidungen. Eine Sekretion der Zervixdrüsen und die Transsudation der Vaginalwände sorgen für ständige Feuchtigkeit, die sich bei sexueller Erregung vermehrt (Lubrikation). Auch die Bartholin-Drüsen (Glandulae vestibulares majores) im Scheidenvorhof sondern Schleim ab. Das Epithel der Vagina enthält reichlich Glykogen, das beim Abbau der Zelle freigesetzt wird. Laktobacillus acidophilus (Döderlein-Bakterien) wandeln das Glykogen des Vaginalepithels in Milchsäure um. Das dadurch entstehende saure Milieu (ca. pH 4) verhindert Wachstum und Aszension von pathogenen Keimen.

Fluor vaginalis (Ausfluß)

Funktioneller Fluor ist in Menge, Konsistenz und Aussehen an den verschiedenen Zyklustagen unterschiedlich. Um die Zeit der Ovulation ist der leicht vermehrte schleimige Ausfluß klar und fadenziehend, sonst eher weißlich, trüb und wenig. In der Schwangerschaft ist eine vermehrte Sekretion normal.

Vermehrter Fluor ist nicht selten durch sehr enge Hosen, Slips aus Synthetik oder ständiges Tragen von luftundurchlässigen Slipeinlagen bedingt.

Pathologischer Fluor wird durch verschiedene Erreger verursacht (z. B. Trichomonaden, Chlamydien, Strepto- und Staphylokokken, Kolibakterien, Candida albicans).

• Bei *Trichomonadenbefall* (-kolpitis) ist der Fluor gelbgrün, schaumig-schleimig, dünnflüssig und übelriechend.

- *Soorbefall* (Candida albicans) ist am weißlichen, grobkörnigen Ausfluß zu erkennen, der oft starkes Jucken im Genitalbereich verursacht.
- Bei der *Gonorrhoe* kann der Fluor eitrig sein.

Menstrualblut

Das Menstrualblut besteht zu einem Drittel aus abgestoßener (max. aufgebauter) Funktionsschicht des Endometriums sowie Genitalsekret (Schleim). Der Blutabgang beträgt insgesamt etwa 50–150 ml in 3–5 Tagen.

Menstrualblut gerinnt selten und ist eher flüssig, da das Endometrium ein proteolytisches Ferment (Zytofibrinokinase) freisetzt, das zu einer lokalen Fibrinolyse führt. Nur bei verstärkter Blutung kommt es zur Koagelbildung.

Folgende **Menstruationstypen** werden unterschieden:

- *Eumenorrhoe:* regelrechte Blutung alle 25–35 Tage ohne Beschwerden
- *Amenorrhoe:* Ausbleiben der Blutung
- *Oligomenorrhoe:* zu seltene Blutung (Intervall > 35–45 Tage)
- *Polymenorrhoe:* zu häufige Blutung (Intervall < 25 Tage)
- *Menorrhagie:* zu starke und zu lange Blutung
- *Dysmenorrhoe:* sehr schmerzhafte Blutung.

Wochenfluß (Lochialsekret) s. S. 327.

Schweiß (Sudor)

Die extrarenale Flüssigkeitsausscheidung über Atmung und Haut heißt **Perspiratio insensibilis** (unmerklicher Wasserverlust), die Sekretion der Schweißdrüsen **Perspiratio sensibilis** (Transpiration). Die ständige Wasserabgabe über Hautzellen und Atemluft beträgt ca. 500 ml/24 Std. Die Schweißabgabe hängt von verschiedenen Faktoren ab, sie beträgt innerhalb von 24 Std. 400–1500 ml. Wasser- und Schweißsekretion sind wichtig zur Regulation der Körpertemperatur. Bei großen Flüssigkeitsverlusten durch starkes Schwitzen müssen Wasser und Kochsalz ersetzt werden. Die Beobachtung von Menge und zeitlichem Auftreten der Schweißsekretion läßt Rückschlüsse über die physische und psychische Verfassung des Menschen zu.

Hauptbestandteil des Schweißes ist Wasser (99%) und Kochsalz, dazu kommen flüchtige Fettsäuren (Butter- und Ameisensäure), Harnstoff und Cholesterin.

Schweiß ist *geruchlos*. Die Schweißdrüsen in Achselhöhle und Genitalregion erzeugen jedoch individuell und geschlechtsspezifisch verschiedene Duftstoffe.

Unangenehmer Schweißgeruch entsteht durch Vermehrung und Zersetzung von Bakterien an schlecht belüfteten Körperregionen und durch mangelhafte Hygiene.

Vermehrte Sekretion von **warmem, großperligem Schweiß** ist normal bei hohen Außentemperaturen, vermehrter körperlicher Arbeit (Stoffwechselsteigerung) und Fieber. Wöchnerinnen geben durch vermehrte Schweißproduktion einen Teil der schwangerschaftsbedingt eingelagerten Flüssigkeit wieder ab. **Kalter, kleinperliger Schweiß** ist ein Alarmzeichen, er entsteht durch Zusammenziehen der Poren, bei Minderdurchblutung der Haut, durch Zentralisation des Kreislaufs (Schock, starke Schmerzen, Erbrechen).

Erbrechen (Vomitus, Emesis)

Nausea (Übelkeit) und **Erbrechen** werden über das Brechzentrum im verlängerten Rückenmark gesteuert. Dem Erbrechen geht meist Übelkeit mit vermehrter *Salivation* (Speichelsekretion) voraus. Der Brechvorgang beginnt mit einer tiefen Einatmung, dann schließt sich der Kehldeckel und durch starke Kontraktion von Bauchmuskulatur und Zwerchfell wird der Mageninhalt nach oben befördert. Erbrechen wird meist von Würgen, Tränenfluß und Kaltschweißigkeit begleitet.

Ursachen für Erbrechen sind: Erhöhter Hirndruck (z. B. Schädel-Hirn-Trauma), Vergiftungen (Medikamente, Alkohol, Nahrungsmittelgifte), hormonelle Veränderungen in der Schwangerschaft (Emesis- oder Hyperemesis), psychische Situationen (Angst, Ekel, Nervosität), Magersucht (Anorexia nervosa), Bulimie (Heißhunger, Essen und anschließend gewolltes Erbrechen), starke Schmerzen (Dysmenorrhoe, Wehen, Magen-Darm-Erkrankungen).

Zeitpunkt und **Häufigkeit** werden in Bezug zur Tageszeit und Einnahme von Mahlzeiten beobachtet: morgendliches Erbrechen (z. B. Emesis gravidarum), nach jeder Mahlzeit (akute Gastritis), Nüchternschmerz (Magengeschwür). Die Menge wird gemessen oder geschätzt.

Art des Erbrechens, z. B. im Schwall, mit wellenförmigen Magenbewegungen (meist bei männlichen Säuglingen ab 3. Lebenswoche mit Magenpförtnerspasmus).

Beimengungen:
- *Angedaute Nahrungsbestandteile*, die säuerlich bis stark sauer riechen, bei Erbrechen nach Ekel oder verdorbenen Speisen.
- *Schleimbeimengungen* (Vomitus matutinus), z. B. bei Gastritis oder morgendlichem Schwangerschaftserbrechen.
- *Blutbeimengungen* sind kaffeesatzartig bei Magenblutungen und frischrot bei blutenden Ösophagusvarizen.
- *Gelbgrünliches Gallesekret* bei nüchternem Magen oder langandauerndem Erbrechen.
- *Koterbrechen (Miserere)* bei Darmverschluß (Ileus).

10.2.3 Blutbestandteile, Blutwerte

Hier werden nur die wichtigsten Blutbestandteile erklärt und Normalwerte genannt (Tab. 10.2-5 und Anhang).

- **Plasma:** flüssiger Anteil des Blutes, bestehend aus Wasser, Albumine, Globuline und Fibrinogen. Im Plasma werden Elektrolyte (Na^+, Ca^{++}, K^+ etc.), Nährstoffe (Eiweiß, Kohlenhydrate, Fett), Hormone, Enzyme und CO_2 transportiert.

- **Serum:** flüssiger Anteil des Blutes (Plasma) *ohne* Fibrinogen (Gerinnungsfaktor).

- **Erythrozyten (red blood cells = RBC):** rote Blutkörperchen, kernlos, größter Anteil aller Blutzellen. Rotfärbung durch Hämoglobin, Lebensdauer beim Erwachsenen ca. 120 Tage.

- **Thrombozyten (platelets = PLT):** farblose Blutplättchen, die zur Blutgerinnung (Thrombenbildung) benötigt werden, Verweildauer im Blut 5–11 Tage.

- **Leukozyten (white blood cells = WBC):** kernhaltige, eigenbewegliche, farblose Zellen (weiße Blutkörperchen), Lebensdauer 24 Std.–5 Tage. Unterteilung in Granulo-, Lympho-, Monozyten. Phagozyten (Untergruppe der Mono- und Granulozyten) sind wichtig zur Erregerabwehr. Bei einer Infektion kommt es zu einer phasenhaft ablaufenden prozentualen Veränderung der Leukozytenverteilung im Blut: Linksverschiebung im Differentialblut.

- **Hämoglobin (Hb):** roter Blutfarbstoff in den Erythrozyten, wichtig für Sauerstofftransport, da es O_2 bindet.

- **Hämatokrit (HK):** prozentualer Anteil der zellulären Bestandteile im Blut (Erythrozyten, Leukozyten, Thrombozyten).

> Ein **Blutverlust** wirkt sich auf den Hb und HK wie folgt aus:
> 500 ml Blutverlust mindert das Hb um ca. 1 g/dl, den HK um ca. 3% (*Faustregel*). Allerdings reagieren Hb und HK verzögert.

Zur Differenzierung verschiedener Anämieformen (z. B. normo- oder hypochrome, mikro- oder makrozytäre Anämie) werden zusätzlich folgende Werte ermittelt:

- **MCV (mean cell volume):** mittleres Erythrozyten Einzelvolumen in mm^3 = fl (Femtoliter).

Tab. 10.2-5: Labornormalwerte (klinik- und methodenabhängig)

	Blutmenge in Prozent des Körpergewichtes	Erythrozyten (Mio./mm³)	Hämoglobin Hb (g/dl oder mmol/l)	Hämatokrit HK (%)	Leukozyten (Anzahl/mm³)	Thrombozyten (Anzahl/mm³)
Männer	6–8%	4–6	14–16 g/dl (8,7–9,9 mmol/l)	39–47	4.000–10.000 Leukopenie: < 4.000 Leukozytose: > 10.000	150.000–400.000 Thrombo-(zyto)penie: < 100.000 Thrombozytose: > 400.000
Frauen		4–5	12–14 g/dl (7,5–8,7 mmol/l) Anämie: < 12 g/dl	36–44		
Schwangere (im letzten Trimenon) Wöchnerinnen (bis 14 Tage p. p.)	um 30–35% vermehrt		behand.bed. Anämie: ab 11,2 g/dl (< 7 mmol/l) schwere Anämie: < 8 g/dl (< 5 mmol/l)	30–40	bis zu 15.000 (18.000)	
Neugeborene (1. Woche post partum)	ca. 10%	5–7	16–20 g/dl (9,9–12,4 mmol/l)	45–65	18.000–30.000	80.000–500.000

$$\text{MCV (fl)} = \frac{\text{Hämatokrit (Vol\%)} \times 10}{\text{Erythrozytenzahl (Mill./mm}^3\text{)}}$$

Mittelwerte: Erwachsene 80–99 fl, Neugeborene 107 fl.

- **MCH (mean cell hemoglobin):** mittlerer Hämoglobinwert des Einzelerythrozyten in pg (Pikogramm). *Mittelwerte:* Erwachsene 27–31 pg, Neugeborene 34 pg.

- **MCHC (mean cell hemoglobin concentration):** mittlere Hämoglobinkonzentration im Einzelerythrozyten in Prozent. *Mittelwerte:* Erwachsene 33–37%, Neugeborene 32%.

Blutungszeit: Zeitraum, in dem nach künstlicher Stichverletzung (z.B. Ohrläppchen) die Blutung zum Stillstand kommt (ca. 2–4 Min.). Dieser Test ist zum Erkennen einer *verstärkten Blutungsneigung* geeignet.

Gerinnungszeit: durch den einfach und laborunabhängig am Entbindungsbett auszuführenden **Clot-observation-Test** kann eine *Koagulopathie* (Verbrauchskoagulopathie oder Hyperfibrinolyse) festgestellt werden (engl. clot = Klumpen, Gerinnsel):

2–5 ml Blut werden in einem Glasröhrchen aufgefangen. Bei ca. 37 °C muß sich in 4–8/5–10 Min. (unterschiedliche Literaturangaben) ein Koagel gebildet haben bzw. das Blut geronnen sein.

Verbrauchskoagulopathie: Gerinnung dauert länger oder das Blut gerinnt gar nicht.

Hyperfibrinolyse: Das Koagulum löst sich innerhalb einer Stunde wieder auf.

10.3 Haut und Hautveränderungen

Gisela Kriegerowski-Schröteler

10.3.1 Aufbau der Haut

Die Haut ist von außen nach innen aus 3 Schichten aufgebaut:

- *Epidermis* (Oberhaut),
- *Korium* (Lederhaut),
- *Subkutis* (Unterhaut) (s. Abb. 10.3-2).

Die **Epidermis** (1–3 mm dick) besteht aus 5 nicht durchbluteten Schichten (Abb. 10.3-1).

- Zuunterst liegt die *Basalschicht*, von ihr aus bilden sich ständig neue Zellen und wandern innerhalb von 27 Tagen in einem Verhornungsprozeß nach außen.
- Darüber liegt die *Stachelzellschicht* (spitze Zellfortsätze) mit den Melanozyten. Nicht die Anzahl der Melanozyten, sondern ihre genetisch festgelegte Fähigkeit, unterschiedliche Mengen Farbstoff (Melanin) zu bilden, verleiht der Haut ein mehr oder weniger dunkles Aussehen.

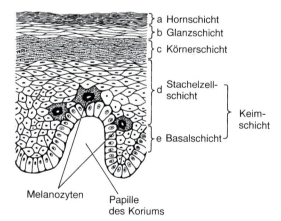

Abb. 10.3-1: Epidermis (Oberhaut) mit ihren Schichten, **a.** Hornschicht (Stratum corneum), **b.** Glanzschicht (Str. lucidum), **c.** Körnerschicht (Str. granulosum), **f.** Keimschicht (Str. germinativum) bestehend aus: **d.** Stachelzellschicht (Str. spinosum), **e.** Basalschicht (Str. basale)

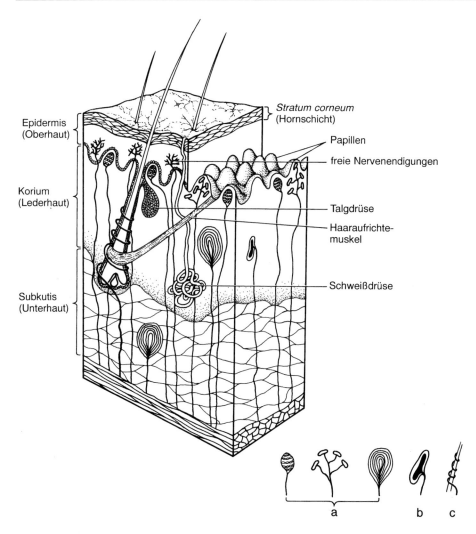

Abb. 10.3-2: Drei Schichten der Haut und einige Rezeptoren, **a.** Mechanorezeptoren, **b.** Wärmerezeptor, **c.** Haarfollikelrezeptor

- Darüber befindet sich die *Körnerschicht*, benannt nach in den Zellen eingelagerten Körnchen, die den Beginn der Verhornung anzeigen.
- Darüber liegt die *Glanzschicht*, sie enthält inner- und außerhalb der Zellen eine ölige Flüssigkeit (Vorstufe der Verhornung).
- An der Oberfläche, bestehend aus kernlosen, flachen, farblosen, dachziegelartig übereinandergeschichteten Zellen, liegt die *Hornschicht*, sie ist 0,3 bis mehrere mm dick. Alte oder beschädigte Hornzellen, an denen sich Fremdstoffe (z. B. Chemikalien, Bakterien) abgesetzt haben, werden abgestoßen.

Die Epidermis wird von den Ausführungsgängen der Talg- und Schweißdrüsen durchbrochen. **Haare und Nägel**, als *Hautanhangsgebilde*, werden von der Epidermis gebildet. Haare sind in die Lederhaut eingesenkte Hornfäden, Nägel sind Hornplatten zum Schutz der empfindlichen Finger- und Zehenkuppen.

Das darunter liegende derbe **Korium** ist von vielen feinen Blutgefäßen durchzogen und besteht aus einem Geflecht kollagener und elastischer Fasern (Bindegewebe). Hier befinden sich Schweißdrüsen, der Haarschaft mit Haaraufrichtemuskel und Haarfollikelrezeptor (Berührungssinn) sowie Talgdrüsen. Bei Kontraktion des Haaraufrichtemuskels werden die Talgdrüsen entleert. Das Korium enthält auch verschiedene Mechanorezeptoren, außerdem Wärme- und Kälterezeptoren. Freie Nervenendigungen verlaufen als Schmerzrezeptoren bis in die Epidermis (Abb. 10.3-2).

Es gibt unbehaarte Hautflächen (z.B. Innenhand, Fußsohlen), solche mit vielen Empfindungsrezeptoren (z.B. Fingerspitzen, erogene Zonen) und Hautbezirke, die vermehrt mit Schweißdrüsen ausgestattet sind (z.B. Stirn, Achselhöhlen, Handflächen, Fußsohlen). Die Verbindung des Koriums zur Epidermis besteht in zapfenförmigen Ausbuchtungen, den Papillen, in denen Kapillargefäße zur Ernährung der epidermalen Basalschicht verlaufen (Abb. 10.3-1, 2). An den Fingerspitzen sind die Papillen in Reihen (Rillen) zu einem individuellen Muster angeordnet (Fingerabdruck). Sie dienen wahrscheinlich der besseren Griffigkeit.

Die **Subkutis** ist die unterste, mit wenigen großen Gefäßen durchzogene Schicht aus Fett und Bindegewebe, die Verbindungsschicht zu den darunter liegenden Muskeln, Sehnen oder Knorpeln. Bei Frauen ist sie im allgemeinen dicker als bei Männern. An manchen Stellen ist die Subkutis lose und leicht verschiebbar (s. c.-Injektionsorte), an anderen fest anliegend.

Hautfunktionen

Die Haut hat abgrenzende Schutzfunktionen und gleichzeitig vermittelnde Funktion als Sinnes- und Ausscheidungsorgan.

- Die **Epidermis** schützt vor physikalischen Einflüssen (z.B. Druck, Reibung, Strahlen), kann chemische Substanzen (z.B. Arzneimittel oder Toxine) aufnehmen und diese durch Enzyme, Hormone, T-Lymphozyten und Makrophagen zum Teil vernichten oder verändern. Unter Einwirkung von UV-Licht geschieht die Umwandlung von Provitamin D in Vitamin D2 und D3 (Calciferole), die wichtig für den Kalziumhaushalt (Knochenaufbau) sind.

- Elastizität und Robustheit des **Koriums** schützen vor mechanischen Einflüssen (z.B. Stoß, Druck). Durch verschiedene Rezeptoren wirkt das Korium als Sinnesorgan.

- Zur Wärmeregulation können sich die Blutgefäße der Leder- und Unterhaut unterschiedlich weit stellen. Eine starke Erweiterung bewirkt eine erhöhte Durchblutung und damit gesteigerte Wärmeabgabe. Reicht diese Wärmeabgabe nicht aus, wird Schweiß abgegeben, es entsteht Verdunstungskälte. Soll die Wärmeabgabe verringert werden, kontrahieren sich die Gefäße. Zusätzlich bewirkt Kontraktion der Haaraufrichtemuskeln die „Gänsehaut" (cutis anserina) und damit eine geringfügige Verkleinerung der Hautoberfläche; zwischen den aufgerichteten Haaren bildet sich ein Luftpolster, das die Wärmeabgabe verringern soll.

- Die **Subkutis** ist durch ihr Fettgewebe Isolierschicht und Energiedepot.

Die Abwehrfähigkeit der Haut gegen Bakterien entsteht nicht zuletzt durch einen Säuremantel (pH-Wert 5,5–6,5), aus Schweiß, Absonderung der Talgdrüsen (Hautfett = Sebum), zusammen mit dem Eiweißabbauprodukt abgestorbener Zellen der Oberhaut. Hauttalg bewirkt außerdem eine Verkleinerung der Verdunstungsfläche und verringert die Wasserabgabe.

10.3.2 Besonderheiten der Säuglingshaut, Hautpflege

Die Epidermis ist dünner und lockerer, ihre oberste Schicht hat noch Zellkerne und einen Wasseranteil von ca. 60% (10% beim Erwachsenen).

Die **Hautoberfläche** ist in Relation zum Körpergewicht des Säuglings dreimal größer als beim Erwachsenen, darum kühlt ein Neugeborenes schneller aus (große Verdunstungsfläche). Den Hautgefäßen fehlt es noch an Dilatationsfähigkeit, so kann Wärme kaum über gesteigerte Durchblutung (Wärmeabstrahlung) der Hautoberfläche abgegeben werden, sondern nur durch Schweiß. Trinkt ein Säugling nicht ausreichend, ist Schweißbildung nicht möglich, es besteht Gefahr des Hitzestaus mit Durstfieber.

Die Verbindung der Ober- zur Lederhaut ist wegen schwacher Ausprägung der Papillen nicht sehr fest, durch Reibung kommt es eher zur Blasenbildung. Auch die elastischen Fasern der Lederhaut sind weniger ausgebildet und robust. Da die Permeabilität (Durchdringungsfähigkeit) der Zellen und Gefäßwände noch sehr hoch ist, entstehen beim Neugeborenen eher Ödeme (s. S. 406).

Das Fehlen von Eiweißabbauprodukten abgestorbener Hautzellen bedingt einen höheren pH-Wert (6,7), der weniger Schutz bietet. Die Körnerschicht hat nur eine Zellschicht, die Haut sieht deshalb durchsichtig und wegen durchscheinender Blutgefäße rosig aus.

Beim reifen Neugeborenen ist das Unterhautfettgewebe gut ausgeprägt. Es dient als Wärmeregulator und Energiespender für die ersten Lebenstage.

Pflege der Haut
Beim Säugling und Erwachsenen ist der Erhalt des Säuremantels zur Infektabwehr besonders wichtig, deshalb sollte er nicht durch zu häufiges Waschen (alkalische Seife, Desinfektion) zerstört werden. Ph-neutrale Seifen und Emulsionen verhindern das zum Teil. Öle und reine Fettcremes dringen nicht in die Haut ein, sondern glätten sie nur oberflächlich.

10.3.3 Veränderungen der Haut

Beobachtet wird die Haut auf **Spannungsveränderungen** wie Eksikkose (Austrocknung) und Ödeme (Wassereinlagerung) sowie **Farbveränderungen** z. B. Blässe, Zyanose oder Ikterus, denn diese können auf Erkrankungen hinweisen.

Am *häufigsten* treten folgende Hautveränderungen auf:

- **Exanthem** (gr. blühe auf): großflächige Hautveränderungen in zeitlicher Abfolge (Anfang, Höhepunkt, Ende), z. B. Neugeborenen-, Masern-, Rötelnexanthem. Das Exanthem kann hämatogenen, lymphogenen oder neurogenen (aus dem Blut, der Lymphe oder von den Nerven) Ursprungs und entzündlich sein.

- **Enanthem**: „Exanthem" der Schleimhaut.

- **Ekzem**: entzündliche, flächenhaft auftretende Erkrankung der Epidermis, meist juckend und nässend, ohne Beteiligung der Schleimhaut.

- **Urtikaria** (lat. urtica, Brennessel): Nesselsucht, stark juckende, schubweise auftretende, flüchtige Quaddeln (oft allergisch bedingt).

- **Hämatom**: Bluterguß in Weichteile, Zwischengeweberäume (kann durch Bindegewebe abgekapselt werden).

- **Hämangiom**: über das Hautniveau hinausgehende Blutgefäßgeschwulst.

- **Petechien**: Punktförmige Hautblutungen, z. B. post partum bei der Mutter im Gesicht und Halsbereich durch starkes (falsches) Pressen.

- **Nävus** (lat. Mal, „Leberfleck"): unterschiedliches Aussehen, z. B. flach, erhaben, behaart. Jedes Auftreten neuer Pigmentnävi (Leberflecke), aber auch Wachstum oder Veränderung der Oberfläche angeborener Nävi muß kontrolliert werden. Sie können harmlos, aber auch bösartig sein (*Melanom*).

- **Naevus flammeus** (Feuermal): angeborene, bleibende Blutgefäßerweiterung in Hautniveau (keine Geschwulst).

- **Nävus Unna-Politzer** (Storchenbiß): s. S. 406.

10.4 Pflegerische Tätigkeiten

10.4.1 Haare kürzen, entfernen, rasieren

Martha Halbach

Teil- oder Ganzrasuren gehören zur präoperativen Vorbereitung einer Patientin. Die Haarentfernung dient als Infektionsprophylaxe, aber auch um einen Wundverband besser zu befestigen und leichter zu wechseln.

Generell werden Haare im Umkreis von 20 cm um das Operationsgebiet entfernt.

Vorbereitung zur Sectio caesarea: (s. S. 564)
Haare im Bereich der großen Labien müssen gekürzt, aber nicht unbedingt entfernt werden (Abb. 10.4-1). Eine Rasur sollte nicht länger als 6 Stunden vor der Operation erfolgen, da auch bei sehr sorgfältigem Arbeiten kleine Verletzungen entstehen. Dadurch können eingewanderte Keime bei der präoperativen Hautdesinfektion nicht mehr abgetötet werden (potentielle Infektionsquelle). Es werden Handschuhe getragen, das zu rasierende Gebiet mit Flüssigseife (Betaisodona®) eingeschäumt und mit Einwegrasierer enthaart. Bei Anwendung von Haarentfernungscremes (nicht im Genitalbereich!) entstehen zwar keine Verletzungen, evtl. aber allergische Reaktionen.

Vorbereitung zur Geburt
Es genügt die Kürzung der Schamhaare an den großen Labien. Im Bereich des Dammes (Episiotomie, Dammriß) wird eine Rasur empfohlen, um evtl. Nähen zu erleichtern und ein besseres Sauberhalten der Wunde im Wochenbett zu gewährleisten.

10.4.2 Klistier, Darmeinlauf

Ein routinemäßig durchgeführter Einlauf in der Geburtshilfe hat heute keine Berechtigung mehr. Die Erwartungen an den Einlauf für die Geburt: Ausschaltung eines Infektionsfaktors durch Stuhlabgang während des Pressens und eine Verkürzung der Geburtsdauer wird durch eine 1990 veröffentlichte Studie engl. Hebammen nicht bestätigt. So ist z. B. das Absetzen von geformtem Stuhl, wie es ohne Einlauf beim Pressen vorkommen kann, dem Abgang von flüssigem Stuhl, bei nicht völlig abgesessenem Einlauf, vorzuziehen. Ein Reinigungseinlauf unter der Geburt ist dann sinnvoll, wenn die Gebärende während der letzten 24 Stunden nicht abgeführt hat und ein gefülltes Rektum tastbar ist.

Der Ausdruck *Klistier* oder *Klysma* (gr. klyzein, reinigen, wegspülen) bezeichnet das Einbringen von Flüssigkeit in das Rektum (Mastdarm) mittels Darmrohr und Irrigator (Spülkanne) oder Spritze (z. B. Fertigklistier). Abb. 10.4-2 zeigt die Materialien für den Einlauf. Die Wirkung beruht auf unterschiedlichen Reizen:

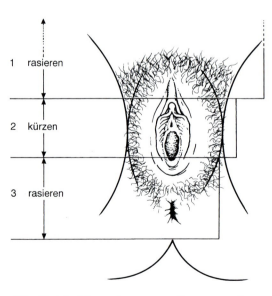

Abb. 10.4-1: Haare kürzen, entfernen, rasieren, Bereich **1** Rasur vor Kaiserschnitt, **2** Kürzung vor Geburt und Kaiserschnitt, **3** Rasur vor Geburt

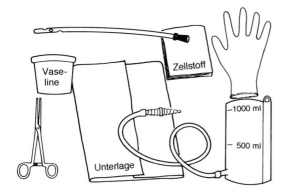

Abb. 10.4-2: Materialien für den Reinigungseinlauf: Irrigator (Spülkanne) mit Schlauch und Ansatzstück, Einmaldarmrohr, Schlauchklemme, Vaseline, Zellstoff, Handschuhe, Einmalunterlage

- **mechanische Wirkung:**
Volumenerhöhung im Rektum, die den Stuhldrang auslöst und den Darminhalt verflüssigt, sowie Reiz des Afterschließmuskels durch das Darmrohr
- **thermische Wirkung:**
lauwarmes Wasser (34 °C – 35 °C) bewirkt einen stärkeren Reiz als körperwarme Flüssigkeit (37 °C!)
- **chemische Wirkung:**
Zusätze wie Salz oder Glyzerin entziehen der Darmwand Flüssigkeit (weitere Volumenerhöhung), Öl und Glyzerin wirken als Gleitmittel, medizinische Seife reizt die Darmwand. Da Seife toxisch wirkt und Nerven schädigen kann, wird sie nicht mehr verwendet. Zum Reinigungseinlauf vor der Geburt werden **keine** Zusätze benutzt.

Reinigungseinlauf

Die Patientin wird informiert, für Sichtschutz gesorgt und Einmalunterlagen als Wäscheschutz bereit gelegt. Wenn möglich liegt die Frau entspannt auf der **linken Seite** mit leicht angewinkelten Beinen. Die Flüssigkeit gelangt so leichter bis in das Sigmoideum (S-förmige Schlinge = Übergang vom Rektum zum absteigenden Kolon).

Technik
Der Irrigator wird mit 500–750 ml handwarmem Wasser gefüllt, der Schlauch luftleer gemacht, indem er tiefer als die Spülkanne gehalten und abgeklemmt wird, sobald das Wasser abläuft. Einfetten der Darmrohrspitze mit wenig Vaseline, damit die Löcher nicht verstopfen. Bei leichtem Gegendrücken (Pressen) der Patientin wird das Darmrohr in der Wehenpause mit leichten Drehbewegungen (rechts/links) 10–12 cm eingeführt (bei spürbarem Widerstand wird erst mit Einlaufen der Spülflüssigkeit versucht, das Darmrohr tief genug in den Darm zu schieben). Die Spülkanne wird etwas angehoben, die Klemme gelöst. Dann den Irrigator langsam weiter anheben bis in Schulterhöhe. Je höher er gehalten wird, desto stärker ist der Druck des Wassers, um so schneller läuft es ein und um so unangenehmer wird es empfunden.

Die Hebamme beobachtet die Frau während des Einlaufs ständig und läßt sie ruhig ein- und ausatmen, am besten atmet sie mit ihr. Gibt die Frau Preßdrang an, wird sofort der Irrigator gesenkt, die Wasserzufuhr durch Abknicken oder Abklemmen des Schlauches unterbrochen. Die Flüssigkeit verteilt sich erst einmal im Rektum, meist kann nach kurzer Zeit weitergemacht werden. Bevor der Irrigator ganz leer ist, wird der Schlauch abgeklemmt und das Darmrohr mit bereitliegendem Zellstoff entfernt, wobei die Patientin zum „Zukneifen" des Gesäßes aufgefordert wird.

Der Einlauf sollte nach Möglichkeit ca. 5–10 Min. von der Frau im Darm gehalten werden, die dabei in der Nähe einer unbesetzten Toilette umherläuft. Sie wird informiert, daß eine einmalige Entleerung des Darmes oft nicht ausreicht und innerhalb der nächsten 30–45 Min. noch ein Toilettengang nötig wird.

Fertigklistiere

Wegen ihrer einfachen Handhabung werden von vielen Hebammen Einmalklistiere zur Darmentleerung während der Geburt verabreicht.

Diese vom Hersteller verschlossenen Plastikbehälter enthalten 100–200 ml Wasser mit verschiedenen Zusätzen wie Salze oder Sorbit. Durch die geringe Flüssigkeitsmenge wird nur die Rektumampulle erreicht und der Abgang von hartem Stuhl erleichtert (z. B. bei Obstipation im Wochenbett). Fertigklistiere bewirken auch eine vermehrte Schleimproduktion der Darmwand. Werden sie vor der Geburt gegeben, kann dies zu wiederholtem Schleimabgang in der Austreibungsperiode führen.

Nie sollten 2 Klistiere auf einmal verabreicht werden, um die Wirkung zu verstärken. Diese Praxis ist abzulehnen, da die Schwangere durch die doppelte chemische Wirkung zu stark belastet wird. Sollte ein größeres Volumen erforderlich sein, empfiehlt sich der Reinigungseinlauf (s. o.).

Technik
Das Klistier sollte vorher im Wasserbad etwas erwärmt werden. Nachdem die Schutzkappe entfernt ist, wird die Spitze eingefettet, in den Anus eingeführt und der Behälter beim Ausdrücken zusammengerollt. So wird er auch wieder herausgezogen, damit die Flüssigkeit nicht in das Klistierbehältnis zurückgesaugt wird.

Ein Microklist® enthält nur 5 ml Flüssigkeit, es regt die Darmperistaltik an und führt (ähnlich wie Rektalzäpfchen) nach 15–30 Min. zur Defäkation.

Hebe- und Senkeinlauf (Schaukeleinlauf)

Indikation: Anregung der Darmperistaltik, z. B. um postoperativ einem Ileus (Darmverschluß) vorzubeugen.

Technik
Beginn wie bei einem Reinigungseinlauf. Ist der Irrigator fast leer, wird er unter Gesäßhöhe gesenkt, damit das Wasser aus dem Darm in die Spülkanne zurückläuft. Nach einigen Wiederholungen (Heben und Senken) ist die Spülflüssigkeit bräunlich verfärbt, sie verbleibt im Rektum und wird wie nach einem Reinigungseinlauf ausgeschieden.

Vorsicht: Dieser Einlauf belastet den Kreislauf (RR ↓) und wird nur nach *ärztlicher Anordnung* durchgeführt!

10.4.3 Uringewinnung

Gisela Kriegerowski-Schröteler

Unter bestimmten Voraussetzungen kann eine künstliche Blasenentleerung nötig werden. Meist geschieht dies *transurethral* (trans: durch, Urethra: Harnröhre), obwohl durch Katheterismus in etwa 15% der Fälle eine Infektion gesetzt wird. **Alternativen** sollten darum bedacht werden: Bei Harnverhaltung z. B. *medikamentöse Tonisierung* der Harnblase, zur Untersuchung auf Bakterien z. B. *Mittelstrahlurin* oder *suprapubische Blasenpunktion* (lat. supra = über, os pubis = Schambein).

Transurethraler Blasenkatheterismus

Hierbei wird ein Katheter durch die Urethra bis in die Blase geschoben. Für Frauen wird meist ein Nélaton-Katheter mit einer Stärke von 12–16 Ch. (Charrière s. S. 616) benutzt. Alle Katheter sind heute aus Einwegmaterial, der Einmalkatheter aus PVC, der Dauerkatheter aus Silikon, Kautschuk oder Materialgemischen (Abb. 10.4-3).

Beim Katheterisieren wird die Barriere vom unsterilen äußeren zum sterilen inneren Milieu durchbrochen. Desinfektionsmaßnahmen sind daher notwendig. Die festgelegte Reihenfolge des Arbeitsablaufs mit sterilen Materialien soll verhindern, daß durch die Urethra Keime in die Blase geschoben werden.

Indikationen für Einmalkatheterismus (EK) oder Dauerkatheter (DK) in der Geburtshilfe sind:
- Untersuchung des Urins auf Bakterien (*EK*)
- Nierenfunktionskontrolle bei Präeklampsie (*DK*)

10.4 Pflegerische Tätigkeiten

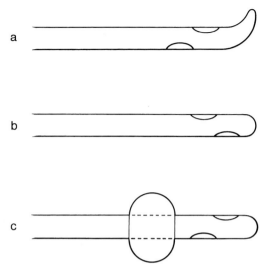

Abb. 10.4-3: Verschiedene Katheterspitzen, **a.** Tiemann-Katheter, gekrümmte Spitze (Männerkatheter), **b.** Nélaton-Katheter, gerade Spitze, **c.** Foley-Katheter mit Nélatonspitze (Dauerkatheter mit auffüllbarem Ballon und verstärkter Spitze zum besseren Einführen)

- Wehenschwäche durch zu volle Harnblase (*EK*)
- vor Sektio, um Verletzungen der Blase bei Op. zu verhindern, Platz und Übersicht zu schaffen sowie Harnverhaltung p. p. zu vermeiden (*DK*)
- vor jeder vaginal operativen Entbindung (*EK*)
- Blutung vor oder nach Plazentageburt (*EK*)
- fehlender Miktionsreflex während oder nach der Geburt, z. B. bei PDA (*EK*)
- zum Nähen einer Klitoris- oder paraurethralen Rißverletzung (*EK*)
- Harnverhalten im Wochenbett, bei Uterushochstand und verstärkter Blutung (*EK*).

Vorbereitung:

- *Information* der Frau, warum katheterisiert wird und daß dabei keine Schmerzen entstehen. Sorgfältige Reinigung der Vulva und Umgebung mit Desinfektionslösung. Obwohl beim Katheterisieren möglichst immer eine Hilfsperson assistieren sollte, wird hier das Vorgehen *ohne Hilfe* beschrieben:

- Lagerung der Frau wie zur vaginalen Untersuchung. Gute Beleuchtung, um die Urethramündung darzustellen.
- Sterile Materialien: Unterlage mit ausgepacktem Katheter, Gefäß mit 6 Tupfern und Schleimhautdesinfektionslösung, 1 Paar Handschuhe.
- Bei DK: Eine 10 ml-Spritze mit Aqua dest. zum Auffüllen des Ballons, Stöpsel für den Ablauftrichter oder ein geöffnetes Urindrainagesystem, evtl. Röhrchen für bakt. Untersuchung.

Technik, Durchführung:

Zur Desinfektion werden die etwas ausgedrückten Tupfer so gehalten, daß die Finger nicht die Haut berühren:

1. *Große Labien:* Mit dem 1. und 2. Tupfer, von vorn bis zur hinteren Kommissur desinfizieren

2. mit einer Hand (die dort verbleibt) *kleine Labien* entfalten, auseinanderhalten und mit dem 3. und 4. Tupfer von vorn nach hinten abwischen (Abb. 10.4-4).

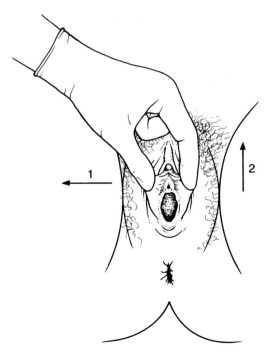

Abb. 10.4-4: Darstellung der Urethra durch Spreizen der kleinen Labien, **1** nach außen, **2** nach vorn (symphysenwärts)

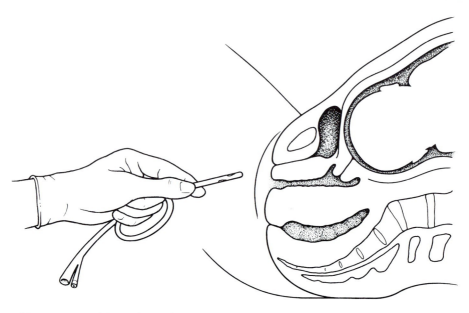

Abb. 10.4-5: Einführen des Katheters in einem 30–40° Winkel von hinten (dorsal) nach vorn (ventral)

3. Der 5. Tupfer wird 30 Sek. leicht auf die Harnröhrenmündung gedrückt. Erklärungen für die Frau, was gerade getan wird, sind hilfreich!

4. Mit dem 6. und letzten Tupfer nochmalige Desinfektion der Harnröhrenmündung (der Tupfer kann anschließend in den Scheideneingang gelegt werden).

5. Der Katheter wird etwa 5–7 cm unterhalb der Spitze gegriffen und in einem Winkel von 30–40° Richtung Symphyse eingeführt. Kurzes Husten der Frau hilft dabei, den Sphincter urethrae (Verschlußmuskel der Harnröhre) schmerzlos zu überwinden. Bei längeren Kathetern (DK) wird der Katheterschaft so in die Hand genommen, daß dessen Ende nicht unsteril wird (Abb. 10.4-5).

Unter der Geburt kann ein tiefstehender Kopf die Harnröhre gegen die Symphyse pressen und das Einführen des Katheters erschweren. Evtl. muß ein dünnerer Katheter gewählt oder der Kopf von außen leicht hochgeschoben werden.

6. Die 1. Hand verbleibt an den Labien bis Urin abläuft, d. h. der Katheter tief genug liegt, erst dann darf sie entfernt werden.

7. Urin entweder in ein steriles Untersuchungsröhrchen oder anderes Auffanggefäß laufen lassen.

8. Zuletzt mit der jetzt freien, flachen Hand dicht über der Symphyse leicht auf die Blasengegend drücken, um evtl. Resturin zu entleeren.

9. Zum Katheterentfernen immer den Ablauftrichter mit einem Finger verschließen oder den Schaft (DK) abknicken, um den Rückfluß von Urin in die Blase zu vermeiden.

10. Gebrauchtes Material wird entsorgt, die Frau wieder bequem gelagert.

Dauerkatheter

Ist der Dauerkatheter eingeführt und Urin abgelaufen, wird 10 ml steriles Aqua dest. mit einer Spritze in das neben dem Ablauftrichter liegende Ventil des Auffüllkanals gegeben (Abb. 10.4-6) und der Katheter danach etwas nach außen gezogen, um zu überprüfen, ob der Ballon gefüllt ist und vor der inneren Harnröhrenmündung liegt. Nach Verbindung zum geschlossenen Urindrainagesystem (ein Ventil verhindert Rückfluß

10.4 Pflegerische Tätigkeiten

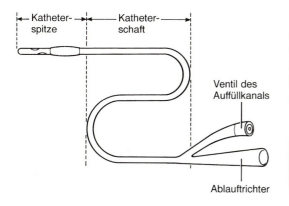

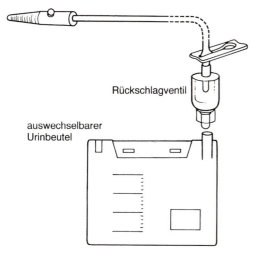

Abb. 10.4-6: Teile des Dauerkatheters und Urindrainagesystems

des Urins in die Blase), ist steriles Arbeiten nicht mehr nötig.

Pflege des DK:
1–2mal tgl. Desinfektion und Reinigung mit Schleimhautdesinfektionsmittel. Mit einem getränkten Tupfer wird der Übergang des Katheters zur Urethra kreisförmig betupft, mit einem 2. der Katheter 10 cm von der Harnröhrenmündung weg abgewischt (Richtung Urinbeutel).

Zur Untersuchung kann Urin aus der dafür vorgesehenen Stelle am Drainagesystem (nach Spraydesinfektion) steril entnommen werden.

Je länger ein Katheter liegt, desto größer ist die Infektionsgefahr. Die Verweildauer variiert von 24 Std. bis 14 Tagen, je nach Indikation und Fachbereich. Vor Entfernen des DK wird der Ballon über das Ventil mit einer Spritze wieder entleert (entblockt).

Alternativen zum Katheterismus bei Harnverhaltung

- *Medikamentöse Tonisierung* der Blase (Ubretid®, Prostigmin®)
- *Miktion anregen* durch Wasser laufen lassen, Vulva mit warmem Wasser berieseln, eine bettlägerige Frau zum Wasserlassen auf dem Steckbecken aufsetzen bzw. einer mobilen Frau den Gang zur Toilette ermöglichen
- *Kontraktion des Blasenmuskels* fördern durch kurzzeitiges Auflegen kalter Umschläge oder durch Beklopfen des Bereichs über der Symphyse mit mehreren Fingern (Reiz der Rezeptoren im Blasenmuskel).

Mittelstrahluringewinnung

Korrekt ausgeführt, ist dies eine Methode, ohne Infektionsrisiko Spontanurin zur bakteriologischen Untersuchung zu erhalten. Der erste Urinstrahl spült die Urethra, der zweite wird zur Untersuchung aufgefangen, der Rest geht in die Toilette.

Materialien: 2 Einmalhandschuhe für die Hebamme, 1 für die Frau, ein innen steriles Gefäß zum Auffangen des Urins, Nähragar (Uricult®, Biotest®), sauberer Zellstoff, Klebeetiketten.

Durchführung:
Die Frau informieren, daß es darauf ankommt, den 2. Urinstrahl ohne Berührung der Schamhaare oder Haut im Gefäß aufzufangen, nachdem der erste Strahl abgelaufen ist. Der Genitalbereich wird vorher gründlich gewaschen. Die

Frau erhält einen Handschuh für die Hand, die das Auffanggefäß hält.

Meist läuft etwas Urin über die Hand, wenn das Gefäß mit mindestens 10 cm Abstand (zur Vermeidung einer Kontamination) unter die Urethramündung gehalten wird.

Am besten geschieht das Auffangen des Urins in halb sitzender Haltung über einem Bidet oder Toilettenbecken, mit zur Wand gerichtetem Gesicht (also verkehrtherum). Der hintere Ausschnitt des Beckens ist größer und bietet mehr Platz zum Hantieren.

Die Hebamme nimmt der Frau das Uringefäß mit der behandschuhten Hand ab, gibt den Urin auf den Nähragar (Herstellerangabe beachten), beschriftet das Testgefäß (Klebeetikett mit *Name, Datum, Uhrzeit, Station*) und sorgt für sofortige Bebrütung (*Brutschrank, Transport ins Labor*).

Bei starkem Keimwachstum kann nach frühestens 16 Std. die Keimzahl/ml bestimmt werden, beim Urikult® auch gramnegative Keime. Subkulturen zur Erreger- und Resistenzbestimmung sind möglich. Ein endgültiges Ergebnis liegt nach 24 Std. vor.

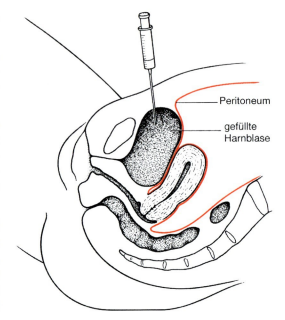

Abb. 10.4-7: Suprapubische Blasenpunktion: Die gefüllte Harnblase steigt über die Symphyse, der Uterus wird nach hinten gedrängt. Eine Blasenpunktion ist ohne Verletzung des Peritoneums (rote Linie) möglich

Suprapubische Blasenpunktion

Diese Gewinnungsart unkontaminierten Urins für bakteriologische Untersuchungen ist kaum mit Infektionsrisiko belastet. Sie ist jedoch umständlicher als Einmalkatheterismus, zudem ärztliche Aufgabe. Voraussetzung ist eine gut gefüllte Blase, die das Peritoneum nach oben verschiebt (Abb. 10.4-7).

Technik. Die Blasenpunktion erfolgt steril, mit langer Kanüle und Spritze nach gründlicher Hautdesinfektion (u. U. Rasur u. Lokalanästhesie) auf der Linea alba. Bei Blasenpunktion mit anschließender suprapubischer Katheterlegung wird ein Trokar (dicke Hohlnadel) nach Lokalanästhesie und Einritzen der Haut mit dem Skalpell in die Blase gebracht und ein Katheter (10 Ch.) durchgeschoben, der sich in der Blase aufrollt. Nach Entfernen des Trokars wird der Katheter an der Einstichstelle steril befestigt und versorgt.

Dafür stehen spezielle Einmal-Sets zur Verfügung, z. B. Cystofix®, Braun.

Sammelurin (24-Stunden-Urin)

Für einige Untersuchungen (z. B. Hormone, Gesamteiweiß) muß der Urin über 24 Std. gesammelt werden. Die gesammelte 24 Std.-Menge wird gemessen, durchmischt und eine Probe davon untersucht. Ausführliche Information der Patientin über das Sammeln ist Voraussetzung.

Beispiel: Morgens ab 8 Uhr bis zum nächsten Morgen um 8 Uhr soll gesammelt werden. Um 8 Uhr läßt die Patientin Urin, der verworfen wird. Ab dann erfolgt jede Miktion auf dem Steckbecken oder in ein Uringlas. Alle Urinportionen werden in einem abdeckbaren Gefäß (mindestens 2 l Fassungsvermögen) gesammelt, bis am nächsten Morgen um 8 Uhr die letzte Portion hinzugefügt wird.

Die Patientin muß wissen, daß Urin vor dem Stuhlgang ins Auffanggefäß entleert werden sollte, da beim Stuhlgang oft unwillkürlich Harn abgeht, der sonst nicht gesammelt werden kann (verfälscht das Ergebnis).

10.4.4 Thrombose und Embolie

Bewegungsarmut und konstitutionelle Bindegewebeschwäche sind Ursache von Venenerkrankungen, die hauptsächlich die Beine betreffen.

Etwa 50% aller Frauen haben *Krampfadern*; 12% der Erwachsenen eine chronische *Veneninsuffizienz* und 3% ein *offenes Bein*.

Begriffserklärungen

Ulcus cruris: Unterschenkelgeschwür oder offenes Bein (lat. ulcus = Geschwür, crus = Schenkel)

Varizen: erweiterte Venen, Krampfadern (lat. varix = Krampfader)

Thrombose: lokale Blutpfropfbildung, Blutgerinnung meist in Venen, seltener in Arterien (gr. thrombosis = Blutgerinnsel)

Thrombophlebitis: Entzündung der Veneninnenwand (Intima), die mit Thrombenbildung einhergeht (gr. phlebs/phlebos = Gefäß, Ader). Im Sprachgebrauch meist für die Entzündung oberflächlicher Venen verwendet (*Thrombophlebitis superficialis*).

Phlebothrombose: Entzündung und Thrombenbildung der tiefen Venen (*Thrombophlebitis profunda*).

Thrombus: Ein in den Gefäßen entstandener Blutpfropf, entweder als Abscheidungs- (von der Gefäßwand ausgehend) oder Gerinnungs- (durch gesteigerte Blutgerinnung) oder gemischter Thrombus. Er kann den normalen Blutstrom behindern oder das Gefäß verschließen.

Embolus: Thrombus, der sich von der Gefäßwand gelöst hat und wandert.

Lungenembolie: Verstopfen eines Lungengefäßes durch einen Embolus, die gefürchtetste, oft tödliche Komplikation einer tiefen Bein- oder Beckenvenenthrombose.

Postthrombotisches Syndrom: Bleibt der Thrombus an der Gefäßwand haften, wird er nach einigen Tagen mit Endothel (Epithel der Gefäßwand) überzogen und von der Gefäßwand her z. T. resorbiert (organisiert), zurück bleibt eine narbige Verengung. Der anfänglich unterbrochene venöse Blutstrom wird durch sich seitlich des betreffenden Gefäßes neubildende Umgehungsgefäße (Kollateralen) wieder aufgenommen. Ist das Gefäß nach Organisation des Thrombus wieder durchgängig, verkümmern die Kollateralen und vernarben. Zurück bleibt verhärtetes, oft hyperpigmentiertes Gewebe.

Häufig spielt sich das thrombotische Geschehen im Bereich einer Gefäßklappe ab, die bindegewebig vernarbt und insuffizient (funktionsuntauglich) wird.

Physiologie des venösen Rückstroms

Der venöse Rückstrom wird durch mehrere eng verknüpfte Funktionen gewährleistet:

- **vis a tergo** (lat. „Kraft von hinten"): Restblutdruck von ca. 30 mmHg in den Unterschenkelvenen, der noch vom Druck im arteriellen System übrig ist (Abb. 10.4-8)
- **vis a fronte** (lat. „Kraft von vorn"): Im Thorax sorgt die Ein- und Ausatmung durch unterschiedliche Druckverhältnisse für ein Auspressen und Füllen der Venen. Unterstützt wird der Blutstrom zum Herzen durch Sog (Unterdruck im rechten leeren Vorhof nach der Systole)

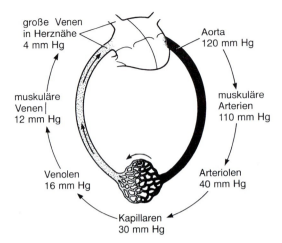

Abb. 10.4-8: Vis á tergo. Restblutdruck in den zum Herzen führenden Venen, der noch vom Druck im arteriellen System übrig ist

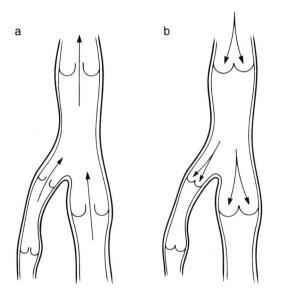

Abb. 10.4-9: (Segel-)Klappen in den Venen, a. Fließrichtung des Blutes bei offenen Venenklappen, b. Beim Rückstau schließen sich die Venenklappen

- **Muskelpumpe** im Zusammenspiel mit den **Venenklappen** („peripheres Herz"): Die Fuß- und hauptsächlich die Wadenmuskulatur preßt die Gefäße beim Anspannen aus, beim Entspannen wird Blut angesaugt, die Gefäße füllen sich.

Das Strömen des Blutes zum Herzen wird durch Venenklappen gewährleistet, bzw. ein Zurückströmen durch sie verhindert (Abb. 10.4-9)
- **Faszienlogen:** Die dicht nebeneinanderliegenden großen, tiefen Venen und Arterien haben eine gemeinsame bindegewebige Ummantelung. So kann in den elastischen Arterien pulsierendes Blut mit seinem wellenförmigen Druck (Pulswelle) in den danebenliegenden Venen das Blut Richtung Herz pressen, da die Venenklappen ein Zurückströmen verhindern.

Krankheitsursachen

Um die Entstehung eines Ulcus cruris, einer Thrombose mit postthrombotischem Syndrom oder eine Embolie zu verhindern, müssen die erkrankungsbegünstigenden Faktoren bekannt sein.

Rudolf Virchow (1821–1902) erkannte sie als den für die Thrombose wesentlichen Symptomenkomplex, der nach ihm *Virchow Trias* (Dreiheit) benannt wurde.

1. Verletzung der Veneninnenwand
2. Veränderung einiger Gerinnungsfaktoren
3. Veränderung (Verlangsamung) des venösen Rückstroms.

Diese Ursachen stehen untereinander in enger Beziehung.

Frauen sind häufiger als Männer durch einen oder mehrere Faktoren in Hinsicht auf Thrombose und Embolie gefährdet:

Faktor 1 der V.-Trias: Personen mit thromboembolischem Geschehen in der Anamnese, nach Unfall und Op. (Quetschungen, Prellungen, Sectio caesarea), Diabetiker und Raucher (Veränderungen der Intima).
Faktor 2 der V.-Trias: Frauen unter hormoneller Kontrazeption, Schwangere, Gebärende u. Wöchnerinnen, alte Menschen.
Faktor 3 der V.-Trias: Frauen unter hormoneller Kontrazeption, Schwangere, Gebärende, Wöchnerinnen, Bettlägrige (immobile Patientinnen, z. B. bei

vorzeitigen Wehen oder postoperativ), Bewußtlose, Adipöse (durch Bewegungsmangel), alte Menschen (schlechte Fließeigenschaft des Blutes wegen hohem Hämatokrit).

Die Weitstellung venöser Gefäße in der Schwangerschaft sowie häufig vorkommende Obstipation (Verstopfung) und das wachsende Kind behindern den venösen Rückstrom. Dies führt zu einem Stau in den Beinen („schwere Beine"). Wird der Ansatz der Venenklappen am Gefäß bis zur Schlußunfähigkeit gedehnt, entstehen *Varizen*. Diese Form der Klappeninsuffizienz und Durchblutungsstörung bildet sich z. T. wieder zurück, wenn die auslösenden Faktoren durch die Geburt wegfallen.

Thromboseprophylaxen

Durch Prophylaxen sind Verletzungen der Veneninnenwand kaum vermeidbar, hingegen ist die Veränderung der Gerinnungsfaktoren medikamentös relativ gut therapierbar, ebenso läßt sich die Verlangsamung des venösen Rückstroms beinflussen.

- Die **medikamentöse Thromboseprophylaxe** besteht in der Gabe von *Thrombozytenaggregationshemmern* (z. B. Azetylsalizylsäure) oder *Antikoagulantien*, von denen in der Schwangerschaft nur *Heparin* (Liquemin®) geeignet ist (s. S. 464).

Neben der medikamentösen Thromboseprophylaxe, müssen *natürliche Funktionen* unterstützt und Behinderungen des venösen Rückstroms vermieden werden.

- Betätigung der **Muskelpumpe** der Beine, Anregung von **Kreislauf** und **Atmung** durch: *Frühmobilisation* nach Geburt, Op, Unfall. *Spezielle Übungen* für bettlägerige Patientinnen s. S. 321 ff., für anamnestisch gefährdete Patientinnen (Abb. 10.4-10, 11).

- **Kompression** der oberflächlichen, variközen Venen durch individuell angepaßte *Stützstrümpfe*, *Strumpfhosen* oder fachgerecht angelegte *Kompressionsverbände*. In der Klinik mit industriell

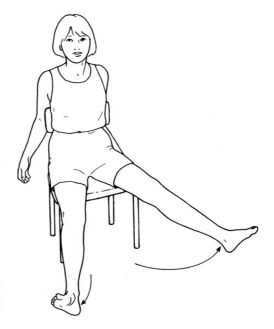

Abb. 10.4-10: Im Sitzen: Kreislauf und Wadenmuskulatur anregen. In schnellem Wechsel Beine weit ausstrecken und angewinkelt zusammenstellen

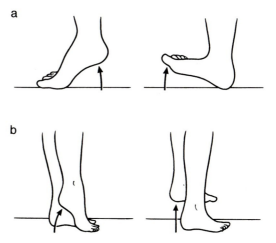

Abb. 10.4-11: Im Stehen: Wadenmuskulatur anregen und venösen Rückfluß fördern. In Schrittstellung die Hände in Schulterhöhe an der Wand abstützen, **a.** Abwechselnd 20mal in den Zehen- und Hackenstand (Zehen nach oben gezogen) gehen, **b.** Auf der Stelle wandern: Die Fersen auf der Stelle im schnellen Wechsel anheben und abstellen

hergestellten *Anti-Emboliestrümpfen*, die nach Farbkodierung des Herstellers ausgesucht werden müssen (Abb. 10.4-12).

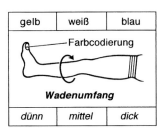

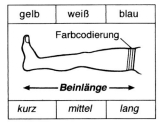

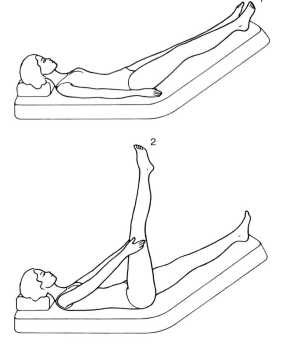

Abb. 10.4-12: Anpassung von industriell hergestellten Anti-Emboliestrümpfen: Mit speziellem, farbcodiertem Maßband werden Wadenumfang und Beinlänge gemessen. Die dabei festgestellte Farbe für den Wadenumfang muß der Farbe am Zehenfenster, die für die Beinlänge der Farbe am Strumpfabschluß entsprechen

Besonders wirksam ist die Kompression im Zusammenwirken mit der Muskelpumpe (z.B. Laufen, Radfahren und Gymnastik).

- **Venentraining** durch *Fußwechselbäder, Wassertreten* und *-güsse* (s. S. 547).

- **Entstauende Lagerung** der Beine, das Bettfußende sollte ca. 12 cm höher gestellt sein. Zusätzlich werden die *Beine* mehrmals am Tag für 10–20 Min. *hochgelagert.*

- **Ausstreichen** der Beine im Liegen, bei angehobenem Bein zuerst die Ober- dann die Unterschenkel. So werden die Oberschenkelvenen frei für das Blut aus den Unterschenkelvenen. *Hochlagerung und anschließendes Ausstreichen* sind vor Kompressionsmaßnahmen durchzuführen (Abb. 10.4-13).

Abb. 10.4-13: Entstauung und Abflußförderung vor Kompressionsmaßnahmen: Beine mindestens 20 Min. hochlagern (**1**). Oder nach mindestens 5 Min. erst die Oberschenkel (**2**) und dann die Unterschenkel ausstreichen (**3**)

- **Behinderungen des venösen Rückstroms vermeiden:**

  - Langes Sitzen und Stehen, Übereinanderschlagen der Beine und Aufliegen der Oberschenkel beim Sitzen,
  - Obstipation,
  - beengende, abschnürende Kleidung oder Strümpfe, hochhackige Schuhe,

- heiße Wannenbäder, große Unterschiede der Temperatur bei Wechselbädern, Sonnenbestrahlung der Beine.

Symptome und Behandlung der Thrombose

Symptome:
- ziehender Schmerz in der Tiefe des betroffenen Beines oder im Beckenbereich (Beckenvenenthrombose)
- spontaner Waden- oder Fußsohlenschmerz
- Druckschmerz entlang der V. tibialis (Schienbeinvene) und V. poplitea (Kniekehlenvene) sowie an der Fußsohle (Abb. 10.4-14)

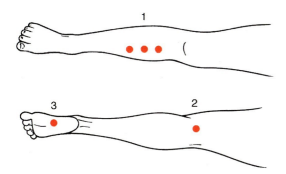

Abb. 10.4-14: Symptome der Thrombose: Druckschmerzpunkte an der **1.** V. tibialis (Schienbeinvene), **2.** V. poplitea (Kniekehlenvene) und **3.** Fußsohle

- Farbveränderung (rötlich zyanotisch, marmoriert)
- ödematöses Anschwellen des betreffenden Beines (kann zunächst diskret sein), wird durch Nachmessen und Vergleich mit dem gesunden Bein deutlich (Markierung der Meßstelle!)
- ansteigende Pulsfrequenz bei evtl. subfebrilen Temperaturen (Mahler Zeichen Abb. 10.4-15).

Behandlung:
Die früher übliche strenge Bettruhe wird heute von Spezialisten zunehmend durch Mobilisation ersetzt. Chirurgische Thrombektomie (Thrombenentfernung) oder medikamentöse Thrombolyse (Gerinnselauflösung).

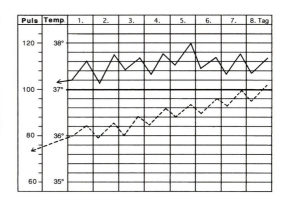

Abb. 10.4-15: Mahler Zeichen. Treppenförmiges Ansteigen des Pulses (gestrichelt) bei subfebrilen Temperaturen

Symptome und Behandlung der Lungenembolie

Symptome: Luftnot, Todesangst, Schmerzen im Thorax, Gesichtszyanose.

Erste Hilfe durch die Hebamme: Den Oberkörper der Patientin aufrichten, beruhigen, Sauerstoffgabe; bei Bewußtlosigkeit flache Seitenlage. In jedem Fall sofortiges Alarmieren eines Arztes oder Reanimationsteams, Notfallkoffer heranschaffen.

Ärztliche Behandlung: Freimachen der Atemwege, Sauerstoffgabe, frühzeitige Intubation und Beatmung. *Medikamente:* Analgetika gegen Schmerzen, Sedativa gegen Angst u. Unruhe, ggf. *Thrombolyse*.

10.4.5 Physikalische Therapie

Die physikalische Therapie ist neben der medikamentösen oder operativen eine Möglichkeit zur Behandlung von Erkrankungen. Hierbei werden hauptsächlich in der Natur vorkommende Kräfte als Heilmittel eingesetzt.

> **Zur Anwendung kommen:** *Wärme, Kälte, Wasser, Licht, Elektrizität, Luft* und *Mechanik*, die häufig kombiniert werden, z. B. Wärme oder Kälte zusammen mit Wasser.

Viele Anwendungen der physikalischen Therapie werden schon lange in der Volksmedizin als *Hausmittel* genützt. Ihre Wirksamkeit und fehlenden Nebenwirkungen auf das Ungeborene und die Mutter hat große Vorteile der medikamentösen Therapie gegenüber, z. B. ein warmes Vollbad in der Eröffnungsperiode statt sedierender oder analgesierender Medikamente.

Vor allem die **Thermotherapie** (*Thermo* = Wärme, Kälte) in Verbindung mit der **Hydrotherapie** (*Hydro* = Wasser) werden bevorzugt angewendet. Bei der **Heliotherapie** (*Helio* = Licht) ist es das Sonnenlicht, sowie verschiedene Spektralbereiche des sichtbaren Lichts (Rotlicht, blaues und weißes Licht) und nicht sichtbare Anteile wie UV- und Infrarotstrahlen.

Wärme, Kälte, Wasser

Wärme wirkt gefäßerweiternd und durchblutungsfördernd. Die verstärkte Durchblutung regt den Zellstoffwechsel an und hat heilungsfördernde Wirkung. Wärme wirkt sowohl auf die Skelettmuskulatur als auch auf die Muskulatur der Hohlorgane entspannend und entkrampfend und dadurch schmerzlindernd.

Wärme kann aber bei Entzündungen (z. B. im Abdominalbereich) *kontraindiziert* sein.

Kälte leitet Körperwärme ab, wirkt fiebersenkend und gefäßverengend. Die Gefäßverengung hemmt den Austritt von Blut (Hämatombildung) und seröser Flüssigkeit (Ödembildung) ins Gewebe. Ein nur kurz andauernder Kältereiz wirkt aufgrund der sofort einsetzenden Gegenregulationsmaßnahmen des Körpers durchblutungsfördernd, also gegenteilig. Kälte wirkt dem Wachstumsprozeß von Bakterien und damit ihrer Ausbreitung ins Gewebe entgegen.

Kälteanwendungen sind *kontraindiziert* beim fröstelnden Patienten oder an den Beinen bei arteriellen Durchblutungsstörungen.

Wasser. Neben der Wirkung der jeweiligen *Wassertemperatur* sind *hydrostatischer Druck* und *Auftrieb* wesentliche Wirkungsmechanismen des Wassers.

Hydrostatischer Druck ist das Gewicht des Wassers, das auf untergetauchte Körperteile eine Kompression ausübt.

Der venöse und lymphatische Rückfluß und damit der Schlackenabtransport wird gefördert und der Kreislauf angeregt. Durch den Auftrieb des Wassers verliert der eingetauchte Körper soviel an Gewicht, wie die Wassermenge wiegt, die er verdrängt.

Wasseranwendungen in Form von *Teil-* oder *Vollbädern*, *Schwimmen* oder *Bewegung* im Wasserbecken entlasten Muskulatur, Sehnen und Bänder. Durch verschiedene *Wassertemperaturen* und *Zusätze* können sie noch spezifischer und intensiver wirken (Abb. 10.4-16).

Licht, Strahlen

Ultraviolettes Licht (nicht sichtbar) hat bei richtiger Dosierung eine *durchblutungsanregende* Wirkung auf die Haut und fördert dort Heilungsprozesse. UV-Licht *tötet Bakterien*, wirkt desinfizierend und entzündungshemmend. Es wandelt das Provitamin D in der Haut in Vit. D um und wirkt *antirachitisch*. Die Haut reagiert auf UV-Bestrahlung durch Zunahme der Pigmentierung und mit einer Verschwielung der Hornschicht. Damit gewinnt die Haut einen Lichtschutz, die sog. Lichtschwiele, welche in individuell verschiedenen Grenzen eine weitere UV-Lichteinwirkung erlaubt, ohne daß ein Lichterythem (Sonnenbrand) entsteht.

Rotlicht und die nicht sichtbaren *Infrarotstrahlen* bewirken beim Auftreffen auf den Körper

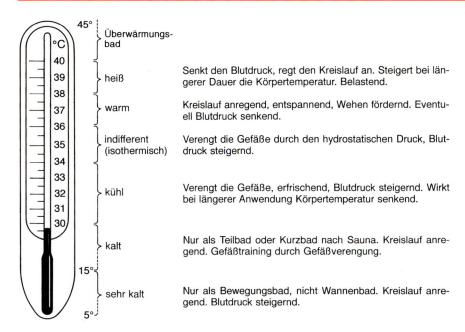

Abb. 10.4-16: Wirkung von unterschiedlich temperiertem Wasser

eine *Erwärmung* des bestrahlten Hautbezirks und der tieferen Gewebsschichten, dies führt zu besserer Durchblutung.

Blauer Bereich (sichtbar). Die elektromagnetische Strahlungsenergie des Blaulichtes (aus dem weißen Licht herausgefiltert) wird von in der Haut eingelagerten Bilirubinmolekülen resorbiert. Dadurch wird indirektes in direktes Bilirubin umgewandelt, das wasserlöslich und über die Nieren ausscheidbar ist (s. S. 401).

Vollbad und seine Anwendung

Erst kaltes, dann heißes Wasser bis zur gewünschten Höhe einlaufen lassen (verhindert Dampfbildung). Evtl. während des Bades warmes Wasser dazulaufen lassen, um die Temperatur zu halten. Dauer nach Belieben. Bei heißen Bädern steigt die Körpertemperatur, dies kann beim Aufstehen Kreislaufprobleme (RR ↓) verursachen. Deshalb erst das Badewasser ablaufen lassen und sich im Sitzen mit lauwarmem bis kühlem Wasser abduschen.

Beim ansteigenden (Voll-)Bad wird nach und nach heißeres Wasser hinzugegeben, solange es noch als angenehm empfunden wird. So wird aus einem warmen ein heißes Bad.

- **Schwangerschaft:** *schmerzhafte Vorwehen.* Bei unangenehmen bis schmerzhaften Vorwehen in den letzten Tagen vor der Geburt kann ein ausgiebiges warmes Vollbad Erleichterung bringen. Intensivierung der Wirkung durch Zusätze von Heublumen, Baldrian, Melisse (beruhigend, krampflösend).
- **Geburt:** Behandlung von *Wehenschmerzen.* Die meisten Frauen empfinden ein Entspannungsbad als wohltuend. Zu empfehlen besonders für ängstliche, verspannte Frauen. Badedauer ½–2 Stunden je nach Befinden der Frau. Fetale Herzfrequenzkontrolle ist mit HT-Detektor oder HT-Rohr möglich, wenn die Schwangere den Bauch aus dem Wasser hebt (oder mit wasserdichtem versiegelten CTG-Aufnehmer unter Wasser).
- **Säugling:** *Beruhigung.* Ein sehr unruhiges, schreiendes und überreiztes Kind kann durch ein ausgiebiges, geruhsames Vollbad mit einem Zusatz von Baldrian, Melisse oder Heublumen beruhigt werden.

Halbbad, Wechselduschen

Halbbad: Badewasser nur bis in Nabelhöhe einlassen. Das ist schonender als ein Vollbad, da der hydrostatische Druck geringer ist.
- **Indikationen** *wie beim Vollbad.*

Wechselduschen: Zuerst wird warm geduscht bis der Körper durchwärmt ist. Nach schnellem Umschalten auf kaltes Wasser kurze Zeit mit der Handbrause den Körper von *unten* nach *oben* abduschen. Danach wieder auf warm wechseln, 2–3mal wiederholen und mit kaltem Wasser abschließen.
- **Schwangerschaft:** *Kreislaufanregung, Hypotonie.*

Sitzbad

Bad für Gesäß und Genitalbereich. Ein Sitzbad kann in der Sitzbadewanne (Klinik) oder in einer großen Schüssel oder auf dem mit einer speziellen Plastikfolie überzogenen Toilettensitz genommen werden. Es ist auch mit wenig Wasser in der Badewanne möglich (Füße werden mitgebadet).
- **Schwangerschaft:** *Hämorrhoiden.* Die Temperatur des Bades sollte 2–3 °C unter Körpertemperatur (kühles bis indifferentes Bad), die Badedauer 15–20 Min. betragen. Zusatz: Eichenrindenextrakt (adstringierend, desinfizierend).
- **Wochenbett:** *Verletzungen im Damm- und Vulvabereich.* Beginn der Sitzbäder am 1. Wochenbetttag bei intaktem Damm oder Schürfungen, am 2. Tag bei Vicrylnaht, am 5. Tag bei Catgutnaht. Temperatur ca. 37 °C, Badedauer etwa 5–10 Min., nach dem 6. Tag auf Wunsch auch länger. Mögliche Zusätze: Eichenrindenextrakt (adstringierend), Rivanol, Kaliumpermanganat (desinfizierend), Meersalz oder Ringelblumenextrakt.

Unterschenkelbad

Das Wasser sollte in einem hohen Gefäß bis zu den Knien reichen.
- **Schwangerschaft:** *Wadenkrämpfe.* Temperatur heiß, Dauer 5–15 Min., Zusatz Melisse, anschließend kurz kalt abduschen.
- **Schwangerschaft:** *müde, schwere Beine.* Temperatur bei 18–20 °C, Dauer 15–20 Min., Zusatz Roßkastanienextrakt (gefäßtonisierend).

Unterschenkelwechselbad: 2 hohe Gefäße, eines mit kühlem, eines mit warmem (bis heißem) Wasser. Mit warm beginnen (3–8 Min.), kurz kalt (20–30 Sek.), 3–4maliger Wechsel, mit kalt abschließen.
- **Schwangerschaft:** *Hypotonie, Kreislaufanregung, Varizen- und Thromboseprophylaxe:* mit warmem, nicht mit heißem Wasser. Zusatz: Roßkastanie.

Fußbad, Güsse

Das Wasser sollte bis zur Mitte der Unterschenkel reichen.
- **Schwangerschaft:** *Entspannung für Bettlägrige.* Frauen, die aufgrund längerer Bettlägrigkeit ungeduldig, reizbar, nervös sind, kann durch ein warmes Fußbad mit Zusatz von Baldrian, Melisse, Heublumen, Entspannung verschafft werden (Abb. 10.4-17).

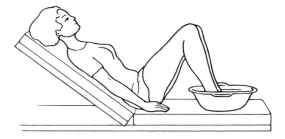

Abb. 10.4-17: Entspannendes Fußbad im Bett

- **Schwangerschaft:** *kalte Füße.* Temperatur warm bis heiß, Dauer 5–10 Min., abschließend kurz kalt abduschen, Wollsocken.
- **Geburt:** *schwache Wehen.* Temperatur warm, Dauer 5–10 Min., Zusatz Senfmehl (Vorsicht bei Hautempfindlichkeiten).

Fußwechselbad und Zusatz wie bei Unterschenkelbad.

Güsse: Die Beine werden mehrere Male von unten nach oben und von außen nach innen mit kaltem Wasser übergossen.
- **Schwangerschaft:** *Kreislaufanregung, Hypotonie.*

Warme Wickel als Ganzkörper- oder Teilwickel (Wärmezufuhr)

Dauer 30–40 Min. (Patientin muß deutliches Wärmegefühl spüren, schwitzen). Hinterher gut abtrocknen, mindestens 1 Stunde Nachruhe.

Prinzip: 1 feuchtes (warmes bis heißes) Innentuch, 1 trockenes (Baumwoll- oder Leinen-) Zwischentuch, 1 trockenes, dickes Außentuch (Wolle, Frottée). Die Tücher werden auf dem Bett in der Höhe, in der sie angewendet werden sollen, ausgebreitet und einzeln um die Patientin gewickelt, die anschließend gut zugedeckt wird. Der Wickel kann tgl. wiederholt werden (Abb. 10.4-18).

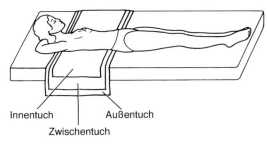

Abb. 10.4-18: Prinzip des wärmezuführenden Wickels

- **Wochenbett:** *geringe Milchbildung.* Außen- und Zwischentuch werden in Brusthöhe im Bett ausgebreitet, darüber das warme bis heiße feuchte Leinentuch. Die Frau legt sich auf diese Tücher, die ihr nacheinander dicht um die Brust gewickelt werden. Dauer: ½–¾ Stunde; kann täglich wiederholt werden, bis die Milchbildung in Gang kommt.

Kalte Wickel (Wärmeentzug)

Zirkulär angelegte, feuchte (gut ausgewrungene) Tücher. Nicht abdecken, damit Verdunstungskälte entsteht. Serien von 3–4mal. Zusätze: Alkohol 70% (1 : 3), Essigsaure Tonerde, Eiswasser (evtl. mit Salz).

- **Schwangerschaft, Wochenbett, Krankenpflege:** *Thrombophlebitis.* Die betroffene Stelle wird immer wieder mit feuchtkalten Tüchern gekühlt. Wechsel der Tücher nach ca. 15 Min. Diese Maßnahme entzieht Körperwärme, die Patientin muß sich darum gut warmhalten.
- **Schwangerschaft, Wochenbett, Krankenpflege:** *Fieber.* Patientin zudecken, Beine freilassen und für den Wadenwickel anstellen lassen (als Matratzenschutz 2 dicke Frotteetücher unterlegen). Kein eiskaltes Wasser nehmen. Die Wickel (z. B. Mullwindel, Geschirrtücher) werden von den Fesseln bis zur Kniekehle an beiden Beinen angelegt. Wickel nicht abdecken. Sobald sich die Wickel erwärmt haben, wechseln, bis die Körpertemperatur höchstens um 1 °C gesunken ist. Wiederholung möglich, 2–3mal am Tag (Abb. 10.4-19).

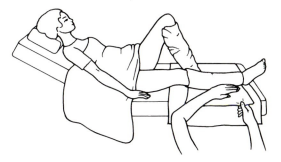

Abb. 10.4-19: Wärmeentziehender Wadenwickel

Kalte und warme Umschläge (Aufschläge)

Kalte Umschläge: Ähnlich dem Wickel, aber nicht zirkulär angelegt. Der betroffene Bezirk wird tgl. mehrere Male mit feuchten Tüchern (Kompressen mit Salz- oder Eiswasser) gekühlt, die zusätzlich mit Gelkissen, Eiswürfeln im Beutel oder Eisblase kühl gehalten werden können.

- **Schwangerschaft:** *Thrombophlebitis* (s. S. 541).
- **Wochenbett:** *Milcheinschuß.* Eine übermäßige Schwellung der Brüste beim sog. *Milcheinschuß* kann durch kalte Brustaufschläge nach dem Stillen gemildert werden. Ein in kaltes Wasser getauchtes, gut ausgewrungenes Tuch wird auf die Brüste gelegt (Brustwarzen aussparen oder abdecken, damit die Haut nicht aufweicht). Sobald das Tuch warm geworden ist, wird es erneuert. Im akuten Stadium

sind mehrere Serien am Tag (je 3−4 Aufschläge) zu empfehlen.
- **Wochenbett:** *beginnende Brustentzündung.* Kalter Brustaufschlag oder Quarkwickel (s. S. 365).
- **Wochenbett:** *zum Abstillen.* Hierbei sollten im Laufe von 2−3 Tagen immer wieder Serien von 3−4 kalten Brustaufschlägen erfolgen.

Warme Umschläge (Aufschläge): Feuchtwarme Tücher, die mit einem Tuch abgedeckt und mehrmals tgl. angewendet werden. Evtl. kann eine Wärmflasche darüber die Wärme halten.

- **Wochenbett:** *harte Brüste, die Milch fließt nicht.* Die Milch fließt leichter, wenn die Brüste durch einen warmen Aufschlag darauf vorbereitet werden: Ein feuchtwarmes Tuch auf die Brüste legen (Brustwarzen aussparen) und mit einem trockenen dicken Tuch abdecken. Nach ca. 10 Min. die Brust ausstreichen oder das Kind anlegen.
- **Wochenbett:** *Lochialstau* (s. u.).

Wärmflasche

Wasser so heiß, wie es vertragen wird, einfüllen. Vor dem Verschließen die Luft herausdrücken (macht die Wärmflasche flexibler), die Flasche auf Dichtigkeit überprüfen und in ein Tuch wickeln. Kein direkter Kontakt zwischen Wärmflasche und Körper! *Kontraindiziert* bei Blutungen und unter PDA.

- **Schwangerschaft:** *kalte Füße.*
- **Geburtshilfe:** *Schmerzen.* Bei Schmerzen und Verspannungen kann eine Wärmflasche im Kreuzbein- oder Unterbauchbereich aufgelegt werden. Auch eine zwischen die Beine an die Vulva gelegte Wärmflasche wird von Frauen als sehr wohltuend empfunden.
- **Wochenbett:** *Lochialstau.* Zuerst wird eine Wärmflasche so warm, wie sie vertragen wird, auf den Unterbauch gelegt. Nach etwa 10 Min. wird sie gegen eine Eisblase eingetauscht, die auch ca. 10 Min. belassen wird. 2−3mal wechseln, mit kalt abschließen. Die Wöchnerin sollte danach für eine Weile aufstehen.
- **Neugeborenes, Säugling:** *Bauchschmerzen, Blähungen.* Das angezogene Kind wird bäuchlings auf eine nur wenig gefüllte Wärmflasche gelagert, das Köpfchen durch zusätzliche Tücher gestützt. Wassertemperatur höchstens 40 °C.

Eisblase, Eiskrawatte

Eisblase oder -krawatte mit abgespülten Eisstückchen (damit die scharfen Kanten verschwinden) füllen und mit einem Tuch umwickeln.

- **Schwangerschaft, Wochenbett:** *Hämorrhoiden.* In einen schmalen Plastik- oder Gummischlauch werden zerstoßene Eiswürfel gefüllt, es können auch formbare Kühlelemente verwendet werden. Mit einem trockenen Tuch umwickelt wird die Eiskrawatte der liegenden Patientin vor den Anus gelegt und mit dem Slip fixiert. Bei akuten Beschwerden mehrere Male am Tag anwenden. Darauf achten, daß bei Nachlassen der Kühlwirkung die Eiskrawatte erneuert oder entfernt wird.
- **Wochenbett:** *Hämatom, schmerzhafte Episiotomie.* Schwillt der Bereich neben einer Dammnaht p. p. an, handelt es sich meist um Blutung ins Gewebe (Hämatom), die durch Auflage einer Eiskrawatte gehemmt wird und eine Schmerzlinderung bewirkt.
- **Geburt:** *bei mangelhafter Uteruskontraktion p. p., verstärkter Nachblutung.* Die in ein trockenes Tuch gehüllte Eisblase wird auf den Unterbauch gelegt und fixiert (T-Binde). Bevor das Eis auftaut, muß die Eisblase erneuert oder fortgenommen werden.

Infrarotbestrahlung, Rotlicht

- **Wochenbett:** *Beschwerden beim sog. Milcheinschuß, Störungen des Milchflusses.* Manchmal wird Wärme beim Milcheinschuß besser vertragen als Kälte. Wärme vor dem Anlegen erleichtert den Milchfluß. Die entblößte Brust wird 2−3mal tgl. für ca. 10−15 Min. bei 30−50 cm Abstand zur Lichtquelle bestrahlt.

Sonnenlicht (UV-Strahlung)

- **Neugeborenes, Säugling:** *Rachitisprophylaxe.* Das Kind muß regelmäßig jeden Tag 10−15 Min. dem Sonnenlicht (nie der prallen Sonne) ausgesetzt werden. Ausreichend ist, nur Gesicht und Hände bescheinen zu lassen. Bei bedecktem Himmel wird die UV-Strahlung stark, aber nicht vollständig abgefiltert, so daß ein wesentlich längerer Zeitraum (mehrere Stunden) im Freien notwendig wird. Künstliche UV-Bestrahlung wird heute nicht mehr empfohlen.

- **Neugeborenes, Säugling:** *Wundsein im Windelbereich.* Der Heilungsverlauf kann durch 3–5 Min. direkter Sonnenbestrahlung 2mal tgl. positiv beeinflußt werden.

10.4.6 Fieber

Fieber, Pyrexie (lat. febris, gr. pyr) kommt durch Sollwertverstellung der Temperaturzentren im Zentralnervensystem zustande. Fieber ist ein Symptom, keine eigenständige Erkrankung.

Erst seit etwa 110 Jahren ist es üblich, die Temperatur bei Krankheiten regelmäßig zu messen und aufzuzeichnen.

Thermometer mit Gradeinteilung von Gefrier- bis Siedepunkt erfand *Celsius* (1701–1744).

In angloamerikanischen Ländern ist die Maßeinheit *Fahrenheit* (Umrechnung s. Anhang) gebräuchlich.

Fieberursachen

- Reizung bzw. Schädigung der *Temperaturzentren* (im Endhirn und Hypothalamus) durch *Erreger* oder deren Stoffwechselprodukte, Chemikalien, körperfremdes Eiweiß
- Resorption von großen Hämatomen oder Wundsekret (körpereigenes Eiweiß), *Resorptionsfieber* (Abb. 10.4-20)
- Stoffwechselerhöhung durch *Hyperthyreose* (Schilddrüsenüberfunktion)
- mangelhafte Flüssigkeitsaufnahme, dadurch keine Wärmeabgabe durch Schweiß möglich, *Durstfieber*
- Verletzung der Temperaturzentren (Schädeltrauma), *zentrales Fieber*.

Gestörte Wärmeabgabe bei Hitzschlag oder Sonnenstich wird nicht als Fieber bezeichnet.

Man unterscheidet axillar gemessen:

- *Subfebrile* Temperaturen: bis 38 °C (sub = unter)
- *mäßiges* Fieber: 38,1–38,5 °C
- *hohes* Fieber: über 39 °C (Hyperpyrexie)

Fieber als Infektionssymptom ist die Antwort des Körpers auf eine Konfrontation mit toxischen Erregern. Darum ist es nicht in jedem Fall sinnvoll, das Fieber zu unterdrücken und zu bekämpfen. Erst wenn die hohe Temperatur die Patientin zu sehr belastet und schwächt, Herz und Kreislauf dies nicht mehr kompensieren können oder bei Kindern Gefahr von Fieberdelirium und -krämpfen besteht, sollte fiebersenkend eingegriffen werden.

> Bei Schwangeren und Neugeborenen gelten andere Regeln. In der **Frühschwangerschaft** kann hohes Fieber *teratogen* (Fehlbildungen verursachend) auf den Embryo wirken. Fieber der Mutter führt häufig zu *vorzeitigen Wehen*, zur *Tachykardie* des **Feten** und wenn diese lang andauert zur Erschöpfung seiner Energievorräte (*Hypoglykämie*).

Ein Neugeborenes entwickelt wegen seines unreifen ZNS selten Fieber.

Antibiotika sind nicht gegen das Fieber, sondern gegen den Erreger gerichtet. **Antipyretika** (fiebersenkende Medikamente, z. B. Paracetamol) wirken nur gegen das Symptom „Fieber".

> Vor Einsatz von Antipyretika sollten **physikalische** Maßnahmen (Prinzip der Wärmeabgabe) angewandt werden: sie reichen oft aus!

Fieberverlauf

Zu unterscheiden sind Formen von *Fieberanstieg*, *-höhe* und *-abfall*:

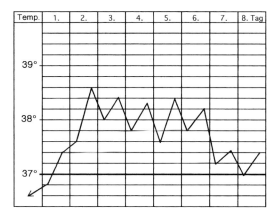
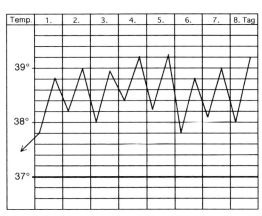

Abb. 10.4-20: Resorptionsfieber. Schneller Anstieg der Temperatur, selten 38,5 °C übersteigend, Fieber 3–5 Tage (Kontinua), dann langsamer Abfall

Abb. 10.4-21: Kontinua. Über mehrere Tage anhaltendes Fieber mit geringen Tagesschwankungen (um 1 °C). *Beispiele:* Scharlach, Viruspneumonien, Typhus abdominalis, Paratyphus

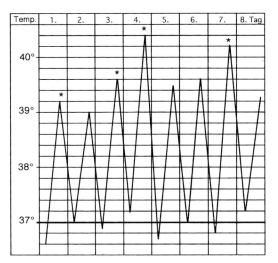
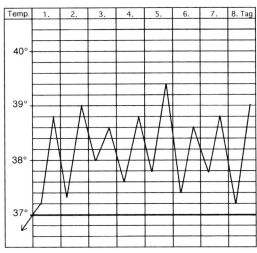

Abb. 10.4-22: Intermittierendes Fieber. Zeitweilig zurücktretendes Fieber. Die Unterschiede zwischen Morgen- und Abendtemperaturen betragen oft mehr als 2 °C und gehen morgens häufig unter 37 °C zurück. *Beispiele:* Sepsis, Pyelonephritis (Nierenbeckenentzündung), Pleuritis (Brustfellentzündung). (Schüttelfrost dokumentiert durch *)

Abb. 10.4-23: Remittierendes Fieber. Zeitweilig nachlassendes Fieber, mit Tagestemperaturschwankungen bis zu 2 °C, wobei normale Temperaturen nicht erreicht werden. *Beispiel:* Viruserkrankungen wie Masern, Röteln, Mumps. Septische Prozesse, akutes rheumatisches Fieber

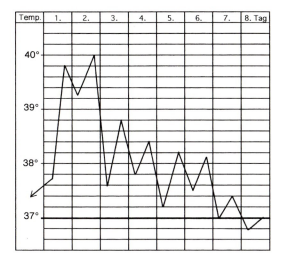

Abb. 10.4-24: **Lysis.** Langsamer Fieberabfall über mehrere Tage

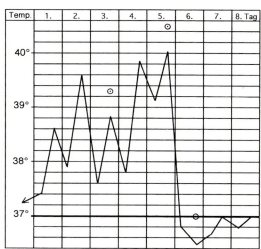

Abb. 10.4-25: **Krisis.** Schnelles Sinken des Fiebers innerhalb von Stunden. Rektale Messung dokumentiert durch ⊙

- Der **Fieberanstieg** (*Stadium incrementi*) ist meist mit Frösteln und Krankheits- (Grippe-)gefühl verbunden. Ein langsamer Fieberanstieg belastet den Patienten nicht so sehr wie ein schneller, der oft mit Schüttelfrost verbunden ist.
- Die **Fieberhöhe** (*Status febrilis*) ist durch ihren Verlauf oft typisch für bestimmte Erkrankungen.

Antipyretika, Analgetika und Antibiotika „verfälschen" diesen typischen Verlauf und damit die Diagnostik.

Der Wechsel zwischen Morgen- und Abendtemperatur, sowie die Veränderungen über mehrere Tage geben den **Fiebertyp** an (Abb. 10.4-20 bis 10.4-23).

- Der **Fieberabfall** (*Status decrementi*) kann durch langsames Absinken der Körpertemperatur über mehrere Tage (*Lysis*, Abb. 10.4-24) erfolgen. Für den Patienten ist dies nicht so belastend und gefährlich wie ein schneller Temperaturabfall in 24 oder weniger Stunden (*Krisis*, Abb. 10.4-25). Bei schnellem Abfall kann die Temperatur unter Normalwerte sinken. Da Herz und Kreislauf nicht sofort auf die veränderte Situation reagieren können, besteht Schockgefahr. Beobachtung der Pulsqualität und -frequenz (fadenförmig, flach, tachykard), des Blutdruckes (hypoton), des Aussehens (Blässe, kleinperliger Schweiß) und häufige Temperaturmessung (rektal) sind adäquate Überwachungsmaßnahmen! Kreislaufunterstützende Medikamente, Wärmezufuhr und Trendelenburg-Lagerung (Beinhoch-Kopftieflage) können einem Schock vorbeugen.

Schüttelfrost

Durch Befehle der von Pyrogenen (fiebererzeugende Stoffe) gereizten Temperaturregulationszentren an die Skelettmuskulatur entsteht Schüttelfrost: *Muskelkontraktionen* steigern den Stoffwechsel so, daß schnell eine hohe Körpertemperatur erreicht wird. Die einsetzende Kreislaufzentralisation reduziert die Wärmeabgabe über die Hautgefäße. Diesen Abwehrmechanismus des Körpers unterstützt man in *dieser Phase* durch Wärmezufuhr (warme Getränke, Decken, Wärmflasche).

In der Phase des Fieberanstiegs wird Venenblut für eine *Erreger-* und *Resistenzbestimmung* abgenommen, damit ggf. Antibiotika *gezielt* eingesetzt werden können (s. S. 460).

Ist die Höchsttemperatur erreicht, folgt meist ein Schweißausbruch, und die Körpertemperatur sinkt, bis der neue Sollwert erreicht ist, *Status febrilis*. Die Dokumentation der rektalen Messung und des Schüttelfrostes gehen aus Abb. 10.4-22 und 10.4-25 hervor.

Begleiterscheinungen des Fiebers, Pflege

Das Fieber wird oft als sehr belastend empfunden:

Trockene, heiße Haut; Kopfschmerzen; Lichtempfindlichkeit und Schmerzen der Augen, wenn man sie zur Seite dreht; Rücken- und Gliederschmerzen; Durst, Appetitlosigkeit; Tachypnoe und -kardie. Im weiteren Verlauf können Oligurie, Obstipation, Schwitzen, Unruhe und Herpes labialis (Fieberbläschen) auftreten.

Pflege:
Kühle oder lauwarme Abwaschungen, Körperpflege (Abtrocknen, Cremen, evtl. Pudern), Lippen einfetten und Mundschleimhautpflege (Mundspülungen), Stirn kühlen, Luftfeuchtigkeit durch Aufhängen feuchter Tücher erhöhen, regelmäßiger Bett- und Leibwäschewechsel, Abdunkeln des Zimmers, Ruhe.

Wunschkost: Wenn möglich leichtverdauliche kohlenhydratreiche Speisen; Obst, Kompott, Salate. Schwerverdauliche, eiweißreiche und fette Speisen vermeiden.

Viel Flüssigkeit, wie Tee, Fruchtsaftgetränke, Kirschsaft, Mineralwasser (Elektrolytzufuhr).

10.5 Injektionen und Infusionen

Martha Halbach

10.5.1 Injektionen

Mit Injektion wird die *parenterale* (unter Umgehung des Magen-Darm-Traktes) *Medikamentenverabreichung* (0,1–20 ml) mit Spritze und Kanüle bezeichnet. Aus hygienischen Gründen werden vorwiegend Einmalspritzen aus Kunststoff mit einem Fassungsvermögen von 1 ml, 5 ml, 10 ml oder 20 ml verwendet. Der Kanülenansatz ist entweder zum Aufstecken (Luer), oder zum Aufschrauben (Luer-Lok).

Wiederverwendbare Glasspritzen werden nur in besonderen Fällen (z. B. PDA) wegen ihrer Leichtgängigkeit benutzt. Sie haben oft einen anders geformten Ansatz, für dessen Verbindung mit der Kanüle ein Adapter gebraucht wird. Länge und Durchmesser von Kanülen mit Kunststoffkonus sind durch Farben gekennzeichnet (Tab. 10.5-1).

Tab. 10.5-1: Farbcode für Durchmesser und Länge von Einmalkanülen

Konus-farbe	Kanülenstärke		
	Nummer	Durch-messer	Länge (mm)
gelb	1 normal	0,90	38
gelb	1 lang	0,90	70
schwarz	12	0,70	32
lila	17	0,55	25
braun	19	0,42	12

Je nach Medikament, Menge und gewünschtem Wirkungseintritt wird unterschiedlich injiziert:

- in die Haut (Epidermis): intracutan (**i. c.**)
- in das Unterhautgewebe (Subcutis): subcutan (**s. c.**)

- in den Muskel: intramuskulär (i. m.)
- in die Vene: intravenös (i. v.).

Zur **i. c. Injektion** werden kleinste Mengen eines Medikamentes (z. B. Lokalanästhetikum, Impfserum) unter Quaddelbildung langsam in die Haut injiziert.

Für die **s. c. Injektion** eignen sich nur Medikamente in wäßriger Lösung bis zu 1 ml, die Depotwirkung haben sollen (langsame Resorption).

Die **i. m. Injektion** ist bei größeren Mengen, öliger Trägersubstanz und gewünschtem, schnelleren Wirkungseintritt angezeigt.

Die **i. v. Injektion** ist ärztliche Aufgabe. I. v. gegebene Medikamente gelangen sofort in den Kreislauf. Ölige und hochprozentige Lösungen sind kontraindiziert (venöse Blutabnahme s. S. 562).

Bei allen Injektionsarten muß folgendes beachtet werden:

- Vor Durchführung einer Injektion muß die Einwilligung der Patientin eingeholt werden.
- Sorgfältige Desinfektion des für die Injektion vorgesehenen Hautbereichs, möglichst mit gefärbtem Hautdesinfektionsmittel zur Markierung.
- Keine Injektion in infizierte, ödematöse oder schlecht durchblutete Hautbezirke.
- Verwerfen der für das Aufziehen des Medikamentes benutzten Kanüle, sie kann unsteril oder beschädigt sein.
- Wahl einer Kanülenlänge, die der Injektionsart, der Medikamentenmenge und dem Injektionsort entspricht (Tab. 10.5-2).
- Aspirationsversuch (nur bei i. m. Gabe), um eine Injektion in ein Blutgefäß zu vermeiden.
- Beobachten der Frau während der Injektion, Abbruch bei Komplikationen, wie z. B. Schmerzen, allergische Reaktionen.
- Verteilen des Medikamentes nach i. m. Injektion, mit einem Tupfer durch Reiben „auf der Stelle".
- Entsorgung des gebrauchten Materials in einen Spezialcontainer, wegen Verletzungsgefahr die Schutzkappe nicht wieder auf die Kanüle setzen.
- Dokumentation (auch eventueller Nebenwirkungen).

Tab. 10.5-2: Vergleich der verschiedenen i. m. Injektionsmöglichkeiten

Injektionsstellen		Einstichwinkel	Gefahren	Kanülenlänge	Einschränkungen
ventroglutäal [v. Hochstetter] Crista-Methode [Sachtleben]	Musculus glutaeus medius und minimus	senkrecht zur Hautoberfläche in Richtung Nabel, leicht nach oben bauchwärts [ventral]		45–60 mm [Nr. 1 – lang]	nicht bei Neugeborenen + Kleinkindern
Oberschenkel	Musculus vastus lateralis	senkrecht zur Hautoberfläche auf den Oberschenkelknochen gerichtet	Verletzung von Gefäßen + Nerven	35–40 mm [Nr. 1 + Nr. 2]	schmerzhaft, nur 2–5 ml nicht öliger Injektionslösung
Oberarm	Musculus deltoideus	senkrecht zur Hautoberfläche 3 QF ↓ Acromion	Verletzung tiefliegender Nerven + Gefäße [N. radialis]	30–32 mm [Nr. 12 + 14] bei Adipösen evtl. mehr	schmerzhaft; max. 2 ml nicht öliger Injektionslösung

Subkutane Injektionstechnik

Abheben einer leicht verschieblichen Hautfalte im Injektionsbereich (Abb. 10.5-1) und Einstechen mit einer 17er Kanüle im 45° Winkel

Intramuskuläre Injektionstechniken

- **Oberarm:** 3–4 Querfinger unterhalb der Schulterhöhe (Acromion), an der dicksten Vorwölbung des M. deltoideus (Deltamuskel, Abb. 10.5-2).

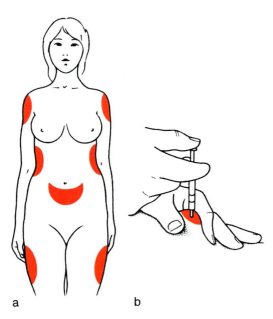

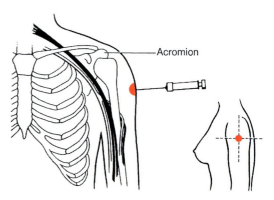

Abb. 10.5-2: i. m. Injektion in den Oberarm

Abb. 10.5-1: **a.** Übliche Bereiche für die s. c. Injektion. Zusätzlich möglich sind Bereiche des seitlichen hinteren Nackens und unterhalb der Schulterblätter, **b.** Abheben einer Hautfalte vor und während einer s. c. Injektion

oder senkrecht mit einer 19er Kanüle. Ohne Aspirationsversuch wird das Medikament injiziert.

Nach *Heparininjektion* muß wegen der lokalen Wirkung des **Heparins** eine besondere Technik angewendet werden, um die Bildung von Hämatomen zu vermeiden:
- Abheben der Hautfalte bis zum Ende der Injektion;
- keine Aspiration, damit die Kanülenspitze nicht bewegt wird.

Nach der Injektion erfolgt eine Kompression der Punktionsstelle während einer Minute.

- **Gesäßmuskel:** In die bauchwärts gelegenen Anteile des Gesäßmuskels, den M. glutaeus medius und minimus (mittlerer und kleiner Gesäßmuskel) = ventroglutäal (v. g.).

Die zum Auffinden des **Injektionsortes** wichtigen 3 Punkte sind durch die Beckenmessung bekannt (Abb. 10.5-3):
- Vorderer oberer Darmbeinstachel (*Spina iliaca anterior superior*),
- Vorsprung des Darmbeinkamms (*Eminentia crista iliaca*),
- großer Rollhügel (*Trochanter major*).

Der Injektionsbereich liegt im oberen Anteil des Dreiecks zwischen diesen 3 Punkten, etwa 3–4 Querfinger (QF) oder ca. 5 cm unterhalb des Darmbeinkammes (Crista iliaca). Bei Säuglingen und Kleinkindern werden pro 50 cm Körperlänge ca. 1 QF unterhalb des Darmbeinkammes gerechnet.

Durch die Methode nach *von Hochstetter* oder die Crista-Methode nach *Sachtleben* wird das Auffinden des Injektionsortes erleichtert. Er

10.5 Injektionen und Infusionen 557

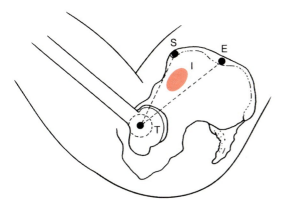

Abb. 10.5-3: Orientierungspunkte am Becken für die i. m. Injektion: **S:** Spina iliaca anterior superior, **E:** Eminentia cristae iliacae, **T:** Trochanter major, **I:** Injektionsbereich

Crista Methode (Sachtleben)
Eine Hand liegt auf der Flanke der Patientin, die Grube zwischen Daumen und Zeigefinger auf der Spina iliaca (S), die Zeigefingerkante auf der Crista iliaca (Darmbeinkante). In der Mitte zwischen Spina und Eminentia, 3–4 QF (ca. 5 cm) senkrecht unter dem Darmbeinkamm, ist der Injektionsort (Abb. 10.5-5).

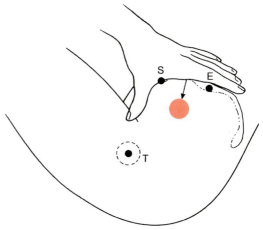

Abb. 10.5-5: Auffinden des Injektionsortes nach Sachtleben, Crista-Methode (Erklärungen s. Abb. 10.5-3)

ist bei beiden Methoden nahezu identisch und bezeichnet das einzige Gebiet, in dem wenig große Gefäße und Nerven verlaufen, die Komplikationen folglich am geringsten sind.

Methode nach von Hochstetter
Eine Hand liegt mit dem Handteller auf dem Trochanter major (T), der Zeigefinger auf der Spina iliaca anterior superior (S), der abgespreizte Mittelfinger Richtung Eminentia cristae (E), dessen Spitze ca. 2 cm unterhalb des Darmbeinkammes. Der Winkel zwischen den beiden gespreizten Fingern ist der Injektionsort (Abb. 10.5-4).

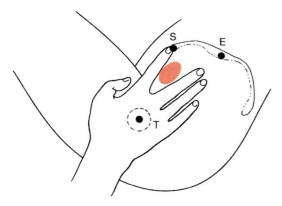

Abb. 10.5-4: Auffinden des Injektionsortes nach von Hochstetter (Erklärungen s. Abb. 10.5-3)

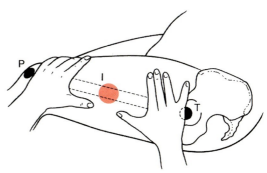

Abb. 10.5-6: Injektion in den Oberschenkelmuskel (M. vastus lateralis); **P:** Patella, **T:** Trochanter, **I:** Injektionsort

Die *Eminentia cristae* ist oft schwer zu sehen oder zu tasten. Als Anhalt kann ein Punkt in ca. 7 cm Entfernung von der Spina iliaca anterior superior auf der crista iliaca (zum Rücken hin), angenommen werden. Das gilt für beide Injektionstechniken.

- **Oberschenkelmuskel:** Injektion in den M. vastus lateralis (seitlicher Oberschenkelmuskel). Von lateral wird eine Hand mit der Kleinfingerseite an den Trochanter major, die andere an die Patella (Kniescheibe) gelegt. Bei abgespreizten Daumen bildet sich ein Rechteck, in dessen Mitte der Injektionsbereich liegt (Abb. 10.5-6).

10.5.2 Infusionen

Als Infusion wird die parenterale Gabe von Flüssigkeit in größeren Mengen (über 20–1000 ml) bezeichnet. Infusionen werden im allgemeinen peripher i.v. oder (z.B. hochprozentige Lösungen wie 10%ige Glukose) über einen zentralen Venenkatheter (ZVK) gegeben.

Indikationen

- *Erhaltungsbehandlung* (*parenterale Ernährung*) z.B. mit Elektrolyten, Vitaminen, Kohlenhydraten (Glukose) und Aminosäuren.
- *Ersatzbehandlung bei Flüssigkeitsverlusten* durch Erbrechen, Durchfall, Blutungen, Drainagen sowie bei Fieber und Schock (z.B. mit Elektrolyten, NaCl, Blutersatz).
- *Korrektivbehandlung*, zum Ausgleich und zur Wiederherstellung des Elektrolyt-, Wasser- und Stoffwechselhaushaltes (z.B. mit Pufferlösungen, Natrium oder Kalium).
- *Verabreichung von Medikamenten*, die über einen längeren Zeitraum, kontinuierlich und gut steuerbar gegeben werden sollen (z.B. Oxytocin in einer Basislösung).

Ärztliche Aufgaben sind: Anordnung von Infusionsart, Zusatzmedikamenten, Tropfgeschwindigkeit, sowie Injektionen in die liegende Verweilkanüle und das Legen eines ZVK.

Von der Ärztin an Hebamme oder Pflegepersonen *delegiert* werden können:

- Das Legen eines peripheren venösen Zugangs
- Anlegen der Infusion
- Regulierung der Tropfgeschwindigkeit sowie im
- Notfall Medikamenteninjektion in eine liegende Verweilkanüle.

Verweilkanülen bestehen aus einer Kunststoffkanüle mit Stahlmandrin (z.B. Braunüle®, Abbocath®). Bis zum Anlegen der Infusion wird die Verweilkanüle durch einen Mandrin (hält die Kanüle durchgängig) oder einen kurzen Stopfen verschlossen. In der Pädiatrie werden meist Butterfly-Kanülen verwendet: kurze, feine Verweilkanülen aus Metall mit seitlichen Kunststoffflügeln (s. Abb. 10.6-2, S. 562).

Legen einer Verweilkanüle

Nach Desinfektion wird der Arm etwa 2 Handbreit über dem Punktionsbereich (Unterarm oder Handrücken) gestaut. Evtl. erfolgt zuerst eine i.c. Lokalanästhesie der Punktionsstelle (z.B. mit 1 ml 1%igem Scandicain®), die Haut soll dabei weiß werden, es muß keine Quaddel entstehen.

Nun die Haut spannen und in etwa 45° mit der Punktionskanüle durchstechen, die Vene flach punktieren (30°) und die Kanüle ca. 1 cm vorschieben (Abb. 10.5-7). Bei erfolgreicher Punktion fließt Blut durch die Kanüle und wird am Kanülenansatz sichtbar.

Jetzt die Punktionskanüle zurückziehen, gleichzeitig die Kunststoffkanüle in die Vene vorschieben (Abb. 10.5-8a) und den Stauschlauch lösen. Die Vene oberhalb der eingeführten Kanüle abdrücken, damit kein Blut herausfließt, während die Punktionskanüle entfernt und das Infusionssystem angeschlossen wird (Abb. 10.5-8b). Die Verweilkanüle und der Infusionsschlauch müssen mit Pflaster gut fixiert werden (Abb. 10.5-8c, d).

Vorbereiten einer Infusion und Pflege des venösen Zugangs

Vorbereitung einer Infusion: Erst unmittelbar vor Gebrauch wird die Infusion vorbereitet: Händewaschen, Material auf sauberer (desinfizierter) Arbeitsfläche richten, Schutzkappe der Infusionsflasche entfernen, Gummistopfen desinfizieren (Spraydesinfektion), einwirken lassen. Infusionszusätze mit Kanüle in eine Spritze aufziehen und durch den Gummistopfen injizieren. Auf der Flasche gut sichtbar (z.B. mit Klebeetikett) Datum, Uhrzeit, Mengenangabe des Medikamentenzusatzes vermerken.

Die Rollklemme am Infusionssystem bleibt offen, nach Entfernen der Schutzkappe den Einstichdorn durch den Gummistopfen der stehenden Infusionsflasche stoßen, nun die Rollklemme schließen, die Flasche aufhängen und das Belüftungsventil sofern vorhanden öffnen.

Durch Druck mit 2 Fingern auf die Tropfkammer wird diese bis zur Hälfte gefüllt. Dann Anheben des Infusionsschlauches und Öffnen der Rollklemme (Abb. 10.5-9). Durch langsames Senken des Infusionsschlauches wird dieser vollständig gefüllt. Für jede folgende Infusion wird ein neues System verwendet. Umgang mit Infusionsapparaten s. S. 506 ff.

Anordnende Ärztin, Art der Infusion, Zusätze und Tropfgeschwindigkeit müssen von der Hebamme mit Zeitangabe dokumentiert und unterzeichnet werden.

Pflege des peripheren venösen Zugangs: Alle 24 Std. oder bei Schmerzen, nach Durchfeuchtung mit Infusionslösung oder Blut und bei

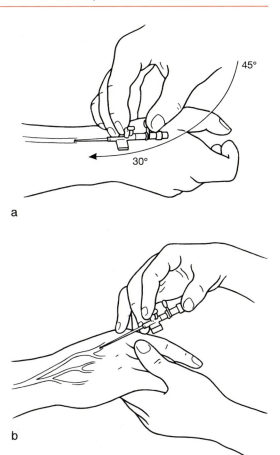

Abb. 10.5-7: Legen einer Verweilkanüle, **a.** In den Unterarm, **b.** Auf dem Handrücken (schmerzhafter)

sichtbarer Veränderung der Vene, erfolgt ein Verbandswechsel mit Inspektion und Desinfektion der Punktionsstelle. Bei Entzündungszeichen der Vene (Phlebitis) oder paravenös gelaufener Infusion (Infusionslösung läuft neben der Vene ins Gewebe, das anschwillt), muß die Kanüle entfernt und die Ärztin informiert werden. Alkoholumschläge (30%ig) abwechselnd mit Heparinsalbenumschlägen wirken gegen Entzündung und Schwellung.

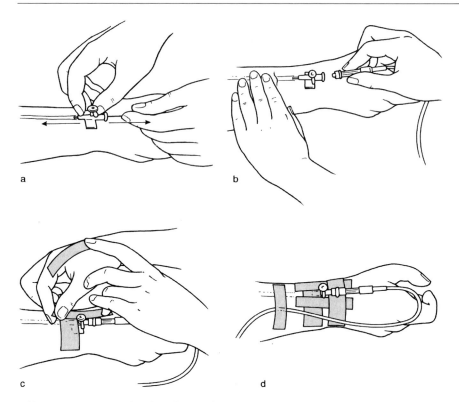

Abb. 10.5-8: **a.** Zurückziehen der Punktionskanüle und Vorschieben der Kunststoffkanüle in die Vene, **b.** Anschließen des Infusionssystems an die Kanüle, **c, d.** Fixieren der Verweilkanüle, wenn kein Schlitzpflaster vorhanden ist

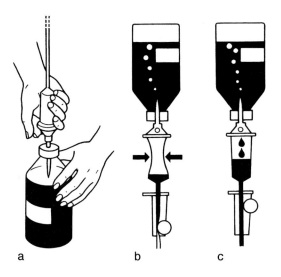

Abb. 10.5-9: Vorbereiten der Infusion, **a.** Durchstechen des Gummistopfens, Öffnen des Belüftungsventils, **b.** Rollklemme schließen, die Tropfkammer durch Druck zur Hälfte füllen, **c.** Rollklemme dann öffnen und den Infusionsschlauch vollständig füllen

10.6 Gewinnung und Umgang mit Untersuchungsmaterial

Gisela Kriegerowski-Schröteler

Körperflüssigkeiten (z. B. Blut, Liquor, Urin) und *Abstriche* (z. B. von Haut oder Schleimhaut) werden entnommen, um pathologische Keime nachzuweisen oder feingewebliche Untersuchungen auszuführen. Die für Hebammen relevante Tätigkeit besteht meist in der Assistenz bei Entnahme, Ausfüllen der Begleitscheine und Verantwortung für sofortigen Transport zum Labor.

Abstriche beim *Neugeborenen* (z. B. Gehörgang, Nase, Wangenschleimhaut, Rachen, Magensekret) werden von der Hebamme entnommen, Abstriche bei *Schwangeren, Gebärenden und Wöchnerinnen* (z. B. Vagina, Zervix, Urethramündung) von der Ärztin. Mit einem dafür vorgesehenen sterilen Watteträger wird das Untersuchungsmaterial entweder auf einem Objektträger mit NaCl abgerollt und ohne Anfärbung sofort mikroskopisch untersucht (Nativpräparat), oder nach dem Abrollen auf einem Objektträger, zum späteren Anfärben und Untersuchen in Alkohol fixiert.

Probenmaterial zur Keimbestimmung muß mit dem Watteträger in ein dazugehöriges spezielles, steriles Röhrchen mit Lösung (Medium, um die Keime lebensfähig zu erhalten) gebracht und verschlossen werden. Im Labor erfolgt die Erreger- und Resistenzbestimmung (Art der Keime, deren Empfindlichkeit bzw. Unempfindlichkeit gegen bestimmte Medikamente).

Steriles Arbeiten verhindert, daß nicht Keime der Umgebung, die durch Kontamination in die Probe gelangen, angezüchtet werden und damit das Ergebnis verfälschen.

10.6.1 Blutabnahme

Blutabnahmen gehören zu den Tätigkeiten der Hebamme. Je nach gewünschter Untersuchung wird entweder *Kapillar-* oder *Vollblut* entnommen.

Kapillarblut ist Mischblut aus dem Ohrläppchen, der Fingerbeere (z. B. Blutzuckerbestimmung) oder beim Neugeborenen aus der Ferse (z. B. Screening, Bilirubin- und Blutzuckerbestimmung). Meist wird dazu ein Einmal-Hämostilett und eine Glaskapillare (zum Zentrifugieren geeignet) benutzt. Die Blutentnahme aus der Fingerbeere der Frau darf nur seitlich der dicksten (empfindlichsten) Stelle an der Fingerkuppe erfolgen, beim Säugling nur seitlich des Calcaneus (Fersenbein) an der Fußsohle und nicht in einem alten Stichkanal (Abb. 10.6-1). Zu beachten ist die gründliche Desinfektion mit Alkohol, der vor der Blutentnahme getrocknet sein muß, da das Blut sonst hämolysiert (Erythrozytenauflösung).

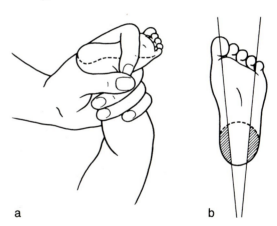

Abb. 10.6-1: a. Halten des kindlichen Fußes bei Kapillarblutabnahme. Zwischen Fußrücken und Schienbein liegen ein oder mehrere Finger, **b.** Punktionsstellen an der Fußsohle rechts und links seitlich des Calcaneus (schraffiert gekennzeichnet)

Vollblutentnahme

Geeignet ist eine Vene an der radialen (äußeren) Seite des Armes, nahe der Ellenbeuge. Ulnar (innen) liegen Arterien und Sehnen dicht unter der Haut, eine gestaute Vene könnte u. U. mit ihnen verwechselt werden.

Vorbereitung und Durchführung

- Material in einer Nierenschale zusammenstellen. Stauschlauch (RR-Manschette), Hautdesinfektionsmittel, Tupfer, Pflaster, 1er oder 12er Kanüle, Spritze, Blutröhrchen. Sollen mehrere Untersuchungsröhrchen gefüllt werden, ermöglichen Adapter für Kanülen oder Butterfly-Kanülen das Wechseln der Röhrchen ohne Kontakt mit Blut (z. B. Sicherheits-Monovetten, Abb. 10.6-2), trotzdem sollten Handschuhe benutzt werden.
- Patientin informieren, die Hebamme sitzt, die Frau sitzt oder liegt und lagert ihren Arm bequem auf einer Unterlage.
- Ist die Vene nicht gut sicht- und fühlbar, den nach unten hängenden Arm leicht reiben und beklopfen, ihn mit warmen Tüchern umwickeln oder die Frau durch Öffnen und Schließen der Faust Pumpbewegungen machen lassen.
- Etwa handbreit über der Punktionsstelle stauen (der Puls muß noch zu tasten sein), Desinfektion der Punktionsstelle.
- Punktion der Vene etwa im 30° Winkel, der Kanülenanschliff zeigt dabei nach oben. Langsames Aspirieren vermeidet Schmerzen und evtl. Hämolyse. Stauung belassen, bis die Blutentnahme beendet ist, dann lösen.
- Kanüle entfernen, Punktionsstelle mit einem Tupfer komprimieren und ca. 1 Min. Arm hochhalten lassen, nicht anwinkeln! Punktionsstelle evtl. mit kleinem Pflaster abdecken.

10.6.2 Blutkultur

Bei Verdacht auf Bakteriämie (Sepsis, Amnion-Infektionssyndrom) wird, am besten während

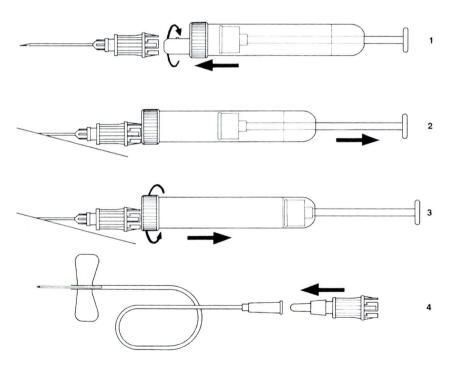

Abb. 10.6-2: **1** Monovette mit der Kanüle (+ Adapter) durch Linksdrehung komplettieren, **2** Vene punktieren und Kolbenstange zurückziehen, bis die gewünschte Menge Blut entnommen ist, **3** Monovette durch Rechtsdrehung lösen. Nachfolgend kann eine weitere Monovette an die liegende Kanüle angeschlossen werden. Die Kolbenstange wird, wenn sie vollständig zurückgezogen ist, abgeknickt und weggeworfen, **4** Für Blutentnahmen beim Säugling oder bei schlechten mütterlichen Venen verwendeter Multiadapter für eine Butterfly-Kanüle

des Fieberanstiegs, im Abstand von 30 Min. mindestens 2mal aus verschiedenen Punktionsstellen (z. B. rechter und linker Arm) Blut abgenommen.

Es sollte nicht aus einer bereits liegenden Verweilkanüle entnommen werden, da sich dort andere Keime angesammelt haben können, die das Untersuchungsergebnis verfälschen.

Spezielle Blutkultursets (z. B. Mikrognost®) mit sterilem Überleitungsschlauch lassen sich direkt an die Punktionskanüle anschließen. Das Blut kann auch mit steriler Spritze und Kanüle entnommen und in 2 Fläschchen mit Nährlösung gegeben werden. Die Relation Blutmenge zum Medium soll etwa 1 : 10 betragen. Für Neugeborene und Säuglinge gibt es kleinere Flaschen (weniger Nährlösung, entsprechend weniger Blut).

Beide Flaschen sind luftleer verschlossen. Anaerobe Keime wachsen unter Luftabschluß, aerobe unter Luftzufuhr, darum wird mit den Flaschen unterschiedlich verfahren:

- *1. Flasche:* Für die Anzüchtung anaerober Keime wird die Spritze *mit* der Kanüle nach dem Einfüllen des Blutes sofort aus dem Stopfen gezogen, der sich wieder luftdicht verschließt.

- *2. Flasche:* Für das Wachstum aerober Keime muß die Flasche nach dem Beimpfen mit einer neuen sterilen Kanüle belüftet werden (in einigen BK-Sets ist eine Kanüle mit einem Luftfilter im Konus enthalten).

Die Blutkulturflaschen sollen vor Gebrauch auf etwa 37 °C vorgewärmt sein, sie dürfen nicht im Kühlschrank aufbewahrt werden. Der Gummistopfen wird nach Entfernen der Schutzkappe mit einem Alkoholdesinfektionsspray behandelt. Die Hebamme arbeitet mit Handschuhen, evtl. mit Mundschutz. Nach Desinfektion der Punktionsstelle (Haut, Plazenta-, Nabelschnurgefäß) und Beimpfung der Flaschen sorgt sie für die Beschriftung der Blutkulturflaschen (aerob, anerob), wenn nicht schon auf den Flaschen vorgegeben (blau = aerob, rot = anaerob). Die vorläufige Unterbringung in einem Brutschrank kann nötig werden, wenn der Transport ins Labor nicht gleich möglich ist.

Der **Begleitschein** muß detaillierte Angaben enthalten: Name und Geburtsdatum der Patientin, Station und Telefonnummer (wohin der Befund übermittelt werden soll), Zeitpunkt der Entnahme, Art des Materials, verabreichte Medikamente, gewünschte Untersuchung (evtl. Vorbebrütung).

10.7 Prä- und postoperative Maßnahmen bei Sectio caesarea abdominalis

Astrid Herber-Simoens

10.7.1 Vorbereitung der geplanten Sektio

Alle präoperativen Maßnahmen haben das Ziel, die Operation unter optimalen Bedingungen durchzuführen, und so das Operationsrisiko zu vermindern. Die Schwangere sollte schon am Tage vor dem Kaiserschnitt einbestellt werden. Bei geplanter Sektio muß die Frau auf Nahrungskarenz 6–8 Stunden vor der Operation wegen der Gefahr der Aspiration von Mageninhalt hingewiesen werden. Ebenso besteht Rauchverbot, damit die optimale Sauerstoffversorgung während der Narkose gewährleistet ist. Eine sehr ausführliche *Anamnese* und gründliche *Untersuchung* sind notwendig.

Anamnese:

- Organerkrankungen und Stoffwechselstörungen
- Herz-Kreislauf-Erkrankungen

- bestehende Dauermedikation
- Voroperationen und -narkosen
- Allergien (Medikamente, Penizillin, Pflaster etc.)

Notwendige Befunde:

- Puls, Blutdruck, Temperatur
- Größe und Gewicht
- CTG und Ultraschall
- äußere Betrachtung auf Veränderungen, die für Op. oder Narkose von Bedeutung sind (Varikosis, Hautbeschaffenheit im Bereich des Operationsgebietes)
- Blutgruppe, Rhesusfaktor (evtl. Übernahme aus dem Mutterpaß)
- Blutbild, Elektrolyte, Gerinnungsstatus. In besonderen Fällen (z. B. Präklampsie, HELLP-Syndrom, Nierenerkrankung, Struma) auch Leberenzyme, Gesamteiweiß, Schilddrüsenhormone und Urinstatus
- evtl. bei zu erwartender starker Blutung, z. B. bei Placenta praevia, Bereitstellung von Blutkonserven oder Erythrozytenkonzentraten für die Operation
- Elektrokardiogramm (EKG)
- Auskultation von Lungen und Herz durch einen Arzt.

Aufklärung der Patientin und Einverständniserklärung

Geburtshelfer und Anästhesist (ggf. Pädiater) müssen die Schwangere detailliert über den Eingriff sowie mögliche Komplikationen aufklären und die gewünschte Anästhesieform mit der Frau absprechen. Erst dann kann die schriftliche Einwilligung erfolgen, ohne die die Operation nicht durchgeführt werden darf.

Präoperative Tätigkeiten am Tag der Operation

Ob die Vorbereitungen auf der Station oder im Kreißsaal durchgeführt werden, ist von Klinik zu Klinik unterschiedlich. Die Vorbereitung im Kreißsaal hat den Vorteil, daß die Schwangere mit ihrer betreuenden Hebamme noch offene Fragen besprechen und Wünsche äußern kann. Mit der Vorbereitung sollte frühzeitig begonnen werden, um den Eindruck von Hektik und Zeitdruck zu vermeiden. Gerade für Frauen, die durch Kaiserschnitt entbunden werden, ist es wichtig, die Zeit vor und nach der Operation positiv zu erleben, da ihnen das „eigentliche Geburtserlebnis" fehlt.

Maßnahmen der Hebamme

- Information der Frau über den weiteren Verlauf (Vorbereitung, Versorgung des Neugeborenen, voraussichtliche Op.-Dauer, Aufwachraum, 1. Besuch, wer soll benachrichtigt werden)

- Ablegen von Schmuck und dessen sichere Verwahrung (möglichst dem Partner mitgeben)
- Entfernen von Nagellack und Make-up, damit die Hautfarbe/Durchblutung intra- und postoperativ beobachtet werden kann
- Rasur des Op.-Gebietes: Schambehaarung, Bauchdecke bis zum Nabel (Cave: Verletzungen, s. S. 534)
- Reinigung des Operationsgebietes einschließlich Nabel mit leicht bakterizider Waschlotion
- Einlauf oder Klistier, Reinigungs-(Entspannungs)bad oder Dusche
- längere Haare seitlich flechten, sie passen dann besser unter die Op.-Haube und Druckstellen am Hinterkopf werden vermieden
- Anlegen der Op.-Bekleidung (Flügelnachthemd, Haube, Antiemboliestrümpfe)
- verordnete Prämedikation zum festgesetzten Termin verabreichen (evtl. Antacidum zur Magensäureneutralisation)
- überprüfen, ob die Indikation zur Sektio noch gegeben ist (z. B. BEL, QL)
- Vorbereitung der notwendigen Papiere zur Mitnahme in den Op.
- Ablegen und Verwahren von Sehhilfen und Zahnprothesen in entsprechendem Behältnis (der Frau sagen, wo sie es wiederfindet) kurz vor der Fahrt zum Op.

Dann erfolgt zum festgelegten Zeitpunkt der Transport der Schwangeren in einem frisch vorbereiteten Bett. Je nach Gegebenheiten der Klinik kann ein Angehöriger die Schwangere in den Op. begleiten. In diesem Fall ist gute Instruktion zum Verhalten im Op. und Hilfe beim Einschleusen notwendig.

10.7.2 Vorbereitung der eiligen Sektio/Notsektio

Manche Indikationen zur Sektio (z. B. vorzeitige Plazentalösung, Nabelschnurvorfall) erfordern schnelles Handeln, um Gefahr für Mutter oder Kind abzuwenden oder so gering wie möglich zu halten. Es muß von Fall zu Fall abgewogen werden, auf welche Vorbereitungen verzichtet werden kann und ob die Sektio vielleicht noch im Kreißsaal durchgeführt werden muß. Für Notsectiones sollte es in jeder Entbindungsabteilung ein festes Handlungsschema geben (Standard). Wenn jeder im Team seine Aufgabe kennt, kann kostbare Zeit gespart werden. Ruhiges und überlegtes Handeln vermitteln der Schwangeren auch in dieser Situation ein sicheres Gefühl.

Mindestvoraussetzung zur Notsektio sind:
- Legen eines Dauerkatheters und Rasur
- Entfernen von Zahnprothesen und Sehhilfen
- Umlagerung auf den Op.-Tisch und Desinfektion des Op.-Gebietes.

> Aufklärung der Schwangeren und deren schriftliche Einwilligung zum Eingriff müssen vorliegen.

Maßnahmen im Operationssaal
Wem die folgenden Aufgaben **im Operationssaal** zukommen wird in Kliniken unterschiedlich gehandhabt, muß aber festliegen:

- Einschleusen der Schwangeren, Lagerung zur Op. (Steinschnittlage mit Neigung des Tisches um bis zu 30° nach links zur Vermeidung eines Vena-cava-Kompressionssyndromes)
- gründliche Desinfektion des Op.-Gebietes
- Information der Pädiater und evtl. Organisation eines Transportinkubators
- nach chirurgischer Händedesinfektion legt die Hebamme sterile Op.-Kleidung an und übernimmt das Neugeborene vom Operateur
- sofortiges Freimachen der oberen Atemwege, entweder vom Operateur oder der Hebamme, die das Kind entgegennimmt
- Erstversorgung am Reanimationsplatz (je nach Zustand des Kindes durch Pädiater, Hebamme, in manchen Kliniken auch vom Anästhesisten).

Übernahme aus dem Operationssaal.
Die postoperative Überwachung erfolgt entweder im Kreißsaal oder auf einer Wachstation. Vor der Übernahme aus dem Op. muß die Patientin ansprechbar sein.
Folgendes wird erfragt oder kontrolliert:

- Narkose- und Op.-Verlauf
- Blutverlust, Vitalwerte
- Redons, Dauerkatheter, Wundverband
- Uteruskontraktion und Blutung
- schriftliche postoperative Verordnungen (Schmerzmittel, Infusionsprogramm, notwendige Kontrollen).

10.7.3 Postoperative Überwachung

In den ersten 6 Std. nach der Operation müssen folgende Maßnahmen regelmäßig ausgeführt und dokumentiert werden (*Überwachungsbogen*):

- RR- und Puls-Kontrolle zunächst ¼ stündlich, dann bei konstanten Werten ½ stündlich und stündlich, bei Komplikationen häufiger.
- Messung der Körpertemperatur (axillar, stündlich)
- Beobachtung der Atmung (Frequenz und Rhythmus, s. S. 521 ff.) der Hautfarbe (rosig, blau, blaß)

- Durchführung des angeordneten Infusionsprogramms, Überprüfung der Infusionswege
- stündliche Kontrolle der Urinausscheidung (Farbe und Menge)
- des Wundsekretes (Redonflasche)
- Schweiß und Erbrechen
- Hämatombildung (Wundverband dazu nicht entfernen, da Kontaminationsgefahr der frischen Naht
- Beobachtung/Äußerung von Schmerzempfinden
- Kontraktionszustand des Uterus überprüfen, sowie die Stärke der vaginalen Blutung.

Die folgenden **Prophylaxen** sollten sobald wie möglich begonnen werden:

Thromboseprophylaxe:
Zum Bewegen der Beine motivieren, Zirkulationsübungen, Sitz der Antiemboliestrümpfe überprüfen, verordnete Heparingabe durchführen (s. S. 464).

Pneumonieprophylaxe:
Zum tiefen Atmen anregen und Sekret abhusten lassen (Hände auf die Op.-Wunde legen und beim Husten Gegendruck ausüben, um den Wundschmerz beim Anspannen der Bauchdecken zu reduzieren), bei festsitzendem, zähem Sekret inhalieren lassen.

Psychische Situation

Zur Förderung des Wohlbefindens der Mutter gehören:

- *Mundpflege* (Ausspülen und Lippencrème)
- bequeme *Lagerung*, Lagerungshilfen (Knierolle zum Entspannen der Bauchdecken in Rückenlage, Längsrolle im Rücken in der Halbseitenlage) und Hilfe beim Lagewechsel
- *Schmerzmittelgabe* bei Bedarf (nach Anordnung).

Zum Wundschmerz, der durch Nachwehen noch verstärkt wird, kommt oft das Gefühl, versagt zu haben oder Enttäuschung über die nicht miterlebte Geburt. Je nach Situation und Indikation zur Sektio ist das Bedürfnis nach Aufarbeitung unterschiedlich. Wurde die Sektio in Vollnarkose durchgeführt, fehlt der Mutter ein ganz wesentlicher Abschnitt, auf den sie sich meist während der ganzen Schwangerschaft gefreut und vorbereitet hat.

Deshalb ist es besonders wichtig, der Mutter so bald wie möglich ihr Kind zu zeigen, es ihr in den Arm zu geben und anzulegen. Heutige Anästhesieverfahren erlauben in der Regel das Anlegen sofort, ohne daß mit Nebenwirkungen durch das Narkosemittel für das Kind gerechnet werden muß. Die Mutter braucht Hilfe, um eine bequeme Stillposition zu finden, da Sitzen oder seitliches Liegen meist noch nicht oder nur unter starken Schmerzen möglich ist (s. S. 350).

Vor der Verlegung auf die Station sollte die Entbundene gewaschen und evtl. zum ersten Mal mobilisiert werden.

Die Hebamme kann dabei der Mutter die ersten Lebensminuten des Kindes schildern.

Wochenbettverlauf

Neben den üblichen Kontrollen im Wochenbett ist bei Sektiopatientinnen in den ersten Tagen nach der Geburt durch eingeschränkte Beweglichkeit die **Thrombose-** und **Emboliegefahr** sehr groß. Deshalb wird die Frau so bald und häufig wie möglich mobilisiert (s. S. 543).

Das **Ingangkommen normaler Darmtätigkeit** muß meist mit Laxantien gefördert werden, solange bekommt die Patientin flüssige Kost (Brühe, Schleimsuppe). Nach dem Abführen langsamer Nahrungsaufbau bis hin zur Normalkost.

Die **Rückbildung des Uterus** ist in der Regel verzögert, evtl. muß sie medikamentös gefördert werden.

Stillen und **Rooming-in** sollte auch für Frauen nach Kaiserschnitt möglichst schnell mit Unterstützung des Pflegepersonals angeboten werden (s. S. 356).

10.7.4 Drainagen, Verbandwechsel

Bei der Sectio caesarea wird oft neben dem Wundrand eine präventive **Blutungsdrainage** gelegt, um damit Blut und Sekret nach außen zu leiten und Hämatome oder Serome (Blut- und Serumansammlungen) zu verhindern. Dafür wird das geschlossene Redon-System bevorzugt (Abb. 10.7-1), da offene Ableitungen (z. B. Gummilaschen, offene Kunststoffrohre) weniger effektiv sind und eine zusätzliche Infektionsgefahr darstellen.

Der Drain wird durch die Haut, einige Zentimeter von der Wunde entfernt, nach außen geleitet und ist mit einem Faden an der Bauchdecke fixiert. Auch diese Stelle muß steril abgedeckt werden, um das Eindringen von Krankheitserregern zu vermeiden. Das Wundsekret wird durch das Vakuum in der Sammelflasche angesaugt. An der Außenwand befindet sich eine Skala zum Messen der Sekretmenge.

Wenn die Redonflasche voll oder der Sog erschöpft ist, muß sie gewechselt werden. Dazu werden beide Klemmen vor und hinter der Verbindungsstelle an der Flasche geschlossen, Schlauch und Flasche getrennt, das Schlauchende desinfiziert und die neue Flasche mit sterilem Ansatz angeschlossen. Langsames Öffnen der Klemmen baut den Sog langsam auf, damit frisch verschlossene Gefäße nicht verletzt werden.

Wenn kein Sekret mehr abgeht, erfolgt nach 24–48 Stunden das Ziehen der Drainage mit einer leichten Drehbewegung.

Verbandwechsel. Der Wundverband ist in erster Linie eine Keimbarriere und ein Schutz vor mechanischen Einflüssen für die frische Op.-Wunde. Er darf die Wundheilung nicht behindern, muß steril, saugfähig, hautverträglich, luftdurchlässig und glatt sein. In der Regel ist

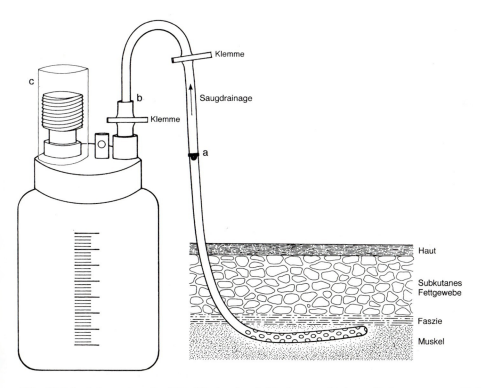

Abb. 10.7-1: Adaptation der Wundfläche durch Drainage mit einem Redonsystem, **a.** Verbindungsstelle zwischen Drainage und Redonzuleitung, **b.** Verbindungsstelle zum Wechseln der Vakuumflasche, **c.** Sichtfenster zur Kontrolle der Vakuum-Reserve

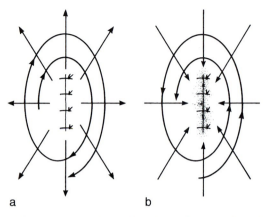

Abb. 10.7-2: Reinigung der Wunde beim Verbandwechsel, **a.** Bei aseptischer Wunde wird vom Zentrum nach außen gereinigt, um eine Verunreinigung mit Hautkeimen zu vermeiden, **b.** Bei septischer Wunde wird zum Zentrum hin gereinigt, um eine Keimverschleppung in die Umgebung zu vermeiden

ein Verbandwechsel nach Sectio caesarea nicht nötig, da der Verband nach 1–2 Tagen seinen Zweck erfüllt hat und in vielen Kliniken dann schon entfernt wird. Die Wundränder müssen zu diesem Zeitpunkt soweit miteinander verklebt sein, daß ein Eindringen von Keimen nicht mehr erfolgen kann. Es muß aber darauf geachtet werden, daß mechanische Einflüsse (Reibung durch Bettdecke, Unterwäsche etc.) die noch lockere Oberfläche nicht wieder zerstören. Die Abdeckung mit einem durchsichtigen Folienverband ist für diesen Fall optimal. Er schützt das neue Gewebe vor Irritation und erlaubt die ständige Sichtkontrolle der Wundheilung durch Personal und Wöchnerin.

Eine *stark sezernierende Wunde oder Wundheilungsstörungen* machen Verbandwechsel und das längere Verbleiben des Verbandes notwendig.

Der **Verbandwechsel** erfolgt unter aseptischen Bedingungen auf Anordnung des Arztes:

- Fenster und Türen müssen geschlossen sein, damit kein Staub aufgewirbelt wird
- immer Handschuhe tragen, zum Arbeiten an der Wunde sterile Handschuhe verwenden
- die Wunde selbst nicht mit Fingern berühren, sondern nur mit sterilen Instrumenten
- Reinigung und Desinfektion des Wundgebietes zeigt Abb. 10.7-2.

10.7.5 Wundheilung, Fäden ziehen

Die Wundheilung (Abb. 10.7-3) verläuft im Prinzip immer gleich (auch nach Dammriß oder Episiotomie). *3 Phasen* werden unterschieden, die ineinanderübergehen und sich überschneiden. Die *erste Phase* wird noch einmal unterteilt:

(1a) Exsudative (Blutungs- und Gerinnungs-) Phase (1–24 Std.).
Die Wunde füllt sich mit Blut und Lymphe, durch Gerinnung bildet sich ein Fibrinnetz und verklebt die Wundflächen. Eine dünne Wundmembran schließt die Oberfläche nach außen ab und verhärtet sich.

(1b) Resorptions (Reinigungs-)Phase (1.–5. Tag).
Mangelhafte Durchblutung führt zu Sauerstoffminderversorgung und damit zur Azidose in den Zellen und bewirkt deren Untergang. Dabei entstehen Hydrolasen, dies sind Enzyme, die die Selbstverdauung (Autolyse) der Zellbestandteile bewirken. In den Blutgefäßen quillt auf Grund der Azidose das Endothel auf. Es wird durchlässig für Wasser, Lymphe (Ödembildung) und mobile Zellen wie Leukozyten, Lymphozyten und Phagozyten (Freßzellen, die Mikroorganismen, Blutzellen- und Gewebstrümmer verdauen).

(2) Proliferations (Aufbau-) Phase (2./3.–14. Tag).
Auf den freien Oberflächen der Kapillaren bilden sich rötliche, leicht blutende Körnchen (Granula) mit resorptiver Funktion. Aus dem Endothel sprießen neue Kapillaren hervor. Neben Leuko- und Lymphozyten treten aus dem Blut und dem Blutgefäßbindegewebe Fibroblasten und Histiozyten aus (bewegliche Blutzellen). Daraus entstehen kollagene Fibrillen und Bindegewebe.

(3) Reparative (Zell- und Faserreifungs-) Phase (4.–28. Tag).
Die Kollagensynthese steigert sich bis ca. 14. Tag. Es vollzieht sich die Umwandlung in ein blasses Narbengewebe. Die Zugfestigkeit der Narbe steigt zwischen dem 10. und 28. Tag auf 80% der ursprünglichen Festigkeit an.

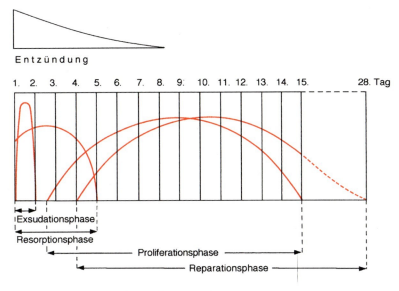

Abb. 10.7-3: Wundheilungsphasen

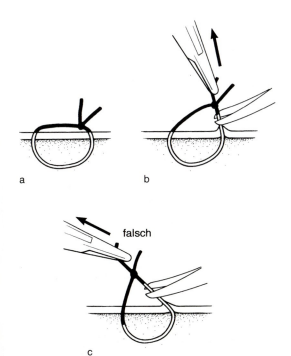

Abb. 10.7-4: Entfernen der Hautfäden, a. Liegender Faden, b. Anheben des Fadens und Durchschneiden direkt über dem Hautniveau, c. *Falsche* Technik, da der kontaminierte Faden durch die Wunde gezogen wird

Fädenziehen

Spätestens nach 8–10 Tagen sollte die Wunde so gut verheilt sein, daß Fäden oder Klammern überflüssig sind. Sie werden unter aseptischen Bedingungen entfernt.

Nachdem das Wundgebiet desinfiziert ist, wird mit einer sterilen Pinzette der hautnahe Knoten leicht angehoben, durchtrennt und gezogen (Abb. 10.7-4). So wird vermieden, daß kontaminierte Fadenteile, die an der Oberfläche lagen, durch den Stichkanal gezogen werden.

Bei fortlaufender Nahttechnik wird nicht der ganze Faden durch die Wunde gezogen, sondern jeweils an der Stelle, wo er aus der Haut tritt, über dem Hautniveau durchschnitten und gezogen. Das gilt nicht für Intrakutannähte, die aus Material bestehen, das nach einiger Zeit (2–6 Wochen) resorbiert wird.

Klammern sind mit entsprechenden Instrumenten, nach jeweiliger Herstellerangabe, sehr leicht zu entfernen.

Wundheilungsstörungen

Sie treten nach Sectio caesarea relativ selten auf, meist sind sie Folge von bestehenden Vorerkrankungen, z. B. Präklampsie, HELLP-Syndrom, Diabetes mellitus, Adipositas oder Anämie, Vitamin- und Eisenmangelerkrankungen. Auch Medikamente wie Antikoagulantien, Thyroxinpräparate, Salizylsäure oder Antibiotika können die Wundheilung verzögern (hemmen). Die häufigsten Wundheilungsstörungen entstehen durch Hämatome, Serome, Nekrosen und Infektion des Wundgebietes. Sie können sekundär abheilen oder eine Wundrevision nötig machen.

Zur primären Wundheilung sind besondere Sorgfalt bei der Durchführung des Verbandwechsels und das Sauber- und Trockenhalten der Wunde Voraussetzung. Schlecht verheilende Wunden werden lokal antiseptisch oder antibiotisch (z. B. Leukase®), mit granulationsfördernden Mitteln oder speziellen Wundauflagen und Wundspülungen behandelt.

10.8 Pflegedokumentation

Simone Kirchner

10.8.1 Betreuungsprozeß

Seit einigen Jahren nutzt die Krankenpflege den Begriff *Pflegeprozeß*, um erstmals ihr Berufsbild klar zu definieren und von anderen Berufsgruppen abzugrenzen. Die *Pflegedokumentation* ist hierbei das Instrument, mit und an dem in der Praxis die Qualität der geplanten und geleisteten pflegerischen Arbeit gemessen werden kann. Die Dokumentation gibt genaue Auskunft über das Arbeitsgebiet, für das die Berufsgruppe zuständig ist und Verantwortung übernimmt.

Wie die Krankenpflege, so beinhaltet auch die praktische Geburtshilfe den Prozeß der Planung, Durchführung, Überprüfung und Dokumentation der Tätigkeiten. Da aber in der Geburtshilfe meist mit gesunden Menschen umgegangen wird, wird hier der Begriff *Pflegeprozeß* durch **Betreuungsprozeß** ersetzt. Verantwortliche Betreuung beinhaltet das Erkennen der Situation und das daraus resultierende notwendige Handeln, das Erkennen und Berücksichtigen der Ressourcen und spezifischen Bedürfnisse der zu Betreuenden. Es bedeutet Unterstützung und Begleitung. Das Bewahren der möglichen Selbständigkeit und die damit verbundene Einbeziehung der Frau in die Entscheidungen sind die Paradigmen der humanen Geburtshilfe.

Der *Betreuungsprozeß* bedeutet für Hebammen die Abgrenzung ihres Arbeitsfeldes und die Übernahme von Verantwortung für die definierte Arbeit. Die **Betreuungsdokumentation** weist die Qualität ihrer Arbeit nach. Sie ist Instrument der Zusammenarbeit und Abgrenzung, wenn die Verantwortung zwischen 2 Berufsgruppen (z. B. Hebamme und Arzt) nicht exakt geklärt ist.

Im Falle eines gerichtlichen Streites wird die Dokumentation zur Urteilsfindung herangezogen. Nichtvorhandensein oder Lücken werden zu ungunsten der Hebamme ausgelegt, eine **vollständige Dokumentation** ist also *existentiell* (s. S. 200, 598).

10.8.2 Schritte im Betreuungsprozeß

Der Prozeß ist ein objektives Mittel, den Arbeitsablauf überprüf- und bewertbar zu machen. Zunächst werden Informationen ermittelt, um den *Betreuungsbedarf* festzulegen. Hierfür wird u. a. die Gebärende befragt und untersucht. Dann wird ein *Betreuungsziel* definiert (z. B. Abbau von Verspannung und Angst) und anschließend die *Maßnahmen* festgelegt, mit denen das

Ziel erreicht werden soll (z. B. ein warmes Bad in einer geborgenen Atmosphäre). Informationen, geplante und vorgenommene Maßnahmen werden dokumentiert (z. B. 30 min Wannenbad mit Lavendelzusatz). Im späteren Verlauf wird anhand einer *Zielanalyse* überprüft, ob die Betreuung erfolgreich war (z. B.: Frau X fühlt sich nach dem Bad wohl und entspannt oder MM-Konsistenz: weicher, dehnbar).

Betreuungsbedarf und Betreuungsziel

Für die Geburt erscheint eine Zielsetzung zunächst überflüssig: Jede Hebamme möchte, daß die Mutter wohlauf bleibt und das Kind gesund zur Welt kommt. Doch bei jeder Aufnahme werden individuelle Befunde und Beobachtungen gemacht, so daß für den Einzelfall realistische und erreichbare Etappenziele erstellt werden können (z. B. die Wehenförderung nach einem vorzeitigen Blasensprung). Der Bedarf an Betreuung, d. h. das Maß des aktiven Handelns und Eingreifens, muß sich gerade in der Geburtshilfe der Einzelsituation anpassen.

Betreuungsmaßnahmen, Standardisierung, Zielkontrolle

Ziele lassen sich auf unterschiedlichen Wegen erreichen. Erfahrung und Wissen von Hebammen und Arzt bestimmen die Wegrichtung, diese wird aber auch von der vorherrschenden Klinikmeinung beeinflußt. Art und Umfang der Maßnahmen entsprechen dem erhobenen Betreuungsbedarf, angepaßt an Bedürfnisse und Ressourcen der zu Betreuenden, d. h. bei einer ermittelten Risikogeburt werden intensivere Maßnahmen angewendet als bei einer normalverlaufenden Geburt.
- In einem **standardisierten Betreuungsplan** lassen sich Maßnahmen festlegen, die in typischen, sich wiederholenden Situationen angewendet werden, z. B. konkretes Vorgehen bei *Notsektio* oder *atonischer Blutung*. Dank Standardisierung müssen die Handlungen der Betreuenden nicht immer wieder neu besprochen und angeordnet werden, die Maßnahmen erfolgen rascher und reibungsloser. Dieser *Maßnahmestandard* muß schriftlich festgelegt werden, damit er jederzeit, auch von neuen Mitarbeiterinnen und Auszubildenden, nachgelesen werden kann.
- **Zielkontrolle.** Am Ende des Betreuungsprozesses muß die Überprüfung des Erreichten stehen. *Leitfragen* sind: Wurde das gesteckte Ziel erreicht? Wurde die Ausgangssituation richtig erfaßt? War das gesteckte Ziel angemessen und erreichbar? Waren die Maßnahmen sinnvoll und ausreichend? Wurden sie korrekt durchgeführt? Welche anderen unvorhersehbaren Faktoren beeinflußten die Betreuungssituation? Konnten sie rechtzeitig und entsprechend in die Betreuung integriert werden?

Durch die Analyse der obligatorischen *Abschlußbesprechung* erfolgt eine kontinuierliche Fortbildung des Betreuungsteams. Durch Fallbesprechungen kann die Qualität der Arbeit, wie auch der Teamarbeit, objektiver eingeschätzt werden, Fehler lassen sich gemeinsam ermitteln und beseitigen (produktive Kritik). Realistische Selbsteinschätzung und Kritikfähigkeit sind Voraussetzung zur Qualitätssteigerung der geburtshilflichen Betreuung.

10.8.3 Dokumentation

Als Informationsquellen stehen einerseits *direkte* (z. B. durch eigene Beobachtung gewonnene), andererseits *indirekte Daten* zur Verfügung. Letztere werden mittelbar erhoben, z. B. aus dem Mutterpaß, einem Arztbrief oder der Aussage eines Dritten. Man unterscheidet weiter in *objektive*, weil meßbare (z. B. Temperatur, Gewicht) und in *subjektive Daten* (z. B. Schmerzen, Übelkeit), die individuell empfunden werden.

Die Dokumentationen in den unterschiedlichen Betreuungsbereichen der Hebammenarbeit umfassen:

- *Anamnese* und erhobene *Befunde* (Status quo), sowie Verlaufsbeobachtungen als Betreuungsbedarfsermittlung
- hieraus gezogene *Schlüsse* als Betreuungsplanung und Verlaufsanalyse
- daraus folgendes *Handeln* als Maßnahmefestlegung und Betreuungsprotokoll.

Geburtsdokumentation. Im Aufnahmegespräch wird eine ausführliche Anamnese erhoben, u. a. zu vorangegangenen Schwangerschaften, Geburten, zur Familie. Sie dient der Ermittlung des *Betreuungsbedarfes*.

In der *Betreuungsanamnese* werden Daten erfaßt, die etwas zu den individuellen Bedürfnissen der Frau aussagen (z. B. Vorstellungen zum Geburtsverlauf). Zusammen mit den Untersuchungsergebnissen werden die Daten in einem Aufnahmeprotokoll festgehalten.

Nun läßt sich das *Betreuungsziel* festlegen und die *Betreuungsmaßnahmen* planen. Standardisierte Formulare haben den Vorteil einer einheitlichen, übersichtlichen Dokumentation. Da jedoch selten ausreichend Platz für eigene weitergehende Beobachtungen ist, werden diese auf einem Extrablatt dem Formular beigefügt.

Alle geplanten und durchgeführten Maßnahmen werden im *Betreuungsprotokoll* (sub partu: Geburtsprotokoll) dokumentiert.

Form und Inhalt des Geburtsprotokolls (*Partogramm*) siehe S. 202.

10.9 Grundlagen der Hygiene

Christine Geist

Das Wort Hygiene stammt aus dem Griechischen (Hygieia = Göttin der Gesundheit) und bedeutet *„der Gesundheit zuträglich, heilsam und gesund"*. Heute versteht man darunter Gesundheitslehre und im erweiterten Sinn prophylaktische (vorbeugende) oder präventive (krankheitsverhütende) Medizin.

10.9.1 Definitionen und Grundbegriffe

Infektion: Eindringen von Erregern in den Organismus.

Infektiosität: Fähigkeit, eine Infektion zu verursachen.

Kontagiosität: Ansteckungsfähigkeit.

Beispiel: Patienten mit *Windpocken* übertragen leicht die Erreger auf andere Personen, sie sind kontagiös.
Malaria wird nur durch Mücken übertragen, nicht direkt von Mensch zu Mensch, Malariakranke sind nicht kontagiös.

Kolonisation: Physiologische Besiedlung der äußeren Oberflächen des Organismus (Haut, Schleimhaut) mit Mikroorganismen als *Normal-* oder *Standortflora*.

Beispiel. Haut: Staphylokokkus epidermidis. *Vaginalflora:* Laktobakterien, Staphylokokken.

Kontamination: Verunreinigung von Gegenständen mit Mikroorganismen. Gegenstände sind niemals infiziert, sondern kontaminiert.

Pathogenität: Fähigkeit der Erreger (bei einem bestimmten Wirt, z. B. Mensch) eine Krankheit zu erzeugen.

Virulenz: Intensität der krankheitserregenden Eigenschaften eines pathogenen Keimes.

Voraussetzung für die Ausbreitung jeder Infektionskrankheit ist eine *komplette Infektionskette*, bestehend aus

- *Infektionsquelle:* Ort, an dem die Erreger leben

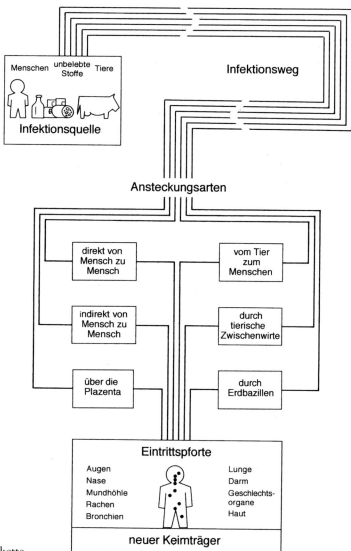

Abb. 10.9-1: Komplette Infektionskette

- *Infektionsweg:* Übertragungsweg
- *neuer Keimträger:* = für die Infektion empfindliches Individuum (Abb. 10.9.1).

Entstehung und Verbreitung einer Infektionskrankheit kann durch Unterbrechung der Infektionskette an einer beliebigen Stelle bekämpft und verhindert werden:

- *Ausschaltung* der Infektionsquelle (z. B. Quarantäne)
- *Verhinderung der Übertragung* (Desinfektion, Sterilisation)
- *Stärkung der Infektionsabwehr* eines empfindlichen Individuums (z. B. Immunisierung).

Infektionsquelle, Übertragungsweg, neue Keimträger

Infektionsquelle. Krankheitserreger benötigen unterschiedliche Lebensbedingungen (z. B. Temperatur, Feuchtigkeit, Nährstoffe), folglich finden sie sich in **verschiedenen Infektionsquellen**:

- *Tiere* (niedriges Lebewesen bis Säugetier) und *Menschen*
- *unbelebte Stoffe* (Erdboden, Gegenstände, Flüssigkeiten).

Übertragungsweg.
Weg von der Infektionsquelle zur Eintrittspforte am Menschen, der unterschiedlich lang sein kann. Die Übertragung erfolgt *aerogen* (Tröpfcheninfektion), *alimentär* (über die Nahrung), durch *direkten Kontakt* (Schmierinfektion) oder *Überträger* (z. B. Insekten). Der Übertragungsweg entfällt, wenn apathogene Keime der Haut oder Schleimhaut durch Abwehrschwäche des Körpers plötzlich pathogen werden.

Neuer Keimträger.
Durch verminderte *lokale* oder *allgemeine Infektionsabwehr* eines Individuums, bedingt durch *endogene* (im Körper selbst entstanden) oder *exogene* (außerhalb des Körpers entstandene) *Faktoren*, kommt es zur Infektionskrankheit. *Eintrittspforte* ist die Stelle am Körper, über die der Erreger in den Menschen gelangt, z. B. Haut, Schleimhaut, Wunde.

Eigenschaften der Erreger

Ein Mikroorganismus muß folgende Eigenschaften haben, um Krankheitserreger zu sein:

- Übertragbarkeit auf den Menschen
- Haft-, Eindring- und Vermehrungsfähigkeit
- Pathogenität.

Die **Ausbreitung** der Erreger kann erfolgen:

- *kontinuierlich* (gleichmäßige Ausbreitung in angrenzende Körperregionen)
- *lymphogen* (über die Lymphwege)
- *endozellulär* (innerhalb der Zelle)
- *hämatogen* (über den Blutweg).

10.9.2 Krankenhaushygiene

Die Einhaltung und Befolgung bestimmter Regeln der Krankenhaushygiene dient dem individuellen Schutz des Patienten vor Krankenhausinfektionen, verhütet Gesundheitsschäden, kann die Liegedauer im Krankenhaus verkürzen und mithelfen, die Gesamtkosten im Gesundheitswesen zu senken.

Viele Krankenhäuser haben eine Hygienekommission, die die Einhaltung hygienischer Standards kontrolliert und Beraterfunktion gegenüber der Krankenhausleitung übernimmt. Mitglieder des Gremiums können sein: Krankenhaushygieniker (Facharzt), Hygienefachkraft (Krankenschwester mit Spezialausbildung), Hygienebeauftragter (Klinikarzt) und Desinfektoren. Die Kommission erarbeitet einen Hygieneplan, dessen Inhalt von der Krankenhausleitung als Dienstanweisung an das Personal weitergegeben wird.

Technische (z. B. Rohrpost, Zentralsterilisation) und *bauliche* (z. B. Schleusen) Einrichtungen sowie *standardisierte Handlungsabläufe* (z. B. Infusionsvorbereitung) können hygienisches Arbeiten unterstützen, jedoch nicht ersetzen.

10.9.3 Persönliche Hygiene im Krankenhaus

Häufigster Überträger von nosokomialen Infektionen (eine im Krankenhaus erworbene Infektion) ist das Personal: Hände, Kleidung, Schuhe, Haare.

Das Wissen um die Keimverbreitung im Krankenhaus sollte hohes eigenverantwortliches Handeln selbstverständlich machen. **Nosokomiale Infektionen** sind meist *exogen* übertragen und somit *vermeidbar*!

Kleidung

Kleidung wird unterschieden in: *Berufs-, Dienst-* oder *Arbeitskleidung, Schutz-* und *Bereichskleidung*.

Dienstkleidung sind ein Kittelkleid, Hose und Kasack oder Arztkittel, die von der Klinik gestellt und dort auch desinfiziert, gewaschen und gebügelt werden. Zur Unterbrechung des Infektionsweges muß sie möglichst täglich (mindestens 2mal wöchentlich) gewechselt werden und im Krankenhaus verbleiben. Strickjacken, Pullover und Halstücher dürfen nicht über der Dienstkleidung getragen werden.

Schutzkleidung dient dem eigenen Schutz und dem des Patienten (z. B. Schutzkittel oder Plastikschürze). Sie wird bei Bedarf über der Dienst- oder Bereichskleidung getragen und nach Gebrauch (= Kontamination) entsorgt (z. B. steriler Kittel zur Nachtastung).

Bereichskleidung ist eine farblich unterschiedliche Dienstkleidung (z. B. im OP blau, im Kreißsaal grün). Sie wird täglich gewechselt und nur in diesem Bereich getragen. Dies verhindert das Einschleppen von Krankheitserregern aus anderen Abteilungen in diese Bereiche (und umgekehrt).

Schuhe im Funktionsbereich sollten aus waschbarem Material sein (Gummiclogs). Werden private Schuhe benutzt, ist auf Verzierungen, Lochmuster, Wildleder etc. zu verzichten. Die Schuhe müssen regelmäßig desinfiziert werden und im Funktionsbereich verbleiben (z. B. Op.-Schuhe nicht auf der Wochenstation anziehen).

Schutzhandschuhe dienen dem Patienten- und dem Eigenschutz. Je nach Bedarf werden nicht sterilisierte oder sterilisierte Einmalhandschuhe getragen.

Hände

Hände sind die größten Keimträger und spielen beim Infektionsweg (= Übertragungsweg) die Hauptrolle.

Händewaschen und Handpflege im Krankenhaus

Bloßes Händewaschen nach Kontamination führt zu *keiner* Keimreduktion. Nur nach der hygienischen Händedesinfektion und darauf folgendem Händewaschen mit flüssiger Seife aus dem Spender ist eine Keimreduktion zu erreichen. (Seifenstücke bilden einen Nährboden für pathogene Keime und sind nicht zulässig.)

Hygienische Händedesinfektion ist das Unschädlichmachen der durch Kontamination auf die Haut gelangten Keime durch 2 festgelegte Handlungen:

- *zuerst desinfizieren:* Einreiben der Hände mit ca. 5 ml eines alkoholischen Händedesinfektionsmittels aus dem Spender (mindestens 3mal drücken ergibt ca. 5 ml Flüssigkeit), Einwirkzeit 30 Sek.
- *dann reinigen:* Bei sichtbarer Verunreinigung Hände mit pH-neutraler Lotion waschen (Erhaltung des Fettsäuremantels der Haut).

Chirurgische Händedesinfektion ist das Unschädlichmachen der Keime, die auf der Haut, in Haut, Haarbälgen, Talg- und Schweißdrüsen angesiedelt sind, durch 4 festgelegte Handlungen:

- *Vorwaschen 1–2 Min.:* Hände und Unterarme mit lauwarmem Wasser und Lotion, evtl. mit einer sterilisierten Nagelbürste waschen.
- *Händetrocknung* mit einem sterilen Handtuch.
- *Desinfektion 2 Min.:* je Hand ca. 5 ml eines alkoholischen Desinfektionsmittels aus dem

Spender nehmen, Hände und Unterarme bis Ellenbogen einreiben.
- *Danach 2 Min.:* Je Hand 5 ml Desinfektionsmittel zum Einreiben der Hände bis zum Handgelenk.

Handpflege: Rauhe und rissige Haut ist Eintrittspforte für Erreger. Pflege der Hände ist nicht nur Kosmetik, sondern notwendiger und wichtiger Hautschutz. Mehrmals täglich nach sorgfältigem Abtrocknen eine pH-neutrale Creme einmassieren. Auch zu Hause müssen die Hände gepflegt werden.

Nägel sind kurz zu halten, das Nagelbett sollte nicht verletzt sein.

> **Nagellack** und **Schmuck** sind **verboten**, da sie eine Händedesinfektion behindern und im Umgang mit Patienten stören.

Haare

Langes Kopfhaar muß bei Dienstbeginn immer *zurückgebunden* werden. Bei Untersuchungen und Verrichtungen am Patienten wird es unter eine *Schutzhaube* gesteckt. Barthaare werden mit Mund- und Nasenschutz bedeckt, der bei Durchfeuchtung oder nach 2 Stunden erneuert werden muß.

Die **freiberuflich tätige Hebamme** arbeitet prinzipiell nicht anders als die Klinikhebamme. Sie trägt gut waschbare Arbeitskleidung, wendet Händedesinfektion an und muß eine bestimmte Arbeitsabfolge einhalten, auch wenn sie nicht mit so vielen Keimen konfrontiert wird.

10.9.4 Desinfektion und Sterilisation

Antisepsis: Gesamtheit aller Maßnahmen zur Keimverminderung bzw. Keimfreiheit. Hierzu gehören u. a. Desinfektion, Pasteurisierung, Sterilisierung, Schutzkleidung und Entwesung.

Asepsis: Die durch Antisepsis erreichte Keimbeseitigung in Bereichen mit aseptischen Anforderungen, z. B. Operationsraum.

Desinfektion: Gezielte Keimreduktion, d. h. gezieltes Abtöten unerwünschter Mikroorganismen auf Oberflächen, z. B. Tisch oder Händen (Haut, Schleimhaut) mit dem Ziel, eine Weiterverbreitung zu verhindern.

Pasteurisierung: Verfahren zur partiellen Abtötung der Fortpflanzungsstadien bestimmter Mikroorganismen zur Keimreduktion und Haltbarmachung, z. B. bei Milch.

Sanitizing: (ungezielte Keimreduktion) ist die Verringerung der Keimzahl durch Reinigungsmaßnahmen, Händewaschen, UV-Bestrahlung von Räumen.

Sterilisation: Abtötung der Fortpflanzungs- und Dauerstadien aller Mikroorganismen bzw. Inaktivierung von Viren.

Entwesung: Bekämpfung oder Vernichtung von Körper- und Wohnungsungeziefer mit chemischen Mitteln.

Desinfektionsverfahren

Man unterscheidet die *thermische*, *chemische* und *chemothermische* Desinfektion.

Thermische Desinfektion: Kochbeständige Wäsche, also Leinen oder Baumwolle, mindestens 15 Min. auskochen, mit Zusatz von 0,5% Soda zur Reinigung. Andere Materialien, z. B. Steckbecken, werden in Reinigungsautomaten desinfiziert.

Dampfdesinfektion, z. B. Betten und Matratzen mit Dampfströmungsverfahren: 100 °C, 15 Min., fraktioniertes Vakuumverfahren (VDV-Verfahren).

Chemothermische Desinfektion: Für alle Materialien, die bei Temperaturen des VDV-Verfahrens von 75–105 °C beschädigt würden (Gummi), ist der Einsatz bakterizider Chemikalien notwendig. Vorwiegend werden im Waschverfahren (bei 60 °C) aktives Chlor und sauerstoffabspaltende Präparate verwendet. Dieses Verfahren ist nicht für blutige Wäsche geeignet, sie wird mit Phenolderivaten oder Aldehyden bei 40–60 °C 45 Min. behandelt.

Chemische Desinfektion: Aus einer Vielzahl von Präparaten, die zur Desinfektion von Gegenständen verwendet werden, hier die wichtigsten:

- *Säuren:* wirken bakterizid, fungizid, sporizid (bakterien-, pilz- und sporenvernichtend), zur Desinfektion von Instrumenten und thermolabilen Materialien
- *Laugen:* zur Sputum-, Harn- und Stuhldesinfektion
- *Oxidationsmittel:* Ozon wirkt virusinaktivierend, z. B. im Trinkwasser und zur Munddesinfektion. Wasserstoffperoxid 0,5–3%ige Lösung zur Wundbehandlung, Kaliumpermanganat für antiseptische Bäder
- *Halogene:* Chlor hat eine schnelle bakterizide Wirkung und ist virusinaktivierend. Jod besitzt bakterien- und pilzabtötende Wirkung und wird zur Wundbehandlung, Spülungen (PVP-Jod) und Schleimhautdesinfektion eingesetzt. Nachteil: häufige Allergien
- *Alkohole:* begrenztes Wirkungsspektrum, nicht sporozid. Zur Hände-, Haut- und Nabeldesinfektion Äthylalkohol 70–80%ig.

Alkohole sind nicht steril und wirken in hoher Konzentration (über 80%) nicht mehr desinfizierend, sondern konservierend, da sie der Bakterienmembran Wasser entziehen.

- *Aldehyde:* nur zur Oberflächendesinfektion geeignet. Formaldehyd hat ein breites Wirkungsspektrum, zählt aber zu den häufigsten Kontaktallergenen.
- *Phenole:* Karbolsäure ist eines der ersten verwendeten Desinfektionsmittel und stark ätzend, daher nicht mehr gebräuchlich. Heute werden Phenolderivate eingesetzt.
- *Tenside:* Detergentien sind oberflächenaktive Substanzen (setzen die Oberflächenspannung des Wassers herab). Sie werden hauptsächlich in der Lebensmittelhygiene eingesetzt.

Flächendesinfektion

Man unterscheidet:

- Desinfizierende Reinigung (gleichzeitige Reinigung und Desinfizierung einer Fläche durch Hinzufügen eines Desinfektionsmittels in das Wischwasser) von Einrichtungsgegenständen und Fußboden.
- Zwischendesinfektion eines Entbindungszimmers nach Freiwerden des Raumes zur Vorbereitung für die nächste Gebärende. Dazu gehört auch der Wickeltisch.
- Gezielte Desinfektion von sichtbar kontaminierten Flächen, z. B. Arbeitsfläche, Tisch.

Die Raumdesinfektion mit Formaldehyd (Vernebeln, Verdampfen) nach Entbindung einer Frau mit Hepatitis B, HIV-Erkrankung oder offener Tbc ist heute obsolet, es wird eine Scheuer-Wischdesinfektion (nach Rücksprache und mit Hilfe des Desinfektors) vorgenommen, die Einwirkzeit des Desinfektionsmittels beträgt 1 Stunde.

Muß eine Frau z. B. wegen einer offenen Tuberkulose auf der Wochenstation isoliert werden, sind alle Pflegeutensilien und Gerätschaften (RR-Apparat, Thermometer, Unterlagen etc.) im Zimmer der Frau zu belassen. Vor der Tür ist ein Tisch mit Handschuhen und Mund/Nasenschutz sowie ein Wäscheständer für Schutzkittel bereitzustellen. Beim Verlassen des Zimmers ist die Schutzkleidung abzulegen und eine hygienische Händedesinfektion durchzuführen. Die Wäsche wird in Säcken entsorgt, sie müssen als infektiös gekennzeichnet sein. Abfall kommt in einen gezeichneten Papiersack und wird vom Desinfektor zur Müllverbrennung gebracht. Das Eßgeschirr der Kranken braucht keine besondere Entsorgung, da in der Küche eine thermische Desinfektion (Spülmaschine) stattfindet. Einmalgeschirr ist also unnötig.

Sterilisationsverfahren

Abhängig von Material, Umfang und Art der Kontamination wird ein Sterilisationsverfahren ausgewählt:

- *Heißluftsterilisation:* trockene Hitze 30 Min. bei 180 °C, nur für thermostabile Materialien. Man unterscheidet 4 Phasen: Erwärmungszeit, Ausgleichszeit, Sterilisationszeit, Auskühlzeit. Wegen schlechter Wärmeleitung der Luft sind sehr hohe Temperaturen notwendig.

Freiberuflich tätige Hebammen können ihre Instrumente im Backofen (60 Min. bei 180 °C) oder im Heißluftofen (30 Min. bei 180 °C) sterilisieren.

- *Dampfsterilisation:* feuchte Hitze. Unter hohem Druck wirkt heißer Wasserdampf im Autoklaven (Dampfsterilisator) auf das Sterilgut ein. Dies ist die sicherste Sterilisationsmethode. Zwei Möglichkeiten stehen zur Verfügung: 120 °C, 1 atü, 15–20 Min. oder 134 °C, 2 atü, ca. 5 Min. Es werden 5 Phasen unterschieden: Anheizzeit, Steige- und Entlüftungszeit, Ausgleichszeit, Sterilisationszeit, Druckentlastungs-, Abkühlzeit
- *Energiereiche Strahlung:* Gammastrahlen, Anwendung bei fast allen Kunststoffen möglich, für Lebensmittel und Medikamente in Deutschland (noch) verboten
- *Gassterilisation mittels Chemikalien:* Ethylenoxid- und Formaldehyd-Verfahren zur Sterilisation thermolabiler Materialien, z. B. Plastik und optische Geräte. Schonendes Verfahren, breites Wirkungsspektrum. Nach Ethylenoxid-Anwendung ist eine lange Entgasungszeit von 72 Std. nötig, um eine gesundheitliche Gefährdung der Benutzer durch giftige Ausdünstung zu vermeiden. Bei Formaldehyd entfällt die Entgasungszeit
- *Verbrennen:* sichere Vernichtung aller Keime, z. B. infektiöse Krankenhausabfälle
- *Ausglühen:* sichere Methode zur Beseitigung von Keimen, z. b. Platinösen zur Abnahme von Abstrichen.

Überprüfung der Sterilsisation. Die *Sterilisatoren* sind technisch auf ihre Funktionsfähigkeit, das *Sterilgut* biologisch auf Keimfreiheit im Abstand von max. 6 Monaten zu prüfen. Daneben sollten laufende Selbstkontrollen mit Bio- (Sporenpakete) oder Farbindikatoren durchgeführt werden.

10.9.5 Verhalten bei Unfällen

Die häufigsten Verletzungen am Arbeitsplatz einer Hebamme sind **Stichverletzungen** und **Kontamination der Augen**.

Vorgehen bei einer Stichverletzung durch kontaminierte Injektionsnadeln

- Wunde ausbluten lassen oder Blutung provozieren
- Reinigung mit Hautdesinfektionsmittel, z. B. Sterillium, 5 Min. mehrmals mit ca. 2 ml einreiben.

Vorgehen bei Kontamination der Augen durch Blut oder Fruchtwasser

- sofort Augen spülen mit Wasser, Kochsalz- oder Ringerlösung.

Vorgehen bei kontaminierten Schleimhäuten

- sofort spülen mit Wasser oder Schleimhautdesinfektionsmittel (z. B. Braunol).

Bei fehlender Immunität gegen Hepatitis B sollte innerhalb von 6 Stunden eine aktive und passive Impfung erfolgen.

Der eigene Serostatus und der des Patienten muß abgeklärt werden, wobei das Einverständnis des Patienten vorliegen muß.

Serokontrollen sollten bei Kontakt mit hepatitisverdächtigem Material nach 3, 6 und 12 Monaten durchgeführt werden, bei HIV-verdächtigem Material sofort, nach 3 und 6 Wochen und nach 3, 6 und 12 Monaten.

Die Meldung eines Berufsunfalles liegt im eigenen Interesse, auch eine banal aussehende Stichverletzung kann Folgen haben (z. B. Kosten durch Behandlung und Arbeitsunfähigkeit). Die Unfallanzeige erfolgt schriftlich, bei angestellten Hebammen an die Personalstelle/Personalarzt und bei freiberuflich tätigen Hebammen an die Berufsgenossenschaft.

Verwendete und empfohlene Literatur

Allgemeine Richtlinien und Grundkenntnisse der Intensivpflege, Bd. 1–5. Fresenius Stiftung 1983

Beck, E., P. Schmidt: Hygiene. 4. Aufl. Enke Verlag, Stuttgart 1992

Beckert, J., R. Preuner: Hygiene für Krankenpflege und med.-techn. Berufe. 4. Aufl. Thieme Verlag, Stuttgart 1992

Brandis, J. v., W. Schönberger: Anatomie und Physiologie. 8. Aufl. Gustav Fischer Verlag, Stuttgart 1991

Breidenbach, F.: Grundlagen der allgemeinen Krankenpflege. Bardenschlager Verlag, München 1986

Burkhardt, F., W. Steuer: Infektionsprophylaxe im Krankenhaus. 2. Aufl. Thieme Verlag, Stuttgart 1989

Deutsche Krankenpflegezeitschrift 10/83

Gabka, J.: Injektions- und Infusionstechnik. de Gruyter Verlag, Berlin 1982

Gillmann, W.: Physikalische Therapie. Thieme Verlag, Stuttgart 1989

Juchli, L.: Pflege. 7. Aufl. Thieme Verlag, Stuttgart 1994

Kaiser, R., A. Pfleiderer: Lehrbuch der Gynäkologie. 16. Aufl. Thieme Verlag, Stuttgart 1989

Koslowski, L., K. A. Bushe, T. Juninger, K. Schwemmle: Lehrbuch der Chirurgie. Schattauer Verlag, Stuttgart 1988

Kretz, F.-J. (Hrsg.): Intensivmedizin für Krankenpflegeberufe. Thieme Verlag, Stuttgart 1985

Maletzki, Stegmayer-Petry, Schäffler (Hrsg.): Klinikleitfaden Krankenpflege. Jungjohann Verlagsgesellschaft, Neckarsulm, Stuttgart 1993

Nockemann, P. F.: Die chirurgische Naht. 3. Aufl. Thieme Verlag, Stuttgart 1980

Paetz, B.: Chirurgie für Krankenpflegeberufe. 17. Aufl. Thieme Verlag, Stuttgart 1990

Schmidt, R. F., G. Thews: Physiologie des Menschen. 23. Aufl. Springer Verlag Berlin 1987

Schneider, R., W. Kunz: Systematik der Krankenpflege. 5. Aufl. Verlag Kunz 1991

Schneider, W., F. Sitzmann: Krankenbeobachtung. Rocom Editiones „Roche", Basel 1982

Siegenthaler, W. (Hrsg.): Klinische Pathophysiologie. Thieme Verlag, Stuttgart 1982

Studt, H. H.: Allgemeine Infektionslehre. 12. Aufl. Kohlhammer Verlag, Stuttgart, Berlin, Köln 1990

Studt, H. H.: Spezielle Infektionslehre. 11. Aufl. Kohlhammer Verlag, Stuttgart, Berlin, Köln 1993

Thüler, M.: Wohltuende Wickel. 3. Aufl. M. Thüler Verlag, Worb (CH) 1990

11. Berufs- und Gesetzeskunde

11.1 Gesetzliche Grundlagen des Berufes

Johanna Frühauf

11.1.1 Hebammengesetz (HebG)

Mit dem Reichshebammengesetz vom 21. 12. 1936 wurde zum ersten Mal in Deutschland eine einheitliche Rechtsgrundlage für den Hebammenberuf geschaffen. Nach 1945 blieb dieses Gesetz mit geringfügigen Änderungen in Kraft.

Freiberuflich tätige Hebammen brauchten zur Berufsausübung eine Niederlassungserlaubnis der Bezirksregierung, die verpflichtet war, der Hebamme beim Nichterreichen eines Mindesteinkommens den Differenzbetrag zu zahlen. So wurde erstmals eine gewisse soziale Absicherung geschaffen.

Am 4. 6. 1985 wurde nach ca. 10jähriger Vorbereitungszeit das heute gültige HebG verabschiedet. Es regelt die Rahmenbedingungen der Ausbildung (einschl. der Zugangsvoraussetzung), die Zulassung zum Beruf, vorbehaltene Tätigkeiten und die Zuziehungspflicht.

Jeder Hebamme steht heute mit der Erlaubnis zum Führen der Berufsbezeichnung die freiberufliche oder angestellte Tätigkeit offen. Durch Wegfall der Niederlassungserlaubnis ergab sich die freie Wahl des Berufsortes und die Möglichkeit, einzelne Arbeitsbereiche auszuwählen, oder freiberufliche und angestellte Tätigkeit zu kombinieren. Es entfiel auch die Gewährung des Mindesteinkommens für Hebammen, die nach dem 4. 6. 1985 freiberuflich tätig wurden.

Seit 1985 können auch Männer den Beruf der Hebamme erlernen (Berufsbezeichnung: *Entbindungspfleger*). Begründet wurde dies mit dem Grundsatz der Gleichberechtigung und der freien Wahl des Berufes (Berufsfreiheit).

Mit 2 Jahren Verspätung wurde im HebG die Richtlinie 80/154/EWG in innerstaatliches Recht umgesetzt. Sie enthält Bestimmungen über die gegenseitige Anerkennung von Diplomen und Prüfungszeugnissen sowie das Recht auf freien Dienstleistungsverkehr innerhalb der EU (s. Abb. 11.1-1).

In § 10 des Hebammengesetzes wird eine neue Ausbildungs- und Prüfungsverordnung (HebAPrV) unter Berücksichtigung der Richtlinie 80/154/EWG gefordert, da dies in der HebAPrV 9/81 nur in Teilen geschehen war.

- **Nach § 1 HebG bedarf das Führen der Berufsbezeichnung** *Hebamme* und *Entbindungspfleger* der Erlaubnis. **Nach § 2** muß die Erlaubnis von der zuständigen Landesbehörde erteilt werden, wenn die Antragstellerin:

(1) die durch das Gesetz vorgeschriebene Ausbildungszeit abgeleistet und die staatliche Prüfung bestanden hat,
(2) sich nicht eines Verhaltens schuldig gemacht hat, aus dem sich die Unzuverlässigkeit zur Ausübung des Berufs ergibt,
(3) nicht wegen eines körperlichen Gebrechens, wegen Schwäche ihrer geistigen oder körperlichen Kräfte oder wegen Sucht zur Ausübung des Berufs unfähig oder ungeeignet ist.

- **§ 4 Vorbehaltene Tätigkeiten**: Die Leistungen in der Geburtshilfe sind außer Ärztinnen/Ärzten nur Hebammen vorbehalten, die Zuziehungspflicht zur Geburt wird definiert:

> § 4 (1) Ärztin und Arzt sind verpflichtet, dafür Sorge zu tragen, daß bei einer Entbindung eine Hebamme zugezogen wird.

Abgesehen von einem Notfall haftet der Arzt zivilrechtlich, wenn er sich nicht ernsthaft um die Hinzuziehung einer Hebamme bemüht hat. Bei normalem Geburtsverlauf arbeitet die Hebamme eigenverantwortlich. Es besteht kein Über- und Unterordnungsverhältnis zwischen Arzt und Hebamme. Bei Abweichungen vom normalen Geburtsverlauf übernimmt der Arzt die Behandlung der Komplikation. Die partnerschaftliche Zusammenarbeit sollte von gegenseitiger Achtung getragen sein. Eine Erweiterung des Spielraums der angestellten Hebamme im Sinne § 4 (1) des Hebammengesetzes zur Sicherung der Eigenständigkeit des Berufes wäre wünschenswert.

§ 4 (2) Geburtshilfe umfaßt Überwachung des Geburtsvorgangs von Beginn der Wehen an, Hilfe bei der Geburt und Überwachung des Wochenbettverlaufs.

Im alten Hebammengesetz von 1938 war die Überwachung des Wochenbettverlaufs nicht als vorbehaltene Tätigkeit definiert und in Kliniken wurde die Wochenbett-Betreuung überwiegend von Kranken- und Kinderkrankenschwestern geleistet. Trotz „vorbehalter Tätigkeit der Hebamme" ist dies auch heute noch möglich, da immer ein Arzt an der täglichen Betreuung beteiligt ist.

Erfreulicherweise werden aber seit einigen Jahren zunehmend Hebammen auf Wochenstationen angestellt, besonders in Kliniken, die ihre getrennte Betreuung von Mutter und Kind in eine gemeinsame (ganzheitliche) umstellen.

Häusliche Wochenbett-Betreuung kann nur von einer Hebamme geleistet werden, denn nur die Hebammenausbildung qualifiziert zur selbständigen Betreuung von Wöchnerinnen und Neugeborenen. Krankenschwestern eines ambulanten Pflegedienstes dürfen alleinverantwortlich keine häuslichen Wochenbettbesuche übernehmen.

Obwohl BDH und BfHD unterstützt von SPD und Grünen forderten, Schwangerenvorsorge und -betreuung im HebG als der Hebamme vorbehaltene Tätigkeiten aufzunehmen, entschied der Gesetzgeber 1985 dagegen. Diese Entscheidung wurde damit begründet, daß es gesundheitspolitisch nicht vertretbar sei, andere Berufsgruppen (z. B. Krankengymnasten bei der Geburtsvorbereitung) von der Schwangerenbetreuung auszuschließen. Aufgeführt wurde auch, daß Hebammen als sehr kleine Berufsgruppe diese Aufgabe gar nicht übernehmen könnten. Da in der amtlichen Begründung zum HebG die Arbeit der Hebammen besonders in der Schwangerenbetreuung gefordert wird, ist diese Argumentation nicht schlüssig.

- **Das in § 5 HebG formulierte Ausbildungsziel** berücksichtigt die Schwangerenberatung:

Ausbildungsziel:
Die Ausbildung soll insbesondere dazu befähigen, Frauen während der Schwangerschaft, der Geburt und dem Wochenbett Rat zu erteilen und die notwendige Fürsorge zu gewähren, normale Geburten zu leiten, Komplikationen des Geburtsverlaufs frühzeitig zu erkennen, Neugeborene zu versorgen, den Wochenbettverlauf zu überwachen und eine Dokumentation über den Geburtsverlauf anzufertigen.

- **In § 7** werden die Zugangsvoraussetzungen zur Ausbildung geregelt, u. a. die schulische Qualifikation. Anders als in den übrigen EU-Ländern, die allgemeine oder fachgebundene Hochschulreife fordern, ist in Deutschland entweder Realschulabschluß oder Hauptschulabschluß mit nachfolgender mindestens 2jähriger abgeschlossener Berufsausbildung als Zugangsvoraussetzung ausreichend. Das hat Konsequenzen für Hebammen, die innerhalb der EU arbeiten möchten (s. S. 588).

Da die Hebammenausbildung aus dem Bereich des Berufsbildungsgesetzes herausgenommen ist, mußten Bestimmungen daraus im HebG gesondert aufgeführt werden:

- **In § 11** werden der Rechtsstatus der Schülerin und Inhalte des **Ausbildungsvertrages** wie Dauer der Ausbildung, Dauer der täglichen Ausbildungszeit, Probezeit, Urlaub und Höhe der Vergütung, festgeschrieben.

- **§ 14** benennt die Pflichten des Schülers. Weiter enthält das HebG eine Reihe von **Schutzvorschriften** zum Schülerstatus, so § 13: Ausbildungsfremde Arbeiten, § 15: Überstunden, § 18: Kündigungsgründe und -fristen.

11.1.2 Hebammenberufsordnungen (BO)

Fragen der Berufsausübung sind Länderrecht, soweit der Bund von seinem Gesetzgebungsrecht keinen Gebrauch macht (konkurrierende Gesetzgebung). Eine Ausnahme ist mit der Zuziehungspflicht gemacht worden, die auf Empfehlung des Bundesrats mit in das HebG aufgenommen wurde. Acht der alten und zwei der neuen Bundesländer haben mittlerweile eine neue Berufsordnung verabschiedet, (Abb. 11.1-1). Alle neuen Berufsordnungen enthalten in unterschiedlicher Formulierung die Forderung der **EG-Richtlinie 80/155/EWG Artikel 4** zu den *eigenverantwortlichen Tätigkeiten und Aufgaben* von Hebamme/Entbindungspfleger.

Der Artikel 4 lautet:

Die Mitgliedstaaten tragen dafür Sorge, daß Hebammen im Sinne dieser Richtlinie mindestens befugt sind, die folgenden Tätigkeiten und Aufgaben in eigener Verantwortung durchzuführen:

(1) angemessene Aufklärung und Beratung in Fragen der Familienplanung;

(2) Feststellung und Beobachtung der normal verlaufenden Schwangerschaft, Durchführung der zur Beobachtung des Verlaufs einer normalen Schwangerschaft notwendigen Untersuchungen;

(3) Verschreibung von Untersuchungen, die für eine möglichst frühzeitige Feststellung einer Risikoschwangerschaft notwendig sind, oder Aufklärung über diese Untersuchungen;

(4) Vorbereitung auf Elternschaft, umfassende Vorbereitung auf die Niederkunft einschließlich Beratung in Fragen Hygiene und Ernährung;

(5) Betreuung der Gebärenden während der Geburt und Überwachung des Fötus mit Hilfe geeigneter klinischer und technischer Mittel;

(6) Durchführung von Normalgeburten (Kopflage), einschließlich des Scheidendammschnitts sowie im Dringlichkeitsfall von Steißgeburten;

(7) Erkennen von Anzeichen von Anomalie bei Mutter oder Kind, die das Eingreifen eines Arztes erforderlich machen; Hilfeleistung bei etwaigen ärztlichen Maßnahmen; Ergreifen der notwendigen Maßnahmen bei Abwesenheit des Arztes, insbesondere manuelle Ablösung der Plazenta, ggf. anschließend eine manuelle Nachtastung;

(8) Untersuchung und Pflege des Neugeborenen; Einleitung und Durchführung erforderlicher Maßnahmen in Notfällen, wenn erforderlich, Durchführung der sofortigen Wiederbelebung;

(9) Pflege der Wöchnerin, Überwachung des Zustands der Mutter nach der Niederkunft und Erteilung zweckdienlicher Ratschläge für die bestmögliche Pflege des Neugeborenen;

(10) Durchführung der vom Arzt verordneten Behandlung;

(11) Abfassen der erforderlichen schriftlichen Berichte.

Die im Zeitraum 1988−1995 verabschiedeten Berufsordnungen (BO) versuchen die freiberufliche Tätigkeit der Hebammen auf unterschiedliche Weise zu regeln. Es gibt BO, die eher die inhaltlichen Arbeitsbereiche der Hebamme in ihren spezifischen Möglichkeiten fördern möchten, z. B.

> *Hessische* und *Baden-Württembergische* Berufsordnung: Hebamme und Entbindungspfleger haben Schwangeren, Gebärenden und Neugeborenen Hilfe zu leisten und Rat zu geben. Dabei ist die Gesundheit der Schwangeren, Mütter und Neugeborenen zu schützen und zu erhalten. Bei der Beratung sind neben medizinischen auch soziale und psychische Faktoren zu berücksichtigen. Die Schwangere ist zur Mitarbeit zu gewinnen, ihre Selbstverantwortlichkeit zu fördern.

Dagegen ist die *Hamburger* BO z. T. eher restriktiv abgefaßt, am Schluß werden gesondert nochmals 15 Ordnungswidrigkeiten aufgezählt. Bis auf die *Bayrische* und *Bremer BO* enthalten alle die Möglichkeit eine Dammnaht bzw. das Nähen eines unkomplizierten Dammrisses, unter Aufsicht oder auch in eigener Verantwortung auszuführen. Folgerichtig wird auch die Benutzung eines Lokalanästhetikums zur Dammnaht geregelt.

584   11. Berufs- und Gesetzeskunde

| 21.12.1938 **Hebammengesetz** galt von 1945 bis1985 mit diversen Änderungen als Bundesrecht weiter | 16.2.1943 **Hebammendienstordnung** galt ab 1945 mit diversen Änderungen als jeweiliges Landesrecht weiter |

Europäische Union
EG-Richtlinien: 80/154/EWG, 80/155/EWG, 89/594/EWG

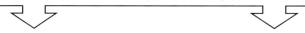

| **Bundesregierung** zuständig für gesetzliche Regelungen bezüglich Ausbildung und Zulassung zum Beruf | **Landesregierungen** zuständig für Fragen der Berufsausübung (besonders der freiberuflichen Hebammen) |

1.1.1983 **Ausbildungs- und Prüfungsordnung** für Hebammen HebAPrO	**Berufsordnungen** für Hebammen und Entbindungspfleger HebBO
4.6.1985 / geändert 23.9.1990 **Hebammengesetz** HebG	Bayern 1988 Baden-Württem. 1992 Berlin 1989 Niedersachsen 1995 Bremen 1990 Rheinland Pfalz 1995 Hessen 1991 Brandenburg 1995 Hamburg 1992 Schleswig-Holst.* Meckl.-Vorpom. 1992 Saarland*
19.11.1986 **Ausbildungs- und Prüfungsverordnung** für Hebammen und Entbindungspfleger HebAPrV	Nordrhein-Westfalen hält Hebammengesetz und EG-Richtlinien für ausreichend und hat keine HebBO mehr.
Hebammenhilfe- Gebührenverordnung HebGV für Versicherte der gesetzlichen Krankenkasse (Anhebung der Gebühren: 10/1986, 7/1990, 7/1994, 9/1997)	**Hebammenhilfe- Gebührenverordnungen gegenüber Selbstzahlern** für Versicherte mit privater Krankenversicherung und Nichtversicherte (orientiert sich an der gültigen HebGV)

Abb. 11.1-1: **Übersicht der gesetzlichen Zuständigkeit von Bund und Ländern.** *Die Hebammenberufsordnungen für Schleswig-Holstein und Saarland stehen kurz vor der Verabschiedung. In allen anderen alten Bundesländern gelten noch „Dienstordnungen", die vor der Verabschiedung des HebG von 1985 in Kraft getreten sind. In diversen neuen Bundesländern gibt es noch keine HebBO.

Zu den von der Hebamme zu verabreichenden Arzneimitteln zählen:
- betäubungsmittelfreie, krampflösende oder schmerzlindernde Medikamente für die Geburt (z. B. Buscopan®, Homöopathika etc.),
- Uterotonika (Oxytocin, Methergin®) zur Blutstillung in der Nachgeburtsperiode,
- in vielen BO auch wehenhemmende Mittel (Partusisten®, Berotec-Spray®) bei Notfallsituationen unter der Geburt.

Alle Berufsordnungen sichern der Wöchnerin eine Versorgung durch die Hebamme in den ersten 10 Tagen nach der Geburt zu. Einheitliche Regelungen gibt es in Bezug auf die *Hinzuziehung des Arztes* bei Regelwidrigkeiten. Die Erarbeitung von Kriterien für Hebammen zur Bestimmung von Regelwidrigkeiten und Risikofaktoren muß in den nächsten Jahren dringend von Hebammen erarbeitet werden.

Übereinstimmende Aussagen enthalten die verschiedenen Berufsordnungen auch in folgenden Punkten: *Schweigepflicht, Berufshaftpflicht, berufsunwürdige Werbung, Meldung bei Todesfall* sowie die Form der *Praxiskennzeichnung*.

Die Angaben zur *Dokumentation* und zur Fortbildungsverpflichtung reichen von Empfehlungen bis zu exakten Vorschriften und Nachweisen.

Die **Gesundheitsämter/Amtsärzte** haben in den Bundesländern unterschiedliche Aufsichtspflichten und -rechte gegenüber den freiberuflich tätigen Hebammen. Durchgängig ist die Melde-/Anzeigepflicht der Hebamme beim Amtsarzt zu Beginn oder Beendigung ihrer Tätigkeit.

Positiv hervorzuheben ist in der *Berliner BO* die Aufklärungspflicht der Hebamme gegenüber der Schwangeren, Gebärenden und Wöchnerin über beabsichtigte Maßnahmen und deren Folgen. In der *Hamburger BO* wird erstmals die Bedeutung der Hebamme bei der Anleitung und Beratung der Eltern während des ersten Lebensjahres, besonders in Hinblick auf Stillen, Ernährung und die Pflege des Kindes festgehalten.

Die BO von Niedersachsen (1995) und Rheinland-Pfalz (1995) enthalten die für Berufsordnungen neue Verpflichtung, sich an den landesweiten Qualitätsmaßnahmen zu beteiligen. Eine bundesweite statistische Erhebung außerklinischer Geburten mit einer unabhängigen Auswertung wird von beiden Hebammenverbänden gefördert. Jedoch betont eine in der BO festgelegte Verpflichtung zur Teilnahme eher den Kontrollcharakter und kann sich hemmend auf eine kritische Reflexion der Arbeit auswirken. Ebenso können Erhebungen, die sich weitgehend an Kriterien der ärztlichen Seite der Geburtshilfe orientieren (Niedersächsische BO), wenig dazu beitragen die hebammenspezifische Arbeit zu dokumentieren.

Die Hebammenverbände der Länder wurden an der Ausarbeitung der neuen Berufsordnungen beteiligt. Ihre Vorschläge finden aber nur zum Teil darin Niederschlag. Hilfreich dagegen waren die Bestimmungen der EWG-Richtlinie 80/155 Art. 4 (s. o.). In der Zukunft könnte die Klärung berufsinterner Fragen innerhalb eigener Organe des Berufsstandes zu einer stärkeren Professionalisierung des Hebammenberufs beitragen.

> **Jede freiberufliche Hebamme muß die gültige Berufsordnung ihres Bundeslandes kennen!**
> Die Berufsordnungen können über die Landesverbände des BDH und BfHD bezogen werden. Gesundheitsämter und Bibliotheken der Stadtverwaltungen haben eine Gesetzes- und Verordnungsblatt-Sammlung, in denen auch die gültige Hebammenberufsordnung zu finden ist.

11.1.3 Hebammen-Ausbildungs- und Prüfungsverordnung (HebAPrV, BGBl vom 19. 11. 1986)

Elisabeth Frank

Die Hebammenausbildung dauert 3 Jahre. Sie schließt mit dem Bestehen der staatlichen Prüfung ab, endet aber erst am letzten Tag des 3. Ausbildungsjahres.

- Über die Zulassung zur Prüfung entscheidet die zuständige Behörde (länderabhängig: Bezirksregierung, Landesprüfungsamt usw.) und nicht der Träger der Ausbildung.
- Der Prüfungsausschuß wird von der zuständigen Behörde bestellt und der/die Prüfungsvorsitzende von ihr bestimmt.

Die staatliche Prüfung besteht aus 3 Teilen:

- **Der schriftliche Teil** beinhaltet Aufsichtsarbeiten in 5 *Fächern* (s. Abb. 11.1-2). Sie werden von mindestens 2 Fachprüferinnen benotet und erfolgen an 2 Tagen.

Hebammen-Abschlußprüfung § 6 HebAPrV

schriftlicher Teil

- Geburtshilfe (120 min)
- Anatomie + Physiologie (90 min)
- Krankheitslehre (60 min)
- Kinderheilkunde (60 min)
- Berufs-, Gesetzes- und Staatsbürgerkunde (60 min)

Aufsichtsarbeiten

Jedes Fach wird bewertet, das Fach Geburtshilfe mit dem Faktor 2. Geburtshilfe muß mit mindestens ausreichend bewertet sein, sonst ist der ganze schriftliche Teil nicht bestanden.

Es gibt eine Gesamtnote für den schriftlichen Teil

mündlicher Teil

- Geburtshilfe / Phantom
- Kinderheilkunde
- Krankenpflege
- Gesundheitslehre / Hygiene

Die Prüfung sollte in jedem Fach nicht länger als 20 min dauern

Jedes Fach wird bewertet, das Fach Geburtshilfe mit dem Faktor 2. Geburtshilfe muß mit mindestens ausreichend bewertet sein, sonst ist der ganze mündliche Teil nicht bestanden.

Es gibt eine Gesamtnote für den mündlichen Teil

praktischer Teil

- Aufnahme einer Schwangeren und Dokumentation der erhobenen Befunde mit Erstellung eines Behandlungsplanes
- Durchführung einer Entbindung mit Erstversorgung des Neugeborenen und Dokumentation im Einverständnis mit der Schwangeren
- Eine praktische Pflegedemonstration an einem Säugling
- Eine Fallbesprechung/Pflegedemonstration an einer Wöchnerin

Der praktische Teil soll höchstens 8 Std. dauern, er kann auf zwei Tage verteilt werden.

Jeder Teilbereich wird bewertet.

Es gibt eine Gesamtnote für den praktischen Teil

Abb. 11.1-2: Hebammen-Abschlußprüfung § 6 HebAPrV. Jeder Teil der Prüfung kann einmal wiederholt werden. Bei Nichtbestehen einzelner Teile der Prüfung ist eine Wiederholung dieser (dieses) Teil(s) innerhalb eines halben Jahres möglich. Bei Nichtbestehen aller 3 Teile muß die Prüfung nach spätestens 1 Jahr wiederholt werden, nachdem der Prüfling an einer weiteren Ausbildung teilgenommen hat, deren Umfang der Prüfungsvorsitzende bestimmt

- **Der mündliche Teil** beinhaltet 4 *Fächer* (s. Abb. 11.1-2). Er wird von mindestens 3 Fachprüferinnen benotet, pro Fach sollte nicht länger als 20 min geprüft werden.

- **Der praktische Teil** beinhaltet 4 *Abschnitte*. Manchmal ist die sog. „Examensgeburt" schwer zu planen, da der Geburtsmodus nicht vorhersehbar ist. Nur im Einzelfall kann sie aufgrund zwingender Umstände durch die Mitwirkung an einer vaginal- oder abdominal-operativen Entbindung ersetzt werden. Ein geplanter Kaiserschnitt (primäre Sektio) ist nicht als Prüfungsgeburt anzuerkennen.

Die praktischen Prüfungen sollen insgesamt höchstens 8 Stunden dauern und können an 2 Tagen stattfinden, die nicht aufeinander folgen müssen. Mindestens 2 Fachprüferinnen nehmen sie ab und benoten sie.

Für jeden der 3 Prüfungsteile (praktisch, schriftlich, mündlich) wird eine *Gesamtnote* vom Vorsitzenden des Prüfungsausschusses im Einvernehmen mit den Fachprüferinnen gebildet.

Bestanden ist die Prüfung, wenn die Gesamtnote in jedem der 3 Teile mindestens ausreichend ist, wobei mündlich und schriftlich das Fach **Geburtshilfe** mit mindestens ausreichend bewertet sein muß. Unabhängig von guten Noten in anderen Fächern gilt der mündliche oder schriftliche Teil sonst als nicht bestanden.

Nach Ordnungsverstoß und Täuschungsversuch während der Prüfung kann der Vorsitzende den betreffenden Teil der Prüfung für *nicht bestanden* erklären.

Kein Teilbereich der staatlichen Abschlußprüfung darf vorgezogen werden.

Inhalte der Ausbildung:

In **Anlage 1 zur HebAPrV** werden die theoretischen und praktischen Unterrichtsstunden (mindestens 1600) in Fächer mit jeweiliger Mindeststundenzahl unterteilt. Hier findet sich auch eine kurze Auflistung der geforderten Unterrichtsthemen.

In **Anlage 2 zur HebAPrV** sind die praktischen Ausbildungsstunden (mindestens 3000) mit den vorgeschriebenen Einsatzbereichen und -zeiten aufgelistet, z. B. praktische Ausbildung in der Entbindungsabteilung (1280 Stunden im 2. und 3. Ausbildungsjahr) mit mindestens 30 selbständig ausgeführten Entbindungen; ebenso eine Mindestvorgabe der im jeweiligen Einsatz geforderten Tätigkeiten.

Die Einhaltung der Mindestanforderungen sind durch die EG-Richtlinien 80/155 und 89/594/EWG vorgegeben, z. B. wird hier die selbständige Ausführung von mindestens 40 Entbindungen gefordert.

Selbständige Ausführung heißt, daß die ersten 5–10 Entbindungen nicht gezählt werden dürfen, weil hier „4 Hände" mitwirken und somit nicht selbständig zu nennen sind. Es wird hier ausdrücklich von Entbindungen gesprochen, das Wort „Dammschutz" ist aus dem deutschen Sprachgebrauch zu streichen, weil es irreführend ist. Entbindung besteht aus Dammschutz *und* Entwicklung des Kindes.

Da bei der Zulassung zur staatlichen Prüfung eine Bescheinigung über die Teilnahme an diesen Ausbildungsprogrammen der Behörde vorgelegt werden muß, ist es erforderlich, während der Ausbildung diese quantitativ vorgeschriebenen Tätigkeiten sorgfältig zu dokumentieren.

11.1.4 EG-Richtlinien

(Amtsblatt der Europäischen Gemeinschaft Nr. L33 vom 11. 02. 1980).

Die Europäische Gemeinschaft (EG), ehemals Europäische Wirtschafts Gemeinschaft (EWG), seit 01. 11. 1993 *Europäische Union* (EU), ist eine internationale Organisation mit zur Zeit 15 Mitgliedsstaaten. Sie besteht aus Institutionen wie: Ministerrat, Parlament, Gerichtshof und EU-Kommission. Die EU-Kommission ist die einzige Einrichtung, die europäische Gesetzentwürfe ausarbeiten kann, die Entscheidungen fällt der Rat (Abb. 11.1-3).

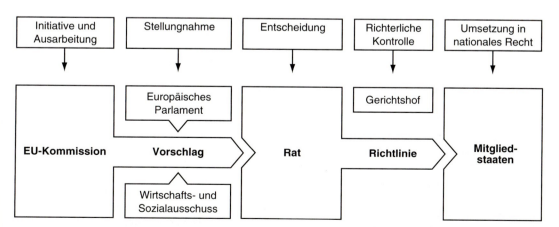

Abb. 11.1-3: Entscheidungsfindung in den Gremien der Europäischen Union (bis 31. 10. 1993 Europäische Gemeinschaft)

EU-Rechtsakten (in der EU heißen Gesetze *Rechtsakte* und Paragraphen *Artikel*) stehen über dem nationalen Recht der Länder, so daß die entsprechenden nationalen Gesetze den EU-Rechtsakten anzupassen sind (sog. Harmonisierungsakte).

Auch die EU-Richtlinien sind EU-Rechtsakten. Sie setzen verbindliche Ziele (z. B. für Hebammen) fest, die dann in nationales Recht der Mitgliedsstaaten umgesetzt werden müssen (in Deutschland: HebG, HebAPrV und Hebammenberufsordnungen).

Bei Nichteinhaltung kann der Europäische Gerichtshof von Berufsverbänden, aber auch von einer Einzelperson angerufen werden.

1980 wurde auf Beschluß des Rates ein beratender Ausschuß für die Ausbildung der Hebammen gebildet, der aus Sachverständigen (meist Hebammen) der einzelnen Mitgliedsstaaten besteht. Dieser beratende Ausschuß ist der EU-Kommission zugeordnet und hat die Aufgabe, zur Gewährleistung eines vergleichbaren anspruchsvollen Niveaus der Hebammenausbildung in der Gemeinschaft beizutragen. 1980 traten die für Hebammen gültigen EG-Richtlinien (80/154/EWG und 80/155/EWG) in Kraft. Die EG-Richtlinie 80/154 beschreibt Voraussetzungen, in denen die gegenseitige Anerkennung der Diplome, Prüfungszeugnisse für Hebammen und Maßnahmen zur Erleichterung der Ausübung des Niederlassungsrechts festgelegt sind.

Auch die schulische Zugangsvoraussetzung zur Ausbildung wird vorgeschrieben:
(1) entweder allgemeine oder fachgebundene Hochschulreife für die 3jährige Vollzeitausbildung oder
(2) abgeschlossene Krankenpflegeausbildung für die 2jährige Vollzeitausbildung.

Schreibt ein Mitgliedsstaat im nationalen Gesetz die Bedingung unter (1) nicht vor (dies ist nur in Deutschland der Fall), wird der Abschluß einer 10jährigen allgemeinen Schulbildung und nach der Hebammenausbildung ein Nachweis über eine 2jährige Berufspraxis verlangt.

Die EG-Richtlinie 80/155 beschreibt eigenverantwortliche Tätigkeiten und Aufgaben der Hebammen, zu denen sie befugt sein soll (s. S. 582, Artikel 4). Um dieses zu gewährleisten wurde ein Studienprogramm für den theoretischen Unterricht und die klinisch-praktische Ausbildung ausgearbeitet, das 1989 durch die Richtlinie 89/594/EWG novelliert wurde.

Die Bedeutung der EU- bzw. EG-Richtlinien liegt in der Gewährleistung, daß in allen EU-Mitgliedsstaaten ein vergleichbares Ausbildungsniveau auf Basis einer Mindestanforderung erreicht wird. Darüber hinaus kann jedes Land höhere Anforderungen stellen. Seit 1980 entfällt die Überprüfung der Ausbildungsinhalte und Prüfungszeugnisse der Hebammen, die innerhalb der EU-Grenzen ihren Tätigkeitsort verlegen möchten.

11.1.5 Arbeiten in anderen EU-Ländern

Nach den oben genannten EG-Richtlinien kann jede Hebamme innerhalb der EU-Mitgliedsstaaten ihre Arbeit aufnehmen. Für Hebammen mit deutschem Prüfungszeugnis gilt dies aber erst nach 2jähriger Berufspraxis (unabhängig davon, ob ein Schulabschluß mit Hochschulreife nachgewiesen werden kann).

Faktisch eingeengt wird dieses Niederlassungsrecht aber durch arbeitsmarktbedingte Situationen und sprachliche Barrieren.

Die Fluktuation zwischen Ländern gleicher Sprache ist größer, z. B. Irland–Großbritannien oder Belgien–Luxemburg–Frankreich. In Ländern mit ausreichender Hebammenanzahl (z. B. Großbritannien: 30 000 praktizierende Hebammen auf 57 Mill. Einwohner), ist es unter Umständen schwierig, einen Arbeitsplatz zu finden. Ein weiteres Problem sind unterschiedliche Aufgabenbereiche der Hebammen in einigen Ländern, die über die Mindestanforderung der EG-Richtlinie hinausgehen.

So ist z. B. in *Dänemark* und den *Niederlanden* die gesamte physiologische Schwangerenbetreuung Aufgabe der Hebamme, nur in Risikofällen überweisen sie Schwangere zu einem Spezialisten. In *Dänemark* entfällt dafür die ambulante Wochenbettbetreuung, die hier durch eine Kinderkrankenschwester wahrgenommen wird.

In *Griechenland* zählen alle Längslagen zu den physiologischen Lagen. Somit können auch die Geburten mit Kindern in Beckenendlage von der Hebamme betreut werden. Einschränkend dazu muß man aber erwähnen, daß dort 95% aller Entbindungen von Ärzten durchgeführt werden.

Die *gesetzliche Hinzuziehungspflicht* einer Hebamme besteht z. Z. nur in *Deutschland* und *Österreich*.

11.2 Grundlagen für die Bezahlung der Hebammen

Johanna Frühauf

11.2.1 Gebührenverordnungen der freiberuflichen Hebammen

Die **Reichsversicherungsordnung** (**RVO**) enthält in § 196 den grundlegenden Anspruch der Schwangeren, Gebärenden, Wöchnerin und des Neugeborenen auf Hebammenhilfe. Dazu zählen Leistungen der Mutterschaftsvorsorge und der Schwangerenbetreuung, der Geburtshilfe und während des Wochenbetts. Die Spitzenverbände der Krankenkassen (Bundesorganisationen der gesetzlichen Krankenkassen) schreiben in der Erläuterung zum § 196 RVO:

„Vorrangig leistet die Hebamme oder der Entbindungspfleger bei der Entbindung Hilfe. Sofern jedoch nach den Umständen des Einzelfalls auch ärztliche Hilfe notwendig ist, besteht auf diese zusätzlich ein Anspruch." (Stand 12. 1. 89)

Hebammenhilfe-Gebührenverordnung (HebGV)

Für Leistungen, die im Rahmen der Hebammenhilfe erbracht werden, hat die Hebamme einen direkten Gebührenanspruch gegenüber der Krankenkasse der Versicherten. Die Höhe der Gebühren richtet sich nach der HebGV.

§ 134 des Sozialgesetzbuches V regelt den Weg zur Festlegung der Gebühren:

„Der Bundesminister für Gesundheit bestimmt durch Rechtsverordnung mit Zustimmung des Bundesrates die Vergütungen für die Leistungen der freiberuflich tätigen Hebammen und Entbindungspfleger, soweit diese Leistungen von der Leistungspflicht der Krankenversicherung umfaßt sind. (...) Die Spitzenverbände der Krankenkassen und die Berufsorganisationen der Hebammen und Entbindungspfleger sind vor der Vergütungsfestsetzung zu hören."

Die **Gebührenfestlegung durch Rechtsverordnung** ist im Vergleich zu anderen Berufen des Gesundheitswesens ein ungewöhnliches Verfahren. Es besteht zum Schutz und zur Sicherung des eigenständigen Hebammenberufes und wird von beiden Hebammenverbänden unterstützt.

In Bezug auf die inhaltliche Ausgestaltung, die Höhe der Vergütung und den Zeitpunkt für neue Verhandlungen (bisher 3–4 Jahre) besteht eine Abhängigkeit von der jeweiligen gesundheitspolitischen Ausrichtung des Verordnunggebers.

Nach der 11. Verordnung (1984) wurde eine grundlegende Neuregelung der HebGV notwendig, die dem neuen Hebammengesetz von 1985 und der EG Richtlinie 80/155/EWG (s. S. 583) Rechnung trägt. In der HebGV von 1986 gibt es nur noch wenige Tätigkeiten, die eine ärztliche Anordnung benötigen. Seit 1997 sind dies:

– zusätzliche Vorsorgeuntersuchungen bei pathologischem Schwangerschaftsverlauf,
– zusätzliche Hebammenhilfe im Spätwochenbett und danach.

Dieses stärkt die selbstverantwortliche Arbeit der Hebamme und bietet eine Basis zur partnerschaftlichen Zusammenarbeit mit dem ärztlichen Berufsstand.

Am 1. Oktober 1997 trat nach dreijährigen schwierigen Verhandlungen endlich eine neue Hebammenhilfe-Gebührenverordnung in Kraft. Sie sieht erstmals eine stufenweise Anpassung der Gebühren vor (zum 1. 7. 1998 u. 1. 7. 1999).

Jede Hebammen-Gebühren-Verordnung seit 1986 enthält Regelungen zu folgenden Punkten:

§ 1 Anwendungsbereich,
§ 2 Vergütung für Leistungen,
§ 3 Auslagen,
§ 4 Wegegeld,
§ 5 Abrechnungsverfahren,
§ 6 Übergangsvorschriften,
§ 7 Inkraft- und Außerkrafttreten.

§ 1 Anwendungsbereich bezieht sich auf die Vergütung der freiberuflichen Hebamme, sofern Hebammenhilfe als Sachleistung der gesetzlichen Krankenversicherung erbracht wird. Die Vergütung der Hebamme gegenüber Selbstzahlern (z. B. Privatversicherten) ist davon nicht betroffen, sie wird in den jeweiligen Bundesländern geregelt.

§ 2 Vergütung für Leistungen regelt den Rahmen für die Gebühren. Im Abschnitt 2 des § 2 wird die Nachtzeit (20.00–8.00 Uhr) festgelegt, in der bei einigen Positionen höhere Gebühren gerechtfertigt sind.

§ 3 Auslagen für Materialkosten in der Vorsorge, Schwangerschaftsbetreuung, Geburt und Wochenbett kann die Hebamme der Krankenkasse in Rechnung stellen. Auf Landesebene sowie auf örtlicher Ebene können Pauschalierungsvereinbarungen mit den Kassen getroffen werden, die eine Abrechnungserleichterung für die Krankenkassen und Hebammen bedeuten. (Ob solche Vereinbarungen bestehen, kann beim Hebammen-Landesverband erfragt werden.)

§ 4 Wegegeld setzt sich zusammen aus den Kosten für den Autounterhalt und einem Ausgleich für Zeitversäumnisse während der Fahrtzeit. Mit 1 DM (1997) pro km steht die Bewertung des Zeitaufwands in keinem Verhältnis zu einer realistischen Stundenvergütung.

Eine Entfernung von 20 km zwischen der Wohnung der Frau und Hebammenpraxis bzw. Wohnung wird toleriert, auch wenn es eine näher wohnende Hebamme gibt (Möglichkeit der freien Hebammenwahl).

§ 5 Abrechnungsverfahren. Die Rechnung sollte innerhalb eines Monats nach der Geburt bei der zuständigen Krankenkasse eingehen. Die Krankenkasse hat innerhalb von 3 Wochen die Rechnung zu begleichen. Streitigkeiten werden vor dem Sozialgericht geklärt. Zwischen Hebamme und Krankenkasse besteht ein gleichgestelltes Verhältnis.

Gebührenverzeichnis der HebGV

Das Gebührenverzeichnis ist in *3 Abschnitte* (Schwangerschaft, Geburt und Wochenbett) unterteilt:

A. Leistungen der Mutterschaftsvorsorge und Schwangerenbetreuung

– Beratung der Schwangeren (auch fernmündlich)
– Vorsorgeuntersuchung
– Hilfe bei Schwangerschaftsbeschwerden und Wehen sowie CTG-Überwachung
– Geburtsvorbereitung in der Gruppe oder Einzelunterweisung (auf ärztliche Anordnung).

Unabhängig von Bedarf und Notwendigkeit dürfen Beratungen (1997: 10 DM) nur 8mal (1999: 12mal) im Schwangerschaftsverlauf berechnet werden. Die Abrechnung verschiedener Positionen an einem Tag wird zum Teil durch Ausschlußregelung verhindert (z. B. am gleichen Tag sind eine Beratung und Hilfe bei Schwangerschaftsbeschwerden nicht abrechenbar). Zur Vorsorgeuntersuchung (1997: 40 DM) gehört bei der Erstuntersuchung die Blutentnahme sowie der direkte Auftrag an das Labor und die Bewertung der Befunde zum Aufgabengebiet der Hebamme.

Die HebGV von 1997 bewertet die Vorsorge und Begleitung in der Schwangerschaft stärker, um eine größere Kontinuität in der gesamten Betreuung zu fördern.

B. Geburtshilfe

Die HebGV von 1997 enthält eine neue vom Geburtsort abhängige Gebührenbewertung der Hebammenhilfe:

- Geburt im Krankenhaus (305 DM)
- außerklinische Geburt in einer ärztlich geleiteten Einrichtung (305 DM)
- außerklinische Geburt in einer von Hebammen geleiteten Einrichtung (625 DM)
- Hausgeburt (750 DM)
- Fehlgeburt (165 DM).

Der Gebührenposten „Hilfe bei der Geburt" umfaßt in Zukunft den Zeitraum von bis zu 10 Stunden (ab 1998: 8 Stunden) vor und 3 Stunden nach der Geburt des Kindes. In der HebGV von 1997 wird erstmals auch eine zweite, zur Geburt hinzugezogene Hebamme bezahlt.

Die Hilfe bei einer Fehlgeburt bezieht sich nach einem Urteil des Bundessozialgerichts nicht auf die Hilfeleistung bei künstlich eingeleiteter Geburt, z. B. aus medizinisch-sozialer Indikation bis zur 24. SSW. Es ist davon auszugehen, daß mit zunehmender Inanspruchnahme der vorgeburtlichen Diagnostik die Anzahl der Abbrüche steigt. Der Auseinandersetzung mit dieser Problematik werden sich die Hebammen in den nächsten Jahren nicht entziehen können.

C. Leistungen während des Wochenbetts

- Wochenbettbesuche zu Hause oder von Beleghebammen in der Klinik
- Wochenbettgymnastik (Gruppenunterweisung)
- Erstuntersuchung des Kindes
- Blutentnahme für notwendige Laboruntersuchungen
- Tag- und Nachtwache auf ärztliche Anordnung.

Die Wochenbettbesuche werden mit einer Komplexgebühr (1997: 40 DM) pro Hausbesuch abgegolten, die Beratung, Betreuung und Versorgung von Mutter und Kind einschließlich aller damit verbundenen Leistungen umfaßt.
In den ersten 10 Tagen nach der Geburt sind 10 Besuche berechnungsfähig (1× tgl.). Bei entsprechender Indikation (schwere Stillstörungen, verzögerte Nabelheilung etc.) kann ein zweiter Besuch pro Tag erfolgen und mit 23 DM berechnet werden.
Ab dem 11. Wochenbettag, bis zum Ablauf von 8 Wochen, sind beim Vorliegen bestimmter Erschwernisse noch weitere Kontakte möglich (Besuche oder Telefonate). Auf ärztliche Anordnung kann die Anzahl uneingeschränkt angehoben werden. Ab der 9. Woche nach der Geburt bis zum Ende der Stillphase können 2 persönliche und 2 telefonische Stillberatungen abgerechnet werden.

Leistungen, die nicht in der Gebührenordnung enthalten sind, jedoch zum Tätigkeitgebiet der Hebamme zählen, werden von vielen Hebammen privat in Rechnung gestellt, z. B. für das Sich-Bereithalten um den Geburtstermin.

Das lang umstrittene *in Rechnung stellen von Leistungen außerhalb der HebGV* wird vom derzeitigen Gesundheitsminister Seehofer als zulässig anerkannt. Er veranlaßte darum die Streichung des folgenden Satzes im § 134 des Sozialgesetzbuches: „Hebammen und Entbindungspfleger sind nicht berechtigt, weitergehende Ansprüche an die Versicherte zu stellen!"

In der inhaltlichen Ausrichtung der HebGV ist die Prävention möglicher Risikosituationen in Zukunft stärker zu bewerten, dazu muß noch ein hebammenspezifischer Risikokatalog erarbeitet werden.

Die neue HebGV von 1997 wird als ein deutlicher Schritt zur Stabilität des eigenen Aufgabenfeldes der Hebamme gewertet. Bei den Verhandlungen lag der Schwerpunkt des *Bund Deutscher Hebammen* mehr im Leistungsbereich der Wochenbettbetreuung, der des *Bund freiberuflicher Hebammen Deutschlands* mehr im Vorsorgebereich und bei der außerklinischen Geburtshilfe (auch in neuer Versorgungsform, z. B. Geburtshäusern).

Gebührenordnung für Selbstzahler

Die Verordnung über Gebühren für Hebammenhilfe außerhalb der gesetzlichen Krankenversicherung (z. B. privat Versicherte) wird auf Länderebene geregelt. Jedes Bundesland hat eine eigene Verordnung, nach der abgerechnet werden muß.

Die Verordnungen für Selbstzahler enthalten eine starke Orientierung an der HebGV. Bis zur Höhe des 2fachen Satzes kann in den meisten

Bundesländern abgerechnet werden (z. B. 1997 für einen Wochenbettbesuch 40–80 DM). In Hamburg gilt seit 1993 das 2,3fache des Gebührensatzes. Die Höhe der Berechnung richtet sich auch nach Schwierigkeitsgrad und Zeitaufwand der einzelnen Leistungen. In einzelnen Positionen gibt es länderunterschiedliche Regelungen, z. B. für die Berechnung der Dauerrufbereitschaft 3 Wochen vor und 2 Wochen nach dem errechneten Termin (Hamburg 1993 300 DM).

Die finanzielle Lage der Schwangeren, Gebärenden und Wöchnerin in einkommensschwacher Situation, die nicht in einer Privatkasse versichert sind, muß berücksichtigt werden. Der einfache Satz wird in diesem Fall in Rechnung gestellt.

Dieser Text und Kommentar zur Hebammenhilfe-Gebührenordnung bezieht sich in weiten Teilen auf H. Horschitz: Das Krankenkassen-Gebührenrecht der Hebamme (s. S. 613, Literatur).

11.2.2 Tarifverträge der angestellten Hebamme, Arbeitsrecht

Ursula Alef

Das Arbeitsrecht hat sich aus dem Dienstvertragsrecht des Bürgerlichen Gesetzbuches entwickelt. Es dient dem Schutz nichtselbständiger Arbeitnehmer.

Im Grundgesetz ist u. a. das Recht von Arbeitnehmern und -gebern festgelegt, Berufsverbände zu bilden (z. B. Gewerkschaften und Arbeitgeberverbände). Diese 2 *Tarifvertragsparteien* regeln die Arbeitsbedingungen und die Vergütungen durch Tarifverträge, der Staat greift in die Vertragsgestaltung nicht ein (*Tarifautonomie*).

Tarifverträge

Tarifverträge enthalten Mindestarbeitsbedingungen für die Arbeitnehmer. Im *Manteltarifvertrag* sind Regelungen enthalten, die grundsätzlichen, allgemeinen Charakter haben und für einen längeren Zeitraum gelten sollen (u. a. Eingruppierungen, Kündigungsfristen, Urlaub). Er wird durch Lohn- bzw. Gehaltstarifverträge ergänzt, die für einen kürzeren Zeitraum gelten (meist 1 Jahr).

Für *Hebammen im Angestelltenverhältnis* sind 2 Vereinbarungen von besonderer Bedeutung:

- **Bundes-Angestellten-Tarifvertrag (BAT)** in staatlichen oder kommunalen Krankenhäusern und
- **Arbeits-Vertrags-Richtlinien (AVR)** in Einrichtungen des *Deutschen Caritasverbandes* oder des *Diakonischen Werkes*, die innerhalb der einzelnen Betriebe verschieden sein können.

Die *AVR* sind zwar keine eigentlichen Tarifverträge, haben aber arbeitsrechtlich die gleiche Bedeutung.

Bei Streitigkeiten zwischen Arbeitgeber und -nehmer (z. B. Lohn- und Gehaltsansprüche, Kündigung) oder zwischen Tarifvertragsparteien und für Angelegenheiten aus dem Betriebsverfassungsgesetz (Mitbestimmung) sind *Arbeitsgerichte* zuständig.

Arbeitsvertrag

Der Arbeitsvertrag, der zwischen Arbeitgeber und -nehmer geschlossen wird, enthält eine zweiseitige Leistungsverpflichtung: Der Arbeitnehmer schuldet den vereinbarten Dienst, der Arbeitgeber (Tab. 11.2-1) die Vergütung.

Für den Arbeitsvertragsabschluß gilt Vertragsfreiheit, die jedoch durch Arbeitsschutzgesetze (Kündigungs-, Mutter-, Jugendarbeitsschutz-, Urlaubs- und Lohnfortzahlungs-Gesetz) und das Tarifvertragsgesetz eingeschränkt ist. Er bedarf der Schriftform (BAT § 4). Nebenabreden müssen schriftlich festgehalten werden. Abweichungen vom Tarifvertrag dürfen nur zugunsten des Arbeitnehmers sein, sonst sind sie unwirksam. Für Hebammen, die an Privatkrankenhäusern tätig sind, gilt, was im Einzelarbeitsvertrag vereinbart ist. Für das, was dort *nicht* geregelt ist, gilt das sonst Übliche, im allgemeinen also die Regelungen des BAT.

Tab. 11.2-1: Krankenhausformen und mögliche Arbeitgeber

Formen der Krankenhäuser	öffentlich rechtliches Krankenhaus	frei gemeinnütziges Krankenhaus	privates Krankenhaus
Arbeitgeber (Krankenhausträger)	Bund, Land, Stadt, Kommune	kirchl. Träger, Caritas, Diakonisches Werk	Privatperson, Gruppe

Arbeitszeit/Dienstzeit

Im Gesetz zur Vereinheitlichung und Flexibilisierung des Arbeitszeitrechts (ArbZRG) vom 6. Juni 1994 findet sich in Artikel 1 das **Arbeitszeitgesetz (ArbZG)**, dieses legt Grundnormen fest, wann und wie lange Arbeitnehmer höchstens arbeiten dürfen. Hier einige Beispiele:

ArbZG § 2: Begriffsbestimmung
Arbeitszeit im Sinne dieses Gesetzes ist die Zeit vom Beginn bis zum Ende der Arbeit ohne Ruhepausen.

ArbZG § 3: Arbeitszeit der Arbeitnehmer
Die werktägliche Arbeitszeit darf 8 Stunden nicht überschreiten. Sie kann auf bis zu 10 Stunden verlängert werden, wenn innerhalb 24 Wochen (bei Nachtdienst 4 Wochen) im Durchschnitt nicht mehr als 8 Stunden pro Werktag gearbeitet werden.

ArbZG § 4: Ruhepausen
Bei einer Arbeitszeit von mehr als 6 bis zu 9 Stunden ist die Arbeit durch eine im voraus feststehende Ruhepause von mindestens 30 Minuten zu unterbrechen. Die Pause kann auf 2mal 15 Minuten aufgeteilt werden. Bei einer Arbeitszeit von mehr als 9 Stunden beträgt die Ruhepausenzeit 45 Minuten.

Pausen sind feste, im voraus bestimmte Freizeiten, die dem Arbeitnehmer zur freien Verfügung stehen, sie werden nicht vergütet. Die Bedienung des Telefons durch die Hebamme oder z. B. die Abrufbereitschaft zur Geburt aus dem Pausenraum läßt den Begriff „Pause" eigentlich nicht zu.

Wochenarbeitszeit: Die Tarifverträge BAT und AVR legen die regelmäßige Arbeitszeit z. Zt. auf 38,5 Stunden pro Woche fest. Die durchschnittliche Wochenarbeitszeit kann bei Schichtarbeit auf einen größeren Zeitraum verteilt werden.

Vergütung und Eingruppierung

Die **Höhe der Vergütung** wird durch Lohn-, Vergütungs- und Gehaltstarifverträge geregelt. Sie ist abhängig

— von der Eingruppierung z. B. Kr. I–XIII und
— vom Lebensalter (20 Jahre: Stufe 1: alle 2 Jahre eine Lebensaltersstufe Steigerung bis 36 Jahre: Stufe 9 (Tab. 11.2-2).

Die **Eingruppierung** richtet sich laut BAT § 22, bzw. AVR Anlage 1 nach Tätigkeitsmerkmalen, diese werden in Anlagen zum BAT/AVR aufgelistet. Der BAT sieht *2 Eingruppierungen* vor:

- **BAT Anlage 1a:** Für Angestellte im allgemeinen Dienst (Verwaltung-, Sozial-, Erziehungsdienste, Ärzte, technische Berufe etc.) gelten die Vergütungsgruppen BAT I–X (I = höchste, X = niedrigste Stufe).

- **BAT Anlage 1b:** Für Angestellte im Krankenpflegedienst (Kr.), inkl. Hebammen gelten die Vergütungsgruppen Kr. I–XIII (Kr. I = niedrigste, Kr. XIII = höchste Stufe). Die Tätigkeitsmerkmale werden in Abb. 11.2-1 beschrieben.

Beispiel: 25jährige Hebamme, nach erfolgreicher Abschlußprüfung: Kr. IV, Stufe 3.
Nach 1jähriger Tätigkeit erfolgt eine Höhergruppierung nach Kr. V, Stufe 4 (jetzt ist sie 26 Jahre). Nach 4jähriger Bewährung in Kr. V, frühestens jedoch 6 Jahre Berufstätigkeit nach Erlangung der staatlichen Erlaubnis, erfolgt auf dem Weg des Bewährungsaufstiegs eine Höhergruppierung nach Kr. Va.

Tab. 11.2-2: Monatliche Grundvergütung (in DM) nach BAT (gültig ab 1. 1. 1997) für Angestellte der Vergütungsgruppen Kr. XIII bis Kr. I nach Vollendung des 20. Lebensjahres (Stufe 1 für 20.−21. Lebensjahr, Stufe 2 für 22.−23. Lebensjahr, etc.)

Vergütungs-gruppe	Grundvergütungssätze in Stufe								
	1	2	3	4	5	6	7	8	9
Kr. XIII	4563,86	4756,74	4949,64	5099,66	5249,66	5399,70	5549,72	5699,75	5849,77
Kr. XII	4217,97	4397,61	4577,21	4716,91	4856,63	4996,33	5136,02	5275,73	5415,46
Kr. XI	3912,78	4085,19	4257,58	4391,68	4525,75	4659,84	4793,91	4928,01	5062,11
Kr. X	3620,93	3780,86	3940,80	4065,19	4189.59	4313,97	4438,37	4562,74	4687,14
Kr. IX	3353,03	3500,93	3648,86	3763,90	3878,94	3994,00	4109,06	4224,10	4339,14
Kr. VIII	3104,09	3241,12	3378,17	3484,78	3591,38	3697,97	3804,56	3911,15	4017,72
Kr. VII	2876,52	3003,13	3129,70	3228,18	3326,63	3425,09	3523,55	3622,00	3720,46
Kr. VI	2671,12	2787,14	2903,15	2993,38	3083,62	3173,84	3264,07	3354,29	3444,56
Kr. Va	2545,23	2653,70	2762,17	2846,52	2930,88	3015,25	3099,61	3183,97	3268,30
Kr. V	2458,82	2561,44	2664,07	2743,87	2823,69	2903,50	2983,30	3063,12	3142,95
Kr. IV	2302,59	2393,80	2485,02	2555,97	2626,91	2697,86	2768,81	2839,75	2910,68
Kr. III	2157,68	2235,18	2312,70	2372,99	2433,28	2493,57	2553,84	2614,13	2674,40
Kr. II	2021,83	2089,77	2157,71	2210,55	2263,38	2316,23	2369,06	2421,90	2474,75
Kr. I	1897,32	1957,79	2018,25	2065,26	2112,29	2159,31	2206,32	2253,34	2300,35

Die allgemeine Zulage beträgt monatlich für die Vergütungsgruppe:
Kr. I bis II   155,84 DM
Kr. III bis VI   184,06 DM
Kr. VII bis XIII   196,33 DM

Tab. 11.2-3: Ortszuschläge, Vergütung für Auszubildende sowie Zeit- und Schichtzuschläge (1997)

Zu der Tarif-klasse gehö-rende Vergü-tungsgruppen	Stufe 1 ledig	Stufe 2 verheiratet	Stufe 3 1 Kind	Stufe 4 2 Kinder	Stufe 5 3 Kinder	Stufe 6 4 Kinder	Stufe 7 5 Kinder	Stufe 8 6 Kinder
Kr. XIII	968,32	1151,42	1306,58	1461,74	1616,90	1772,06	1927,22	2082,38
Kr. VII−Kr. XII	860,58	1043,68	1198,84	1354,00	1509,16	1664,32	1819,48	1974,64
Kr. I−VI	810,61	985,05	1140,21	1295,37	1450,53	1605,69	1760,85	1916,01

Ausbildungsvergütungen für Schülerinnen in der Krankenpflege, Kinderkrankenpflege und Hebammen-ausbildung (monatlich in DM):

im 1. Ausbildungsjahr   1248,89 DM
im 2. Ausbildungsjahr   1350,84 DM
im 3. Ausbildungsjahr   1515,06 DM

Es gelten u. a. folgende Zulagen und Zuschläge:

Zeitzuschläge (auch für Auszubildende) für Nachtarbeit von 20−6 Uhr   2,50 DM/Std.
für Arbeit an Samstagen von 13−20 Uhr   1,25 DM/Std.
für Arbeit an Sonntagen   25% der Stundenvergütung
Wechselschichtzulage   200,00 DM/Monat
Schichtzulage   70,00−120,00 DM/Monat

Wechselschicht- und Schichtzulage für Auszubildende   75% der Zulage

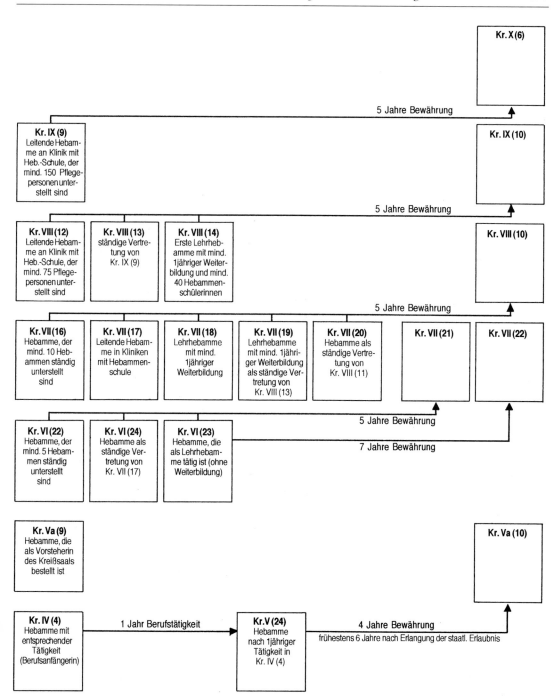

Abb. 11.2-1: **Eingruppierung der Hebammen nach BAT** Anlage 16. Eine Höhergruppierung ist abhängig von den Fallgruppen (in Klammern) oder nur aus bestimmten Kr-Gruppen möglich. Die neue Berufsbezeichnung *Lehrerin für Hebammenwesen* (ehem. Lehrhebamme) ist im BAT noch nicht berücksichtigt.

Zusätzlich zur **Grundvergütung** wird ein **Ortszuschlag** gezahlt (Tab. 11.2-3) der von der Vergütungsgruppe, dem Familienstand und der Zahl der Kinder abhängig ist. Außerdem erhält die Arbeitnehmerin eine allgemeine Zulage (gestaffelt nach Kr.-Gruppen), Zuschläge für Wechsel- und Schichtdienst, Nachtarbeit (20–6 Uhr), Feiertagsdienst und Überstunden (Tab. 11.2-3).

Die AVR sieht vergleichbare Vergütungsgruppen und Tätigkeitsmerkmale wie der BAT vor.

Zum besseren Verständnis von *Grundvergütung*, *Zulagen* und *Zuschlägen* sollen Tab. 11.2-2 und 11.2-3 dienen. Der aktuelle BAT wird jeweils nach Abschluß der Tarifverhandlungen veröffentlicht. Er ist in den Geschäftsstellen der Gewerkschaften DAG und ÖTV als Taschenbuch erhältlich.

Mitbestimmung der Arbeitnehmer

Je nach Trägerschaft eines Krankenhauses wird die Interessenvertretung der Arbeitnehmer unterschiedlich genannt:

- **Betriebsrat (BR)**: Träger ist eine private Person oder Gruppe (Privatkliniken)
- **Personalrat (PR)**: Träger ist der Bund, das Land, die Stadt oder Kommune (öffentlich rechtliche Krankenhäuser)
- **Mitarbeitervertretung (MAV)**: Träger ist eine Religionsgemeinschaft oder karitativ-erzieherische Einrichtung (z. B. konfessionelle Krankenhäuser).

Die Mitglieder von BR, PR oder MAV werden von allen Arbeitnehmern gewählt. Der Arbeitgeber muß die gewählten Personen für ihre Personalvertretungs-Aufgaben stundenweise oder ganz von der Arbeit freistellen (der Umfang der Freistellungen berechnet sich nach der Mitarbeiteranzahl).

Jeder Arbeitnehmer und alle Auszubildenden können sich mit arbeitsrechtlichen Fragen an die gewählten Vertreter von BR, PR oder MAV wenden (z. B. bei Unklarheiten der Dienstzeit oder Vergütung, bei Kündigung etc.)

Betriebsrat
Nach dem Betriebsverfassungsgesetz (23. 12. 1988 BGBl I. 1989. S. 1) ist in allen Betrieben mit mindestens 5 ständigen wahlberechtigten Arbeitnehmern ein **Betriebsrat** als Interessenvertreter gegenüber der Unternehmensführung zu wählen.

Personalrat
Das Bundes-Personalvertretungsgesetz gilt für Behörden des Bundes und enthält Rahmenbestimmungen für die Landes-Personalvertretungsgesetze. Im öffentlichen Dienst (z. B. Universitäts-Klinik) nimmt der **Personalrat** die Interessenvertretung der Mitarbeiter wahr.

Sowohl **Betriebs-** als auch **Personalrat** treffen Vereinbarungen mit dem Arbeitgeber in sozialen, personellen und wirtschaftlichen Angelegenheiten. Sie haben *Mitbestimmungsrechte*, z. B. bei Einstellungen, Kündigungen, Arbeitszeitregelungen, Pausen, Urlaub und Schutzanordnungen. Weitere Rechte sind das Mitwirkungs-, Unterrichtungs-, Anhörungs- und das Erörterungsrecht.

Mitarbeitervertretung
Betriebsverfassungs- und Personalvertretungsgesetz finden keine Anwendung bei *Religionsgemeinschaften* und *karitativ-erzieherischen Einrichtungen*. Ihnen bleibt die selbständige Ordnung eines Personalvertretungsrechts überlassen.

Die **Mitarbeitervertretung** hat u. a. folgende Aufgaben: Maßnahmen anzuregen, die der Einrichtung und den Mitarbeitern dienen, Anregungen und Beschwerden von Mitarbeitern entgegenzunehmen und auf ihre Erledigung hinzuwirken.

In der *Mitarbeitervertretungsordnung* werden Aufgaben der MAV und Umgang zwischen Arbeitgeber und MAV beschrieben. Formen der Beteiligung sind: Zustimmung, Vorschlags- und Antragsrecht, Anhörung und Mitberatung.

11.3 Andere hebammenrelevante Gesetze

Ulrike Willoughby

11.3.1 Bürgerliches Recht, Zivilrecht

- Nach dem bürgerlichen Gesetzbuch beginnt die **Rechtsfähigkeit**, d. h. die Fähigkeit, Träger von Rechten und Pflichten zu sein, mit der Geburt. Das Ungeborene ist also nicht rechtsfähig, wird aber in einigen Sondervorschriften berücksichtigt; so ist das Ungeborene z. B. erbfähig. Weiterhin kann die bei nichtehelichen Kindern erforderliche Anerkennung der *Vaterschaft* schon vor der Geburt vorgenommen werden. Auch durch die Rechtsprechung wird ein gewisser Schutz gewährt. Bei pränatalen Schädigungen können nach der Geburt Schadensersatzansprüche des Kindes gegen die Verursacher der Schädigung geltend gemacht werden.
- Um Verträge wirksam abschließen zu können, bedarf es in der Regel der **Geschäftsfähigkeit** der Vertragschließenden:

> Die **Geschäftsfähigkeit** ist die Fähigkeit, rechtlich bedeutsame Handlungen vorzunehmen. Nicht geschäftsfähig sind *Kinder unter 7 Jahren* und *Personen, die dauerhaft geistesgestört* sind, so daß sie zu eigenen Entscheidungen nicht fähig sind. Auch Personen, die sich im *Zustand der Bewußtlosigkeit* befinden oder *vorübergehend geistesgestört* sind, können keine wirksamen Willenserklärungen abgeben.

Um das Merkmal der *Bewußtlosigkeit* zu erfüllen, reicht es aus, daß die Person den Inhalt und das Wesen der Handlung nicht mehr erkennt.

Beispiel: Wer unter starken Schmerzen (z. B. die Frau unter der Geburt) oder hohem Fieber leidet, dessen Erklärungen können (müssen aber nicht) nichtig sein, mit der Folge, daß eine Einwilligung in einen Heileingriff u. U. unwirksam ist.

- **Beschränkt geschäftsfähig** sind *Minderjährige von 7–18 Jahren*. Sie können in gesetzlich geregelten Ausnahmefällen wirksame Verträge schließen. Grundsätzlich gilt aber bei allen Minderjährigen, daß zum Abschluß von Verträgen die *Einwilligung des gesetzlichen Vertreters* vorliegen muß. Übernimmt also eine Hebamme die Betreuung einer minderjährigen Frau und schließt somit einen Behandlungsvertrag, ist die Einwilligung der Sorgeberechtigten dazu erforderlich.

Vertragliche Rechtsbeziehungen

Zwischen der **freiberuflich tätigen Hebamme** und der Patientin besteht ein *Dienstvertrag*. Danach muß diejenige, die Dienste zusagt, diese auch leisten, während der andere Teil zur Vergütung verpflichtet ist. Die Höhe der Vergütung richtet sich nach der Hebammenhilfegebührenordnung (s. S. 589 ff.). Der Anspruch ist bei Patientinnen, die in einer gesetzlichen Krankenkasse versichert sind, gegen die Krankenkasse zu richten; bei privat versicherten Patientinnen gegen diese selbst.

Zwischen **Krankenhaus** und Patientin wird ein *Krankenhausaufnahmevertrag* geschlossen, der eine Mischform verschiedener Vertragstypen darstellt. In die von dem Krankenhaus zu erbringenden Leistungen ist die pflegerische und ärztliche Versorgung, Unterkunft, Verpflegung etc. eingeschlossen. Dieser Vertrag wird bei *Aufnahme* in das Krankenhaus geschlossen.

Einwilligung in einen Heileingriff

Im Zivilrecht stellt ein Heileingriff, zu dem schon eine Blutentnahme zählt, eine **Körperverletzung** dar, die zu *Schadensersatzansprüchen* führen kann.

Gerechtfertigt ist ein Heileingriff dann, wenn die Patientin *vorher* in diesen eingewilligt hat. Dazu muß eine **Aufklärung** über die möglichen Risiken des Eingriffs vorausgegangen und die Patientin **einwilligungsfähig** sein. Dies hängt nicht von der Volljährigkeit, sondern von der Frage ab, ob die Patientin die Bedeutung und Tragweite des Eingriffs und die Einwilligung darin ermessen kann. Dies kann schon bei einer 16jährigen der Fall sein; grundsätzlich ist aber bei Minderjährigen die Einwilligung der Sorgeberechtigten erforderlich.

Entbehrlich ist die Einwilligung in einen Eingriff nur dann, wenn der Arzt sie *nicht einholen kann* (Bewußtlosigkeit) *und eine Gefahr* für den Betroffenen besteht. In diesem Fall wird die Einwilligung vermutet.

Dokumentation

Die Pflicht zur ordnungsgemäßen Dokumentation aller bei einer Schwangeren, Gebärenden, Wöchnerin oder einem Neugeborenen durchgeführten Maßnahmen, Beobachtungen und Gabe von Arzneimitteln ergibt sich aus den jeweiligen Berufsordnungen der Bundesländer für Hebammen sowie aus dem Behandlungsvertrag. Eine fehlende oder nicht ausreichende Dokumentation hat in einem **Prozeß** u. U. erhebliche **Beweiserleichterungen** für den Patienten zur Folge (s. S. 200).

Vormundschaft

Die Vormundschaft ist im Bürgerlichen Gesetzbuch in *3 Gebiete* aufgeteilt:

- die Vormundschaft über *Minderjährige*
- die Betreuung *psychisch kranker* oder körperlich, geistig oder seelisch behinderter *Erwachsener* und
- die *Pflegschaft*.

Einen **Vormund** erhält ein Minderjähriger durch Anordnung des Vormundschaftsgerichts, wenn er nicht unter elterlicher Sorge steht, etwa weil beide Eltern tot sind, oder die Eltern den Minderjährigen weder hinsichtlich der Personen- noch Vermögenssorge vertreten dürfen. Der Vormund *vertritt* den Minderjährigen und hat die Pflicht für die Person und deren Vermögen zu sorgen. Die Vormundschaft endet, wenn ihre Voraussetzungen entfallen, etwa wenn der Minderjährige volljährig wird.

Die **Betreuung Volljähriger** auf Grund psychischer Krankheiten, körperlich, geistiger oder seelischer Behinderungen hat die Vormundschaft über Erwachsene seit dem 1. 1. 1992 abgelöst. Für die Bestellung eines Betreuers durch das Vormundschaftsgericht ist Voraussetzung, daß der zu Betreuende seine Angelegenheiten *überhaupt oder teilweise nicht besorgen kann*. Der Betreuer wird nur für bestimmte Aufgabenkreise bestellt.

In ärztliche Maßnahmen muß der Betreute selbst einwilligen. Besitzt er allerdings keine Einwilligungsfähigkeit, erteilt der Betreuer, soweit dies zu seinem Aufgabenkreis gehört, die Einwilligung.

Besteht allerdings die begründete Gefahr, daß der Betreute auf Grund der Maßnahme stirbt oder einen schweren und länger dauernden gesundheitlichen Schaden erleidet, so muß der Betreuer diese *Einwilligung vom Vormundschaftsgericht* genehmigen lassen, es sei denn mit dem Aufschub ist eine Gefahr verbunden. Besonders hohe Anforderungen stellt das Gesetz an die Einwilligung des Betreuers in eine *Sterilisation* eines Betreuten, wenn dieser auf Grund seiner Behinderung nicht einwilligungsfähig ist.

Pflegschaft

Bei der Pflegschaft übernimmt der Pfleger die Besorgung **besonderer Angelegenheiten**. Sie wird in der Regel auf Antrag vom Vormundschaftsgericht angeordnet. **Gesetzlich** tritt die Pflegschaft vor oder nach der Geburt eines **nichtehelichen** Kindes ein. Dem Pfleger, *dem Jugendamt*, ist ein bestimmter Aufgabenbereich zugewiesen, der insbesondere in der **Wahrung der Kindesinteressen** gegenüber dem Kindsvater besteht, wie etwa die Betreibung der *Vaterschaftsfeststellung* sowie die Geltendmachung von *Unterhaltsansprüchen*. Die Mutter des nichtehelichen Kindes, der das elterliche Sorgerecht allein zusteht, kann aber auch beim Vormundschaftsgericht beantragen, daß die Pflegschaft nicht eintritt, beschränkt oder aufgehoben wird.

Adoption
Die Adoption eines Minderjährigen hat zur Folge, daß das Kind die Stellung eines **ehelichen** Kindes der bzw. des Annehmenden mit den sich daraus ergebenden erb- und unterhaltsrechtlichen Konsequenzen erhält.

Voraussetzung für eine Adoption ist, daß sie dem **Wohle** des Kindes dient und zu erwarten ist, daß zwischen dem Kind und den bzw. dem Annehmenden ein **Eltern-Kind-Verhältnis** entsteht. Ein Kind kann entweder von einer *Einzelperson* oder von einem *Ehepaar* adoptiert werden. Unverheiratete Partner können also nicht gemeinsam ein Kind adoptieren. Wird das Kind von einer Einzelperson angenommen, muß diese mindestens 25 Jahre alt sein, bei Ehepaaren muß ein Partner mindestens 25 Jahre und der andere mindestens 21 Jahre alt sein. Ist das Kind, das adoptiert werden soll, ein eheliches Kind, müssen die leiblichen Eltern beide in die Adoption einwilligen. Bei nichtehelichen Kindern muß nur die leibliche Mutter einwilligen. Diese Einwilligung kann erst gegeben werden, wenn **das Kind 8 Wochen alt** ist. Auch das Kind selbst muß in seine Adoption einwilligen; bei Kindern unter 14 Jahren ist für diese Einwilligung allerdings der gesetzliche Vertreter zuständig.

Die Adoption muß beim *Vormundschaftsgericht beantragt* werden. Die Rückgängigmachung einer Adoption ist nur in Ausnahmefällen möglich. Adoptionsvermittlungsstellen sind die Jugendämter und Landesjugendämter sowie das Diakonische Werk, der Caritasverband und die Arbeiterwohlfahrt.

Personenstandsrecht

Nach dem *Personenstandsgesetz* muß die **Geburt eines Kindes** dem Standesbeamten, in dessen Bezirk es geboren wird, *innerhalb 1 Woche* angezeigt werden. Zu dieser Anzeige sind in folgender Reihenfolge verpflichtet:
- der eheliche Vater
- die Hebamme, die bei der Geburt zugegen war; der Arzt, der dabei zugegen war
- jede andere Person, die dabei zugegen war oder von der Geburt weiß
- die Mutter, sobald sie dazu imstande ist.

Bei Geburten in Krankenhäusern oder Entbindungskliniken trifft die Anzeigepflicht ausschließlich den Leiter der Anstalt oder den von der zuständigen Behörde ermächtigten Beamten oder Angestellten.

Totgeburten müssen am folgenden Werktag beim Standesbeamten angezeigt werden. Eine Eintragung wird dann im Sterbebuch vorgenommen.

Geburtshilflich wichtige Definitionen:
- **Zeitpunkt der Geburt** ist der Moment der *Scheidung des Kindes vom Mutterleib*, er ist unabhängig vom Zeitpunkt der Nabelschnurdurchtrennung.
- **Lebendgeburt:** Wenn bei einem Kind nach Scheidung vom Mutterleib entweder das *Herz geschlagen* oder die *Nabelschnur pulsiert* oder die *natürliche Lungenatmung* eingesetzt hat.
- **Totgeburt:** Wenn nach Scheidung vom Mutterleib *keines* der oben genannten *Lebenszeichen* vorhanden ist und das *Gewicht des Kindes* mindestens *500 g* beträgt.
- **Fehlgeburt:** Wenn *keines* der oben genannten *Lebenszeichen* vorhanden ist und das Kind *weniger als 500 g* wiegt.

Ordnungswidrigkeit

Eine **Ordnungswidrigkeit** ahndet (im Vergleich zum Strafrecht) weniger schwere Beeinträchtigungen rechtlich geschützter Interessen. So handelt nach § 25 Nr. 1 Hebammengesetz ordnungswidrig, wer ohne eine Erlaubnis die Berufsbezeichnung Hebamme oder Entbindungspfleger führt. Konsequenz einer Ordnungswidrigkeit ist eine Geldbuße.

Eine **Straftat** im Sinne des Strafgesetzbuchs begeht dagegen, wer z. B. den Körper eines anderen vorsätzlich verletzt. Sie wird mit einer Freiheitsstrafe oder einer Geldbuße bestraft (bei Körperverletzung Geldstrafe oder Freiheitsstrafe bis zu 3 Jahren).

Neben dem Ordnungswidrigkeitengesetz gibt es oft am Ende verschiedener Gesetze Regelungen, die den Tatbestand einer Ordnungswidrigkeit enthalten und die dafür vorgesehene Geldbuße anordnen.

11.3.2 Strafrecht

Nach dem **Strafgesetzbuch** (StGB) macht sich strafbar, wer alle Merkmale eines im Strafgesetz normierten Tatbestandes rechtswidrig und schuldhaft erfüllt.

Vorsätzlich handelt im Strafrecht, wer einen Straftatbestand *wissentlich* und *willentlich* verwirklicht; **fahrlässig**, wer die *objektiv erforderliche Sorgfalt außer acht* läßt, obwohl er zur Erfüllung dieser Sorgfaltsanforderungen in der Lage war.

Beispiel: Verabreicht ein Arzt einem ihm als herzkrank bekannten Patienten Tabletten, obwohl er weiß, daß der Patient durch die Einnahme dieser Tabletten sterben wird, und will er dies auch, so hat er *vorsätzlich* gehandelt.

Der *fahrlässigen Tötung* macht er sich strafbar, wenn er einem Patienten versehentlich ein Medikament injiziert, das in einer höheren Dosis als üblich in der Spritze war und der Patient deshalb stirbt. Zur erforderlichen Sorgfalt hätte gehört, daß der Arzt sich vor der Injektion vergewissert, welches Medikament in welcher Dosierung in der Spritze und ob es für diesen Patienten bestimmt war.

Der Täter einer rechtswidrigen Tat wird nur bestraft, wenn er diese **schuldhaft** begangen hat. Dabei wird danach gefragt, ob ihm die Tat *persönlich vorzuwerfen* ist. Voraussetzung hierfür ist, daß er im Zeitpunkt der Begehung der Tat **schuldfähig** ist.

Schuldunfähig sind z. B. *Kinder unter 14 Jahren* oder Täter, die aufgrund einer krankhaften *seelischen Störung*, tiefgreifenden *Bewußtseinsstörungen* (z. B. Vollrausch) oder ähnliches nicht in der Lage sind, das Unrecht der Tat einzusehen. Daneben gibt es noch die *verminderte Schuldfähigkeit*, die eine Milderung der Strafe ermöglicht. Nicht bestraft wird, wenn ein Entschuldigungsgrund wie etwa der entschuldigende Notstand vorliegt.

Entschuldigender Notstand (§ 35 StGB):
Abs. 1: Wer in einer gegenwärtigen, nicht anders abwendbaren Gefahr für Leben, Leib oder Freiheit eine rechtswidrige Tat begeht, um die Gefahr von sich, einem Angehörigen oder einer anderen ihm nahestehenden Person abzuwenden, handelt ohne Schuld. Dies gilt nicht, soweit dem Täter nach den Umständen, namentlich weil er die Gefahr selbst verursacht hat oder weil er in einem besonderen Rechtsverhältnis stand, zugemutet werden konnte, die Gefahr hinzunehmen. (...)

Abs. 2: Nimmt der Täter bei Begehung der Tat irrig Umstände an, welche ihn nach Absatz 1 entschuldigen würden, so wird er nur dann bestraft, wenn er den Irrtum vermeiden konnte. Die Strafe ist nach § 49 Abs. 1 zu mildern.

Unterlassen der erforderlichen Handlung

Auch durch Unterlassen der erforderlichen Handlung ist die Verwirklichung eines Straftatbestandes möglich. Zu unterscheiden sind Delikte, bei denen das Unterlassen einer erforderlichen Handlung dem Begehen einer Straftat gleichgestellt wird und eigentliche Unterlassungsdelikte wie z. B. die unterlassene Hilfeleistung.

Der **unterlassenen Hilfeleistung** (§ 323 c StGB) macht sich strafbar, wer bei **Unglücksfällen** oder **gemeiner Gefahr** oder **Not** nicht Hilfe leistet, obwohl dies erforderlich und ihm den Umständen nach zuzumuten ist, insbesondere wenn die Hilfeleistung ohne erhebliche eigene Gefahr und ohne Verletzung anderer wichtiger Pflichten möglich ist.

Unter einem Unglücksfall ist nicht jede Erkrankung zu verstehen, eine plötzliche Verschlimmerung des Krankheitsbilds kann aber einen Unglücksfall darstellen. Vorzeitige Wehen oder Blutungen in der Schwangerschaft können ein Unglücksfall in diesem Sinne sein.

Körperverletzung

Wegen Körperverletzung wird nach § 223 Abs. 1 StGB bestraft, wer einen anderen körperlich *mißhandelt* oder an der *Gesundheit beschädigt*. Nach der Rechtsprechung stellt jeder Heileingriff strafrechtlich eine Körperverletzung dar.

Durch *Unterlassen einer notwendigen Heilmaßnahme* kann ebenfalls der Tatbestand einer Körper- oder Gesundheitsverletzung erfüllt sein.

Wird eine Sectio vorsätzlich oder fahrlässig nicht rechtzeitig oder gar nicht durchgeführt, obwohl sie indiziert gewesen wäre, und kommen dadurch Mutter oder Kind zu Schaden, liegt entweder vorsätzliche oder fahrlässige Körper- oder Gesundheitsverletzung vor.

Hat die Patientin in einen Heileingriff eingewilligt, und hat der Handelnde Kenntnis von der **Einwilligung**, ist der Heileingriff *nicht rechtswidrig*, so daß eine Bestrafung ausscheidet.

Die Betroffene muß aber **einwilligungsfähig** sein. Wie im Zivilrecht kommt es auf ihre Einsichtsfähigkeit an. Liegt die Einsichtsfähigkeit nicht vor, so ist eine Zustimmung des gesetzlichen Vertreters erforderlich, z. B. wenn ein Heileingriff bei Minderjährigen vorgenommen werden soll.

Wurde die Patientin nicht ordnungsgemäß über den Heileingriff aufgeklärt, so ist die Einwilligung *unwirksam* und der Eingriff als Körperverletzung *rechtswidrig*.

Die Einwilligung kann auch vermutet werden, wenn das Handeln im Interesse des Betroffenen liegt. An eine derartige Einwilligung ist zu denken, wenn ein Unfallopfer bewußtlos in ein Krankenhaus eingeliefert wird und eine sofortige Operation erforderlich ist.

Die Rechtswidrigkeit einer Körperverletzung entfällt auch dann, wenn ein Rechtfertigungsgrund wie etwa **Notwehr** oder **rechtfertigender Notstand** vorliegt.

Notwehr (§ 32 StGB): Wer eine Tat begeht, die durch Notwehr geboten ist, handelt nicht rechtswidrig. Notwehr ist die Verteidigung, die erforderlich ist, um einen gegenwärtigen rechtswidrigen Angriff von sich oder einem anderen abzuwenden.

Rechtfertigender Notstand (§ 34 StGB): Wer in einer gegenwärtigen, nicht anders abwendbaren Gefahr für Leben, Leib, Freiheit, Ehre, Eigentum oder ein anderes Rechtsgut eine Tat begeht, um die Gefahr von sich oder einem anderen abzuwenden, handelt nicht rechtswidrig, wenn die Abwägung der widerstreitenden Interessen, namentlich der betroffenen Rechtsgüter und des Grades der ihnen drohenden Gefahren, das geschützte Interesse das beeinträchtigte wesentlich überwiegt. Dies gilt jedoch nur, soweit die Tat ein angemessenes Mittel ist, die Gefahr abzuwenden.

Unter den Begriff der Körperverletzung kann auch das pflichtwidrige **Aufrechterhalten erheblicher Schmerzen** fallen.

In einem vom OLG Düsseldorf (NJW 1991, S. 2979) entschiedenen Fall war eine freiberuflich tätige Hebamme erst nach der Geburt des Kindes bei ihrer Patientin im Belegkrankenhaus erschienen, obwohl sie wußte, daß die Patientin unter der Geburt stand und bereits in der Klinik war. Aus Angst über die Abwesenheit der Hebamme hatte die Gebärende versucht, die Geburt hinauszuzögern und dadurch erhebliche Schmerzen erlitten. Die Hebamme wurde wegen fahrlässiger Körperverletzung durch Unterlassen verurteilt.

Totschlag

Des Totschlags macht sich strafbar, wer einen anderen Menschen tötet.

Während im Zivilrecht die Rechtsfähigkeit eines Menschen und die sich daran anknüpfenden Rechtsfolgen mit der *Vollendung der Geburt* beginnt, tritt der strafrechtliche Schutz des Menschen schon mit *Beginn der Geburt* ein. Als Beginn der Geburt werden im Strafrecht die Eröffnungswehen oder bei einer Sektio die Eröffnung des Uterus bezeichnet. Demnach ist die Verwirklichung des Tatbestands der Tötung eines Kindes unter der Geburt möglich, wenn z. B. nicht rechtzeitig eine Sektio vorgenommen wurde.

Schwangerschaftsabbruch

§ 218 StGB erklärt den Schwangerschaftsabbruch für strafbar. Weheneinleitende oder wehenfördernde Maßnahmen, die die Geburt eines lebensfähigen Kindes bezwecken, fallen nicht unter diesen Tatbestand.

Ein Schwangerschaftsabbruch liegt vor, wenn durch den Eingriff das *Absterben der Leibesfrucht* bewirkt wird. Dies gilt auch, wenn bei einer Mehrlingsschwangerschaft ein oder mehrere Feten abgetötet werden, die Schwangerschaft aber mit dem oder den noch lebenden Feten weiter ausgetragen wird (sog. *selektiver Fetozid*).

Schwierig ist die Abgrenzung, wann ein Schwangerschaftsabbruch und wann eine Tötung vorliegt. Es wird darauf abgestellt, ob im Zeitpunkt der schädigenden Einwirkung es sich schon um einen *Menschen* oder um eine *Leibesfrucht im Sinne des Strafrechts* handelt.

Beispiel: Wichtig ist dies für die Frage, ob bei einer Totgeburt, die durch ein Fehlverhalten der betreuenden Person (Hebamme oder Arzt) verursacht wurde, fahrlässige Tötung eines Kindes oder ein Schwangerschaftsabbruch vorliegt. Es kommt hierbei darauf an, ob die Geburt schon begonnen hatte oder nicht. Muß dies bejaht werden, liegt, soweit das Fehlverhalten fahrlässig war, ein Fall der fahrlässigen Tötung vor. Hatte die Geburt noch nicht begonnen, kommt nur ein Schwangerschaftsabbruch in Betracht, der jedoch nicht strafbar ist, wenn er fahrlässig begangen wird.

Gesetzliche Neuregelung des § 218 StGB

Das Schutzgut des § 218 StGB ist das keimende Leben. Nach Ansicht des Bundesverfassungsgerichts hat dieses grundsätzlich **Vorrang** vor dem *Selbstbestimmungsrecht der Schwangeren*. Laut der gesetzlichen Neuregelung von 1995 ist nunmehr ein Schwangerschaftsabbruch nur dann **erlaubt**, wenn eine **medizinisch-soziale** oder **kriminologische** Indikation vorliegt und der Abbruch von einem Arzt vorgenommen wird.

Dabei ist ein legaler Abbruch aus kriminologischer Indikation nur begrenzt bis zur **12. Woche** seit Empfängnis möglich. Die embryopathische Indikation wurde nicht wieder aufgenommen. Diese Fälle werden nunmehr unter der medizinisch-sozialen Indikation zu fassen sein. Die medizinisch-soziale Indikation setzt eine Gefahr für das *Leben* oder die Gefahr einer *schwerwiegenden Beeinträchtigung* des körperlichen oder seelischen Gesundheitszustands der Schwangeren voraus sowie die Erkenntnis, daß die Gefahr nicht auf eine *andere zumutbare Weise* für sie abgewendet werden kann. Bei der kriminologischen Indikation müssen dringende Gründe für die Annahme sprechen, daß die Schwangerschaft auf einer *Vergewaltigung* oder *sexuellem Mißbrauch* beruht.

Im Unterschied dazu sind Abbrüche, die eine Frau bis zur **12. Woche** seit Empfängnis von einem Arzt vornehmen läßt, ohne daß eine der Indikationen vorliegt, lediglich **straffrei**. Die Schwangere muß sich aber mindestens *3 Tage vor dem Eingriff beraten* haben lassen und dem Arzt, der die Abtreibung vornimmt, eine *Bescheinigung* über die Beratung vorlegen.

Die Beratung muß bei einer anerkannten Schwangerschaftskonfliktberatungsstelle (etwa bei Profamilia) durchgeführt werden, wobei im Gesetz ausdrücklich festgelegt ist, daß die Beratung dem Schutz des ungeborenen Lebens dient und von dem Bemühen geleitet sein muß, die Frau zur Fortsetzung der Schwangerschaft zu ermutigen und ihr Perspektiven für ein Leben mit dem Kind zu eröffnen. Allerdings soll die Beratung ergebnisoffen sein, der Schwangeren also letztendlich die Entscheidung selbst überlassen. Auch muß die Schwangere ihre Beweggründe für einen Abbruch nicht offenlegen. Es muß ihr aber vor dem Abbruch von dem Arzt, der den Abbruch vornimmt, Gelegenheit gegeben werden, ihre Beweggründe darzulegen.

Schweigepflicht

Einer **Verletzung von Privatgeheimnissen** (§ 203 Ab. 1 Nr. 1 StGB) macht sich strafbar, wer **unbefugt** ein **fremdes Geheimnis**, namentlich ein zum persönlichen Lebensbereich gehörendes Geheimnis oder ein Betriebs- oder Geschäftsgeheimnis, offenbart, das ihm als Arzt, Zahnarzt, Tierarzt, Apotheker oder Angehöriger eines anderen Heilberufs, der für die Berufsausübung oder die Führung der Berufsbezeichnung eine staatlich geregelte Ausbildung erfordert (also auch Hebammen), anvertraut oder sonst bekannt geworden ist. Darunter fallen auch Daten über die Gesundheit, familiäre Verhältnisse etc. oder die Auskunft, ob jemand überhaupt in einem Krankenhaus liegt.

Die **Befugnis zur Offenlegung** ist gegeben, wenn der Betroffene darin eingewilligt hat oder wenn die Hebamme oder der Arzt auf Grund gesetzlicher Vorschriften (z. B. Bundesseuchengesetz, Personenstandsgesetz) zur Auskunft verpflichtet sind. Auch zur Wahrung eigener Interessen darf der Schweigepflichtige Auskunft geben, etwa zur Abwehr einer Schadensersatzklage (Arzthaftungsprozeß).

Eine Einwilligung ist auch bei *Informationen gegenüber Angehörigen* erforderlich. Die Einwilligung zur Offenlegung persönlicher Daten wird nicht automatisch mit Aufnahme in das Krankenhaus erteilt; der Betroffene muß jeweils gefragt werden, bzw. seine Einwilligung muß vermutet werden können.

Ob für die Verwendung personenbezogener Daten im Bereich der *Forschung* eine Einwilligung der Betroffenen erforderlich ist, ist umstritten.

11.3.3 Haftungsrecht

Sind durch Heileingriffe bei Mutter oder Kind Schäden entstanden, ist zwischen den daraus resultierenden *straf- und zivilrechtlichen Konsequenzen* streng zu trennen. Daneben können auch *berufs- oder arbeitsrechtliche Folgen* in Betracht kommen.

- **Strafrechtlich** kann eine Körperverletzung oder Tötung ein Strafverfahren nach sich ziehen. Jeder Heileingriff stellt eine *Körperverletzung* im Sinne des Strafgesetzes dar, es sei denn, es liegt eine Einwilligung des Patienten vor. Die Einwilligung deckt aber nicht einen *Behandlungsfehler*, der zu einem Schaden führt.
- **Zivilrechtlich** führt eine Schädigung an Körper oder Gesundheit zu *Schadensersatzansprüchen*. Diese sind unabhängig von den strafrechtlichen Folgen. Vorsatz und Fahrlässigkeit decken sich weitgehend mit den Begriffen im Strafrecht, so daß in der Regel jemand, der z. B. fahrlässig eine Körperverletzung begeht, sowohl strafrechtliche als auch zivilrechtliche Konsequenzen zu erwarten hat.

11.3.4 Steuerrecht

Steuerrecht. Eine freiberuflich tätige Hebamme hat Einkünfte aus *selbständiger Tätigkeit* und ist zur *Einkommensteuererklärung* unabhängig von der Höhe ihrer Einkünfte verpflichtet. Sie ist *nicht gewerbesteuerpflichtig*, da sie *kein Gewerbe* betreibt, und auch *nicht umsatzsteuerpflichtig*.

11.3.5 Gesetz zum Schutz der erwerbstätigen Mutter (MuschG)

Cornelia Schirren

Durch das MuschG werden Frauen während der Schwangerschaft und nach der Entbindung vor Gesundheitsgefahren am Arbeitsplatz, Verdiensteinbußen und Kündigungen geschützt. Es gilt für alle Arbeitnehmerinnen, Heimarbeiterinnen und Auszubildende, nicht jedoch für selbständig oder freiberuflich arbeitende Frauen.

> § 5 Werdende Mütter sind dazu verpflichtet, den Arbeitgeber so früh wie möglich über ihre Schwangerschaft und den voraussichtlichen Entbindungstermin (ET) zu informieren.

Nur dann können die Schutzvorschriften des MuschG greifen. Für den Arbeitgeber sind die Beschäftigungsverbote des MuschG zwingend, sie können nicht durch eine Klausel im Arbeitsvertrag ausgeschlossen werden.

In Betrieben mit mehr als 3 Arbeitnehmerinnen muß ein Exemplar des MuschG an geeigneter Stelle zur Einsicht ausliegen.

Hebammen sollten das MuschG zur umfassenden Beratung der Schwangeren oder Wöchnerin, aber auch zum eigenen Schutz bei Schwangerschaft genau kennen und einen aktuellen Gesetzestext zur Verfügung haben (erhältlich über Arbeitsschutz- oder Gesundheitsbehörden).

- **Gestaltung des Arbeitsplatzes (§ 2).** Der Schutz von Leben und Gesundheit der werdenden oder stillenden Mutter am Arbeitsplatz ist vom Arbeitgeber durch geeignete Maßnahmen zu sichern. Bei ständigem *Gehen* oder *Stehen* muß die Frau die Gelegenheit zum *kurzen Ausruhen* bekommen, bei ständigem *Sitzen* zu *kurzen Arbeitsunterbrechungen*.

- **Beschäftigungsverbote und Schutzfristen vor und nach der Entbindung (§§ 3, 4, 6).** Wenn Leben oder Gesundheit von Mutter oder Kind durch die Beschäftigung gefährdet sind (ärztliches Zeugnis), darf die Schwangere nicht weiter beschäftigt werden. Ebenso nicht in den letzten 6 Wochen vor dem ET, es sei denn, daß sie sich zur Arbeitsleistung ausdrücklich bereit erklärt; diese Erklärung kann sie jederzeit widerrufen.

Verboten sind schwere körperliche und gesundheitsgefährdende Arbeiten (§ 4) und solche, die besonders gefährlich in Bezug auf Berufserkrankungen oder Unfälle sind, sowie Akkord- oder Fließbandarbeit.

Im medizinischen Bereich bestehen Beschäftigungsverbote im Kontrollbereich von Röntgen- und anderen ionisierenden Strahlen und im Wirkungsbereich schädlicher Chemikalien oder Gase (Labor und Anästhesie; siehe auch Berufskrankheiten-, Gefahrstoff-, Strahlenschutz-, Röntgen-Verordnung). Ungeschützter Kontakt mit körpereigenen Stoffen (Blut, Fruchtwasser, Ausscheidungen) ist wegen des hohen Infektionsrisikos (Virushepatitis, HIV) generell verboten. Im **Kreißsaal** und im **Erste-Hilfe-Bereich** ist die Arbeit Schwangerer daher *nicht zulässig*, da ein konsequenter Arbeitsschutz hier nicht gewährleistet werden kann. Auch Injektionen, Infusionen, Punktionen und Operationen dürfen von Schwangeren nicht ausgeführt werden.

Wöchnerinnen dürfen in den ersten 8 Wochen nach der Entbindung generell nicht beschäftigt werden (einzige Ausnahme: nach dem Tod des Kindes darf die Mutter auf eigenen Wunsch schon vor Ablauf dieser Frist arbeiten). Nach Früh- und Mehrlingsgeburten verlängert sich diese Schutzfrist auf 12 Wochen. Für Mütter nach Frühgeburten verlängert sich seit 1. 1. 97 die 12-Wochenfrist um die Zeit der Schutzfrist (6 Wochen vor dem ET), die vor der Entbindung nicht in Anspruch genommen werden konnte.
Beispiel: Geburt des Kindes in der 35. SSW
Beginn des regulären Mutterschutzes in der 34. SSW
5 Wochen werden zu 12 Wochen p. p. addiert = 17 Wochen

Bei dieser Regelung gibt es mehrere Ausnahmen. Die Unreife des Kindes muß ärztlich bestätigt werden.

- **Arbeitszeitbeschränkungen (§§ 7, 8).** Während Schwangerschaft und Stillzeit sind Nachtarbeit (20.00–6.00 Uhr), Mehr- und Sonntagsarbeit verboten. Ausnahmen vom Sonntagsverbot gelten u. a. in der Krankenpflege, wenn die werdende oder stillende Mutter wöchentlich einmal eine 24stündige, ununterbrochene Ruhezeit im Anschluß an eine Nachtruhe hat. Stillende Mütter haben Anspruch auf mindestens zweimal täglich ½ Stunde Stillpause oder eine Stunde am Tag. Diese Zeit darf nicht vor oder nachgearbeitet, nicht auf die sonstigen Pausen angerechnet und der Lohn deswegen nicht gekürzt werden.

Übersteigt die tgl. Arbeitszeit 8 Stunden, so hat die Frau Anspruch auf zweimal tgl. 45 oder einmal tgl. 90 Min. Stillpause, wenn in der Nähe der Arbeitsstätte keine Stillgelegenheit vorhanden ist.

- **Kündigungsschutz (§ 9).** Die Kündigung einer Frau ist während der Schwangerschaft und bis zu 4 Monate nach der Entbindung unzulässig, wenn dem Arbeitgeber die SSch. bekannt war oder binnen 2 Wochen nach Zugang der Kündigung mitgeteilt wird.

- **Sicherung der Lohnfortzahlung während der Beschäftigungsverbote bzw. Schutzfristen (§§ 11–14).** Der durchschnittliche Lohn der letzten 3 Monate vor Eintritt der SSch. muß während der SSch. und bis 8 Wochen (nach Frühgeburten 12 Wochen, ggf. länger) nach der Entbindung weitergezahlt werden. Dies gilt auch, wenn wegen eines Beschäftigungsverbotes oder dem Wegfall von Mehr-, Nacht- oder Sonntagsarbeit der Verdienst eigentlich geringer wäre. Frauen, die in der gesetzl. Krankenversicherung versichert sind, erhalten in dieser Zeit Mutterschaftsgeld von der Krankenkasse, das vom Arbeitgeber zum durchschnittlichen Lohn ergänzt werden muß.

11.3.6 Mutterschaftsrichtlinien (MSR)

Die MSR legen Standards für die ärztliche Betreuung Schwangerer und Wöchnerinnen fest und sollen so einerseits die Qualität der Behandlung sichern, andererseits die Kosten dafür sinnvoll begrenzen. In den MSR werden für Normal- und Risikoschwangerschaften die Art und Anzahl der Vorsorgeuntersuchungen festgelegt. Dokumentiert werden diese (mit Ausnahme des HIV- und Lues-Tests) von Arzt und Hebamme im Mutterpaß, der, wie die MSR, immer wieder dem aktuellen Stand medizinischer Erkenntnisse angepaßt werden muß. Veränderungen werden von den ärztlichen Berufsorganisationen gemeinsam mit den Krankenkassen erarbeitet.

Mutterpässe sind auch von Hebammen über die Krankenkassen zu beziehen. Obwohl die MSR nur für Ärzte gelten, sollten auch Hebammen, die in der Vorsorge tätig sind, die jeweils aktuellen Vorschriften besitzen.

Die Veröffentlichung der gültigen MSR erfolgt durch *Deutsches Ärzteblatt, Kassenärztliche Vereinigung, Krankenkassen.*

Die MSR sind für den Arzt bindend und regeln auch, daß er u. a. die äußere Untersuchung, Gewichts- und Urin-, Herzfrequenzkontrolle und allgemeine Beratung der Schwangeren an die Hebamme delegieren darf. Sie gelten jedoch nicht für die Hebamme und beschränken sie daher auch nicht in Art und Umfang der von ihr geleisteten Vorsorgeuntersuchungen.

Ergänzend zu den MSR haben *Bund Deutscher Hebammen* und *Bundesausschuß der Ärzte und Krankenkassen* in einer gemeinsamen Sitzung dazu festgestellt:

„Die Hebamme hat das Recht, sowohl bei normaler als auch bei regelwidrig verlaufender SSch. Vorsorgeuntersuchungen durchzuführen. Einer ärztlichen Anordnung bedarf sie nicht. Bei normal verlaufender SSch. soll sie aber auf die Schwangere einwirken, einzelne Untersuchungen zur Abklärung von Risiken beim Arzt durchführen zu lassen. Bei regelwidriger SSch. soll sie dafür sorgen, daß die Schwangere auch einen Arzt aufsucht" (Horschitz, DHZ 9/93, S. 370 ff.).

Die Arbeitsgemeinschaft leitender Medizinalbeamten der Länder (AGLMB) bestätigte, daß die Hebamme eine eigenständige **Laborüberwachung** und deren Bewertung durchführen darf. Dazu gehören Blutentnahmen:
in der Schwangerschaft
– Blutgruppe und Rh-Faktor
– Röteln-AK-Titer
– Lues-Suchtest
– Hb-Kontrollen
– AK-Titerkontrollen bei Rh-negativen Frauen
– HIV-Test
bei der Geburt
– Nabelschnurblutentnahme bei Rh-neg. Frauen zur Bestimmung der Blutgruppe, Rh-Faktor und direkter Coombs-Test beim Kind
im Wochenbett
– Hb-Kontrolle der Mutter
– Bilirubinbestimmung beim Kind.

Zur Gabe des *Anti-D Globulins* (bei Rh-negativer Mutter und Rh-positivem Kind innerhalb 72 Std. p. p.) benötigt die Hebamme allerdings ein ärztliches Rezept.

Die Abrechnung von Blutentnahmen ist als gesonderte Leistung in der Hebammenhilfe-Gebührenverordnung aufgeführt (s. S. 590 f.). Materialkosten sind von der Krankenkasse zu übernehmen.

11.3.7 Gesetz über die Gewährung von Erziehungsgeld und Erziehungsurlaub (BErzGG)

Erziehungsgeld

Das Erziehungsgeld (ErzG) ist eine Leistung des Bundes und soll, zusammen mit dem Erziehungsurlaub, den Eltern helfen, sich in der ersten Zeit ihrem Kind möglichst intensiv zu widmen. Es kann einkommensabhängig vom Tag der Geburt bis zum 24. Lebensmonat des Kindes gezahlt werden und beträgt im Höchstfall 600 DM monatlich. Für Verheiratete mit einem Kind liegt die Einkommensgrenze im ersten halben Jahr derzeit bei 100 000 DM jährlich, bei anderen Berechtigten bei 75 000 DM. Wer mehr verdient, erhält kein ErzG. Ab 7. Lebensmonat des Kindes gelten sehr viel niedrigere Einkommensgrenzen.

Mutterschaftsgeld, das die Mutter in den Schutzfristen vor und nach der Entbindung erhält, wird auf das ErzG angerechnet. Beträgt das Mutterschaftsgeld weniger als 600 DM, wird es durch das ErzG auf diesen Betrag aufgestockt.

Sind beide Elternteile anspruchsberechtigt, können sie entscheiden, an wen das ErzG gezahlt werden soll, Vater und Mutter können sich dabei abwechseln. Mit Zustimmung der Mutter können auch nichteheliche Väter ErzG erhalten. Anspruch haben alle Eltern, die ihren *Wohnsitz* oder ihren ständigen Aufenthalt *in Deutschland* haben und mit einem Kind, für das ihnen die Personenfürsorge zusteht, in einem Haushalt leben.

Anspruchsberechtigt sind auch *Bürger aus EU-Ländern* oder angrenzenden Staaten, die in ihrem Heimatland wohnen, aber hier mindestens 15 Stunden wöchentlich arbeiten. Es darf keine volle Erwerbstätigkeit ausgeübt werden; eine Teilzeitarbeit bis zu 19 Stunden wöchentlich ist erlaubt, mit Zustimmung des Arbeitgebers auch bei einem anderen Arbeitgeber.

Genauere Auskünfte über alle mit dem ErzG zusammenhängende Fragen (z.B. Ausnahme- und Härtefälle) erteilen die Erziehungsgeldstellen.

ErzG muß für jeweils ein Lebensjahr des Kindes mit einem schriftlichen Antrag (Formblatt) bei der Erziehungsgeldstelle des jeweiligen Wohnortes beantragt werden. Es sollte möglichst bald nach der Geburt beantragt werden, da nur 6 Monate rückwirkend gezahlt werden.

Die Anträge für das 2. Lebensjahr können ab dem 9. Lebensmonat gestellt werden.

Erziehungsurlaub

Erziehungsurlaub (Erz.-Urlaub) steht allen Arbeitnehmerinnen und Arbeitnehmern im Anschluß an die Mutterschutzfrist während der ersten 3 Lebensjahre ihres Kindes zu. Ausbildungsverträge verlängern sich auf Antrag durch den Erz.-Urlaub, andere befristete Arbeitsverträge nicht.

Sind beide Eltern erwerbstätig, können sie entscheiden, wer von beiden nach Ablauf der Schutzfrist den Erz.-Urlaub beansprucht. Bis zu dreimal können sich Vater und Mutter dabei abwechseln. Ist einer der Lebens- oder Ehepartner nicht erwerbstätig, so entfällt auch für den anderen der Anspruch auf Erz.-Urlaub. Arbeitslosigkeit oder Ausbildung gilt als Erwerbstätigkeit (§ 15).

Nichteheliche, nicht sorgeberechtigte Väter und Mütter können nur mit Zustimmung des anderen, sorgeberechtigten Elternteils Erz.-Urlaub beanspruchen. Er muß *spätestens 4 Wochen* vor seinem Beginn mit Angabe der Dauer oder geplanter Unterbrechungen, wenn der andere Elternteil den Erz.-Urlaub übernehmen will, beim Arbeitgeber angemeldet werden.

Für die Dauer des Erz.-Urlaubs besteht *Kündigungsschutz*. Die Arbeitnehmerin selbst kann unter Einhaltung der üblichen Fristen kündigen, muß aber zum Ende des Erz.-Urlaubs eine Kündigungsfrist von 3 Monaten einhalten. Eine gesetzliche Krankenversicherung läuft während des Erz.-Urlaubs beitragsfrei weiter; bei versicherungspflichtiger Teilzeitarbeit müssen allerdings entsprechende Beiträge gezahlt werden.

11.3.8 Bundeskindergeldgesetz (BKGG)

Kindergeld wird einkommensunabhängig vom Bund gezahlt und beträgt derzeit für das
− erste u. zweite Kind   DM 220,−
− dritte Kind   DM 300,−
− vierte u. weitere Kind   DM 350,−

im Monat. Beantragt wird es bei der Familienkasse des zuständigen Arbeitsamtes. Angehörige des öffentlichen Dienstes stellen den Antrag über den Arbeitgeber.

Kindergeld wird von der Geburt bis zum vollendeten 18. Lebensjahr gezahlt, darüber hinaus z. B. während der Ausbildung, dem Studium oder bei Behinderung des Kindes.

Hebammen dürfen die verschreibungspflichtigen Mittel **Methylergometrin** und **Oxytocin** bei Nachgeburtsblutungen *ohne ärztliches Rezept* verwenden (Verordnung über verschreibungspflichtige Arzneimittel vom 14. 12. 90).

Weitere Abschnitte des Arzneimittelgesetzes befassen sich mit der Qualitätssicherung, der Beobachtung, Sammlung und Auswertung von Arzneimittelrisiken, Bestimmungen zur Ein- und Ausfuhr sowie Haftungsfragen bei Arzneimittelschäden.

11.3.9 Gesetz über den Verkehr mit Arzneimitteln

Das Gesetz soll für die Sicherheit im Umgang mit Arzneimitteln, insbesondere deren Qualität, Wirksamkeit und Unbedenklichkeit sorgen.

Zulassung, **Herstellung** und **Verbreitung** von Arzneimitteln, zu denen auch Impfstoffe, Verbandsmaterialien, Nahtmaterial und sterile Einmalinstrumente gehören, unterliegen strengen Kontrollen. Es ist verboten, bedenkliche, qualitativ minderwertige, irreführende oder verfallene Arzneimittel in den Verkehr zu bringen.

Bei Fertigarzneimitteln müssen u. a. die Wirkstoffzusammensetzung, Mengenangabe, Chargennummer, Darreichungsform, Art der Anwendung (Applikation) und das Verfallsdatum gekennzeichnet sein. Welche Informationen die Packungsbeilage enthalten muß, ist ebenfalls genau vorgeschrieben.

Arzneimittel müssen durch das Bundesinstitut für Arzneimittel und Medizinprodukte (BfArM) zugelassen sein. Der Hersteller muß ihre Wirksamkeit, Qualität und Unbedenklichkeit durch analytische, pharmakologisch-toxikologische und klinische Prüfungen nachweisen.

Homöopathische Arzneimittel dürfen nur in den Verkehr gebracht werden, wenn sie beim BfArM registriert sind, es sei denn, es werden weniger als 1000 Packungen einer Arznei vertrieben.

Die Abgabe freiverkäuflicher, apotheken- oder verschreibungspflichtiger Arzneimittel unterliegt verschiedenen Vorschriften.

11.3.10 Gesetz über den Verkehr mit Betäubungsmitteln (BtMG)

Betäubungsmittel (BM) sind suchterzeugende Stoffe. Sie werden unterschieden in:

- nicht verkehrs- und nicht verschreibungsfähige (z. B. *Marihuana*, *Heroin*)
- solche, die verkehrs- aber nicht verschreibungsfähig sind (zur Herstellung von Arznei- und Betäubungsmitteln geeignete, z. B. *Codein*, *Cocablätter*)
- verkehrs- und verschreibungsfähige, z. B. *Opium* und *Morphium* mit ihren Abkömmlingen, *Barbiturate*, andere *Hypnotika* und *Benzodiazepine*.

Sämtliche Stoffe, für die das BtMG gilt, werden im Anhang des Gesetzes namentlich aufgelistet.

Wer BM herstellt oder in den Verkehr bringt, bedarf einer Erlaubnis durch das BfArM. Für die Verschreibung sind spezielle Betäubungsmittelrezepte vorgeschrieben (BM-Verschreibungsverordnung).

BM müssen (z. B. im Kreißsaal) *gesondert* aufbewahrt und gegen unbefugte Entnahme gesichert werden. Unbrauchbar gewordene BM sind in Gegenwart von 2 Zeugen zu vernichten; dies muß protokolliert werden. Auf amtlichen Formblättern (Betäubungsmittelbuch) muß mit Kugelschreiber oder Tintenstift fortlaufend vermerkt werden:

− Bezeichnung, Darreichungsform und Gewichtsmenge des BM

- Datum und Menge des Zu- oder Abgangs und der sich daraus ergebende Bestand
- Name des Empfängers (Patientin)
- bei Zugang: Name des Lieferanten und des verschreibenden Arztes, Nummer des BM-Rezeptes.

Der verschreibungspflichtige Arzt soll an jedem Monatsende die Eintragungen prüfen und mit Datum namentlich abzeichnen. Alle Aufzeichnungen müssen 3 Jahre lang gesondert aufbewahrt werden.

11.3.11 Gesetz zur Verhütung übertragbarer Krankheiten, Bundesseuchengesetz (BSeuchG)

Übertragbare Krankheiten sind durch Krankheitserreger verursachte Krankheiten, die auf den Menschen mittelbar oder unmittelbar übertragen werden können. Gemeldet werden müssen (§ 3):

- Verdacht auf Krankheit, Erkrankung oder Tod u.a. bei *infektiöser Enteritis*, *Cholera*, *Poliomyelitis*, *Tollwut*, *Typhus*
- Erkrankung oder Tod u.a. bei *Diphtherie*, *Malaria*, *Hepatitis A* und *B*, *angeborene Zytomegalie*, *Toxoplasmose*, *Listeriose*, *Rötelnembryopathie*
- Tod u.a. bei *Masern*, *Keuchhusten*, *Scharlach*, *Puerperalsepsis*
- Ausscheider oder Ansteckungsverdächtige bei *Cholera*, *Salmonellen* mit Unterarten, *Shigellen*.

Bei *HIV* besteht keine Meldepflicht; nur Labore, Untersuchungsämter u.s.w. müssen laut Laborberichtsverordnung alle ihnen bekannt gewordenen Fälle ohne Namensnennung melden.

Zur **Meldung** innerhalb von 24 Stunden nach erlangter Kenntnis ist der *behandelnde Arzt* verpflichtet sowie in zweiter Linie jede sonstige mit der Behandlung oder Pflege des Betroffenen berufsmäßig beschäftigte Person. Eine außerhalb eines Krankenhauses oder Entbindungsheimes tätige *Hebamme ist in jedem Fall zur Meldung verpflichtet*.

Das Gesundheitsamt (GA) trifft die zum Schutz des Einzelnen und der Allgemeinheit nötigen Maßnahmen. Der Kranke muß den Vorladungen des GA Folge leisten, die erforderlichen Untersuchungen dulden und das Untersuchungsmaterial (z.B. Stuhlproben) bereithalten. Liquor- und Magensaftentnahmen oder operative Eingriffe sind nur mit Einwilligung des Kranken möglich. Zwangsbehandlung ist verboten, der Kranke kann aber abgesondert werden. Grundrechte (Freizügigkeit der Person, Unverletzlichkeit der Wohnung) können eingeschränkt werden.

Des BSeuchG enthält außerdem Regelungen über Impfungen, erforderliche Untersuchungen im Verkehr mit Lebensmitteln (daraus können Tätigkeits- und Beschäftigungsverbote resultieren) sowie Vorschriften für Gemeinschaftseinrichtungen.

Wer aufgrund von Maßnahmen des BSeuchG seinen Beruf nicht ausüben darf und einen Verdienstausfall erleidet, erhält finanzielle Entschädigung.

11.3.12 Gesetz zur Bekämpfung der Geschlechtskrankheiten (GschlkG)

Die *4 klassischen Geschlechtskrankheiten* im Sinne des Gesetzes sind:

- *Syphilis* (Lues)
- *Gonorrhoe* (GO, Tripper)
- *Ulcus molle* (weicher Schanker)
- *Lymphogranulomatosis inguinalis* (venerische Lymphknotenentzündung).

Jeder Fall muß vom behandelnden Arzt dem Gesundheitsamt anonym gemeldet werden. Namentliche Meldung muß erfolgen, wenn der Kranke sich weigert, die vom Arzt verordnete Behandlung wahrzunehmen oder die Lebensumstände des Kranken eine ernsthafte Gefahr der Übertragung auf andere bildet (§ 12).

Der behandelnde Arzt muß den Betroffenen über Art seiner Krankheit, dessen Pflichten (Behandlungs- und Enthaltsamkeitspflicht) und die Übertragungsgefahr belehren. Der Kranke ist gesetzlich verpflichtet, dem Arzt alle Personen zu nennen, die mußmaßliche Ansteckungsquelle waren oder vom Kranken infiziert sein können.

Entzieht sich der Kranke der Behandlung, ist Zwang zulässig, um Ansteckung zu verhüten (z. B. Krankenhauseinweisung).

Eine *geschlechtskranke Frau* darf kein fremdes Kind stillen und ihre Milch nicht abgeben. Ein *syphiliskrankes* Kind darf nur durch die Mutter gestillt werden, ein an *Gonorrhoe* erkranktes nur dann von einer anderen Frau gestillt werden, wenn diese von einem Arzt über die gebotenen Vorsichtsmaßnahmen unterrichtet wurde. Wenn eine Frau ein fremdes Kind stillen will, muß sie ummittelbar vorher ein ärztliches Zeugnis darüber beibringen, daß bei ihr keine Geschlechtskrankheit nachweisbar ist. Wer sein Kind von einer anderen Frau stillen lassen will, muß sich davon überzeugen, daß diese ein solches Zeugnis besitzt.

11.4 Versicherungen für Hebammen

Margarete Orlowski

11.4.1 Pflichtversicherungen

Rentenversicherung
Freiberuflich tätige Hebammen, die monatlich ein Arbeitseinkommen von mehr als durchschnittlich 610 DM (alte Bundesländer) oder 520 DM (neue Bundesländer) haben, *sind rentenversicherungspflichtig* (Geringfügigkeitsgrenze 1997). Der Pflicht unterliegen sie auch, wenn ihre durchschnittliche wöchentliche Tätigkeit 15 Stunden und mehr beträgt, ungeachtet der Höhe des tatsächlichen Arbeitseinkommens (Gewinn). Arbeitseinkommen ist der einkommensteuerpflichtige Gewinn, d. h. Betriebseinnahmen minus Betriebskosten. Der Monatsbeitrag beträgt ca. 20% (der genaue Prozentsatz stand 1997 noch nicht fest) des durchschnittlichen monatlichen Gewinnes.

Angestellte Hebammen, die auch freiberuflich tätig sind, werden aus beiden Tätigkeiten versicherungspflichtig. Einzelheiten sind bei der Bundesversicherungsanstalt für Angestellte (BfA), Ruhrstraße 2, 10709 Berlin zu erhalten.

Gesetzliche Unfallversicherung
Durch sie sind Hebammen bei Arbeits-, Wegeunfällen und Berufskrankheiten versichert. Bei Aufnahme der freiberuflichen Tätigkeit ist eine formlose Benachrichtigung an die Berufsgenossenschaft für Gesundheitsdienst und Wohlfahrtspflege, Pappelallee 35–37, 22089 Hamburg zu schicken. *Angestellte Hebammen* sind nur für die Angestelltentätigkeit durch den Arbeitgeber versichert, bei freiberuflicher Nebentätigkeit müssen sie sich selbst bei der Berufsgenossenschaft versichern.

Berufshaftpflichtversicherung
Sie ist keine generelle Pflichtversicherung. Einige Bundesländer schreiben sie aber in ihren Berufsordnungen für die freiberuflich tätigen Hebammen vor. Sie umfaßt *Schäden, die als Folge der Berufsausübung entstanden sind*. Eine bestehende private Haftpflichtversicherung kann meist auf die Tätigkeit als freiberufliche oder angestellte Hebamme erweitert werden. Mitglieder der Berufsverbände BDH und BfHD können sich einer *Gruppenhaftpflichtversicherung* anschließen.

11.4.2 Freiwillige Versicherungen

Krankenversicherung (KV)
Seit dem 1. 1. 1989 sind *freiberufliche Hebammen nicht* mehr in der gesetzlichen Krankenversicherung (GKV) *versicherungspflichtig*. Sie können sich unter bestimmten Voraussetzungen als Selbständige freiwillig bei einer GKV versichern. Die private Deutsche Krankenversicherung (DKV) bietet in einer Rahmenversicherung mit dem BDH eine spezielle Gruppenversicherung für Hebammen an.

Eine freiwillige KV bei der GKV geht immer von einer *Mindesteinnahme aus*. Die für die Beitragsfestsetzung zugrunde gelegte Mindesteinnahme gilt für alle freiwilligen Mitglieder, auch wenn ein Mitglied über geringere oder keine Einnahmen verfügt. Sie wird vom Gesetzgeber jährlich erhöht. Die monatlichen Beiträge bei gleicher Beitragsbemessungsgrenze variieren von einer Krankenkasse zur anderen.

Rechtschutzversicherung
Alle Mitglieder im Bund Deutscher Hebammen sind automatisch in einer *Gruppenrechtschutzversicherung*. Die Prämie beträgt 15,50 DM (1996) und ist gemeinsam mit dem BDH Jahresmitgliedsbeitrag fällig. Diese Versicherung gilt nur für die berufliche Tätigkeit der Hebamme. Sie umfaßt *Straf-*, *Sozial-*, *Arbeits-*, und *Beleghebammenschutz*. Eine bereits bestehende Rechtschutzversicherung kann evtl. auf die selbständige Tätigkeit erweitert werden. Wenn die Hebamme schon rechtsschutzversichert ist, muß dies vor dem BDH-Beitritt geklärt werden. Bei einer Doppelversicherung empfiehlt es sich, mit den Rechtschutzversicherungen zu klären, welche vorleistungspflichtig ist.

11.5 Struktur des öffentlichen Gesundheitswesens

Gesundheitswesen ist ein umfassender Begriff für die gesundheitliche Versorgung der Bevölkerung. Dazu gehören neben dem öffentlichen Gesundheitswesen die ambulante und stationäre Versorgung mit folgenden Aufgabenbereichen: Gesundheitsschutz, -vorsorge und -hilfe. Das öffentliche Gesundheitswesen ist Aufgabe des Bundes und der Länder. Die Zuständigkeiten ergeben sich aus dem Grundgesetz (GG Artikel 74).

Senator, dem Arbeits- u. Sozialminister/Senator oder dem Regierungspräsident mit Fachamt/-dezernat, z. B. Medizinaldezernat.

In Landkreisen und kreisfreien Städten sind seit 1934 (Gesetz über die Vereinheitlichung des Gesundheitswesens – GesVG) *Gesundheitsämter* zuständig. In den Ländern Bayern, Berlin, Hamburg und Schleswig-Holstein wurde inzwischen das GesVG durch ein neues Gesundheitsdienstgesetz (GDG) abgelöst.

11.5.1 Gesundheitsverwaltungen auf Bundes- und Landesebene

Bundesebene
Die Bundesministerien für Gesundheit, Arbeit und Sozialordnung, Frauen und Jugend, Familie und Senioren nehmen die Aufgaben des öffentlichen Gesundheitswesens wahr. Viele Behörden und Einrichtungen dieser Ministerien befassen sich u. a. mit Gesetzgebungsvorbereitung, Forschung, gesundheitlicher Aufklärung, Zulassung von Arzneimittel und Fortbildung im Gesundheitswesen.

Landesebene
In den einzelnen Ländern unterliegt das Gesundheitswesen entweder dem Gesundheitsminister/

Aufgaben des Gesundheitsamtes

– Aufsicht über Berufe und Einrichtungen des Gesundheitswesens (GW)
– Verhütung und Abwehr gesundheitlicher Gefahren
– Gesundheitsaufklärung und -erziehung
– Mütter-, Ehe- und Kinderberatung
– Schulgesundheitspflege
– Betreuung von körperlich Behinderten, Pflegebedürftigen und Süchtigen
– Überwachung des Verkehrs von Lebensmitteln, Arzneimitteln und Giftstoffen.

Leiter des Gesundheitsamtes ist der *Amtsarzt*. Freiberufliche Hebammen üben ihren Beruf unter seiner Aufsicht aus. Sie sind laut Gesundheitsgesetz verpflichtet, Aufnahme und Beendigung ihrer freiberuflichen Tätigkeit dem Amtsarzt anzuzeigen. Er ist befugt zu prüfen, ob Hebammen ihre Berufspflichten erfüllen. Zu diesem Zweck darf er Einsicht in jede Aufzeichnung (Dokumentation) nehmen. Dokumentationsvorschriften finden sich in den verschiedenen Berufsordnungen.

Im **sozialmedizinischen Dienst** für Eheberatung, Familienplanung, Schwangerschaft und im **Jugendgesundheitsdienst** arbeiten Ärzte, Sozialpädagogen und Psychologen. Es werden Beratungen und Kurse für werdende Mütter/Eltern, Wöchnerinnen und Kinder angeboten. Ein Verzeichnis der verschiedenen Dienste, deren Adressen und Telefonnummern sowie die zum Einzugsgebiet gehörigen Straßennamen sollten immer zur Hand sein (erhältlich beim Bezirksamt).

Bundessozialhilfegesetz (BSHG), Bedeutung für Hebammen

Anspruch auf Sozialhilfe nach dem BSHG hat jeder, der sich in einer Notlage befindet, die er nicht aus eigenen Kräften und Mitteln beheben kann. Anspruch besteht dann, wenn andere Personen und andere Sozialleistungssysteme Leistungen nicht vorsehen.

Sie umfaßt die Hilfe zum Lebensunterhalt (monatlich) und Hilfe in besonderen Lebenslagen wie: vorbeugende Gesundheitshilfe, Hilfe für werdende Mütter und Wöchnerinnen, Eingliederungshilfe für Behinderte u. Krankenhilfe. Das BSHG gilt auch für Ausländer und Staatenlose.

Bedeutung des BSHG für Hebammen
Auch Sozialhilfeempfänger haben Anspruch auf Hebammenhilfe. Die Hebamme muß jedoch beachten:
Bevor eine Frau betreut oder in den Geburtsvorbereitungskurs aufgenommen wird, sollte mit dem Sozialamt die Kostenübernahme geklärt werden. Ist dies nicht möglich (Eilfall), schickt die Hebamme die Rechnung unmittelbar nach dem Erbringen der Hilfeleistung an das Sozialamt. Die Rechnung muß beglichen werden, wenn Hilfebedürftigkeit im Sinne des BSHG vorliegt.

Nehmen Hebammen in Ausübung ihres Berufes *eine Behinderung bei einem Minderjährigen* wahr, sind sie laut BSHG verpflichtet, die Erziehungsberechtigten darauf hinzuweisen, daß sie den Behinderten unverzüglich dem Gesundheitsamt oder einem Arzt vorstellen sollen. Wenn die genannten Personen sich weigern, muß die Hebamme das Gesundheitsamt benachrichtigen.

Krankenkassen

Träger der gesetzlichen Krankenversicherung (GKV) sind die Krankenkassen, die als Körperschaften des öffentlichen Rechts selbstverwaltet arbeiten. Dieses sind: Allgemeine Ortskrankenkassen, Betriebskrankenkassen, Innungskrankenkassen, Seekrankenkasse, Bundesknappschaft und Ersatzkassen (z. B. DAK, BEK, TK).

Leistungen der GKV werden als Sach- u. Dienstleistung gewährt und in Form von Geldleistungen als Krankengeld, Mutterschaftsgeld sowie Sterbegeld gezahlt. Außerdem gehören auch Maßnahmen zur Früherkennung von Krankheiten und ihrer Verhütung sowie Pflege bei Pflegebedürftigkeit zum Leistungskatalog. Die Leistungen sind für alle Versicherten gleich. Familienangehörige sind in der Regel beitragsfrei mitversichert. Die meisten niedergelassenen Ärzte haben eine kassenärztliche Zulassung und sind in eigener Praxis für die Versicherten tätig.

11.5.2 Krankenhäuser

„Krankenhäuser sind Einrichtungen, in denen durch ärztliche und pflegerische Hilfeleistung, Krankheiten, Leiden und Körperschäden festgestellt, geheilt und gelindert werden sollen oder Geburtshilfe geleistet wird und in denen die zu versorgenden Personen untergebracht und verpflegt werden können." (KHG § 2. Nr. 1)

Krankenhausträger

Je nach Krankenhausträger wird unterschieden in:
1. **Öffentliche Krankenhäuser**, des Bundes, der Länder, Gemeindeverbände und Gemeinden. Sie werden von juristischen Personen des öffentlichen Rechts betrieben.
2. **Frei gemeinnützige Krankenhäuser** mit unterschiedlichen Rechtsformen: Als Stiftung, eingetragener Verein oder Wohlfahrtsverband (z. B. Caritas, DRK). Betreiber sind juristische oder natürliche Personen des privaten Rechts. Gemeinnützigkeit bedeutet Bedarfsdeckung ohne Gewinnzielsetzung.
3. **Private Krankenhäuser**, sie arbeiten mit Gewinnzielsetzung (Betreiber siehe 2.).

Die **Krankenhausleitung** besteht aus 3 Mitgliedern: ärztlicher Leiter, Verwaltungsleiter und Pflegedienstleitung (PDL). Sie werden vom Träger eingestellt und führen das Krankenhaus selbstständig entsprechend der übertragenen Zuständigkeiten.

Krankenhausfinanzierung

Grundlage für die wirtschaftliche Sicherung der Krankenhäuser ist das *Krankenhausfinanzierungsgesetz* (KHG-1972), mit einem dualen System der Krankenhausfinanzierung.

- **Laufende Betriebskosten** werden von Patienten oder deren Kostenträger (z. B. Krankenkassen) in Form von Pflegesätzen gezahlt. Betriebskosten sind u. a. Personal-, Sach- und Instandhaltungskosten, sowie Kosten der Ausbildungsstätten (z. B. Hebammenschulen). Allein auf die Personalkosten entfallen ca. 70% der Gesamtausgaben.

- **Investitionen** tragen die Länder (öffentliche Mittel). Investitionen sind Kosten des Neu- und Umbaus, Erstausstattung von Krankenhäusern, sowie die Wiederbeschaffung der Anlagegüter, d. h. Wirtschaftsgüter mit einer Nutzungsdauer von mehr als 3 Jahren (z. B. medizinische Großgeräte, Sauerstoff- und Heizungsanlagen etc.).

- **Pflegesatz**. Der Pflegesatz ist der vorauskalkulierte Preis für alle allgemeinen Krankenhausleistungen, die an einem Tag an einem Patienten erbracht werden. Er berechnet sich aus den jährlichen Betriebskosten des Krankenhauses, geteilt durch die Anzahl der Berechnungstage aller Patienten eines Jahres (Durchschnittspreis).

Die Summe wird in jährlicher Verhandlung zwischen Krankenhausleitung und -kassen festgelegt und sicherte den Krankenhäusern bis 1995 eine Kostendeckung (sog. *Selbstkostendeckungsprinzip*).

11.6 Gesundheitsstrukturgesetz (GSG)

Die enorm gestiegenen Kosten im Gesundheitswesen sollen durch gesetzliche Regelungen gebremst werden. Die Gesundheitsreform von 1989 brachte nur einen vorübergehenden Ausgabenrückgang. Das *GSG (1/93)* soll nun die hohen Krankenhauskosten (35% der Gesamtausgaben der Krankenversicherung) dämpfen.

Das *duale System* der Krankenhausfinanzierung wird weitgehend beibehalten, aber das Selbstkostendeckungsprinzip abgeschafft.

Dies bedeutet **feste Budgetierung** für die Krankenhäuser. Es sollen leistungsgerechte Entgelte ermittelt werden.

Das novellierte KHG sichert wirtschaftlich die Krankenhäuser durch:
— Übernahme der Investitionen im Wege der öffentlichen Förderung
— leistungsgerechte Erlöse aus den Pflegesätzen, die auch Investitionen enthalten können
— Vergütungen für vor- und nachstationäre Behandlung
— Vergütungen für ambulante Operationen.

Bislang wurden den Krankenhäusern alle verursachten Kosten, die zur Behandlung und Versorgung des Patienten medizinisch notwendig waren, erstattet (sog. Selbstkostendeckungsprinzip). Damit ist es endgültig vorbei. Seit dem 1. Januar 1996 gelten für die Krankenhäuser neue rechtliche Bestimmungen zur Abrechnung der Leistungen. Es ist jetzt möglich, einige Investitionen (z. B. Neu- und Umbau) über die Pflegesätze abzurechnen. Die Vergütung von Krankenhausleistungen ist durch die Bundespflegesatzverordnung 1995 (BPflV) neu geregelt worden. Grundsätzlich gibt es hier **vier unterschiedliche Vergütungsformen:**
- Fallpauschalen
- Sonderentgelte
- Abteilungspflegesätze
- Basispflegesätze.

Fallpauschale ist die Gesamtvergütung für einen bestimmten Behandlungsfall innerhalb eines bestimmten Zeitraums, d. h. unabhängig von der Zahl der Aufenthaltstage und den erbrachten Leistungen.

Sonderentgelt ist eine Teilvergütung für einen begrenzten Leistungskomplex wie z. B. chirurgischer Eingriff. Hinzu werden noch pro Tag Abteilungs- und Basispflegesatz berechnet.

Die Fallpauschalen und Sonderentgelte werden nach bundeseinheitlichen Punktzahlen bestimmt. Diese müssen dann bei der Verhandlung von Punktwerten (Preisen) auf der Landesebene, zwischen den Vertretern der Krankenhäuser und Krankenkassen, festgelegt werden.

Abteilungspflegesatz deckt die Kosten für ärztliche und pflegerische Leistungen einer bestimmten, organisatorisch selbständigen Fachabteilung ab.

Kleine Abteilungen mit geringer Bettenzahl können einen gemeinsamen Abteilungspflegesatz vereinbaren.

Basispflegesatz vergütet die „Hotelkosten" eines Krankenhauses (z. B. Unterbringung, Verpflegung, Verwaltung, Technik und Reinigungskosten) und ist für alle Abteilungen gleich.

Für die Abrechnung der beiden Pflegesätze wird nur der Aufnahmetag mit den weiteren Liegetagen und nicht, wie früher, der Entlassungstag berechnet. Die Kosten der Ausbildungsstätten und der Ausbildungsvergütung (z. B. Hebammenschulen) werden weiterhin über (Abteilungs-)Pflegesätze getragen, soweit diese Kosten nicht nach anderen Vorschriften aufzubringen sind (Ländersache).

Die Neugestaltung der Krankenhausfinanzierung soll die Wirtschaftlichkeit der Leistungserbringer erhöhen und sie stärker auf das medizinisch Erforderliche begrenzen. Darüber hinaus müssen die Krankenhäuser gute Qualität zu akzeptablen Preisen bieten, um die Krankenkassenbeiträge auf einem vernünftigen Niveau zu halten.

Verwendete und empfohlene Literatur

Brenner, G.: Rechtskunde für Krankenpflegepersonal, 5. Aufl. Gustav Fischer, Stuttgart 1992

Deutsche Krankenhausverlagsgesellschaft (DKVG Herausgeber): Krankenhausrecht. DKVG, Düsseldorf 1991

Horschitz, H.: Arbeitsrecht für Hebammen. Staude Verlag, Hannover 1990

Horschitz, H.: Das Krankenkassen-Gebührenrecht der Hebamme. 4. Aufl. Staude Verlag, Hannover 1993

Kobber, K.: Was bringt die Bundespflegesatzverordnung 1995 für die Krankenpflege?, in Deutsche Hebammenzeitschrift, Heft 10, Jahrgang 1996, S. 468–474

Krasemann, K.: Taschenbuch für Angestellte im öffentlichen Dienst, 13. Aufl. ÖTV Courier Verlag, 1992

Kurtenbach, H., H. Horschitz: Hebammengesetz mit den Richtlinien der EG und der Ausbildungs- und Prüfungsordnung mit Erläuterungen. E. Staude Verlag, Hannover 1994

Lundt, P. V. in Etmer (Hrsg.): Deutsches Gesundheitsrecht. Sammlung des gesamten Gesundheitsrechtes, Band I–IV, R. S. Schulz Verlag, 1996

Maaß, R.: Das Kassenarztrecht der Reichsversicherungsordnung. Entwicklungen von 1970 bis zum Gesundheitreformgesetz, Springer Verlag Berlin Heidelberg 1990

Schell, W.: Staatsbürgerkunde und Gesetzeskunde für die Krankenpflegeberufe in Frage und Antwort. 9. Aufl. Thieme Verlag, Stuttgart 1991

Gesetze/Verordnungen/Richtlinien

Gesetz über den Beruf der Hebamme und des Entbindungspflegers (HebG) vom 4. Juni 1985. Veröffentlicht im Bundesgesetzblatt Teil I, Nr. 26, S. 902.

Ausbildungs- und Prüfungsverordnung für Hebammen und Entbindungspfleger (HebAPrV) vom 19. November 1986. Veröffentlicht im Bundesgesetzblatt 1987, Teil I, Nr. 21, S. 929. *Beide Gesetzestexte sind unter Angabe der genauen Daten zu beziehen beim Bundesanzeiger, Südstr. 119, 53175 Bonn, oder als Nachdruck beim E. Staude Verlag, Postfach 510660, 30636 Hannover.*

Begründung zum amtlichen Entwurf des Hebammengesetzes. Deutscher Bundestag. Drucksache 10/1064.

Hebammenhilfe-Gebührenverordnung (HebGV) in der Fassung vom 27. Juli 1994 (BGBl. I, S. 1985) veröffentlicht in der Deutschen Hebammen Zeitschrift 9/94 S. 362 ff. Staude Verlag.

Gesetz zum Schutz der erwerbstätigen Mutter vom 18. 4. 1968 (GVBl. S. 542), zuletzt geändert am 5. Okt. 1994 (BGBl. I S. 2911).

Mutterschutz im Gesundheitswesen aus der Sicht des medizinischen Arbeitsschutzes, Broschüre des Landesinstituts für Arbeitsmedizin Berlin (ohne Jahr).

Gesetz über die Gewährung von Erziehungsgeld und Erziehungsurlaub in der Fassung der Bekanntmachung vom 21. 1. 1992, BGBl. I S. 68, zuletzt geändert durch Gesetz vom 6. 1. 1991, BGBl. I S. 2142.

Bundeskindergeldgesetz in der Fassung vom 30. 1. 1990, BGBl. I S. 149, zuletzt geändert durch Art. 12 des Gesetzes vom 11. 1. 1993, BGBl. I S. 50.

Richtlinien des Bundesausschusses der Ärzte und Krankenkassen über die ärztliche Betreuung während der Schwangerschaft und nach der Entbindung in der Neufassung vom 10. 12. 1985, zuletzt geändert am 17. 6. 1992, Deutsches Ärzteblatt, Nr. 41 10/92.

Gesetz über den Verkehr mit Arzneimitteln vom 2. 8. 1976, BGBl. I S. 2445, zuletzt geändert am 11. 4. 1990.

Verordnung zur Änderung der Verordnung über verschreibungspflichtige Arzneimittel vom 14. 12. 1990, BGBl. 1990 S. 2827.

Gesetz über den Verkehr mit Betäubungsmitteln vom 28. 7. 1981, BGBl. I S. 681, ber. S. 1187, zuletzt geändert durch die 3. Betäubungsmitteländerungsverordnung vom 28. 2. 1991, BGBl. I S. 712.

Betäubungsmittel-Verschreibungsverordnung vom 16. Dezember 1981, BGBl. S. 1427.

Gesetz zur Verhütung übertragbarer Krankheiten vom 18. 12. 79, BGBl. I S. 2262 zuletzt geändert 27. 6. 85, BGBl. I S. 125.

Gesetz zur Bekämpfung der Geschlechtskrankheiten vom 2. 7. 1953, BGBl. I S. 700, zuletzt geändert am 19. 12. 1986, BGBl. I S. 2558.

12. Anhang

12.1 Wichtige Einheiten und Umrechnungen in der Medizin

Gisela Kriegerowski-Schröteler

SI-Einheiten
(Système International d'Unités)

Deutschland hat die Einführung dieser durch ein internationales Komitee erarbeiteten Einheiten 1969 gesetzlich beschlossen. Nach Ausführungs- und Übergangsvorschriften sollten ab 1980 nur noch die neuen (von vielen Staaten anerkannten Einheiten) verwendet werden, mit dem Vorteil besserer internationaler Verständigung und dem Wegfall von Umrechnungen.

Schwierigkeiten bereitete aber der Übergang von den konventionellen Einheiten (z. B. g/dl, mg%, mval) auf die neugeschaffene Einheit *Mol*, die keine feste Größe ist, sondern vom Molekulargewicht (Atomgewicht) der jeweiligen Substanz abhängt.

Einige Parameter, mit denen auch Hebammen häufiger zu tun haben, können anhand Tab. 12.1-1 von den konventionellen Einheiten in SI-Einheiten umgerechnet werden und umgekehrt.

Tab. 12.1-2: Namen und Symbole der 7 SI-Einheiten

	Name der Einheit	Symbol
Länge	Meter	m
Masse	Kilogramm	kg
Zeit	Sekunde	s
Elektrische Stromstärke	Ampère	A
Temperatur	Kelvin	K
Lichtstärke	Candela	cd
Substanzmenge	Mol	mol

Tab. 12.1-1: Umrechnung von konventionellen in SI-Einheiten anhand von 5 Beispielen

Substanz	Konventionelle Einheit	Umrechnungsfaktoren		SI-Einheit
		SI-Einheit zur konventionellen Einheit multipliziert	konventionelle Einheit zur SI-Einheit ×	
Hämoglobin	g/100 ml	1,611	0,621	mmol/l
Bilirubin	mg/100 ml	0,0585	17,7	µmol/l
Gesamteiweiß	g/100 ml	0,1	10	g/l
Glukose	mg/100	18,02	0,05	mmol/l
Cholesterin	mg/100 m	38,7	0,0256	mmol/l

Tab. 12.1-3: Einheiten, die nicht zum SI-System gehören, aber weiterhin benutzt werden dürfen

Name der Einheiten	Symbol			Wert in SI-Einheiten
Gramm	g	1 g	=	10^{-3} kg
Liter	l	1 l	=	1 dm^3
Minute	min	1 min	=	60 s
Stunde	h	1 h	=	3,6 ks
Tag	d	1 d	=	86,4 ks
Grad Celsius	°C	t °C	=	T $-273,15$ K

Tab. 12.1-4: Bedeutung, Vorsilbe, Symbole und Zehnerpotenz für dezimale Vielfache bzw. Teile von Einheiten

Bedeutung	Vorsilbe (Präfix)	Symbol	Zehnerpotenz	Einheiten, z. B. s, m, g, mol			
trillionenfach	Exa	E	10^{18}	Zehntel	Dezi	d	10^{-1}
billiardenfach	Peta	P	10^{15}	Hundertstel	Zenti	c	10^{-2}
billionenfach	Tera	T	10^{12}	Tausendstel	Milli	m	10^{-3}
milliardenfach	Giga	G	10^{9}	Millionstel	Mikro	µ	10^{-6}
millionfach	Mega	M	10^{6}	Milliardstel	Nano	n	10^{-9}
tausendfach	Kilo	k	10^{3}	Billionstel	Piko	p	10^{-12}
hundertfach	Hekto	h	10^{2}	Billiardstel	Femto	f	10^{-15}
zehnfach	Deka	da	10^{1}	Trillionstel	Atto	a	10^{-18}

In Deutschland werden in der Medizin noch alte Bezeichnungen gebraucht, zwingend vorgeschrieben sind die SI-Einheiten jedoch im geschäftlichen und amtlichen Verkehr (Tab. 12.1-2, 3).

Durchgesetzt haben sich die *Standardvorsilben* (Präfixe) in Potenzen, wegen der raumsparenden Schreibweise und Vermeidung von Übertragungsfehlern (Tab. 12.1-4).

Umrechnung älterer Maßeinheiten

Bezeichnungen, die noch benutzt werden, sind:

- *Charrière* (Joseph Ch. 1803–1876, französischer Instrumentenmacher), Maßeinheit für Katheterstärke: 1 Ch. = 0,33 mm äußerer Durchmesser.
- *Fahrenheit* (F) in Grad Celsius (°C):
  (°F − 32) × 5 : 9 = °C
- *Celsius* in Fahrenheit:
  (°C + 32) : 5 × 9 = °F
- *Kalorie* (kcal) in Joule (J):
  kcal × 4,1868 = 1 J

- *Joule* in Kalorie:
  J × 0,2388 = 1 kcal
- *mmHg* in Kilo-Pascal (kPa):
  mmHg × 0,1333 = 1 kPa
- *Kilo-Pascal* in mmHg:
  kPa × 7,501 = 1 mmHg

Englische Bezeichnungen

Pound: 1 pound = 453,59237 g

Ounce: 1 ounce = 28,349523 g

Inch: 1 inch = 2,540 cm (= 1 Zoll)

Gauge: GG, G, gg (ausgespr.: gɛɪdʒ oder gäidsch) ist ein Maß für den Durchmesser von Kanülen.

G gibt an, wieviel Kanülen nebeneinander 1,5 inch (37,5 mm) ergeben. Je höher die G-Zahl, desto dünner ist die Kanüle. Einen Umrechnungsfaktor für G in mm gibt es nicht. G darf nur **neben** den metrischen Angaben für Kanülenlänge und -durchmesser verwendet werden.

Tab. 12.1-5: Blutbestandteile (mod. nach R. Musch)

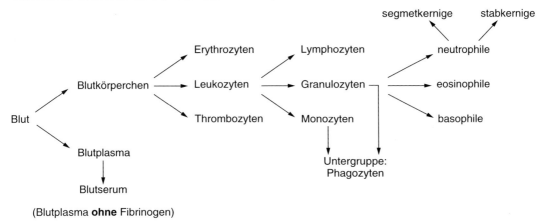

Tab. 12.1-6: Normwerttabellen klinisch chemischer Untersuchungen (mod. aus: Krankheitslehre, G. Münch, J. Reitz (Hrsg.))

Serum, Plasma, Vollblut

Parameter	SI-Einheit	alte Einheit
Bilirubin gesamt	< 17 µmol/l	< 1 mg/dl
Calcium	2,25–2,6 mmol/l	4,5–5,2 mval/l
Chlorid	97–110 mmol/l	97–110 mval/l
Glukose	3,6–5,6 mmol/l	65–100 mg/dl
Harnsäure	120–400 µmol/l	2–6,7 mg/dl
Harnstoff	1,7–8,3 mmol/l	10–50 mg/dl
Kalium	3,6–5,4 mmol/l	3,6–5,4 mval/l
Kreatinin	50–110 µmol/l	0,57–1,24 mg/dl
Natrium	135–145 mmol/l	135–145 mval/l
Gesamteiweiß	62–80 g/l	6,2–8 g/dl

Enzyme

ALT (engl) = SGPT	4–17 U/l*	
AST (engl.) = SGOT	4–22 U/l	
Kreatinkinase (CPK)	< 55 U/l	
Gamma-GT		
– Männer	4–28 U/l	
– Frauen	4–18 U/l	
HBDH	< 150 U/l	

Lipide

Cholesterin	2,62–7,67 mmol/l	115–260 mg/dl

Parameter	SI-Einheit	alte Einheit
Blutbild		
Erythrozyten		
– Männer	4,6–6,2 T/l	4,6–6,2 Mill./mm^3
– Frauen	4,2–5,4 T/l	4,2–5,4 Mill./mm^3
Retikulozyten	0,8–1%	
Thrombozyten	150–400 G/l	150 000–400 000/m^3
Leukozyten	4,8–10 G/l	4 800–10 000/m^3
– Granulozyten	60–78%	
– Lymphozyten	20–30%	
– Monozyten	2–6%	
Hämoglobin		
– Männer	140–180 g/l	14–18 g/dl
– Frauen	120–160 g/l	12–16 g/dl
Hämatokrit		
– Männer	45–65%	
– Frauen	40–52%	
BKS, BSG		
– Männer	1. Stunde 3–8 mm	2. Stunde 5–18 mm
– Frauen	1. Stunde 6–11 mm	2. Stunde 6–20 mm
Blutgerinnung		
Blutungszeit	120–300 s	
Gerinnungszeit	180–660 s	
Thromboplastinzeit (Quick)	70–125%	
Säure-Basen-Status		
ph	7,38–7,42	
Standardbikarbonat	20–28 mmol/l (mval/l)	
pO$_2$ (arteriell)	10–13 kPa (75–98 mmHg)	
PCO$_2$	4,7–6,0 kPa (35–45 mmHg)	
Sauerstoffsättigung	95–97%	
Laktat (Milchsäure)	0,6–2,4 mmol/l	
BE (Base excess = Basenüberschuß)	–3 bis +3 mmol/l	
Normalbereich für die Nabelarterie	–8 bis +3 mmol/l	
Liquor		
Gesamtmenge	100–160 ml	
Liquordruck	60–200 mm H$_2$O	
Zellzahl	≤ 12/3 Zellen/μl	
Proteine	120–500 mg/l	
Glukose	2,7–4,8 mmol/l	
Harn		
spez. Gewicht	1,001–1,035	
ph	schwach sauer und je nach Tageszeit	
im 24-Stunden-Urin		
Harnstoff	200–600 mmol	
Kreatinin	12 mmol	
Harnsäure	1,8–4,5 mmol	
Ammonium	35 mmol	
Calcium	2,5–5 mmol	
Magnesium	1–10 mmol	
Phosphat	20–45 mmol	
Sulfat	20 mmol	

* U = Unit (engl. Einheit, ersetzt IE = Internationale Einheit)

Umrechnung von Einheiten für Infusionen

- **ml pro Stunde (h) in Tropfen (Tr) pro Minute**
  Voraussetzung: 1 ml = 20 Tr, 1 h = 60 min, der Einheitenwechsel erfolgt durch Multiplikation, die gewünschte Einheit steht im Zähler, die wegzukürzende Einheit im Nenner:

$$1\ ml/h = \frac{1\ ml}{h} \times \frac{20\ Tr}{1\ ml} \times \frac{1\ h}{60\ min}$$

$$= \frac{1\ ml \times 20\ Tr \times 1\ h}{h \times 1\ ml \times 60\ min}$$

$$= \frac{20\ Tr}{60\ min} = \frac{1\ Tr}{3\ min}\ 1\ Tr\ in\ 3\ min.$$

- *Tropfen pro Minute* in ml pro Stunde (h)
  Voraussetzung: 1 ml = 20 Tr, 1 h = 60 min, Einheitenwechsel s. o.

$$1\ Tr/min = \frac{1\ Tr}{min} \times \frac{1\ ml}{20\ Tr} \times \frac{60\ min}{1\ h}$$

$$= \frac{1\ Tr \times 1\ ml \times 60\ min}{min \times 20\ Tr \times 1\ h}$$

$$= \frac{60\ ml}{20\ h} = 3\ ml/h$$

Vereinfacht kann man sagen:
- wird die größere Einheit ml in die kleinere Einheit Tr umgerechnet, so ist die ml-Menge durch 3 zu teilen (z. B. 15 ml/h = 5 Tr/min)
- wird die kleinere Einheit Tr in die größere Einheit ml umgerechnet, so ist die Tr-Menge mit 3 zu multiplizieren (z. B. 15 Tr/min = 45 ml/h).

Sachregister

Abbiegungsübereinstimmung 149
Abbruch, Schwangerschaft 161
Abführmittel 463
Abnabeln, Methoden 220
– Zeitpunkt 219
AB0-Inkompatibiliät 110
Abort, Definition 162
– Einteilung 163
Abortion, missed 163
Abruptio graviditatis 161
– placentae 137, 310
Abpumpen v. Muttermilch 358
Absaugen 221
Absauger, Nabelset 497
Abstillen 361
– Medikamente 361
– nach Fehlgeburt 164
– physikalische Maßnahmen 361
Abstrich 86
Abszeß, Brustdrüse 364
Abwartende Gewinnung der Plazenta 225
Acne neonatorum 406
ACTH (adenokortikotropes Hormon) 96
Ahornsiruperkrankung 418
Adrenogenitales Syndrom 417
Akme, Wehe 170
Aktionspotential, elektrisches 479
Aktive Gewinnung der Plazenta 226
Akupunktur 159, 239
Akzeleration (CTG) 486
Alkoholsyndrom, fetales 123
Allergie 346
– Antiallergika 467
– hypoallergene Nahrung 446
Alpha-Feto-Protein 117
Alvarez-Wellen 173
Ambivalenz, Schwangerschaft 89
Ambulante Geburt 232
Amelie 413
Amenorrhoe, Laktation 330
– Schwangerschaftszeichen 85
Amnion 78
Amnionhöhle 74
Amnioninfektionssyndrom 262, 426
Amnioskop 494

Amnioskopie, Befunde 115
– Handhabung 494
Amniotomie 188, 259
Amniozentese 116
Amplitude, RR 519
Amtsarzt 585, 610
Analatresie 413
Analgetika 243, 464
Anämie 528
– Neugeborenes 394
– Morbus haemolyticus 403
– Schwangerschaft 92, 102, 113
Anamnese, allgemeine 99
– geburtshilflich-gynäkologische 100
– präoperative 563
Anaphylaktischer Schock 314
Anästhesiearten 244 ff.
Anästhetika 465
Anatomie 51 ff.
– Beckenbodenmuskulatur 65 ff.
– Bindegewebe und Haltebänder 69
– Blutversorgung, Becken 71
– Brustdrüse 334
– Endometrium 57
– Follikelreifung 61 ff.
– Keimentwicklung 72, 79
– Menstruationsblut 527
– Menstruationszyklus 63
– Myometrium 58
– Neugeborene 391 ff.
– Ovar 61
– Perimetrium 57, 59
– Perineum 68
– Plazentaentwicklung 74
– Tuba uterina 60
– Vagina 54
– Vulva 52
– Zyklus 63
Anatomische Richtungsbezeichnung 51
Angestellte Hebamme, Arbeitsbereiche 11
– Arbeitsvertrag 592
– Belastungen 18
– Bezahlung 592
– Versicherungen 609
Angst-Spannung-Schmerz-Syndrom 239

Angst vor behindertem Kind 90, 116
Anlegen, erstes 231, 340, 407
Anpassungsstörungen, Neugeborene 421
Anteflexio, antiversio uteri 56
– Wochenbett 323
Antiallergika 467
Antibiotika 460
Antiemboliestrümpfe 544
Antihypertensiva 459
Antihypotonika 459
Antikoagulantien 464, 544
Antikonvulsiva, hypertensive Erkrankung 147, 297 ff.
Antikörper, Schwangerschaftsvorsorge 110, 111
Antimykotika 461
Antisepsis 575
Anwendungsbereich, HebGV 589
Anwesenheitszeit 591
Aorta ascendens und descendens 391
Aortenkompression 236
Apgar Schema 408, 409
Apnoe 424, 522
Apnoemonitor 511
Arbeitsbereiche 11
Arbeitsrecht 592
Arbeitsvertrag 592
– Richtlinien s. AVR
Armlösungen, Beckenendlage 290 ff.
Armplexuslähmung 427
Armvorfall, Querlage 293
Aromatherapie 239
Arrhythmie 479
Arteria umbilicalis 392
– uterina 71
Arzneimittel s. Medikamente
Arzneimittelgesetz 607
Arzneimittellehre 455 ff.
Arztinformation 203
Asepsis 575
– Antisepsis, Geschichte 4
Asynklitismus 191, 276 ff.
Atembewegungen, Fet 395
Atemhilfsmuskulatur 521
Atemminutenvolumen, Schwangerschaft 93
Atemnotsyndrom 425
Atemtechnik, Geburt 240
Atemtypen, pathologische 523
Atemvolumina 522
Atmung, Beobachtungskriterien 521
– Störungen, Neugeborene 424, 425
Atonie, Geburt 235
– Wochenbett 376 ff.
Aufklärungspflicht 597

Aufnahme, Klinik 198
– Dokumentation 201
Aufnehmer s. Transducer
Aufschlag s. Umschlag
Augenentzündung, Neugeborene 414
Ausbildung/Beruf, andere europäische Länder 21 ff.
– Ausbildungsziel 11, 582
Ausbildungs- und Prüfungsverordnung 585 ff.
Ausbildungsvergütung 594
Auskultation, Herzfrequenz 105, 477
Auslagen, HebGV 589
Ausschabung s. Curettage
Ausscheidungen 523 ff.
Austreibungsperiode 210
– erschwerte Kopfentwicklung 277 ff.
Austreibungswehen 173
Austrittsbewegung, Kopf 192 ff.
Autoklav 578
AVR, Bezahlung nach 592
Azethylsalizylsäure 464
Azetonurie s. Ketonurie
Azidität, Nabelschnurarterienblut 409
Azidose, Fet 263
– mütterliche Ursachen 135

Bachblüten 240
Bad, Geburt 216, 242
– Teilbäder 548
– Wassertemperaturen 547
Baden, Neugeborene 407, 439
Baer-Handgriff 226
Bakteriurie 102, 145
Ballottement 107
Bamberger Divergenzzange 501
Bandl-Furche 170 f., 209, 312
Barrieremethoden, Kontrazeption 45
Bartholin-Drüse 52
Basaltemperaturanstieg 42
BAT, Bundesangestelltentarif 592 ff.
– Bildungsurlaub 14
– Kr-Eingruppierung 593
– Ortszuschlag 594
Bauchfell 55, 59
BDH (Bund Deutscher Hebammen) 25
Beat-to-beat-Registrierung 479, 490
Beatmungsbeutel 423
Beatmungsgeräte, Erwachsene 512
– Neugeborene 509
Becken, Anatomie 179 ff.
– äußere Beckenmessung 108, 109
– Anomalien 108, 267 f.
– Austastung 108

- Ebenen, klassische 183
- Eingang 181
- Führungslinie 183
- knöchernes 179
- Krümmung, Forzeps 500
- Maße 108
- Parallelebenen nach Hodge 184
- Räume 181 ff.

Beckenbodenmuskulatur 65 ff.
Beckenendlage 285
- Armlösungen 290
- Bracht-Handgriff 289
- Diagnose 186
- Einteilung 285 f.
- Geburtsleitung 287
- Geburtsmechanik 286 ff.
- sanfte Wendung 158
- Schwangerschaft 157

Beckenvenenthrombose 545
Befruchtung 64
Beifuß zur Moxibustion 159, 239
Beikost 448
Belastungen durch Beruf 18
Belegkrankenhaus, Arbeitsbereich 11, 12
Beobachtungskriterien, Neugeborenes 407, 422
Beratung, in der Schwangerschaft 119 ff.
Beratungspflicht 161
Bereichskleidung 575
Berufsbezeichnung, Erlaubnis 581
Berufsbild der Hebamme 1 ff.
- Arbeitsbereiche 11
- Belastungen 18
- Geschichte 1 ff.
Berufsordnungen 583 ff.
- Amtsarzt 585
- EG-Richtlinien 587
- Episiotomie nähen 585
Berufstätigkeit in der Schwangerschaft 90
Berufs-Verbände 27
Bestattung 368
Bestattungsgesetz 368
Betamimetika s. Tokolytika
Betäubungsmittelgesetz 607
Bettruhe, Frühgeburt 139
Bezahlung der Hebamme 589 ff.
Bezugsadressen Tarifverträge 592
- Gesetze und Verordnungen 614
BfHD (Bund freiberufl. Heb. Deutschlands) 27
BHSR (Bundes Hebammenschülerinnen Rat) 27
Bickenbach-Armlösung 291
Biegungsfazillimum 179
Bilirubin, Bestimmung 402

- direktes 401
- indirektes 401
- postpartaler Anstieg 401 ff.

Billings-Methode, Kontrazeption 43
Biotinidasemangel 418
Bindehautentzündung 414
BIP (biparietaler Kopfdurchmesser) 178, 493
Bishop-Score 187 f.
Blähungen, Medikamente 462
Blasenektrophie 412
Blaseneröffnung 188, 259
Blasenkatheterismus, transurethraler 536 ff.
Blasenpunktion, suprapubische 540
Blasensprung, Arten 188
- Diagnosemöglichkeiten 261
- vorzeitiger 260 ff.
Blastozyste 73
Blut 528 ff.
- Antikörper 110
- Bestandteile, -werte 528
- fetales 394
- Gerinnungsuntersuchungen 530
- Schwangerschaftsveränderungen 91
- serologische Untersuchungen 110 ff.
Blutabnahme Erwachsene 561
- Neugeborene 419, 561
Blutdruck 519 ff.
- MAD (mittlerer arterieller Druck) 520
- Meßgeräte 510, 512
- Neugeborene 394
- Schwangerschaft 92, 102
Blutgasanalyse, fetale s. FBA
Blutgruppen, Bestimmung 110
- Antikörper 111
- Inkompatibilität 110
Blutkultur 562
Blutstillung, Plazentahaftstelle 224
Blutungen, atonische 235
- fetale 312
- Plazenta praevia 136, 311 f.
- Plazentarperiode 221
- Schwangerschaft 136
- vorzeitige Lösung 136
- Wochenbett 376
Blutungszeit 530
Blutverlust, Beurteilung 228, 233
Blutvolumen, Neugeborene 394, 529
- plazentares 219
- Schwangerschaft 91, 529
Blutvolumenmangelschock 313
Blutzucker, Schwangerschaft 152
Bonding 31, 318

Bourgeois, Marie-Louise 3
Bracht Handgriff 289 f.
Bradykardie beim Erwachsenen 517
Bradykardie beim Feten, Definition 485
− schwere 308
− terminale 485
Bradypnoe 522
Braxton-Hicks-Kontraktionen 173
Brustdrüse, Anatomie 334
− Entwicklung 333
− Entzündung, Wochenbett 363 ff.
− Laktation 337
− Schwellung, Neugeborenes 404
Brusternährungsset 355
Brustschilde 355
Brustwickel 365, 549
Bumm-Curette 498
Bürgerliches Recht 557 ff.
Burnout-Syndrom 18
Butterfly-Kanüle 562

Candida-Mykose 527
− Neugeborene 439, 441
− Schwangere 127
Caput galeatum 189
Caput succedaneum 170, 411, 426
Catgut 497
Celsius 616
Cerclage 139
Cervix uteri 56
Chamberlen, Forzeps 499
Charrière 536, 616
Chlamydien 128, 143
Chloasma uterinum 94
Chordozentese s. Nabelschnurpunktion
Chorion 77
− frondosum 74
− laeve 74
− Platte 76
Chorionzottenbiopsie 116
Chromosomen, Analyse 116
Circumferentia-fronto-occipitalis 178, 410
− mento-occipitalis 178
− suboccipito-bregmatica 178
Clot-observation-Test 530
Coitus interruptus 42
Collin-Bauchdeckenhalter 504
Conjugata, externa 109
− vera obstetrica 181
Coombstest 421
Cord traction 226
Corpus albicans 62

− luteum 62
− uteri 56
CPAP (continuous positive airway pressure) 509
Credé-Handgriff 233 f.
Credé-Prophylaxe 414, 426
Crista iliaca 180
− Injektionsmethode 557
− Vorsprung (eminentia) 557
CRP (C-reaktives Protein) 426
CTG (Kardiotokographie) 479 ff.
− Akzeleration u. Dezeleration 486
− antepartales 114
− Bradykardie u. Tachykardie 485, 486
− Dokumentation der Beurteilung 201
− Geräte 480
− Normokardie 485
− Oszillation 490
− pathologisches, suspektes 263
− Registrierung, Prinzip 479
− Wehenregistrierung 482, 172
− Zusatzkriterien bei variablen Dezelerationen 489
Curettage 233, 497
Cutis s. Haut

Damm, Anatomie 68, 249
Damminfiltration 244
Dammnaht 250 ff.
− HebGV 589
− Nachbehandlung 235 f.
Dammriß 247 f.
Dammschnitt 248 ff.
Dammschutz 193 f., 210 f.
Dammvorbereitung 124
Dampfsterilisation 576
Dan Cer-Handgriff 358
Darmeinlauf 534
Darmflora, Neugeborenes 400
Dauerkatheter 538
Dauerkontraktion, Wochenbett 324
Daumenzeichen 186
De Lee-Handgriff 188, 209
Defäkation, Wochenbett 322
Defäkationsstörungen 526 ff.
Defibrillator 512
Deflexion, Kopf 191 f.
Deflexionshaltungen 270 ff.
Dehnungsschmerz 125
Dentition 398, 399
Depression, Wochenbett 380 ff.
Depressionszustand, Neugeborene 425
Descensus testis 404
Desinfektion 576 ff.

− Hände 575
− Instrumente 504
Desquamatio neonatorum 405, 435
Deutsche Hebammen-Zeitschrift 25
Dezeleration, CTG 486 ff.
Dezidua 58, 74 ff.
− basalis spongiosa 76
Diabetes gravidarum 151 ff.
− Geburtsleitung 300
− Insuline 466
Diagnostik, pränatale 116 ff.
Diameter s. Durchmesser
Diaphragma, Kontrazeption 45
Diaphragma pelvis 66
− urogenitale 67
Diarrhoe 526
Dick-Read 129, 238
Dienstvertrag 592
Differentialblutbild 618
Dip s. Dezeleration
Diphtherie, Impfung 472
Distantia cristarum 109
− spinarum 108
− trochanterica 109
Distraktion 170
Diuretika 466
Divergenzzange 501
Diving-Reflex 217
Döderleinbazillen 54
Dokumentation 200 ff., 571
− Anamnese 99
− Geburt 200 ff., 571
− Mutterpaß 99
− Pflicht, Berufsordnung 571 f.
− Schulterdystokie 284
− Schwangere 99
− Wochenbett 332
Dolantin 243, 465
Doppler-Flowmessung 492
Dopplerprinzip 492
Dopton 478
Dottersack 74, 80
Douglasraum 55
Down-Syndrom 428
Doyen-Specula 503
Drahtpuls 518
Drainagen, Umgang mit 567
Drehung, äußere 192, 194
Dreifach-absteigender-Gradient 170
Drogen 160
Druckpuls 518
Ductus, arteriosus Botalli 391

− venosus Arantii 391
− Verschluß 392
Durchfall s. Diarrhoe
Durchmesser, Becken 182
− kindlicher Kopf 178
Durchschneiden des Kopfes 193
Durchtrittsmechanik 189
Durstfieber 208
− Neugeborenes 406, 444
Dysmenorrhoe 527
Dyspnoe 522
Dystokie, Geburt 263 ff.
− Schulter 280 ff.
− Weichteile 267
− Zervix 266
Dysurie 523

ECG s. Elektrokardiographie
EG (EU)-Richtlinien 587
Eichordnung 475
Eierstock 61
Eigenanamnese 100
Eihäute 77
− Gewinnung 227
Eileiter 60
Eindruck, erster (Krankenbeobachtung) 515
Eineiigkeit (Zwillinge) 155, 297
Eingruppierung, BAT Kr, 592 ff.
Einheit, internationale 615
− Umrechnungen 615
Einlauf 534 ff.
− Indikation unter der Geburt 200
Einleitung, Geburt 259
Einmalkatheterismus 536 f.
Einstellung, Definition 175
Einstellungsanomalien 270, 274 ff.
Eintrittsmechanik 190 ff.
Einwilligung, in einen Eingriff 564, 597
− Fähigkeit zur 597
Eisblase, Eiskrawatte 550
Eisenmangelanämie 92, 102, 113, 394
Eisenstoffwechsel 93
Eisensubstitution 463
Eiweißbedarf, Schwangerschaft 93
Eiweißstoffwechsel 93
EKG, fetales 479
EKG-Monitor 510
Eklampsie, drohende 148, 297
− Ernährung 149
− Krampfunterbrechung 149, 299
− Symptome 148, 298
− Überwachung 298

Eklamptischer Anfall 148, 299
Ektoderm 80
Elektrokardiographie 479
Elektrolytstoffwechsel 93
ELISA-Test 113, 140
Embolie s. Lungenembolie
Embryoblast 73
Embryonalperiode 72, 79
Embryopathie 81
− Infektionen 144
Emesis s. Erbrechen
Emesis gravidarum 135
Empfängnisverhütung s. Kontrazeption
Enanthem 533
Endometritis puerperalis 374
Endometrium 57
Entbindung s. Geburt
Entbindung, vaginal operative 279, 499
Entbindungstermin 86
Entbindungszimmer, Hausgeburt 257
Entfaltungsbeatmung 509
Enthaltsamkeit, periodische 42
Entoderm 80
Entspannungsbad 547
Entwicklung, Säugling 449 ff.
Entwicklungstabelle 450
Epidermis 530
Epiduralanästhesie s. Periduralanästhesie
Epiphysenlösung, -lockerung 428
Episiotomie 69, 248 ff.
− Arten 249
− Epithelisierung, Wochenbett 325 f.
− Nachbehandlung 253
− Nahttechnik 250 ff.
− Scheren 497
− Schneiden, Berufsordnung 583
− Wundheilung 568
Epispadie 412
Epuliden, Schwangerschaft 93
Erb-Duchenne-Lähmung 427
Erbrechen 527 ff.
− Antiemetika 462
− morgendliches 85
− Schwangerschaftszeichen 85
Erkrankung, hypertensive 147
− Neugeborene 421
Erlaubnis, Berufsbezeichnung 581
Ernährung, künstliche Säuglingsnahrung 443 ff.
− Schwangerschaft 119
− vegetarische 122
Eröffnungswehen, Kennzeichen 173
− Portioeröffnung 185, 209

Erreger, Ausbreitung u. Eigenschaften 574
Erschöpfung, Schwangerschaft 124
Erstuntersuchung, Neugeborene 407, 410 ff.
Erstversorgung, Neugeborene 407
Erythrozyten, adulte (erwachsene) 394
− fetale 394
− Zahl 618
Erziehungsgeldgesetz 606
EU, Europäische Union 588 ff.
Eumenorrhoe 527
Eutonie 131
Eutrophes Neugeborenes 433
Examensgeburt s. Prüfung
Exanthem 533
− Neugeborene 406
Exspiration 521
Exsikkose 533
Extended legs, BEL 286
Extragenitale Veränderungen, Schwangerschaft 91 ff.
− Wochenbett 320
Extrasystolen 518
Extrauteringravidität 60

Faeces s. Stuhl
Fäden ziehen 569
Fahrenheit, Umrechnung in Celsius 616
Fahrlässigkeit 600
Familienanamnese 100
Familienplanung 41
Farnkrauttest 44
Fascialislähmung 427
Faszienloge 542
FBA (Fetal-Blutgas-Analyse) 263, 495
− pH-Werte 263, 409
Fehlbildungen 410
Fehlbildungsdiagnostik, Neugeborene 410, 428
Fehlgebildetes Kind, Geburtsleitung 306 ff.
Fehlgeburt 162
Femidom, Kontrazeption 45
Femurlänge 493
Fergusonreflex 169
Fersenzeichen 186
Fertignahrung 444 ff.
Fertilität, Wochenbett 329 f.
Fetalblutanalyse 263, 495
Fetaler Kreislauf 391
Fetalperiode 72, 82
Fetalpulsdetektor s. Dopton
Fetoskopie 117
Fettstoffwechsel, Schwangerschaft 93
Fetus, Blut 391
− Entwicklung 82

- Fruchttod 303 ff.
- Kreislauf 391
- Lungen 394
- Morbus hämolyticus 403
- Niere 395, 403
- papyraceus 155
- pränatale Diagnostik 116 ff.
- Überwachung s. CTG

FH (follikelstimulierendes Hormon) 63, 64
FHF (fetale Herzfrequenz) 479 ff.
Fieber 551 ff.
- im Wochenbett 373
- unter der Geburt 208, 262

Fimbrientrichter 60
Finckelstein-Regel 448
Flachwarzen 354
Flaschenernährung 447
Flexion des Kopfes 189, 191
Fliegergriff, Neugeborene 437
Flow-Messung 492
Fluor, Kariesprophylaxe 415
Fluor vaginalis 128, 526
- beim Neugeborenen 404

Flüssigkeitsbedarf, Neugeborene 443
Flüssigkeitshaushalt, Schwangerschaft 92, 122
Folgemilch, Neugeborenes 445
Folgenahrung, Neugeborenes 445
Follikel 62
Follikelreifung 61 ff.
Follikelstimulierendes Hormon s. FSH
Folsäure 121
Fontanellen 178, 396, 397
Foramen ovale 391
Fort- und Weiterbildung 13
- Dienstbefreiung, Bildungsurlaub 14
- Forschung 15
- Kostenübernahme, Arbeitsamt 15
- Studium 15

Forzeps 499 ff.
- Vorbedingungen 279

Frauenmilch s. Muttermilch
Freiberufl. tätige Hebamme, Arbeitsbereiche 11
- Belastungen 18
- Bezahlung 589
- Hausgeburtshilfe 254 ff.
- Wochenbettbetreuung 385 ff.

Frenulum 53
Fritsch, Bauchdeckenhaken 503
Fruchtblase, Eihäute 77
- Amniotomie 188, 259
- Blasensprung 188
- vorzeitiger Blasensprung 260 ff.

Fruchthöhlendurchmesser 493
Fruchttod 303 ff.
Fruchtwasser 79
- Aspiration 217
- Beurteilung, Amnioskopie 115
- Bildung 78
- fleischwasserfarbenes 116, 304
- foetides 262
- Funktionen 78
- grünes 115, 200, 262 f.
- Menge 79, 301
- Nachweis 261
- Produktion 78
- Resorption 79
- Untersuchung, pränatale 116 ff.

Frühabnabelung 219
Frühabort 162
Frühförderung, Säugling 451
Frühgeborene 433
- Sterblichkeit 434

Frühgeburt, Behandlung 138
- drohende 138
- Geburtsleitung 302

Frühgestose 135
Frühtief s. Dezeleration
FSH (follikelstimulierendes Hormon) 63, 96, 329
Führungslinie 183, 207
Fundus uteri 56
Fundusstand, post partum 231
- Schwangerschaft 105
- Wochenbett 323 f.

Funktionsstörung, med. Geräte 477
Fußbad 548
Fußlage 286

Galaktogenese 337
Galaktophoritis 365
Galaktopoese 338
Galaktorrhoe 351
Galaktosämie 417
Gallenblase, Schwangerschaft 93
Gastrochisis 412
Gauge 617
Gaumenplatte 429
Gauss-Wackelportio 96
Gebärhocker 213
Gebärpositionen 205 ff., 210 ff.
Gebauer, Olga 6
Gebührenverordnung, Hebammenhilfe 589 ff.
Gebührenverordnung, Selbstzahler 591
Geburt 167 ff.
- Aufnahmeuntersuchung 199 f., 201

- Beginn 197
- Blutungen 310
- Einleitung 259 f.
- Einstellungsanomalien 270, 274 ff.
- Entwicklung des Kindes 193, 211 ff.
- Geburtsbereitschaft 197
- Haltungsanomalien 270 ff.
- Körperhaltungen der Frau 205, 210
- Lageanomalien 292
- Lagerungsregel 207
- Leitung 197, 205
- Physiologie 167 ff.
- protrahierte 263 ff.
- Sexualität 34
- Überwachung 201 ff.
- Vorbereitung nach Aufnahme 200
- Zeichenblutung 197

Geburtsbereitschaft 197
Geburtsdokumentation 200 ff., 572
Geburtsgeschwulst 170, 426
Geburtshäuser 12
Geburtshilfe, Definition 582
- Definition im HebG 581

Geburtskanal 184
Geburtslöffel n. Saling 501
Geburtsmechanik 175, 189 ff.
- Lagerungsregel 207
- Regelwidrigkeiten 270 ff.
- vordere Hinterhauptshaltung 190

Geburtspackung, Hausgeburt 257
Geburtspositionen 205, 210 ff.
Geburtsschmerz 237 ff.
Geburtsterminbestimmung 86 ff.
Geburtsverletzung, Neugeborenes 426 ff.
Geburtsvorbereitung 129 ff.
- Hausgeburt 255
- Inhalte 132
- Methoden 130
- Organisation 131

Geburtsweg, knöcherner 179 ff.
- Weichteile 184

Geburtswehen 173
Gefäße, abirrende 227, 230
Gelbkörper 62 ff.
Genitalorgane, äußere 52
- Blutversorgung 71
- Menstruationszyklus 63
- Neugeborenes 404, 413
- Schwangerschaftsveränderungen 94 ff.

Genußmittel 122
Geradstand, hoher 274
Geräte, medizinische 475

Gerinnungsuntersuchung 530
Gerinnungszeit 530
Geschäftsfähigkeit 597
Geschichte, Hebammenberuf 1
- Schwangerenvorsorge 97

Geschlechtskrankheitengesetz 608
Gesetze 581 ff.
- Arzneimittelgesetz 607
- Betäubungsmittelgesetz 607
- Erziehungsgeld und -urlaubsgesetz 606
- Geschlechtskrankheitengesetz 608
- Hebammengesetz 581
- Kindergeldgesetz 606
- Mutterschutzgesetz 603
- Seuchengesetz 608

Gesichtshaltung 176, 271 ff.
- dorsoanteriore 274

Gestationsalter 410, 433
Gestationsdiabetes 151 ff.
Gestosen s. Präklampsie
Gesundheitsamt, BSeuchG 608
- Amtsarzt 585, 610

Gesundheitsstrukturgesetz 12, 612
Gesundheitswesen 610 ff.
Gewicht, Bestimmung post partum 410
- fetale Entwicklung 434
- Reifezeichen 410, 434

Gewichtsabnahme, Neugeborene 406, 410
- Schwangerschaft 101

Gewichtszunahme, Neugeborene 407, 449
- Schwangerschaft 94, 101

Globuli 469
Glückshaube 189
Glukokortikoide 467
Glukosetoleranztest 151, 154
Glukosurie 102, 151
GnRH (Gonadotropin-Releasing-Hormon) 63
Gonoblennorrhoeprophylaxe 142, 414
Gonorrhoe 142
Graaf-Follikel 62
Gradient, 3fach absteigender 170
Gravidarium 87
Gregg-Syndrom 144
Grundvergütung 593
Guthrie-Test 418
Gymnastik, Wochenbett 321, 323

Hackenfuß 433
Haftpflichtversicherung 609
Haftung, zivil- und strafrechtlich 603
Haftzotten 75
HAH-Test 111, 144

Sachregister

Haltung, Definition 175
Haltungsanomalien 270 ff.
Hämagglutinations-Hemmtest 111, 144
Hämangiom 533
Hämatokrit 92
Hämatom 533
– retroplazentares 137, 222
Hamilton-Handgriff 236
Hämoglobin, Bestimmung 92
– fetales 394
– Normalwert, Schwangerschaft 92, 102, 529
Hämokonzentration 135
Hämorrhagischer Schock 313
Hämorrhoiden 127
Händedesinfektion 575
Handfehlbildungen 413
Handling, Neugeborene 436 ff.
Harn s. Urin
Harnblase, Geburt 264
– Schwangerschaft 122, 125
– Wochenbett 322
Harninkontinenz 525
Harnverhaltung, Geburt 209, 264
– post partum 235
Harnwege, Schwangerschaft 92
Harnwegsinfekt 145
Hausbesuch, vor Hausgeburt 255
– Wochenbettbetreuung 385
Hausgeburtshilfe 254 ff.
– Ausrüstung 256
– Verlegung in die Klinik 258
– Voraussetzungen 255
– Vorbereitung im Hause 257
Haut 530 ff.
– Neugeborene, Säuglinge 405, 414, 532
– Turgor 405
Hautnabel 404
Hautveränderungen 533
– Neugeborene 405
– Schwangerschaft 94
– Wochenbett 322
HBs-Antigenkontrolle 112
HCG (humanes Chorion-Gonadotropin) 86
– Schwangerschaftstest 86
Hebamme, Arbeitsbereiche 11
– Arbeiten in EU- und anderen Ländern 21, 588
– Arbeitsrecht 592
– eigenverantwortliche Tätigkeiten 582 ff.
– Geschichte 1 ff.
Hebammen-Ausbildungs- und Prüfungsverordnung 585 ff.
Hebammenberufsordnungen 583

Hebammenforschung 17
Hebammengebührenverordnung 589 ff.
Hebammengemeinschaftshilfe (HGH) 25
Hebammengemeinschaftspraxis 12
Hebammengesetz 581 ff.
Hebammenhilfe, RVO 589
Hebammenkoffer, Hausgeburt 256
Hebammenorganisationen 25
Hebe- und Senkeinlauf 536
Hegar-Nadelhalter 503
– Schwangerschaftszeichen 96
Heileingriff 597
Heilnahrung 446
Heilsalben 440
Heißluftsterilisation 505
Hellin-Regel 154
HELLP-Syndrom 150, 299
– Wochenbett 378
Heparin 464
Hepatitis, Impfung 471
Herpes genitalis 145
– labialis 145
– simplex 145
Herz, Fetus 391
– Neugeborene 393, 394
– Schwangerschaftsveränderungen 92
Herzfehler, Neugeborene 430
Herzfrequenzableitung, extern 479
– intern 481
Herzfrequenzmuster, CTG 479 ff.
Herzfrequenzüberwachung 479 ff.
– Gemini 483
– Nomenklatur CTG 485
Herzglykoside 467
Herzmassage, Neugeborenes 423
Herztonkontrolle 478
HES s. Schwangerschaftshypertonie
Hexenmilch 404
Hinterdammgriff 279
Hinterhauptsbein 396
Hinterhauptshaltung, hintere 270
– vordere 176, 189 ff.
Hinterscheitelbeineinstellung 277
Hinzuziehungspflicht eines Arztes 203, 584
Hinzuziehungspflicht, Hebammengesetz 581
– Österreich 24
– Reichshebammengesetz 10
Hirnblutung 400, 433
– Beckenendlage 286
HIV-Infektion, Neugeborene 113
– Schwangerschaft 112, 145
Hochstetter, Injektionsmethode nach 557
Hockergeburt 213
Hodenhochstand 413

Höhenstandsdiagnose 183, 186
Hohlwarze 354
Hollister-Klemme 496
Homöopathie, Grundlagen 468
Homöostase 520
Hormone, Ersatztherapie 39
– Kontrazeption 47
– Laktation 334, 337 f.
– Menstruationszyklus 63
– Schwangerschaft 96
– Wochenbett 319
Hörrohr 478
HPL (humanes plazentares Laktogen) 319
HSV (Herpes-simplex-Virus) 145
Hüftbein 179
Hüftbreite, BEL 287
Hüftgelenksdysplasie 431, 432
Hüftluxation 431
Hutmaß 410
Hydrämie 92, 320
Hydramnion 152, 153, 301 f.
Hydrokolpos 413
Hydrozele 413
Hydrozephalus 411
Hygiene 572 ff.
– Verhalten bei Unfällen 578
Hygienekommission 574
Hymen 53
Hymenalatresie 413
Hyperbilirubinämie 110, 401 ff.
Hyperemesis 124, 135
Hyperfibrinolyse 530
Hyperglykämie 152
Hyperphenylalaninämie 417
Hypertensiva 459
Hyperthermie 521
Hypertonie, Geburt 297
– medikamentöse Therapie 459
– Schwangerschaft 147
Hypertrophie, Neugeborene 433, 436
Hyperventilation 522
hypoallergene Nahrung 446
Hypoglykämie, Neugeborene 435
– Schwangerschaft 152
Hypomochlion 271
Hypophyse 63, 96, 337
Hypospadie 413
Hypothalamus 63, 96
Hypothyreose, Neugeborene 417
Hypotonie 125
– Behandlung 459
Hypotrophie, Neugeborene 435

Hypoventilation 522
Hypovolämie 135
Hypoxämie 486
Hypoxie 486

ICM (International Confederation of Midwives) 27
Ikterus, Neugeborene 401 ff.
Immunglobulinprophylaxe (Anti-D) 111, 163
Immunisierung, aktive 471
– passive 112, 141, 471
Impfplan 472
Impfung, Schwangerschaft 471
– Säuglinge 473
Implantation 72
Inch 616
Indikation, Schwangerschaftsabbruch 161
Indische Brücke 159
Infektion 572 ff.
– aufsteigende 262
– Neugeborene 425
– nosokomiale 575
– Schwangerschaft 139
Infektionsquelle 574
Infektionsweg 574
Infertilität 49
Infiltrationsanästhesie 244
Infrarot-Bestrahlung 550
Infusion 466, 558
– Legen einer Verweilkanüle 558
Infusionsapparate 506
Inhalationsanästhesie 244
Injektionen 554
Inkontinenz 525
Inkubator 510, 511
Insertio velamentosa 230
Inspiration 522
Instrumentarium, Geburt 496
– Naht 497
– Sektio 504
Instrumentenpflege 504
Instrumentieren 505
Insulinbedarf 152
– post partum 301
Insuline 466
Interruptio, gesetzliche Regelung 161
Intersexualität 413
Interspinalebene 184
Interspinallinie 186
intervillöser Raum 76
intrauterine Druckmessung 483
intrauteriner Fruchttod 303 ff.
Intrauterinpessar 46

intravillöser Raum 76
Introitus vaginae 86
Intubationsbesteck, Neugeborene 423
Involution, Uterus 323
IPPV (intermitted positive pressure ventilation) 509
Israel-Wundhaken 503
Isthmus uteri 56, 96
IUP s. Intrauterinpessar
IUWR s. Wachstumsretardierung, intrauterine 146

Jitterkurve, CTG 479
Jochbein, Stemmpunk 271, 273
Jodbedarf, Schwangerschaft 121
Jodmangel 121
Joule 616
Juckreiz, Schwangerschaft 126

Kaiserschnitt s. Schnittentbindung
Kalorie 616
Kaltlichtlampe 495
Kamelwehe s. Mutter-Kind-Wehe
Känguruhmethode 422
Kantenschmerz 374
Kantungszeichen, Plazentarperiode 223
Kanülenstärken 555
Kapillarblutentnahme 419
Kardiographie 479 ff.
Kariesprophylaxe 415
Käseschmiere 405
Katarakt 411
Katheterismus 536 ff.
Kavitation 493
Kegelkugelhandgriff 275
Keimblattbildung 79
Keimepithel 80
Kephalhämatom 427
Kernikterus 401
Ketonurie 152
Kilo-Pascal 519, 616
Kind, Erstversorgung 407
Kindbettfieber 4
Kinderuntersuchungsheft 416
Kindsbewegungen, erste 85
Kindsgröße, Ultraschall 114
Kindsverlust, Betreuung Geburt 303 ff.
 − Betreuung Wochenbett 366 ff.
Kitzler 53
Kjelland-Zange 500
Klavikulafraktur 427
Klemme, anatomische 503
 − chirurgische 503
Klinikeinweisung, Hausgeburt 258
Klistier 534

Klumpfuß 432
Klumpke-Lähmung 427
Knaus-Ogino-Methode 42
Knie des Geburtskanals 183, 192
Knopflochmechanismus 277
Koagulopathie 530
Kocher-Klemme 503
Koffein, Schwangerschaft 122
Kohlenhydrate 120
 − Stoffwechsel, Schwangerschaft 93
Kolostrum 399
Koma, diabetisches 152
Kommissur, hintere 251
Kondom 45
Konfiguration, Kopf 177, 276 f.
Konjunktivitis 414
 − Argentum nitricum 414
Konsistenzwechsel 95
Kontagiosität 572
Kontamination 572
Kontraktion s. Wehen
Kontraktionsring 170
Kontraktionstypen 174
Kontrazeption 41
 − Wochenbett 48, 331
Kontrazeptiva 42 ff.
Konzeption 41 ff.
 − Geburtstermin 87
Kopf-Becken-Mißverhältnis 267
Kopf, Austritt 192
 − äußere Drehung 192
 − Entwicklung, BEL 291
 − Entwicklung, SL 193
 − erschwerte Entwicklung 267, 277
 − Geburt, Beckenendlage 288
 − Geburtsobjekt 177
 − Höhenstände 183, 186 f.
 − Konfiguration 177, 276 f.
 − Maße 178, 410
Kopfblutgeschwulst 170, 427
Kopfkrümmung, Forzeps 500
Korium 530
Kornzange 498
Körperarbeit 131
Körperausscheidungen 523 ff.
Körperfunktionen 517
Körpergewicht, Schwangerschaft 94, 101
 − Wochenbett 320
Körperpflege, Säugling 440
 − Schwangerschaft 123
Körperschale, Körperkern 520
Körpertemperatur 520

Körperverletzung 601
Korpuszeichen, Schwangerschaft 96
Kortikoide 467
Kot s. Stuhl
Kotyledonen 228
Krampfbehandlung, Eklampsie 150, 299
Krämpfe, Neugeborenes 435
Krankenbeobachtung 515 ff.
Krankenhausaufnahmevertrag 597
Krankenhäuser 611
Krankenhaushygiene 574 ff.
Krankenhausinfektion 574
Krankenhausträger 593, 611
Krankenkassen 611
Krankenversicherung 609
Krankheiten, Anamnese 99
Kranznaht 397
Kräuter, Anwendung 242
Kreislauf, fetaler 391
– postpartaler 392
– Schwangerschaft 92
– Wochenbett 320
Kreißende s. Geburtsleitung
Kreuzbein 179
Kreuzschmerzen, Schwangerschaft 126
Krisis 553
Kristeller-Handgriff 277
Kryptorchismus 413
Kuhmilch, Zusammensetzung 445
Kurettage s. Curettage
Kurse, Geburtsvorbereitung 131
– Rückbildungsgymnastik 551
Kurzschlüsse, fetaler Kreislauf 391
Küstner-Zeichen 223

Labhardt-Zeichen 95
Labia majora 52
– minora 52
Labienverletzung 248
Laboruntersuchungen, Hebammenbefugnisse 605
Lachgas 244
Lackmuspapier 261
Lactobacillus bifidus 343
Lage, Definition 175
– Regelwidrigkeiten 292
Lagerung, postoperative 566
– Sterilgut 505
Lagerungsregel, allgemeine 207
Lähmung nach Erb 427
– nach Klumpke 427
Laktation 333 ff., 337
Laktationsamenorrhoe 330

Laktationshemmer 366, 458
Laktationswehen s. Stillwehen
Laktogenese, Laktokinese 337, 338
Lamaze-Methode 129
Lambdanaht 397
Länge, Reifezeichen 410
Langes Becken 267
Längslage 175
Langzeitbeatmung 509
Lanugohaare 400, 405
Laryngoskop 423
Läusemittel 462
Laxantien 463
lea contraceptivum 46
Lebende Ligatur 225
Lebendgeburt, Definition 162, 599
Lebensgewohnheiten, Schwangerschaft 123
Leber, Neugeborene 395, 400
– Schwangerschaft 93
Lehrerin für Hebammenwesen 11
Leibessenkung 125
Leibesumfang, Messung 105
Leistungen, HebGV 589 ff.
Leitende Kreißsaalhebamme 11
Leitstelle, kindliche 186
Leitungsanästhesie 245, 465
Leopold-Handgriffe (1.–4.) 106, 107
– (5.) Zangemeister-Handgriff 269
Leukozyten, Schwangerschaft 92
Leuzinose 418
Levatorspalt 66
LH (luteinisierendes Hormon) 96, 329
Licht, Strahlen, phys. Therapie 546
Ligamentum cardinale 70
– latum 71
– rotundum 71
– teres hepatis 392
– teres uteri 71
– umbilicale 392
– venosum 392
Linea alba 85, 94, 322
– fusca 85, 322
Linea terminalis 179
Lippen-Kiefer-Gaumen-Spalte 411, 429
Listeriose 112
Litzmann-Obliquität 191, 277
Lividität, Schwangerschaftszeichen 95
Lochia alba 328
– flava 328
– fusca 328
– rubra 328
Lochialstauung 374

Lochienkontrolle 328
Löffel, Instrumente 501
Lokalanästhesie 244, 465
Lordosehaltung 126, 207
Lösung, manuelle 234
– vorzeitige 137, 310
Lösungsblutung, physiologische 222, 228
– verstärkte 232
Lösungsmechanismus 222
Lösungszeichen 223
Lövset-Armlösung 290
Lues connata 142
Lues-Suchtest 112
Lunge, Entwicklung 396
Lungenembolie 541
– Symptome 545
Lungenödem 459
Lungenreifeförderung, pränatale 139, 467
Lungenunreife, Frühgeburt 139
Luteinisierendes Hormon s. LH
Luxationshüfte s. Hüftluxation
Lymphangiom 412
Lysis 553

MAD (Mittlerer arterieller Druck) 520
Magen-Darm-Trakt, Neugeborene 395, 399
– Schwangerschaft 93
Magill-Zange 423
Magnesium, Bedarf 121
– hypertensive Erkrankung 147 ff., 298
– Wehenhemmung 463
Mahlerzeichen 545
Makroglossie 412
Makrosomie, Diabetes 152, 300
Malariaprophylaxe 462
Malmström, Saugglocke 499, 502
Mammae, Anatomie 334
– Rhagaden 364
– Schwangerschaft 94
– Wochenbett 337, 363
Mammogenese 334
Mangelentwicklung, intrauterine 146
Manualhilfe, Beckenendlage 289
Masern, Impfung 473
Massage, Geburt 241
Mastitis puerperalis 363 ff.
– Therapie 365, 470
Mazeration 304
MBU s. Fetalblutanalyse
MCH (mean cell hemoglobin) 530
MCHC (mean cell hemoglobin concentration) 530
MCV (mean cell volume) 530

Medikamente 455 ff.
– Antibiotika 460
– Homöopathie 468 ff.
– Injektionen, Infusionen 554 ff.
– Insuline 466
– Mißbrauch 160
– Schmerzmittel 464
– Verschreibung durch Hebamme 607
– Verträglichkeit 456
– wehenfördernde 457 f.
– wehenhemmende 459
Medizingeräteverordnung (Med.GV) 475
Mehrlinge s. Zwillinge
Mehrlingsschwangerschaft 154
Mekonium, Aspiration 262
– grünes Fruchtwasser 262
– Zusammensetzung 399
Melaena neonatorum 400
Menarche 61
Meningomyelozele 413, 431
Meningozele 413, 431
Menstruation, Blutung 58, 527 ff.
– Zyklus 63
Mesoderm 79
Methergin 458
Michaelis-Raute 108
Mikroblutuntersuchung, intrauterine 494
Mikroklist 536
Mikromelie 413
Mikropille 47
Miktion, Neugeborene 404
Miktionsstörungen 523 ff.
– Harnverhaltung 524
– Inkontinenz 525
– Schwangerschaft 124
– Wochenbett 375
Mikulicz-Klemme 503
Milchbildung s. Laktation
Milchbildungstee 353
Milcheinschuß 351
Milchfluß-Reflex 339
Milchleiste 333
Milchmangel 352
Milchpumpe 355
Milchstau 351
Milchzähne 398
Milien 406
Mineralhaushalt, Schwangerschaft 93, 120
Minimal Handling 434
Minipille 48
Minprostin 457
Mißbildungsdiagnostik, pränatale 116 ff.

– postnatale 411, 428
Mißbrauch, traumatisierte Frauen 36
Missed abortion 163
Mißverhältnis, relatives 267
Mitarbeitervertretung, Mitbestimmung 596 ff.
Mittelstrahlurin 102, 539
Modus, Duncan 222
– Schultze 222
Mongolenfleck 406
Mongoloismus s. Morbus Down
Monovette 562
Monozygote Zwillinge 155
Mons pubis 52
Morbus Down 119, 429
Morbus haemolyticus neonatorum 403
Morbus haemorrhagicus neonatorum 400
Morphine 237, 465
Morula 73
Motorik, Neugeborenes 449
Moxibustion 159, 239
Müller-Armlösung 291
Müller-Gang 82
Musculus bulbo cavernosus 67, 68
– levator ani 66
– sphincter ani 67
– transversus perinei profundus 67
– transversus perinei superficialis 68
Muskelpumpe 543
Mutter-Kind-Beziehung 318, 231
Mutter-Kind-Wehe 266
Mutterbänder 69 ff.
Mutterkornalkaloide 458
Muttermilch 341 ff., 444
– Aufbewahrung 360
– Einteilung 341
– Rückstände 362
– Schutzfaktoren 342
– Zusammensetzung 341
Muttermilchersatznahrung 444 ff.
Muttermilchikterus 401
Muttermund 57
– Befunde 185, 198
– Wochenbett 323 f.
Muttermundklemme 498
Mutterpaß 101, 110, 605
Mutterschaftsrichtlinien 110, 605 ff.
– Bezug HebGV 591
Mutterschutzgesetz 603 ff.
Mykose 127, 439, 441
Myometritis puerperalis 374
Myometrium 57 ff.

Nabel, Schwangerschaft 103, 105
Nabelbesteck 496
Nabelgranulom 405
Nabelhernie 412
Nabelinfektion 405, 441
Nabelkatheterset 508
Nabelpflege 441
Nabelschere 496, 497
Nabelschnur 228
– Ansatz 229
– Arterienblut 409
– Blutabnahme post partum 220
– Bruch 412
– Gefäße 391 ff.
– Gefäßriß 312
– Geräusche 478
– Klemme 220, 496
– Knoten 228
– Punktion 117
– Umschlingung 196, 229
– Vorfall 309
– Vorliegen 309
– Zeichen 223
– Zug an der 226
Nachblutung, atonische 235
Nachgeburt s. Plazenta
Nachgeburtsperiode 221 ff.
– Abnabelung 219 f.
– Blutstillung 224
– Blutungen 233
– Blutverlust 228, 233
– Dauer 223, 232
– Handgriffe zur Plazentagewinnung 223, 226
– Leitung 225 f.
– Regelwidrigkeiten 232 ff.
Nachgeburtswehen 174, 224
Nachtastung 234
Nachwehen 174
Naegele-Obliquität 190, 276
Naegele-Regel 87 ff.
Naegele-Zange 500
Naevus Unna-Politzer 406
Nahrungsaufbau, Neugeborenes 445
Nahrungsaufnahme während Geburt 208
Nahtmaterial 250, 497
Nahtversorgung 250 ff.
Nalador 457
Narkose 246
– Beatmungsgerät 509, 512
Narkotika 466
Nasenflügelatmung 408
Nasotrachealtubus 423

Natriumbicarbonat 422
Nausea 527
Nävus 533
Nebenplazenta 230
Nebentätigkeit, Genehmigung 13
Neonatalperiode 399
Nervus fascialis, Geburtsschäden 427
Nervus pudendus 244, 246
Nestschutz 342
Neugeborene 391 ff.
– Absaugen 221, 407, 423
– Anpassung 407, 424
– Apgar-Schema 408, 409
– Apnoe 424
– Asphyxie 409
– Atemstörungen 424, 425
– Atmung 408, 424
– Augen 411
– Ausscheidungen 403
– Baden 439, 440
– Beatmung 423
– Bekleidung 438
– Bilirubinstoffwechsel 401 ff.
– Blut, Blutdruck 394
– Blutungen 400
– Dentition 398
– Erkrankungen 421 ff.
– Ernährung, künstliche 443 ff.
– Erstuntersuchung 410
– Erstversorgung 407
– Exanthem 406
– Fehlbildungsdiagnostik 410
– Flüssigkeitssubstitution 443
– Fußanomalien 432
– Geburtsverletzungen 426
– Geschlechtsorgane 404, 413
– Gewicht 406, 449
– Gewichtsklassifizierung 409, 434
– Haut 405, 408
– Hautpflege 440
– Herz 394
– Herzfehler 430
– Hirnblutung 400, 415
– Hüftluxation 414, 431
– Ikterus 401 ff.
– Knochenaufbau 396
– Kopfumfang 410
– Körperpflege 440
– Kreislauf 392
– Lähmungen 427
– Lagerung 437
– Leber 395

– Lippen-Kiefer-Gaumenspalte 358, 411, 429
– Lunge 394
– Magen-Darm-Trakt 395, 399
– Messung 410
– Motorik 395, 449
– Nabelheilung 405
– Nabelpflege 404, 441
– Nahrungsaufbau 445
– Niere 395, 403
– neurologische Untersuchung 395, 410
– Nervensystem 395
– Nervenverletzungen 427
– Ödeme 406
– Ohren 411
– pH-Wert 409
– Prophylaxen 414 ff.
– Puls 394
– Raumausstattung 438
– Reanimation 422 ff.
– Reflexe 395
– Reifezeichen 410
– Schädelknochen, -nähte 396, 397
– Screening 416 ff.
– Sepsis 426
– Skelett 396
– Struma 412
– Umgang 407
– Temperatur 406
– Verhalten 449, 450
– Verlegung 434
– Vitalitätsüberprüfung 408
– Vorsorge 416
– Wachstum 434, 449
– Wahrnehmung 449
– Wärmehaushalt 406
– Wickelmethoden 441 ff.
Neugeborenenrespirator 509
Neuralrohrdefekte 413, 431
Nidation 73
Niere, Schwangerschaft 92
Nierenerkrankungen, Schwangerschaft 145
Nikotin 123, 343
Nitrit 102
Normokardie 114, 485
Nosokomiale Infektion 575
Notfälle, Geburtshilfe 308 ff.
Notfallkoffer 512
Notfalltokolyse 309
Notsektio 565
Notstand, entschuldigender 600

– rechtfertigender 601
Nykturie 524
Nystagmus 411

Obduktion 366, 367
Obstipation 526
– Schwangerschaft 93, 124
– Wochenbett 376
Ödeme 101, 533
Oligohydramnion 146, 302
Oligomenorrhoe 527
Oligurie 148
Omphalozele 82, 413, 431
Oozyte 61
Operation s. Schnittentbindung
Opiate 243, 464
Ordnungswidrigkeit 599
– Berufsordnung 583
Ortholani-Zeichen 432
Orthopnoe 522
Ortszuschlag 594
Ösophagitis, Schwangerschaft 93
Ösophagusatresie 412, 430
Östrogene 63, 77, 167
Oszillationsamplitude 490
Oszillationsfrequenz 490
Oszillationstypen 490, 491
Ovar 61
Ovarialfunktion, Wochenbett 329
Ovulation 58, 60, 62, 64
Ovulationshemmer 47, 87
Ovulationstermin 43
Oxytocin 168, 457
– Atonie 235
– Geburtseinleitung 259
– Nachgeburtsperiode 226

Parallelebenen, Becken 184
Parallelzange 500
Parametrium 548
Parazervikalblockade 245
Partogramm 202
Pasteurisation 576
PDA s. Periduralanästhesie
Pean-Klemme 497
Pearl-Index 42
Pedersen, Zusatzkriterien 151
PEEP (positiv endexpiratory pressure) 509
Peer-group 33
Penizilline 460
Periduralanästhesie 245
Perimetrium 57, 59
Perineotomie 250

Perineum 68
Peritoneum 55, 59
Personenstandsgesetz 162, 599
Personenstandsrecht 366, 599
Perspiratio 527
Pertussis, Impfung 423
Perzentilenkurve 433, 434
Petechien 406, 533
Petrussa-Schema 411
Pezziball 206
Pfeilnaht 178, 397
Pflege 515 ff.
– Dauerkatheter 538
– Fieber 521, 551 ff.
– Verweilkanüle 558
– Wunde, Verbandwechsel 567
Pflegedokumentation 570
Pflegesatz 612
Pflegschaft 598
Pfortader 391
Pfropfgestose, -präklampsie 148
pH Werte, Fetalblut 263
– Nabelschnurblut 409
– Urin 524
Pharmakologie 455
Phenylketonurie 417
Phimose 413
Phlebothrombose 541
Phonokardiotokographie 479
Phototherapie 402
Physikalische Therapie 545
Phytotherapie 242
Pigmentierung, Schwangerschaft 94
Pille s. Kontrazeption
Pilzerkrankungen 127, 439, 441
– Antimykotika 641
Pinard-Hörrohr 204, 478
Piskaček-Zeichen 95
Placenta accreta 234
– adhaerens 233
– bipartita 230
– circumvallata 230
– extrachorialis 230
– fenestrata 230
– incarcerata 234
– increta 234
– membranacea 230
– percreta 234
– praevia 137, 311 f.
– succenturiata 230
Placenta s. auch Plazenta
Plasmavolumen, Schwangerschaft 92

Plazenta, abirrende Gefäße 227, 230
- Aufbau 76
- Austauschvorgänge 77
- Blutzirkulation 75
- Entwicklung 74
- Formanomalien 230
- Funktion 77
- Geburt 225 ff.
- Haftstelle, Blutstillung 224
- Hormonbildung 77, 337
- Infarkte 227
- Insuffizienz 147, 464
- Lösung, vorzeitige 137, 310
- Lösungsarten 222
- Lösungsstörungen 233 f.
- Lösungszeichen 232 f.
- manuelle Lösung 234
- Retention 234
- Schranke 75, 77
- Septen 77, 228
- Ultraschalluntersuchung 113
- unvollständige 233
- Vollständigkeitskontrolle 227
- vorliegende s. Placenta praevia
- Wundheilung 325 ff.
- Zottenreifung 74
Plazentarperiode s. Nachgeburtsperiode
Plexuslähmung, obere 427
- untere 427
Poleinstellung 175
- Regelwidrigkeit 285
Polio, Impfung 473
Pollakisurie 85, 523
Polydaktylie 413
Polyhydramnion 138, 152, 301
Polymenorrhoe 527
Polyurie 524
Portio 56
- Befunde 96, 106, 185, 198
- Kappe 45
Postoperative Überwachung 565
Postpartale Harnverhaltung 375
Postplazentarperiode 231
Postthrombotisches Syndrom 541
Pound 616
Präazidose, Fetalblut 263
Präeklampsie, Geburt 297 ff.
- Schwangerschaft 147 ff.
- Wochenbett 378
Pränatale Diagnostik 116 ff.
Präoperative Maßnahmen 563
Preßwehen 173

Preußisches Hebammengesetz 9
Primärfollikel 62
Primärzotten 75
Priming 260
Probenmaterial 561
Progesteron 63, 77, 168, 334
Prolaktin 337
- Hemmer 361
- Reflex 339
Proliferationsphase, Menstruationszyklus 58, 64
- Wundheilung 568
Promontorium 179
- Beckenaustastung 107, 108
Prophylaxen 414
Prostaglandine 34, 168, 457
- Geburtseinleitung 259
Proteinurie 147, 148
Protrahierte Geburt 263 ff.
Prüfungsinhalte 585 ff.
Prüfungswiederholung 586
Prüfungszulassung 585
Psyche, nach Sektio 566
- Schwangerschaft 89, 134
- Wochenbett 318
Psychopharmaka 243
Psychose, Wochenbett 382
Ptyalismus gravidarum 135, 136
Pudendusblockade 244
Puerperalfieber 373
Puerperalsepsis 373
Puerperium s. Wochenbett
Puls 517
Pulsoxymetrie 509, 512
Pyelitis 146
Pyelonephritis gravidarum 146

Quarkwickel 365
Querlage 175, 292
Querstand, tiefer 275

Rachitisprophylaxe 415
Rasur 534
Rauchen 123, 344
Read-Methode 238
Reanimation, intrauterine s. Notfalltokolyse
- Neugeborene 422 ff.
Reanimationsgeräte 508, 512
Reanimationsschema 424
Rechtsfähigkeit 597
Rechtsschutzversicherung 610
Reflexe, Neugeborene 395, 408
Reflextherapie 242
- lumbale 240

Reichshebammengesetz 10, 98
Reichsversicherungsordnung s. RVO
Reifeschemata 410, 411
Reifezeichen 410
Reifgeborenes 435, 436
Reisen 123
Reizwehen s. Wochenbettwehen
Rektale Untersuchung 185
Rektusdiastase 322
Rentenversicherung 609
Reparationsphase, Wochenbett 325 ff.
– Wundheilung 568
Resorptionsfieber 552
Respiration s. Atmung
Restharn 124
Retention, Plazenta 234
Retraktion, Geburt 170
Retroplazentares Hämatom 137, 222, 310
Rezeptoren, Haut 531
– Schmerzreize 237
Rhagaden, Brust 364
Rhesusinkompatibilität 110, 403
Rhesusprophylaxe 111, 161
Riboflavin 121
Richtungsbezeichnungen, geburtshilfliche 185
Ringelblumensalbe 440
Ringelröteln 143
Risikoschwangerschaft 99
Rißverletzungen 247
– Blutungen 236
Ritgen-Hinterdammgriff 279
Riva Rocci 519
Rizinusöl 463
Roederer-Einstellung 276
Rohsignal 479
Rollhügel, großer 109
Rotation, Kopf 189
Röteln, Embryopathie 111, 144
– HAH-Test 111
– Impfung 111, 471
Rotlicht 546
Rotundumschmerz 71
Rubella 144
Rückbildung im Wochenbett, extragenitale 320
– genitale 323
Rückbildungsgymnastik 323, 325
Rückenlage 207, 211
Rückstrom, venöser 543 ff.
Rufbereitschaft 254
Ruptur, Uterus 209, 312
RVO, Hebammenhilfe 589

Sachtleben (Crista Methode) 557
Salivation 135, 527
Sammelurin 540
Sanitizing 576
Sauerstoffmeßgeräte 509
Sauerstoffversorgung, Fet 391
Saugglocke 499, 502
Saughütchen 356
Säuglingshaut 532
Säuglingsperiode, Definition 449
Saugreflex 338, 340
Saugreiz 338
Saugverwirrung 338
Säure-Basen-Haushalt, intrauteriner 495
Säuremantel 532
Schambein 180
Schamlippen 52
Schaukeleinlauf 536
Scheide 54
Scheidendiaphragma 45
Scheidennaht 251
Scheidenriß 248
Scheitelbein 396, 397
Scheitelbeineinstellung 276 f.
Scheitelhaltung 271 f.
Scheitel-Steiß-Länge 493
Schilddrüse, Schwangerschaft 97
Schleimpfropf 197
Schmerzerleben 237
Schmerzerleichterung, Geburt 238
– medikamentöse 243, 464
Schmerzmittel, postoperativ 566
Schnittentbindung, abdominale 284
– eilige 565
– geplante 563
– Indikationen 285
– Instrumente 503, 504
– Operationsvorbereitung 563
– postoperative Pflege 565
– Wochenbett 356
Schock, anaphylaktischer 314
– hämorrhagischer 313
– kardiogener 313
Schoßfugenrandebene 184
Schräglage 175
Schraubelektrode 481
Schröder-Zeichen 223
Schrunden s. Rhagaden
Schuldfähigkeit 600
Schulterdystokie 280 ff.
Schulterentwicklung 195, 212
Schultergeburt 192

Schultergeradstand, hoher 280
Schulterquerstand, tiefer 281
Schüttelfrost 553
Schutzimpfungen, Säugling 471 ff.
Schutzkleidung 575
Schwangerenvorsorge 97, 99
Schwangerschaft, Adaption 91
– AIDS 113
– Atmung 93
– äußere Untersuchung 103
– Beratung 99, 118 ff., 128
– Beschwerden 124
– Blut 91, 454
– Blutdruck 92, 102, 519
– Diabetes 151 ff.
– Empfindungen, während 89
– Ernährung 119
– Genußmittel 122
– Geschlechtsverkehr 123
– Gewichtszunahme 94, 101
– Hypertonie 147
– Impfungen 471
– Infektionen 139 ff.
– Ödeme 102
Schwangerschaftsabbruch (§ 218) 161, 602
Schwangerschaftsalter 86, 88
Schwangerschaftsanämie 92
Schwangerschaftsbeschwerden 124
Schwangerschaftsdauer 87
Schwangerschaftspigmentierung 94
Schwangerschaftsstreifen 94, 322, 337
Schwangerschaftstest 86
Schwangerschaftsveränderungen, genitale 94
– körperliche 91
– psychosoziale 89
Schwangerschaftswehen 85, 125, 173
Schwangerschaftszeichen 85
Schwarzenbach-Handgriff 188, 209
Schweigepflicht 603
Schweiß 527
Screening, Neugeborene 416 ff.
Sedativa 465
Sekretionsphase 58, 64
Sektio s. Schnittentbindung
Semmelweis 4
Senkwehen 173
Sensibilisierung, allergische 446
Sepsis, Neugeborene 426
Sexualität, Kindheit 32
– im Alter 40
– in der Schwangerschaft 33, 123
– nach Geburt 38

– während Geburt 34
Sexuell traumatisierte Frauen 36
Shiatsu 239
Shute-Parallelzange 500
SI-Einheiten 616
Sichelfuß 432
Sicherheit med. Geräte 475
SIDS, plötzlicher Kindstod 436
Siegemund, Justina 3
Silbernitrat 414
Sitzbad 548
Sitzbeinstachel 181, 186
Skene-Drüsen 52
Sklerenblutung 411
Small-for-date Neugeborene 433
Sodbrennen 124
Sonnenlicht 550
Sonnenuntergangsphänomen 411
Sonographie s. Ultraschall
Soor, Neugeborenes 439, 441
Sozialanamnese 100
Sozialgesetzbuch 589
Sozialgesetzgebung 97
Sozialhilfe 128, 611
Spasmolytika 243, 465
Späte Dezelerationen 487
Speichelfluß 135
Spekula 498
Spermizide 44
Spina bifida 413, 431
Spina iliaca anterior superior 180, 557
Spina ischiadica 180, 186
Spinnbarkeit, Zervixschleim 43
Spiralarterien 58, 76
Spirale s. Intrauterinpessar
Spiralelektrode 481, 482
Sport 123, 333
Standardisierung 571
Staphylokokken 364
Stauungsverletzung, Neugeborene 427
Steißbein 179
– Verletzungen 379
Steißfußlage 286
Steißlage s. Beckenendlage
Stellung 175
Sterilisation, Hygiene 576 ff.
– Kontrazeption 48
Sterilität 48
Steuerrecht 603
Stillen 337 ff., 345 ff.
– Abstillen 361
– Brustanatomie 334

- erstes Anlegen 231
- Hilfsmittel 355
- nach Bedarf (ad libitum) 341
- Tagestrinkmenge 448
- Zufüttern 447
Stillgruppen 363
Stillhindernisse, relative u. absolute 362
Stillprobleme 351
Stillreflexe 338
Stillsituationen, besondere 356
Stilltechnik, -positionen 347, 349
Stillwehen 325
Stirnhaltung 176, 271 ff.
Stirnnaht 397
Stoffwechsel, Schwangerschaft 93
Stoffwechselerkrankung, angeborene 416 ff.
Storchenbiß 406
Strabismus 411
Strafrecht 600
Strangurie 523
Streckhaltung 271
Streptokokken, Gruppe B 143
Striae gravidarum 94, 322, 337
Stridor 522
Studium, Weiterbildung 14
Stuhl 525 ff.
- Neugeborenes 400
Subkutis 532
Sucht 160
Sudor s. Schweiß
Surfactant 394, 467
Symphyse 181
- Schmerzen, Schwangerschaft 125
- Stellungsänderung, Geburt 281
Symphysen-Fundus-Abstand 103, 104
Symphysenruptur, -lockerung 379
Sympto-thermale Methode 42
Syphilis 142
Systole 519

Tachykardie 517
- fetale 115, 485
Tachypnoe 406, 521
Tachysystolie (Wehensturm) 265
Tagesprofil 153
Tagestrinkmenge 448
Tarifpartner 592
Tarifvertrag 592
Telemetrie 205, 480
Temperaturmessung, Körpertemperatur 520
Temperaturmethode (Verhütung) 42
Temperaturzentren 520

Teratogene 82, 457
Terminbestimmung 86 ff., 493
Terminüberschreitung 87, 197
Testkarte, Screening 420
Tetanus, Impfung 473
Tetrazykline 461
Thelarche 333
Thrombophlebitis 541
Thrombose 541
- Symptome 545
Thromboseprophylaxe 543
- postoperativ 464, 566
- Wochenbett 321
Thrombozytopenie 150, 529
Throphoblast 73
Tokographie, extern 172, 482
- intern 484
Tokolyse, drohende Frühgeburt 139
- Magnesium 463
- Nebenwirkungen 459
- Notfalltokolyse 309
- Wehenpathologie 266
Tokolytika 459
Tollwut, Impfung 472
Tonisierung, Harnblase post partum 376, 539
TORCH 139
Totgeburt, Definition 162, 599
- Betreuung, Geburt 303 ff.
- Betreuung, Wochenbett 366 ff.
Totschlag 601
Toxoplasmose 112, 140
TPHA-Test 112
Trachealtubus 423
Transducer 480
Transfusion, fetofetale 157
Transitorische Muttermilch 341
Transport, Neugeborene 511
Transportinkubator 511
Trauerprozeß bei fehlgebildetem Kind 371
Trauerprozeß nach Kindsverlust 369
Treponema pallidum 112, 142
Trichomoniasis 127, 526
Trichterbecken 267
Triggerung 479
Trimenon 88
Triple-Diagnostik 118
Trisomie, pränatale Diagnostik 116 ff.
Trochanter major 557
Tropfenzähler, photoelektrischer 506
Tuba uterina 60
Tuberkulose 462, 471

Übelkeit, Schwangerschaft 85
Überdrehung, äußere 283
Übergangsmilch 341
Übernahme aus Op 565
Übertragbare Krankheiten 608
Übertragung 87
Überwachung, Geburt 201, 209
— postoperativ 565
Überwachungsgeräte 508 ff.
Ultraschall, Geräte 491 ff.
— Blutflußmessungen (Flow) 492
— Fehlbildungsdiagnostik 494
— Herzfrequenzaufzeichnung 497
— Hüfte des Kindes 432
— Untersuchungen 113
Umrechnungen von Einheiten 615 ff.
Umschläge (Aufschläge) 549
Unfälle, Verhalten bei 578
Unfallversicherung 609
Unreife s. Frühgeburt
Unteres Uterinsegment 56, 170, 184
Unterlassene Hilfeleistung 600
Untersuchung, äußere 103 ff.
— innere, Schwangerschaft 106, 107
— rektale 185
— serologische, Schwangerschaft 110 ff.
— vaginale 106, 185, 198
Untersuchungsmaterial, Umgang mit 561
Urin, Beobachtungskriterien 524 ff.
— Gewinnung 536 ff.
— pathologische Befunde 102
Urinausscheidung, stündliche 524
Urinbeimengungen 525
Uterinsegment, unteres 56, 170, 184
Uterotonika 457 ff.
Uterus 54 ff.
— Atonie 235
— drohende Ruptur 209
— funktionelle Aufteilung 171
— Größenzunahme 95, 105
— Haltebänder 69
— Rückbildung (Involution) 323
— Ruptur 312
Uterusfundus, Schwangerschaft 105
— Wochenbett 324
Uteruszeichen, Plazentarperiode 223
— Schwangerschaftszeichen 95, 96

Vagina 54
— Geburt 184
— Schwangerschaftsveränderungen 94, 95
— Verletzungen 248
— Wochenbett 325

Vaginal operative Entbindung 279, 499
— Geschichte 499
— Indikationen 279
— Instrumente 500 ff.
Vaginale Untersuchung 106 f., 185, 198
Vakuumextraktion 279, 499, 502
Valium 150, 243, 465
Variable Dezelerationen 488
Varizellen 141
Varizen 102, 321, 541
Vasa praevia 136
Vasokonstriktion 149
Vasopressin 96
Vasospasmus 148
Vegetarische Ernährung 122
Veit-Smellie-Handgriff 291 f.
Vena-cava-Kompressionssyndrom 92
Vena umbilicalis 392
Venendruck, Steigerung 92
Venenklappen 542
Ventroglutäale Injektion 556
Verbandwechsel 567
Verfärbung, livide 85, 94
Vergütung, Hebammenhilfe 594
Vernix caseosa 82, 405
Versicherungen 609 ff.
Verstopfung s. Obstipation
Vertragliche Rechtsbeziehungen 597
Verweilkanüle 558 ff.
Vestibulum vaginae 53
Vierfingerfurche 428
Vierfüßlerstand 206, 211 f., 311
Virchow-Trias 542
Virulenz 572
Virushepatiden 140 ff.
Vitalitätskriterien, Neugeborene 408
Vitalwerte 517
Vitalzeichenkontrolle, Geburt 209
— Neugeborene 406, 422
— Postplazentarperiode 231
Vitamine 121
Vitamin-K, Mangel 400
— Prophylaxe 415
Vollbad 218, 547
Vollblutentnahme 561
Vomitus s. Erbrechen
Vorbehaltene Tätigkeiten, HebG 581
— Reichshebammengesetz 9
Vorblase 188
Vorderhauptshaltung 176, 270 ff.
Vorfall, Nabelschnur 309
Vorliegen, Nabelschnur 309

Vorliegende Plazenta, Geburt 311
— Schwangerschaft 137
Vormilch 341
Vormundschaft 598
Vorsatz 600
Vorsorge, Neugeborenes 416
— Schwangerschaft 97, 99
Vorwehen 173
Vulva 52, 325

Wachstumsretardierung, intrauterine 146, 494
— Neugeborene 435
Wachstumsphasen 449
Wadenwickel 549
Wahrnehmung 515
Wannenbad 218
Wärmebett 511
Wärmflasche 550
Warzenerektionsreflex 338
Wassereinlagerung, Schwangerschaft 101, 102
Wassergeburt 216 ff.
Wassertemperaturen, physikalische Therapie 547
Wechselduschen 548
Wegegeld, HebGV 589
Wehen 167 ff.
— Anomalien 264 ff.
— Anregung 174, 265
— Arten 173
— Aufbau 170
— Auslösung 167 ff.
— Beginn 197
— Belastungstest 458
— Dauer 173
— diskoordinierte 266
— Förderung 174, 265
— Frequenz 171, 173
— fundale Dominanz 170
— Hemmung 459
— hyperaktive, hypotone Formen 264, 265
— Mutter-Kind-Wehen 266
— Nachgeburt 174, 222
— Oxytocin 168, 259
— Pathologie 264 ff.
— Prostaglandine 168
— Registrierung 171 f., 482
— Schmerzen 237
— Schwäche 264
— Schwangerschaft 173
— Sturm 265
— Typen 174
— vorzeitige 138
Weichteildystokie 267
Wendung, BEL 158

Wharton-Sulze 228
White-Schema 151
Wickel 549 ff.
Wickeltechniken 441 ff.
Windelsoor 441
Windpocken, Impfung 472
Wochenbett 319 ff.
— ambulante Geburt 385
— Baby blues 380
— Beratungen 319 ff., 343 ff.
— Blutungen 376
— Dauerkontraktion 324
— Depression 380
— Endometritis 374
— extragenitale Rückbildung 320
— Fertilität 329
— Fieber 373
— Fundusstand 323
— genitale Rückbildung 323
— Gymnastik 321, 323, 325
— Harnverhalten 375
— häusliches 385 ff.
— hormonelle Umstellung 319, 329
— Kontrazeption 48
— Kontrollen, regelmäßige 331
— Lochialstau 374
— Miktionsstörung 375
— nach Sektio 356, 565
— Nachwehen 324
— Ovarialfunktion 329
— Pathologie 372
— Physiologie 319
— Psychose 382 ff.
— Reizwehen 324
— Rückbildungsvorgänge 323 ff.
— Sexualität 38
— Thrombophlebitis, Thrombose 377
— unwillkürlicher Harnabgang 376
— Wundheilung 325 ff., 375
— Wundheilungsstörung 375, 569
Wochenbettasche 388
Wochenbettpackung 388
Wochenbettwehen 324
Wochenfluß 327
Wundheilung 568
Wundheilungsstörungen 570
Wundsein, Neugeborenes 440
Wurmmittel 462

Zahnentwicklung 398
Zahnfleischbluten, Schwangerschaft 93
Zangemeister-Handgriff 269
Zangenextraktion 279, 499 ff.
— Instrumente 500, 501

Zehenzeichen 186
Zeichnungsblutung 197
Zervix 56
— Dilatation 170, 198
— Dystokie 266
— Einstellung 497
— Formierung, Wochenbett 323
— Insuffizienz 138
— Priming 259
— Reifung 198
— Retraktion 170
— Schleimpfropf 197
Zervixschleim, Spinnbarkeit 44
Ziegelmehlsediment 404, 525
Zielkontrolle, Betreuung 571
Zilgrei-Methode 130
Zotten 74
Zufüttern 447
Zugangsvoraussetzungen, Ausbildung, EU 588
Zusatzkriterien, ungünstige 151
Zuziehungspflicht, Definition HebG 581

Zwiemilchernährung 447
Zwillinge 154 ff., 293, 297
— Diagnose 154
— Eihautbefund 297
— eineiige 157, 297
— feto-fetale Transfusion 157
— Geburtsleitung 295
— Herzfrequenzregistrierung 482, 483
— Lage 294
— Nachgeburtsperiode 296
— Plazentabefund 155, 297
— Regelwidrigkeiten 296
— Schwangerenvorsorge 154
— zweieiige 155, 297
Zyanose 409
Zygote 72
Zyklus 63 ff.
Zyklusanamnese 87
Zystinurie 418
Zystitis 146
Zytomegalie 144

W. Pschyrembel / J. W. Dudenhausen

Praktische Geburtshilfe
mit geburtshilflichen Operationen

18., überarbeitete Auflage

1994. 24 × 17 cm. XVI, 745 Seiten. Gebunden. ISBN 3-11-014293-7

Grundanliegen der *Praktischen Geburtshilfe* ist es, die Zusammenarbeit aller Berufsgruppen zu fördern, die sich um die Schwangere, die Kreißende und das Neugeborene bemühen: Hebammen, Geburtshelfer, Neonatologen und Säuglingsschwestern.

Das Buch hat sich seit Jahrzehnten als unentbehrlicher Ratgeber für den Kreißsaal und die geburtshilflichen Stationen einerseits und für die mit der Schwangerenbetreuung Beauftragten andererseits bewährt. Die bestehende Didaktik ist eine enorme Hilfe für die Ausbildung von sowohl Hebammenschülerinnen als auch Medizinstudenten und jungen Ärzten auf den geburtshilflichen Abteilungen. Schließlich enthält dieser „Klassiker" zahllose praktische Tips und Tricks, auf die auch ein Facharzt gern zurückgreift.

Gynäkologischer Untersuchungskurs
für Studium, Klinik und Praxis

Herausgegeben von A. D. Ebert und H. K. Weitzel

1998. 24 × 17 cm. Ca. 200 Seiten. Mit 132 Abbildungen. Broschiert. ISBN 3-11-014663-0

Ziel des Buches ist es, die Praxis von Anamnese und Befunderhebung zu vermitteln, deren Grenzen aufzuzeigen und deutlich zu machen, wann weiterführende Untersuchungstechniken einzusetzen sind.

Der „Gynäkologische Untersuchungskurs" basiert auf der jahrzehntelangen klinischen Erfahrung der Autoren und praktischen Aus- und Weiterbildung im Fach Gynäkologie und Geburtshilfe. Das Buch schließt eine Lücke in der Fachliteratur und eignet sich durch seine Praxisbezogenheit hervorragend zum Selbststudium sowie für den praktischen Unterricht.

 de Gruyter

Britta-Juliane Kruse

„Frauengeheimnisse"

Sexualität, Schwangerschaft und Geburt im Mittelalter

1998. 20,5 × 13,5 cm. Ca. 368 Seiten. Mit zahlreichen Abbildungen, 6 Tafeln. Broschiert. ISBN 3-11-014703-3

In dieser Geschichte der Gynäkologie des Spätmittelalters wertet Britta Kruse bislang unbekannte Rezeptsammlungen und Traktate aus, auf deren Grundlage Ärztinnen und Hebammen Krankheiten therapierten oder die zur Eigenbehandlung von Frauen dienten. Das Alltagsleben von Frauen, das Geschlechterverhältnis, Sexualität, die Menstruation, Unfruchtbarkeit, Schwangerschaft und Geburt werden in diesen Texten ebenso thematisiert wie die Tätigkeit der medizinisch tätigen Frauen im Spätmittelalter. Kruse kann zeigen, wann und wo Ärztinnen praktizierten, welche Tätigkeiten Hebammen ausführten und wie sie dafür bezahlt wurden; wie groß die Wertschätzung war, die Hebammen genossen, wie sehr sie aber auch Diffamierung und Verfolgung ausgesetzt waren.

Breastfeeding

Biocultural Perspectives

Herausgeber: Patricia Stuart Macadam/Katherine A. Dettwyler

1995. 23 × 15,5 cm. XIV, 430 Seiten. Gebunden. ISBN 3-11-015167-7
Broschiert. ISBN 3-11-015168-5

Stillen ist ein biokulturelles Phänomen: Es ist nicht nur ein biologischer Prozeß, sondern es ist auch ein kulturell determiniertes Verhalten. Als solches hat es bedeutsame Implikationen für das Verständnis der vergangenen, gegenwärtigen und zukünftigen Stellung unserer Art. Im allgemeinen haben Wissenschaftler entweder die biologischen oder die kulturellen Aspekte des Stillens herausgestellt, jedoch nicht beide. Als biologische Anthropologen sind die Herausgeber dieses Buches der Auffassung, daß ein evolutionäres Herangehen, das beide Aspekte vereint, von wesentlicher Bedeutung ist. Eines der Ziele ihres Buches ist, Daten aus verschiedenen Gebieten einzubeziehen, um eine ganzheitlichere Betrachtung des Stillens vorzulegen, durch den Einfluß von Forschungsergebnissen aus einer Reihe unterschiedlicher Disziplinen, einschließlich der biologischen und gesellschaftlichen/kulturellen Anthropologie, der Ernährungswissenschaft und der Medizin. Das vorliegende Buch, das die Komplexität der Fragen aufzeigt, die sehr grundlegende Entscheidungen hinsichtlich der Säuglingsernährung umgeben, schließt eine Lücke in der vorhandenen Literatur zum Stillen.

de Gruyter